南京市江宁医院志

NANJINGSHI JIANGNING YIYUAN ZHI

南京市江宁医院志编纂委员会 编

方志出版社

南京市江宁医院志

1935—2007

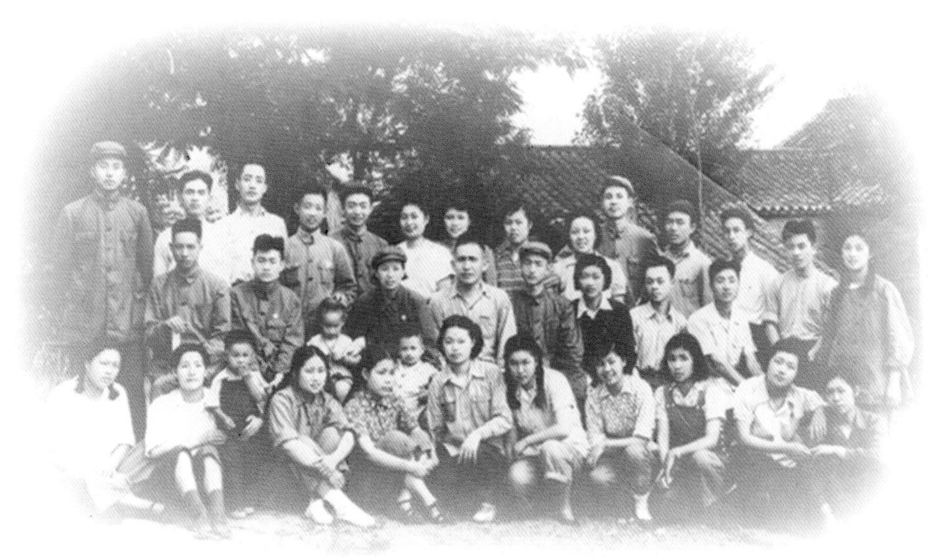

《南京市江宁医院志》编纂和审定机构人员名录

《南京市江宁医院志》编纂委员会

（2007年11月8日）

主　任：庞　宁

副主任：王　琪　王仕国　李沪英　朱　锋

委　员：丁义宝　王宗芳　曾　燕　刘乐春　徐必华　臧晓祥
李东林　居　蓉　毛　荣　夏大珍　张阿玲　吴　敏
贾建华　欧小凤　陈　敏　冯要武　印根生　桂庆浪
陈　明　李军荣　张正毅　张秀伟　王玉忠　周荣平
王义兆　胡建平　王建宁　陶　平　陶跃进　陈必新
王　赤　戚晓庄　吕小勇　陆　丹　李　鸣　卞元清

编纂委员会下设办公室

主　任：丁义宝

副主任：徐必华

编辑部

主　编：丁义宝

主　笔：徐必华

编　辑：李　俊　李伟娟　闵　霞　马亚军　马庆宏　杨　杰
郜新苗　沈勇兵

（2017 年 12 月 8 日）

主　任：丁　政

副主任：朱　锋　王仕国　李军荣　赵　严　居　蓉　曾　燕
王　琪　李沪英

委　员：周荣平　张郁青　侯传勇　陆　丹　王宗芳　刘乐春
印根生　徐必华　冯要武　杨　旸　夏大珍　毛　荣
陈　明　贾建华　何爱娣　张国龙　王珍瑜　陈　敏
王桂华　罗燕梅　李东林　符爱东　丁爱芳　邵　瑾
卞元清　刘　艳　李　鸣　杨业林　郁万友　刘巧玲
张秀伟　刘萍萍　徐崇利　王建宁　张致辉　潘化平
臧晓祥　吕小勇　张　宏　郑明香

编纂委员会下设办公室

主　任：徐必华

副主任：关云志

编辑部

主　编：徐必华

编　辑：潘　璟　丁义宝　桂庆浪　张　琳　何　俊

《南京市江宁医院志》终审验收人员

施爱兵　苏子懿　高　鹏　张新贵　濮　潇

《南京市江宁医院志》终审验收单位

南京市江宁区地方志编纂委员会办公室

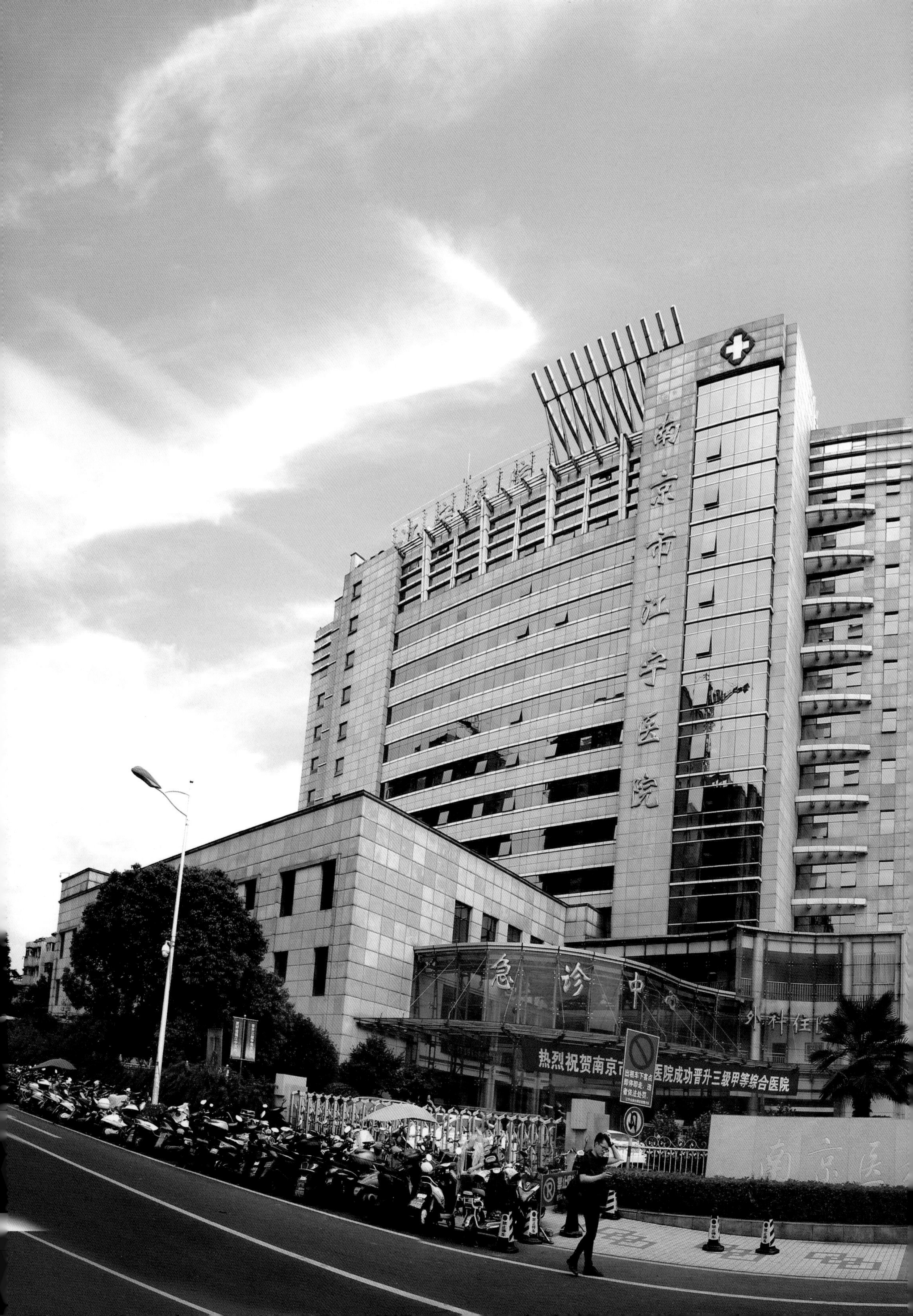
南京市江宁医院
急诊中心
热烈祝贺南京市
医院成功晋升三级甲等综合医院

门诊部
进口
学附属江宁医院

1951 年后医院历任党政主要领导任期纵览

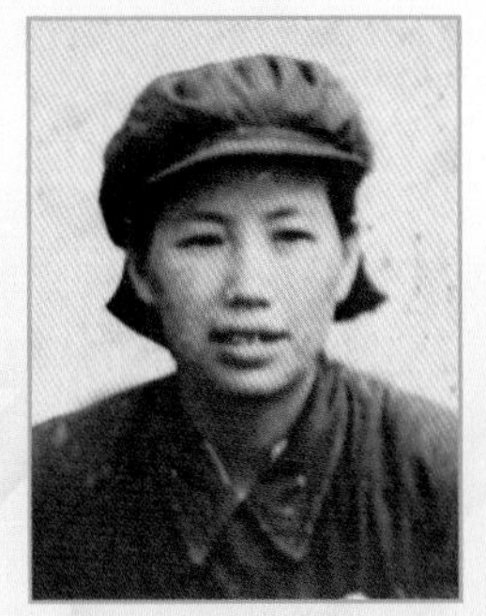

冯泮之（女）
指导员
1951 年—1952 年 6 月

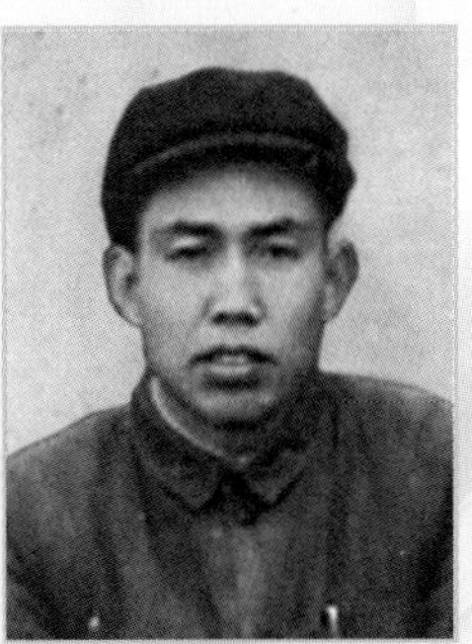

王永吉
院长
1954 年 8 月—1956 年

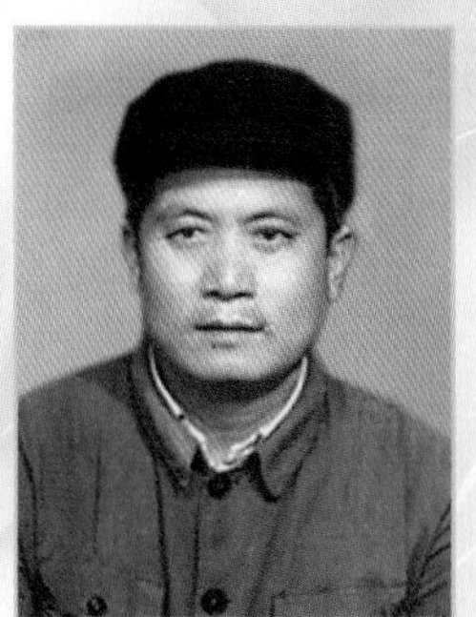

魏金凯
院长
1956 年 3 月—1957 年 7 月

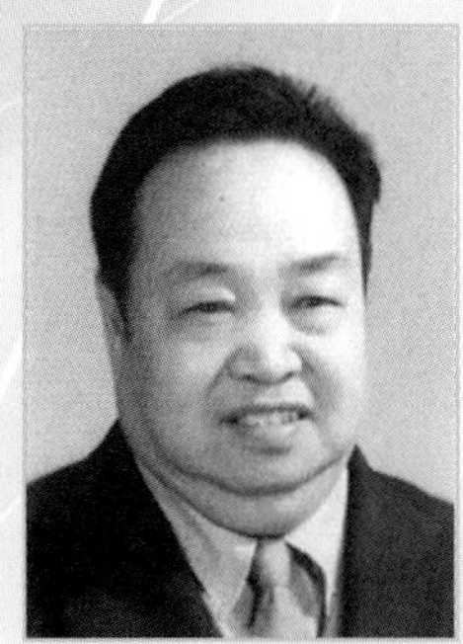

王耀渊
院长、党支部书记
1957 年 7 月—1970 年 5 月

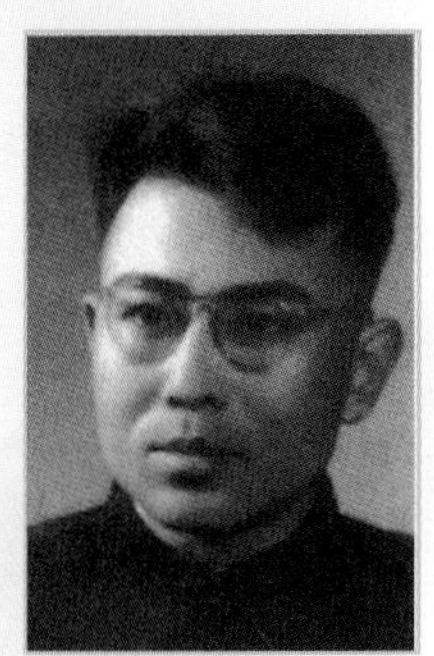

辛超
革委会主任、党支部书记
1970 年 5 月—1971 年 7 月

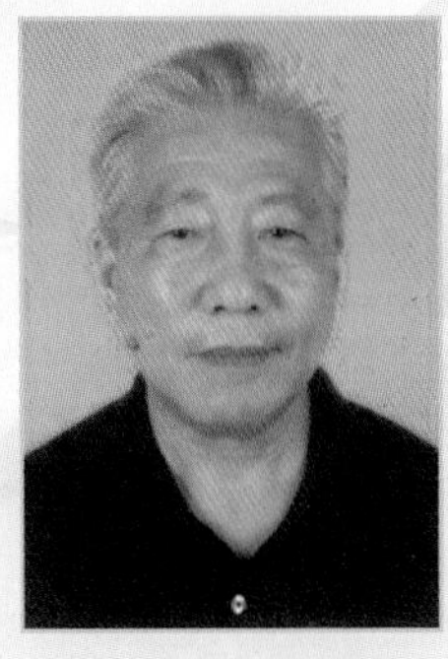

涂乃荣
革委会主任 1971 年 7 月—1978 年 11 月
党支部书记 1971 年 7 月—1974 年 12 月
党总支书记 1974 年 12 月—1978 年 11 月

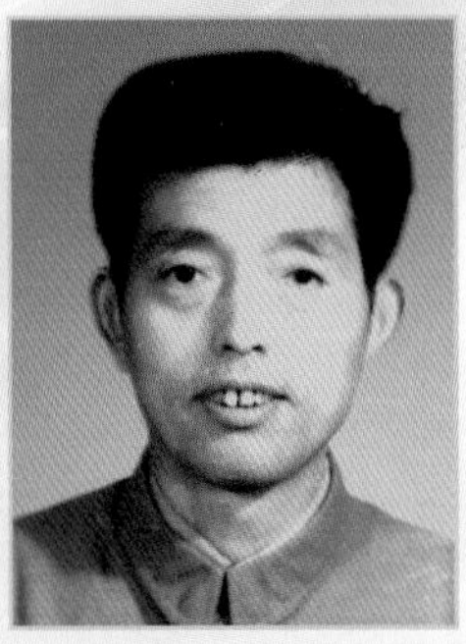

柯尊涌
党总支书记
1978 年 11 月—1984 年 3 月

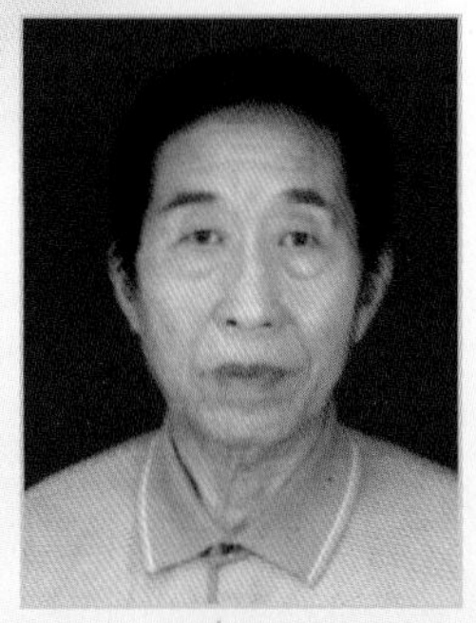

郭世安
党总支书记
1984 年 9 月—1993 年 10 月

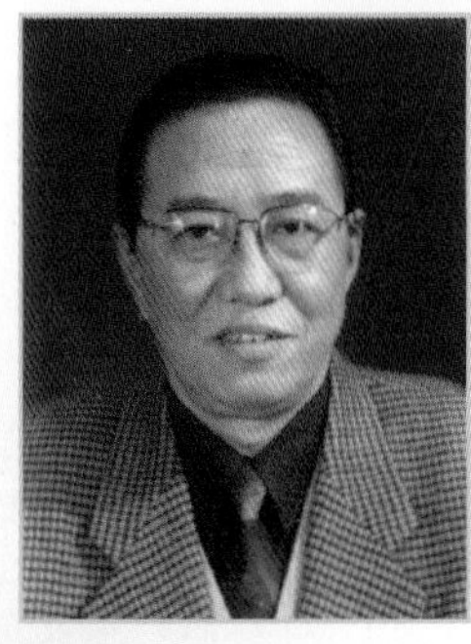

奚华堂
院长 1984 年 6 月—1999 年 12 月
党总支书记 1993年10月—2000年8月

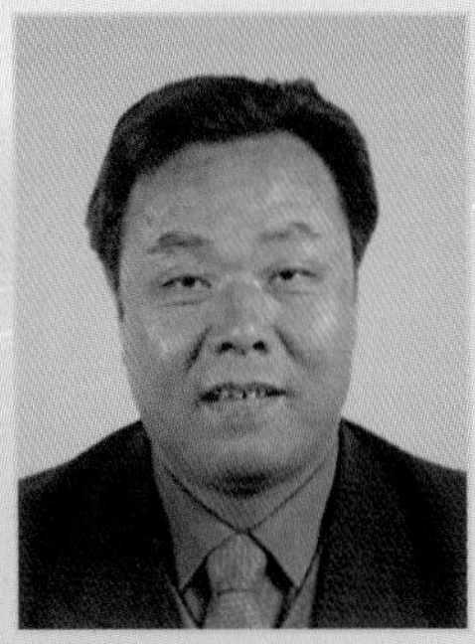

卞仕云
院长
2000年1月—2005年12月
党委书记
2000年8月—2005年12月

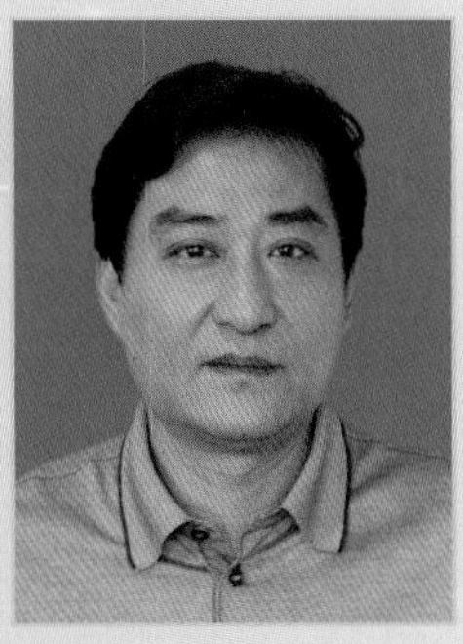

庞宁
院长
2005 年 12 月—2011 年 7 月
党委书记
2005 年 12 月—2011 年 9 月

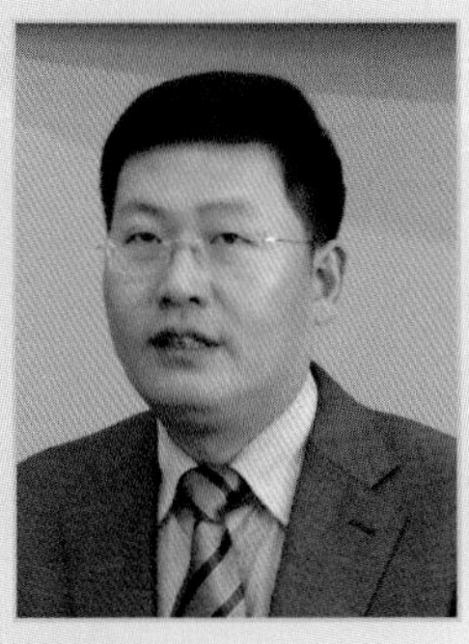

丁政
院长
2011 年 7 月 至今

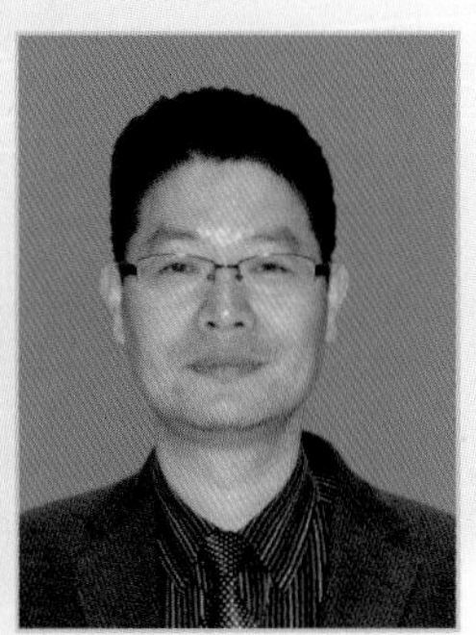

朱锋
党委书记
2011 年 9 月 至今
副院长
2007 年 10 月 至今

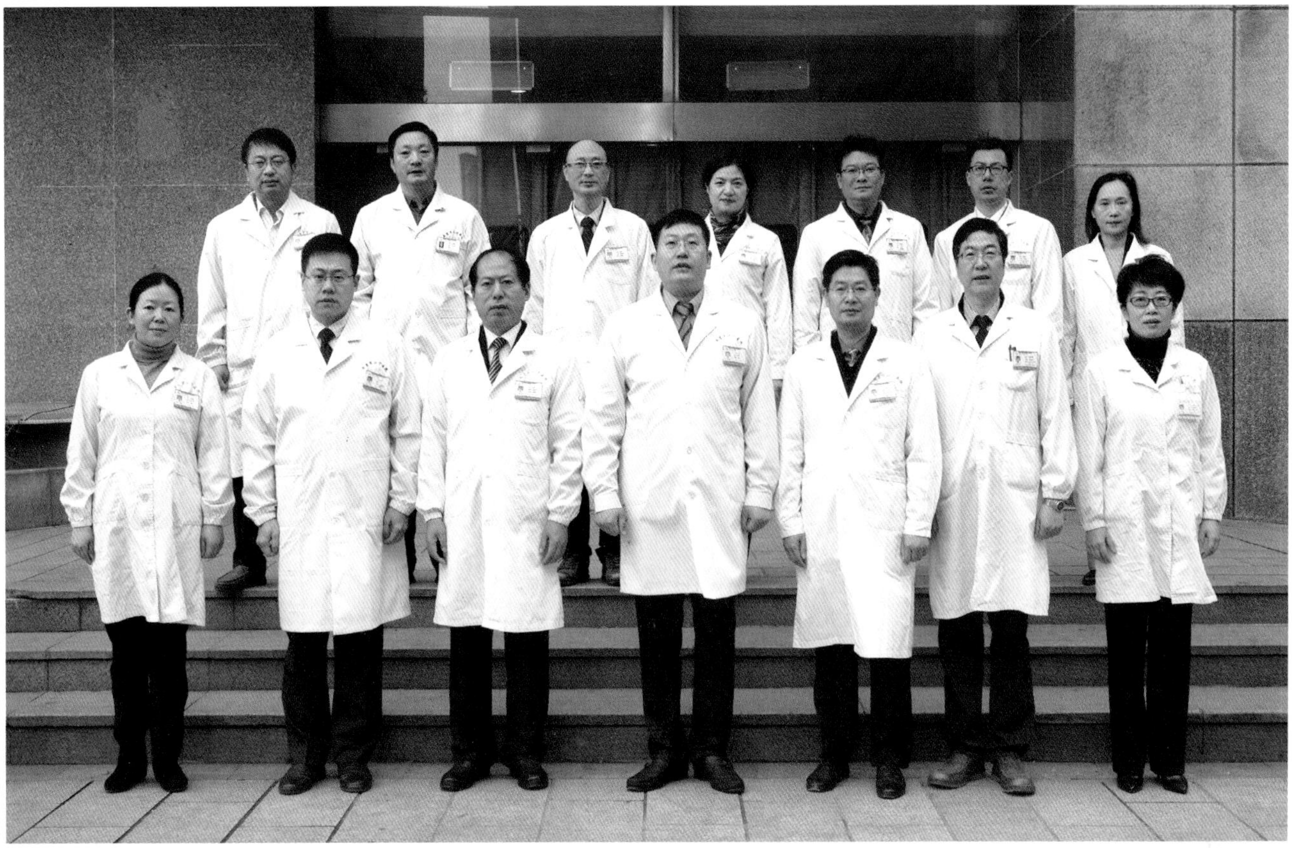

江宁医院现任领导班子

前排左起：副调研员曾燕，院党委副书记、纪委书记赵严，副院长王仕国，院长丁政，院党委书记、副院长朱锋，副院长李军荣，副院长居蓉

后排左起：南京医科大学康达学院江宁临床医学院执行副院长张郁青，肿瘤中心副主任张全安（副院级），副调研员王琪，副调研员李沪英，院党委委员周荣平，院党委委员侯传勇，院工会主席陆丹

（摄于 2017 年 12 月）

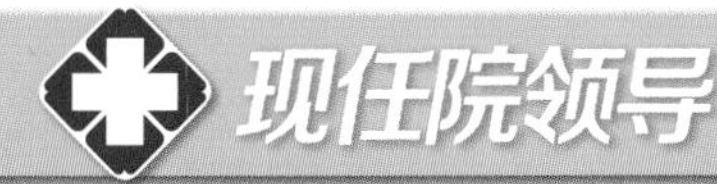

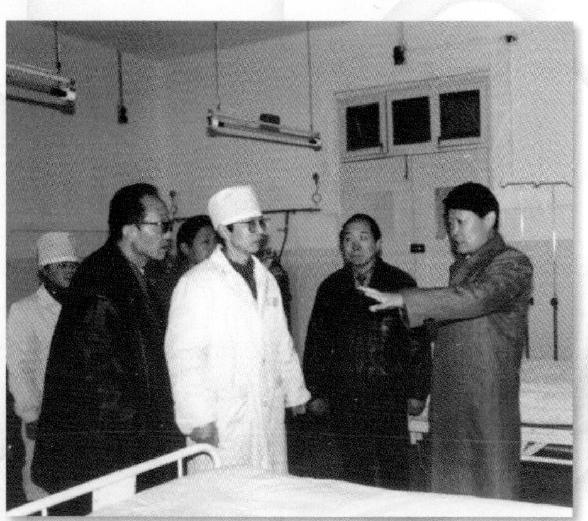

1997年，卫生部副部长殷大奎到江宁县人民医院视察工作

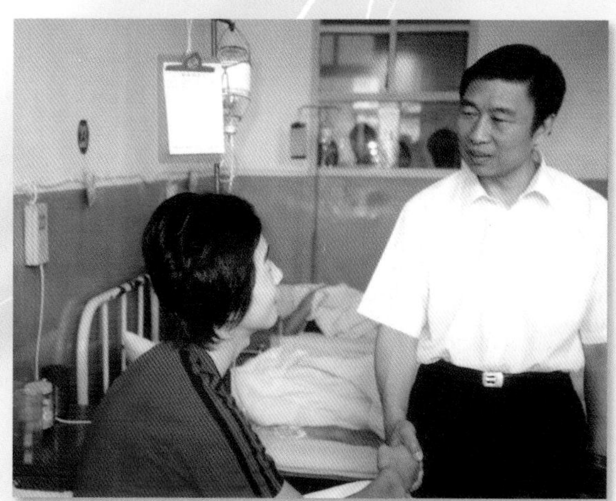

2002年9月，江苏省委副书记、南京市委书记李源潮到江宁医院慰问“9·14”病人

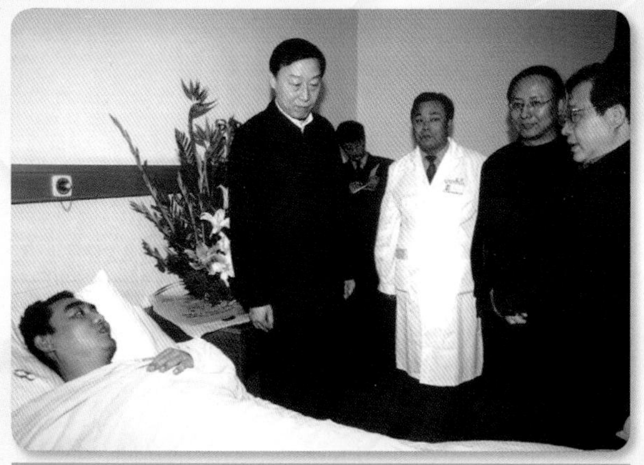

2003年2月，南京市市长罗志军到江宁医院视察工作

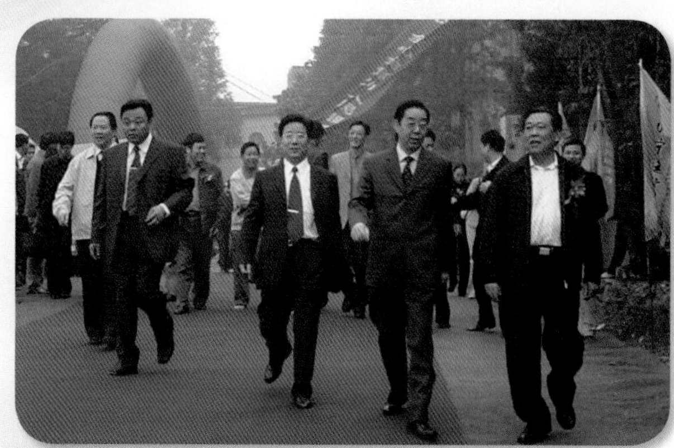

2005年10月，南京市副市长许仲梓到江宁医院出席建院七十周年院庆

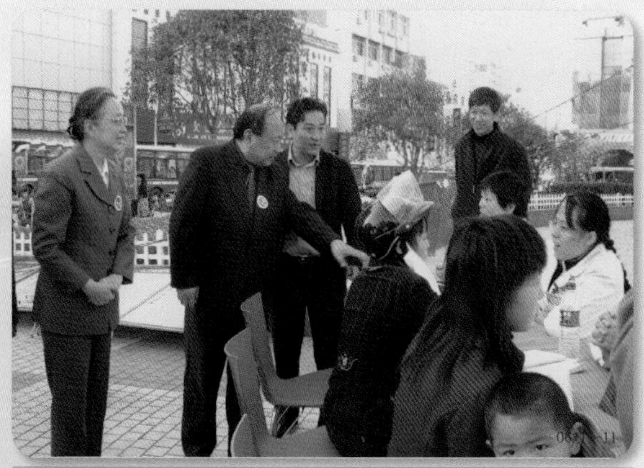

2006年11月，卫生部、省卫生厅领导亲临江宁医院义诊现场督查全国义诊统一行动

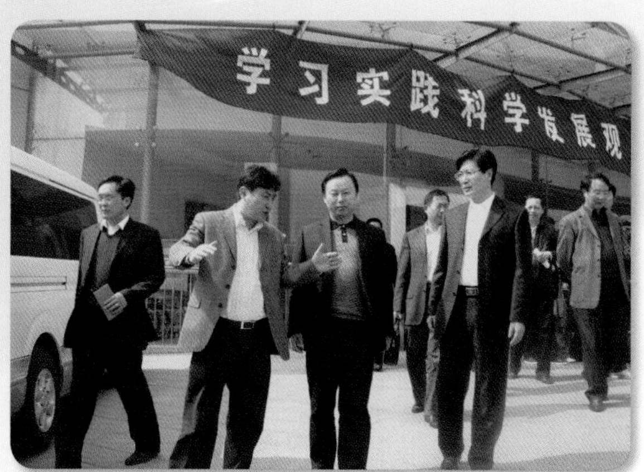

2009年4月8日，南京市常务副市长沈健到江宁医院调研市区医保联网工作

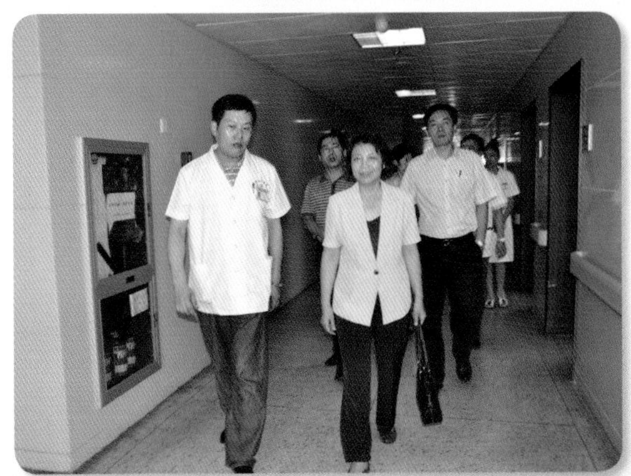

2011年7月21日，南京市人大常委会副主任金实到江宁医院调研医改试点工作

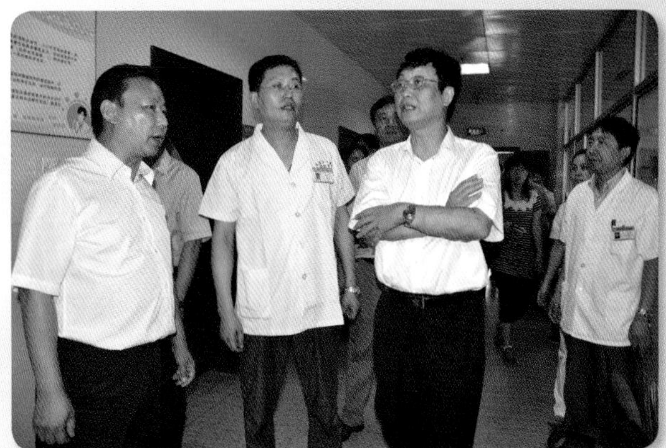

2011年8月9日，南京市人大常委会主任陈家宝、常务副市长沈健到江宁医院调研医改试点工作

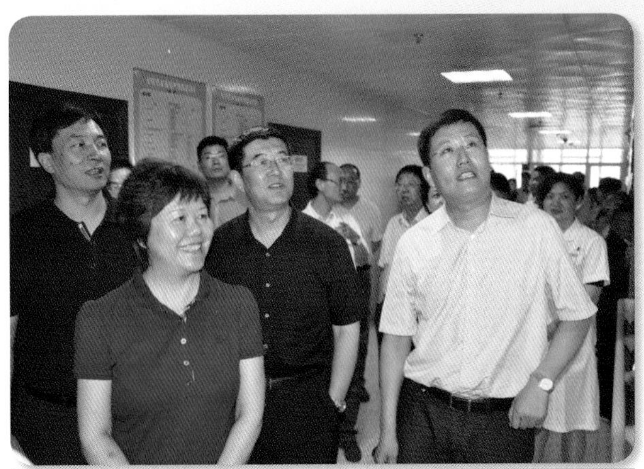

2012年6月6日，江苏省卫生厅厅长王咏红到江宁医院调研医改试点工作

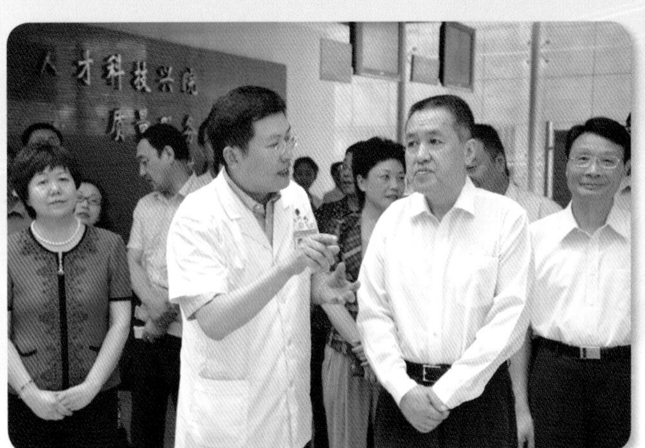

2012年6月12日，卫生部党组书记、副部长张茅到江宁医院调研医改试点工作

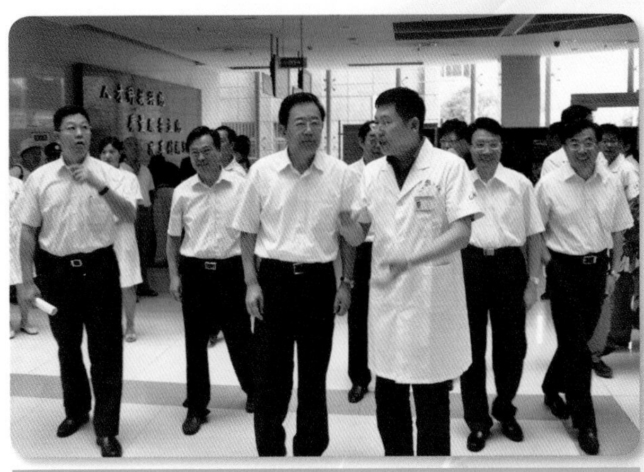

2012年8月24日，国家发改委副主任、国务院医改办主任孙志刚到江宁医院调研医改试点工作

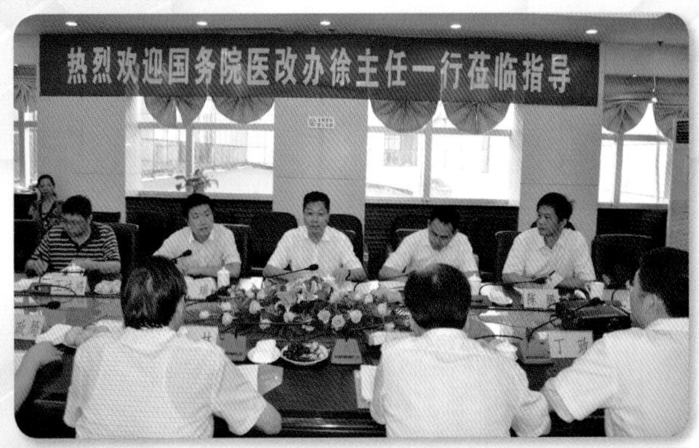

2012年9月7日，国务院医改办副主任徐善长到江宁医院调研医改试点工作

热烈欢迎卫生部医改办梁主任一行莅临指导

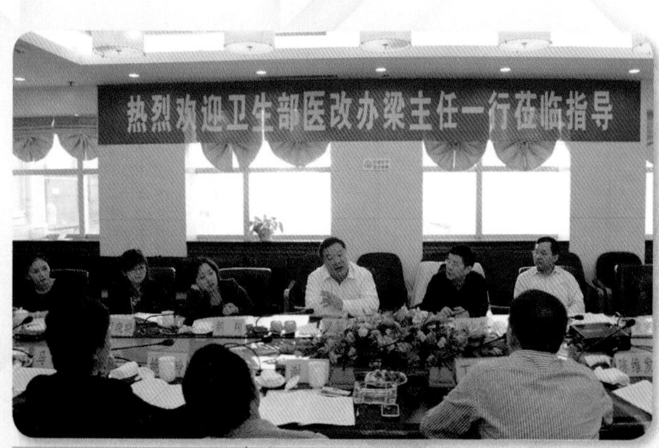

2012 年 10 月 11 日，卫生部医改办副主任梁万年到江宁医院调研医改试点工作

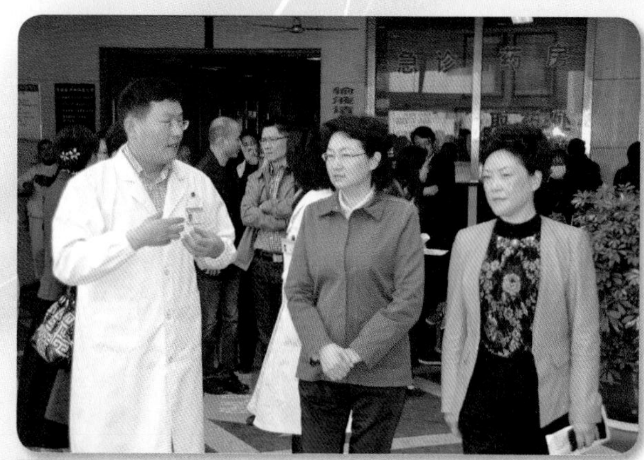

2013 年 4 月 19 日，江苏省卫生厅副厅长陈华到江宁医院检查工作

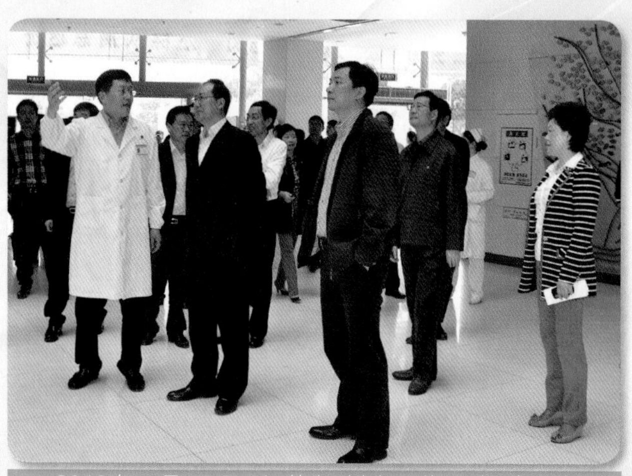

2013 年 4 月 28 日，江苏省副省长毛伟明到江宁医院调研医改试点工作

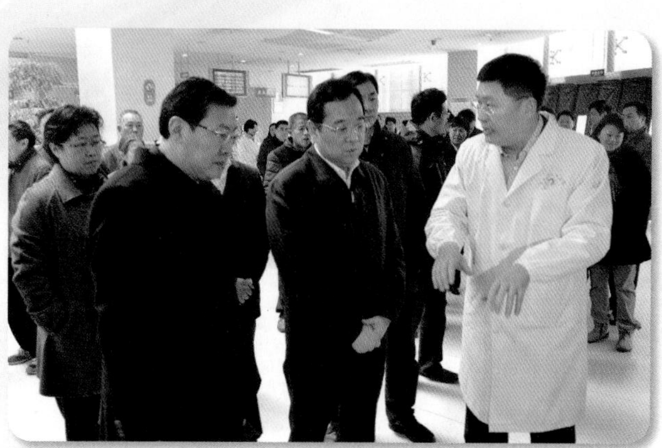

2015 年 3 月 6 日，江苏省副省长张雷到江宁医院调研医改试点工作

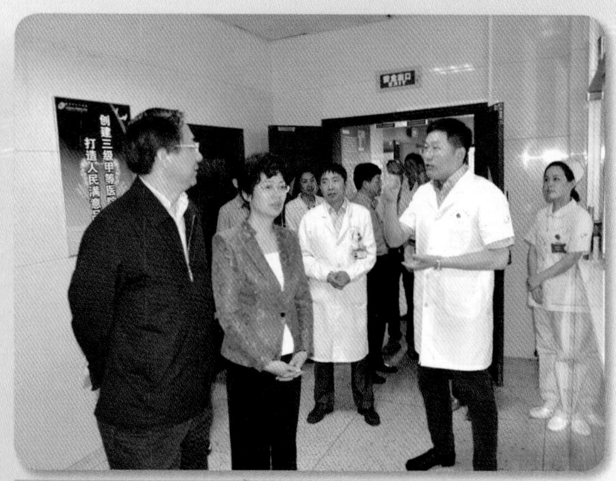

2015 年 5 月 13 日，江苏省卫计委副主任徐东红到江宁医院开展专题调研

李少东
史卫东

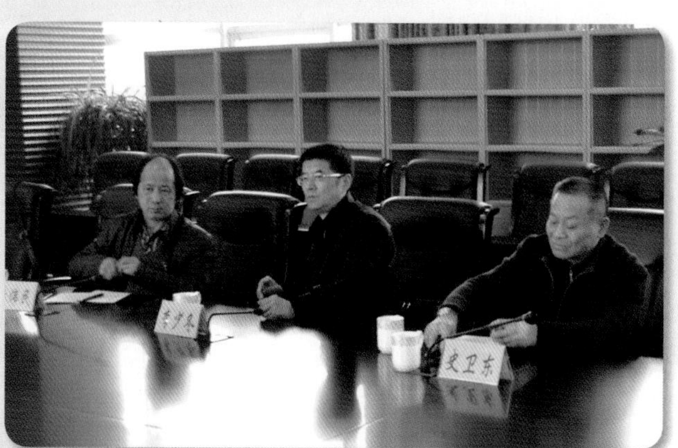

2016 年 3 月 15 日，江苏省卫计委副主任李少东到江宁医院调研医改工作

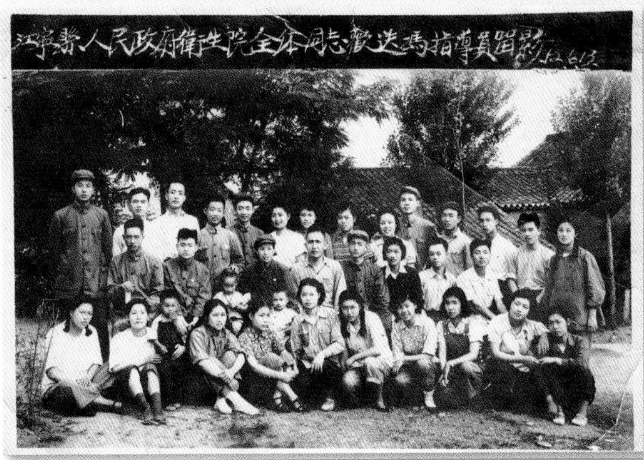

1952 年 6 月，江宁县人民政府卫生院全体同志欢送冯指导员留影

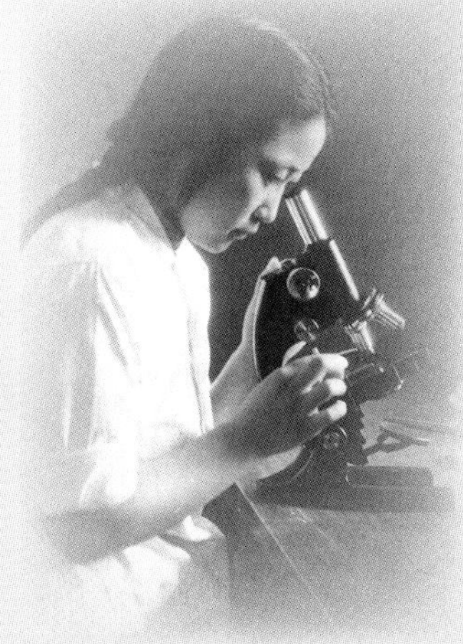

1952 年医院化验室工作景

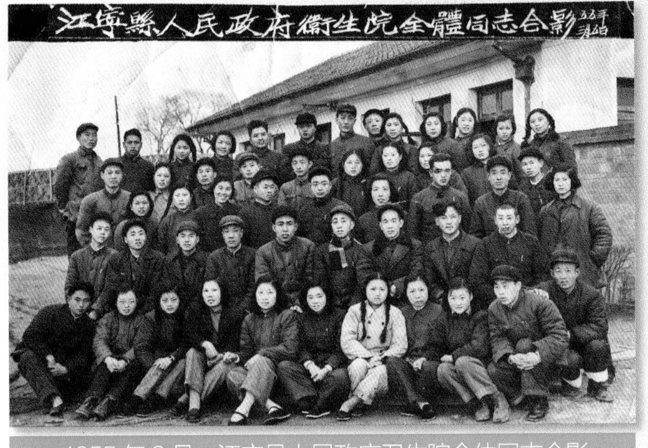

1955 年 3 月，江宁县人民政府卫生院全体同志合影

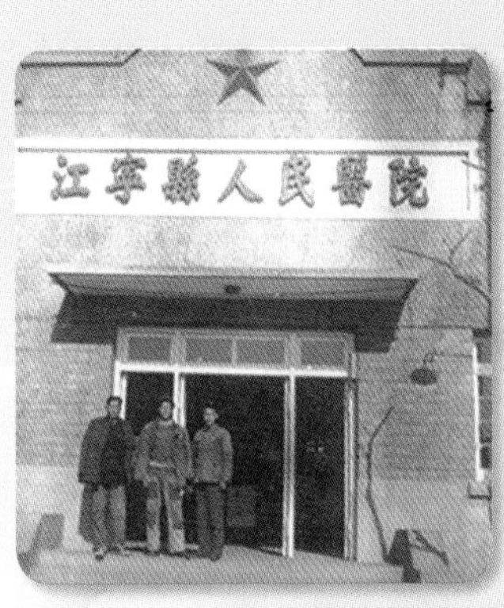

江宁医院旧址，现为东山街道上元大街 415 号

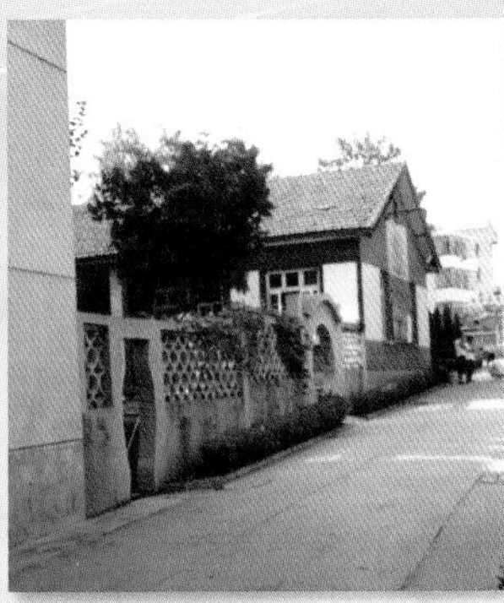

1983 年搬迁前的老急诊院落

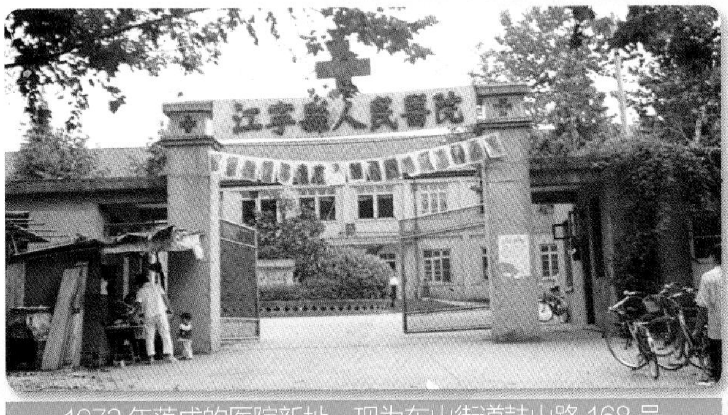

1972 年落成的医院新址，现为东山街道鼓山路 168 号

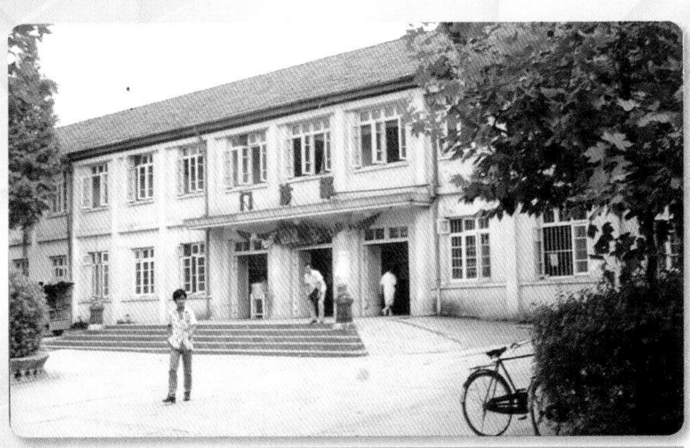

1972 年落成的医院门诊部

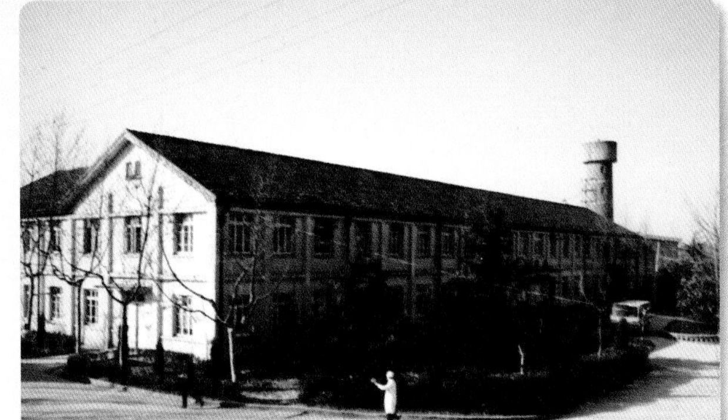

20 世纪 70 年代的医院内景

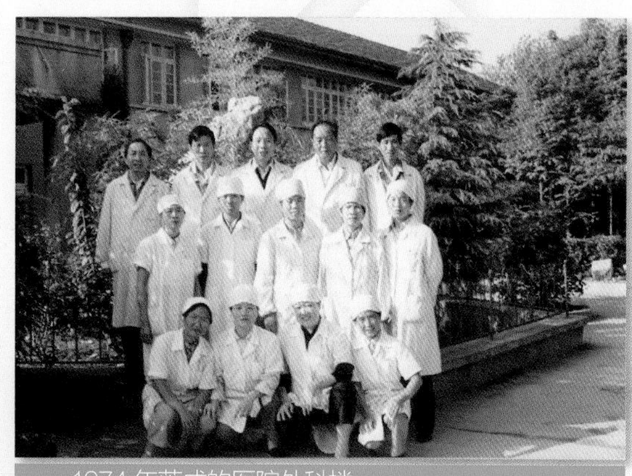
1974 年落成的医院外科楼

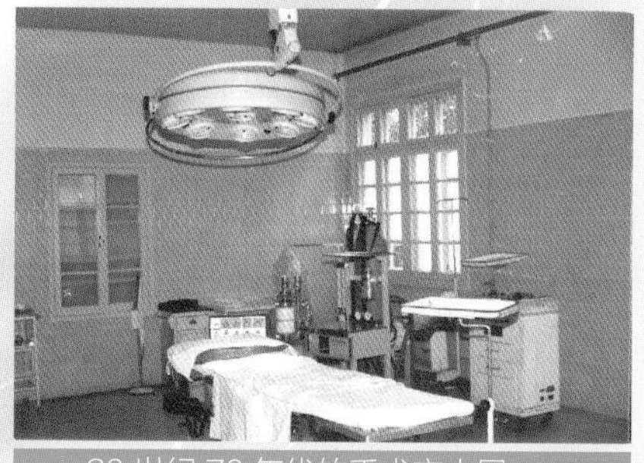
20 世纪 70 年代的手术室内景

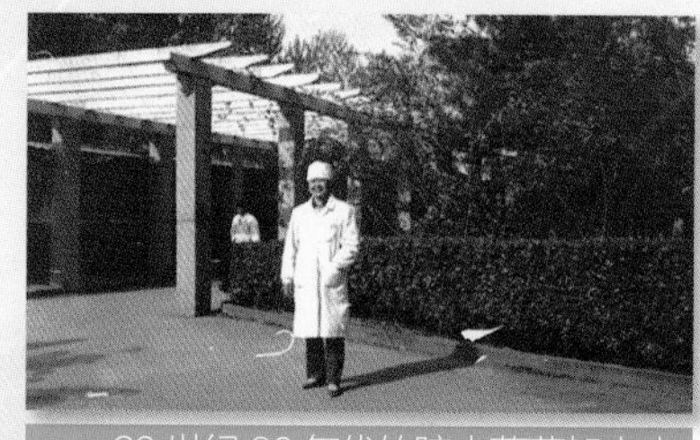
20 世纪 80 年代的院内葡萄架走廊

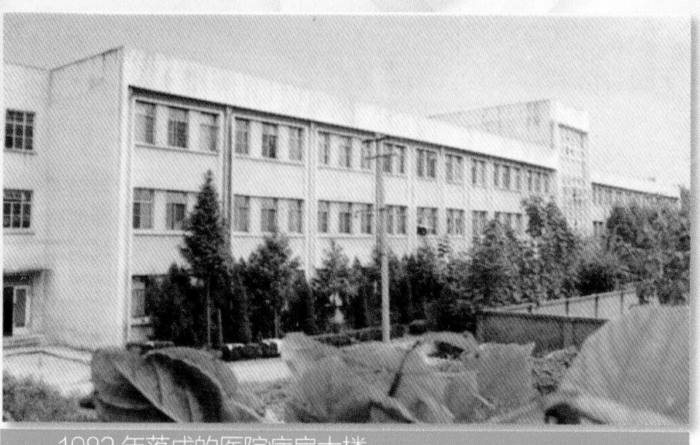
1982 年落成的医院病房大楼

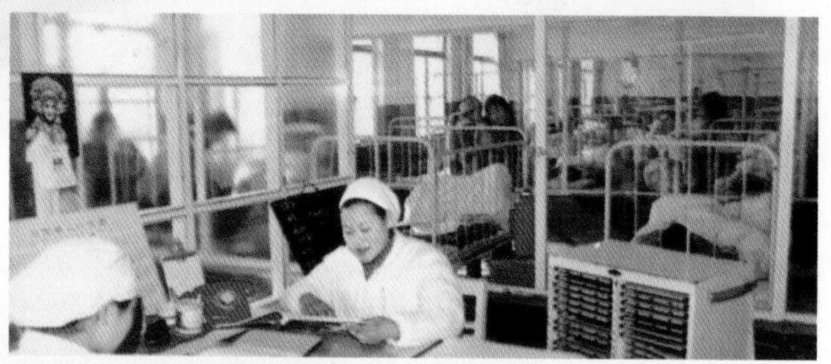
医院病房大楼一楼儿科病区

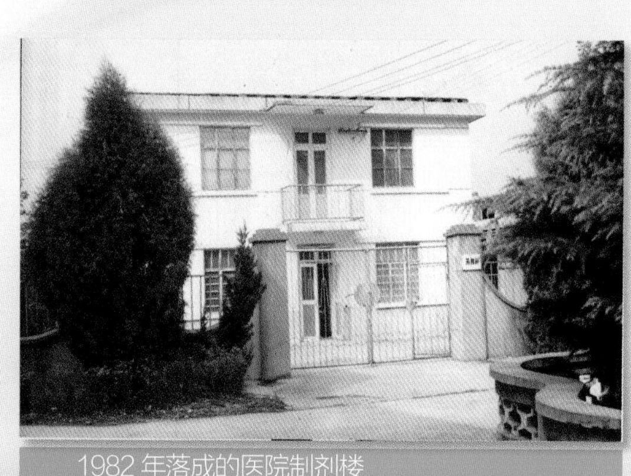
1982 年落成的医院制剂楼

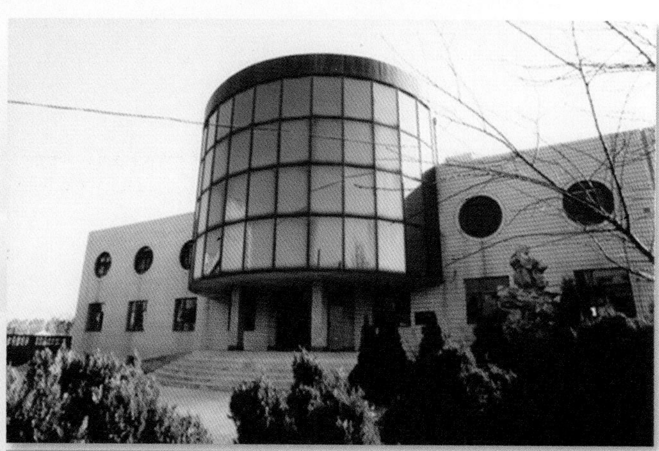
1992 年落成的医院保健病房楼

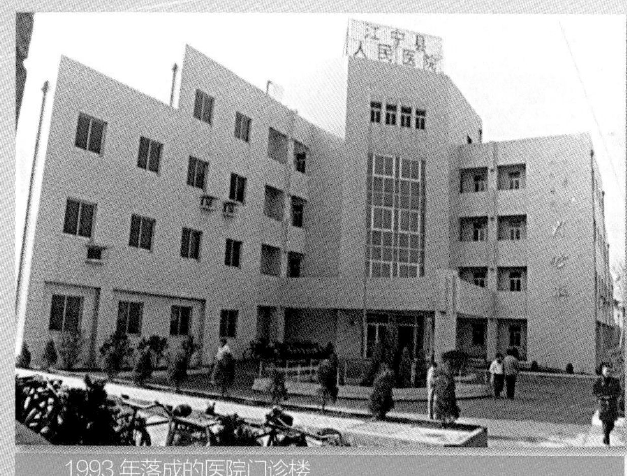

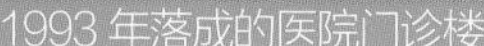
1993 年落成的医院门诊楼

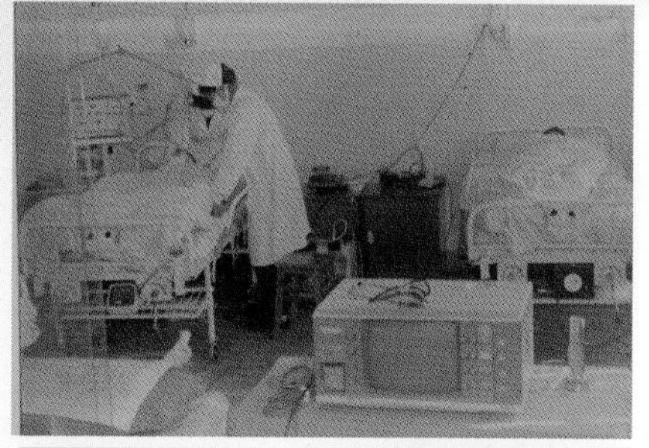
1993 年开设的重症监护病房（ICU）

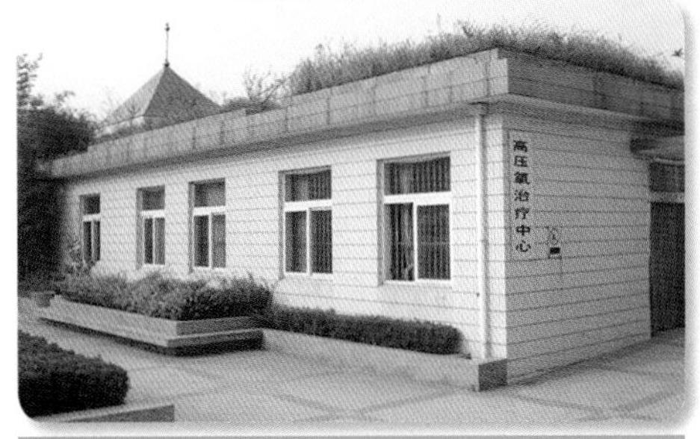

2001 年 2 月落成的医院高压氧治疗中心

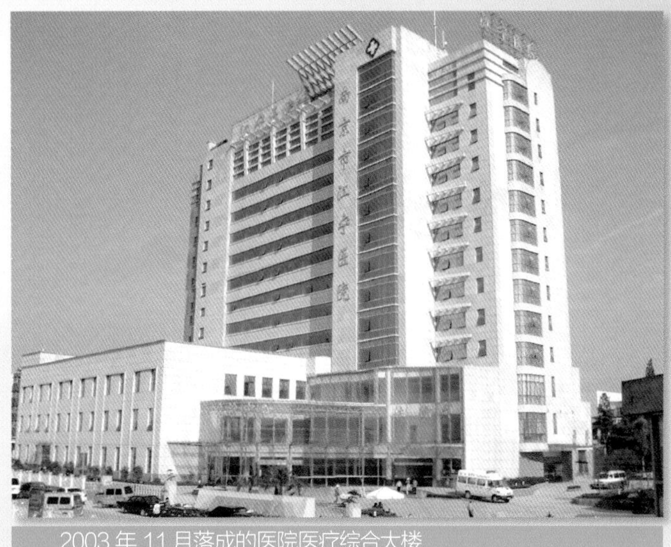

2003 年 11 月落成的医院医疗综合大楼

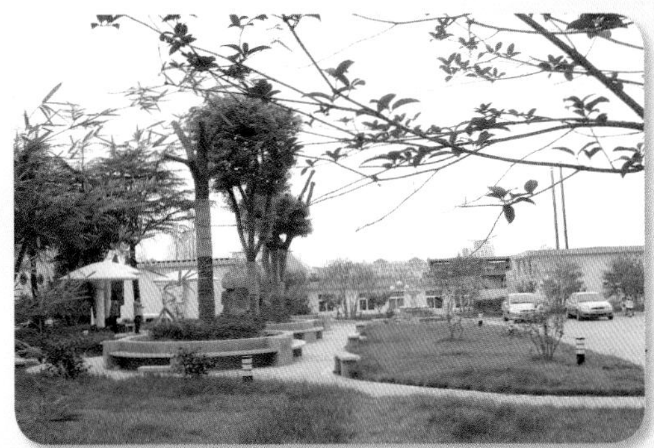

2004 年 9 月的医院休闲广场

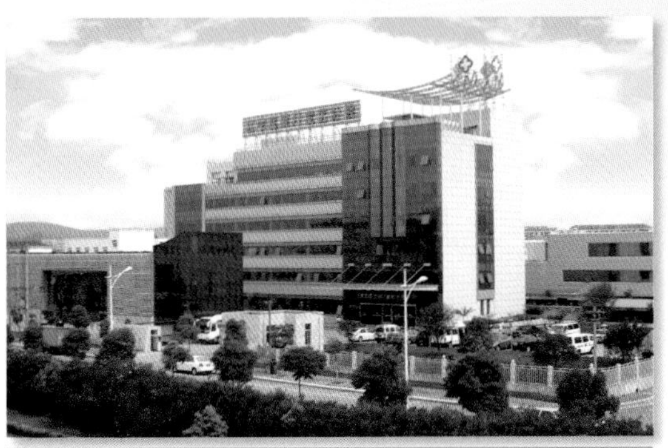

2005 年 10 月落成的医院开发区分院

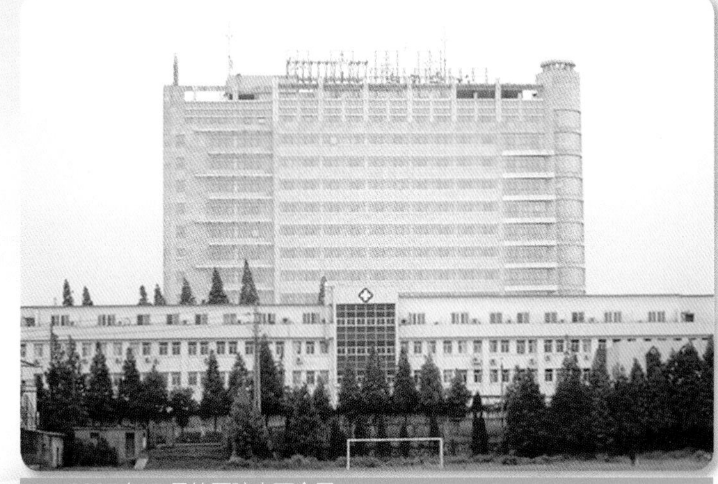

2005 年 5 月的医院南面全景

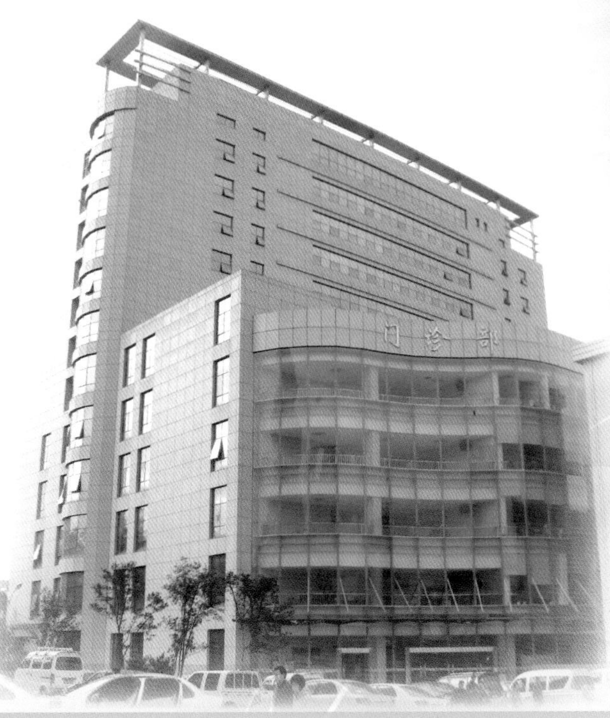

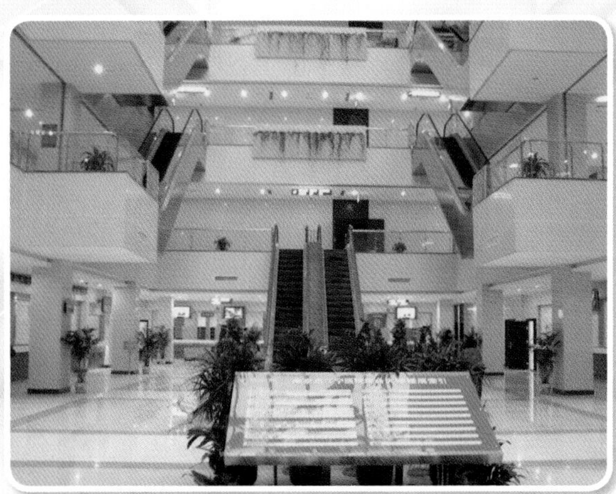

2007 年 12 月落成的医院门诊综合大楼

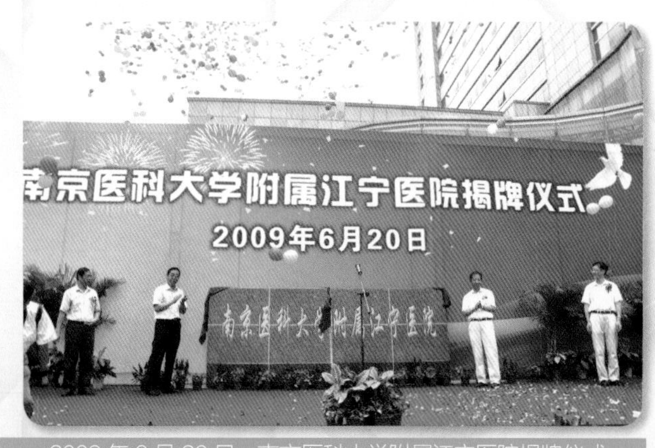

2009 年 6 月 20 日，南京医科大学附属江宁医院揭牌仪式

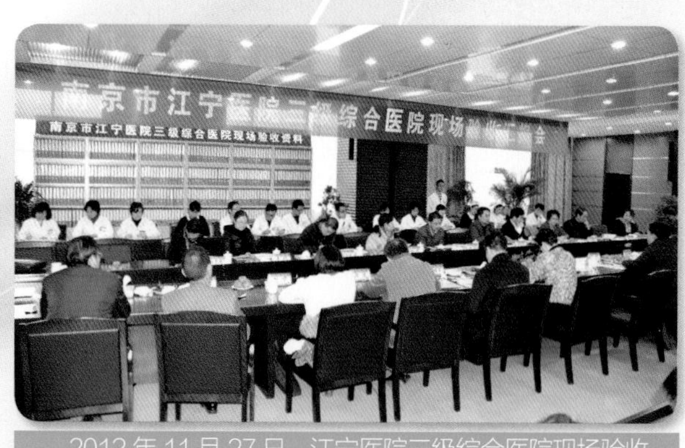

2012 年 11 月 27 日，江宁医院三级综合医院现场验收

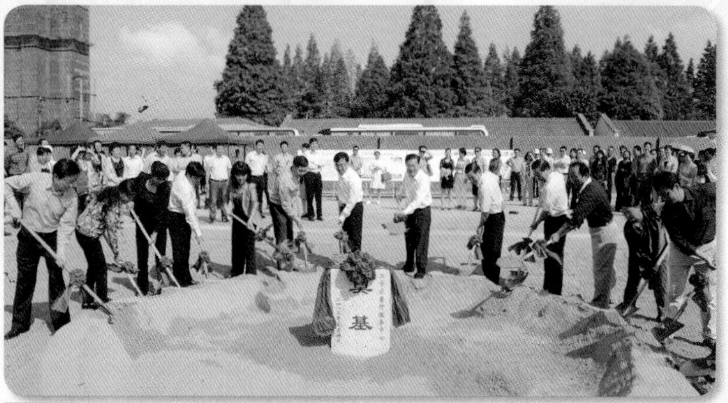

2013 年 9 月 30 日，江宁医院新院区开工奠基仪式

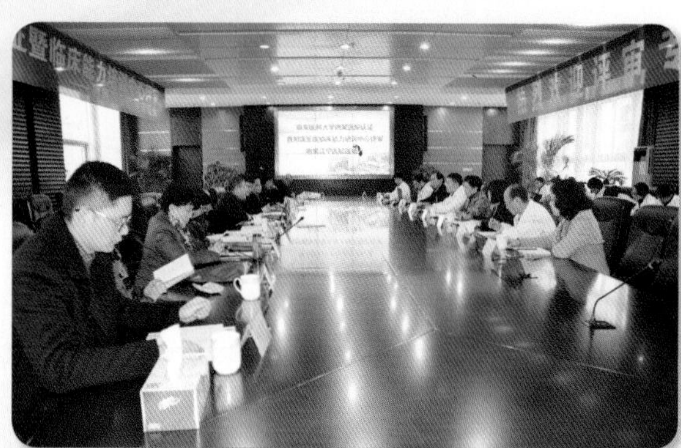

2016 年 1 月 12 日，南京医科大学附属医院认证评审反馈会

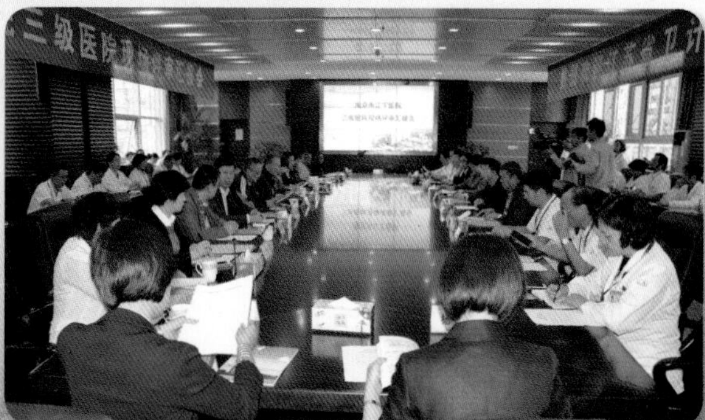

2016 年 10 月 13 日，江宁医院接受省卫计委专家组三级医院现场评审

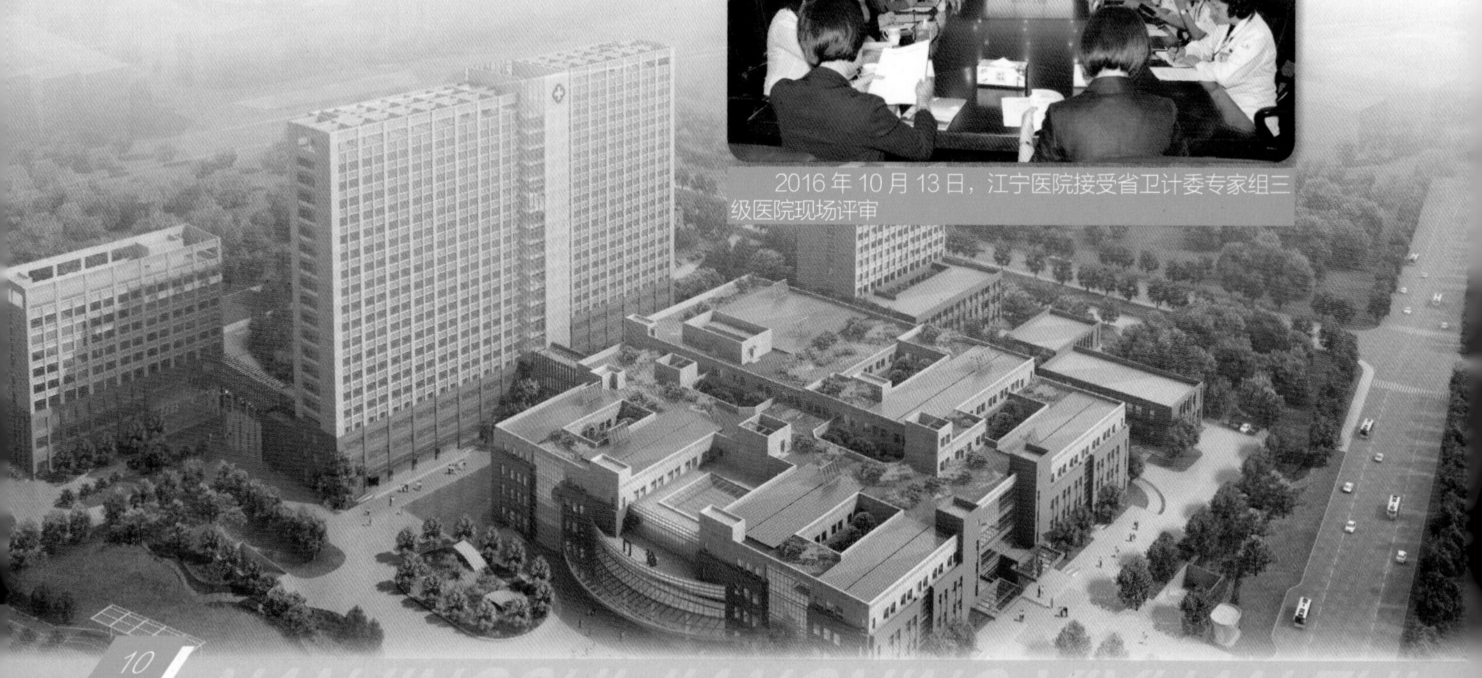

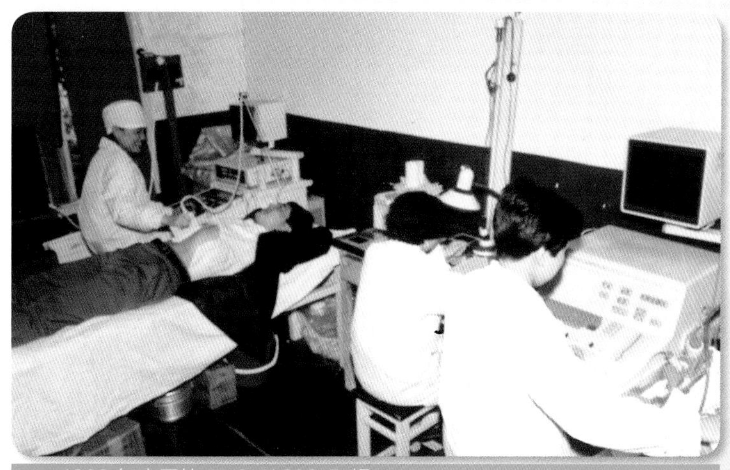

1989 年启用的 ALOKA280 B 超

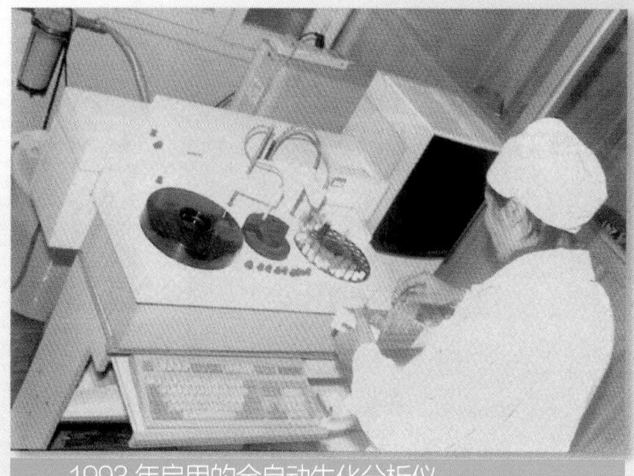

1993 年启用的全自动生化分析仪

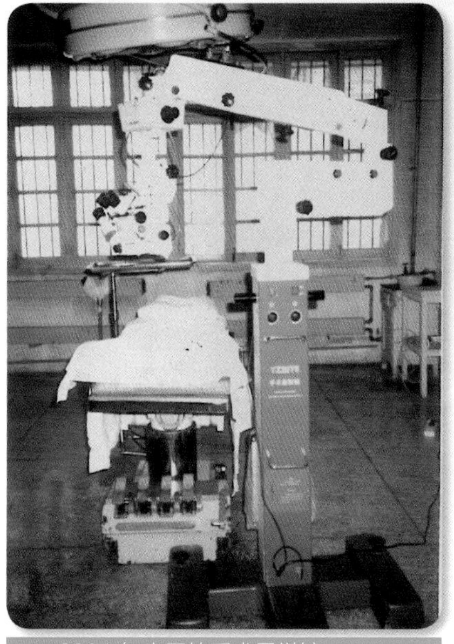

2001 年启用的手术显微镜

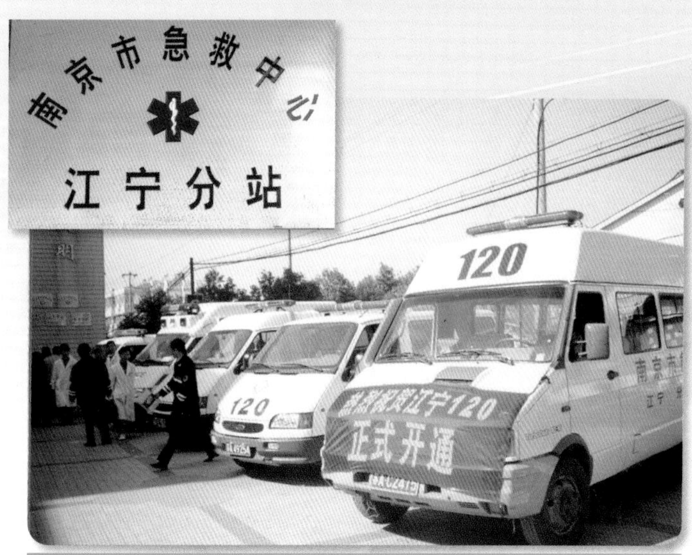

2002 年 11 月，南京市急救中心江宁分站开通

2003 年启用的全自动生化分析仪

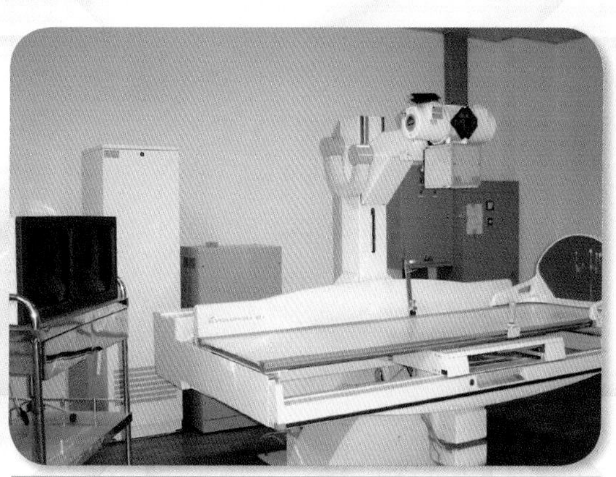

2003 年启用的数字胃肠机

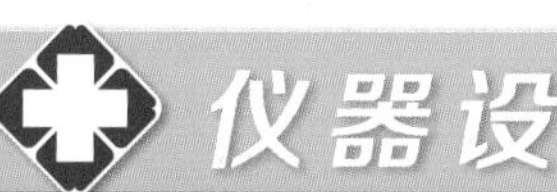

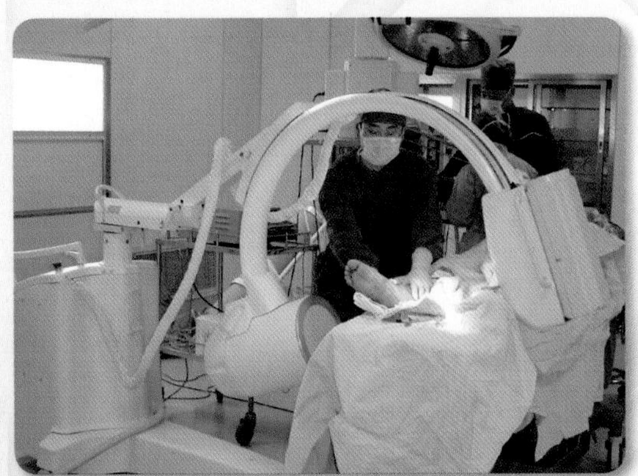
2003 年启用的小型 C 臂机

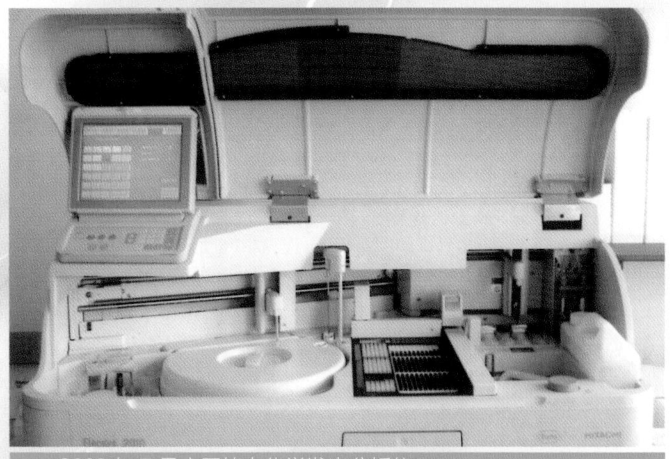
2003 年 7 月启用的电化学发光分析仪

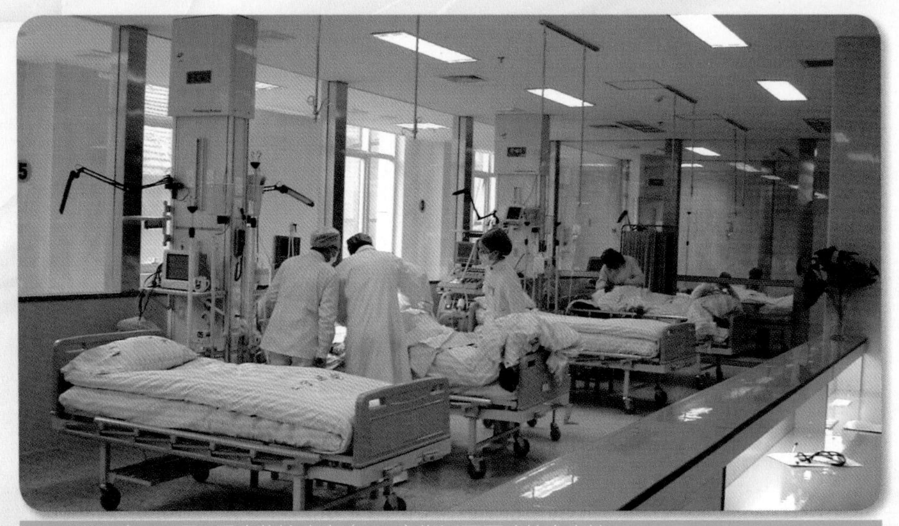
2003 年 11 月，重症监护病房（ICU）搬迁至医疗综合大楼

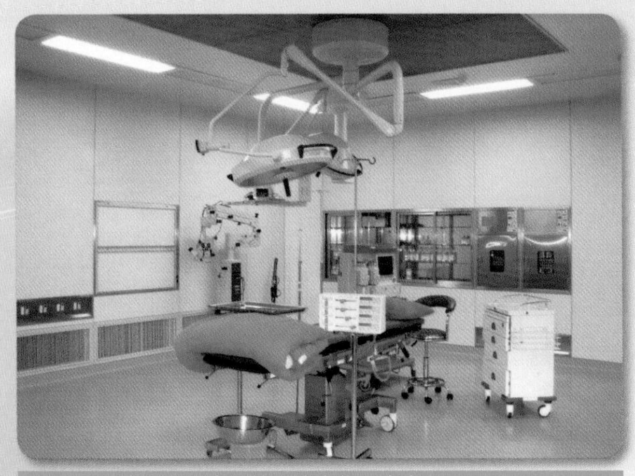
2003 年 11 月启用的层流净化手术室

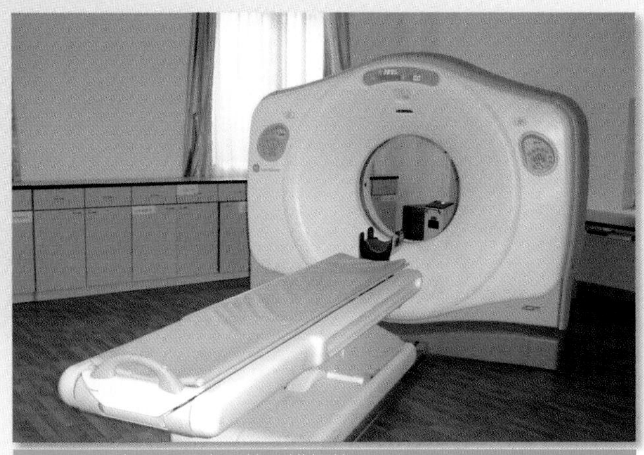
2003 年 12 月启用的八排螺旋 CT

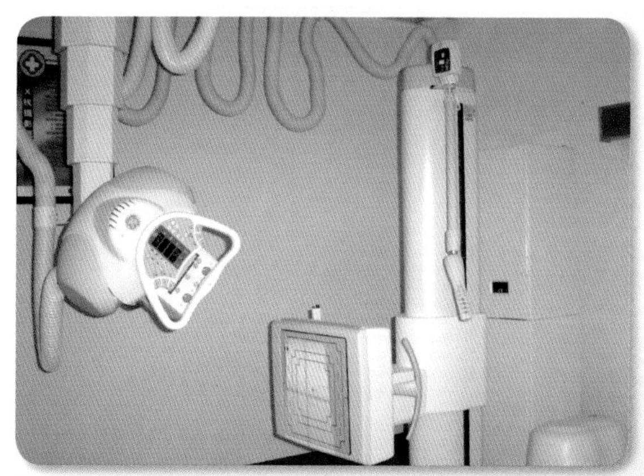
2003 年 12 月启用的数字化拍片系统（DR）

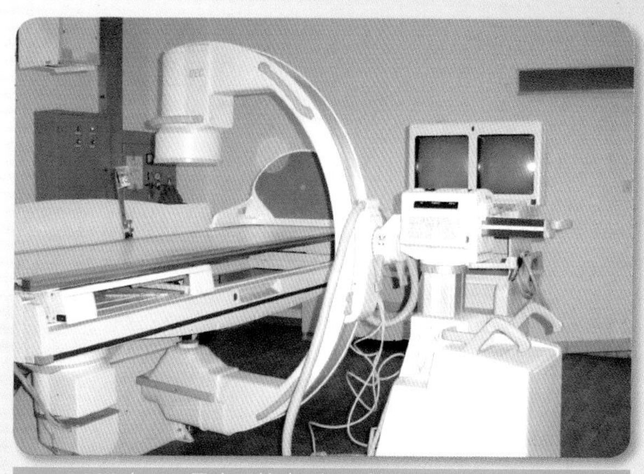
2003 年 12 月启用的中型 C 臂机

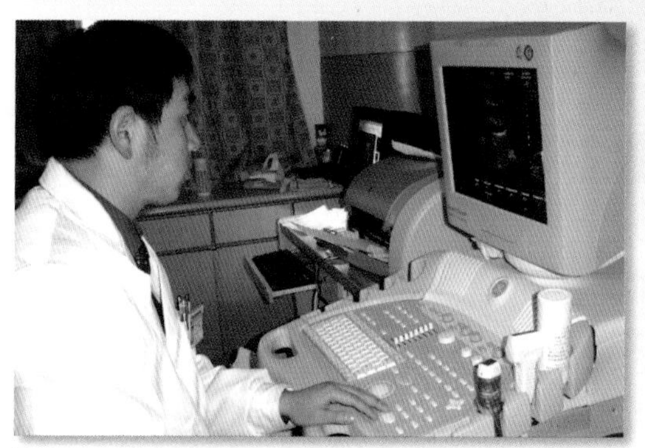
2003 年 12 月启用的 Vivid3 高档数字化彩色 B 超

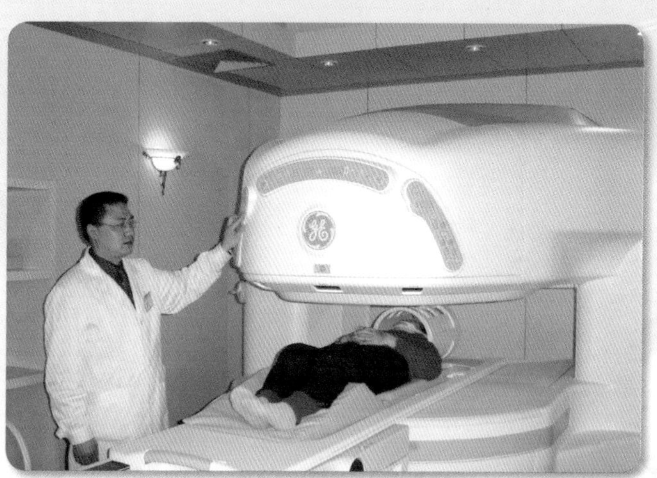
2004 年启用的 0.35T 开放式核磁共振

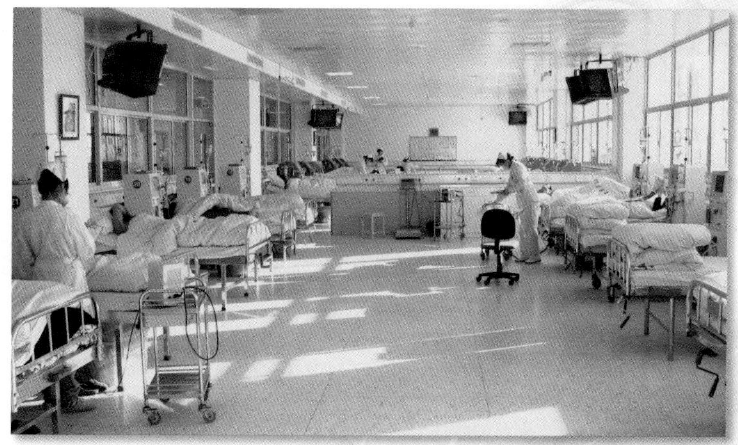
2007 年 12 月，血液净化中心搬迁至门诊综合大楼

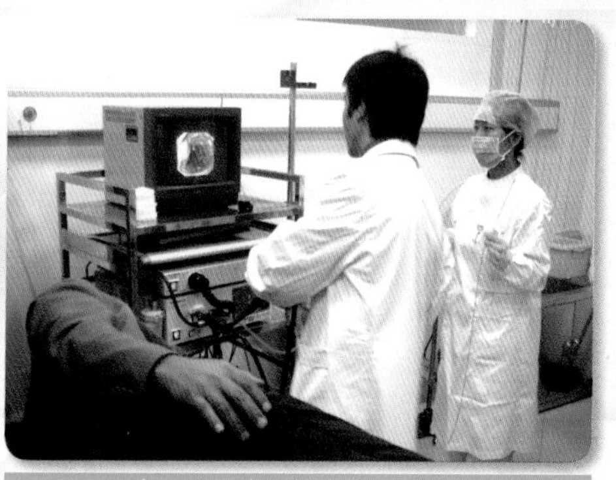
2007 年 12 月启用的电子胃镜

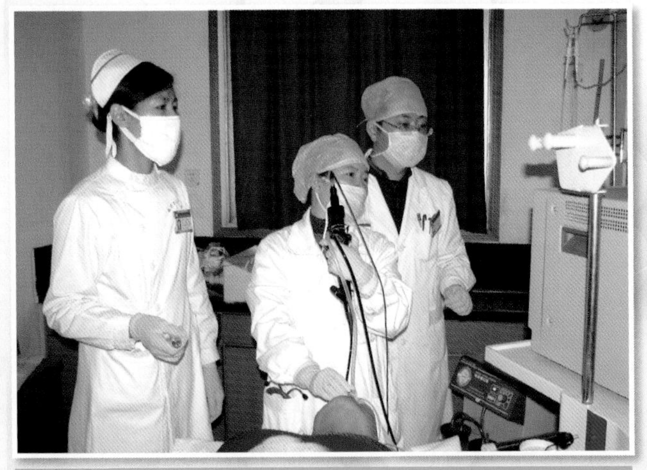
南京市医学重点专科呼吸内科——支气管镜下检查及介入治疗

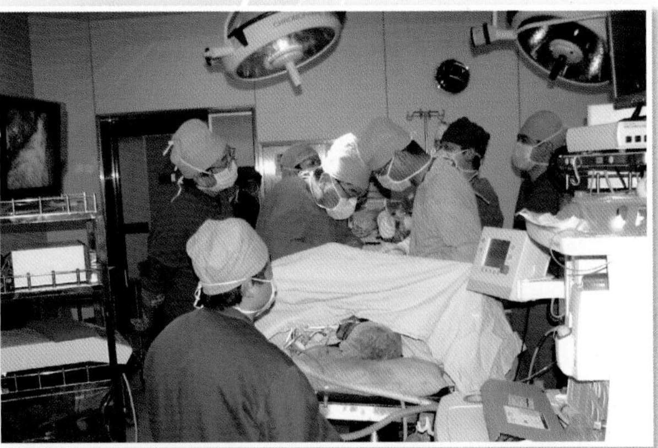
南京市医学重点专科胸外科——胸腔镜手术

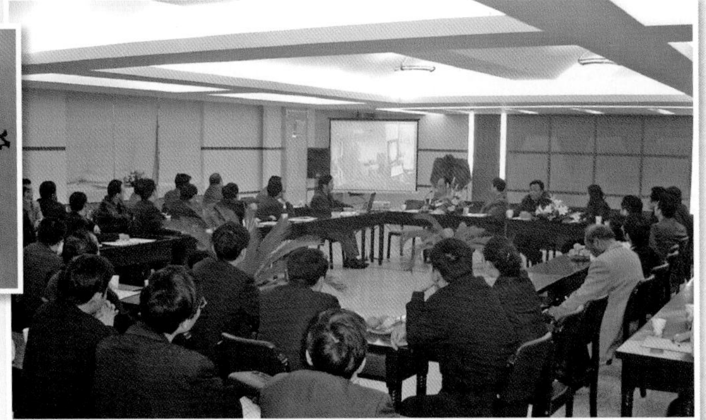

南京市医学重点专科肿瘤科——2004 年 11 月肿瘤治疗中心成立

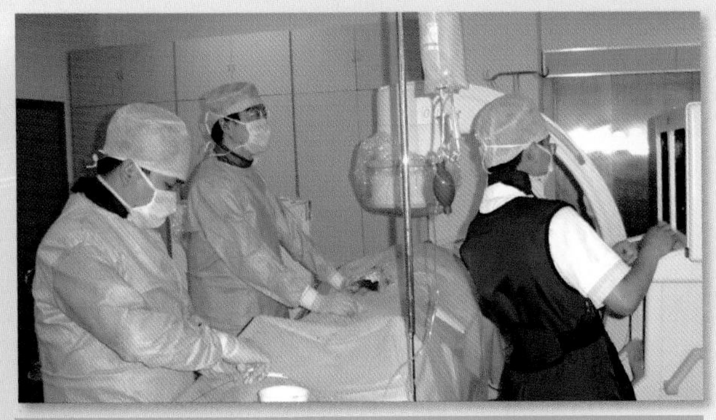
江宁区重点科室神经内科——脑动脉造影及支架置入术

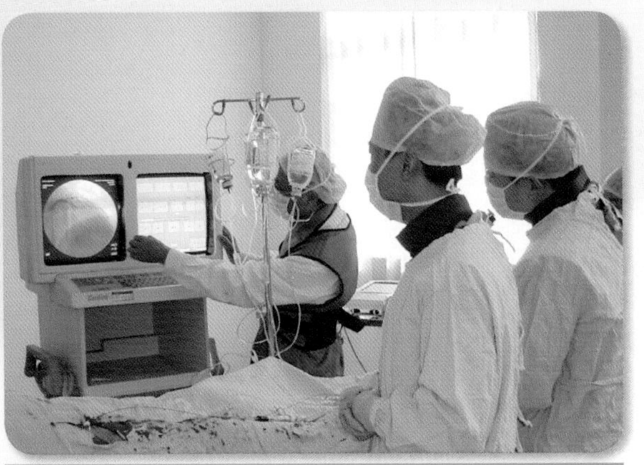
江宁区重点科室心血管内科——冠脉造影及支架置入术

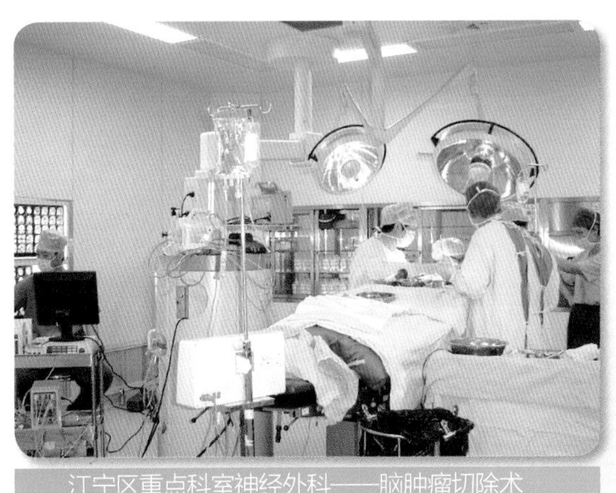
江宁区重点科室神经外科——脑肿瘤切除术

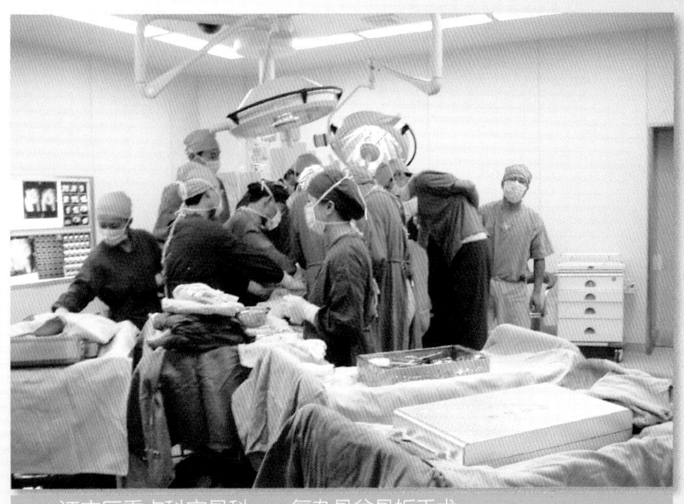
江宁区重点科室骨科——复杂骨盆骨折手术

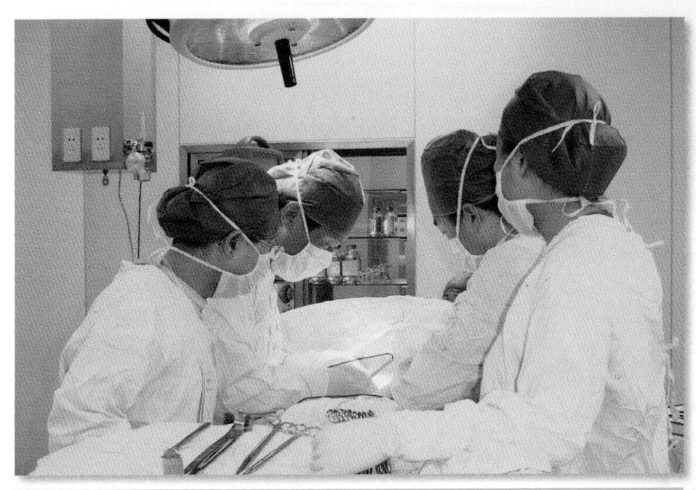
江宁区重点科室泌尿外科——全膀胱切除＋乙状结肠代膀胱术

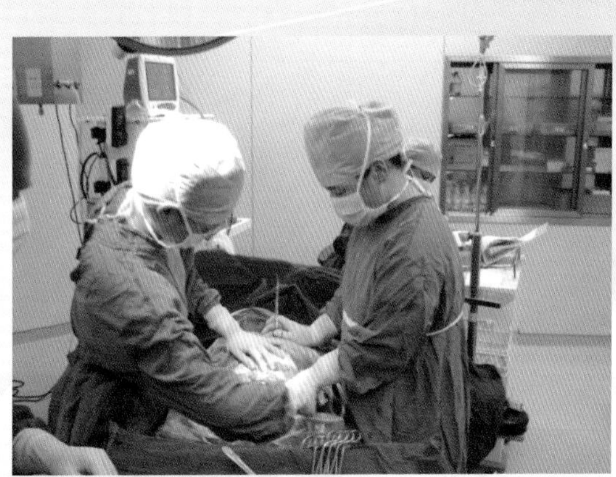
江宁区重点科室妇产科——妇科恶性肿瘤手术

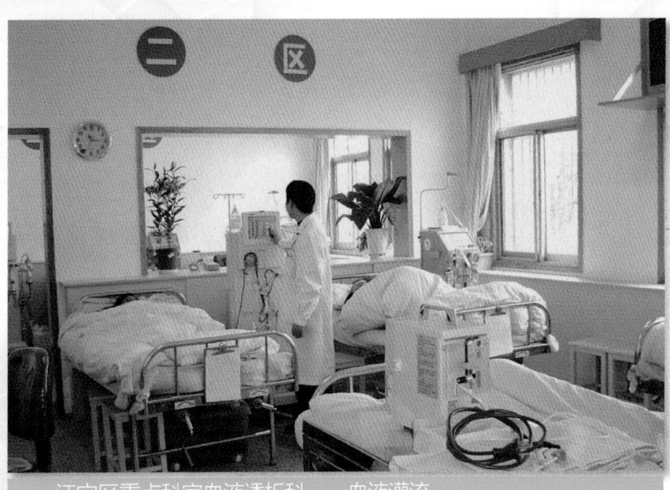

江宁区重点科室血液透析科——血液灌流

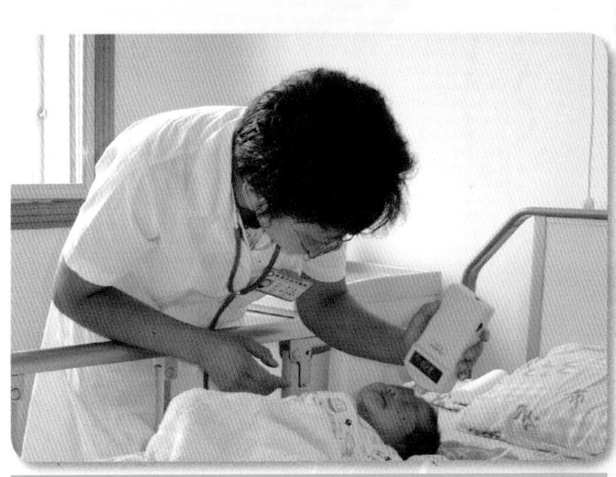
江宁区重点科室儿科——新生儿治疗

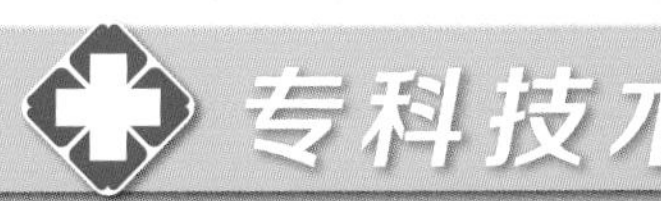

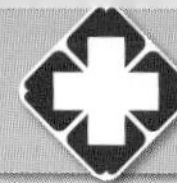

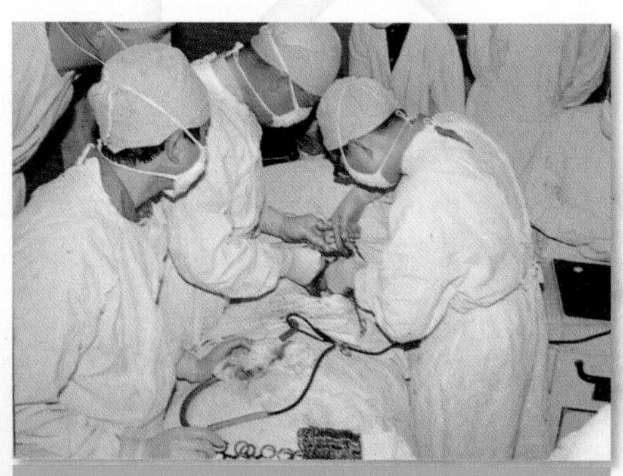

开展二尖瓣狭窄交界分离手术（右一手术者为奚华堂院长）（摄于1978年）

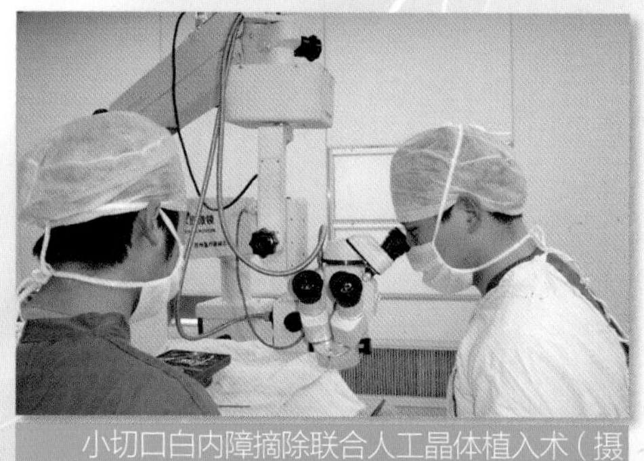

小切口白内障摘除联合人工晶体植入术（摄于2004年1月）

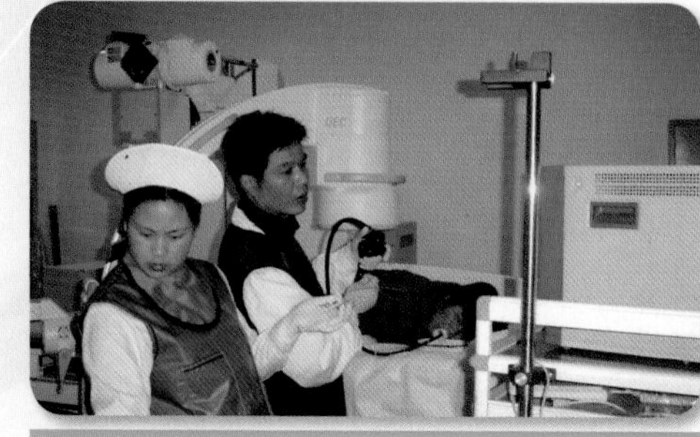

消化内镜下胆总管取石术（摄于2004年3月）

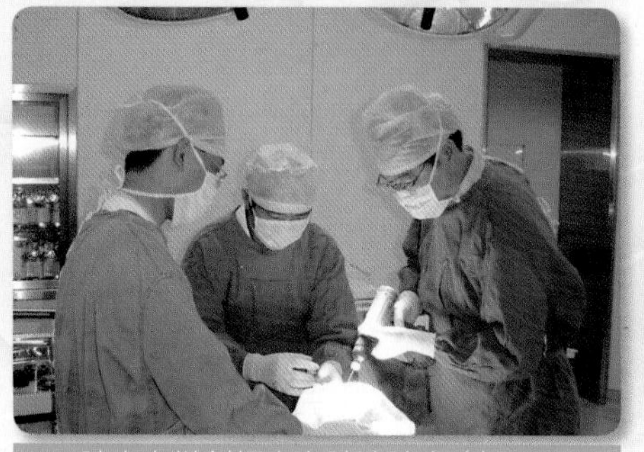

脑出血微创颅内血肿清除术（摄于2004年6月）

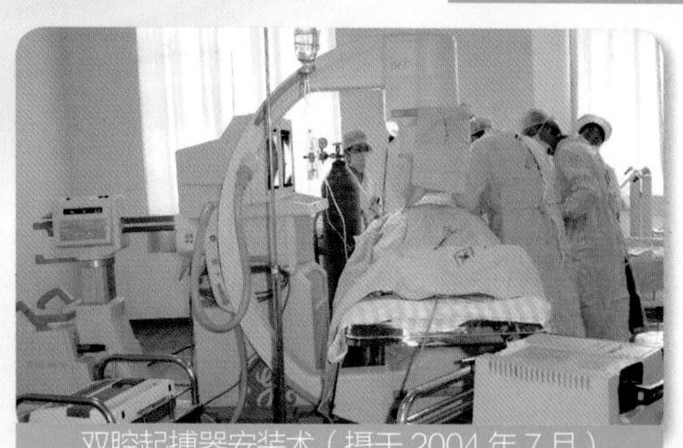

双腔起搏器安装术（摄于2004年7月）

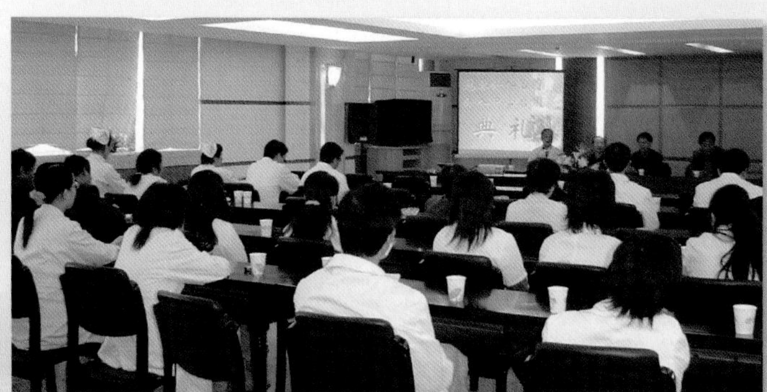

冠脉介入治疗介入中心启用（摄于2004年11月）

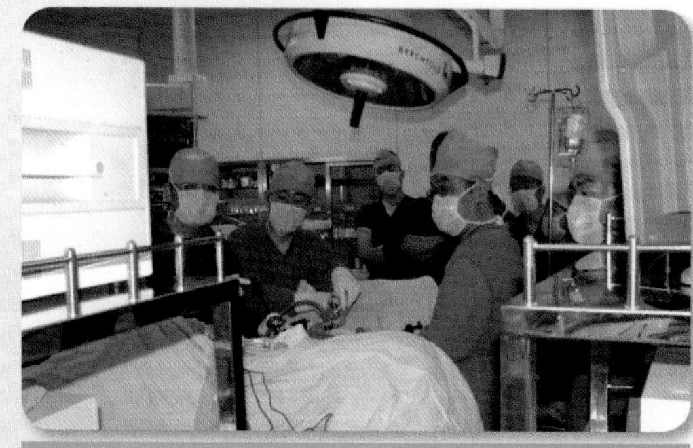

腹腔镜下胆总管切开取石术（摄于2006年11月）

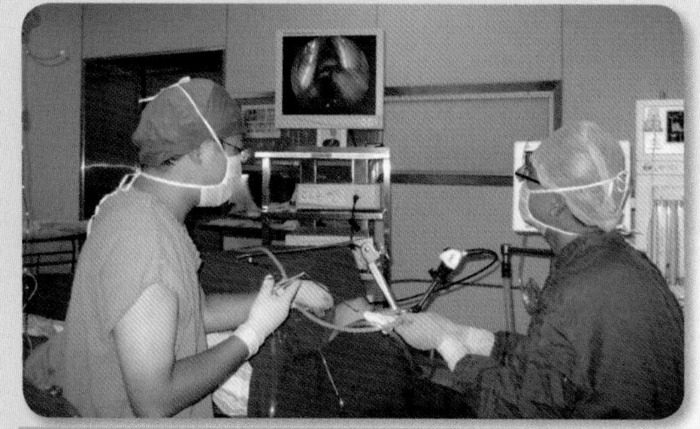

支撑喉镜下喉部显微手术（摄于2007年10月）

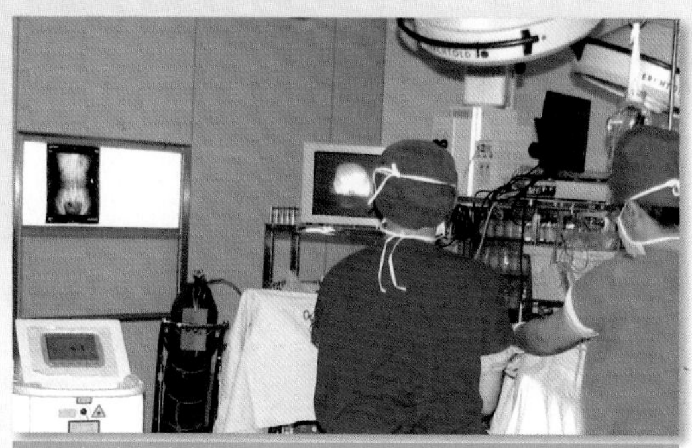

经皮肾穿刺镜下钬激光碎石术（摄于2007年10月）

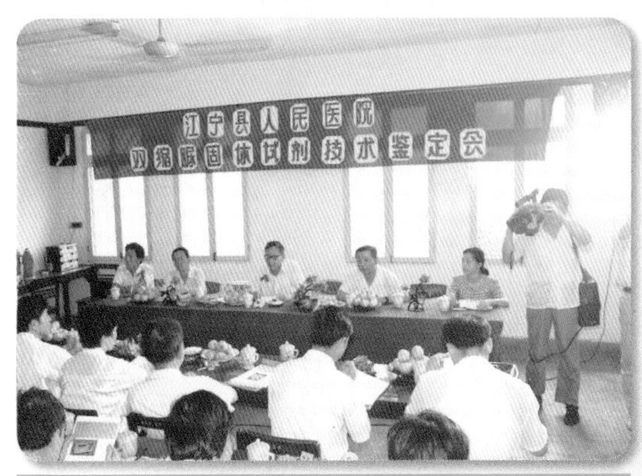

1988 年，召开双缩脲固体试剂技术鉴定会

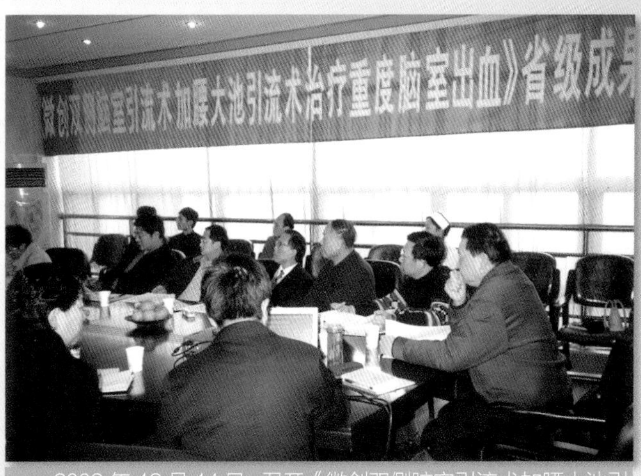

2002 年 12 月 14 日，召开《微创双侧脑室引流术加腰大池引流术治疗重度脑室出血》省级成果鉴定会

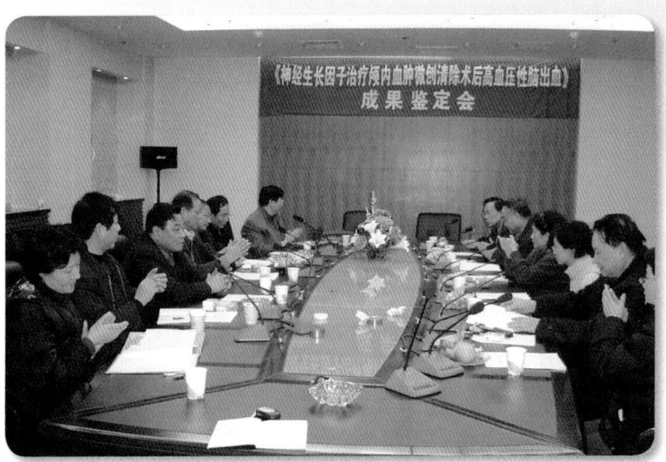

2004 年 12 月 21 日，召开《神经生长因子治疗颅内血肿微创清除术后高血压性脑出血》成果鉴定会

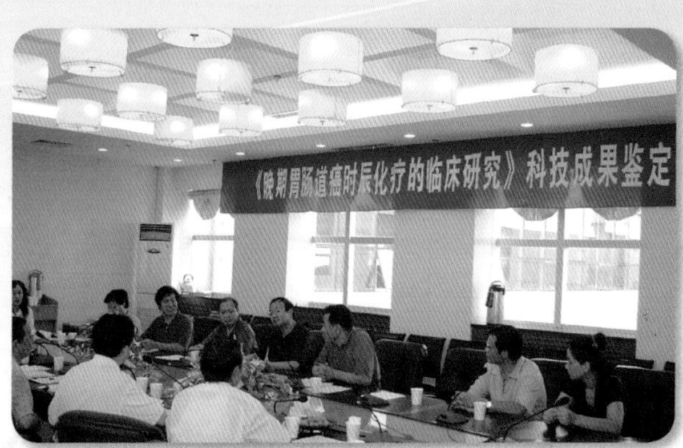

2005 年 9 月 2 日，召开《晚期胃肠道癌时辰化疗的临床研究》科技成果鉴定会

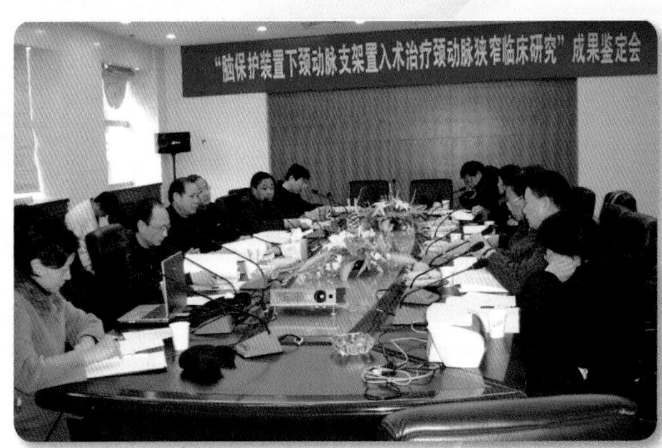

2005 年 12 月 16 日，召开《脑保护装置下颈动脉支架置入术治疗颈动脉狭窄临床研究》成果鉴定会

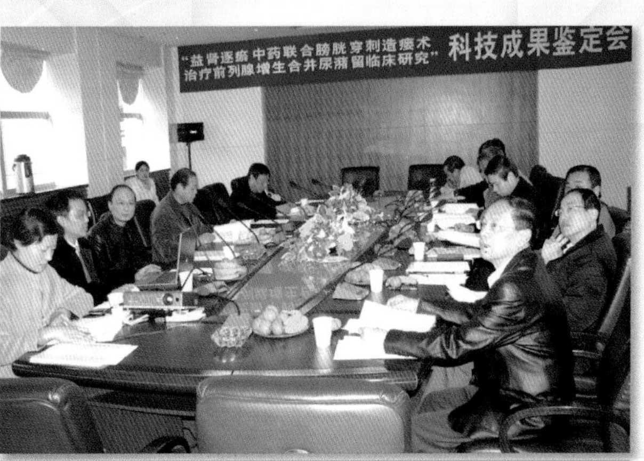

2006 年 12 月 17 日，召开《益肾逐瘀中药联合膀胱穿刺造瘘术治疗前列腺增生合并尿潴留临床研究》科技成果鉴定会

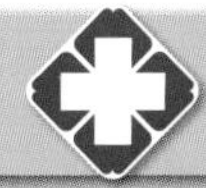

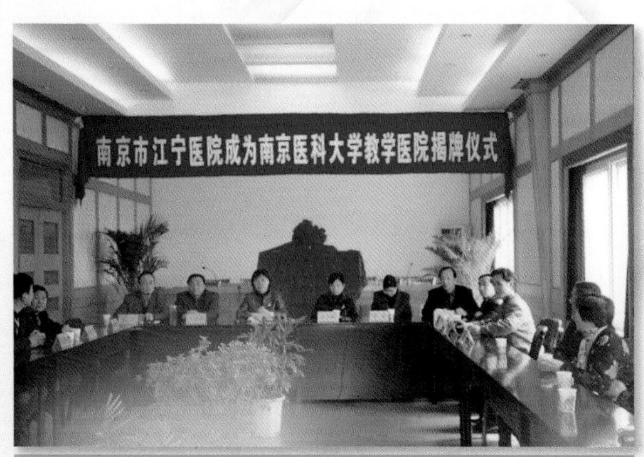

2001 年 11 月 8 日，南京市江宁医院举行成为南京医科大学教学医院揭牌仪式

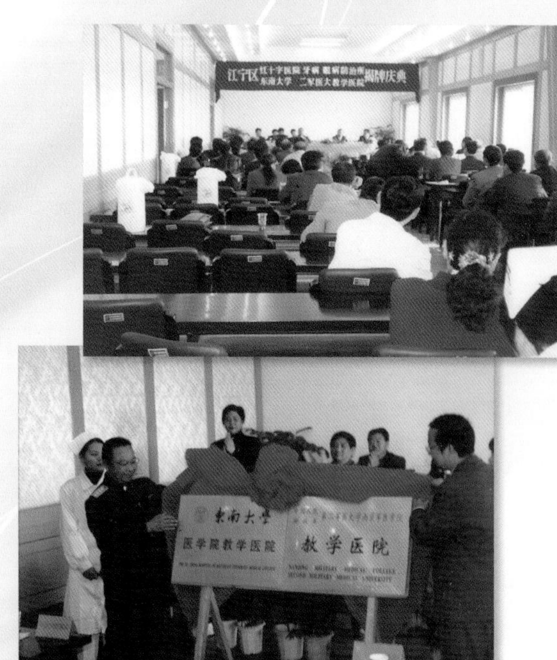

2001 年 11 月 26 日，江宁区红十字医院牙病、眼病防治所，东南大学、二军医大教学医院揭牌

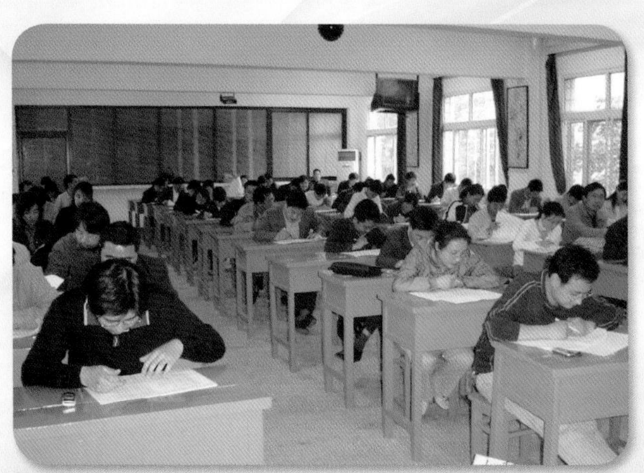

2005 年 5 月 14 日，南医大研究生课程班入学考试

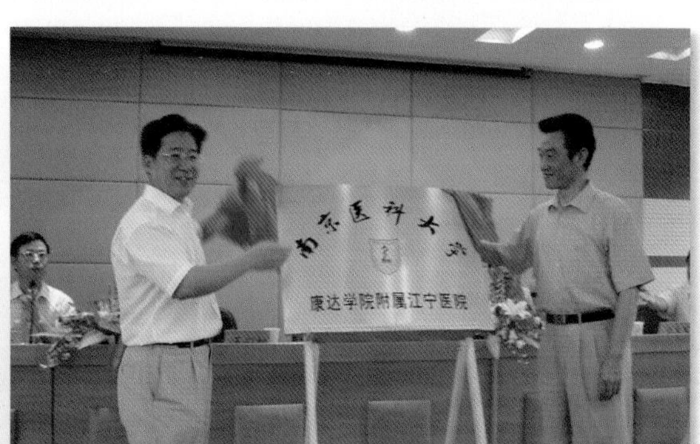

2005 年 7 月 12 日，南京医科大学康达学院附属江宁医院揭牌

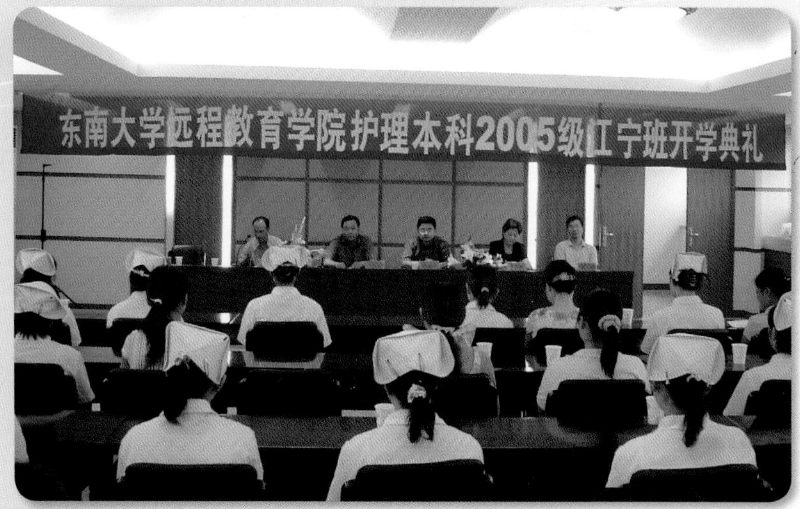

2005 年 9 月 8 日，东南大学远程教育学院护理本科 2005 级江宁班开学典礼在江宁医院举行

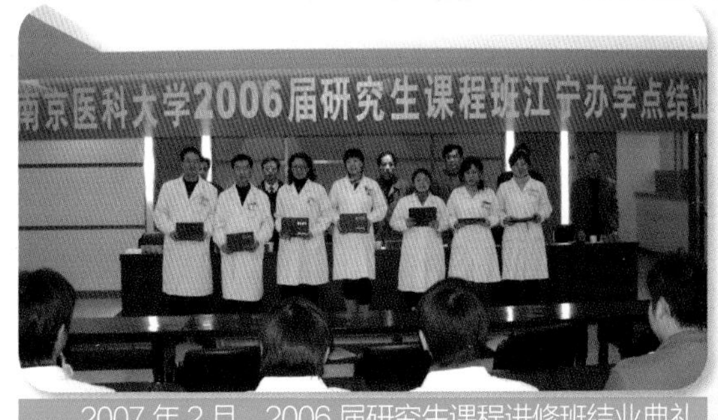

2007 年 2 月，2006 届研究生课程进修班结业典礼

中国人民解放军 第二军医大学南京军医学院

教学医院

NANJING MILITARY MEDICAL COLLEGE ,
SECOND MILITARY MEDICAL UNIVERSITY

東南大學

医学院教学医院

THE TE CHING HOSPITAL OF SOUTHEAST UNIVERSITY MEDICAL COLLEGE

2007 年 5 月，组队参加江宁区卫生系统护理技术操作竞赛

江蘇大學

教学医院

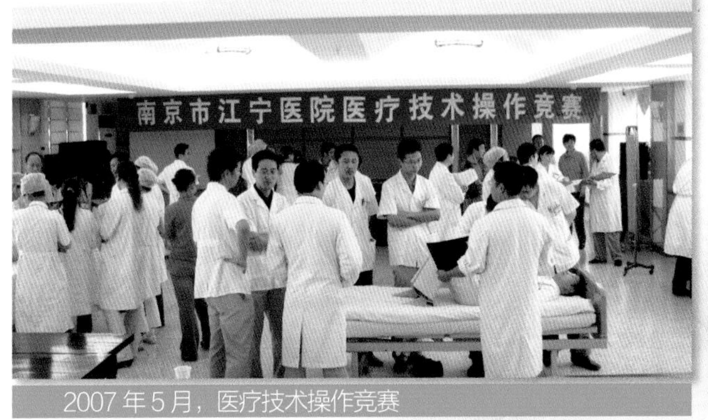

2007 年 5 月，医疗技术操作竞赛

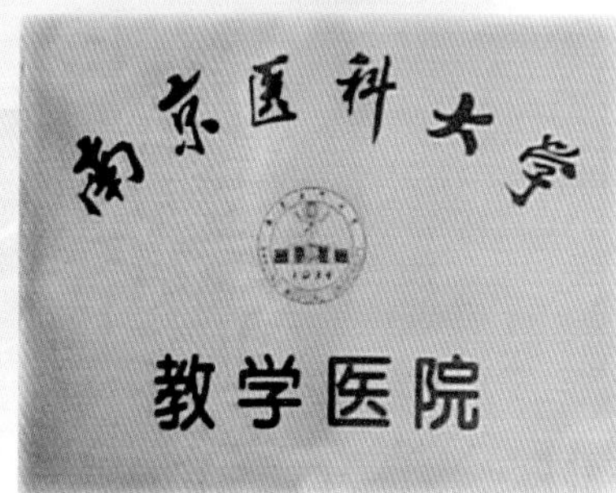

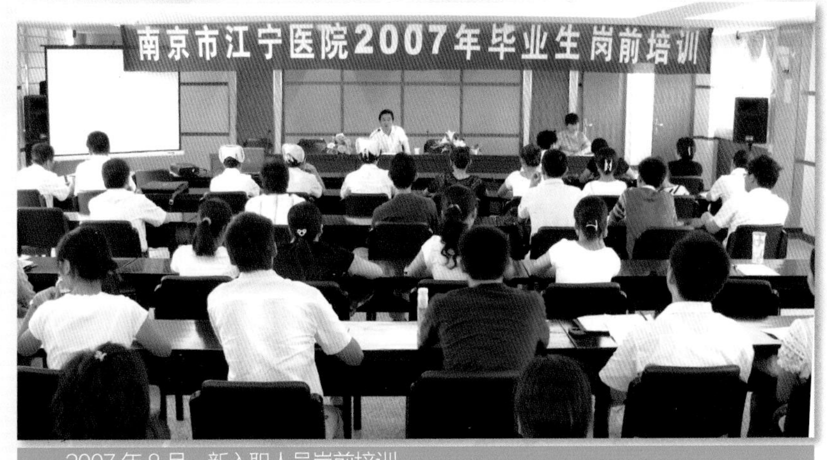

2007 年 8 月，新入职人员岗前培训

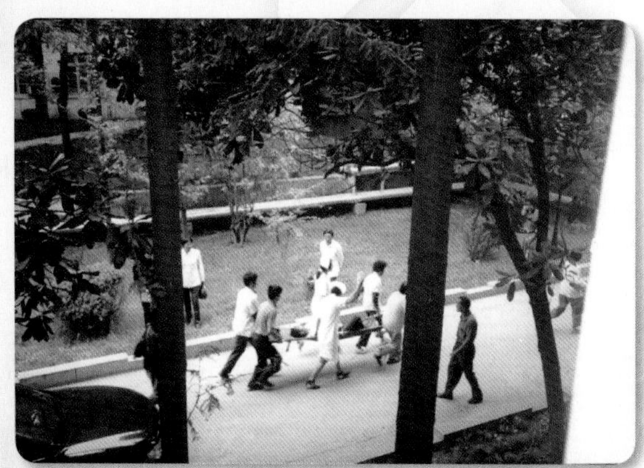

2002 年 9 月，医院组织“9 · 14”医疗抢救

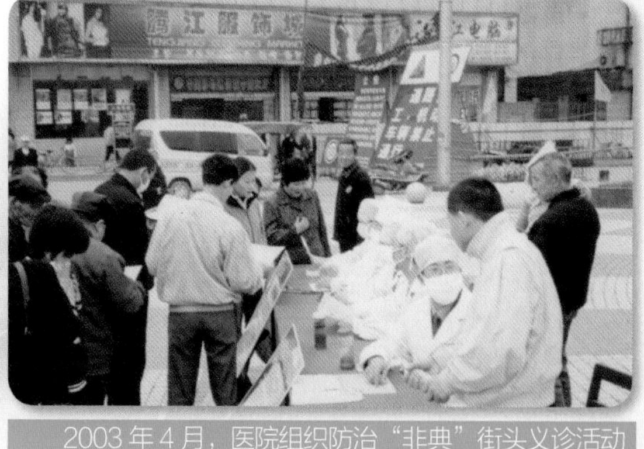

2003 年 4 月，医院组织防治“非典”街头义诊活动

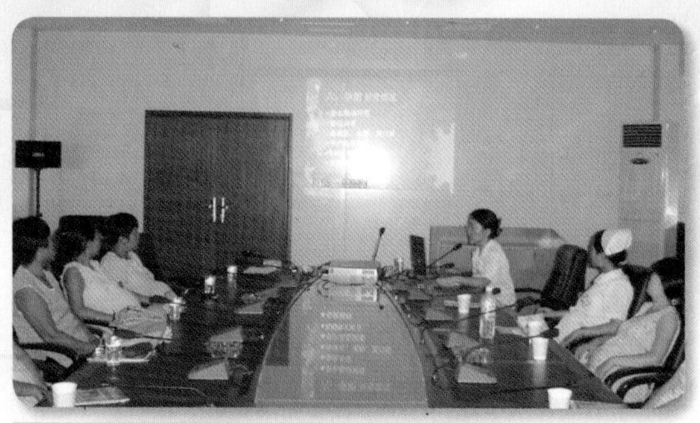

2004 年 8 月，医院成立孕妇学校

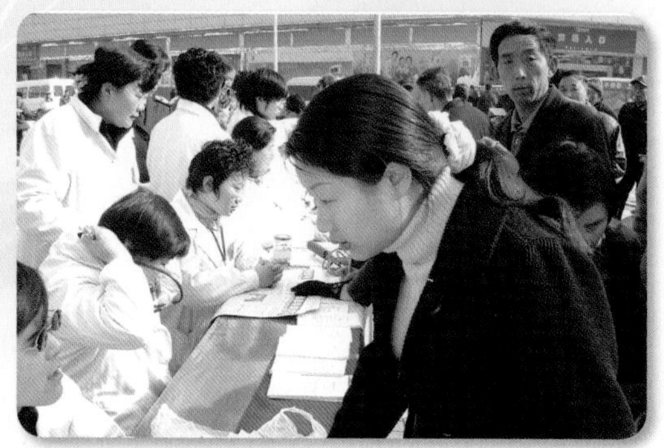

2004 年 3 月，医院组织医务人员开展义诊活动

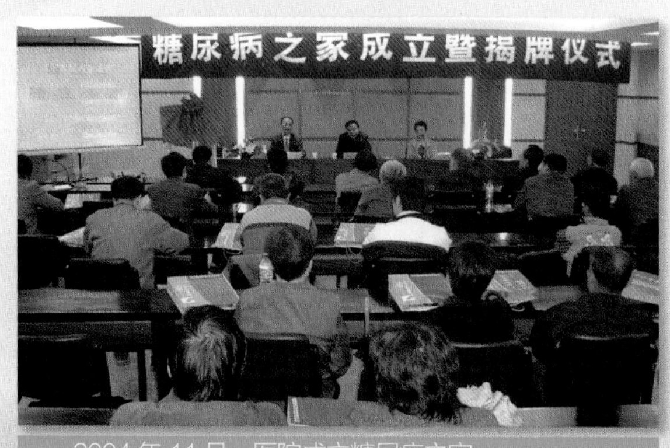

2004 年 11 月，医院成立糖尿病之家

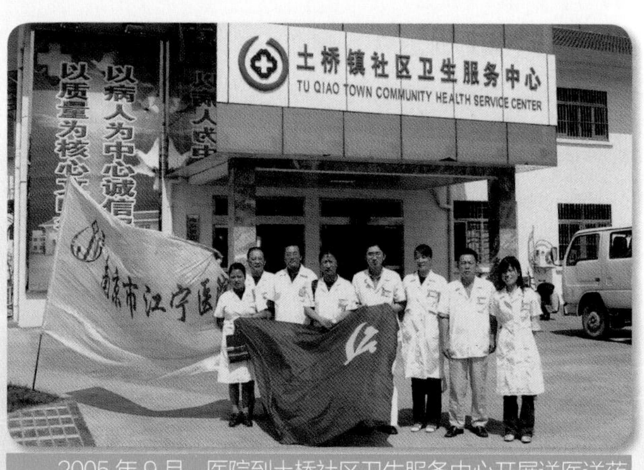

2005 年 9 月，医院到土桥社区卫生服务中心开展送医送药义诊活动

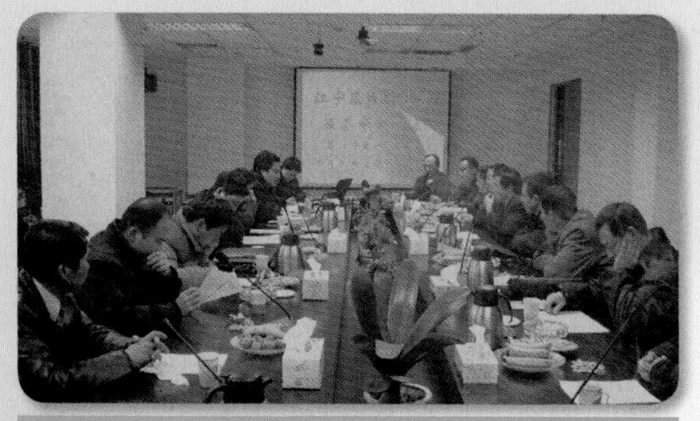

2006 年 1 月，江宁区医疗技术服务中心成立

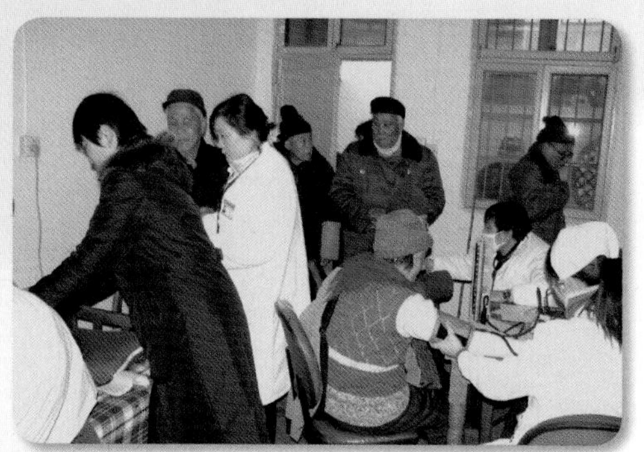

2006 年 2 月，医院女工委组织医务人员到敬老院开展义诊活动

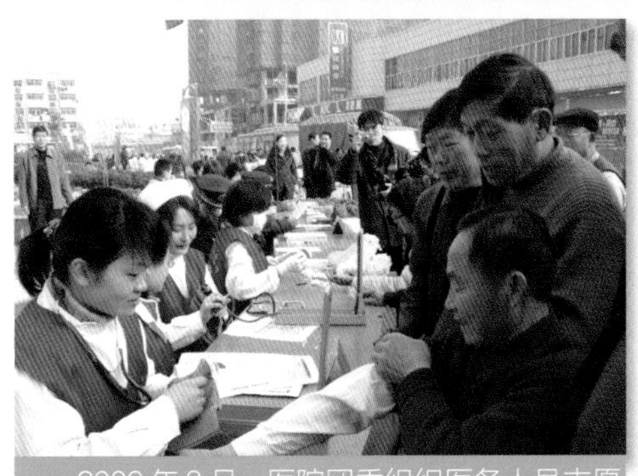

2006 年 3 月，医院团委组织医务人员志愿者街头义诊

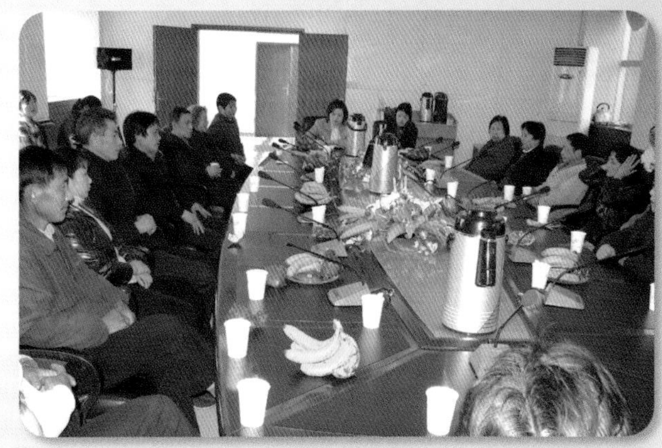

2006 年 3 月，医院召开病员工休座谈会

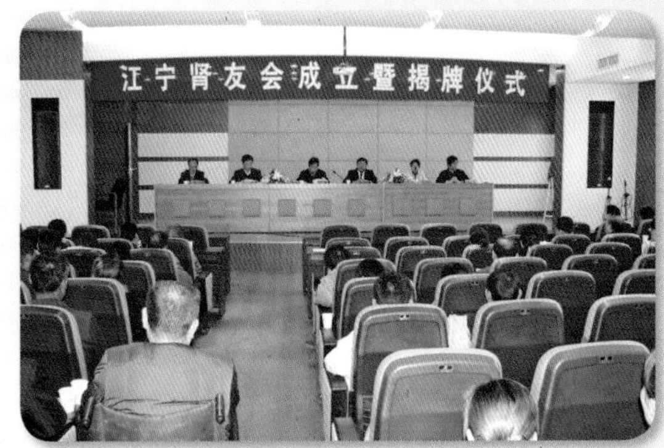

2006 年 4 月，医院成立江宁肾友会

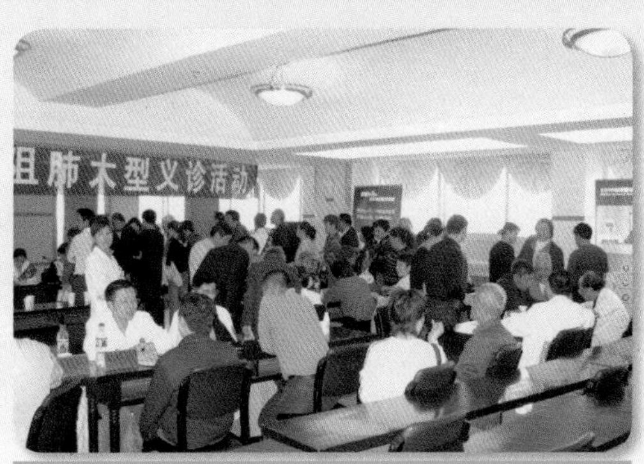

2006 年 4 月，医院开展哮喘之家活动

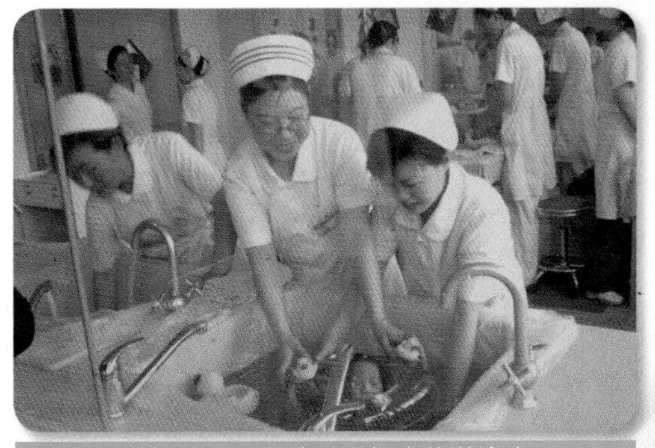

2006 年 6 月，医院开设新生儿游泳室

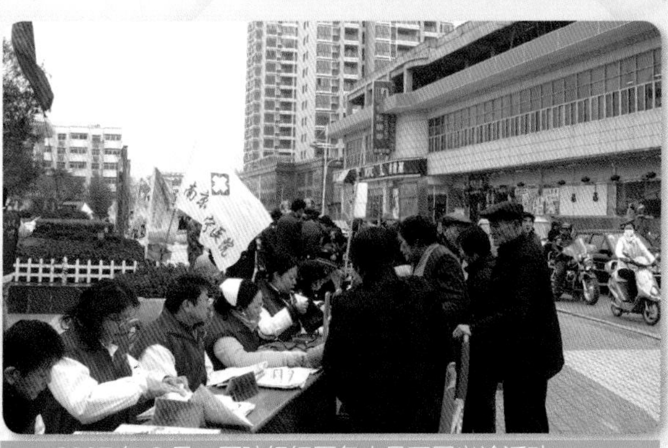

2007 年 3 月，医院组织医务人员开展义诊活动

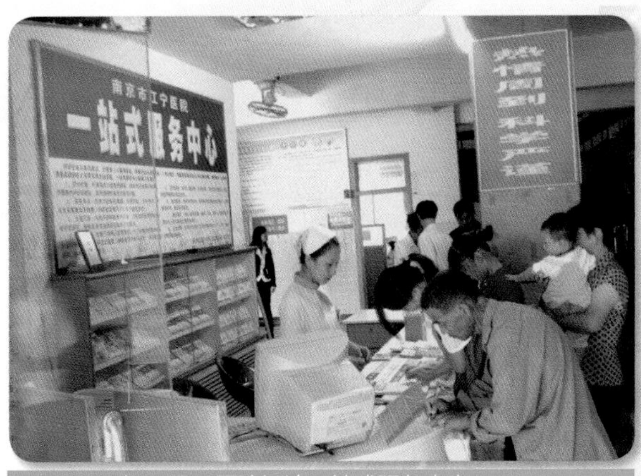

2007 年 9 月，医院门诊一站式服务中心

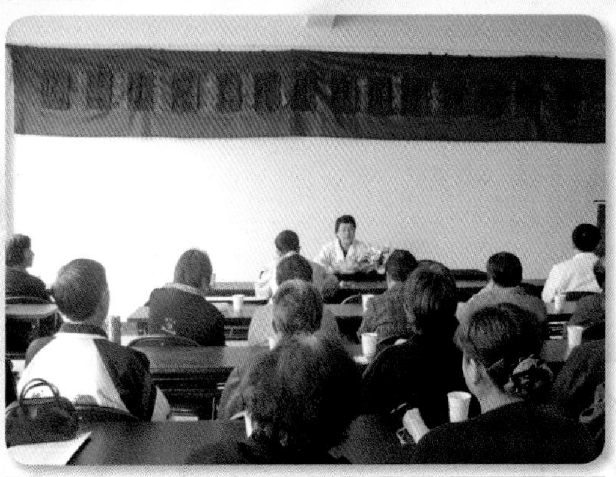

2007 年 10 月，医院多渠道开展健康教育工作

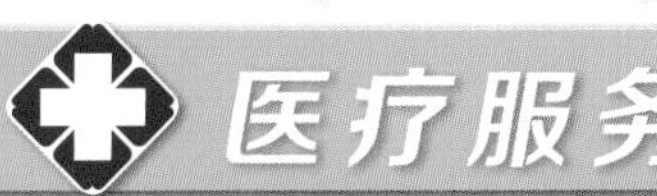

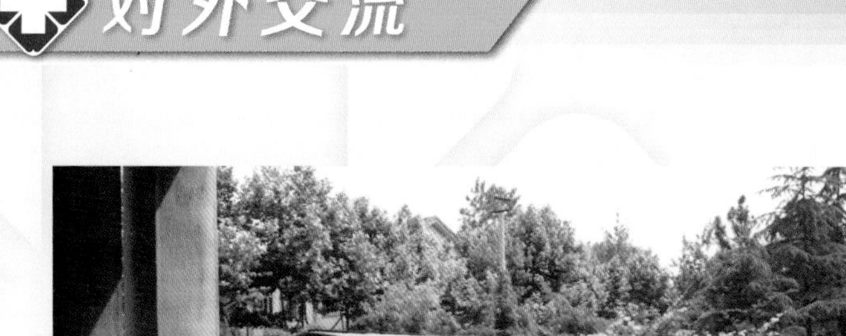

1988 年 6 月 3 日，院长奚华堂、护理部主任邓志听接待摩洛哥卫生大臣

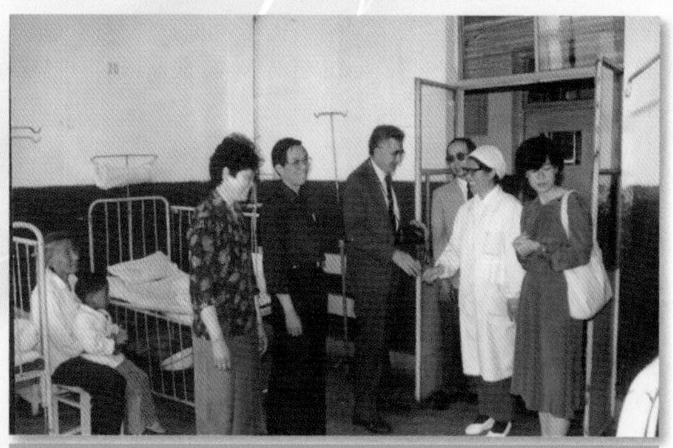

1988 年 6 月 3 日，摩洛哥卫生大臣参观儿科病区

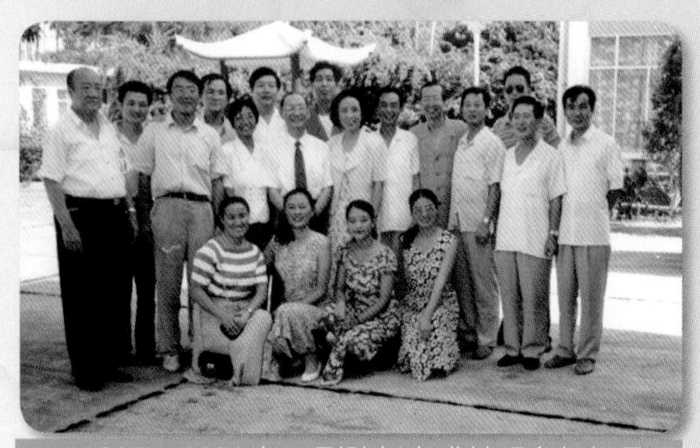

1997—1999 年，副院长皇甫毓明参加坦桑尼亚援外医疗队，任副队长。第二排左四为卫生部部长陈敏章

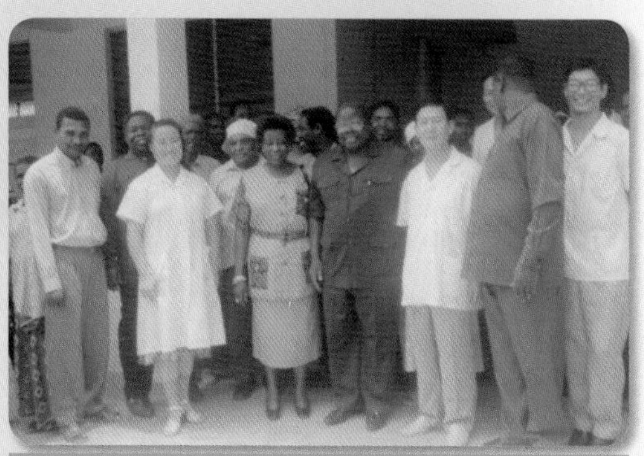

右三：副院长皇甫毓明，右四：坦桑尼亚总统姆帕哈，右五：总统夫人

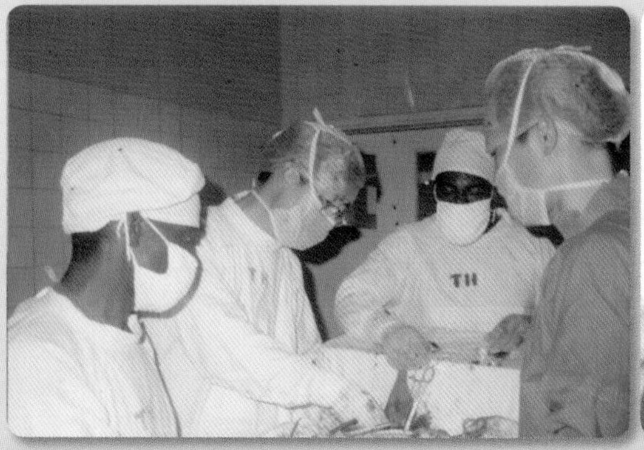

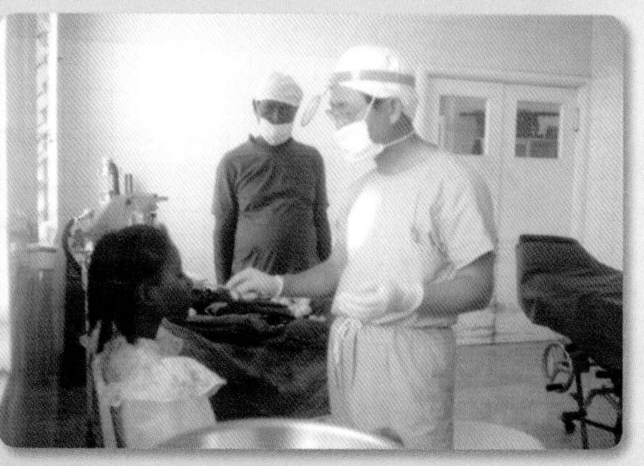

副院长皇甫毓明在非洲援外做手术

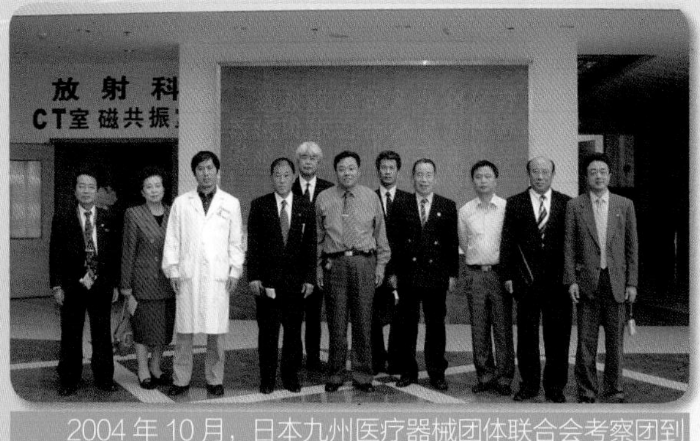

2004 年 10 月，日本九州医疗器械团体联合会考察团到院考察

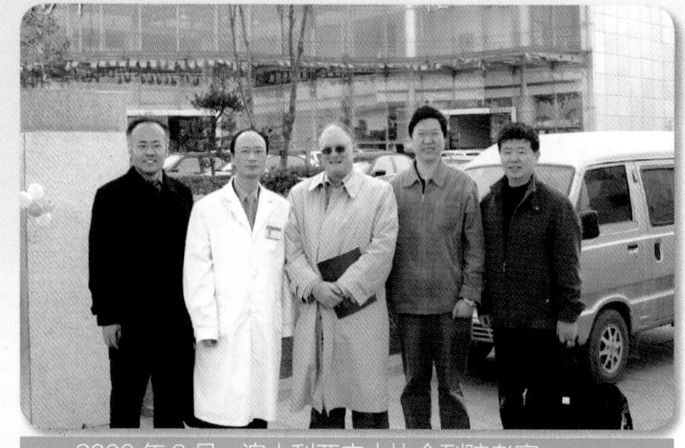

2006 年 3 月，澳大利亚卒中协会到院考察

二级甲等医院

中华人民共和国卫生部

三级甲等医院

江苏省卫计委

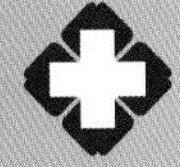

南京市
十佳医院
（一九九九年度）

南京市卫生局

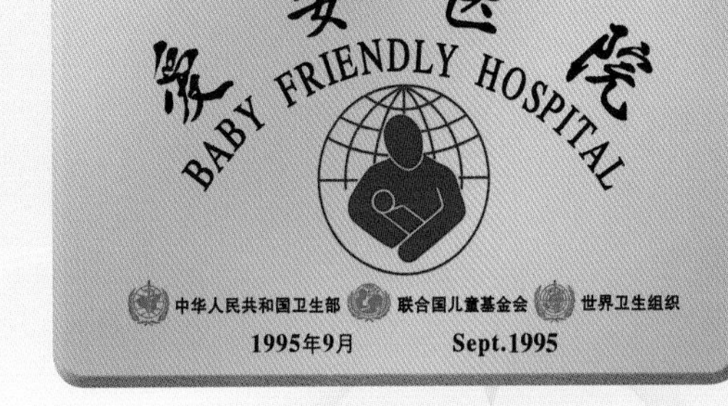

花园式医院

南京市卫生局
二〇〇二年十二月

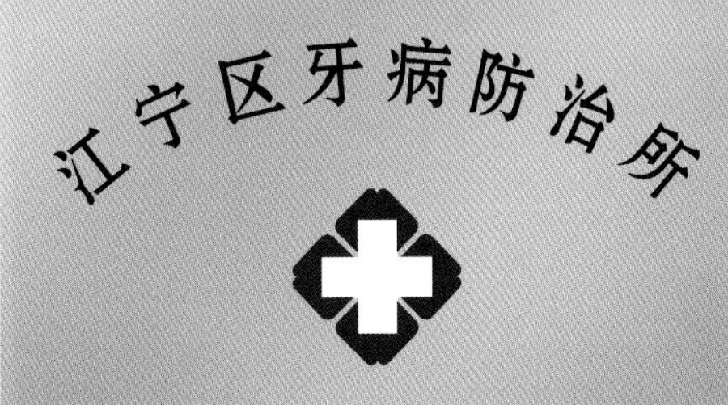

南京市江宁区红十字医院

江宁区眼病防治所

卫生部推广项目
颅内血肿微创清除技术

协作医院

颅内血肿微创清除技术
全国研究与推广协作组
二〇〇二年十一月（有效期二年）

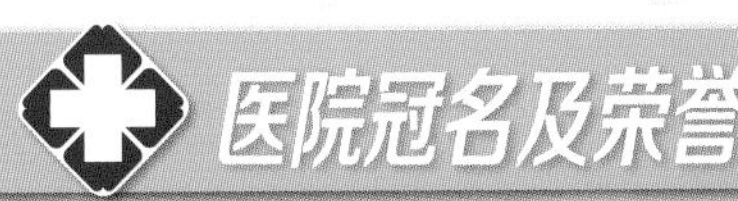

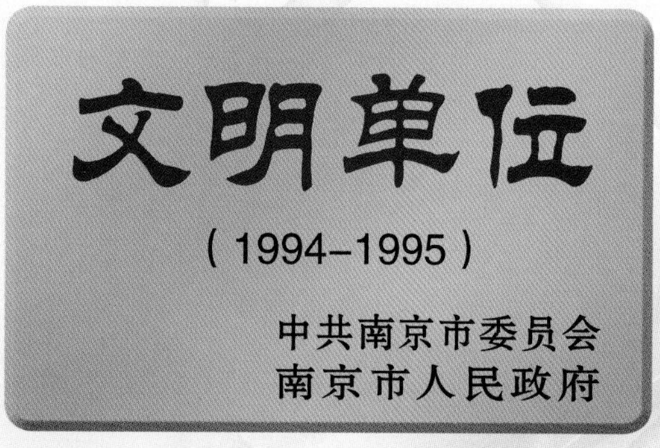

文明单位
（1994–1995）
中共南京市委员会
南京市人民政府

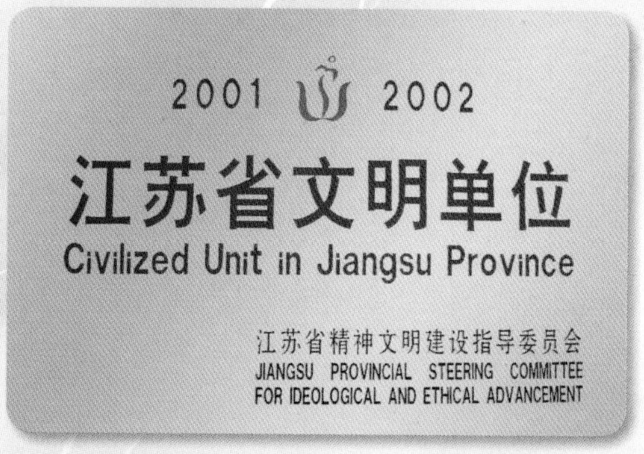

2001 2002
江苏省文明单位
Civilized Unit in Jiangsu Province
江苏省精神文明建设指导委员会
JIANGSU PROVINCIAL STEERING COMMITTEE FOR IDEOLOGICAL AND ETHICAL ADVANCEMENT

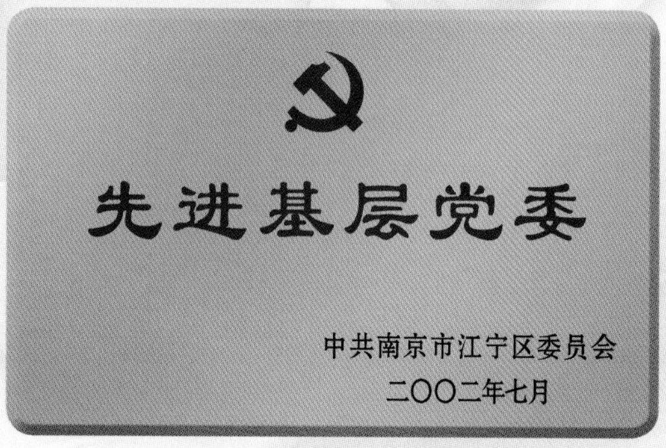

先进基层党委
中共南京市江宁区委员会
二〇〇二年七月

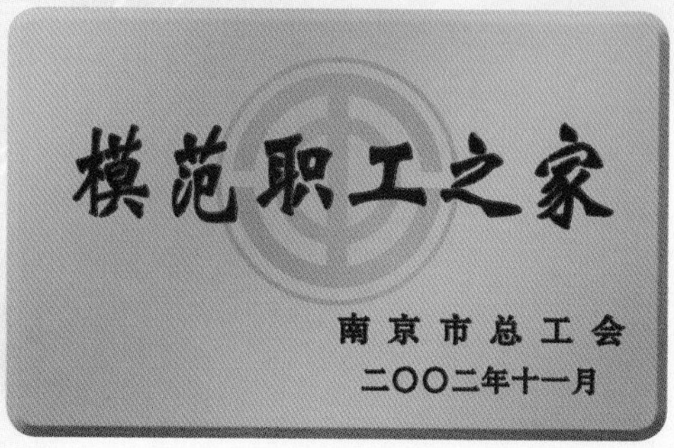

模范职工之家
南京市总工会
二〇〇二年十一月

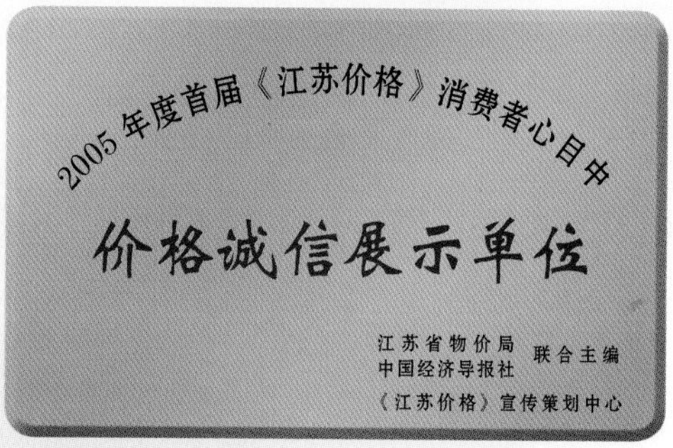

2005年度首届《江苏价格》消费者心目中
价格诚信展示单位
江苏省物价局
中国经济导报社 联合主编
《江苏价格》宣传策划中心

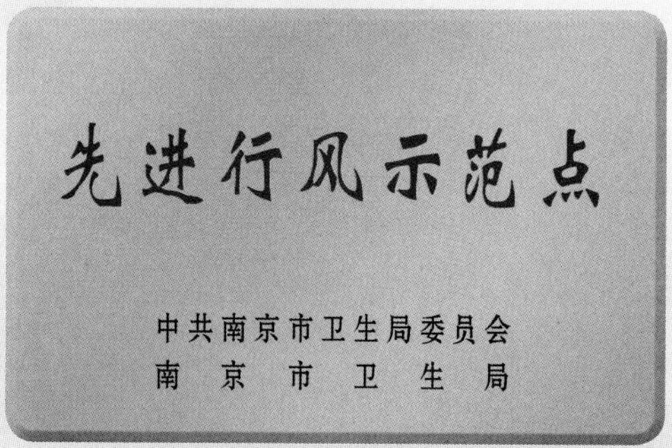

先进行风示范点
中共南京市卫生局委员会
南京市卫生局

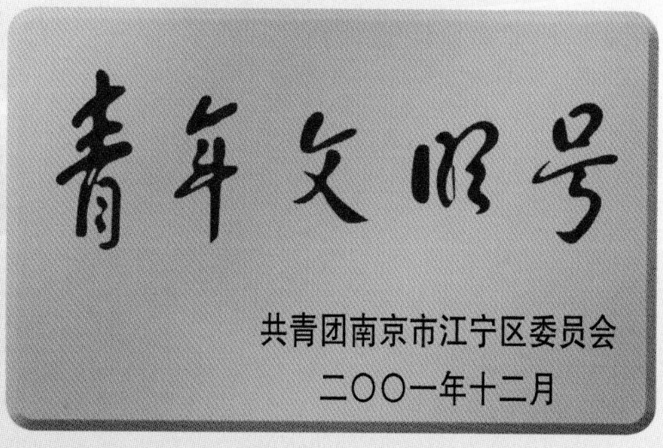

青年文明号
共青团南京市江宁区委员会
二〇〇一年十二月

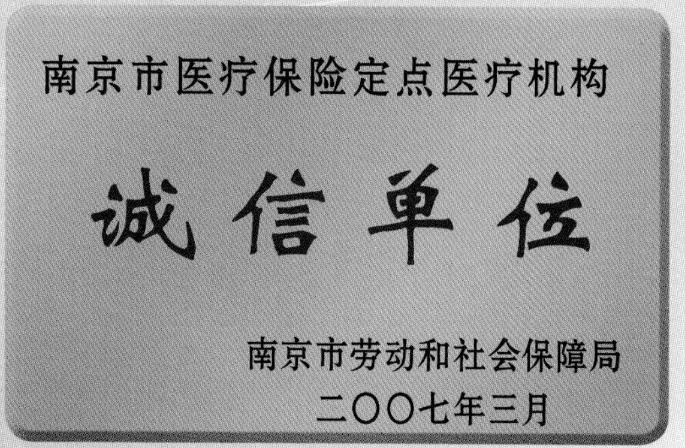

南京市医疗保险定点医疗机构
诚信单位
南京市劳动和社会保障局
二〇〇七年三月

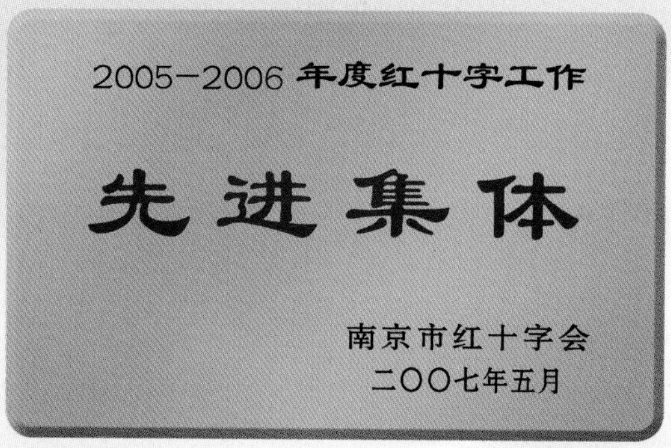

2005–2006年度红十字工作
先进集体
南京市红十字会
二〇〇七年五月

江寧縣衛生院

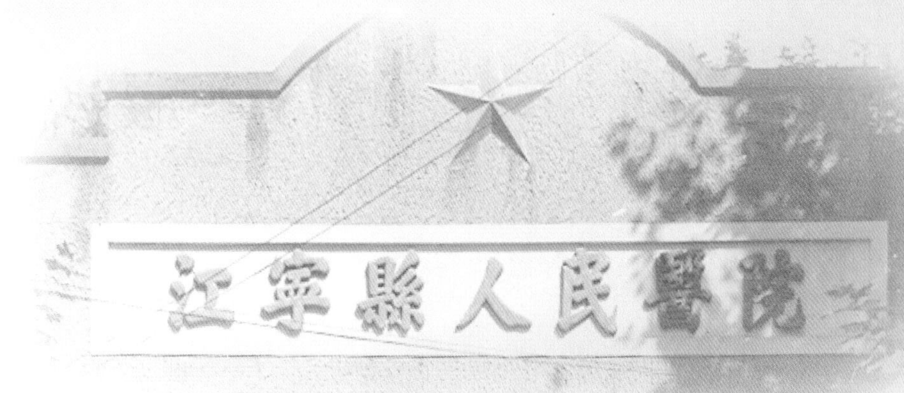

江宁县卫生院印章
（1935 年 -1949 年 4 月）

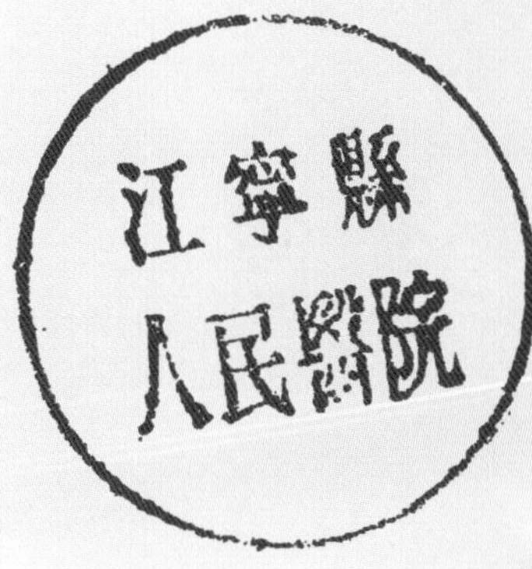

江宁县人民医院印章
（1949 年 5 月 -1950 年 6 月）

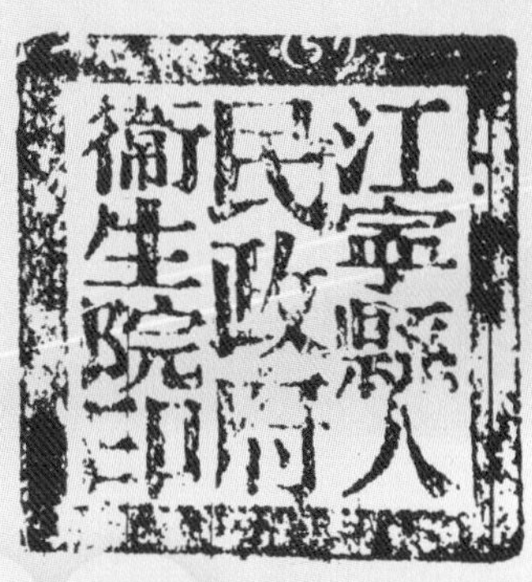

江宁县人民政府卫生院印章
（1950 年 7 月 -1956 年 5 月）

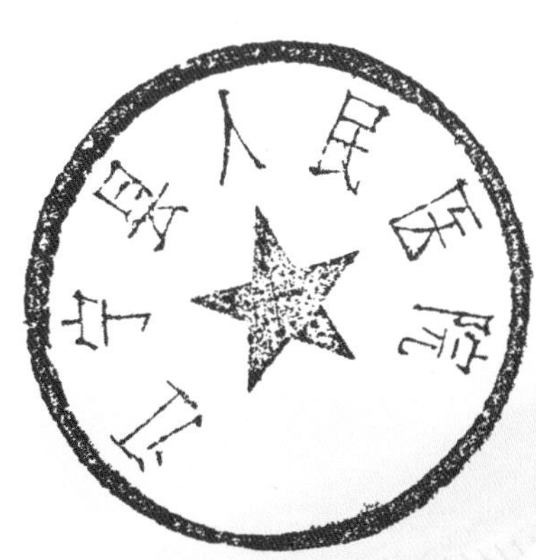

江宁县人民医院印章
（1956 年 6 月 -2000 年 12 月）

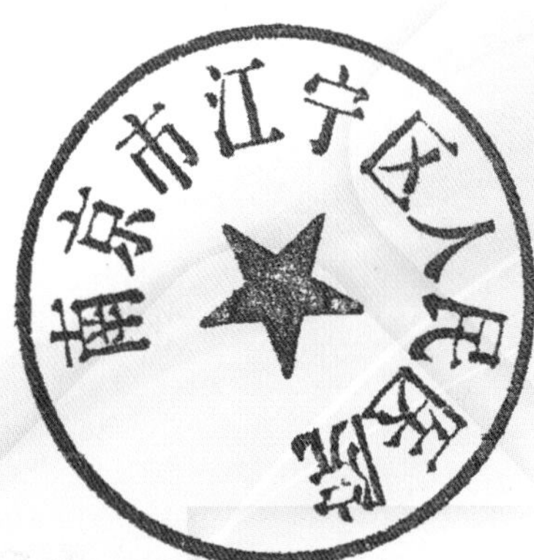

南京市江宁区人民医院印章
（2001 年 1 月 -2002 年 11 月）

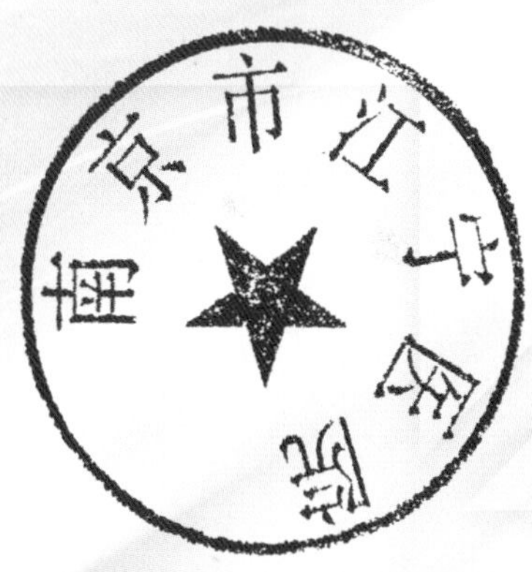

南京市江宁医院印章
（2002 年 12 月 至今）

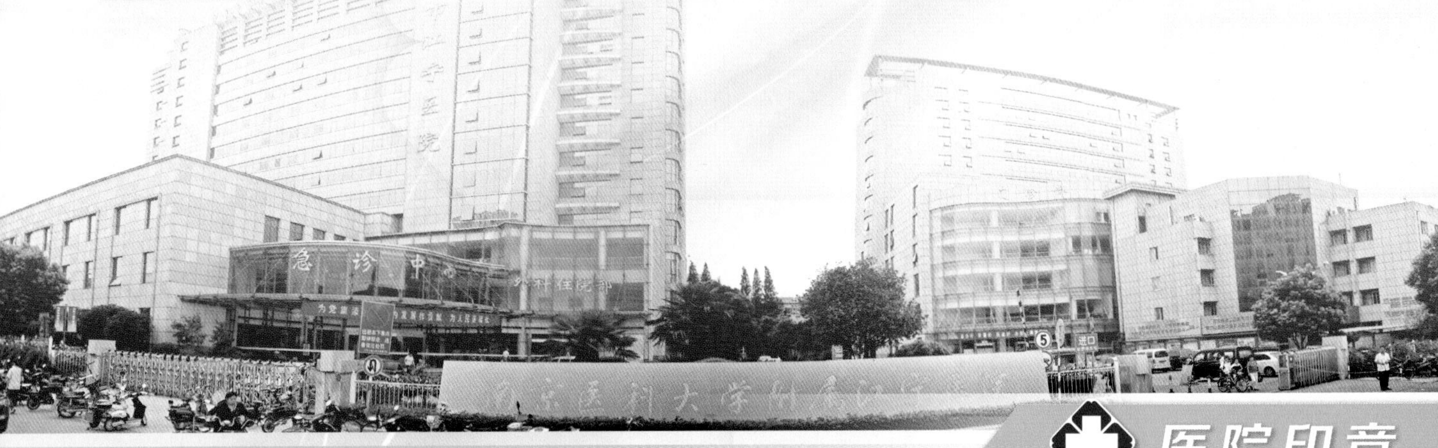

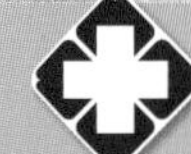

序

日月更迭，春秋辗转。在江宁医院成功晋升三级甲等医院、新院区即将竣工启用之际，《南京市江宁医院志》几经努力，数易其稿，付梓成书。我谨代表全体院领导向为编写院志辛勤笔耕、倾注心血的工作人员及关心支持参与编纂工作的所有员工及各界人士表示衷心的感谢，并致以崇高的敬意。

悠悠八十二载情，漫漫悬壶济世路。医院从初创时只有50张床位的卫生院，逐步发展成为一所现代化的三级甲等综合医院，成为南京医科大学附属医院。医院服务时空已跨越了两个世纪，服务半径从江宁本地还延伸至周边地区。医院的硬件设施设备和医疗服务水平，都实现了量的突破和质的飞跃。特别是近年来取得的成绩更加令人振奋和鼓舞。作为国家首批区县级公立医院改革试点医院，医院先行先试，敢于作为，医改“江宁模式”倍受关注。同时，医院借力医改东风，乘势而上，砥砺奋进，经过全院上下坚持不懈的共同努力，2012—2017年仅五年时间，实现了由二甲医院到三甲医院的飞跃。医院迈上了崭新的发展平台，区域龙头医院地位进一步夯实。

盛世修志，彰往昭来。院志连结着历史和现实，铭刻着医院发展轨迹，是呈现给医院文化建设的厚重之作。纵览院志全书，共10章、80余万字。志书内容丰富，涉猎面广，全面系统地记载了江宁医院发展脉络和巨大变化，成为医院82年救死扶伤航程之缩影。全志本着“详今略古，详近略远，立足当代”的原则，全面展现建院以来特别是改革开放以来，在医院管理、医疗技术、学科建设、科研教学、医院文化等各个方面取得的辉煌业绩，是一部具有思想性、科学性、资料性的专业文献书，也是一部令人欣慰、催人奋进、资政育人的教科书。作为医院的第一本志书，《南京市江宁医院志》的出版是江宁医院发展进程中的一件大事，必将充分发挥服务当代、有益后世的作用，为医院的发展提供宝贵借鉴和不竭动力。

“明镜所以照形，古事所以知今。”追忆历史是为了鉴古知今，实现医院健康可持续发展。站在三级甲等医院新的历史起点，我们将不忘初心、继续前进，努力创造出更加精彩的业绩，为江宁医院续写更加辉煌的篇章。

南 京 市 江 宁 医 院

南京医科大学附属江宁医院 院长 丁政

2017 年 12 月

凡　例

一、本志以马克思列宁主义、毛泽东思想、邓小平理论、“三个代表”重要思想和科学发展观为指导，深入贯彻习近平总书记系列重要讲话精神和治国理政新理念新思想新战略，运用辩证唯物主义和历史唯物主义的立场、观点和方法，客观真实地记述江宁医院发展的历史与现状，力求思想性、科学性与资料性统一，并体现专业特色。

二、本志主要记述南京市江宁医院的历史沿革与发展，上限追溯至1935年，下限断至2007年。大事记、概述、图片中的领导来院、医院变迁延至2017年1月。大事记，同年、同月、同日出现两条以上的用“▲”标注。

三、本志以述、记、志、传、图、表、录、索引为表现形式，语体文记述。大事记以编年体为主，辅以纪事本末体。专志部分设章、节、目，图表随文走，彩页专题照片主要置于卷首，勾勒江宁医院发展面貌，彰显形象特点。

四、遵循志书通例，不为生人立传。本志人物、集体荣誉章的人物简介，收录具有正高、副高专业技术职称人员；人物名录，主要收录获得各级各类表彰的先进个人等；集体荣誉，主要收录江宁医院获得的各级各类荣誉称号。

五、本志民国时期用民国纪年，加注公元纪年。中华人民共和国成立后统一用公元纪年。

六、本志中经常使用的名称，首次用全称，并括注简称，其后酌用已经使用且不产生歧义的简称。如“中华民国”简称“民国”,“中国共产党”简称“中共”,“中华人民共和国”简称“新中国”,“非典型性肺炎”简称“非典”。文中“解放前（后）”系指1949年4月24日江宁县（区）境解放前（后）。各个历史时期地域、区划、政权、党派、官职、机构均以当时名称为准。为便于组织和管理，江宁医院设置“大内科”“大外科”工作机构，志书采用此名称。

七、本志统计数据，原则上以市、区统计部门的数据为准。统计部门没有的，以主管部门、单位统计数据为准。采用国家法定计量单位，历史上使用过的计量单位名称，仍保留其记载（对民国时期的币值单位，不加换算，数字照旧）。

卷首彩页照片

序

凡　例

目　录

概　述

八十二载栉风沐雨，薪火相传；八十二载砥砺前行，春华秋实。

民国 24 年（1935），在民族危机空前严重的旧中国，由国民县政府筹建的江宁县卫生院诞生了，这就是江宁医院的前身。至今，她已经走过了 82 个年头。医院从一所小小的卫生院，逐步发展成为集医疗、教学、科研、预防、保健、康复为一体的现代化三级甲等综合医院，南京医科大学附属医院。

江宁医院坐落在江苏省南京市江宁区东山街道，位于鼓山路 168 号。现医疗区占地面积 7.5 公顷，拥有 3 个分院和 2 个门诊部，在职职工 1903 名，其中卫技人员 1594 名，高级职称 271 名，中级职称 480 名。设有 28 个标准病区，38 个临床专业，48 个临床科室，7 个医技专业，15 个医技科室。医院开放床位 1130 余张，医院年门急诊工作量 139.08 万人次以上，年收治住院病人 4.48 万人次以上，年手术量 2.20 万人次以上。

江宁医院历史悠久。民国 24 年（1935），国民县政府建立江宁县卫生院，开设床位 50 张。民国 26 年（1937）12 月，侵华日军侵占江宁，县卫生院的卫生设备被日军抢掠摧毁，房屋也被夷为平地。民国 35 年（1946），国民县政府重建县卫生院。民国 38 年（1949）4 月，江宁解放。5 月，县人民政府接管卫生院，定名为江宁县人民医院，工作人员 18 人。1950 年 7 月，更名江宁县人民政府卫生院。1956 年 6 月，医院更名为江宁县人民医院，全年门诊量 37108 人次。1957 年，新建门诊部，面积 460 平方米，开设床位 30 张，工作人员 39 人。1966 年，“文化大革命”开始，医院管理陷入混乱，医疗秩序被破坏。1970 年 2 月，医院成立革命委员会。1972 年，医院由原东方路 4 号陆续迁至新医路 12 号小里村新址。陆续建造面积约 2100 平方米的二层门诊楼，面积约 2400 平方米的二层病房手术楼。病房及手术室搬到新址，门急诊仍在原址。中共十一届三中全会后，医院规模逐步扩大。1982 年 8 月，三层病房大楼启用，面积约 3600 平方米，医院病区由 4 个增至 7 个。1983 年，门诊、急诊等全院科室均陆续迁入新址。医院占地面积 21600 平方米，总建筑面积 16509 平方米，开设床位 280 张。1992 年 3 月，三层医疗保健病房楼竣工投入使用，面积 2684 平方米，床位增至 326 张。同年，医院通过二级医院达标验收。1993 年，新建五层门诊大楼投入使用，建筑面积 3823 平方米。1994 年，省卫生厅批准医院为“二级甲等医院”。2001 年，医院更名为江宁区人民医院。2002 年 12 月，医院更名为南京市江宁医院。2003 年 11 月，十五层现代化的医疗综合大楼落成启用，床位增至 560 张。2005 年 10 月，新建占地面积 6667 平方米的开发区分院竣工投入使用。2007 年 12 月，十五层门诊内科综合大楼落成，床位增至 800 张，病区增至 21 个。2009 年 6 月，医院挂牌南京医科大学附属江宁医院。2011 年 5 月，医院被纳入江苏省首批区县级公立医院改革试点医院。2012 年 12 月，医院成功创建成为三级医院。2014 年 4 月，江宁区医疗服务中心（江宁医院新院区）正式开工建设。2015 年 9 月，江宁区医疗服务中心（江宁医院新院区）单体建筑全部主体封顶。2017 年 1 月，医院被江苏省卫计委正式确认为三级甲等综合医院。

加强人才队伍建设。新中国成立之初，医院仅有工作人员 18 人，之后职工数量缓慢增加，至 1962 年，拥有职工 56 人。改革开放后，医院人才队伍建设取得长足发展，1980 年，医院职工 225 人，其中卫技人员 179 人。1984 年，拥有职工 360 人，本科生比例偏少。1999 年年底，有职工 528 人，本科生比例不断加大，医教研能力有较大进步。2000 年以后，医院坚持把人才建设放在核心位置，通过大力引进博士、硕士等高学历、高职称人才，举办研究生课程进修班，鼓励在职读博、读硕等外引内培方法，造就了一批高素质人才队伍，为医院的建设发展提供强大的人才支撑。截至 2016 年年底，医院拥有博士研究生 21 名，硕士研究生 249 名；第一批江苏“卫生拔尖人才”1 名，江苏省“333 工程”培养对象 3 名，南京市中青年行业学科带头人 3 名，南京市卫生青年人才 3 名；南医大及南医大康达学院教授 20 名，副教授 44 名，讲师 60 名；硕导 8 名。人才队伍结构的优化，进一步加快了医疗技术发展的步伐。

提高医疗技术水平。20 世纪 70 年代以后，医院技术不断进步，已开展二尖瓣狭窄交界分离、上腹部、部分胸腔等手术项目。90 年代以后，肝胆外科、心内科相继成为南京市重点专科，为医院最早的两个市级重点专科。医疗技术水平快速提高，2000 年以后，医院陆续开展微创颅内血肿清除、脑血管造影及支架置入、冠状动脉造影及支架置入、心脏起搏器安装及各类腔镜下微创介入诊治等先进技术项目，三级、四级手术占全院手术比例不断提高，医院解决重大疾病能力进一步提升。同时，医院加强重点专科建设，现拥有神经内科、呼吸科、肿瘤科、消化科、普外科、泌尿外科、骨科、胸外科、心内科、肾内科、内分泌科、重症医学科、康复医学科、麻醉科、检验科、医学影像科、妇科、药学科、血液科、老年医学科等 20 个市级重点专科，其中，心内科为南京医科大学重点学科，呼吸科为省级临床重点专科，神经内科为省级临床重点专科建设单位，呼吸科和神经内科的成功晋级实现了医院省级临床重点专科零的突破。

提高设备装备水平。从医院所经历的五代 CT，可以看出医院设备装备的变化和技术水平的提高，每一台 CT 的引进对医院来说都具有划时代的意义。这五代 CT，分别为 1995 年启用的第一台 GE1800I 型 CT，2003 年 8 月启用的 GE 八排螺旋 CT，2008 年 8 月启用的 PHILIPS Brilliance 16 排多层螺旋 CT，2014 年 10 月启用的西门子炫速双源 CT 和 2015 年 4 月启用的 GE Optma CT680—64 排 128 层 CT，提档升级速度每几年就跃上一个新台阶。第一代 CT 对颅内出血性、占位性疾病的诊断具有独特的意义，在促进神经内科和神经外科的发展方面功不可没，同时使脑出血微创这一新技术项目顺利开展。第二代 CT 有力地促进了神经内科、神经外科、呼吸科、胸外科、骨科等科的发展。医院整体设备提升莫不如此，设备装备变化的历史是一部堪称辉煌的历史，由最初仅有的 1 台显微镜，发展到现在拥有直线加速器、3.0T 磁共振、1.5T 磁共振、CT、DR、C 臂、3D 腹腔镜、彩超、大生化、电化学发光、电子胃镜、肠镜、十二指肠镜、电子超声支气管镜、钬激光、体外碎石等一大批大型先进医疗设备，医疗设备总价值 3 亿元以上。这些大型先进医疗设备的投入使用为临床提供了有力的支撑，极大地促进了医院多个专科的提速发展，医院整体技术水平不断迈上新台阶。

注重医学教育教学。20 世纪 50 年代中后期起，医院接受南京医学院学生到院实习，成立江宁县人民医院卫生学校，承担卫校学生的理论教学和实习带教任务，医院的教育教学工作翻开新的一页。80 年代至 90 年代，医院先后成为南京医科大学、江苏大学、南京海军军医学院、东南大学医学院的教学医院，大批学生到院见习、实习。1994 年，医院成立科教科和大内科、大外科临床医学教研组，“南京市乡镇卫生院技术骨干外科临床进修基地”设在医院，为南京地区多家卫生院培养了一批优秀外科医生。2005 年 7 月，医院挂牌南京医科大学康达学院附属江宁医院。2009 年 6 月，南京医科大学附属江宁医院正式挂牌，这在江宁医院发展史上具有里程碑意义，为医院医教研水平的全面提升提供了更新、更高的发展平台。2016 年 1 月，医院顺利通过南京医科大学附属医院认证。2016 年 7 月，医院挂牌盐城卫生职业技术学院江宁临床学院。2016 年 12 月，医院挂牌南京医科大学康达学院江宁临床医学院，共有 62 名教师被聘为南京医科大学康达学院兼职教授、副教授，医院教学工作又迈上新台阶。

恪守公益仁爱理念。在历次重大事件抢救中，医院医务人员均全力以赴，出色地完成各项救治工作任务。1946 年 4 月，国民县卫生院与中央卫生实验院乡村教学示范区合作推进乡村卫生，取得较大成效。新中国成立后，医院在爱国卫生宣传教育和传染病控制等方面投入大量人力物力。1961 年，医院成功抢救了青龙山农场 36 例“1059”农药严重中毒病人。1976 年 7 月，唐山大地震中的 40 多名伤员转入医院，医院圆满完成了救治任务。2000 年以后，医院更加重视应对公共卫生突发事件处置能力建设，较好地完成了各类抢救工作任务。2002 年 9 月，汤山发生急性严重中毒事件，医院收治的 18 名中毒病人全部成功救治。2003 年初，医院医务人员不畏死神威胁，积极有效安全地完成两名非典型肺炎病人的救治任务。2006 年 3 月，在方山特大车祸抢救中，医院反应迅速，组织有力，40 多名伤情不一的伤员均得到及时有效救治。开展援疆援藏工作，2010 年 12 月，新疆伊犁州特克斯县人民医院成为江宁医院对口支援医院，医院选派多批副高以上职称医生前去援疆，同时接受该县多批医生到院进修，还先后接受 4 名西藏医生进修。落实医改惠民举措，2012 年以后，医院设立 500 万元专项基金，减免低保特困人群的住院医疗费用。

八十二年风雨兼程，江宁医院从无到有，从小到大，从弱到强，经历了坎坷的发展历程，终于从一个小卫生院发展成为三级甲等综合医院。江宁医改先行先试，成为“江宁模式”。1990 年代以后，医院先后获得省文明医院、省级文明单位和先进集体、南京市十佳医院、南京市花园式医院、南京市文明单位等荣誉称号。

大 事 记

中华民国

民国 24 年（1935）

国民县政府创立江宁县卫生院，设病床 50 张，除开展医疗工作，还代理全县卫生行政工作。

民国 26 年（1937）

12 月，侵华日军侵占江宁，县卫生院的卫生设施设备被抢掠摧毁，房屋被夷为平地。

民国 27—34 年（1938—1945）

沦陷期间，为应付卫生工作门面，日伪曾成立江宁县卫生事务所，有房屋两间。

民国 35 年（1946）

1 月，国民县政府（以下简称县政府）筹建县卫生院，委任戴鸿奎为筹备主任。

2 月，县政府委任戴鸿奎为县卫生院院长。

3 月，根据省卫生处的要求，县卫生院按照《五种国际法定传染病须知》填报黄热病、霍乱、天花、斑疹伤寒、鼠疫、菌痢、白喉、猩红热、流行性脑脊髓膜炎、回归热、伤寒、疟疾、黑热病 13 种传染病疫情旬报工作。

4 月，县政府在县卫生院内设戒烟所，调戒县境内烟民。

6 月，县卫生院奉令与中央卫生实验院江宁县乡村教学示范区合作推行乡村卫生工作。

▲ 县卫生院调查附近乡镇营养不良的贫苦妇婴，免费发放营养物品。

11 月，县卫生院在东山、湖熟、板桥、江宁、禄口等乡镇组织放映卫生宣传电影。

12 月，县卫生院通过考试招收护士等工作人员。

民国 36 年（1947）

1 月，卫生署第二流动站与县卫生院合并。县政府任命马龙瑞为县卫生院院长，戴鸿奎改任县卫生院副院长。

7 月，由美国罗氏基金社资助，在东山镇普遍喷洒“滴滴涕”灭杀蚊蝇。

民国 37 年（1948）

2 月，县卫生院制订全县 5 年控制天花计划，年内训练种痘人员 800 余人，全年累计完成种痘 40000 多人。

12 月，全县首届产护员训练班结业，县长黄湘忱主持结业仪式。结业学员 12 人，分配到卫生所或卫生室工作。

民国 38 年（1949 年 9 月 30 日止）

1 月，金奎任县卫生院院长。

▲ 国民党面临崩溃，国民政府停拨一切事业经费。原与县卫生院合作的中央卫生实验院乡村卫生实验区 90% 的人员被遣散。

4 月，南京江宁县解放。

5月，江宁县人民政府正式接管县卫生院，县卫生院改称江宁县人民医院。县人民医院直接受县政府领导，并代理全县卫生行政事务。因县政府未设卫生防疫机构，医院还负责全县卫生防疫的业务指导工作。

6月，民国时期原县卫生院院长金奎办理药品、器材移交手续，并在移交手册上签名盖章，军代表王传斌以接收人身份签名盖章。

9月，姜自治任县人民医院指导员。

中华人民共和国

1950年

2月，江宁县麻疹流行，第七区病死率达12%，经组织抢救，死亡率降至1%以下。

4月，医院业务工作由王传斌负责，政治工作由姜自治负责。

▲县人民医院创设病房，开始收治住院病人。

5月，县政府创建江宁县妇幼保健所，与县人民医院合署办公。

7月，江宁县人民医院改称江宁县人民政府卫生院（以下简称县卫生院），下设行政、医务、公共卫生、总务四个组。

▲江湖游医陈昌奇（安徽南陵人）在朱门镇牌坊村接种痘苗，引起天花流行，患病33人，死亡14人。经县卫生院紧急抢救，控制了病情发展。

9月，县卫生院建立工会组织，全院有工作人员21人。

1951年

5月，冯泮之（女）任县卫生院指导员。

▲麻疹在全县流行，经县卫生院救治，死亡率降低。配合预防天花开展种痘工作，全年共接种15万人。

8月，金殿春、朱佩到县卫生院从事化验工作。

9月，医院接收金陵神学院乡村实习处附设淳化镇诊所。

10月，县卫生院设立化验室，增加显微镜等检验设备（均由苏南行政公署卫生处配发），开展一般的检验项目。

是年，县卫生院举办接生员训练班4期，累计训练接生员127人，传授新法接生、接生包使用。

▲对全县医院、诊所实行造册登记，药事人员登记，对私营种痘人员进行登记和管理，中西药商进行登记管理。

1952年

6月，王鲁魁任县卫生院副院长。

▲常州卫生学校毕业的护士马琴华调入县卫生院工作，病房工作逐步进入正轨。

8月，县政府设立县卫生科，县卫生院不再办理全县卫生行政事务工作，交由县卫生科办理。县卫生院直属县卫生科领导。

1953年

2月，王永吉任县卫生院副院长。

3月，李健、郭有恒、邵杰贤、任德杰、朱国梓等先后到县卫生院工作。

6月，县卫生院行政、医务、公共卫生、总务4个组改为医疗预防股、卫生防疫股、总务股，分别由李健、严成惠、张月波任股长。

8月，李健任县卫生院副院长。

10月，县卫生院及所属卫生所接收的联合诊所医生，分批到县卫生院进行为期1个月的专业技能培训后进入新的工作岗位。

是年，县卫生院培训辅导新法接生员397人，新法接生率11.3%。

1954年

3月，县卫生院委派李健、朱国梓两名医生到南京市第一人民医院（现南京市第一医院）进修外科1年，派金殿春进修检验半年。

8月，王永吉任县卫生院院长。

9月，检验员金殿春在门诊做粪便检验时，发现淳化青龙大队一名患者疑似感染血吸虫病。随后，县卫生院组织医务人员下乡，采集粪便标本，普查血吸虫病，发现大量血吸虫病人。

10月，县卫生院新建约80平方米手术室1间。

1955年

是年，县卫生院组织医护人员学习新的治疗技术，如组织疗法、封闭疗法和溶血疗法等。

1956年

3月，魏金凯兼任县卫生院院长。

6月，县卫生科设立卫生防疫机构，成立县血吸虫病防治站（以下简称血防站）。县卫生院不再负责全县的卫生防疫工作。同时，县卫生院更名为江宁县人民医院（以下简称县医院）。

8月，县医院成立针灸推拿科。

9月，中医师邹德民调到县医院，开设中医科，开展中医诊疗工作。

12月，县医院派出助产人员在全县推行新法接生，对新接生员进行授课与培训。

是年，县医院选派李惠民、邓志听赴省麻风病防治训练班学习。

1957年

5月，县医院增设麻风病科，门诊免费治疗麻风病人，并负责全县麻风病的防治工作。

7月，王耀渊任县医院院长。

▲ 县医院举办麻风病防治学习班，抽调卫生所及联合诊所医生16人参加学习。学习结束后划片进行麻风病的调查和治疗工作。全年治疗麻风病人56人。

8月，县医院开始对注射用青霉素患者全部进行过敏性试验。

是年，县医院指导临床实习生5批共9人，用带徒弟的形式为联合诊所培养接生员2人。全年，外科开展输精管结扎术7人，宫外孕手术1人。妇产科使用20%黄连溶液治疗阴道滴虫病、治疗子宫颈糜烂，取得一定疗效。

▲ 南京医学院部分实习生到县医院实习。

▲ 县妇幼保健所与县医院分开，单独办公。

1958年

2月，县医院化验室开始承担全县各医疗机构化验人员的培训任务。

3月，县政府提出消灭血吸虫病规划。根据省、市“除五害”会议要求，县政府规划1年消灭钉螺，两年消灭病害。县医院配合血防站，收治血吸虫病人，同时，南京医学院派出医务人员到县医院支援。

5月，部队转业医生冯福盛到县医院工作，成立放射科，购入第一台200毫安X光机（上海KE200型）。

6月，根据江苏省卫生厅〔1958〕卫医张字第220号《关于建立城乡各级医疗机构技术辅导关系的指示的函》，县医院与南京市第一医院建立城乡医疗机构业务辅导关系。

10月，县医院按照市卫生局的要求，开展无痛医院活动，已达到对病人态度和蔼，提高医疗质量，消灭病人的一切痛苦，减少医疗事故。

是年，县医院多次抽调医务人员下乡开展传染病、地方病等防治普查工作，农忙时下乡巡回医疗。定期举办保健员、卫生员训练班，县医院抽调人员担任讲课及带教实习生工作。

▲县医院实行24小时随到随诊制度。

1959年

是年，县医院开展西医学习中医活动，运用草药治疗流行性脑脊髓膜炎、血吸虫病、钩虫病等疾病。

▲江宁卫校招收第一届学员（半农半医），县医院承担理论教学和实习带教任务。

1960年

4月，全县浮肿病蔓延，县医院抽调医务人员与其他医疗单位的医务人员共200余人及400多名保健员深入各公社、大队集中防治，全面控制病势。

6月，全县疟疾大流行，县医院安排医务人员逐村逐户调查疟疾发病情况，开展预防指导工作。

是年，医院调整内部设置，改设医务组、政工组、行政组。

▲县医院选派麻醉医生周盘官、检验士金殿春、妇产科医生袁立到南京市第一医院进修。

▲以县医院为核心开办医科大学，全县有60余人参加学习。

1961年

1月，对全县血吸虫病人实行免费治疗。多名医护人员协同县卫生防疫站人员到长江、营防、铜井等公社、乡村对晚期血吸虫门脉高压、巨脾病人进行普查治疗，并开展首例巨脾切除术。

▲中医师龙步云从江宁县卫生防疫站调到县医院中医科工作。

5月，县医院手术室购置首台手术无影灯。

6月，县医院培训123名保健员作为抗疟疾助手，从此每月实施“送药到户、看服下肚”，连续进行2—3抗复发治疗，治疗人数64729人。

7月，县医院成功抢救青龙山农场“1059”农药严重中毒病例36人。

1962年

7月，县医院实行业务院长每周查房1次，行政院长、总务股长每周由护士长陪同查房1次。

8月，县医院有计划地安排业务学习，每月组织全院性的业务学习1次，各科室的业务学习每月安排2次。

是年，县医院组织参加南京医学会举办的各类学术活动及院内科学研究活动。全年完成临床科研课题15项，其中《外科历年来对阑尾炎286例分析》一文，在县卫生局学术会议上宣读，并有10篇文章登载在县《医学科学汇编》上。

▲县医院各科室接收进修生7人，带教实习医生4人。

▲在县委、县政府的支持下，县医院组织215人次医务人员及400名保健员，划片包干集中治疗浮肿、消瘦（重度营养不良）病人。年内发现浮肿、消瘦病人6100人，治疗6020人，治愈率98.6%。

1963年

3月，县医院在全院开展优质服务活动，引导医务人员改善服务态度，提高服务质量。

7月，县医院设立肠道门诊，开展肠道病诊治。

是年，县医院外科帮扶淳化联合诊所开展下腹部手术，并安排该诊所2名医生到医院进修，基本掌握阑尾、疝气、痔疮等一般外科手术。

1964年

3月，江宁县暴发流行性脑脊髓膜炎，发病人数逐旬增加，县医院安排专门病床，收治“流行性脑脊髓膜炎”病人，较快地控制病源的流行和扩散。同时，组织科普宣传：天天开窗，小窗开大，有窗常开，吃生蒜，盐水漱口等知识。

是年，县医院开始开展硬膜外阻滞麻醉。

▲县医院成立口腔科。

1965年

是年，江宁县人民政府筹建麻风病防治院，年底建成，县医院不再负责麻风病的防治工作。

1966年

5月，“文化大革命”运动开始。县医院职工一边参加“文化大革命”运动，一边坚守工作岗位，救治病人。

是年，县医院开展计划生育工作，由县医院医生袁立带队，分别利用秦淮中学、淳化部队场地开展结扎、上环等计划生育工作。

1967年

春季，江宁县流行性脑脊髓膜炎再度爆发疫情，全年累计发病2611例，发病率468.33/10万，县医院全力安排、及时抽调内儿科医生加强门诊力量，对病情危重患者及时隔离治疗。经救治，多数患者病情得到有效控制，死亡率有所降低。

1968年

11月，县医院设立救护车房，配备2辆“跃进”牌救护车，有专职驾驶员2人，随车医务人员由各科室抽调。

是年，县医院设立中医外科诊室，自配中药制剂，开展中医外科坐堂，治疗痈疽疔疖等常见疾病。

1969年

年初，工宣队（工人毛泽东思想宣传队）、军宣队（解放军毛泽东思想宣传队）先后进驻县医院，医院领导班子都“靠边”。

6月，县医院执行中央“六二六”指示，下放数名医务人员到乡镇卫生院接受贫下中农再教育。

1970年

2月，县医院成立革命委员会。

5月，辛超任县医院革命委员会主任兼党支部书记。

8月，丁学荣、陈复新任县医院革命委员会副主任。

是年，经江宁县革命委员会批准，县医院在东山镇小里村小山头处（占地面积约2公顷），异地新建新医院，并修建一条土路——新医路。

1971年

7月，县委任命徐乃荣为县医院革命委员会主任兼党支部书记。

是年，医院组建心电超声室，由超声波室、心电图室构成，有A型超声波1台。

▲县医院协同各公社医院组成若干个医疗队，每队10余名医务人员（包括赤脚医生），参加妇女病

普查，通过走村逐户查治妇女病。全县应查妇女 175567 人，实查 143695 人，患病率高达 54.7%。其中滴虫性、霉菌性阴道炎，宫颈炎患者有 55951 人，占总发病率的 70.6%。治疗各种妇女病患者 33433 人，治愈率为 42.4%。此后，县医院和各公社医院基本上做到每隔一年进行一次妇女病普查。

1972 年

3 月，工宣队、军宣队先后撤离县医院。

5 月，俞屏梅任县医院革命委员会副主任。

是年，31 名应届初、高中毕业生分到县医院，通过半年的理论学习和实践，被分配到相关科室，边学边干，缓解了医院工作人员紧缺的状况。

▲ 县医院新址小里村门诊楼（2220.9 平方米）基本建成。

1973 年

县医院购进上海产“跃进”牌救护车 1 辆。

1974 年

12 月，成立中共江宁县人民医院党总支委员会。

是年，江宁县流行性乙型脑炎流行，医院组织收治流行性乙型脑炎患儿，由李健、吴维智、王雪珍等负责管理、诊治。

▲ 县医院为全县 20 个大队医疗站女赤脚医生培训新法接生，新生儿破伤风患病率比 1973 年下降 50%。

1975 年

12 月，秦淮新河水利工程，医院组织医疗队轮流开展医疗保障工作。

是年，县医院第二幢病房楼（外科楼）建成，面积 2573.5 平方米。在原址的外科及手术室全部迁至新址。

▲ 县医院职工参加义务劳动。在新医路道路两旁及院内植树五六百余株，开挖医院新建水塔地基土方，轮流参加东山外港河开挖工程。

▲ 县医院成立血库，设在检验科。配备医生、护士、检验人员等 4—5 人，房屋 20 平方米，设采血室、配血室、体检室等，隶属医务科管理。

1976 年

2 月，李士发任县医院革命委员会副主任。

6 月，“六一”儿童节，县医院对 73170 名儿童进行健康体检，占应检儿童的 73.47%，儿童患病和缺碘率 44.04%。自此，每年“六一”儿童节普遍为儿童进行一次健康检查及缺碘矫治。

7 月，唐山大地震，40 多名伤员收治入院，治愈后由周景华护送回唐山。

10 月，经江苏省革命委员会卫生局批准，筹建江宁县人民医院卫生学校，校址设在县医院内。

是年，陈复新调回镇江市江滨医院。

▲ 县医院对全县 40 多名乡村赤脚医生进行业务技术培训，参训人员全部考核合格并结业。

▲ 县医院完成对 11 名南京军医学校学员、26 名南京卫生学校学员的实习带教任务。

▲ 县医院成立药剂科。

▲ 非洲等国家友人到院参观。

1977 年

4 月，县医院恢复并健全医务人员工作制度、医疗护理制度、行政查房制度等。

是年，县医院五官科分为耳鼻咽喉科与眼科。

1978 年

6 月 26 日，江宁县人民医院卫生学校首批医士班正式开学，学制 2 年，学生 50 人；护士班学制 3 年，于 10 月 26 日开学，学生 45 人。县医院承担卫校理论教学和实习带教任务。

7 月，县医院参照试行卫生部颁布的《全国医院工作条例试行草案》和《医院工作制度、医院工作人员职责试行草案》。

8 月，奚华堂任县医院革命委员会副主任。

10 月，撤销医院革命委员会。奚华堂、姜代琪任县医院副院长。

11 月，县委任命柯尊涌为县医院党总支书记。

▲ 秦淮新河引河土方工程开工，县医院分批派出由医生、护士、医技人员组成的医疗队进驻工地。

是年，县医院首次开展心包穿刺、心电监护除颤、心内膜临时起搏治疗等项目。外科开展闭式二尖瓣交界分离术及心包切除术各 2 例。

1979 年

2 月，县医院成立病理科，开展病理切片检查项目。外科开展首例胰头癌根治术。

3 月，为加快江宁县人民医院卫生学校发展，江苏省卫生厅厅长盛立，南京市卫生局副局长黄群，江宁县革委会主任孙济民，副主任闵长山、徐凤琴，县卫生局局长张月波等领导，先后参加卫校选址工作。在县政府支持下，卫生学校在东山镇外港路征地 3.67 公顷，兴建新校舍，经费由省、市政府拨款。

5 月，县医院成立胃镜室，购置纤维内窥镜 1 台，开始开展内窥镜检查项目。

12 月，县医院率先在全县卫生系统实行“五定一奖”（定出勤、定任务、定服务态度、定物资消耗、定质量指标；奖惩）经济责任制考核。

1980 年

10 月，举办卫生科学管理知识学习班，县医院及各乡镇卫生院院长共 24 人参加学习，学期 25 天。

11 月，县医院吴维智、张建余等 36 名医护技人员晋升为初、中级专业技术职称。

是年，县医院能够进行一般疑难重症的诊断治疗和急诊抢救。其中外科开展上腹部手术和部分胸腔手术，妇产科开展子宫全切、宫外孕、剖腹产等手术。

▲ 县医院成立病案质量检查小组。

1981 年

9 月，县医院对内设机构进行调整，政工组调整为政工科，医务组调整为医务科，行政组调整为总务科。

是年，县医院成立康复理疗科。

▲ 县医院开设结核病门诊。

▲ 县医院在全县提倡住院分娩。

1982 年

3 月，县医院制剂室通过南京市卫生局医院制剂整顿验收，并成为南京市县级医院制剂示范室。

上半年，江宁县人民医院卫生学校全部搬入新址。

下半年，县医院在原址东方路 4 号的门急诊各科室开始陆续搬往小里村新址——新医路 12 号（现鼓山路 168 号）。

是年，成立医疗保健科和老干部保健科。增设传染科门诊。

▲ 经江苏省卫生厅批准县人民医院卫生学校更名为江宁县卫生进修学校。

1983 年

7 月，经省政府批准，撤销江宁县卫生进修学校，更名为南京市江宁卫生职工中等专业学校（后仍简称县卫校）。

9 月，县医院外科护士长周景华被全国妇联评为全国“三八”红旗手。

12 月，县医院有 5 个病区达到市级示范病区标准，其中四病区被评为市级优秀示范病区，该病区病区管理、病区组长、护理、护士长 4 个单项评比总分居全市首位，被南京市卫生局评为先进集体。

1984 年

3 月，柯尊涌调离县医院。

6 月，县委、县政府任命奚华堂为县医院院长，吴维智为副院长。

▲ 江宁县卫生局成立以江宁县人民医院为主要成员的江宁县医疗技术鉴定委员会。

▲ 县医院定期开展计划生育门诊，下半年为孕妇建立围产期保健卡。

8 月，经县卫生局批准，县医院职能科室设置变更，其中政工科更名为人秘科，总务科更名为行政科。

▲ 县医院心内科首次开展食道心房调搏治疗。外科设置二级专科，先后设立普外科组、骨科组、泌尿外科组、胸外科组、脑外科组，并成立麻醉科。

▲ 县医院成立劳动服务站。

12 月，县医院选派高年资医务人员承担县卫校的教学及全县基层医务人员的培训，带教南京海军军医学校、南京医学院的学生实习、见习任务，并负责全县各卫生院医务人员的培训、带教。为西藏培训了二批医疗技术人员共 8 名。

是年，县医院门诊增设导医台，开设肝炎门诊、结核门诊，成立皮肤科。

是年年底，市卫生局对县医院组织示范病区复评。

1985 年

3 月，县医院增添 B 型超声波 1 台。

10 月，县医院自筹资金开办康乐餐馆。

12 月，县医院成功为县内 1 名 38 岁的女病人开展经右房间沟路径作二尖瓣狭窄交界分离手术。

是年，购置心脏体外反搏器及纤维十二指肠内窥镜各 1 台。

▲ 县医院举办一期内儿科进修班，有 11 人参加学习，为基层卫生单位培养内儿科医生。与县卫生局合作举办一期药检技术培训班。

▲ 县医院主动与一些卫生院建立业务联系，内科、外科的主要医师、护士长多次下乡帮扶，传授技术。

1986 年

2—3 月，医院迎接省市文明医院验收。

4 月，县医院成立医疗设备科。

5 月，县医院开展“四声三个一样”（病人进门有迎声、离院有送声、询问有答声、给病人诊疗有请声，对病人生人熟人一个样，干部群众一个样，忙时闲时一个样）争先创优服务活动。

▲ 医院与丹阳卫生院建立了医疗协作关系。

7 月，开设计划免疫门诊（儿保门诊），进行免疫接种。

9 月，县医院成立护理部，人秘科改为人保科。

是年，县医院开设老干部门诊。

▲ 县医院新设婴儿室。

▲ 县医院完成对《流行性出血热诊断治疗咨询系统》设计方案及微机软件评估，并与南京工业学校签订协议，正式上机试用，进行运行效果验证。

▲ 县医院获省卫生厅授予的“文明医院”称号。

1987 年

5 月，县医院医护技工作人员实行挂牌服务。参加南京市卫生局组织的“战高温、夺白求恩杯百日竞赛”活动，时间为 7 月 1 日—10 月 8 日。之后每年开展此项活动，连续 10 年不间断。

8 月，县医院成立院部办公室。

是年，县医院内科一病区首次开展腹膜透析治疗项目。

▲ 县医院自行研制的“溴甲酚绿固体试剂”获得成功，属国内首创。

1988 年

9 月，县医院与县卫生局举行签字仪式，医院向县卫生局实行综合承包，实行院长负责制，推行事业单位企业化管理。

▲ 县医院召开首届职工、工会会员代表大会，建立职工代表大会制度，院长定期向职工代表报告工作，重大问题经职代会讨论决定，加强民主管理和民主监督。

12 月，周复兴任县医院副院长，施荣宝、皇甫毓明任院长助理。周百权等 3 人晋升副主任医师职称。

1989 年

1 月 1 日，县医院与禄口卫生院签订协议书，禄口卫生院增挂“江宁县人民医院第一分院”牌子。

2 月 25 日，成立预防保健科。

3 月，县医院成立营养室。

4 月，县医院组建急诊科。

6 月 27 日，县医院成立健康教育领导小组。

7 月 17 日，医院成立感染管理小组。

10 月，国庆节期间，县医院举办“迎国庆”40 周年文娱联欢晚会。

11 月，江宁县临床检验质量控制中心成立，机构设在县医院检验科。院长奚华堂任名誉主任，韩建礼任主任，张琳任试剂供应组组长，马敏任学术兼质量控制组组长。

是年，县医院实行院、科两级负责制。同时，成立改革办公室。

1990 年

3 月 26 日，县医院成立医疗质量评价委员会，负责医院医疗差错、医疗事故防范与处理，以及有关技术鉴定工作。

5 月，县医院与县体育运动委员会协商达成协议，县体委将体育运动场北侧面积约 2 亩的土地有偿转给医院（土地转让费 2 万元），作为新建保健病房及其他医疗用房。

10 月 22 日，县医院成立院务委员会，对医院工作实施管理和控制。

1991 年

3 月 12 日，县医院成立病案管理委员会。

4 月 1 日，江宁县标准计量局授权县医院设备科为县标准计量局血压计、心电图机检定站。

4 月 12 日，县医院召开第二届职工、工会会员代表大会，讨论通过 1991—1993 年《综合目标管理责任书》

以及《医院事业发展第八个五年计划（1991—1995）》。

4月19日，县医院与南京市第一医院签订卫生支农协议书。

5月21日，县医院与土桥乡卫生院签订卫生支农协议书。

12月15日，县医院为落实县政府批准的《江宁县公费医疗医院目标责任管理的办法》，成立公费医疗管理委员会。

是年，县医院实行综合目标管理责任制，采取医院对县卫生局负责、科室对医院负责的两级管理，并制定1991—1993年《综合目标管理责任书》。

1992年

1月，根据县卫生局统一要求，县医院将乙肝疫苗纳入计划疫苗管理。

3月2日，省卫生厅确定江宁县人民医院为分级管理全省第一批二级甲等医院试点单位，县医院成立创建二级甲等医院委员会，开展创建工作。

4月，施荣宝、皇甫毓明任县医院副院长。

6月20日，县医院制定《江宁县人民医院处理突发性灾害事故应急方案》。

6月25日，县医院制定《创建二级甲等医院检查考核奖惩办法》，规范和约束全员的创建行为。

7月，县医院成立财务科、保卫科、信息科及临床教研室，增设脑电图室、肺功能室与心电超声室合称功能科。

9月，经江苏省卫生厅等级医院评审委员会评审，县医院顺利通过二级医院达标验收。

12月2日，县医院开展专家、专科门诊。

12月23日，奚华堂被省卫生厅评为江苏省县级医院优秀院长。

是年，县医院开展江宁县心脑血管病患病情况及病因调研。

▲县医院成立医德医风考评委员会，聘请院外行风监督员，每半年召开一次座谈会。

1993年

4月，县医院被评为1991—1992年度省级“文明医院”。

4—6月，县医院调整病房布局，组建“ICU”（重症监护病房）。后于10月，成立重症监护病房。

8月，县医院骨科独立组成病区，开设床位20张。

9月18日，县医院肝胆外科被南京市卫生局批准为市级重点专科，列入南京市卫生区域发展规划。

11月，省等级医院评审团对江宁县人民医院进行为期3天分等标准的检查和评审，在总结通报会上宣布县医院通过二级甲等医院评审。

12月2日，县医院与镇江医学院签订协议书，确定县医院为“镇江医学院教学医院”，正式挂牌。

是年，新建五层门诊楼竣工投入使用。

1994年

1月14日，县医院成立大内科、大外科临床医学教研组。

2月21日，县医院成立医教科，建立教学制度，制定教学质量和科研质量管理方案。

2月28日，根据国务院颁布的每周44小时工作制的规定，县医院实行6天门诊工作制，五天半工作日。

3月30日，县医院有12名副高级职称人员被南京海军医学高等专科学校聘请为客座副教授。

4月8日，劳动服务站更名为康乐贸易公司，企业性质属于全民所有制。

5月，市卫生局批准江宁县人民医院为“南京市乡镇卫生院技术骨干外科临床进修基地”。

9月，县医院购买第一台计算机，用于文字处理和病案首页、出院卡的信息录入，医院工作报表的生成，工资软件的应用。

10月，县医院召开第三届职工、工会代表大会，审议通过1994—1996年《综合目标管理责任书》《加强对青年医务人员培养教育与管理的几项规定》等文件。

12月30日，经江苏省等级医院评审委员会评审，省卫生厅正式下文，江宁县人民医院被认定为“二级甲等医院”。

是年，县医院被评为省级文明单位和先进集体。

▲ 卫生部副部长殷大奎等领导到江宁县人民医院考察调研。

1995年

5月，国务院颁布每周实行双休日的规定，县医院开始实行双休日。

10月，县医院被评为国家级“爱婴医院”。

是年，县医院组织开展全院性的观摩查房，每月2次，以督促各病区的三级查房制度规范落实。

▲ 医院申请购置美国通用电气公司（GE）Sytec 1800i 电子计算机断层扫描仪（CT）1台，约355万元，并设CT室。

1996年

5月1日，根据国家、省、市有关规定，医院精神药品一律使用绿色处方，县医院从即日起停止使用普通处方开具精神药品。

11月，县医院根据卫生行政部门的要求，启用全国统一印制的“卫生医学证明”。

12月，吴家庚、汤爱红、蒋永兆任县医院副院长。

1997年

3月13日，县医院分管业务副院长，大内科、大外科主任和高年资医务人员10人，到横溪乡参加卫生支农活动。

3月19日，县医院设立科研成果奖，提高论文奖励标准。

3月31日，根据《二级甲等医院评审标准》有关专业技术建设的要求，县医院成立专业技术委员会，由12人组成，进行人才队伍、新技术新项目引进与开展，科研项目、大型设备引进等工作管理。

5月，县医院副院长皇甫毓明赴非洲桑给巴尔开展援外医疗活动，并担任医疗队副队长。

12月，县医院举行院歌合唱比赛及乒乓球、象棋比赛。

是年，镇江医学院聘任县医院奚华堂、乔茂根、蒋振华、杨维平为兼职副教授。

1998年

1月13日，县医院下发休假、值班、补休的规定。

1月15日，县医院下发《关于离退休专业技术人员留用的暂行规定》。

3月1日，县医院组织开展创建卫生城活动，院内产生的所有垃圾全部实行袋装化。

5月25日，县医院组建医疗救护专业民兵连，连长周复兴，副连长施荣宝、戚晓庄、王先鸿，指导员吴家庚、刘永惠。民兵连下设3个排，每排下设3个班。

7月，县医院组织参加南京市卫生系统民主评议行风工作。

10月，经县委批准县医院党总支升格为党委，同时成立纪委。

11月，县医院心血管内科被评为南京市重点专科。

12 月，县医院开展“十佳卫生工作者”“十佳文明窗口”评选活动。

1999 年

1 月 25 日，县医院实行“一次投诉待岗制”的规定。

7 月 10 日，为创建全国和全省农村中医工作先进县，县医院成立中医工作领导小组。

7 月 28 日，县医院成立创建重点专科领导小组。

8 月 6 日，县医院制定并下发执行《关于职工在职学习有关待遇的规定》。

8 月 9 日，县医院成立临床输血管理委员会，具体负责临床用血的规范管理和技术指导，开展临床合理用血、科学用血的教育和培训。

11 月 8 日，县医院按照《南京市二、三级医院整体护理工作实施方案》的要求，组织开展整体护理工作。

12 月 7 日，按照南京市物价局的要求，县医院增设会诊费，调整专家门诊挂号费标准。

是年，县医院被评为“南京市十佳医院”。

2000 年

1 月 4 日，县医院成立健康教育中心。

1 月 7 日，县委组织部部长赵友春到县医院宣布县政府任命决定，任命卞仕云为县医院院长。

3 月，县医院在县法院礼堂召开全院干部职工大会，新任院长卞仕云作施政工作报告，县委常委、宣传部部长韦昌明到会讲话，副县长韩迺义等领导参加会议。

▲ 县医院开展“四十佳”（医生、护士、职工、干部）评选活动。

3 月 17 日，医院设立基建办公室。

5 月，县医院推行工作人员聘用合同制，实行“新人新机制、老人老办法”的“双轨运行”机制，“新人”签订聘用合同后，实行人事代理。

6 月 16 日，县医院成立药品采购招标领导小组和评标委员会，实行药品招标采购。

6 月，县医院利用网络技术，开展远程会诊。

7 月 2 日，县医院首次引入竞争机制，推行中层干部竞岗聘任。竞岗聘用开发区分院院长、妇产科行政副主任、总务科副科长 3 个职位。

7 月 8 日，江宁县人民医院开发区分院开诊，县委副书记吕界超、副县长韩迺义等领导到院祝贺并考察。

7 月 18 日，县医院成立创伤外科技术协作领导小组。

▲ 县医院成立医疗设备采购管理领导小组和医疗设备采购评标委员会，规范采购医疗仪器设备。

8 月 12 日，中国共产党江宁县人民医院第一次党员代表大会召开，医院党总支正式升格为党委，成立中共江宁县人民医院纪律检查委员会。会议选举卞仕云、汤爱红、吴家庚、施荣宝、王琪为党委委员，卞仕云任党委书记；选举汤爱红、李沪英、桂庆浪为纪委委员，汤爱红任纪委书记。会议确定以“团结奉献、科学文明、敬业创新、优质高效”为医院精神。

9 月，江宁县人民医院在正德学院设立医务室。

10 月 28 日，县医院举行医疗综合大楼桩基开工仪式，副县长韩迺义、县卫生局局长王世琦等领导到场祝贺。

10 月 30 日，县医院下发《待岗管理暂行规定（试行）》《奖惩暂行规定（试行）》的通知。

▲ 县医院印发《综合目标管理考核评价办法（试行）》的通知。

11 月 2 日，县医院下发综合目标管理医疗、护理质量、医德医风综合考核评价办法。

11 月 4 日，县医院成立医技科管理办公室，列入医院大科系列；组建成立保健体检科，隶属门诊部管理的二级科室，承担医院职工保健、各类体检工作。原改革办公室更名为综合管理办公室；原医疗保健科、老干部保健科合并更名为老年门诊。

11 月 29 日，县医院神经内科开展第一例微创颅内血肿清除术，该手术在南京市尚属首次，填补市内空白。

11 月，县医院肝胆外科首次开展腹腔镜胆囊切除术。

▲ 县医院实行每天工作 7 小时、每周 6 天工作制，并实行无假日门诊。

12 月 28 日，南京市卫生局局长龙盱西、党委书记徐士清一行，在江宁县卫生局局长王世琦陪同下到院调研医院建设与管理。

12 月，县医院启动信息系统建设，医院信息系统（Hospital Information System，以下简称 HIS 系统）建成并投入使用。

▲ 县医院购置腹腔镜、五分类血液细胞分析仪、高压氧舱、数字胃肠机、中心供氧系统等价值 390.9 万元的医疗仪器设备。

是年，为方便群众就医，鼓山路设立 10 路公交车站点，后因道路狭窄、交通不畅，不久取消该站点。

2001 年

1 月，江宁县人民医院更名为江宁区人民医院（以下简称区医院）。

1 月 4 日，根据区委统一部署，区医院开展“三个代表”重要思想学习教育活动。

2 月 28 日，共青团江宁区人民医院第一次代表大会召开，医院团总支升格为团委，选举产生第一届院团委。

2 月，区医院高压氧治疗中心成立。

3 月，成立血透室，地点设在二病区病房内。

4 月 9 日，区医院举行医疗综合大楼开工庆典活动。省卫生厅副厅长唐维新，副市长张桃林，市政府副秘书长窦汉生，市人大教科文卫委员会主任薛桂华，市卫生局局长龙盱西、党委书记徐士清，江宁区委书记王建华、区长杨海宁、区委副书记吕界超、区政协主席唐忠寿、区人大常委会副主任丁锡山、区政府副区长王加法、韩迺义、陈宏祥、谢跃进等领导参加开工仪式。唐维新、张桃林、王建华、杨海宁等为大楼奠基。

5 月 30 日，区医院召开技术创新大会，制定《医疗业务技术建设五年规划》，提出实施“科技兴院、特色医疗、名医工程、效能效益、满意形象”五大战略。

6 月 29 日，区医院召开纪念建党八十周年总结表彰大会。

7 月 1 日，区医院开展一系列庆祝中国共产党成立八十周年纪念活动。当日上午，组织收看中共中央“庆祝中国共产党成立八十周年大会”现场直播。当月还开展上党课、收看电教片《光辉的历程，从一大到十五大》、参加党的知识竞赛等活动。

9 月 8 日，区医院召开第一届职工、工会会员代表大会，因党总支升格为党委，统一冠名第一届。

9 月 11 日，区医院与东南大学医学院签订协议，正式成为东南大学医学院教学医院，承担东南大学医学院学生的实习带教任务。

11 月 6 日，区长杨海宁、副区长韩迺义，区卫生局副局长万修明到医院调研医疗综合大楼建设进展情况，提出加快推进建设要求。

11 月 24 日，院党委贯彻落实中共十五届六中全会精神，开展中心组学习制度。

11月26日，区医院医疗综合大楼封顶，区领导王建华、杨海宁、吕界超、王加法、韩迺义、唐忠寿、王宜耀等参加封顶仪式。

▲ 区医院举行区红十字医院，东南大学医学院、第二军医大学南京军医学院教学医院，区眼病、牙病防治所揭牌仪式。

12月28日，区医院成立人才工程领导小组，主要负责各级各类人才的引进、管理、考核、监督、评价。

是年，医院食堂对外实行承包经营。

2002年

1月10日，区医院全面启动全院干部竞岗，择优聘用工作，共设置88个岗位，154人参与竞岗。该轮竞聘历时4个月19天，于5月29日基本结束。

1月14日，南京市“白求恩杯”竞赛检查团一行11人到区医院，全面检查考核评价医院开展“白求恩杯”竞赛工作，肯定医院竞赛工作的做法与成绩。是年，区医院获“白求恩杯”竞赛县属组第二名。

3月23日，卫生部副部长朱庆生一行到江宁区卫生系统考察调研，区医院院长卞仕云汇报了医院建设发展情况。

3月28日，铜井长江水域发生翻船事故，区医院组织医疗救护队紧急出动守护在江堤上，完成救护任务。

上半年，区医院与区公安局联合成立法医门诊，主要从事司法鉴定与道路交通事故的鉴定。

7月6日，为方便病人用药，成立区医院强院药店。

7月13日，区委副书记吕界超、周大勇，副区长王加法、曹永林、陈宏祥等到区医院视察医疗综合大楼施工进展情况，并现场办公。

7月15日，区委副书记吕界超、副区长韩迺义、区政府办副主任朱慧、区卫生局局长王世琦、区老干部局局长刘新梅一行到区医院慰问高温下工作在一线的医务人员。

9月14日，汤山发生急性严重中毒事件，区医院收治的18名中毒患者全部救治成功。

9月20日，市委常委、区委书记王建华，区委副书记吕界超等领导到区医院慰问看望汤山“9·14”中毒的住院病人。

9月21日，省委副书记、市委书记李源潮在市委常委、区委书记王建华陪同下到区医院慰问、看望汤山“9·14”中毒的住院病人。

11月4日，王琪、王仕国任区医院副院长。

11月6日，南京市急救中心江宁分站在区医院正式开通。

12月5日，经南京市卫生局、江宁区人民政府批准，江宁区人民医院更名为南京市江宁医院（以下简称江宁医院）。

12月14日，李军荣主持的“微创双侧引流术+腰大池引流术治疗重症脑室出血科研项目”，通过省级科技成果鉴定。

12月21日，江宁医院召开第一届职工、工会会员代表大会第二次会议，通过《奖惩规定》《待岗管理规定》等4项决议。

是年，江宁医院先后2次在《健康报》上向全国公开招聘优秀医学人才，引进6名临床各专业技术人才。

▲ 医院新购进大型全自动生化分析仪、纤维支气管镜等仪器设备，当年设备总投入560多万元。

2003年

2月27日，南京市市长罗志军、市委副书记王浩良一行到江宁医院看望好交警马福银、好法官张勇，对救治工作提出要求，对医务人员表示慰问。

2月，横溪镇横山发生森林大火，江宁医院组织医疗救护队和救护车到横山日夜待命，随时开展医疗救护工作。

3月11日，江宁医院为加强重点科室建设，成立创伤协作组、微创协作组、肿瘤协作组。

3月18日，江宁医院召开“医疗优质高效年”动员大会，确定2003年为“医疗优质高效年”，部署开展系列活动。

4月10日，医院成立非典型肺炎救治指导小组。

4月18日，医院制定非典型肺炎控制预案，设立发热门诊。

4月24日，省委副书记、省政协主席许仲林，市委副书记、常务副市长蒋宏坤，副市长许仲梓一行到江宁医院检查非典型肺炎（简称“非典”）防治工作。

4月28日，48小时内在开发区分院建立起“非典”隔离留观病房，收治疑似病例。

▲江宁区卫生系统临床技能操作竞赛在医院举行。

4月30日，江宁医院党委组织“抗击非典，共产党员冲锋在前”宣誓签名活动，全院119名共产党员、入党积极分子参加，广大职工纷纷递交请战书，主动要求到抗击“非典”第一线。

5月1日，经省市专家组会诊，确诊一例非典型肺炎患者，医院紧急启动应急预案，转送患者至定点医院南京市第二医院隔离救治。

5月5日，庞宁任江宁医院党委副书记，主持防治“非典”非常时期的医院工作，奚华堂协助庞宁工作。

5月6日，按照防治“非典”工作要求，江宁医院急诊科、骨科搬迁，就地紧急改建发热门诊。

5月8日，江宁医院选派优秀医、护、技工作人员进驻黄龙山分院，有序地开展抗击“非典”各项工作。

6月16日，江宁医院召开全院干部大会，院长卞仕云作题为《全员振奋精神，创新发展举措，誓夺抗击“非典”和医院发展双胜利》的报告。

7月2日，南京市卫生局副局长王铀生、医政处副处长胡晓翔到院检查发热门诊工作。

7月28日，江宁医院召开总结表彰大会，表彰“非典”防治工作先进集体和先进个人。

8月1日，江宁医院新建医疗综合大楼裙楼急诊急救中心正式投入使用。

8月8日，江宁医院文靖路社区卫生服务站开业。

8月28日，江宁医院天地新城分院开业。

10月11日，常务副区长谢跃进、副区长刘玲及区卫生局领导和区建工局等有关部门负责人视察调研江宁医院等医疗卫生单位，就全区公共卫生、医疗救护、网络建设等方面进行专题调研。

10月30日，江宁医院将急诊科和南京市急救中心江宁分站合并成立急诊急救中心。

11月1日，江宁医院保安、保洁工作分别交由江宁区保安服务公司和江苏省省级机关物业管理中心负责，实行后勤服务社会化改革。

11月28日，江宁医院新建的15层现代化医疗综合大楼正式投入使用，设置标准床位392张。

是年，江宁医院神经内科“微创治疗重症脑室出血”科研项目，被南京市科技局批准立项，获8万元经费支持，并获省卫生厅新技术二等奖。

2004年

1月，江宁医院对突发公共卫生事件和传染病疫情实行网络直报。

2 月，江宁医院推进实施第二轮中层干部竞岗聘任工作。

3 月 9 日，江宁医院新购置新一代磁共振成像仪（MRI，Magnetic Resonance Imaging）正式投入使用，属全区首次配置磁共振设备。

3 月 28 日，江宁医院时代诊所开诊。

3 月 30 日，江宁医院全力抢救横溪塌桥事故中 9 名受伤人员。

4 月 1 日，江宁医院儿科率先试行“病人选医疗小组”工作。

4 月 22 日，江宁医院接待新疆维吾尔自治区伊犁哈萨克州医院考察团一行 15 人参观考察。

7 月 12 日，江宁医院开办孕妇学校。

7 月 28 日，江宁医院召开第二次科学技术大会，聘请院外技术顾问，表彰奖励重点专科、特色专科、名医、科技先进个人，编印《优秀论文汇编》《应用新技术、新项目汇编》。

9 月 1 日，江宁医院组织 200 多名医务人员，全力抢救江苏经贸学院建筑工地脚手架倒塌受伤的 20 名工人。

9 月 2 日，市委常委、区委书记王建华，副市长奚永明，市政府副秘书长刘健，区长单景南，区委副书记王加法，副区长陈宏祥、刘玲等领导到江宁医院看望江苏经贸学院建筑工地脚手架倒塌受伤住院伤员。

9 月 20 日，江宁医院党委书记、院长卞仕云当选区第十一次党代会代表。

11 月 8 日，江宁医院开发区分院新院开工建设，副区长刘玲，开发区管委会领导何承洪、鲁跃东，区卫生局局长章鸿宾、副局长周圣祥参加开工仪式。

12 月 29 日，江宁医院召开第一届职工、工会会员代表大会第三次会议，审议并通过院歌、院徽及医院精神等文件，确定医院院歌《生命的绿洲》和院徽标识。

12 月，江宁医院神经内科成功开展首例脑血管造影及支架置入术。

是年，江宁医院成立教学管理领导小组，设内科、外科、妇产科、儿科 4 个教研室。

2005 年

1 月 15 日，南京市病理质量控制年会在江宁医院召开。

2 月，江宁医院确定 2005 年为“医疗管理年”，组织开展系列活动，年内始终坚持“以病人为中心，以提高医疗服务质量”为主题，与管理年活动结合起来。

2 月 26 日，医院设置政府保健科，丁爱芳任科长。

3 月 7 日，江宁医院举行庆“三八”妇女节唱院歌比赛。

4 月 23 日，医院在临床医疗一线试行“低职高聘”，当年有 5 名临床医师被低职高聘。

6 月 8 日，南京鼓楼医院院长丁义涛来院作报告。

6 月 18 日，江宁医院成立保持共产党员先进性教育活动领导小组。

7 月 10 月，江宁医院组织医护人员为十运会提供医疗救护保障任务。

7 月 12 日，江宁医院正式挂牌南京医科大学康达学院附属医院，区委副书记赵友春、区长助理言明林参加揭牌仪式。

▲ 南京医科大学研究生班江宁办学点在江宁医院开班，区长助理言明林、南京医科大学成人教育学院领导参会并讲话。

7 月，按照区委先进性教育活动的安排，江宁医院有计划有步骤地开展保持共产党员先进性教育活动。

8 月 9 日，区委常委、组织部部长毛卫华等到江宁医院调研开展保持共产党员先进性教育活动情况。

9 月 8 日，江宁医院与东南大学合办护理本科班，学员 32 人，其中江宁医院护士 25 人，东南大学成人教育学院领导参会并讲话。

10 月 28 日，江宁医院举行建院 70 周年、医疗综合大楼落成、开发区分院新院竣工、门诊综合大楼开工建设系列庆典活动。副市长许仲梓、市卫生局党委书记朱礼海、市卫生局局长陈天明、南医大校长陈琪，区领导单景南、吕界超、詹双定、赵友春、王梅珍、言明林、韩迺义等参加庆典活动。

12 月 13 日，区委副书记王加法、区委组织部部长毛卫华到江宁医院宣布区委、区政府决定：庞宁任江宁医院党委书记、院长。

是年，江宁医院将所有医院管理制度汇编成册，共 3 册。

2006 年

1 月，成立江宁区医疗技术服务中心。

2 月 20 日，市卫生局领导到江宁医院调研指导加快推进基本现代化医院建设工作。医院提出“质量立院、科技强院、服务兴院”的办院方针和“总量控制、突出效益、优化品质、崇尚服务”的发展思路。

3 月 7 日，方山特大车祸 40 多名伤员在江宁医院得到及时有效的救治。

3 月 28 日，澳大利亚乔治国际卫生研究中心，卒中协会安德森教授在中澳卫生合作中心、上海瑞金医院等有关专家陪同下到江宁医院考察脑卒中治疗情况，神经内科成为国际合作项目“QUEST”成员之一。

▲ 市委宣传部、市卫生局领导和有关专家到江宁医院调研创建基本现代化医院工作进展情况。

3 月，实验室（检验科）信息系统（Laboratory Information System，以下简称 LIS 系统）在江宁医院检验科成功上线，并与 HIS 系统连接，病人信息得到共享。

4 月 19 日，市卫生局组织专家组到江宁医院进行市级重点专科评审。

5 月 11 日，南京市卫生局局长陈天明及新华社驻宁 9 家新闻单位记者到江宁医院调研新型农村卫生服务体系建设情况。

5 月 18 日，江宁医院开发区分院病房正式启用。

5 月 31 日，西藏自治区拉萨市卫生局卫生考察团一行 18 人到江宁医院参观考察。

6 月 1 日，江宁医院妇产科开展新生儿游泳服务项目。

6 月 8 日，江宁医院全力抢救东善桥水阁特大车祸中受伤的 20 名伤员。

8 月，江宁医院呼吸科、肿瘤科、胸外科被南京市卫生局评为南京市二级医院医学重点专科。

9 月 6 日，江宁医院团委书记、儿科副主任刘萍萍当选为南京市党代表。

9 月 8 日，江宁医院滨江开发区分院开业。

9 月 27 日，江宁医院召开综合绩效考核动员大会，印发《关于实施绩效考核完善劳务分配的指导意见》，推进、实施“病人选医生、选医疗小组”工作。

10 月，江宁医院改革劳务分配方案，实行“1+4”综合绩效考核。

11 月，江宁医院神经内科卒中单元通过江宁区科技局验收。

12 月 26 日，江宁医院召开第一届职工、工会会员代表大会第四次会议，审议通过《江宁医院事业发展第十一个五年计划》。

12 月 30 日，医院召开党员大会，选举产生新一届院党委、院纪委领导班子，选举庞宁、李沪英、王琪、朱锋、王宗芳为党委委员，庞宁任党委书记；选举李沪英、张阿玲、王玉忠为纪委委员，李沪英任纪委书记。会上进一步明确医院“十一五”总体奋斗目标是“建成三级医院、基本现代化医院、南京医科大学附属医院”。

▲江宁医院共派出医务人员近200人次到土桥、丹阳、湖熟等地参加卫生支农，提供义诊、手术、教学、查房、护理指导及业务培训。

2007年

1月，江宁医院神经内科、心血管内科、神经外科、骨科、泌尿外科、妇产科、儿科、血液透析科等8个科室被区卫生局评为区级“重点科室”；7名临床医生被评为“区级名医”。

2月8日，江宁医院与南京医科大学合办的研究生课程进修班举行结业典礼。

2月，江宁医院成立卫生应急办公室。

3月27日，江宁医院全力救治淳化特大车祸14名伤员。

3月30日，区政府副区长言明林、区政府办公室副主任杨文明、区卫生局局长章鸿宾、区药监局局长曹礼宾及区市容局、区规划局领导到江宁医院进行专题工作调研及协调解决医院环境整治工作。

4月11日，南京市委副书记、纪委书记陈绍泽到江宁医院调研药房集中托管工作，市委常委、区委书记刘捍东，区委常委、区纪委书记陈升等陪同调研。

4月27日，江宁医院组织临床、护理、医技人员参加区卫生局组织的公共卫生事件应急模拟演练。

8月28日，共青团江宁医院委员会召开第一次团员代表大会，选举产生新一届院团委班子。

8月，江宁医院制定《江宁医院干部调整聘任实施方案》，对全院干部实施调整聘任，并根据医院职能变化，新成立科教处、客服中心。

9月7日，区肺结核病诊疗定点单位由区疾病预防控制中心正式移交定点江宁医院，市卫生局副巡视员黄义龙、疾病预防控制处处长庞浩等领导参加交接仪式。

9月20日，江苏省人民医院卫生支农人员到江宁医院报到。

9月，江宁医院王琪、李军荣、李圣华、何流4人被南京医科大学聘为兼职副教授。

10月，朱锋任江宁医院副院长。

12月3日，江宁医院举办“江苏省人民医院专家学术活动周”活动。

12月8日，江宁医院召开“全院动员、全员行动、真心服务、真正服务”动员大会，落实中共十七大对医疗卫生工作的目标要求，加强医院内涵建设，做优各项服务。

12月11日，江宁医院庞宁等院领导到横溪镇西岗社区，走访看望长期结对帮扶的10户贫困户。

12月16日，江宁医院新建的15层门诊综合大楼落成启用。大楼一至五层为门诊部，七至十二层为内科病房，设标准床位261张。原医疗综合大楼更名为急诊综合大楼。

12月20日，副区长言明林到江宁医院调研门诊综合大楼运行情况。

12月21日，区委副书记、区委组织部部长毛卫华到院考察调研医院门诊综合大楼投入运行情况。

2008年

1月15日，江宁医院组织6名医务人员，在区卫生局的统一安排下，前往秣陵街道参加省、市、区政府组织的统一行动——科技、卫生、文化“三下乡”活动。

1月23日，南京医学会口腔医学分会年会在江宁医院召开，江苏省口腔医院、南京市口腔医院、南京市第一医院等南京各大医院口腔界的专家、教授共19人参加。会前全体参会人员参观江宁医院新落成的门诊综合大楼和口腔科。

1月24日，江宁医院组织医疗救护队参加全国女排大奖赛医疗救护保障任务。

2月4日，春节前夕，区委副书记、组织部部长毛卫华，区人大常委会副主任汤在勉率区委、区政府有关部门领导，在区卫生局有关领导的陪同下，慰问江宁医院医务人员。

2月21日，江宁医院被评为江宁区2007年度安全生产先进单位。

2月22日，南京地区进一步加强麻醉药品和精神药品管理工作会议在江宁医院召开。

2月23日，江宁医院召开基本现代化医院创建工作推进会，全面部署创建工作与任务。

3月5日，南京医学会重症医学专科分会学术年会在江宁医院召开，南京地区二、三级医院的30多名重症监护病房（ICU）主任、专家、教授参加会议。

3月22日，南京医学会结核与呼吸专科分会学术年会在江宁医院召开。

3月28日，江宁医院组织职能部门负责人、科主任、护士长等共89人，在溧水天生桥训练基地进行为期3天的封闭式素质拓展训练。

4月15日，区政府副区长高吉祥一行在区卫生局领导陪同下，调研“十一五”期间江宁医院目标任务、主要工作举措等情况。

4月25日，江宁医院5名护士代表区卫生局参加南京地区庆祝“5·12”护士节理论和操作竞赛，吴学薇获操作一等奖，魏芳玲获操作三等奖，朱巧敏获理论二等奖，龚玲获理论三等奖。

4月26日，南京护理学会、南京地区护理部主任沙龙会议在江宁医院召开。

4月28日，江宁区卫生系统临床技能操作竞赛在江宁医院举行。

5月8日，南京市疾控中心主任李解权在区卫生局领导陪同下，督查江宁医院手足口病防治工作。

5月16日，“5·12”汶川地震发生后，按照市卫生局通知要求，江宁医院紧急组建一支由15名医护人员和2名司机组成的医疗队，随时准备奔赴灾区一线执行医疗救护任务。

5月19日，江宁医院在门诊综合楼一楼大厅举行赴川医疗救护暨第二次为灾区献爱心活动，并向市卫生局递交请求赴灾区一线执行医疗救护任务的请战书，全院人员在请战横幅上签名表决心，并为灾区人民献爱心捐款146620.8元，全部上交区红十字会。

6月6日，高血压患者俱乐部在江宁医院成立，当天还进行医疗咨询、义诊和健康教育讲座。

6月16—26日，江宁医院分院党支部、医技党支部、门诊党支部、大内科党支部、后勤党支部、老年党支部等进行换届选举。

6月27日，江宁区糖尿病与甲状腺疾病规范化诊疗培训班在江宁医院举办，全区各级医院、社区卫生服务中心的内分泌科、内科、全科、老年医学科的150余名医务人员参加培训。

7月15日，江宁医院消化内科首次采用经内镜逆行性胰胆管造影（ERCP）支架植入术为1名十二指肠乳头腺癌的患者解除胆道梗阻。

7月21日，江宁医院设在开发区分院的南京市急救中心江宁分站江宁开发区急救点正式挂牌并投入运行，主要覆盖江宁开发区、机场高速及周边地区。

8月4日，江苏省卫生厅检查医院创建文明城区工作。

8月8日，江宁医院放射科新引进的飞利浦16排多层螺旋CT正式使用。

9月16日，三鹿奶粉事件发生后，江宁医院按照卫生部门的统一部署，开展与含三聚氰胺婴幼儿配方奶粉相关的婴幼儿泌尿系统结石筛查诊疗工作。医院成立诊疗工作小组、专家小组，并制定诊疗工作方案。作为区卫生局指定的筛查诊疗定点医院，在近半个月时间里承担近万名婴幼儿尿液分析检验、B超检查。

9月，江宁医院泌尿外科副主任医师吕建林主持研究的“益肾逐瘀中药联合改良的耻骨上膀胱穿刺造瘘术治疗前列腺增生症合并尿潴留的临床研究”课题，获2007年度区科技进步二等奖。以神经外科主任医师王仕国为课题组第一负责人主持研究的“血糖对脑挫裂伤后灶周神经细胞凋亡的影响”课题，获2007年度区科技进步三等奖。

10月10日，南京市卫生局专家组到江宁医院检查护理质量。

10月14日，南京市卫生局基层卫生与妇幼保健处一行5人到江宁医院检查爱婴医院助产技术等工作 。

10月31日，卫生部卫生经济研究所人力资源研究室主任、教授李士雪，卫生部医政司傅连臣，卫生部人事司主任科员杨可，山东大学公共卫生学院卫生事业管理系研究生刘晖等一行在省卫生厅、市卫生局领导陪同下，到江宁医院进行“综合医院编制标准”课题的调研工作。

11月6日，变态反应疾病诊治中心在江宁医院成立，省人民医院、南京军区总医院专家到医院进行现场指导。该中心主要服务于支气管哮喘、过敏性鼻炎、荨麻疹等患者，通过检测患者体内的过敏源，有针对性地进行脱敏治疗。

11月28日，南京市二级医院窗口规范化服务长效管理工作座谈会在江宁医院召开。市卫生局、各区县卫生局分管领导、区县医院分管领导、行风办主任共40余人参加座谈会。

12月30日，江宁区人民政府与南京医科大学在江宁湖滨金陵饭店举行江宁区人民政府与南京医科大学合作共建南京医科大学附属江宁医院签约仪式。南京市副市长、区委书记李琦，区人大常委会主任吕界超、副主任王仕国，副区长高吉祥，区政协副主席计家荣，南京医科大学党委书记陈国钧、校长陈琪，区卫生局领导、江宁医院领导及职能科室负责人等参加签约仪式。副区长高吉祥与南京医科大学校长陈琪分别代表区政府、南医大在协议书上签字。

2009年

1月5日，江宁医院获2008年“和谐江宁大舞台”卫生专场文艺演出一等奖（江宁区卫生局），并获2008年度全区卫生系统综合考核一等奖。

1月6日，江宁医院荣获“江宁区突发公共卫生事件应急处置工作先进集体”（江宁区卫生局）。

1月9日凌晨，在宁杭高速溧水出口1公里处发生交通事故，有2辆大客车侧翻，2辆小轿车追尾。9名伤员送入江宁医院急诊，医务人员全力救治。

1月15日，江宁医院举办2009年“杏林春满”迎新春联欢会。

2月，新学期开学，江宁医院团委一行6人到周岗小学看望医院长期资助的10名贫困学子，为他们送去文具用品，并每人捐助500元助学金。

3月16日，江宁医院对江宁区东山镇老城区范围内8月龄以上的婴幼儿及所属18所幼儿园的儿童开展麻疹疫苗强化免疫工作，至4月20日接种人数近1.5万人次。

3月26日，江宁医院召开深入学习实践科学发展观活动动员大会，学习实践科学发展观活动正式启动。

4月8日，市委常委、常务副市长沈健率市财政局、市卫生局负责人和江宁区、六合区、浦口区、高淳县、溧水县分管区（县）长、劳动保障局局长、财政局分管局长一行调研江宁医院市、区医保联网刷卡结算落实情况。

4月16日，江宁医院呼吸科成立睡眠监测诊治中心。同日，主任医师张秀伟主持的睡眠性疾病课题“双水平气道正压通气对重叠综合征患者心脏功能及血管内皮功能的影响”，获南京市2009年度第一批科技发展计划立项。

4月25日，江宁医院“肾动脉支架植入术治疗肾动脉狭窄”和“CRRT治疗脑卒中合并重度水电解质紊乱”两项课题通过由南京市科技局组织的7名专家的成果鉴定。

4月28日,《江宁医苑》报创刊。《江宁医苑》是江宁医院建院以来创办的第一份报纸，主要是为医院职工提供信息交流平台和展示风采的园地。主编庞宁，副主编王琪、王仕国、李沪英、朱锋、丁义宝、王宗芳，编辑部主任徐必华。

4月30日，江宁医院大内科主任、神经内科主任、主任医师李军荣获“南京市劳动模范”称号。

5月1日，江宁医院紧急召开甲型H1N1流感防控会议，明确医院为甲型H1N1流感定点观察医院，门诊内科、急诊内科、儿科为重点科室。医院迅速成立甲型H1N1流感防控领导小组，制定《甲型H1N1流感诊疗及防控工作预案》。

5月4日，为提高甲型H1N1流感的处置能力，门急诊内科、呼吸科、检验科、放射科等重点岗位人员进行甲型H1N1流感防控知识培训。

5月6日，省卫生厅副厅长胡晓抒、应急办主任崔伟，市卫生局副局长黄义龙、应急办主任顾波，区卫生局领导及医政科、疾控科、区疾控中心负责人到江宁医院督查多级联合防控甲型H1N1流感疫情处置模拟演练。省卫生厅、市卫生局、区卫生局、区疾控中心、江宁医院、南山医院等多个单位参与演练。

5月15日，江宁医院发热门诊参与南京市甲型H1N1应急处置演练，省市领导观摩发热门诊就诊流程。

6月20日，南京医科大学附属江宁医院揭牌。省政协副主席、南京市副市长许仲梓，南京市副市长、江宁区委书记李琦，南京医科大学党委书记陈国钧、校长陈琪，南京市卫生局局长陈天明，南医大副校长、省人民医院院长王虹，江宁区人大常委会主任吕界超、副区长高吉祥、区政协副主席孟向前，区卫生局等领导以及江宁卫生系统中层以上干部、江宁医院医、护、技代表，南医大学生代表共300余人参加揭牌仪式。

6月30日，市卫生局副局长刘玉成一行3人在区卫生局副局长丁政等陪同下，调研江宁医院中医工作。

是日晚，江宁金盛路发生特大车祸，导致2人死亡、4人受伤。副市长、区委书记李琦，市政府秘书长魏克，市公安局局长徐珠宝，市安监局局长丛跃滋，区长柏鹏，市公安局副局长、交管局局长胡小翔，区卫生局领导在第一时间赶到江宁医院，现场指挥抢救，看望伤员，安抚家属，慰问医务人员。4名伤员经医护人员救治均恢复良好。

7月初，经过一个多月的改造、施工，门诊综合大楼六楼的计算机机房全部完工并投入使用。

7月1日，江宁医院启用白内障复明手术信息系统，并及时上报手术信息。

7月2日，江宁区“永远跟党走，团旗映我心”团知识竞赛暨首届青年文化节闭幕式在江宁广播电视台演播厅举行，江宁医院团委组织代表队参加并获得总分第二名。

8月14日，内分泌科参与A1Chieve国际研究工作启动会在江宁医院举行，该项研究主要目的是评价人胰岛素类似物治疗2型糖尿病的临床安全性和有效性。

9月8日，江宁医院建立新血库室。新建成的血库面积100平方米，配备4名检验人员，除原有血库专用储血冰箱外还新配备自动循环冰冻血浆解冻箱、配血专用离心机、血样本保存冰箱等。

9月11日，由市医院协会组织，市医院协会会长何忠正、秘书长李玉海和市卫生局医政处副处长赵宁带队的南京市医学重点专科第六周期评审专家组一行26人，对江宁医院神经内科、呼吸科、心内科、肾内科、肿瘤科、胸外科、泌尿外科、骨科、妇产科共9个专科进行评审。

9月17日，医院新信息系统——中联软件系统正式上线，同时启用“就诊卡”服务，实行实名制就诊。

9月29日，江宁医院“职工活动之家”举行开馆仪式。院职工之家设在老门诊楼1—2楼，总面积800平方米，造价180万元。一楼设有斯诺克馆、乒乓球馆、健身活动室、多功能厅等区域，配置台球桌、乒乓球桌、跑步机、卡拉OK点唱机等健身休闲器材。二楼为标准羽毛球馆。整个场馆可同时满足100人的健身需求。

10月1日，江宁医院乳腺科正式成立。

10月23日，江宁医院党委中心学习组组织学习讨论中共十七届四中全会通过的《中共中央关于加强和改进新形势下党的建设若干重大问题的决定》，院领导班子成员、各党支部成员、各大科、各职能科室负责人，工青妇负责人共56人参加学习。

10月28日，江宁区召开第四届学术年会，江宁医院心内科张郁青博士获得“建设杯”江宁区第二届优秀科技工作者称号。

11月10日，江宁淳化路段一辆货车与一辆大客车相撞，造成31人受伤。事故发生后，江宁医院第一时间组成30多人的抢救队伍，救治伤员。区长柏鹏、副区长高吉祥率区卫生、交通、公安等部门负责人在第一时间到医院，现场指挥抢救，看望伤员，并慰问医务人员。

11月12日，江宁医院启用新信息系统二期工程——住院部信息系统。

11月16日，江苏省中西医结合学会联合江宁医院泌尿外科举办“泌尿外科常见疾病诊治指南”培训班。

12月5日，江宁医院团委志愿服务队获首届“东山杯——江宁志愿服务”十佳志愿服务集体称号，谢宁林获优秀志愿服务者称号。

12月10日，江宁医院举行述职评议大会，区行风评议监督组、服务对象代表、行风监督员和医院干部职工100余人参加。

12月19日，由南京市卫生局与南京医院协会组织的全市医护技“三基”(基本理论、基本知识、基本技能)考试在江宁医院举行。

12月，江宁医院张秀伟、张郁青获南京市科技局授予的“南京市中青年行业技术学科带头人”称号。

▲江宁医院内窥镜中心成功开展首例无痛胃、肠镜联合检查。

2010年

1月，江宁医院骨科开展首例同期双侧全髋关节置换手术获得成功。

是月，江宁医院神经内科、呼吸科、心内科、肾内科和胸外科共5个专科，在2009年南京市第六周期（2009—2011年）二级医院重点专科评审中被评为市重点专科。其中，呼吸科、胸外科连续2个周期获此殊荣。

2月2日，区委组织部在江宁医院召开副院长人选公开竞岗演讲会。

3月2日，江宁医院内分泌科成功开展经皮甲状腺局部注药治疗亚急性甲状腺炎技术。

3月27日，《中国劳动保障报》采编部主任公晓红受劳动社会保障部委托调研江宁医院医保工作。

4月8日，南京护理学会江南办事处在江宁医院召开成立大会，护理部主任夏大珍任主任委员。

4月12日，江宁医院呼吸科牵头举办全区“肺部感染性疾病诊治进展研讨会”。

4月24日，江宁医院龚玲、魏芳玲、吴学薇3名护士代表江宁区卫生局参加由南京市卫生局、南京市医务工会主办，南京市护理学会承办的首届护士岗位技能竞赛活动。全市35家医疗机构、105名优秀选手参加，江宁医院获团体第四名。魏芳玲获个人全能第三名，龚玲获市卫生系统全能第十名。

5月12日，“中国医师道德建设与法律援助百洋基金卫生法学巡讲”活动在江宁医院举行，北京大学法学院教授孙东东作“医疗纠纷的防范”主题报告。

5月16日，江苏省卫生厅专家组一行4人对江宁医院手足口病医疗救治工作进行专项检查。

5月18日，江宁医院举办首届青年教师讲课比赛，内科、外科、妇产科、儿科4个教研室的18名教师参加比赛。

▲江宁医院介入中心正式开始运行，大型数字减影血管造影系统（DSA）安装调试完毕并投入使用。

5月22日，江宁医院利用2天时间举办2010年干部团队管理学习班，医院一、二级管理岗位干部共114人参加培训。

5月29日，南京市卫生局医疗质控专业委员会专家组一行5人，对江宁医院门诊病历、处方、住院病历质量及病案质控工作情况进行现场检查指导。

6月1日，新设职工内部停车场正式启用。

6月7日，市卫生局组织专家组对江宁医院引进的大型数字减影血管造影系统（DSA）进行专项检查。该设备于4月16日到院，5月18日安装调试并投入使用。

6月14日，李军荣任江宁医院副院长。

6月21日，由省综治办牵头，省公安厅、省教育厅组成的10余人督查组到江宁医院，进行社会治安安全防范工作专项督查。

7月1日，江宁医院急诊中心改扩建工程竣工并逐步投入使用，扩建后的急诊中心面积由原1200平方米增至1570平方米。

7月7日，江宁医院科教处牵头组织对全院临床、医技科室医技人员近280人进行“三基”理论考试。

7月22—23日，南京市卫生局组织的26人专家组分9个小组，对江宁医院进行为期一天半的二级医院复核评价与评审工作。

7月26日，江宁区奇迹健身中心游泳馆发生“刺激性气体吸入”事件。事发后多人到江宁医院就诊。副市长、区委书记李琦，副市长、市公安局局长徐珠宝，区长柏鹏及毛卫华、刘玲、孙桂明、高吉祥、陆蓉、周宁等市区领导，市区卫生局领导及市区应急、疾控等部门领导和专家，均在第一时间赶到医院，看望安抚患者，慰问医护人员。

8月11日，江宁医院伦理委员会成立。

8月28日，江宁医院召开第二届职工、会员代表大会第一次会议，全院各科室的正式代表、列席代表，以及离退休干部特邀代表共167人参加会议。大会选举产生新一届工会委员会、经费审查委员会和女职工委员会。

9月14日，市委常委、区委书记周谦调研江宁医院医疗卫生工作。

9月15日，江宁医院检验科顺利通过省卫生厅临床实验室生物安全检查。

9月19日，由区卫生局牵头、区消防大队参与、江宁医院承办的区卫生系统消防安全“检查消除火灾隐患能力、组织扑救初起火灾能力、组织人员疏散逃生能力和消防宣传教育能力”建设现场会暨火灾逃生疏散演练观摩活动在江宁医院成功举办。

10月8日，江宁医院举办“医患沟通的要素与艺术”专题讲座，中国人民大学培训学院常年高级培训顾问王勇作专题报告。

10月14日，区卫生系统2010年新录用人员岗前培训在江宁医院举行，全区各医疗单位的医、护、技、药新录用人员共202人接受培训。

10月22日，在上海举行的中国医师协会中西医结合年会上，江宁医院副院长、大内科主任、神经内科主任李军荣当选全国中西医结合神经病学会委员。

10月26日，江宁医院5篇论文获得“江宁区首届青年科技论坛优秀论文”。

11月1日，江宁医院召开学科建设专题工作会议，围绕《医院业务技术五年（2011—2015）发展规划》，拟定医院重点发展专科、重点扶持专科的意见。

11月9日，急诊中心主任王赤主持的“血清降钙素原对多器官功能障碍综合征的早期诊断价值”，骨科副主任医师高想主持的“多站点考核在外科实习医师出科考试中的应用研究”和“体外冲击波治疗骨科腱囊病的临床研究”通过以南医大急诊医学教授王一镗为主任委员的5人专家鉴定组的科研成果鉴定。

11月12日，江宁医院举办《中华人民共和国侵权责任法》与医疗安全专题培训，南京医学会、南京医科大学医政管理学院边永前作专题报告。

12月3日，省卫生厅副厅长陈华，省应急办主任崔伟、副主任袁家牛等一行4人，到江宁医院检查急救体系建设及设施情况。

12月15日，江宁医院与江苏省人民医院举行技术支持医院签约揭牌仪式，江宁医院成为省人民医院首批10家技术支持医院之一。区政府与省人民医院领导参加签约揭牌仪式。

12月18日，江宁医院糖尿病中心在开发区分院正式挂牌成立。同日，内分泌科病房也搬迁至开发区分院。新成立的糖尿病中心有1个病区50张病床，同时设有糖尿病营养食堂、糖尿病健教室、糖尿病运动室。

12月22日，江宁医院心内科副主任医师陈广胜、神经外科副主任医师李东儒、妇产科主任医师朱玉香、儿科副主任医师刘萍萍4名高级职称医生成为援疆首批队员，前往新疆伊犁州特克斯县人民医院开展援疆医疗工作。其中，儿科刘萍萍为期3年，其他3人为期一年半。

12月25日，江苏省卫生应急工作示范区考核验收组专家，检查考核江宁区创建“江苏省卫生应急示范区”及江宁医院相关工作落实执行情况，并实地考察江宁医院发热门诊、肠道门诊、手足口病门诊及“120急救站”等。

2011年

1月12日，南京军区总院、苏州大学第一附属医院等省级专家一行10余人，检查审核江宁医院放射性粒子植入、肿瘤热疗、射频治疗和脑脊液置入4项医疗技术。

1月14日，江宁医院举办“天使颂”迎新春联欢会，全院9个党支部选送15个节目参加演出。

1月，江宁医院大内科副主任、呼吸科主任张秀伟当选省医学会呼吸分会委员，她是全省二级医院中唯一的一名委员。

2月1日，区长陈发喜，区委副书记、宣传部部长刘玲和副区长高吉祥率区政府办、区市容局、区卫生局等有关部门负责人，看望慰问节日坚守工作岗位的江宁医院医务人员。

2月18日，哈尔滨市张显友副市长在区领导陪同下到江宁医院，考察调研“二甲医院”建设情况。

2月24日，江宁医院消化科成功开展首例经皮胃造瘘术。

▲江宁医院召开2010年度宣传工作总结表彰大会，会议总结2010年宣传工作，部署2011年宣传工作主要目标任务，表彰11名优秀通讯员和15名优秀稿件获奖者。

3月7日，江宁医院眼科门诊新增1台FVC-50眼底造影机。

3月30日，江宁医院获南京市爱卫办、南京健康教育协会授予的“市健康教育优秀单位”称号。

4月12日，江宁区总工会一行4人考核验收江宁医院急诊中心护理组创建“工人先锋号”工作情况。

4月17日，江苏省医院协会组织多家三级医院泌尿外科、骨科及消化内科专家一行6人，对江宁医院开展的骨关节置换技术、泌尿外科腹腔镜技术和内镜逆行胆胰管造影技术等3项技术临床应用能力进行技术审核，并对医院《医疗技术临床应用管理办法》及《江苏省手术分级管理规范（2010版）》的执行情况进行专项检查。

4月22日，南京市卫生局、南京市护理学会庆祝“5·12”国际护士节健身舞蹈大赛初赛江南片区比赛在江宁医院职工之家羽毛球馆举行。

5月13日，日本伊势市议员中西先生及翻译张先生到院考察中国医院医疗工作及与中国医院的合作项目。

▲ 南京市卫生局专家组一行4人，对江宁医院爱婴医院相关工作、重大妇幼卫生项目、计划生育工作和“三网监测”等工作进行检查指导。

5月17日，区委宣传部、区文明办、省老科协、省人民医院、省疾控中心、区卫生局、区科协7家单位联合主办的“科学饮食进万家”健康教育科普活动在江宁医院启动。

6月2日，江宁医院骨科成功开展一例颈胸椎髓内占位清除手术。

▲ 江宁医院神经外科完成第一例脑出血患者的“显微”手术。

6月12日，江宁医院引进美国HOLOGIC乳腺钼靶X线机并投入使用。

6月23日，江宁医院消化内科获“知多星挑战赛”南京城市赛冠军。

7月15日，江宁医院神经内科开展首例脑动脉瘤介入栓塞手术。

7月20日，区委组织部到江宁医院宣布任免决定：丁政任院长，李沪英任院党委副书记。

7月28日，新疆伊犁州特克斯县卫生局党组书记鲁欣、县人民医院院长李建德等一行19人组成的参观团到院参加观察。

7月30日，南京医学会神经精神学术年会在江宁医院召开。

8月9日，市人大常委会主任陈家宝，市委常委、常务副市长沈健，市人大常委会副主任金实，市政协副主席胡勤刚及市卫生局局长胡万进等一行，视察江宁医院医药卫生体制改革试点工作。

8月23日，江宁医院副院长王琪，党委副书记、纪委书记李沪英，副院长朱锋率相关职能科室和临床科室负责人前往新疆伊犁州特克斯县人民医院，慰问医院4名援疆医生，并参观考察。

8月，江宁医院院长丁政召集各分管领导和职能科室、临床科室负责人分条口召开8场调研座谈会。

9月14日，江宁医院消化内科代表江苏省参加“2011肝内胆汁淤积性疾病知识挑战赛”兰州大区赛，获得优胜奖。

9月19日，宁杭高速公路江宁湖熟段发生一起车祸，导致12人受伤，其中有3名婴儿。江宁医院多科协作，使受伤病员得到及时救治。

9月28日，江宁医院高场1.5T核磁共振机正式投入使用。该设备于9月6日安装调试完成。

9月29日，区委组织部到江宁医院宣布有关人事调整的决定：朱锋任院党委书记。

10月17日，区政府医改办正式进驻江宁医院，协助进行公立医院医改试点工作。

10月26日，由南京市卫生局、市发改局、市人社局、市财政局组成的医改考察团一行6人到江宁医院调研医改试点工作推进情况。

10月28日，江宁医院成为“良性前列腺增生症健康管理基地”。

10月30日，江宁医院糖尿病中心成功抢救一名患重症糖尿病酮症酸中毒的菲律宾籍海员。

10月，江宁医院血管外科成功开展下肢静脉曲张的小切口微创新技术。

11月2日，南京医院协会秘书长李玉海、《南京日报》健康周刊主编耿海华走进江宁医院，开展“医患互信、服务改进”竞赛活动座谈。该活动由市卫生局、省医院协会主办，南京医院协会、南京日报社承办。

11月15日，副区长高吉祥一行到江宁医院，调研医改试点工作进展情况。

11月23日，医院举办“医患互信、服务改进”征文演讲比赛。

11月，江宁医院ICU扩建工程竣工并投入使用。扩建后的ICU医疗面积增加了100多平方米，增设7个抢救单元，每个单元均配备功能完善的床边监护系统、呼吸机、除颤仪等设备。

12月1日，南京市医学会检验分会“三基”知识培训讲座在江宁医院举行。

12月11日，南京市基层麻醉医师“围麻醉期急、危重症处理及进展”学习班在江宁医院举办。

12月14日，在江宁区第五届学术年会上，江宁医院有24篇科技论文获奖。副主任医师吕纯业博士获“江宁开发区杯”第三届江宁区优秀科技工作者称号。妇产科副主任医师居蓉的《ERCCI基因表达与磁性Fe304纳米颗粒逆转卵巢癌细胞耐药性的关系》获一等奖。

12月26日，南医大新疆卫生班学员到江宁医院举行感恩活动。

12月27日，江宁医院新开设的急诊病房启用，设有病床7张，其中有2张抢救病床。

▲南京鼓楼医院副院长韩光曙一行7人对江宁医院进行工作指导。

是年，江宁医院心血管内科挂牌南京医科大学“十二五”期间校级重点学科。

2012年

1月5日，台湾医务管理硕士、台湾保诚医院管理公司董事总经理、四川大学华西医院经营管理顾问教授李维进到江宁医院，举办以“医院绩效与成本管理”为主题的讲座。

1月7日，南京市护理质量控制管理总结会暨培训会在江宁医院举行。南京地区60余家二、三级医院的护理部主任及护士长200余人参加会议。

1月，康复医学科成立，康复医学科为一级学科，下设康复科、中医内科、中医外科、疼痛科、高压氧治疗科、激光治疗科、针灸推拿科7个二级学科。

2月2日，功能科超声室打印机由普通彩色打印机升级为专用胶片打印机，超声诊断报告由普通纸质升级为超声PACS医用诊断报告胶片。

2月14日，市医改办副主任、市卫生局副巡视员潘淮宁一行5人，调研江宁医院公立医院改革试点工作情况。

▲江宁医院眼科成功开展首例眼睑肿块切除联合眼睑缺损异体巩膜修补整形术。

2月23日，江宁医院耳鼻喉科应用引进的动力系统成功为一名3岁半脑瘫患儿行腺样体切除手术。

▲南京市医学会边永前一行3人到江宁医院专题指导三级医院创建工作。

2月25日，江宁医院门诊部一楼大厅所有挂号窗口可进行收费。

3月1日，江宁医院麻醉科新引进的可视喉镜投入使用。

3月2日，江苏省医院工作会议在南京召开，会上宣布江宁医院为全省15个县级公立医院进行改革试点医院之一。

3月3日，江宁医院急诊护理组获区妇联“巾帼文明岗”，该科魏芳玲获区“巾帼文明标兵”称号。

3月13日，江宁医院召开创建三级综合医院动员大会，标志着创建三级综合医院工作正式启动。

▲江宁医院首期医学英语培训班开学，37名学员参加培训。

3月17日，新疆伊犁州特克斯县人民医院院长鲁峥到院参观考察。

3月28日，江宁医院神经内科首例“支架辅助下动脉瘤栓塞术”获得成功。

4月8日，江宁医院疼痛门诊正式开诊，开诊时间为全工作日，由麻醉科医师坐诊。

4 月 18 日，南京医科大学党委书记、校长陈琪，副校长王长青，江苏省人民医院院长王虹和南京市卫生局改革办主任臧继等到江宁医院，指导附属医院建设及三级医院创建、公立医院改革等工作。

4 月 19 日，区委常委、纪委书记蒋戈木率区有关部门领导到江宁医院督查指导公立医院改革、三级医院创建等工作。

4 月 23 日，江宁医院输血科成立，张红梅任主任。

4 月 24 日，日本松阪市议会议长野口正等一行 6 人，到江宁医院考察医疗合作事宜。

4 月，江宁医院神经内科被共青团江苏省委命名为“省级青年文明号”。

是月，临床营养科成立，归医务处管理。外科医生徐洁莲兼任副主任，内科医生王媛媛兼职营养医师。

5 月 6 日，南京市医学重点专科第七周期评审专家组对江宁医院申报市医学重点专科的 15 个专科进行为期一天的评审。

▲第 31 期“南京科协大讲堂”在江宁医院举行。

5 月 10 日，江宁医院召开第三届科学技术大会。

5 月 17 日，江宁医院第二届职工、会员代表大会第二次会议召开，165 名正式和列席代表参加了大会。

5 月 24 日，江宁医院组织开展“创建三级医院应知应会”考试。

6 月 6 日，省卫生厅厅长王咏红一行到江宁医院调研指导医改试点工作。

6 月 8 日，江宁医院血管外科首次为 80 高龄患者独立开展股动脉切开取栓术。

6 月 12 日，卫生部党组书记、副部长张茅一行到江宁医院，视察调研公立医院改革试点等相关工作。

6 月 13 日，江宁医院晋升三级综合医院创建工作通过南京市卫生局的初评。

6 月 25 日，江宁医院 8 个临床专科被评为南京市医学重点专科，分别为神经内科、呼吸科、消化科、泌尿外科、胸外科、骨科、肿瘤科、普外科。

7 月 1 日，江宁医院实施“药品零差率”和“一般诊疗费制度”两项医改惠民举措，标志着江宁医院医改正式实行。

7 月 4 日，江宁医院召开市重点专科表彰暨三级医院创建工作推进会。

7 月 22 日，江宁医院胸外科开展首例胸腔镜下食管癌根治术。

7 月 27 日，江宁医院血液科开展第一例骨髓活检术。

7 月 28 日，江宁区汤铜路湖熟段发生较大交通事故，造成 19 人不同程度受伤。江宁医院迅速组织力量，第一时间赶赴车祸现场，全力抢救伤员。

8 月 2 日，省卫生厅副巡视员李少东在市卫生局领导陪同下，调研江宁医院医疗改革试点工作情况。

8 月 12 日，江宁医院第二批参加援疆的普外科主任医师丁成果、骨科副主任医师钟竟林、消化科副主任医师朱祖明远赴新疆伊犁州特克斯县人民医院，为新疆各族群众提供医疗服务。

8 月 24 日，国家发展改革委副主任、国务院医改办主任孙志刚一行，在副省长何权、副市长许仲梓、区长陈发喜等陪同下，到江宁医院调研县级公立医院改革试点等相关工作。

8 月 29 日，中华医学会泌尿外科分会华东地区泌尿系结石病防治基地南京分基地授牌仪式在江宁医院举行。

9 月 5 日，国家卫生应急示范区检查专家组一行 2 人，对江宁医院的应急工作进行全面检查。

9 月 7 日，国务院医改办副主任徐善长一行 3 人，到江宁医院调研医改试点工作。

9 月 12 日，卫生部医改办领导专家一行 3 人，到江宁医院调研医改试点等相关工作。

9 月 27 日，江宁医院护理部首次开展全院性护理教学查房。

10 月 11 日，卫生部医改办副主任梁万年一行，调研江宁医院医改试点等相关工作。

10 月 25 日，江宁医院创建三级综合医院推进大会在区人民大会堂召开。

11 月 5 日，江宁医院“国医堂”正式开诊。

11 月 15 日，山东省卫生厅考察团一行 6 人到院，考察医院医改试点等工作情况。

11 月 24 日，甘肃省中医院一行 7 人到院，参观交流三级医院创建经验。

11 月 27 日，江苏省卫生厅等级医院评审专家组由卫生厅医政处处长张金宏带队，对江宁医院创建三级综合医院工作进行现场验收评审。评审组严格按照《三级综合医院评审标准实施细则》，分为 7 个组，通过查阅资料、实地考察、现场访谈、临床考核等形式，进行为期两天的验收评审。

12 月 12 日，南京市卫生局组织急诊、输血、血液透析、妇产科、口腔科、病理及检验 7 个方面的质控专家组一行 9 人，对江宁医院进行质量控制工作检查。

12 月 18 日，江宁医院承办“医院感染管理知识”培训会，区中医院、区妇保所、各社区卫生服务中心护士长及医院部分医护人员参加。培训会特邀省医院感染管理质量控制中心主任、南京鼓楼医院感染管理科主任姜亦虹授课。

12 月 20 日，国务院医改办处长许金鹏、博士田昕调研江宁医院医改试点工作推进情况。

12 月 27 日，江苏省卫生厅苏卫医〔2012〕66 号《关于确认全省三级医院的通知》，南京市江宁医院被确认为三级医院。

12 月 29 日晚，绕城公路科学园路段发生一起车祸，有 12 名伤员被送到江宁医院抢救，急诊、ICU、外科各病区全力组织抢救。

▲ 检验科搬迁至老门诊楼四楼，搬迁后的检验科面积约 600 平方米。

2013 年

1 月 4 日，山东省章丘市纪委及市卫生局领导一行 4 人考察了解医院医改试点情况。

1 月 9 日，病理科搬迁至老门诊楼四楼，面积扩大至 280 平方米。

1 月 15 日，输血科搬迁至老门诊楼三楼，面积由 80 多平方米改造为 200 多平方米。

1 月 17 日，江宁医院普外科开展首例单孔腹腔镜下胆囊切除术。

1 月 30 日，国家审计署及江苏省行政事业处一行 5 人，专题调研江宁医院公立医院改革试点工作推进情况。

1 月 31 日，中国医院协会举办的江苏省县级医院改革现状调研会在江宁医院召开，中国医院协会副秘书长庄一强等领导到医院调研。此次接受调研的医院有江宁医院、东海县人民医院、宜兴市人民医院和句容市人民医院。

2 月 8 日，区长陈发喜、区委副书记刘玲、副区长陆蓉一行，考察节前医院工作情况。

2 月 17 日，江宁医院康复医学科首次采用外周神经电刺激引导下 A 型肉毒毒素局部注射治疗四肢肌痉挛技术。

▲ 江宁医院普外科（十一病区）成功开展首例腹腔镜下胆总管切开探查取石 + 胆囊切除手术。

2 月 25 日，省、市医改办领导一行 12 人到院督查县级公立医院改革试点各项工作进展情况。

3 月 19 日，中国工程院院士、江苏省人民医院肝脏外科主任王学浩及博士吕凌一行 5 人，参观江宁医院 T 细胞转化医学中心、病理科和神经内科病房，并就 T 细胞研究等相关问题进行交流。

3 月 20 日，江宁医院引进神经外科博士王东。

▲ 江宁医院将门诊西面的空地清理平整改造为停车场，增加了 200 多个车位以方便就诊病人停车。

3 月 21 日，江宁医院骨科成功开展首例膝关节置换术后翻修手术。

3 月 28 日，江宁医院泌尿外科实施首例女性全膀胱切除 + 双侧盆腔淋巴结清扫 + 尿路重建术。

3 月，江宁医院第一批学科带头人及专科后备人才名单确定，李军荣、张秀伟、陈必新、潘化平、张郁青、吕建林、周荣平、罗燕梅 8 人为第一批学科带头人。

4 月 19 日，江苏省卫生厅副厅长陈华一行到院督导检查江宁医院对人感染 H7N9 禽流感防控工作。

4 月 26 日，江宁医院血透中心护理组获区总工会授予的“工人先锋号”称号。

4 月 28 日，副省长毛伟明率卫生、人社、财政等部门负责人到江宁医院，调研江宁区医改试点工作推进情况。

5 月 7 日，江宁医院门诊药房正式启用门诊取药排队叫号系统。

▲ 江宁医院麻醉科正式启用手术麻醉系统——电子病历。

5 月 10 日，苏州市吴江区副区长吴琦一行 12 人考察江宁医院公立医院改革试点工作推进情况。

5 月 13 日，江宁医院心血管内科病房（2）——内科十三病区正式开诊。新病区开设床位 30 张，其中监护病房（CCU）床位 6 张。病区主任为心血管科副主任张郁青博士。

▲ 江宁医院眼科开展首例眼底激光治疗。

5 月 16 日，江苏省人民医院介入科主任施海彬任组长的江苏省医院协会专家组一行 5 人，到江宁医院检查审核神经血管介入诊疗技术。

5 月 23 日，江宁医院与江苏省人民医院签订“共建调节性 T 细胞应用转化医学中心”合作协议。

5 月 28 日，张家港市副市长华红一行 11 人，考察县级医院改革试点等相关工作。

5 月 29 日、6 月 19 日，南京市卫生局质控委员会组织南京各大医院相关专家共 17 人次，分两批次对江宁医院多个专科进行质控检查。

5 月 30 日，江宁医院护理部首次举办 40 周岁以下护士长、护士长后备干部、护理部干事全能竞赛。

6 月 4 日，江宁医院放射介入科完成首例脾功能亢进介入治疗。

6 月 13 日，江宁医院举办预防职务犯罪宣讲大会，特邀南京市预防职务犯罪宣讲团进行宣讲，全院干部职工 300 余人聆听报告。

6 月 20 日，江宁医院举行公开选拔院团委书记、副书记人选演讲。

7 月 4 日，南京医院协会 2013 年二、三级综合医院等级评审评价培训会在江宁医院召开。国家卫计委医政医管处综合评价处副处长陈虎，国家卫计委医院评审评价项目办公室专家、国家级医院评审员王吉善及南京地区医院二、三级医院院长、分管院长，部分省内医院的医务处、创建办等职能部门负责人共 350 余人参加培训会。

▲ 江宁医院心血管内科为一名阵发性室上性心动过速患者进行心内电生理检查和射频消融术，这是医院心内科开展的第一例心脏射频消融术，填补了医院心脏电生理诊疗领域的空白。

7 月 15—19 日，江宁医院相继完成全院 6 个党支部换届选举和 3 个党支部升格党总支暨选举工作。

7 月 18 日，2013 年度中国医疗卫生改革与发展高峰论坛在北京举行。会上，江宁医院被授予“健康医改 · 圆梦中国 2013 全国最佳百姓放心示范医院”称号，院长丁政被授予“健康医改 · 圆梦中国 2013 全国医疗卫生行业医改先锋人物”称号。

7 月 23 日，江阴市副市长龚振东率卫生代表团一行 16 人，调研医院医改试点工作。

8 月 2 日，共青团南京市江宁医院第二次代表大会召开，来自医院各岗位、各条战线上的 117 名共青团员代表和 30 名列席代表参加会议。

8 月 4 日，由中国医师协会及中国医师协会呼吸医师分会主办的“思行华夏，力筑健康——2013 全国慢阻肺诊治知识竞技擂台赛”，江宁医院呼吸科获慢阻肺知识竞赛南京赛区第一名。

8 月 9 日，江宁医院肿瘤分院正式开诊，地址位于江宁区第二人民医院，肿瘤分院建筑面积 3.6 万平方米，设有两个病区（放疗、化疗），病床 70 张。

8 月 14 日，功能科新增一台超声仪——西门子 ACOUSON S1000。

8 月 10—15 日，江宁医院相继完成全院医技、机关、后勤、重症、外科、内科、门诊、开发区分院 8 个团支部的换届选举工作。

8 月 18 日，中共南京市江宁医院党员大会举行。全院 274 名正式党员和 2 名预备党员参加会议。会议选举产生由朱锋、李沪英、王琪、周荣平、侯传勇、居蓉、曾燕组成的新一届党委委员会，朱锋任党委书记；同时选举产生由李沪英、王宗芳、王玉忠、冯要武、陈信浩组成的新一届纪律检查委员会，李沪英任纪委书记。

8 月 23 日，江宁医院完成了南京第二届亚洲青年运动会医疗保障工作。医院 53 名医疗骨干医疗保障团队承担了江宁体育中心手球馆、训练馆，江宁体育中心足球场馆，省足球训练基地场馆的医疗保障任务。保障期间共接受诊 84 人。

9 月 1 日，泌尿外科碎石中心正式从原急诊综合大楼一楼放射科 CT 室处，搬至一楼东面原核磁室处，面积 100 余平方米。

9 月 16 日，南京地区市属医院和省属医院分管基建的领导专家 12 人，对江宁医院易地新建规划设计方案进行咨询论证。论证持续两天。

9 月 23 日，市卫生局临床用血质量控制中心领导专家一行 3 人到院开展临床用血专项检查。

9 月 29 日，呼吸科创建省级临床重点专科专家论证会在江宁医院召开。江苏省呼吸病学专家殷凯生，江苏省医学会呼吸分会主任委员施毅，副主任委员黄茂、黄建安、倪松石、林勇，以及部分在省内呼吸界有较高影响力的知名专家一行 10 人进行现场论证指导。

▲ 江苏省卫生厅医政处副处长朱春燕等平安医院考评组一行 5 人，对平安医院创建工作进行检查考评。

9 月 30 日，江宁医院易地新建工程项目正式开工建设。易地新建工程项目——江宁区医疗服务中心是江宁区 2013 年三大重点民生工程之一，位于泥塘片区，占地面积 9.4 公顷，规划总建筑面积 23.62 万平方米，规划设计标准床位 1500 张，分两期建设。

10 月 8 日，江宁广电网络公司对江宁医院病房、门急诊候诊区等近 400 个终端进行并网改造，并陆续开通有线数字电视。开通后由 7 个收视频道增加到 63 个，同时配置一套自播系统，能根据医院需求播放健康教育、医疗技术、医疗信息等内容。

10 月 10 日，新疆特克斯县人民医院副院长张振华到江宁医院进行为期 1 年的跟班锻炼。

▲ 江宁医院肿瘤分院放疗科正式为肿瘤患者开始放射治疗。放疗科拥有先进的医科达（Elekta）新型双光子高能直线加速器 Precise，同时引进临床肿瘤学（放疗）博士陈廷锋。

10 月 12 日，西藏墨竹工卡县医生阿旺索朗、张蒙到江宁医院进行为期 3 个月的跟班进修学习。

10 月 15 日，江宁医院新购置一台德国西门子 Multix Fusion 原装进口、国际先进直接数字化 X 射线拍片系统（DR）正式投入使用。

10月17日，江宁医院成为南医大医患沟通研究基地。

10月25日，江宁医院举办“身边的感动”演讲比赛。

10月，江宁医院急诊外科综合楼裙楼东面加层改扩建工程陆续结束，并逐步投入使用。此次改扩建工程历时近10个月，工程总建筑面积约300平方米，共三层，其中一层为功能科，二层为ICU办公区，三层为供应室。急诊科一楼增加一个备用诊室。

11月13日，区长陈发喜一行到江宁医院肿瘤分院，调研指导肿瘤分院开诊运行工作情况。

11月18日，南京鼓楼医院院长丁义涛、副院长马戎到江宁医院，指导新医院规划建设工作。

11月28日，医院对ICU进行布局调整，急诊东面增加三层，第二层作为ICU办公区，原办公区改造为医疗区。新增两个抢救单元，增设8张床位，至此ICU床位达到18张，同时新增6台有创呼吸机，2台无创呼吸机。

11月，江宁医院神经内科顺利通过江苏省卫生厅组织的神经血管介入技术的技术准入审核，具备了开展神经血管介入的资质，江宁医院也成为江苏省医院首批获得准入许可的医院之一。

12月4日，江宁医院呼吸科接受省级临床重点专科现场评审。

12月6日，云南省德宏州医学会常务副会长杨辉等卫生系统医政管理人员一行12人，考察调研医院医疗质量管理、医患纠纷防范处置等工作。

12月8日，江宁医院神经内科引进NICOLET动态及视频脑电图机器正式投入临床使用。

12月9日，南京市第二批区级公立医院价格综合改革会议在江宁医院召开。

12月13日，科技部战略研究院科研办副主任张九庆率调研组一行4人，开展以“智慧医疗与区域卫生信息化建设”为主题的调研活动。

12月17日，浙江省政府副秘书长李云林率医疗卫生考察团一行8人到江宁医院，考察医疗卫生改革等工作。

12月20日，“终末期肾病患者腹膜透析治疗可及性及其基层管理模式探索项目”（又称“天使展翼”项目）江苏省启动会在南京召开。江宁医院成为项目成员单位之一。

12月21日，由国家卫计委、健康报社共同主办的“2013年医院服务改革创新人物”交流会暨颁奖典礼在北京举办。江宁医院院长丁政获得“2013年度医院改革创新人物奖”。

▲由南京市医学会主办、血液科承办的2013年南京医学会血液病学术年会在医院召开。

12月30日，南京医学会重症医学科年会在江宁医院召开，省人民医院、鼓楼医院、中大医院、省中医院、南京军区总医院等医院的市医学会重症医学科委员参加会议。

2014年

1月5日，江苏省人民医院战略合作医院联盟第二次联盟会议在江阴市召开，江宁医院与省内另3家医院加入省人民医院战略合作医院联盟，成为该联盟的10家医院之一。

1月6日，江宁医院位于急诊外科综合楼四楼的母婴保健区开始启用。

1月9日，市卫生局病案和医疗服务质控中心专家组一行7人，对医院2013年下半年出院及门诊病案、临床路径、电子病历应用以及医疗服务进行质控检查。

1月15日，江苏省人民医院副院长赵俊，中国工程院院士、省人民医院肝脏外科主任王学浩调研指导T细胞转化医学中心筹备情况。

1月23日，江宁医院新购置1台岛津数字医用诊断X射线透视摄影机——Uni-Vision正式投入使用。

1月28日，省输血协会副理事长、南京市红十字血液中心主任蔡旭兵等一行3人，调研指导输血科临床输血工作。

1月，江宁医院申报的2014年度省级继续医学教育项目中获得7个项目，分别是：社区呼吸系统感染性疾病规范化诊治学习班、高血压病的诊疗及其进展在基层医院的推广应用、消化道出血诊治新进展、外科疾病的营养支持、下尿路症状的诊治进展、颅脑外伤的规范化诊疗学习班、社区常见病康复治疗适宜技术培训班。

2月17日，检验科免疫室引进一台Uranus AE150全自动酶免仪正式投入使用，用于两对半、丙肝等项目的检测分析。

2月19日，江宁医院胸外科成功开展首例“手汗症”微创手术。

2月20日，江宁医院多科协作为一例带永久性心脏起搏器的患者行前列腺增生电切术获得成功，这是医院史上首例。

3月4日，市消防支队防火处副处长马小丰、区消防大队大队长黄伟等一行4人，对医院消防安全工作进行了全面检查。

3月13日，南京中医药大学第二临床医学院副院长张建斌、副院长张树剑及博士王磊到院商谈合作建立慢性疾病康复中心事宜。

3月18日，江宁医院神经外科成功实施首例开颅动脉瘤夹闭手术。

3月31日，江宁医院举办“科室建设与管理”讲座，江苏省人民医院血液科主任李建勇作主题演讲。

3月，检验科引进美国贝克曼库尔特公司的UniCelDxH800血细胞分析仪和UniCelDxH推染片机，与此同时，引进美国强生公司的VIDAS全自动酶标免疫测试系统。

4月10日，江宁医院呼吸科成功开展首例荧光支气管镜检查技术，成为南京地区第二家开展该项技术的医院。

4月18日，江宁医院与南京中医药大学合作的心肺康复门诊、糖尿病康复门诊正式开诊。

4月26日，南京军区总院院长史兆荣一行4人到江宁医院参观指导工作。

4月29日，江苏省卫生厅专家组一行6人，对医院病历、处方质量及“三合理”进行检查。

5月4日，江宁医院泌尿外科新增设的泌尿男科门诊正式开诊。

5月8日，锅炉房一台6吨全自动燃气锅炉正式点火调试，并成功投入使用，至此医院结束燃煤时代。

▲ 青海县发改委社会处处长余静等考察团一行6人，考察医院医改试点等相关工作。

5月13日，江宁医院新设代谢病专科门诊正式开诊。

5月20日，市卫生局及市急救中心领导一行4人，调研指导设在医院即将完工的江宁区120急救调度指挥中心建设情况。

5月25日，“Treg细胞治疗临床应用专家论证会”在江宁医院举行。著名免疫学教授张学光、研究员江水平等该领域专家和管理部门专家组成的专家组、中国工程院院士王学浩等项目组成员参加论证会。

5月27日，国家卫计委医院管理研究所腹透项目督导组领导到江宁医院，对医院肾内科“终末期肾病患者腹膜透析治疗可及性及其基层管理模式探索项目”（又称“天使展翼”项目）的推进情况进行督导。

▲ 南京市卫生局医政处处长邱喜林带领市质控专业委员会专家一行13人，对江宁医院重症、急诊、检验、输血、病理、麻醉、围产、骨科、血透、护理、药事及康复医学科进行专业质控检查。

5月，肿瘤科引进了美国巴德穿刺活检枪（BARD Magnum）。

6月10日，江宁医院呼吸科采用新引进的电子胸腔镜及其成像系统，独立开展内科胸腔镜诊疗技术。

6月23日，江宁医院呼吸科牵头举办主题为“肺部小结节多学科综合诊治”的专家论坛，德国的Wolfgang Hohenforst-Schmidt教授、上海长海医院教授黄海东及南京胸科医院教授于力克分别作专题报告。

6月26日，第十三届中国呼吸医师论坛大会在西安举行，江宁医院呼吸科主任张秀伟获得第二届“全国优秀基层呼吸专科医师”荣誉称号。

7月4日，由中国医师协会主办、江宁医院承办的“全国第二期心血管疾病规范化治疗培训班”在江宁医院举办，会议为期3天。

7月17日，溧水区委常委、常务副区长洪礼来，副区长于玛丽一行11人，考察医院公立医院改革等相关工作。

8月3日，江宁医院召开易地新建工程项目技术顾问会，聘请南京地区省市三甲医院分管基建的领导专家担任该项目技术顾问。

8月6日，市药监局、市卫生局联合检查组，对医院“青奥会”保障药品、耗材的流通环节进行安全检查。

8月7日，江宁医院泌尿外科成功开展首例行腹腔镜下膀胱癌根治、尿流改道术。

8月15日，市委常委、区委书记周谦率队到江宁医院督查青奥会医疗保障、“120急救绿色通道”准备等工作。

8月22日，南京医科大学党委书记陈琪、校长沈洪兵、副校长王瑞新等一行到江宁医院，调研附属医院建设发展情况。

8月27日，江宁医院完成第二届夏季青年奥林匹克运动会的医疗保障任务。场馆医疗保障人员现场接诊病人100余人次，救护车转运8人次。与此同时，医疗保障团随时待命，院内共接诊相关人员30余人次，收住院3人次。

9月18日，市卫生局科教处处长朱春霞，南京医院协会会长何忠正、秘书长李玉海率市医学重点专科现场评审专家组一行32人，分组对江宁医院申报南京市第八周期医学重点专科进行评审，同时对第七周期新增重点专科进行中期考核。

9月24日，江苏省医院协会专家组一行4人，现场审核江宁医院申报的妇科内镜诊疗技术。

9月27日，“2014年江苏省急诊医学新进展高级学习班”在江宁医院举办。

9月28日，南京医学会肿瘤分会江宁医院站学术活动在江宁医院举办。

10月19日，著名矫形外科专家秦泗河教授到江宁医院进行《肢体形态与功能重建》学术讲座。

10月22日，江宁医院新引进第二代双源CT——德国西门子公司炫速双源CT正式投入使用。

10月27日，南京市卫生局评审专家组一行5人，对江宁医院进行2014年爱婴医院复核评审检查。

▲甘肃省庄浪县人民医院党总支书记、副院长史向荣等一行4人，调研考察医院绩效考核等相关工作。

10月28日，省卫计委专家组一行4人到江宁医院，现场审核呼吸内镜技术准入情况。

10月31日，江宁医院血液科利用新引进的血细胞分离机成功为一名血液病患者进行血细胞分离单采治疗白血病，该治疗技术为医院首次应用。

11月5日，细胞免疫治疗国际学术研讨会在江宁医院召开。

11月6日，国家卫生计生委基层卫生司副司长诸宏明督查组一行5人，对医院卫生计生重大政策落实情况进行综合督查。

▲ 开发区分院新设备飞利浦 HD15 高端智能彩色超声系统正式投入运行。

11 月 9 日，比利时安特卫普大学医院神经外科 Andrew Maas 教授到江宁医院考察神经外科颅脑外伤救治情况。

11 月 10 日，江苏省人民医院冠心病中心江宁分中心挂牌暨医院双源 CT 开机仪式在江宁医院举行。

▲ 市医用氧舱质控小组郑逸翔、曹锦泉等负责人，对医院高压氧舱进行安全检验和高压氧质量控制管理等工作进行检查。

11 月 12 日，市卫生局药事管理质控中心专家组一行 3 人，检查江宁医院药事质量控制管理工作。

11 月 17 日，设在门诊部一楼的职工保健科正式开诊。

11 月 18 日，市卫生局护理质控专家一行 3 人，检查江宁医院优质护理服务工作。

11 月 20 日，参加全国卫生应急综合示范县（市、区）创建经验交流现场会的领导、专家一行 100 余人，由国家卫计委应急办综合协调处处长米燕平、省卫计委副主任汪华率队及在区卫生局、区应急办等相关部门领导陪同下，参观考察江宁医院急诊急救工作。

11 月 21 日，江宁医院召开重点专科建设推进会。第七周期 8 个市级重点专科即神经内科、呼吸科、肿瘤科、消化科、普外科、泌尿外科、骨科、胸外科顺利通过中期评审，心内科、肾内科、内分泌科、重症医学科、康复医学科、麻醉科、检验科新评选为市级重点专科。

11 月，心内科通过江苏省卫生厅组织的心血管介入技术的技术介入准入资质。

12 月 5 日，2014 博鳌 · 第二届中国健康服务业大会在海南博鳌举办，江宁医院获 2014 年“中国医疗机构公信力示范单位”，院长丁政获“中国健康服务业特别贡献奖”（全国仅 10 人）。

12 月 7 日，南京医学会结核与呼吸系疾病专科分会 2014 年学术年会在江宁医院召开。

12 月 10 日，江宁医院普外科完成首例在 3D 腹腔镜下行胆囊切除术，该设备为德国“蛇牌”，月初引进。

12 月 15 日，功能科新增 GE LOGIQ E9 和百胜 MyLab Twice 两台高端超声仪正式投入使用。

12 月 17 日，江宁医院新成立中西医结合科，开设中西医结合门诊，地点设在门诊部五楼，每周三开诊。

12 月 19 日，江宁医院新引进德国 Compact Delta II 多尼尔冲击波治疗仪正式进驻泌尿外科碎石中心。

12 月 23 日，江宁区老干部局副局长王洪等一行 3 人，检查了解老干部工作开展情况，并征求医院对老干部工作的建议。

2015 年

1 月 15 日，江宁医院泌尿外科在省人民医院泌尿外科主任华立新的技术指导下，应用 3D 腹腔镜成功进行泌尿外科最难手术之一的前列腺癌根治术。

1 月 21 日，江宁医院举办 JCI 国际医院评审认证培训会，特邀请浙江大学医学院附属邵逸夫医院质量管理办公室主任郦忠作《JCI 评审和医院质量管理》讲座。

▲ 江宁医院院报《江宁医苑》获得南京医院协会健康与传媒专业委员会授予的 2013—2014 年度“优秀院报”奖。

1 月 24 日，南京医院协会市区医院管理专业委员会 2014 年学术年会在江宁医院召开，来自南京地区 10 多家市、区医院领导专家等近 300 人参加会议。

2 月 25 日，江宁医院新引进的飞利浦 Ingenia3.0T 磁共振机正式投入使用。

3 月 1 日，江宁医院儿童哮喘专科正式开科。每周一、三、六上午分别由副主任医师刘萍萍、业晓青、谢宝强轮流坐诊。

3月5日，江宁医院儿科主任刘萍萍当选“美丽江宁人”2014年度人物，同时获得“江宁区道德模范”“江宁好市民”荣誉称号。体检中心樊文红、门诊部主任王建宁当选“江宁好市民”。

3月6日，副省长张雷到江宁医院调研督导医改工作。省政府副秘书长陈少军，省医改领导小组成员、省政协提案委主任朱步楼等省有关部门负责人参加调研。

3月8日，江宁医院急诊护理组被中华全国总工会授予“全国五一巾帼标兵岗”荣誉称号。

3月28日，上海市颅脑创伤研究所江宁协作中心落户江宁医院。

4月1日，江宁医院疝外科成立，设在普外科十一病区。

4月16日，江宁医院口腔科引进芬兰普兰梅卡数字化口腔全景X光机（Planmeca ProMax 3D），并正式装机投入临床应用。

4月21日，江宁医院新引进的64排128层CT（GE Optma CT680）正式使用。

4月22日，江苏省卫计委专家组一行5人到江宁医院进行爱婴医院复核评审检查。

5月4日，江宁医院天地新城分院中医整脊专科正式开诊。

5月8日，江宁医院康复医学科门诊正式开展三维步态分析评估。

5月12日，江宁医院与AME出版社合作开办《转化医学年鉴》期刊。

5月13日，江苏省卫生计生委党组成员、副主任、直属机关党委书记徐东红等省卫生计生委作风评议员一行8人到江宁医院，开展“强作风、促医改、惠民生”专题调研。

5月18日，江宁医院新生儿科病房筹建改造完成，正式启用。

6月9日，江宁医院检验科新引进的1台贝克曼AU5821全自动生化分析仪正式投入使用。

6月19日，江宁区危重新生儿急救工作现场会在江宁医院召开。

7月9日，江宁医院骨科开展首例肩关节镜手术。

7月10日，美国加州大学洛杉矶分校外科学部的Bibo Ke教授到江宁医院进行肿瘤免疫治疗的专题讲座。

7月14日，江宁医院肺癌诊疗中心专家门诊正式开诊，中心诊室位于门诊部五楼，每周二下午开诊。

7月16日，江宁医院官方微信公众号平台正式开通。

7月20日，中国监察学会卫生分会副会长关跃进一行7人到江宁医院调研党风廉政建设等相关工作情况。

8月9日，江宁医院眼科开展首例斜视矫正手术。

8月11日，江宁医院甲乳外科引进崔一尧博士。

8月25日，海南省人大常委会专职常委颜家安、科教文卫工委办公室主任吴锋等一行4人，到江宁医院调研考察医改试点相关工作。

9月1日，江宁医院中医科、中西医结合科联合病区正式启用。

9月18日，江宁医院检验科新开展两项检查项目——粪便幽门螺旋杆菌（HP）抗原的检测和血清柯萨奇病毒A16型（CA16）IgM抗体检测。

9月19日，江宁医院神经外科开展首例周围神经减压术。

9月底，随着18层江宁医院新院病房楼顺利完成主体结构封顶，自此，江宁区医疗服务中心4个单体建筑全部主体封顶。

10月16—18日，第五期全国“县市级公立医院药事综合改革人才培养”培训班分会场在江宁医院召开。

10月底，江宁医院成为中华慈善总会威高爱心工程定点医院。

11月5日，江宁医院与中国药科大学国际医药商学院签约共建志愿者服务基地。

11月14日，江宁医院呼吸科、麻醉科协作完成第一例全麻下支气管镜检查。

11月17日，由南京市红十字会牵头，省人民医院、南京军区总医院、无锡市第二人民医院等专家共同协作，江宁医院完成首例器官捐赠手术。

12月3日，省卫生计生委党组成员、副主任徐东红率督查组一行9人到江宁医院调研考察卫生计生工作及医改工作情况。

12月12日，由南京医科大学主办、江宁医院承办、南医大第一附属医院协办的首届“金陵呼吸介入高峰论坛”在江宁医院召开。来自台湾、北京、上海、安徽及省内医院呼吸介入方面的专家约110人参加会议。

12月21日，消化内镜中心引进富士能内镜系统。

12月24日，晚10时，宁杭高速句容境内一辆大巴侧翻，造成多人受伤。江宁医院接到市急救中心电话后，立即启动突发群体群伤事件应急预案，开通急救绿色通道，被紧急送至江宁医院的10名伤员，医院及时组织调度相关临床科室人员展开抢救。

12月，江宁医院获区委、区政府颁发的“2012—2014年度江宁区文明单位”称号。

▲江宁医院耳鼻喉科新增德国艾克松全高清内窥镜手术摄像系统。

是年，开展建院八十周年系列活动，制作建院八十周年巡礼片、纪念画册，组织创作《江宁医院赋》，开展院庆征集活动，收到数十篇院庆征文，编印院庆特刊两期，同时将《江宁肾友会刊》《江宁医苑》副刊诗文汇编成册。

2016年

1月6日，江宁医院消化内镜中心引进奥林巴斯290内镜系统。

1月11—12日，南京医科大学附属医院认证专家组一行到江宁医院，进行附属医院认证暨临床能力培训中心评审工作。

1月14日，四川省医院协会副会长、县级医院工委会主任赵丽惠率该省县级医院院长等一行35人到江宁医院考察交流县级公立医院改革工作。

1月16日，江宁医院“风雨八十载 共筑健康梦”文艺演出活动在江宁区人民大会堂举行。区领导孙桂明、蒋戈木、高吉祥、陆蓉、孟向前，南京医科大学领导陈琪、王瑞新，省、市卫生行政部门领导李少冬、潘淮宁等参加活动。

1月27日，江宁医院与江苏省人民医院肝脏移植中心在内科十三楼会议室联合举办移植免疫新技术转化研究论坛。

2月24日，江宁医院心内科完成首例三腔起搏器植入手术。

2月26日，国家卫生计生委医政医管局等相关部门领导专家一行7人，到江宁医院调研贫困家庭大病医疗与救助等相关工作。

3月9日，宁夏回族自治区编办副主任马露萍一行7人，到江宁医院调研县级公立医院编制管理工作。

3月16日，市委常委、区委书记李世贵到江宁医院调研医疗卫生工作。

4月5日，江宁医院重症医学科主任臧晓祥和骨科副主任医师张海龙前往新疆特克斯县人民医院，进行为期3个月的援疆工作。

4月10日，“牛首山杯”2016年度南京·江宁春牛首国际马拉松赛举办。作为大赛的定点收治医院，江宁医院共派出40名医护人员、5辆120救护车，在比赛重要路段设置6个医疗点，全力保障比赛。

4月12日，国家发改委价格司处长宋大才及人民日报等中央媒体记者一行6人，到江宁医院调研采访有关医疗服务价格综合改革工作情况。

4月15日，呼吸科成为省级临床重点专科，这是江宁医院第一个省级临床重点专科。神经内科成为省级临床重点专科建设单位。

4月21日，国家2015年度公立医院综合改革效果评价复评组组长、山东省卫计委副主任邱枫林等一行6人对江宁医院医改效果进行复核评价检查。

4月22日，江宁医院神经外科成为“亚洲昏迷催醒多中心临床研究”参研单位。

4月25日，江宁医院与悉尼大学附属Sydney Adventist Hospital（SAH）医院、AME（Academic Made Easy, Excellent and Enthusiastic）出版社签署合作协议。

4月29日，江宁医院在急诊三楼大会议室召开第二届职工、会员代表大会第六次会议，医院职工代表、列席代表共200余人参加会议。

5月3日，南京明基医院副院长、“九三学社”社员孙继红到江宁医院进行为期半年的挂职锻炼。

5月9日，国家卫计委基层卫生司副司长高光明一行到江宁医院调研医改工作。

5月11日，江宁医院门急诊收费处成功创建成为2014—2015年度“省级青年文明号”。

5月，江宁医院肛肠科开设女性专科门诊。

6月10日，江宁医院骨科在淳化社区卫生服务中心设立手术站。

6月22日，省卫计委三级医院调研初评专家组对江宁医院进行为期一天的调研初评。

6月23日，盐城卫生职业技术学院临床学院院长齐学斌率评审专家组一行7人，对江宁医院进行临床学院的现场评审工作。

7月1日，江宁医院全面停止门诊患者静脉输注抗菌药物。

7月8日，江苏省卫计委临床营养科质量控制专家组对江宁医院营养科进行年度质控督查。这是临床营养科首次迎接省卫计委质控督查。

7月11日，江宁医院消化科消化内镜中心实行普通胃镜零预约工作制度。所有上午空腹就诊需做普通胃镜检查的患者，均可于当日上午完成检查。

7月18日，江宁医院召开党员大会，选举江宁区第十三次党代会代表，全院335名党员参加会议。

7月23日，江宁医院正式挂牌盐城卫生职业技术学院临床学院。

7月26日，南京市精神文明建设指导委员会对全市精神文明建设先进单位进行表彰，江宁医院通过审核，被授予“2013—2015年度南京市文明单位”荣誉称号。

8月初，江宁医院智能移动医疗工作站在内科、外科病房楼全面投入使用。

8月4—7日，江宁医院举办国家级继续医学教育项目“第一届全国物理因子治疗理论与实践高级研修班暨社区康复治疗适宜技术培训班”，来自省内外康复医学专家及江宁区各社区卫生服务中心康复医生共380余人参加会议。

8月9日，国家卫计委宣传司新闻处处长刘哲峰、体改司信息宣传处调研员孟宪鹏率《人民日报》、新华社、《健康报》、腾讯网、搜狐网等多家媒体记者及自媒体人到江宁医院调研采访医改情况。

8月29日，江宁医院PICC维护门诊、伤口造口护理门诊正式挂牌开诊。两个门诊均为专科护理门诊，由专科护士坐诊。

8月30日，信息科联合中联公司对江宁医院HIS系统进行全面信息升级。信息系统由江苏科茂信息技术有限公司的HIS系统替换为中联信息产业有限公司的HIS系统。

9月21日，江宁医院呼吸科完成首例硬质支气管镜下操作手术。

9月27日，南京市卫计委科教处处长朱春霞、南京市医院协会秘书长李玉海率南京市医学重点专科现场评审专家组一行30人，分组对江宁医院申报南京市第九周期医学重点专科的科室进行评审，同时对第八周期新增的重点专科进行中期考核。

9月29日，江宁医院肿瘤科引进张全安博士。

10月13日，江苏省卫计委专家组一行14人对江宁医院进行三级医院现场评审。此次评审专家组分为医院管理、质量药事、医疗技术、护理院感4个评审小组，按照《三级综合医院评审标准实施细则》，通过查看台账、现场追踪检查、考核访谈及质量持续改进点评会等形式评审专家组进行为期3天的检查评估。

11月12日，南京医科大学首届国际金陵泌尿系结石研究高峰论坛暨国家级继续教育项目培训会在江宁举行。会议由南京医科大学主办，南京医科大学附属江宁医院承办。来自国内外的泌尿外科著名专家亲临大会学术交流，南京市各医院及江宁各社区卫生服务中心医护人员等共400余人参加会议。

11月19—20日，由南京医科大学、江苏省医学会呼吸分会呼吸内镜学组及江宁医院联合主办的南京医科大学金陵医学论坛暨第二届金陵呼吸介入高峰论坛在江宁举办。来自美国、德国、希腊以及国内呼吸介入治疗领域的著名专家及代表200余人参加会议。

11月22日，江宁医院首届南京医科大学硕士研究生学位论文答辩会在院部四楼会议室举行。

11月24日，江宁医院举行区第十七届人大代表选举投票，主投票站设在急诊三楼大会议室，开发区分院、肿瘤分院、门诊和内科、急诊和外科、医技科室各设投票站1个。全院1500余名干部职工参加了所在投票站的投票。

11月，江宁医院与南京医科大学共建的免疫细胞转化研究中心，作为校级重点实验室正式挂牌。

12月6日，江宁医院团委在急诊三楼大会议室召开团员大会，选举江宁区第二十次团代会代表，全院各团支部共推选出119名团员代表参加会议。

12月10日，中国肺癌防治联盟南京市江宁医院肺结节诊治分中心挂牌仪式在急诊三楼大会议室举行，江宁医院成为中国肺癌防治联盟肺结节诊治分中心。

12月15日，南京医科大学康达学院江宁临床医学院成立暨兼职教授、副教授聘任仪式在急诊三楼大会议室举行，江宁医院成为南京医科大学康达学院临床医学院。

12月17日，在南京召开的江苏省医院协会第十五届医院院长论坛会上，江宁医院院长丁政教授荣获2016年江苏省“优秀医院院长”称号。

12月20日，省公立医院综合改革专家组冷明祥教授一行8人到江宁医院，对公立医院综合改革效果进行复核评估。

12月28日，江宁医院被江苏省卫计委拟确定为三级甲等综合医院，进入公示程序。

2017年

1月3日，医学影像科、妇科、药学部、血液科、老年医学科5个专科成为市级医学重点专科。

1月12日，江苏省卫计委确立江宁医院晋升成为三级甲等综合医院。

第一章 医院沿革与发展

第一节 江宁县卫生院

民国 23 年（1934），国民县政府着手筹建县卫生院，由著名环境卫生学家、卫生工程学家杨铭鼎担任卫生院的卫生工程师。卫生院于民国 24 年（1935）建成，设有病床 50 张。除医疗工作，还代理全县卫生行政事务。卫生院地址位于江宁县东山镇东方路四号（现中医院文苑巷）。另一说地址位于现土山路区人民大会堂处。

民国 26 年（1937）12 月，侵华日军侵占南京，江宁沦陷，卫生院的房屋、医疗设施均遭到破坏。沦陷期间，日伪为应付门面，曾成立江宁县卫生事务所，仅有两间房屋。

抗日战争胜利后，民国 35 年（1946）1 月，国民县政府重新筹建县卫生院，委任戴鸿奎为筹备主任，另有医师、护士等工作人员 6 人参加筹建县卫生院。在接收伪卫生事务所两间空屋的基础上，因陋就简，建立起江宁县卫生院，开始诊疗，并办理卫生保健事务，每日到院就诊的人数约数十人不等。2 月，县政府委任戴鸿奎为县卫生院院长。3 月，设板桥卫生分院，隶属县卫生院管理。上半年，县卫生院奉令与中央卫生实验院（属卫生署直辖上层卫生实验机构）江宁乡村教学示范区（1947 年 7 月改称乡村卫生实验区），合作推行乡村卫生，卫生院与乡村教学示范区并称院区。院区合设保健、医务、总务、护理 4 组，各组设主任 1 人，马龙瑞任乡村教学示范区主任。6 月，应县政府要求，卫生署第二流动站到江宁县配合卫生院并在乡村教学示范区开展工作。7 月，设湖熟卫生院，隶属县卫生院管理。

民国 36 年（1947）1 月，卫生署第二流动站与县卫生院合并，原有器材移交县卫生院，人员也由县政府安排，县政府任命马龙瑞为院长，改任戴鸿奎为副院长。8 月，县卫生院（含乡村卫生实验区）有院长 1 人、医师 5 人、护士 14 人、助产士 3 人、其他技术人员 4 人、事务及助理员 3 人、工役 12 人，共 42 名工作人员。设内科、外科、皮肤科、眼科，主要设备有显微镜 2 架，自建房屋 3 幢，租赁房屋 21 间。9 月，设栖霞卫生院和朱门镇卫生所，隶属县卫生院管理。

民国 38 年（1949）1 月，国民政府面临崩溃，县政府给县卫生院的经常性经费与事业费全部停发，90%的人员遣散。马龙瑞离职，金奎继任院长。县卫生院不得已将原有 7 个卫生所裁并为板桥、湖熟、淳化 3 个卫生所和陶吴卫生室。4 月，县卫生院分两处：一处是西桥路院部（现文苑巷 7 号），有门诊房屋 3 间、行政办公室 2 间、男女宿舍 4 间、简易小厨房 4 小间、小药库 1 间、木制男女浴室 2 小间、四合院砖地 1 块（约 40 平方米）；另一处是西桥路马路北行政、医疗、生活区，有行政办公室 1 幢（2 大间、4 小间）、医疗业务用房 2 幢（为建新门诊、病房做准备）。此外，租赁房屋 21 间，属院外民房。全县有私人诊所 64 个，其中中医诊所 29 个，西医诊所 35 个；有工作人员 125 人，其中中医 65 人。

新中国成立前，在卫生院工作的部分人员有：房养敬、孔祥凤、李青山、王仲谟、唐朝文、李述云、李贤美、朱学儒、王玉华、陆光海、钱静、吴彩柔。

第二节 江宁县人民政府卫生院

民国 38 年（1949）4 月 28 日，江宁县人民政府成立。5 月，县政府接管县卫生院。接收原有工作人员 18 人，其中医师 2 人，有 2 架显微镜等设备和一些药品，略事整顿，于 5 月 5 日开始门诊，并改称江宁县人民医院。接管初期属军管阶段，组织工作由县政府直接负责，到院工作的军代表先后有：王虎山、王传斌、蒋苍祝、肖立晞等。6 月上中旬，民国时期原院长金奎办理移交药品、器材手续，并在移交手册上签名盖章，王传斌以接收人身份签名盖章。因受物质条件限制，接管半年之内均以门诊工作为主，但也曾抽调人员作防疫注射，结合生产救灾参加修筑江堤工作，抢救摄山及江宁镇恶性疟疾、天花流行感染的病人。

1949 年 5 月至 1952 年 8 月，江宁县卫生科尚未建立，县卫生院直接受县政府领导，代办全县卫生行政事务。1952 年 8 月，县政府成立县卫生科，县卫生院改由卫生科领导。

1949 年 5 月至 1956 年 6 月，江宁县未设卫生防疫机构，县卫生院除医疗工作外，尚负责全县的卫生防疫工作。

1950 年 1 月，江宁县改属苏南行政公署。7 月，按照苏南行政公署秘字 525 号训令江宁县人民医院改称江宁县人民政府卫生院，下设行政、医务、公共卫生、总务 4 个组，属江宁县人民政府建制，受苏南行政公署及江宁县人民政府双重领导，其业务、人事、经济等直属苏南行政公署卫生处领导。

1951 年 8 月，县卫生院有工作人员 20 多人，不分内科、外科，有妇产科 1 个诊室，有药房、注射室、挂号收费处。金殿春到院，从库房找出显微镜，开展检验项目。10 月底，设立化验室。同时根据上级要求，医院和诊所对 100 人以上的国营、公私合营等企业实行劳保医疗。同年，根据上级指示原则和医院具体情况，订立门诊规则、住院规则、探视规则、请假规则、工作人员治病优待办法、工作细则等制度，医院工作初步步入正轨，有病床 20 张。

1952 年 6 月，县卫生院有工作人员 44 人。新增冰箱、电动离心沉淀器等重要设备，增设病床 10 张。7 月，根据上级要求，医院对国家预算内开支工资的行政编制工作人员实行公费医疗制度。9 月，开展全民种牛痘，年内全县联合诊所发展至 22 个。医院与联合诊所开设种痘培训班，先培训 60 人的卫生委员，再为各乡培训种痘员 1425 人。种痘以乡为单位进行，按户接种。

1953 年 6 月，原行政、医务、公共卫生、总务 4 个组重新设置为医疗预防股、卫生防疫股、总务股，并管理三区、五区、八区 3 个卫生所，3 个卫生所经费由县卫生院代管，行政上直接由县卫生科领导。12 月，县卫生院有病床 30 张。有工作人员 41 人，其中副院长 1 人，医疗股长 1 人，防疫股长 1 人，医师 2 人，医士 2 人，调剂员 4 人，护士 6 人，助理护士 4 人，助产士 3 人，助理助产士 3 人，化验员 2 人，挂号员 2 人，会计 1 人，总务 2 人，工勤 7 人。有洋瓦平房大小 28 间、草房 5 间、瓦平房 5 间，小厨房 1 座计 2 间。主要设备有显微镜 2 架、高压消毒器 3 台、冰箱 2 台、电动离心沉滤器 1 台、培养箱 1 台。全年门诊工作量：内科初诊 7940 人次，复诊 7632 人次；外科初诊 7015 人次，复诊 10449 人次；住院治疗 273 人次。

1954 年 6 月，县卫生院督促联合诊所按照人员情况实行科学分工，发挥各自的工作潜能。10 月，县卫生院自行设计建造约 80 平方米手术室 1 间。陆续开展阑尾切除术、疝修补术、睾丸鞘膜积液翻转术、大隐静脉高位结扎加剥脱术及经肛门一些小手术，医院有了真正意义上的外科。1955 年 12 月底，县卫生院有工作人员 35 人，床位增至 38 张。

第三节　江宁县人民医院

1956 年 6 月，江宁县人民政府卫生院更名为江宁县人民医院（以下简称县医院），防疫工作划给县血防站，设有医疗股、总务股和办公室。医院主要任务转变为：提供医疗服务；负责乡镇卫生院的业务技术指导；培训医疗卫生人员；进行医学科学研究，逐步发展成为全县医疗工作和医学教学的中心。当年，医院门诊面积约 350 平方米，全年门急诊工作量 37108 人次。

1957 年，新建门诊部 1 幢，有房屋 26 间，面积 460 平方米，6 月开工，国庆节完工并开始使用。门诊设内科、外科、妇产科、中医及麻风 5 个科。有病床 30 张。全院共有工作人员 38 人，其中正副院长 3 人、医师 2 人、中医师 3 人、医士 3 人、护士 8 人、助产士 2 人、化验员 2 人、药剂员 2 人、其他技术人员 1 人、行政人员 5 人、勤杂人员 7 人。1958 年，县医院组织机构分设：医疗、总务两个股。其中，医疗股管辖内科、外科、中医科、针灸科、妇产科、化验室等科室。全院有病床 50 张，工作人员 41 人，其中医、护、技人员 27 人。有洋瓦房（平房）7 幢，共 47 间。化验室开始承担全县各医疗机构化验人员的培训任务。成立放射科，购入第一台 X 线设备（上海 KE200maX 光机）。根据江苏省卫生厅〔1958〕卫医张字第 220 号《关于建立城乡各级医疗机构技术辅导关系的指示的函》，南京市第一人民医院与县医院建立城乡医疗机构业务辅导关系。1959 年，江宁卫校招收第一届学员，县医院承担理论教学和实习带教任务。

1960 年，县医院调整内部机构设置，改设医务组、政工组、行政组。同年，医院有床位 50 张，住院总人数 1430 人次。同年，手术室配置上海 103 麻醉机，可进行开放乙醚和气管插管静脉复合麻醉。1961 年，医院设置内科、外科、妇产科、儿科等临床科室，以及 X 光室、药房、化验室、供应室等科室。5 月，手术室购置首台手术无影灯，陆续开展胃次全切除、肠部分切除、脾脏切除、胆囊切除以及肠梗阻手术，子宫切除、宫外孕、刮宫、剖腹产手术。有床位 50 张，工作人员 52 人，其中业务院长 1 人、医师 4 人、医士 5 人、中医师 3 人、护士长 1 人、护士 13 人、助产士 3 人、调剂员 3 人、化验员 3 人、会计 1 人、办事员 1 人。全年收治住院病人 1229 人次。当年，医院开展 11 项科研项目的研究。全年培养五官科医师 1 人，化验员 4 人，中医及针灸带徒 8 人，同时加强传染病预防及疫苗接种工作，为东山镇周边群众、机关干部接种各类疫苗。

1962 年，县医院设置床位 60 张。新购置 200 毫安 X 光机 1 台，开展摄片和胃肠道造影检查。年内添置万能产床、手术无影灯等医疗设备。根据卫生部〔1961〕卫字第 68 号《关于试行“医院工作暂行条例”的通知》及〔1962〕卫医字第 16 号《关于加强医院管理，健全医疗制度的通知》，医院对照标准要求，对已有规章制度作一次全面的检查完善，订立查房、查对、值班、交班、保护性医疗手术审批、急诊抢救、消毒隔离、病案讨论、病历书写、物资保管、赔偿、会诊、请假、中医工作等 15 项制度，住院、探视、门诊、手术等 4 个规则，并装订成册。县医院实行业务院长每周查房 1 次，行政院长、总务股长每周由护士长陪同查房 1 次，有计划地安排业务学习，每月组织全院性的业务学习 1 次，各科室的业务学习每月安排 2 次。

全年完成临床科研专题总结15件，其中《外科历年来对阑尾炎286例分析》一文，在县卫生局学术会议上宣读，并有10篇登载在1962年县医学科学汇编上。同年，各科室接收进修生7人，带教实习医生4人。

1963年，县医院实行内科、外科病房分开，其中内科有病床30张，外科有病床30张。同年，重建手术室，面积约200平方米，有2个手术间，各配有无影灯1台，手术量明显增加，年手术量250人次。手术范围涵盖胃肠、胆道、泌尿系统，麻醉可常规开展腰麻、硬膜外麻醉、全麻。1964年，医院设置床位70张，基本能够满足住院病人的需求。有工作人员58人，其中卫生技术人员42人。

1966年5月，根据中央《五一六通知》，在全国范围内开展"文化大革命"运动，医院与其他行业一样投入到这场运动中，"文化大革命"初中期，医院党政领导机构处于瘫痪与半瘫痪状态。同年年底，县医院有床位70张，有工作人员69人，其中卫生技术人员53人。1968年11月，县医院设立救护车房，配备2辆"跃进"牌救护车，有专职驾驶员2名，随车医护人员由各科室抽调。20世纪60年代，南京、镇江等地大医院的内外妇儿及医技各科下放到医院锻炼的医务人员，共25人，促进了医院各科业务技术的发展。"文化大革命"后期，这些人有的陆续调回原单位，有的留在县医院。

1970年，经江宁县革命委员会批准，拟定县医院异地新建，在东山镇小里村征地2公顷，筹建新医院。成立基建组，由李钰、赵义和、钱鸿章等人负责新院址的征地以及"三通一平"（通电、通水、通路，平整土地）等工作。1972年，新址医院基本建成，新建二层门诊楼1幢，面积2220.9平方米。新址门诊楼首先作为内科病房和行政用房使用，一层东侧为儿科，西侧为内科；二层东侧为办公室、西侧为肝炎病房。医院共开设床位188张，有职工159人。同年，医院分配一批应届初高中毕业生，共31人，通过半年的理论学习和实践，被安排到相关科室，边学边干，缓解了医院工作人员紧缺的状况。1972年以来，先后接待国际卫生组织（WHO）日本爱知县卫生部等四批医疗卫生代表团。1973年年底，医院共开设床位200张，有职工175人。1974年，医院开展西医学习中医活动，定期举行中医讲座，讲解中医药知识，人人学习针灸。外科开展试行针刺麻醉切除阑尾手术，妇产科开展针灸止痛分娩。多次组织医护人员前去青龙山、方山，识别、采集中草药。

1975年，第二幢二层病房楼建成，面积2573.5平方米，一层东侧为外科三病区，西侧为妇产科、检验科；二层东侧为外科四病区，西侧为手术室。有6间手术间以及其他辅助用房，配置麻醉机、暖气等设备设施。至此，内儿科、外妇科病房及手术室搬到新址，门急诊仍保留在原址。医院设置床位数267张，有工作人员186人。

1976年，唐山大地震，县医院在原门诊与病房手术楼之间空旷处搭建临时防震棚，40多名唐山伤员住入临时防震棚，外科医护人员第一时间对伤员展开有效救治。1个多月后，40多名伤员全部治愈出院，由周景华护送回唐山。下半年，经江苏省革命委员会卫生局批准，筹建江宁县人民医院卫生学校，李复进兼任校长。同年，成立药剂科。1977年，剔除原有的17张观察床，设置床位250张。同年，五官科分为耳鼻咽喉科与眼科。1978年6月，江宁县人民医院卫生学校正式开学，招收第一届医士专业（内招班）学生50人，10月，招收第一届护士专业（统招班）学生45人。同年，县医院首次开展心包穿刺、心电监护除颤、心内膜临时起博治疗等项目。外科开展闭式二尖瓣交界分离术及心包切除术各2例。1979年2月，县医院成立病理科。5月，成立胃镜室，购置纤维内窥镜1台，开始开展内窥镜检查项目。同年，江宁县举行全县歌咏比赛，县人民医院卫校护士班获得全县歌咏比赛第一名。

1980年，医院设置床位250张，有工作人员225人，其中卫生技术人员179人。科室设置内科、外科、妇产科、儿科、中医科、口腔科、五官科和放射科、检验科、药剂科等。1981年9月，县医院对内设机构进行调整，政工组调整为政工科，医务组调整为医务科，行政组调整为总务科。1982年8月，三层病房大楼落成并投入使用，面积约3600平方米。同年，外科有2个病区，内科有2个病区，新开设儿科、妇产科、传染科3个病区，全院共有7个病区。江宁县人民医院卫生学校更名为江宁县卫生进修学校。

1983年，全院所有科室陆续搬迁到小里村新址。医院占地面积21600平方米，总建筑面积16509平方米。设置床位280张，有工作人员360人。设有7个标准病区和23个临床医技科室。较大型医疗设备有X光机、心电图机、超声心动图等48台（套）。7月，江宁县卫生进修学校改名为南京市江宁卫生职工中等专业学校，学校的教职员工、组织关系、设备器材、房产、学术等一并归由江宁县卫生局管理和领导。12月，推行规范化病区建设，经市卫生局组织检查验收，有5个病区（一、二、三、四病区以及儿科病区）达到市级示范标准，其中四病区被评为优秀示范病区，病区管理、病区组长、护理、护士长4项评比总分居全市首位，被评为先进集体。

1984年8月，根据科室所承担的工作和业务范围，政工科更名为人秘科，总务科更名为行政科。同年，门诊增设导医台，开设肝炎门诊。成立皮肤科。心内科首次开展食道心房调搏治疗。外科设置二级专科，相继设立普外科组、骨科组、泌尿外科组、胸外科组、脑外科组，并成立麻醉科。12月，县医院新建1幢三层住宅楼房（主治楼），解决24名医疗技术骨干住房问题。医院新增设宣传画廊，绘制医院示意图和路标指示牌。1985年3月，县医院增添B型超声波1台，对内外妇儿产科疾病的诊断起了重要作用。购置心脏体外反搏器1台，用于心血管疾病的治疗。同时，购置纤维十二指肠内窥镜1台。同年，举办一期内儿科进修班，有11人参加学习，为基层卫生单位培养内儿科医生。还与县卫生局合作共同举办一期药检技术的培训班，送技术下乡，与一些卫生院建立密切的业务联系，内科、外科的主要医师、护士长多次下乡，帮助工作、传授技术。

1986年4月，县医院成立医疗设备科，配备3名专职人员，对全院各种设备器械进行清点，建立设备档案。成立婴儿室。新开设老干部门诊，并增设老年门诊，做到老人看病挂号、就诊、收费发药、住院“四优先”。放射科实行诊断、技术分组、对技术力量进行重组。7月，开设计划免疫门诊（儿保门诊），进行免疫接种。9月，县医院成立护理部，人秘科改为人保科。新建污水处理站和510平方米的放射科机房。1987年8月，医院办公室成立。1988年1月，经县委、县政府批准，县医院实行院长负责制，实行事业单位企业化管理。9月16日，医院与县卫生局举行签字仪式，医院向县卫生局实行综合承包，制定“事业单位企业化管理”技术经济承包责任制方案，实行“两包两挂”的承包形式（“两包”：包上级下达完成的事业单位和经常性事业经费指标；包计划外创收的收入基数。“两挂”：奖金免税额与经常性事业经费削减比例挂钩；创收实绩收入与职工奖励基金提取比例挂钩），承包期限为1988年1月1日至1990年12月31日。

1989年1月1日，县医院与禄口卫生院签订协议书，禄口卫生院增挂“江宁县人民医院第一分院”牌子。2月25日，成立预防保健科。3月，成立营养室，主要指导住院病人的膳食营养工作。4月，为加强业务建设，提高急诊应急能力，正式组建急诊科，直接属院部领导。6月，成立健康教育领导小组。11月，江宁县临床检验质量控制中心成立，机构设在县医院检验科。院长奚华堂任名誉主任，韩建礼任主任，张琳任试剂供应组组长，马敏任学术兼质量控制组组长。同年，实行院科两级负责制。新建产婴室，翻建锅炉房370平方米，增添病区及门诊的水暖和气暖设施。全年共完成门急诊工作量151209人次，收治住院病人7433人次。

20世纪80年代后，县医院先后成为南京医学院、镇江医学院、海军医学专科学校、南京铁道医学院的教学医院，大批学生到院见习、实习。

1990 年 3 月 26 日，县医院成立医疗质量评价委员会，负责医院医疗差错、医疗事故的防范与处理，以及有关的技术鉴定工作。10 月，县医院设置病床 270 张，有工作人员 413 人，其中卫生技术人员 301 人。同年，新建 30 套护士住宅楼、8 大套职工住宅楼。1991 年 3 月 12 日，成立病案管理委员会。4 月 19 日，县医院与南京市第一医院签订卫生支农协议书。5 月 21 日，县医院与土桥乡卫生院签订卫生支农协议书。同年，县医院实行综合目标管理责任制，采取医院对县卫生局负责，科室对医院负责的两级管理，并制定 1991—1993 年《综合目标管理责任书》。

1992 年 3 月，县医院与多个单位合作新建的三层医疗保健病房竣工投入使用，面积 2682 平方米。设置八、九 2 个病区，每个病区有床位 28 张，共 56 张。该病房收治对象为:离休干部、在职中层以上干部、劳模、30 年以上工龄的老工人等。全院设置床位 326 张，其中内科一病区、二病区各 45 张，外科三病区、四病区各 46 张，传染病区有 26 张，妇产科病区有 32 张，小儿科病区有 30 张。7 月，成立财务科、保卫科、信息科，成立临床教研室。成立脑电图及肺功能室，与心电超声室合称为功能科。同年，江苏省卫生厅确定江宁县人民医院为医院分级管理第一批二级甲等医院试点单位。医院成立创建二级甲等医院委员会，制定实施方案，召开创建动员大会，举办创建学习班。根据《二级医院标准》《医院工作制度》等要求，建立健全医院各项规章制度和各级各类人员工作职责，并装订成册。为迎接江苏省首批二级甲等医院的验收，医院拍摄电视专题片《发展中的江宁县人民医院》,全方位反映医院建院 57 年来所取得的丰硕成果。当年，医院顺利通过二级医院达标验收。

1993 年，按照消毒隔离流程的要求，县医院新建二层供应室楼，面积 200 平方米。同年，新建行政仓库楼、洗衣房等基础设施。新建职工住宅楼 30 套，面积为 1800 平方米。新增加 1 个食堂，位于保健病房楼负一层，面积 400 平方米。新建职工浴室和劳动服务公司楼，改善职工生活福利。8 月，县医院骨科独立组成病区，开设床位 20 张。第三季度，新建五层门诊楼竣工投入使用，总建筑面积 3823 平方米，配置日本三菱电梯 1 部，改善了门诊就诊环境和条件。12 月 2 日，医院与镇江医学院签订协议书，确定为镇江医学院教学医院，正式挂牌。

1994 年 1 月 14 日，县医院成立大内科、大外科临床医学教研组。2 月，成立科教科，建立教学制度，制定教学质量和科研质量管理方案。9 月，购买第一台计算机，用于文字处理和病案首页、出院卡的信息录入，医院工作报表的生成，工资软件的应用。同年，新建职工住宅楼 1 幢 30 套，建筑面积 2200 平方米，缓解职工住房难问题。医院劳动服务公司更名为康乐贸易公司，企业性质属全民所有制。医院向县政府请示购买 1 台 CT。年底，江苏省卫生厅批准江宁县人民医院为“二级甲等医院”。

1995 年，县医院购置 1 台美国通用电气公司（GE）Sytec1800i CT，355 万元，并设 CT 室。当年，县医院通过“爱婴医院”评审。10 月，医院被评为“国家级爱婴医院”，提倡母婴同室，婴儿室取消。医院占地面积 5.33 公顷，建筑面积 30482 平方米，核定床位 270 张，实际开放床位 320 张，分设 10 个病区。在编职工 491 人，其中卫生技术人员 370 人。万元以上医疗设备 37 台（套），固定资产总额达 1405 万元。

20 世纪 90 年代中期，随着城市建设发展就医需求快速增长，医院院前急救、救护车通道仅有一条新医路可行，无法实现循环通车。为配合城市规划建设、畅通急救通道，医院决定牺牲一个完整的院落，将原只有东面一段路面，西面为医院围墙阻隔，围墙外为村庄和农田的地段扩建贯通成鼓山路，该段路全长约 800 米，贯穿医院院区。

1997 年 3 月 13 日，县医院分管业务副院长，大内科、大外科主任和高年资医务人员 10 人，到横溪乡参加卫生支农活动。3 月 31 日，县医院成立专业技术委员会，由 12 人组成，进行人才队伍建设、新技术新项目引进与开展，科研项目、大型设备引进等工作管理。同年，县医院实行全员聘用合同制，539名工作人员签订聘用合同。通过签订聘用合同，建立新型人事管理制度，以法律形式确定聘用关系，明确双方责、权、利。当年，镇江医学院聘任县医院奚华堂、乔茂根、蒋振华、杨维平为兼职副教授。

1998年，县医院职工集资及医院自筹资金建造职工住宅楼2幢60套，于1999年年底竣工；后又建造中级职称住宅楼2幢，高级职称住宅楼1幢共96套，于2000年年底竣工。1999年7月28日，县医院成立创建重点专科领导小组。8月9日，成立临床输血管理委员会，负责临床用血的规范管理和技术指导。

2000年，县医院开放床位320张，开设10个病区，在编职工546人，其中高级职称20人、中级职称143人。1月4日，成立健康教育中心。3月17日，设立基建办公室，租用位于土山路的江宁县市容局房屋开设老年诊所。5月，推行工作人员聘用合同制，实行“新人新机制、老人老办法”的“双轨运行”机制，“新人”签订聘用合同后，实行人事代理。7月2日，县医院首次引入竞争机制，推行中层干部竞岗聘任。竞岗聘用开发区分院院长、妇产科行政副主任、总务科副科长3个职位。7月8日，在江宁开发区中新北路，租用金马公司房屋，开设开发区分院。8月12日，江宁县人民医院召开第一次党员代表大会，医院党总支正式升格为党委，并成立中共江宁县人民医院纪律检查委员会，会议确定以“团结奉献、科学文明、敬业创新、优质高效”为医院精神。9月，在位于江宁开发区将军大道18号的南京正德职业技术学院设立正德医务室。10月，购置腹腔镜、五分类血液细胞分析仪、高压氧舱、数字胃肠机、中心供氧系统等价值390.9万元的医疗仪器设备。10月28日，15层医疗综合大楼桩基工程开工。11月，医院成立医技科管理办公室，列入医院大科系列；成立保健体检科，隶属门诊部管理的二级科室；原改革办公室更名为综合管理办公室；原医疗保健科、老干部保健科合并更名为老年门诊。同年，神经内科开展微创颅内血肿清除术，该手术在南京市尚属首次，填补市内空白。肝胆外科首次开展腹腔镜胆囊切除术。12月，医院启动信息系统建设，HIS系统建成并投入使用。同年，统一规划管理医院内部基本建设，修建院前停车场，装饰美化院内环境。修建两个供病人休闲的草坪广场，保健病房大门两边增设喷泉、假山等景点。同年，建造高压氧治疗中心，面积180平方米。

2001年1月，江宁县人民医院更名为江宁区人民医院（以下简称区医院）。2月，成立高压氧治疗中心及血液透析室。4月9日，医疗综合大楼破土动工，举行开工庆典活动。9月11日，区医院与东南大学医学院签订协议，正式成为东南大学医学院教学医院，承担东南大学医学院学生的实习带教任务。11月，裙楼开工建设，11月26日，医疗综合大楼主楼提前封顶。是日，区医院举行区红十字医院，东南大学医学院、第二军医大学南京军医学院教学医院，区眼病、牙病防治所揭牌仪式。12月，医院成立人才工程领导小组，主要负责各类人才的引进、管理、考核、监督、评价。

2002年2月，区医院下发加强医疗管理的通知。4月，通过民主测评、知识测验、组织考察、张榜公示、党政研究等环节，任命一批临床、医技、二级科室、护理岗位干部，并先后成立调整医院管理组织。7月6日，成立强院药店。11月6日，为开辟院前急救“绿色通道”，南京市急救中心江宁分站在区医院正式开通。

第四节　南京市江宁医院

2002年12月5日，经南京市卫生局、江宁区人民政府批准，江宁区人民医院更名为南京市江宁医院（以下简称江宁医院）。南京市计量局在医院内设立血压计检定站。年底前，江宁医院创建成为南京市唯一一家被卫生部指定的“全国微创协作医院”。引进6名临床各专业技术人才。新购进大型全自动生化分析仪、纤维支气管镜等大型先进仪器设备，设备总投入560多万元。当年，江宁医院深化推进人事制度改革，全面推行中层干部竞争上岗。先后完成机关人事制度改革，精简机构，分流富余工作人员；完成临床医技科室干部、护士长、病区主任、班（组）长的竞争上岗择优聘任工作。同时实行全员定编定岗，双向选择，择优竞岗聘用，末位淘汰分流等制度改革。

2003年8月，江宁医疗综合大楼裙楼急诊中心落成并投入使用。在院外新增设文靖路文靖社区卫生服务站，在岔路口金盛路开设天地新城分院，设有14个临床医技科室。9月，在老干部局内新建医疗专用楼，同时老年诊所更名为老干部门诊部、府后社区卫生服务站。10月30日，江宁医院将急诊科和南京市急救中心江宁分站合并成立急诊急救中心。11月28日，新建15层现代化的医疗综合大楼落成启用，设置标准床位392张。向以色列申请260万美元的政府贷款，购置核磁共振、八排螺旋CT、中型C臂X光机、数字化平板X光摄影机（DR）、彩色B超等一批先进设备，有效地提高医院整体诊断治疗水平。在门诊部南侧新建电梯井，配置广东中山蒂森公司TE–E型1600公斤电梯1部，方便门诊病人。同年，神经内科“微创治疗重症脑室出血”科研项目，被南京市科技局批准立项，获8万元经费支持，并获江苏省卫生厅新技术二等奖。

2004年3月28日，江宁医院时代诊所开诊。3月，新引进的0.35T磁共振机正式投入使用。5月，呼吸科举办江宁区第一次“哮喘之家”活动。6月，江宁医院对门诊、急诊工作实行分开管理。由眼科、耳鼻喉科、口腔科、康复理疗科等组成的联合病房（十二病区）成立，开始收治住院病人。7月，妇产科正式开办孕妇学校。11月，开发区分院选址新建工程开工。医院先后成立冠脉介入中心、江宁糖尿病之家、泌尿外科碎石中心、肿瘤治疗中心。12月，新成立的十三、十四病区正式投入使用，方便了老干部的诊疗与康复。神经内科成功开展首例脑血管造影及支架置入术。成立教学管理领导小组，设内科、外科、妇产科、儿科4个教研室。新建的800吨双回路蓄水池投入使用，彻底解决医疗区、家属区用水难问题。同年，医院根据70年的文化沉淀，确立院歌和院徽。

2005年2月，设立政府保健科医疗点。4月，在临床医疗一线试行“低职高聘”，当年有5名临床医师被低职高聘。7月，江宁医院正式挂牌南京医科大学康达学院附属医院。同月，将所有医院管理制度汇编为3册。江宁医院与南京医科大学合办研究生课程进修班，接收全区卫生系统学员53人。9月，还与东南大学合办护理本科班，学员32人，其中江宁医院护士25人。10月28日，医院举行建院70周年庆典、医疗综合大楼落成、开发区分院竣工、门诊综合大楼开工系列庆典活动。为迎接70周年院庆，医院拍摄电视短片《跨越》，设计制作《走向辉煌》宣传画册，发行纪念邮票，制作纪念手表，在《扬子晚报》和《今日商报·江宁版》上发行院庆专刊《开拓创新促发展，与时俱进创辉煌——腾飞的南京市江宁医院》。

2006年，江宁医院提出“质量立院、科技强院、服务兴院”的办院方针和“总量控制、突出效益、优化品质、崇尚服务”的发展思路。1月，江宁区医疗技术服务中心成立，该中心设在江宁医院院内，医院努力发挥职能作用，全力推进江宁区“小病不出街镇，大病不出区”目标逐步实现。3月，LIS系统在检验科成功上线，并与HIS系统连接，病人信息得到共享。4月，成立“江宁肾友会”，创刊《江宁肾友会会刊》。5月，开发区分院病房正式启用。7月8日，江宁医院召开创建基本现代化医院动员大会，部署基本现代化医院创建工作。当月开设电子阅览室。8月，呼吸科、肿瘤科、胸外科被南京市卫生局评为南京市二级医院医学重点专科。10月，江宁医院改革劳务分配制度，实施“效率效益考核+优质服务奖励基金、医疗质量基金、医疗安全风险基金、重点专科发展基金”的“1+4”综合绩效考核。实行层级管理、院科两级负责制、二次分配制和院领导分工负责制。11月，神经内科卒中单元通过江宁区科技局验收。11月28日，新建门诊综合大楼主楼封顶。12月，江宁医院召开党员大会，选举产生新一届院党委、院纪委领导班子，进一步明确医院“十一五”总体奋斗目标是“建成三级医院、基本现代化医院、南京医科大学附属医院”。当年，江宁医院共派出医务人员近200人次到土桥、丹阳、湖熟等地参加卫生支农，提供义诊、手术、教学、查房、护理指导及业务培训。

2007年2月8日，江宁医院与南京医科大学合办的研究生课程进修班举行结业典礼。8月，江宁医院制定《江宁医院干部调整聘任实施方案》，对全院干部实施调整聘任，并根据医院功能变化，新成立科教处、客服中心。为明晰管理职能，提高管理效能，体现各级管理岗位责、权、利的统一，医院制定实施《层级管理责任制实施意见》。同时制定《总住院医师制度》，外科建立了总住院医师值班制度。9月，王琪、李军荣、李圣华、何流4人被南京医科大学聘为兼职副教授。江宁医院与江宁区疾控中心交接，成为江宁区肺结核病诊疗定点单位。12月16日，新建的15层门诊综合大楼落成启用。门诊综合大楼一至五层为门诊部，七至十二层为内科病房，设标准床位261张。大楼启用后，实现门诊诊室名称与专科病区名称的实际对应，形成门诊病房一体化的专科发展格局。在门诊大厅布置医院建设72周年发展历程、优势技术、优质服务、优良设备4个主题的系列展板，展示医院辉煌的发展历程和整体技术服务实力。院长庞宁为4个主题展板分别题词为“流金岁月、大医精诚、医为仁术、博医惠民”，彰显医院文化底蕴。同年，原医疗综合大楼更名为急诊综合大楼。

2007年年底，江宁医院已成为一所集医疗、教学、科研、预防、保健、康复为一体的综合性二级甲等医院、爱婴医院、江宁区红十字医院，南京医科大学康达学院附属医院，南京医科大学、东南大学、江苏大学教学医院。区临床医学检验中心、区牙病防治所、区眼病防治所和南京市急救中心江宁分站均设在江宁医院，同时也是卫生部推广项目“颅内血肿微创清除技术协作医院”。医院医疗区占地面积56112平方米，建筑面积73660平方米，拥有2栋现代化的医疗综合大楼，年业务收入2亿元以上，固定资产3亿元以上。在编职工766人，其中卫生技术人员661人，博士1人，硕士研究生35人，高级职称53人，中级职称291人。开放床位800张，开设21个病区，36个临床科室、15个医技科室、2个分院和1个门诊部。拥有核磁共振、八排螺旋CT、数字化平板X光摄影机（DR）、大型全自动生化分析仪、电化学发光免疫分析仪、多功能彩色B超、电子胃镜、肠镜、十二指肠镜、钬激光碎石机、德国DP麻醉机、金熊呼吸机等先进医疗设备。呼吸科、胸外科、肿瘤科为南京市重点专科，神经内科、心血管内科、神经外科、骨科、泌尿外科、妇产科、儿科、血液透析科为区级重点科室，有区级名医7人。形成以心脏介入、脑血管介入、碎石、微创腔镜下诊治等为代表的专科特色。承担南京医科大学及南京医科大学康达学院的临床课程教学任务。医院年门急诊工作量60万人次以上，住院病人2万人次以上。

第二章　医院行政管理

江宁医院在创建初期，由于县政府卫生院规模小、工作人员少，业务工作仅限于一些很简单常见疾病的诊治，卫生院不设职能机构，院内一切事务由院长及负责人直接管辖和处置。

新中国成立后，医疗业务范围逐步扩大，工作人员不断增加。20世纪50年代初期，医院按照管理工作的规范要求，先后设置政工组、医务组、总务组等职能部门，初步形成医院管理体制的雏形，并发挥积极作用。1966年，“文化大革命”开始，医院管理制度被破坏，医院工作受到冲击和影响。1969年，工宣队、军宣队先后进驻医院，原医院领导都靠边。1970年，医院成立革命委员会，各项工作实行一元化领导。70年代末，革委会撤销，医院贯彻全国卫生厅局长工作会议精神，工作重点转移到以医疗为中心的轨道上来。80年代，执行省市《关于卫生工作改革的暂行规定》，医院管理实行党政分开，院长作为医院的法人代表，实行院长负责制，同时推行职工代表大会制度，加强民主管理，确立院长的中心地位和职工参政议政的主人翁地位，党组织实行政治领导和监督。1988年，由医院法人代表向县卫生局实行综合承包，制定“事业单位企业化管理”技术经济承包责任制方案，实行“两包两挂”的承包形式。90年代及2000年后，遵循“管理出效益”的原则，医院实行院科两级负责制，推行劳动人事制度改革，实行干部聘任制，工人合同制和专业技术职务聘用制的“双轨制”，职工实行双向选择，择优聘用，量才录用。改革分配制度，逐步建立起按劳分配、多劳多得、奖勤罚懒、奖优罚劣的分配体系和向临床一线倾斜的原则，业务科室实行医疗指标、服务质量、医德医风、经济效益、技术含量等参与考核分配，后勤部门实行维修计件、计时、定额消耗的考核；职能部门实行综合目标管理责任制考核，有效地激发广大干部职工的积极性，并创造出良好的效率效益。

几十年中，医院行政管理工作虽然经历过起落和挫折，但院领导和职能科室始终强抓管理工作不放松，坚持以病人为中心，以群众满意为目标，挖掘内部潜能、优质服务、优良技术，促进运行机制改革等新举措，使医院在医疗、护理、教学、科研、技术进步等方面得到长足进步和发展。

第一节　行政领导

民国35年（1946）2月，江宁县人民政府委任戴鸿奎为卫生院院长。民国36年（1947）1月，任命马龙瑞为院长，戴鸿奎为副院长。民国38年（1949年9月30日止）1月，金奎任院长。1949年5月，县人民政府接管卫生院，并改称江宁县人民医院。1949年9月，姜自治为指导员。1950年7月，改称江宁县卫生院。1951年5月，冯泮之（女）任指导员。1954年8月，王永吉任院长。1956年3月，魏金凯任院长，同年6月，更名为江宁县人民医院。1957年7月，王耀渊任院长。1970年5月，辛超任革委会主任。1971年7月，徐乃荣任革委会主任。1984年6月，奚华堂任院长。2000年1月，卞仕云任院长。2005年12月，庞宁任院长。

1946—2007年江宁医院行政负责人更迭情况表

表 2-1

姓　名	职　务	任职时间
戴鸿奎	院长 副院长	1946 年 2 月至 1947 年 1 月 1947 年 1 月至 1949 年 8 月
马龙瑞	院长	1947 年 1 月至 1949 年 1 月
金　奎	院长	1949 年 1 月至 1949 年 6 月
姜自治	指导员	1949 年 9 月至 1951 年
冯泮之（女）	指导员	1951 年至 1952 年 6 月
王鲁魁	副院长	1952 年 6 月至 1954 年 8 月
王永吉	副院长 院长	1953 年 2 月至 1954 年 8 月 1954 年 8 月至 1956 年
魏金凯	院长	1956 年 3 月至 1957 年 7 月
李　健	副院长	1953 年 8 月至 1957 年 9 月 1960 年 9 月至 1982 年 10 月
祝逸翰	副院长	1956 年至 1957 年
王耀渊	院长	1957 年 7 月至 1970 年 5 月
辛　超	革委会主任	1970 年 5 月至 1971 年 7 月
丁学荣	革委会副主任	1970 年 8 月至 1973 年 5 月
徐乃荣	革委会主任 / 院长	1971 年 7 月至 1978 年 11 月
俞屏梅（女）	革委会副主任 / 副院长	1972 年 5 月至 1978 年 11 月
陈复新	革委会副主任	1970 年 8 月至 1976 年
李士发	革委会副主任 / 副院长	1976 年 2 月至 1984 年 6 月
姜代琪	副院长	1978 年 10 月至 1992 年 12 月
柯尊涌	党总支书记（主持工作）	1978 年 11 月至 1984 年 3 月
奚华堂	革委会副主任 / 副院长 院长	1978 年 8 月至 1984 年 5 月 1984 年 6 月至 1999 年 12 月
吴维智	副院长	1984 年 6 月至 1988 年 12 月
周复兴	副院长	1988 年 12 月至 1999 年 12 月
施荣宝	院长助理 副院长	1988 年 12 月至 1992 年 3 月 1992 年 4 月至 2006 年 3 月
皇甫毓明	院长助理 副院长	1988 年 12 月至 1992 年 3 月 1992 年 4 月至 1999 年 12 月
吴家庚	副院长	1996 年 12 月至 2006 年 3 月
蒋永兆	副院长	1996 年 12 月至 1997 年 9 月
汤爱红（女）	副院长	1996 年 12 月至 2004 年 1 月

续表

姓　名	职　务	任职时间
卞仕云	院长	2000 年 1 月至 2005 年 12 月
王　琪	副院长	2002 年 11 月至 2007 年 12 月
王仕国	副院长	2002 年 11 月至 2007 年 12 月
庞　宁	院长	2005 年 12 月至 2007 年 12 月
朱　锋	副院长	2007 年 10 月至 2007 年 12 月

第二节　行政科室

【党政办公室】

20 世纪五六十年代，医院日常事务性工作，有医务组（科）或总务组（科）代管。70 年代，医院成立政工组（科）后，承担医院办公室的一些工作。80 年代，成立人秘科，分担医院一些工作计划、总结、文件收转发等工作。

1987 年 8 月，成立医院办公室，有工作人员 3 人，设主任、秘书、文书、档案管理、打字等岗位。丁义宝任办公室主任。1993 年，文印工作划归信息科。1995 年 8 月，医院办公室有工作人员 4 人，并兼管健康教育工作。2000 年 1 月，健康教育工作划归护理部。7 月，医院办公室有工作人员 4 人，增设专职宣传人员。11 月，李沪英调任办公室任副主任。

2001 年 8 月 23 日，健康教育日常工作重新划归医院办公室。2002 年 1 月 10 日，医院办公室更名为党政办公室。岗位设置主任 1 人，副主任 1 人，科员 2 人，打字员 1 人。文印工作划归办公室管理。2 月 26 日，医院新设立信息中心，隶属办公室管理，享受医院二级科室待遇，李沪英兼任信息中心主任。5 月 26 日，丁义宝兼任驾驶班班长。2006 年 4 月，朱锋任办公室主任，曾燕任副主任。2007 年 8 月，医院办公室所属健康教育、行风、宣传等工作划归客服中心管理。

医院党政办公室是医院重要的职能科室，其主要任务是在院长的领导下，负责医院党、政、组、纪、宣等日常性工作。拟定医院的工作计划、总结、各种文件并负责监督执行；记好大事记；主管文件的收发登记、转递传阅、催办督办、立卷归档；文件资料的打印、复印等；安排各种党政会议，做好会议记录；负责医德医风建设和群众来信来访接待工作；负责安排工作时间和节假日时间的总值班；负责院内外各类宣传工作；负责行政车辆的调度使用；负责接待到访的兄弟医院领导、外国友人；负责处理领导交办的其他工作。

党政办公室负责人更迭情况：

1987 年 8 月至 2006 年 4 月，丁义宝任主任；2000 年 11 月至 2006 年 12 月，李沪英任副主任；2006 年 4 月至 2007 年 12 月，朱锋任主任，曾燕任副主任。

驾驶班：20 世纪 60 年代，医院有车辆 3 辆，其中跃进牌救护车 2 辆，701 型生活卡车 1 辆，驾驶员 7 人。80 年代，医院有车辆 4 辆，驾驶员 6 人。90 年代前期，医院有救护车 4 辆，驾驶员 6 人，由总务（后勤或行政科）管理。90 年代后期，有救护车 2 辆，驾驶员 5 人。

2007 年 12 月，医院有车辆 13 辆，其中 120 救护车 4 辆、行政办公用车 4 辆、开发区分院专用车 4 辆、天地新城分院专用车 1 辆，驾驶员 12 人。

驾驶班负责人更迭情况：1968 年，张家旺任班长；1980 年，盛广成任班长；1991 年，唐智宝任班长；1997 年 3 月，周宝根任班长；2002 年 5 月，丁义宝兼任班长；2002 年 8 月，唐智宝任副班长；2004 年 8 月，俞海波任班长，唐智宝任副班长。

文印室主要设备情况：1993 年，添置电脑 1 台，油印机 1 台。2000 年，添置复印机 1 台。2005 年，添置油印一体机 1 台；同年 12 月，添置复印机 1 台。

【医务处】

1950 年 7 月，医院设医务组，负责全院的医疗工作。1953 年 6 月，改医务组为医疗预防股。1957 年，副院长李健兼管医务工作。1958 年，医疗预防股分管内科、外科、中医科、针灸科、妇产科、化验室等科室。1960 年，医疗预防股改为医务组。1981 年 9 月，医务组调整为医务科。1984 年，医务科设专职科长 1 人，副科长 2 人，其中 1 名副科长兼总护士长。1986 年，成立护理部，护理管理工作从医务科划出。1994 年，成立医教科，与医务科合署办公，承担科研、教学管理工作。2000 年 3 月，医务科与医教科合并，统称医务科。2002 年 2 月，医务科改为医务处。2007 年 8 月，成立科教处，教学与科研等工作从医务处划出。2007 年年底，医务处有工作人员 4 人。

主要工作职能：拟定医院医疗、业务工作计划，制定并完善各类医疗规章制度；医疗质量、医疗安全的检查监督管理；组织管理新技术新项目的开展；合理安排人员外出进修、参加各类学术活动；负责执业医师的注册及变更工作；负责传染病管理和医疗纠纷的处理；医学科研和继续教育的组织管理；医学情报信息以及病案统计信息的收集整理。

医务处负责人更迭情况：

1957 年至 1970 年，副院长李健兼管医务工作；1971 年至 1976 年，副院长陈复新分管医务工作；1976 年至 1981 年，吴泽祥任医务组组长；1981 年至 1984 年 7 月，李健兼任医务科科长；1984 年 7 月至 1996 年，张建余任科长；1984 年 7 月至 1987 年，邓志听任医务科副科长兼总护士长；1984 年 7 月至 2001 年，黄鸿芳任副科长；1992 年 7 月至 1997 年 1 月，戚晓庄任副科长；1995 年 6 月至 2002 年 2 月，何秀芬任副科长；1997 年 2 月至 2002 年 2 月，戚晓庄任科长，李家俭任副科长。2000 年 3 月至 11 月，王赤任医务科副科长。

2002 年 2 月至 2004 年 3 月，王赤任医务处处长，李圣华任副处长，王剑兼任副处长；2004 年 3 月至 2007 年 7 月，张正毅任医务处处长，王玉忠、毛荣任副处长；2007 年 7 月至 2007 年 12 月，臧晓祥任医务处处长，居蓉、李东林任副处长。

【护理部】

民国 35 年（1946）4 月，医院成立护理组，设主任 1 人。1961 年，设总护士长一职，负责全院的护理工作。1984 年 7 月，医务科设副科长兼总护士长一职，统管全院的护理工作。1986 年 9 月，成立护理部，设主任 1 人，副主任 1 人，承担护理管理及护理队伍教学培训工作。2007 年 12 月，护理部有工作人员 4 人。

护理部统一管理医院护理工作。主要职能：对医院护理工作质量、护理教学、护理科研进行系统、全面、科学管理；负责全院护士的业务培训、工作安排、继续教育等工作；根据医院工作目标任务制定相应的护理工作计划并组织落实；建立健全各种护理管理制度，总结护理管理经验，提高护理工作业务水平。

护理部负责人更迭情况：

1961年至1984年7月，邓志听任总护士长；1984年7月至1987年4月，邓志听任医务科副科长兼总护士长；1984年7月至1987年，相秉琦任副总护士长；1986年至1993年6月，邓志听任护理部主任；1987年4月至1989年4月，沈亦新任护理部副主任。

1989年1月至1992年7月，李海涛、汤爱红任主任助理；1992年7月至1995年6月，汤爱红任护理部副主任；1992年9月至1995年6月，欧小凤任护理部干事；1995年6月至1997年3月，汤爱红任护理部主任，欧小凤任护理部主任助理。

1997年3月至2002年2月，汤爱红兼任护理部主任，王宗芳任护理部副主任（主持工作），欧小凤任护理部副主任；2002年2月至2004年4月，王宗芳任护理部主任，夏大珍任副主任；2004年4月至2007年12月，夏大珍任护理部主任；2004年4月至2007年8月，丁爱芳任护理部副主任；2007年8月至12月，张阿玲任护理部副主任。

【人事处】

1960年，医院设政工组，负责医院人事管理。1981年9月，政工组更名为政工科。1984年8月，政工科更名为人秘科。1986年9月，人秘科更名为人保科。1989年7月，医院成立改革办公室。负责医院考核奖惩。1992年7月，人保科分为人事科和保卫科。2000年11月，改革办公室更名为综合管理办公室，与人事科合署办公，有工作人员3人。2001年12月，人事科与保卫科合并，更名为人事综合办公室，有工作人员4人。2002年2月，人事综合办公室更名人事综合处。12月，安全保卫工作从人事综合处划出，归后勤处管理。2004年4月，人事综合处有工作人员3人。2007年8月，人事综合处更名为人事处，有工作人员4人，全面负责编制计划、人员调配、人才培养、工资福利、职称评审、人事档案等。

主要职能：负责医院人事管理工作，根据相关政策规定，办理人员调入、调出及退职退休、离职休养工作；承办在职职工考勤、考核、晋升、奖惩和调整工资等具体工作；负责职工劳务费的核算和医院内部审计工作；负责医院招聘应届医学院校医护技专业毕业生的岗前培训及分配和安置；负责人才引进、专业技术人员的职称评审及聘用。

人事处负责人更迭情况：

1981年9月至1984年，先后有李复进兼任政工科科长、胡仁杰任政工科科长；1984年7月至1999年11月，陈家栋任人秘科副科长、科长；1989年7月至1997年5月，皇甫毓明兼任改革办公室主任；1989年7月至1995年6月，王先鸿任改革办公室副主任；1995年6月至2000年3月，桂庆浪任改革办公室副主任。

2000年3月，桂庆浪任人事科科长；2002年2月至2004年4月，桂庆浪任人事综合处处长；2002年2月至2007年12月，吴敏任副处长；2004年4月至2007年12月，王宗芳任处长。

【计财处】

民国24年（1935），医院建立至新中国成立初期，只有会计人员1人，医院的财务隶属总务科管理。20世纪70年代初期，成立会计室，隶属总务科管理，设会计和出纳各1人，负责全院财务工作。1975年，医院有会计人员8人。1981年1月，郃刚接任叶明霞任主办会计，吴国桐任出纳会计。1988年12月，会计室从总务科独立出来。1992年7月，成立财务科。2001年3月，财务科更名为计财处，并设医保办隶属财务科管理的二级职能科室，管理执行全县（区）城镇职工及院内职工的医疗保险。

2007年9月,计财处有工作人员44人(临时合同制人员20人),其中计财处会计室7人(医保办2人),住院处8人(开发区分院1人),挂号收费处29人。

主要职能:计财处主要负责全院的财务往来、经济运行,同时承担会计、核算、出纳、稽核、往来,医保管理、物价管理等职能。

计财处负责人更迭情况:

1988年12月至1995年6月,皇甫毓明兼任财务科长,郜刚任副科长;1995年6月至2003年6月,郜刚任财务科科长;2003年6月至2007年8月,贾建华任计财处副处长并主持工作;2007年8月至12月,贾建华任计财处处长。

门急诊收费处

1988年12月,医院设立门诊挂号收费处。1989年6月,殷珠明任门诊收费处组长。2001年6月,为方便病人交费,开始在门诊部二、三楼开设收费窗口。2002年5月,江恩志任门急诊收费处组长。2004年8月,易春燕任门急诊收费处组长。2007年12月,新门诊综合大楼启用后,根据现代化医院的要求,门诊部每层均设立收费窗口。

住院收费处

1988年12月,设立住院收费处。1989年6月,李建平任住院收费处组长。1998年12月,易志兰任住院收费处组长。2002年5月,许金凤任住院收费处组长。2004年8月,荣小勇任住院收费处组长。2007年年底,新建门诊综合大楼启用后,由于内、外科病房分开,为方便病人记账和出院结算,住院收费处分为内科住院收费处、外科住院收费处。

【后勤处】

1950年7月,医院设总务组。1953年6月,总务组更名为总务股,辖挂号收费室、会计室、食堂、仓库等科室,有工作人员11人。1960年,总务股更名为行政组。1969年,行政组改设总务科,辖会计室、食堂、挂号室(兼收费员)、采购员(兼电工)、洗衣房、救护车房等部门,有职工29人。1970年,增设基建组。1971年,医院设行政组,辖会计室、食堂、救护车房、洗衣房、电工、缝纫组、门卫、基建等科室。1977年12月,医院改设总务科,原行政组职能任务及人员性质不变。

1984年8月,总务科更名为行政科,下设食堂、洗衣房(含缝纫组)、维修组(水、电、瓦、木、油漆)、救护车班、环卫绿化组、后勤仓库等部门。1989年,盛广成任行政科管理员,分管固定资产的管理以及维修、环境绿化工作。

2000年3月,行政科更名为总务科。2002年2月,总务科更名为后勤处。2003年11月,医院设楼管科,归后勤处管理。2007年,后勤处辖楼管科、配电班、中央空调班、中心供氧吸引、监控室、锅炉班、洗衣班、污水处理站、仓库等科室,管理食堂、物业管理、水电维修、环境绿化、停车场,有正式职工37人,合同制工人11人。

后勤处既是一个行政管理职能部门,也是一个服务性业务部门,其主要功能是行政管理和提供服务。主要职能:承担着水、电、汽、氧等供应管理,为临床、病人、职工提供各项综合保障服务,主要有基建维修、环境绿化、污水污物处理、院内治安保卫以及各类后勤物资保障供应等工作。

后勤处负责人更迭情况:

1971年至1975年,丁学荣任总务科科长;1975年1月至1977年12月,耿建海、赵义和任行政组负责人;1977年12月至1979年9月,赵义和任总务科负责人;1979年9月至1982年9月,王顺波任总务科科长；1982 年 2 月至 1984 年 9 月，董德功任总务科科长；1984 年 9 月至 1998 年 9 月，王德录任行政科科长；1984 年至 2000 年 3 月，孙贯新任行政科副科长；1995 年 6 月至 1997 年，郗家洪任行政科副科长兼食堂管理员；1997 年至 2000 年 7 月 郗家洪任行政科副科长兼食堂司务长。

2000 年 3 月至 2002 年 2 月，副院长吴家庚兼任总务科科长；2000 年 7 月至 2002 年 2 月，李鸣任总务科副科长；2002 年 2 月至 2004 年 3 月，副院长吴家庚兼任后勤处处长；李鸣任后勤处副处长。2003 年 12 月至 2004 年 4 月，印根生任后勤处副处长；2004 年 4 月至 2007 年 12 月，印根生任后勤处处长；桂庆浪任后勤处副处长；2007 年 8 月至 12 月，陈明任后勤处副处长。

【基建办公室】

1960 年，调整机构设置，总务股改为行政组，院内基本建设管理及房屋维修改造均由行政组负责。1970 年，经县革命委员会批准，异地新建县医院，成立基建组，隶属行政组，由李钰、赵义和等人负责新院址的征地以及“三通一平”（通电、通水、通路，平整土地）等工作。1984 年，调整为行政科，行政科基建管理人员负责医院基建项目的建设和工程决算等工作。1991 年，行政科基建组有工作人员 3 人。2000 年 3 月，为加强对基建项目的管理和监督以及质量检查监控，实施所有基建项目全程质量跟踪，确保优质标志工程，成立基建办公室，主要负责医疗综合楼以及其他基建项目，有工作人员 5 人。

基建办公室负责人更迭情况：

1980 年至 2000 年，孙贯新、王德禄负责基建组工作；2000 年至 2006 年，施荣宝兼任基建办主任；2000 年至 2001 年，孙贯新任基建办副主任；2002 年 1 月至 2007 年 12 月，印根生任基建办副主任；2003 年至 2005 年，李鸣任基建办副主任。

【客服中心】

2007 年 8 月，医院成立客服中心，有工作人员 3 人。

客服中心主要职能：负责客户服务、行风投诉、健康教育、医院宣传等相关工作。接受客服咨询、预约服务，定期召开病员工休座谈会，发放病员满意度调查表，开展出院病人电话回访;提供医疗保健信息，组织开展各类义诊咨询，督促管理糖尿病之家、孕妇学校等各类健康教育讲座的落实；受理行风投诉，负责行风监督管理，并做好记录；接待群众来信来访；负责医院各类宣传及新闻报道工作。

客服中心负责人更迭情况：

2007 年 8 月至 12 月，刘乐春任客服中心主任；徐必华任客服中心副主任。

【科教处】

20 世纪 50 年代—90 年代初，医院科研、教学管理职能由医务科承担。1994 年 2 月，成立医教科，设科长 1 人，与医务科合署办公，具体承担科研、教学管理工作。

2000 年 3 月，医务科与医教科合并，统称医务科。2002 年 2 月，医务科改名医务处。2004 年 3 月，由医务处 1 名副处长具体负责科研教学工作。2007 年 8 月，根据南京医科大学康达学院附属医院功能要求，医院成立科教处，有工作人员 2 人，全面负责医院科教研工作。

主要职能：负责医院教学、科研等工作。组织实施南京医科大学康达学院及南京医科大学部分专业的理论教学任务，负责安排实习生的实习带教管理，负责医院科研课题的申报及实施管理以及医学论文的登记汇编，负责继续医学教育、院内学术讲座及院内外学术交流、住院医师规范化培训、外院人员进修培训管理等项工作。

科教处负责人更迭情况：

1994 年至 2000 年，李家俭任医教科科长；2007 年 8 月至 12 月，毛荣任科教处处长。

【药剂科】

建院初期，只设有简单的药房、药库，尚无药剂科，药品管理归属于总务科。1950 年，仅有药剂人员 1 人，毕业于调剂职业学校，同时兼任外科助理医师。20 世纪 50 年代至 60 年代末期，药剂人员增加到 2 至 4 人。

1968 年，成立制剂室，面积约 30 平方米，配制少量的灭菌制剂。有药师 2 人，药工 1 人。1972 年，建立新制剂室，约 150 平方米，生产无菌制剂和普通制剂，并设立药检室，做定量分析及热源试验。70 年代，药剂人员增至 10 人左右，其中包括中药药剂人员。1976 年，成立药剂科。1978 年，正式成立门诊西药房、门诊中药房，住院（中心）药房及药库。

1982 年，住院药房位于三层病房楼（现行政综合楼）二楼，设二级库房。药库位于原制剂室一楼，后多次搬迁、扩大。同年，新建二层制剂楼，后又按照 GMP（Good Manufacturing Practice 指导食物、药品、医疗产品生产和质量管理的法规）要求改建一次。配备相应的药学人员，并通过验收，取得“医疗机构制剂许可证”，开展普通制剂和灭菌制剂。1984 年，门诊西药房位于二层门诊楼一楼大厅西侧，设有二级库房及药品分装间，负责门诊与急诊病人取药。门诊中药房与西药房相对，门诊中药房同期还设有煎药室。1992 年，煎药室撤销。

1993 年，随着五层门诊楼的启用，门诊药房搬至门诊一楼，另设急诊药房，归门诊药房统一管理。中药房搬至门诊二楼。1998 年起，医院按药品 GSP（Good Supply Practice 药品经营质量管理规范）管理模式陆续为各药库（房）新增彩钢板货架、地架、空调、冷藏柜、冰柜、除湿机、温湿度计和微机等必需硬件设施。2000 年，医院停止大型输液的生产，保留部分普通制剂的生产。2002 年 2 月，医院将药剂科升格为职能科室。7 月，强院药店成立，强院药店为二级法人单位，人员归属药剂科统一安排，经济单独核算，医院按经济实体管理。同年，门诊西药房获江宁区“青年文明号”窗口单位。

2003 年，“非典”时期，制剂室为全院工作人员生产“防非口服液”，为医院抗击“非典”作出了贡献。同年 11 月，医疗综合大楼（现急诊综合大楼）启用，医院单独成立急诊药房，位于新大楼一楼，和门诊西药房正式分开管理。同时住院药房搬入急诊综合楼四楼，面积扩大至 120 平方米，配备药梯。

2006 年 2 月，开发区分院设立病区，药房配备药师 4 名。为强化分院药房管理，设立开发区分院药房，由药剂科、开发区分院双重管理。2007 年 9 月，撤销制剂室，同时设立临床药学室。12 月，随门诊综合大楼启用，门诊药房迁入。原门诊西药房与中药房合并，成立一楼和三楼门诊药房，分开管理；并单独设立中草药房，暂归门诊药房统一管理。新设第二个住院（中心）药房，位于门诊综合大楼五楼南面，面积约 140 平方米，配备药梯。药剂科下设药库、门诊药房、门诊中草药房、住院（中心）药房、急诊药房、开发区分院药房、临床药学室、天地新城分院药房、老干部门诊部药房共 9 个部门，共有药学人员 44 人。其中，具有硕士学历 1 名，本科学历 23 人，大专 15 人，中专 4 人，高中 1 人；副主任药师 2 人，副主任中药师 1 人，主管药师 15 人，主管中药师 2 人，药师 16 人，中药师 1 人。有 14 人取得执业药师资格。

药剂科具有行政和业务双重职能。主要工作任务：落实《中华人民共和国药品管理法》（简称《药品管理法》）、确定医院基本用药目录、规范药品流通管理、逐步开展临床药学工作及病人用药咨询等。

药剂科负责人更迭情况：

1976年至1978年，李士祥任药剂科负责人；1978年至1987年，李士祥任药剂科副科长；1987至1992年，汪韫敏任药剂科科长；1992年7月至1997年，黄鸿芳任药剂科科长；1995年2月至1997年2月，张国龙任药剂科科长助理。

1997年2月至2002年2月，张国龙任药剂科副科长，主持工作；1997年至2001年8月，孙友发任药剂科副科长；2002年2月至2003年8月，张国龙任药剂科科长；2003年3月至2004年3月，陈敏任药剂科副科长；2003年9月陈敏主持药剂科工作；2004年3月至2007年12月，陈敏任药剂科科长；2004年3月至2007年8月，卞元清兼任药剂科副科长。

【医院感染管理办公室】

20世纪80年代前，医院感染工作由各科自行管理，主要是对各医疗废弃物进行消毒处理，防止交叉污染。

1989年7月，根据卫生部文件要求，医院成立医院感染管理小组，业务院长分管医院感染工作。成员分别由医务科、内科、外科、防保科、检验科负责人组成。1992年4月，成立医院感染管理办公室，具体负责医院感染管理工作，逐步形成医院管理网络组织，制定医院感染管理制度、消毒隔离制度以及人员职责等，组织全院有关人员进行医院感染知识培训，开展医院环境和消毒灭菌效果监测等。

2002年5月，医院感染管理办公室有专职人员1人，兼职人员1人，配有检验专业工作人员（兼）。医院感染管理办公室是南京市医院感染监控中心监测网成员，与市监控中心同步对医院感染情况进行监测、预防和控制。

医院感染管理办公室主要职能：负责医院感染管理工作。开展医院感染情况监测，制定消毒隔离等各项医院感染控制制度、并督促落实，负责对新建医疗设施、流程进行卫生学标准监测，定期组织感染管理有关培训，按规定要求定期向卫生主管部门上报医院感染情况等。

医院感染管理办公室负责人更迭情况：

1992年4月至2000年6月，李海涛任主任；2000年6月至2007年12月，欧小凤任主任。

【设备科】

1951年，器械设备管理工作由总务组负责。1976年，成立药剂科，设备采购、管理工作由药剂科负责。1986年4月，医院成立医疗设备科。设科长、采购员、库房管理员、设备维修员等岗位，有工作人员4人。

1999年11月，谢立强任设备科技术组组长。2000年8月，设备科下设设备维修组。主要负责医院医疗器械设备的维修工作，组长为谢立强。设备科人员增加到7人。2007年12月，设备科有工作人员10人，其中临时合同工2人。

设备科主要职能：主要负责医疗、教学、科研所需仪器、设备、器械的计划采购引进；设备论证、购置、安装；设备使用库房管理；医用耗材的采购；科室设备、耗材的成本核算；计量法规的贯彻执行及计量器具的管理；医疗器械设备的维修、调配、日常维护及指导使用；重大设备、重要部门设备的重点保障；建立设备档案；设备资产的管理及开展效益分析等。

设备科负责人更迭情况：

1986年6月至2000年11月，黄鸿芳任设备科科长；2000年11月至2001年2月，谢国荣任设备科负责人；

2001年1月至2004年,冯要武任设备科副科长,并主持工作;2004年至2007年12月,冯要武任设备科科长。

【信息中心】

1992年7月,按照医院分级管理要求,成立信息科,为一级职能科室。工作范围包括病案、统计、图书室。有工作人员5人。2002年2月,信息科更名为信息中心,隶属办公室管理的二级科室,病案室、图书室划入医务处。有专职人员3人,兼职人员1人。

2007年8月,信息中心升格为一级职能科室,图书室划归信息中心,有工作人员5人。

信息中心主要职能:负责临床医学及相关信息的收集,对收集的各种信息进行分类、编码、排序、计算、选择及分析,并做好信息传输、贮存、检索和输出工作,为医院制订年度工作计划,提供准确、有价值的信息;负责医院内统计及医学信息的利用;负责医院计算机网络系统的管理、维护及更新升级。

信息中心负责人更迭情况:

1992年7月至1995年6月,李家俭任信息科副科长(主持工作),周正雯任副科长;1995年6月至2002年4月,李家俭任信息科科长;2002年4月至2004年8月,李沪英兼任信息中心主任;2004年8月至2007年8月,王琪任信息中心主任,李家俭任副主任;2007年8月至12月,李家俭任信息中心副主任,主持工作。

第三节 管理组织职责与职能

江宁医院成立的有关管理组织是根据卫生行政部门规定以及医院管理工作需要而设立的,其在医院管理工作中发挥着重要作用,也是医院规范管理、制度管理、程序管理和科学管理不可缺少的部分。

【病案管理委员会】

1980年,医院成立病案质量检查小组,分管业务的副院长担任组长,医务科长担任副组长。主要是贯彻落实南京市卫生局关于《医疗护理文件书写规则和质量要求》,切实加强病案终末质量管理,分别对各个病区出院病历进行抽查考核。1991年3月,成立病案管理委员会,先后制定《病案质量管理方案》和《诊疗质量管理方案》,并严格执行,取得较好成绩。

管理职责 制定病案管理制度、办法和病案质量评分标准,负责医院病案的质量控制,技术咨询及缺陷管理;负责《病历书写规范》的培训教学与临床指导;组织病案质量检查,纠正病历书写缺陷,提高病历书写合格率;审定病案质量检查评分结果,并定期进行通报、督查、整改;开展病案管理方法研究,不断提高病案管理水平。

工作制度 医院分管医疗业务的副院长任主任委员,在院长领导下,全面负责医院门诊病历的控制、住院病案资料的管理工作,密切配合临床医疗、教学和科研;定期对病案管理工作进行督促、检查和指导,征询各医疗业务部门对病案管理工作的意见和建议,听取病案室关于病案书写质量、病案管理及利用情况的汇报;根据有关材料讨论和确定疾病诊断和手术名称的统一命名,促进医院疾病诊断和手术名称书写的规范化、标准化,制定病案书写标准,及时提出对临床医师、护理人员写好、用好病案的要求;在各专业科室之间、医务人员与病案管理人员之间发挥桥梁作用，推进相互间的交流与协作，促进病案书写、使用及管理质量的不断提高；组织各种形式的病案书写质量检查，评选优秀病案，交流书写和管理经验；制定病案质量评价标准及病案管理规章制度，审定各种医用表格的式样，并监督实施；委员会每个季度召开一次会议，了解病案完成情况，形式可以多样化：如病案展览会、质量抽样检查、召开有关会议、总结讲评有关病案质量与管理情况，参观和经验交流会等;闭会期间，病案室负责执行病案管理委员会的各项决议;定期听取病案管理工作情况的汇报，每年向院长提出病案管理的重点及推进措施。

病案管理委员会成员更迭情况

1991年3月12日，根据卫生部关于病案管理的要求，结合医院实际，成立病案管理委员会。病案管理委员会由周复兴、吴维智、张建余、朱国梓、周百权、罗钰知、浦兰芬、周正雯、戚晓庄组成。主任委员：周复兴；副主任委员：张建余、吴维智。

2000年6月10日，为了加强病案管理，医院成立病案管理委员会。主任委员：汤爱红;副主任委员：王赤、李家俭；委员：何秀芬、欧小凤、王仕国、时家华、刘金保、王小桦、卜纪维、王先鸿、王建宁、张琳等。病案管理委员会办公室设在信息科，主任李家俭（兼）。

2002年5月9日，医院对病案管理委员会进行调整，主任委员：汤爱红;副主任委员：王赤;委员：王剑、李军荣、胡建平、王建宁、王美珍、张安红、张琳、陈南群、李沪英、许向红、黄湘蓉。病案管理委员会办公室设在医务处，主任王剑（兼）。11月16日，医院对病案管理委员会进行调整，主任委员：王琪；副主任委员：王赤、王剑;委员：李军荣、胡建平、王建宁、王美珍、张安红、张琳、陈南群、夏大珍、李沪英、许向红、黄湘蓉。病案管理委员会办公室设在医务处，主任王剑（兼），副主任许向红。

2004年9月9日，医院对病案管理委员会进行调整，主任委员：王琪;副主任委员：张正毅、王玉忠、丁爱芳；委员：张秀伟、胡建平、王建宁、刘金保、张安红、张琳、顾金林、吕小勇、谢先美、黄湘蓉。病案管理委员会办公室设在医务处，主任王玉忠（兼）。

【医院感染管理委员会】

1989年7月，医院成立医院感染管理小组，分管业务的副院长任组长，医护技临床各科室主任或副主任为感染管理委员会成员，形成医院感染管理网络组织。1992年4月，成立医院感染管理办公室，具体负责医院感染管理工作。

主要职能 负责医院感染工作，开展医院感染工作情况监测，制定消毒隔离等各项医院感染控制制度，并督促落实，负责对新建医疗设施、流程进行卫生学标准监测，定期组织感染管理有关知识培训，按规定要求定期向卫生行政主管部门上报医院感染管理工作情况等。

工作制度 在院长或分管院长的直接领导下开展工作；依据《中华人民共和国传染病防治法》《医院感染管理办法》等有关规定，制定全院医院感染控制规划，管理制度并组织实施；认真履行职责，建立健全医院感染管理的各项规章制度：建立医院感染监测制度，消毒隔离制度，消毒药械管理制度，一次性使用无菌医疗用品管理制度等；对医院感染管理办公室拟定的全院医院感染工作计划进行审定，对各项规章制度的落实进行评价考核；定期召开医院感染管理工作会议，研究、协调和解决有关医院感染管理方面的重大事项，遇有紧急问题及时召开。

工作职责 依据有关政策法规，制定全院控制医院感染规划、管理制度，并组织实施；根据《综合医院建筑标准》有关卫生学标准及预防医院感染的要求，对医院的改建、扩建和新建，提出建设性意见；对医院感染管理办公室拟定的全院医院感染管理工作计划进行考评，建立会议制度。

医院感染管理委员会成员更迭情况

1989年7月17日，为加强对感染发病情况的监测，成立江宁县人民医院感染管理小组。组长：周复兴；副组长：张建余；成员：奚红琴、乔茂根、罗卫、张琳。院内感染管理护师：李海涛。

1992年4月30日，在原医院感染管理小组的基础上，成立感染管理控制委员会。主任：周复兴；副主任：张建余、李海涛；委员：乔茂根、时家华、曹时珍、蒋国英、罗卫、杨馨芝、张琳、王德录等。感染管理控制委员会下设办公室，李海涛兼任办公室主任。

2000年6月10日，为加强医院感染管理，成立医院感染管理委员会。主任委员：汤爱红；副主任委员：戚晓庄、欧小凤；委员：何秀芬、时家华、王仕国、刘金保、郭乃英、王先鸿、温苏虹、张琳、张国龙、周京民、李沪英等。感染办与护理部合署办公，办公室主任欧小凤（兼）。

2002年5月9日，对医院感染管理委员会进行调整，主任委员：汤爱红；副主任委员：王赤、王宗芳；委员：李圣华、李军荣、胡建平、王建宁、夏大珍、温苏虹、张安红、王美珍、欧小凤、张琳、王先鸿、刘乐春、丁爱芳、笪丽萍。医院感染管理委员会办公室设在护理部，主任欧小凤，副主任李沪英（兼）。11月16日，对医院感染管理委员会进行调整，主任委员：王琪；副主任委员：夏大珍、欧小凤；委员：李军荣、胡建平、王建宁、温苏虹、张安红、王美珍、张琳、王先鸿、刘乐春、丁爱芳、笪丽萍、戴小凤、李沪英。医院感染管理委员会办公室设在护理部，主任欧小凤，副主任李沪英（兼）。

2004年7月19日，对医院感染管理委员会进行调整，主任委员：王琪；副主任委员：张正毅、欧小凤、丁爱芳；委员：毛荣、臧晓祥、胡建平、王建宁、戚晓庄、温苏虹、张安红、刘萍萍、罗卫、彭启松、王桂华、刘乐春、戴小凤、何爱娣、张阿玲、桂庆浪。医院感染管理委员会办公室设在感染办，主任欧小凤（兼），副主任李沪英（兼）。

【医疗质量管理委员会】

1990年3月，医院成立医疗质量评价委员会，具体负责医院内部医疗差错，医疗事故的防范与处理，以及有关的技术鉴定工作。对医疗质量进行督促、检查和评价。医院明确规定，该委员会活动每月一次，并有详细的活动记录。医院要求医疗质量管理委员会全体成员及其下设的病区、门急诊、社区、护理、医技、后勤质量管理组，承担质量管理与控制的职能，进一步完善制度，明确责任，狠抓工作落实。各大科也要成立相应的质量管理组织，二级科室和病区成立质量管理控制小组，班组要指定质量员，全院形成完善的质量管理网络体系，确保医院所有工作质量始终处于可控状态，始终保持医院质量管理处于高水平。

工作内容 负责医院医疗护理质量管理；负责对医疗质量管理和人员培训工作，提高全员质量意识，树立质量第一的观念；制定医院质量管理标准及质量控制体系。对医疗质量管理的发展趋势进行前瞻性研究，探索更为严谨、更为科学的医疗质量管理评价方法；根据医院发展情况，调整和修订医疗质量标准，保证管理质量持续改进；每季度召开一次委员会例会，特殊情况可随时召开会议；对全院护理工作进行全面质量管理，制定质量管理目标及切实可行的达标措施，定期检查、考核与评价，对护理技术操作、消毒隔离及消毒灭菌效果，进行严格的指导和监测，鉴定、分析护理差错事故，定期组织护理学习及护理查房，推行护理新理念、新技术，不断完善相关管理制度；质量管理委员会相关成员，每月召开一次会议讨论总结当月护理质量情况，制定下月质量管理目标及达标措施；对重点科室：手术室、急诊室、供应室、产房、婴儿室、新生儿病房、ICU及CCU病房进行不定期抽查；每月对手术室、供应室、产房常规器械灭菌消毒，抽样监测一次并登记；每月对各病区进行消毒隔离及细菌培养监测一次并登记；每月或每季度组织一次全院护理差错事故分析讨论会。

工作职责　负责制定全院性的质量管理规划、质量目标和主要措施；协调各部门、科室及各个质量管理环节，组织科室质量管理小组开展活动；负责组织质量教育和培训；建立修订质量标准；研究制定有关质量管理制度、实施质量考核和奖惩；负责组织医院的医疗质量检查、统计分析和评价工作；负责监督各科室、各部门的质量管理工作；负责调查分析医院发生的医疗、护理缺陷的原因，判定缺陷的性质，制定改进或控制措施；组织质量教育培训工作的岗前相关训练考核工作；委员会主任全面负责委员会各项工作，副主任协助主任做好委员会相关工作，办公室主任在委员会主任的领导下负责开展委员会的日常工作，组织筹备委员会会议并负责会议的记录和会议文件的保管，履行委员授予的其他职权。

医疗质量管理委员会成员更迭情况

1990年3月26日，为了加强医疗质量的管理、检查督促、考核和评价，成立江宁县人民医院医疗质量评价委员会。主任委员：周复兴；副主任委员：张建余、朱国梓、周百权；委员：浦兰芬、罗钰知、韩建礼、罗邦玉、汪韫敏、邓志听、黄鸿芳。

2001年8月16日，为进一步加强对医疗质量的管理监督控制，全面提高医疗技术水平，促进医疗质量整体水平再上新台阶。经院长办公会议研究决定，医院对医疗质量管理委员会进行调整充实，主任委员：卞仕云；副主任委员：汤爱红、戚晓庄、王宗芳；委员：王琪、王赤、王义兆、王美珍、王先鸿、朱玉香、周京民、张琳、张国龙、陈霞、卜纪维、王仕国、王建宁、肖惠玲、何秀芬、欧小凤、丁爱芳、夏大珍、笪丽萍。医疗质量管理委员会办公室设在医务科，主任戚晓庄（兼），副主任王宗芳（兼）。医疗质量管理委员会下设5个考核组。第一考核组：王赤、王仕国、朱玉香、周京民、樊文红，组长王赤；第二考核组：王义兆、王建宁、王美珍、张琳、陈霞、何秀芬，组长王义兆；第三考核组：王琪、王先鸿、卜纪维、张国龙、肖惠玲、戚晓庄，组长戚晓庄；第四考核组：王宗芳、丁爱芳、蔡洁，组长王宗芳；第五考核组：欧小凤、夏大珍、笪丽萍，组长欧小凤。

2002年5月9日，医院对医疗质量管理委员会进行调整。主任委员：汤爱红；副主任委员：王赤、王宗芳；委员：王琪、王义兆、王仕国、成传荣、李圣华、王剑、张琳、周京民、吕小勇、朱玉香、刘金保、夏大珍、张国龙、冯要武。医疗质量管理委员会办公室设在医务处，主任李圣华（兼）。11月16日，医院对医疗质量管理委员会进行调整，主任委员：王琪；副主任委员：王仕国、王赤、王宗芳；委员：王义兆、李军荣、成传荣、王建宁、李圣华、王剑、张琳、周京民、吕小勇、朱玉香、刘金保、夏大珍、张国龙、冯要武。医疗质量管理委员会办公室设在医务处，主任王赤（兼）、副主任夏大珍（兼）。

2004年7月19日，医院对医疗质量管理委员会进行调整，主任委员：王琪；副主任委员：王仕国、张正毅、夏大珍；委员：王义兆、李军荣、王建宁、王赤、张琳、周京民、吕小勇、朱玉香、刘金保、陈霞、陈敏、冯要武、张国龙、卞元清、王玉忠、毛荣、丁爱芳。医疗质量管理委员会办公室设在医务处，主任张正毅（兼），副主任毛荣、王玉忠、丁爱芳（兼）。

2005年3月8日，医院对医院质量管理委员会进行调整，主任委员：卞仕云；副主任委员：王琪、王仕国、吴家庚、施荣宝；委员：丁义宝、李沪英、张正毅、王玉忠、毛荣、夏大珍、丁爱芳、王宗芳、吴敏、冯要武、陈敏、印根生、桂庆浪、贾建华、欧小凤、王义兆、李军荣、王建宁、王赤、朱玉香、刘金保、周京民、张琳、吕小勇、张国龙、卞元清。医院质量管理委员会下设病区质量管理组，组长：王琪；副组长：张正毅、李军荣、王义兆；成员：张秀伟、臧晓祥、胡建平、邓纪学、朱玉香、张安红、黄朝霞、刘金保、杨业林、陈霞、郁万友、赵家泉、张有成、周荣平、张冲、孙小伟。门急诊、社区质量管理组，组长：王仕国；副组长：王建宁、王赤、毛荣、张国龙、卞元清；成员：陶平、戚晓庄、陈必新、王炜、张克修、陶跃进、罗卫、袁慧红、刘建勋、温苏虹、周建设、张启德、孙友发。护理质量管理组，组长：夏大珍；副组长：丁爱芳、张阿玲、陆丹、陈贤；成员：丁爱华、许敏、朱月蓉、王桂华、曹金凤、南兴建、张丽英、陆琪琳、郑明香、唐珊珊、陶素珍、何爱娣、王晓平、徐红、侯祥燕、陈洁、刘乐春、何俊、戴晓凤、易芳。医技质量管理组，组长：冯要武；副组长：陈敏、周京民、张琳；成员：吕小勇、李红梅、李善德、彭启松、鲍岩、顾金林、方思月、朱厚荣、陈磊、杨智平、董志强、褚明宝、宫元庆、谢国荣、谢力强。后勤质量管理组，组长：印根生；副组长：桂庆浪、贾建华、李鸣；成员：任桂珍、徐小平、蒋阿利、陈国庆、李文、何轩、陈明、俞海莺、徐金霞、荣小勇、易春燕。督查组，组长：欧小凤；副组长：王宗芳、李沪英、王玉忠；成员：张阿玲、吴敏、徐必华、成传荣、王先鸿。

【医疗技术委员会】

1997 年 3 月，医院成立专业技术委员会。2001 年 8 月，调整充实医疗技术委员会。其主要职责：对医院的医疗技术队伍建设、人才引进进行综合考核和审定；对购买大型医疗设备进行咨询和论证；对人才培养、科研工作以及新技术、新项目的开展进行技术论证和推广；对医院重点专科、专病建设、名医培养评选进行评价；对医院内部发生的医疗纠纷进行初步鉴定等。

医疗技术委员会成员更迭情况

2001 年 8 月 16 日，为进一步推进技术项目发展，促进技术进步和创新，开发运用临床医学科研技术成果、新疗法、新技术，全面提高医疗水平，经院长办公会议研究决定，对医疗技术委员会进行调整充实。主任委员：卞仕云；副主任委员：汤爱红；委员：戚晓庄、王琪、王赤、王义兆、王美珍、朱玉香、卜纪维、陈 霞、张 琳、周京民、王宗芳。

2002 年 5 月 9 日，医院对医疗技术委员会进行调整，主任委员：卞仕云；副主任委员：汤爱红；委员：王赤、王宗芳、王琪、王义兆、王仕国、成传荣、王先鸿、朱玉香、刘金保、杨业林、陈霞、张琳、周京民。医疗技术委员会办公室设在医务处，主任：王赤（兼）。11 月 16 日，医院对医疗技术委员会进行调整，主任委员：卞仕云；副主任委员：王琪、王仕国；委员：王赤、王宗芳、王义兆、李军荣、王建宁、成传荣、王先鸿、朱玉香、刘金保、杨业林、陈霞、张琳、周京民、李圣华。医疗技术委员会办公室设在医务处，主任：王赤（兼）。

2004 年 7 月 19 日，医院对医疗技术委员会进行调整，主任委员：卞仕云；副主任委员：王琪、王仕国；委员：张正毅、夏大珍、李军荣、王义兆、王建宁、王赤、朱玉香、刘金保、杨业林、陈霞、张琳、周京民、陈敏、冯要武、张国龙、卞元清。医疗技术委员会办公室设在医务处，主任王琪（兼），副主任张正毅、夏大珍（兼）。

【药事管理委员会】

1986 年，医院成立药事委员会，对药品质量、临床合理用药进行监督指导。1989 年，调整药事委员会。1991 年，医院制定并实施《关于加强药品管理的规定》，全面加强药品使用与管理。

主要职能 监督、检查贯彻执行国家有关药事管理法律、法规和卫生行政部门有关药事工作的规定；负责制定药物临床应用指导原则、管理办法和实施细则，并监督实施；负责制定与定期修订基本用药目录和处方集，并督导其实施；建立药品引进与淘汰评审、评价制度，并督导其实施；审核申报的医疗机构新制剂和上市后药品临床观察；定期调查分析药品使用情况，指导药物利用研究，优化药物治疗方案。组织相关专家评价药品临床疗效与安全性，对不合理用药提出干预和改进措施；督查毒、麻、精神及放射性等特殊管理药品的临床使用与规范化管理情况，及时研究存在的问题与隐患，提出改进与完善管理意见；对医务人员进行有关药事法规、合理用药知识教育，监督、检查、指导和考核本机构临床各科室用药情况，提出改进意见；编辑出版机构内药品信息通讯，指导临床合理用药。定期与不定期召开工作会议，至少每季度一次会议，有完整的会议记录，为加强信息交流沟通，建立“会议纪要”形式。

工作职责　宣传和贯彻执行药品管理的有关法律法规；审定新药、新制剂，淘汰疗效差、不良反应严重的药品和制剂，建立药品不良反应登记制度，按《药品不良反应监测管理办法》规定的内容定期上报；审议和监督医院用药计划，药品年度预算及其执行情况；定期检查药品管理情况，特别是麻醉药品、精神药品、医疗用毒性药品、贵重药品的使用、保管和消耗情况；检查病区药品管理、消耗情况以及药剂科药品质量情况；组织分析医院药物使用情况，及时研究、解决院内药疗事故、严重用药差错和其他医疗用药的重大问题；对医、护、药剂人员用药合理性进行考核；组织医院药学学术活动，如举办药学进展、新药介绍、药物评价、药品法律法规等讲座，与医护人员进行交流。

药事管理委员会成员更迭情况

1989 年，为加强药事工作的组织领导，调整药事委员会。委员会由周复兴、黄鸿芳、汪韫敏、乔茂根、奚红琴、杨国庆、高逸峰组成。主任委员：周复兴；常务副主任委员：黄鸿芳；副主任委员：汪韫敏。

1995 年 10 月 31 日，为了加强药品管理，进一步健全药事委员会，充分发挥其职能作用，对药事委员会进行调整和充实。新调整的药事委员会由下列人员组成：周复兴、乔茂根、时家华、王美珍、张国龙、杨国庆、莫玉芝、黄鸿芳；周复兴任主任，黄鸿芳任副主任，张国龙任秘书。

2002 年 5 月 9 日，为贯彻执行《中华人民共和国药品管理法》，全面加强药品管理监督，提高综合效益，确保用药安全有效，经院长办公会议研究，医院对药事管理委员会进行调整。主任委员：卞仕云；副主任委员：汤爱红、张国龙；委员：王赤、王琪、王义兆、王仕国、朱玉香、刘金保、卞元清、杨业林、王炜、孙正喜。药事管理委员会办公室设在药剂科，主任张国龙（兼）。11 月 16 日，医院对药事管理委员会进行调整，主任委员：卞仕云；副主任委员：王仕国、王琪、张国龙；委员：王赤、李军荣、王义兆、王建宁、朱玉香、刘金保、卞元清、杨业林、王炜、孙正喜。药事管理委员会办公室设在药剂科，主任张国龙（兼）。

2004 年 7 月 19 日，医院对药事管理委员进行调整，主任委员：王仕国；副主任委员：王琪、陈敏；委员：张正毅、王义兆、李军荣、王建宁、王赤、成传荣、朱玉香、刘金保、杨业林、王炜、卞元清、陈必新、张国龙。药事管理委员会办公室设在药剂科，主任陈敏（兼）。

2007 年 8 月 20 日，医院对药事管理委员进行调整，主任委员：王仕国；副主任委员：王琪、陈敏；委员：臧晓祥、周荣平、李军荣、王建宁、王赤、王义兆、朱玉香、刘金保、杨业林、陈必新、韩永钊、陆丹、卞元清、丁爱芳。药事管理委员会办公室设在药剂科，主任陈敏（兼）。

【院务委员会】

1990 年 10 月 22 日，医院成立院务委员会。按照“二级甲等”医院评审标准的要求，院务委员会较好地发挥职能作用。其基本职责：院务委员会在院长领导下开展工作，负责讨论研究医院发展建设中的重大问题，对重要事项进行审议；审议医院发展规划、重大建设项目的投资及重要的经济活动、科室设置、年度工作计划等重要事项；审议医院经费预决算、大型设备购置；审议其他有关全院发展的重大事项。

工作内容 院务委员会由院级领导、部分中层干部、职工代表、人大代表、政协委员、民主党派代表组成，院长任院务委员会主任委员，党委书记或常务副院长任院务委员会副主任委员；院务委员会成员中院级领导因各种原因调离党政职位，自动终止院务委员会成员资格，由接任者自然继任；其他人员因工作调动、变更，则要求在十五日内下发人员调整通知；院务委员会由主任委员或副主任委员主持，原则上每半年召开一次，也可根据需要随时召开。凡因事不能参加会议者，应提前请假，经同意后方可缺席，出席会议者非特殊情况不得迟到、早退，不能因私请假;院务委员会审议的事项，由院长提出，提交院务委员会审议。院长因事不能参加会议可以书面委托书记或副院长提交。对拟审议的事项，有关部门必须做好准备，并将讨论文稿事先发给各委员；院务委员会的办事机构是院务委员会办公室。每次开会之前，院务委员会办公室要做好会务和组织工作；院务委员会采取充分讨论、民主集中决策的工作方式。对于涉及医院重大决策的问题，要认真讨论，充分听取各方面意见；院务委员会召开时至少有 2/3 成员参加。会议决议的形成必须在与会人员充分讨论、发表意见的基础上，由主持人总结，形成正式会议决议；对必须表决的，须经出席会议的人员表决，超过到会成员总数的 1/2 以上赞成为通过。对于重大事项需到会人员总数的 2/3 以上赞成为通过；院务委员会成员必须遵守保密制度，未经授权，不得泄露会议讨论内容、过程和决议；会议形成的决议，由院务委员会办公室整理成文，协助承办单位贯彻落实，并及时向院长汇报工作进展情况。

院务委员会成员更迭情况

2002 年 5 月 9 日，为进一步强化制度化、程序化、标准化、规范化、科学化、法制化管理，推进医院工作整体协调一致的开展，提高科学决策水平，促使医院人、财、物各种要素作用充分发挥，高质量、高效率、高效益、高水平做好各项工作，与时俱进，加快医院现代化建设，经院长办公会研究决定，医院成立院务委员会。主任委员：卞仕云;副主任委员：汤爱红、施荣宝、吴家庚;委员：丁义宝、王义兆、王琪、王仕国、王先鸿、成传荣、刘萍萍、王赤、桂庆浪、王宗芳、李鸣、贾建华、张国龙、冯要武、印根生。院务委员会办公室设在院办公室，主任丁义宝（兼），副主任李沪英（兼）。

2004 年 8 月 16 日，医院对院务委员会进行调整，主任委员：卞仕云；副主任委员：吴家庚、施荣宝、王琪、王仕国；委员：丁义宝、张正毅、夏大珍、王宗芳、陈敏、冯要武、印根生、贾建华、王义兆、李军荣、王建宁、王赤、刘萍萍、张国龙、卞元清、李沪英。院务委员会办公室设在院办公室，主任丁义宝（兼），副主任李沪英（兼）。

【抗菌药物管理领导小组】

2006 年 7 月 30 日，为贯彻落实《抗菌药物临床应用指导原则》《江苏省抗菌药物临床应用管理规范》的精神，进一步规范抗菌药物的应用管理，经研究决定，成立院药事委员会抗菌药物管理领导小组。主任委员：王仕国；副主任委员：王琪、陈敏、张正毅、欧小风；委员：王义兆、李军荣、王建宁、王赤、夏大珍、成传荣、朱玉香、刘金宝、杨业林、王炜、卞元清、陆丹、陈必新、张琳、张秀伟、臧晓祥、邓纪学、胡建平。药事管理委员会抗菌药物管理领导小组办公室设在药剂科，主任陈敏（兼）。

2007 年 8 月 20 日，医院对院药事委员会抗菌药物管理领导小组进行调整，主任委员：王仕国；副主任委员:王琪、陈敏、臧晓祥、欧小凤;委员:周荣平、李军荣、王建宁、王赤、夏大珍、朱玉香、刘金保、杨业林、韩永钊、卞元清、陆丹、丁爱芳、陈必新、张琳、张秀伟、王玉忠、胡建平、陶跃进。药事管理委员会抗菌药物管理领导小组办公室设在药剂科，主任陈敏（兼）。

第三章　医　疗

民国 24—37 年（1935—1948），医院规模较小，医疗力量比较薄弱，仅为日常门诊救治工作，加上战争，医院几乎没有发展。1949 年，新中国建立后，在中国共产党和人民政府的关心支持下，医院开始设立管理医疗的组织机构，不断扩大医疗服务项目，努力推进技术进步，并着手建章立制，逐步制定各级各类人员职责和岗位职责。医院还吸收私营联合诊所部分医生到门诊坐诊，经常组织巡回医疗，开展健康体检和医疗卫生保健工作。20 世纪 60 年代初，一批大中专院校毕业生分配到医院工作，有效地充实和提高了医院的技术力量。“文化大革命”期间，医院虽然受到冲击和影响，但坚持举办赤脚医生培训班，为农村医疗站培养大批医疗骨干，较好缓解农村缺医少药的困难。70 年代，医院逐步搬入新址，就医环境有所改善。“文化大革命”结束后，开始整顿医疗秩序，医疗护理质量不断提高，医疗工作逐步向专科化方向迈进。80 年代，医院重点强抓医疗质量、人才培养、科研和教学工作，开展示范病房创建活动，加强病区管理，改善住院环境和医疗秩序。90 年代，在创建二级甲等医院的工作进程中，医院重点强化基础建设，狠抓医疗质量、制度建设和专科建设，医院感染列入医疗工作重要内容。狠抓“三基”（基本理论、基本知识、基本技能）训练，医务人员人人过“三基”关。重视医疗质量和人才梯队建设，院科二级健全质控管理网络组织，实行定期和不定期的检查监督，每年选派一定数量的医务人员外出进修深造，为专业发展和专科建设，培养专科人才，形成专业人才梯队创造条件，积蓄力量。

2000 年后，医院开展以“病人为中心，质量为核心，满意为目标”质量管理年活动，提出“科无纠纷，人无差错”的要求，强调全年 365 个安全日，变终末质量控制为环节控制和前瞻控制。强化专家专科门诊，为病人提供优质快捷的医疗服务。加强急诊急救的组织领导，建立健全疑难危重病例会诊制度，动态掌握重点病人病情变化，努力提高应急救治水平。重视医患沟通，尊重病人知情权和选择权，努力防范医疗纠纷，积极构建和谐医患关系，创造出良好的执业氛围。积极落实核心制度，重点加强三级查房，术前讨论等，努力提高讨论的内涵质量，确保医疗有效安全，进一步规范医务人员的执业行为。

第一节　门诊部

【历史沿革】

民国 35 年（1946）1 月，门诊有诊室 2 间，开展一般诊疗业务，病人、赤贫者可以免费就医。医院为保持诊疗秩序专门制定门诊规则 11 条。民国 36 年（1947）1 月，门诊设有内科、外科、皮肤科、眼科。1949 年 5 月，县政府接管卫生院，正式开始门诊。开诊时门诊有房屋 200 多平方米，设有诊室、药房、收费处。除妇产科独立分出外，其余专科均未分出。妇产科有 3 名助产士，主要开展新法接生，因医院没有设立产房，医务人员外出接生，不分时间。内科主要开展消化道、呼吸道等常见病及传染病的诊治。外科主要开展小伤口清创缝合、换药、脓肿切开等。白天开诊，晚夜间不开诊，但急诊病人到院时随到随诊。

1956年,门诊面积约350平方米。设内科、外科、妇产科诊室及换药室。儿科病人由内科医生负责兼治,另设挂号处、收费处、化验室、药房等辅助科室。同年，成立中医科、针灸推拿科。1957年，医院新建门诊部，6月开工，当年国庆节完工投入使用。有房屋26间，面积460平方米，门诊分内科、外科、妇产科、中医科及麻风病科5个科。1958年,成立放射科。1962年,增设五官科。1963年,开设肠道门诊。1964年,增设口腔科。1968年,开设中医外科。1977年,五官科分为耳鼻咽喉科与眼科。1981年,增设康复理疗科。1982年，儿科自内儿科中分出，成立单独儿科。并增设传染科。

1982—1983年，门诊陆续搬迁至东山镇小里村新址新医路12号。门诊部为一座两层楼的建筑。面积约2000平方米。一层为内科、外科、挂号处、收费处、检验科、放射科、药房等。二层为眼科、口腔科、耳鼻喉科、针灸科、理疗科、皮肤科。1986年，开设老干部门诊、计划免疫门诊。1989年，成立预防保健科、急诊科。

1993年,医院新建门诊楼落成启用。新建的门诊楼面积3200平方米,共5层。其中,一层设有门诊咨询台、注射室、收费处、挂号处、西药房、化验室、外科、透视室、针灸推拿科、中医内科、中医外科。二层设有中药房、内科、胃镜室、妇产科。三层设有儿科、口腔科、功能科。四层设有眼科、耳鼻喉科、皮肤科、理疗科、病理科、预防保健科。五层为会议室。1994年，成立门诊小手术室。1995年11月，放射科增设CT室。2000年11月，增设体检科。2001年，为方便病人交费，三层楼新开设收费窗口。2002年，门诊五楼会议室改建为血液净化中心。同年，实行无假日门诊，星期天正常上班。之后，门诊各诊室陆续安装空调，进行环境装修、流程改造，增加各楼梯层次指示牌。

2003年，非典型肺炎疫情发生，4月18日，医院设立发热门诊，地点位于五层门诊楼的1楼，设有诊室两间，主要是针对发热、呼吸道症状及有流行病学接触史者进行筛查。5月1日，随着非典疫情加重，医院将原院部行政办公室小二楼改为发热门诊。5月5日，将原急诊科、骨科、ICU、传染科搬出，按照规范的要求布局、流程改建发热门诊，形成独立的全封闭隔离区域。6月12日，非典疫情缓解后，发热门诊缩减规模，改为长效管理。在门诊部南边一侧，新盖电梯井，配置广东中山蒂森电梯有限公司生产的TE-E型1600公斤电梯1部。原电梯由于容量小，不能满足推车病人上下，使用至2003年年底报废。

2004年,二楼开设收费窗口。4月,保健体检科从门诊二楼搬至门诊一楼（CT室原址),更名体检中心。6月，门诊急诊分开管理。同年，病理科从门诊部四楼迁出，门诊部四楼设立内窥镜中心。2005年，血液净化中心从门诊部五楼迁出，同年，针灸推拿科搬到五楼。至2006年年底，门诊部布局:一层设有咨询台、注射室、收费处、挂号处、西药房、门诊化验室、外科、中医内科、中医外科、体检中心、透视室、法医门诊，二层设有收费处、中药房、内科、妇产科，三层设有收费处、儿科、口腔科、功能科、理疗科，四层设有眼科、耳鼻喉科、皮肤科、预防保健科、内窥镜中心，五层单设针灸推拿科。2007年12月16日，新建门诊综合大楼正式启用，门诊部搬入，一至五层为门诊部，面积约15000平方米，有自动扶梯和垂直电梯。一层设有服务中心、挂号、收费、门诊药房、门诊中草药房、门诊放射科、门诊检验科、注射室、治疗室、住院收费处；二层设有外科门诊、肿瘤科门诊、法医门诊、中医外科、肛肠科、妇产科门诊、儿科门诊、挂号、收费；三层设有内科门诊、内窥镜中心（胃镜、肠镜、支气管镜、鼻咽喉镜检查室）、针灸科、门诊药房、挂号、收费、功能科（心电图室、脑电图室、B超室）、门诊办公室;四层设有眼科门诊、耳鼻咽喉科门诊、皮肤科、医学美容、理疗科、疼痛治疗门诊、中医内科、预防保健科、挂号、收费；五层设有口腔科门诊、体检中心、介入治疗中心、专家会诊中心、中心药房、挂号、收费。门诊综合大楼就医环境改善，各科室面积相应增加。各楼层安装多媒体叫号系统，层层挂号、层层收费。同时，增加介入导管室、专科专家诊室、疼痛门诊等。

1984—2007年江宁医院门诊部主任、副主任更迭情况表

表 3–1

姓　名	职　务	任职时间
吴维智	门诊部主任	1984 年 7 月至 1988 年
皇甫毓明	门诊部副主任	1984 年 7 月至 1988 年
高逸峰	门诊部副主任	1989 年 1 月至 1998 年
杨馨芝	门诊部副主任	1988 年至 1995 年
王先鸿	门诊部主任	1994 年 12 月至 2000 年 11 月
王　赤	门诊部主任	2000 年 11 月至 2002 年
孙正喜	门诊部副主任	2000 年 11 月至 2002 年
王仕国	门急诊主任	2002 年 4 月至 2003 年 11 月
	门诊部主任（兼）	2003 年 11 月至 2004 年 3 月
王建宁	门急诊副主任	2002 年 4 月至 2003 年 11 月
	门诊部副主任（主持日常工作）	2003 年 11 月至 2004 年 5 月
	门诊部主任	2004 年 6 月至 2007 年 12 月
陶　平	门诊部副主任	2003 年 11 月至 2007 年 8 月
陈必新	门诊部副主任	2004 年 6 月至 2007 年 12 月
陶跃进	门诊部副主任	2007 年 8 月至 12 月

1988—2007年江宁医院门诊部护士长更迭情况表

表 3–2

姓　名	职　务	任职时间
杨馨芝	门急诊科护士长	1988 年至 1995 年
董彩霞	门诊部护士长	1989 年 6 月至 1992 年 8 月
陈金莲	门诊部护士长	1992 年 9 月至 1994 年 12 月
姚秀珍	门诊部护士长	1995 年 1 月至 1997 年 2 月
	门急诊科护士长	1997 年 3 月至 2000 年 1 月
焦爱玲	门诊护士长	1997 年 3 月至 2001 年
袁慧红	门急诊科护士长	2000 年 1 月至 2000 年 10 月
笪丽萍	门急诊科护士长	2000 年 11 月至 2004 年 5 月
何　俊	门诊护士长	2004 年 6 月至 2007 年 12 月

说明：1971 年至 1988 年，门诊护士长先后由陈丽清、胡慧珍、翟秀华、鲁庭桂、荆留凤、汤爱红、杨馨芝、毛鑫芳等担任，同时负责急诊护理管理工作

1953—1962年江宁县人民医院门诊工作量统计表

表 3–3　　单位：人次

年　份	门诊量	年　份	门诊量
1953	33036	1958	53077
1954	20134	1960	60832
1956	37108	1961	64359
1957	53825	1962	66208

1975—2007年江宁医院门诊工作量统计表

表 3–4　　单位：人次

年　份	门诊量	年　份	门诊量
1975	144552	1992	141017
1976	137530	1993	151502
1977	138407	1994	167701
1978	147738	1995	169101
1979	153202	1996	164170
1980	169702	1997	162648
1981	176881	1998	147801
1982	194468	1999	141293
1983	180687	2000	138521
1984	179038	2001	192027
1985	130431	2002	218095
1986	138259	2003	245473
1987	142555	2004	269484
1988	137780	2005	357107
1989	134299	2006	447547
1990	131568	2007	481283
1991	135561	—	—

【门诊科室】

门诊内科

新中国成立初期，内科儿科不分科，由内儿科病房医生轮流坐诊，诊治范围包括内科、儿科常见疾病，日门诊量30人次左右。1970年后，有相对固定的门诊内科医生坐诊，日门诊量100人次左右。1983年，门诊内科迁至小里村新址二层门诊楼一楼，设5间诊室，面积约60平方米，与儿科分开门诊。日门诊量约120人次。1993年，迁至五层门诊楼二楼，有6间诊室，另设老干部门诊、保健科，由主任朱烈光负责。日门诊量约130人次。

2003年，门诊内科分消化、呼吸、心血管、内分泌、神经内科等诊室，有门诊内科医生7人，护士1人。同时安排病房医生轮流坐诊，日门诊工作量约200人次。2005年，内科日门诊量达250人次。2006年，日门诊量300余人次。

2007年12月16日，门诊内科迁至新落成的门诊综合大楼三楼，面积近1000平方米，设消化、呼吸、心血管、内分泌、肾内科、神经内科、普内科等11间诊室，有门诊内科医生8人，护士2人，同时病房医生轮流坐诊，每周定期有南京市各大医院专家坐诊。日门诊量350余人次。

门诊内科原无固定负责人，每年由轮转的高年资主治医师担任。2002年4月起，由门诊部主任王建宁兼任门诊内科主任。

门诊外科

新中国成立初期，外科无专科医生。1954年年初，医院选送2名医生、1名护士到南京市第一医院进修外科和麻醉，下半年学成回院。医院开始有外科医生，兼顾病房与门诊工作。设1间诊室、1间换药室，约20平方米。有医生1人，护士1人。

1972年后，门诊外科有5名医生轮流坐诊。主要开展外科常见病的诊治及囊肿切除、脓肿切开引流等小手术。1982年后，外科设骨科组、泌尿外科组、胸外科组，门诊有相关病人就请专科医生会诊。1983年，门诊迁至小里村新址二层门诊楼一楼，有诊室2间，约30平方米，有医生2人，护士1人。无明确分科，门诊病人均由普外科医生接诊。主要开展常见病的诊治，清创换药、门诊常规小手术及骨科复位、石膏固定等。

1993年，门诊外科迁至五层门诊部一楼，面积约150平方米，有诊室5间，常规设普外科、骨科、泌尿外科、胸外科诊室。换药室和小手术室2间，面积约40平方米，有更衣室1间，护士办公室1间。专职护士1人，负责常规消毒、登记及充当助手等工作。1997年4月，肖明华任外科门急诊医生组组长。

2000年，增设脑外科，每周定期坐诊。2002年4月，陶平任门诊外科主任。2007年12月16日，门诊外科迁至新建的门诊综合大楼二楼，有诊室6间，约200平方米，诊室设置有普外科、胸外科、泌尿外科、脑外科、骨科、中医外科等。换药室约40平方米、小手术室约40平方米，有专职护士1人。主要开展常规门诊小手术，如脂肪瘤、囊肿切除术、拔甲术、乳房纤维瘤、乳房包块切除术、脓肿切开引流术、腱鞘囊肿切除术、体表肿块切除术等。月手术量40例左右。

门诊妇产科（计划生育科）

妇产科成立于1958年，门诊与病房在一起，开展简单的业务。随着医院的发展，妇产科不断壮大，从只有2名助产士，到妇科、产科门诊分开，开展的项目不断增加，诊疗水平不断提高。1976年，妇产科门诊有诊室2间，面积20平方米。医生1人，护士1人。开展妇科常见病的诊疗，生理产科及病理产科的诊疗，对产妇进行产前宣传教育。

1983年，妇产科门诊搬入二层门诊楼二楼，妇科诊室2间，产科诊室1间，设人流室1间，冲洗室1间，总面积约120平方米。人流室有医生1人、护士1人，产科门诊有医生1人，妇科门诊有医生1人，病房派1名医生轮流坐诊。开展妇科常见疾病的诊治，可行阴道冲洗，宫颈炎局部药物治疗。开展人工流产术、上环术、取环术等。

1993年9月,妇产科门诊迁至新建的五层门诊部二楼,面积约200平方米,设有人流室1间,冲洗室1间,人流休息室1间，更衣室2间，妇科治疗室1间，妇科门诊室2间，产科门诊室1间。人流室医生1人、护士1人，产科门诊助产士1人。开展宫颈炎的微波治疗，对妊娠晚期孕妇的围产期进行系统管理。

1995年,设立宣教室,对孕妇的早、中、晚孕期保健及母乳喂养进行宣传。同年开展药物流产。2002年,开展妇科B超检查。2003年，开展阴道镜检查及利普刀（leep）治疗宫颈炎，产科胎心监护。8月，开设妇产科专家门诊，包括妇科肿瘤、不孕症、内分泌等。2004年，妇产科门诊有产科助产士1人、医生1人；妇科门诊有医生2人、护士1人，开展无痛人流新技术。同年7月，成立孕妇学校，开展孕期保健、母乳喂养等宣教工作。2006年，开展TCT（宫颈液基薄层细胞检测）筛查。

2007年12月，妇产科门诊搬迁至门诊综合大楼二楼，总面积约200平方米。妇科、产科分开，有医生4人、麻醉师1人、护士5人。设5个妇科诊室、2个产科诊室、B超室、计划生育手术室、宫颈疾病治疗室、理疗室。计划生育手术室有登记室1间、更衣室1间、冲洗室1间、手术室1间、打包间1间、休息室2间,总面积约120平方米。妇科门诊常规开展妇科炎症、性传播疾病、子宫内膜异位症、妇科内分泌紊乱、不孕不育等疾病的诊治。产科门诊常规开展围产期保健、产前检查、孕妇学校、产后形体恢复等服务项目。

2007年9月至12月，龚敏任门诊妇产科主任。

门诊儿科

新中国成立初期，内科儿科不分科，由内儿科病房医生轮流坐诊，诊治儿科常见疾病，称为内儿科。

1975年，儿科有一间独立门诊室，由房养敬常年坐诊，其他医生轮流坐诊。晚间儿科诊室无人坐诊，内儿科医生负责内科和儿科急诊诊治。

1982年8月12日，儿科从内科分出，正式独立成科。同时，成立儿科门诊。1983年，儿科设在二层门诊楼一楼，有诊室2间，面积20余平方米，有2名医生固定坐诊，另有病区1名医生轮流参加门诊工作，全年门诊工作量为10000余人次。急诊值班由病房医生承担，主要开展儿科常见病、多发病、小儿常见传染病的诊治及急救工作。1987年，门诊儿科迁至门诊楼二楼，诊室面积约30平方米。原在门诊一楼开设的儿科门诊改成儿科急诊。

1993年,门诊儿科迁至五层门诊部三楼,面积约40平方米,设诊室3间、治疗室1间,有2名儿科医生、1名护士。1995年，开展雾化吸入治疗呼吸道疾病。2000年，因儿科病员数量增多，扩建儿科诊室1间，并成立儿科专家门诊，聘请南京市儿童医院专家常年坐诊，主要开展小儿呼吸道疾病尤其是小儿哮喘疾病的诊治，同时开展气泵吸入治疗儿童咳喘性疾病。2002年开始，每周一至周五均安排儿科副主任医师坐诊儿科专家门诊。

2007年12月，儿科门诊迁至新建的门诊综合大楼二楼，面积约500平方米，设儿科诊室6间，其中专家门诊1间，哮喘专科诊室1间，普通诊室4间，治疗室2间，另有约50平方米候诊大厅；有常年坐诊医生2人，其他由病房医生轮流坐诊，护士2人，可开展儿科常见病、多发病及其他杂病的诊治，小儿咳嗽、哮喘的雾化吸入、药物降温、小儿便秘的药物灌肠等治疗。

门诊眼科（江宁区眼病防治所）

民国36年(1947)8月,医院设有眼科。医生祝逸翰负责眼科日常工作,主要开展常见眼科疾病的诊治。新中国成立初期，医院无眼科。1960年，护士马琴华到南京市立人民鼓楼医院（现南京鼓楼医院）进修五官科，进修回院后负责眼及耳鼻喉科常见疾病的诊疗，设1间诊室面积约15平方米，医院才有五官科医生。1962年，可开展翼状胬肉结膜下埋藏手术。

1970年，胡陵珠由镇江下放至江宁县人民医院，以诊治眼科疾病为主，增加眼科力量，眼科诊治项目及手术范围不断扩大。1975年，卢春花由镇江医院调入医院，以眼科为主，并兼治耳鼻喉科疾病。1979年，眼科与耳鼻喉科业务分科治疗，但行政管理仍为一组。

1982年，侯卫华到眼科工作，眼科人员增至3人。1983年，眼科搬入二层门诊楼二楼。设诊室1间约20平方米，暗室1间约10平方米，治疗室与耳鼻喉科共用，约10平方米。

1993年10月，门诊眼科搬入五层门诊部四楼东南侧，设诊室1间约40平方米，暗室1间约10平方米，治疗室与耳鼻喉科共用，有约20平方米。至1999年，张克修、崔功云、韩永钊、周美兰先后到眼科工作。门诊眼科技术力量不断壮大。

2001年，眼科搬入老门诊部四楼西侧，完全独立，设有诊室1间约20平方米，暗室1间约10平方米，检查室1间约20平方米，治疗室2间约30平方米。同年4月，为提高全区眼病防治水平与质量，医院申请成立江宁区眼病防治所，设在医院眼科。9月，院长卞仕云兼任江宁区眼病防治所所长，张克修任副所长。

2002年4月，王炜调入眼科。10月，王炜与张克修共同担任区眼病防治所副所长。同年11月，副院长王仕国兼任江宁区眼病防治所所长。2004年6月，王炜任区眼病防治所所长。2005年8月，眼科硕士李伟娟到眼科工作。眼科有医生5人。

2007年12月，眼科门诊搬入新建的门诊综合大楼四楼，面积约300平方米，设单独候诊室1间，诊室2间，暗室1间，检查室2间，治疗室1间，相对无菌室1间，手术准备间1间，无菌手术室1间，更衣室2间。有医生4人，护士1人。

眼科仪器设备及开展的业务技术项目：

建立眼科后，眼科逐渐配备裂隙灯显微镜、眼底镜、带状检影镜等眼科常规设备，开展眼科常见眼前段疾病及眼后段疾病的诊治，开展常见的外眼手术，如眼睑内翻、外翻矫正术，上睑下垂矫正术，翼状胬肉切除术，眼部肿瘤切除术，眼睑成形术等。1972年，开展白内障囊内及囊外摘除术、青光眼灼漏术、眼前节球内异物取出术、眼球穿通伤修补术、眼球摘除术、泪囊鼻腔吻合术等。1997年，购进1台单人双目眼科显微镜，开始开展现代白内障囊外摘除术加人工晶体植入术、青光眼小梁切除术加虹膜根切术、虹膜嵌顿术。2000年，购进1台苏州产眼科手术显微镜，逐渐开展小切口白内障囊外摘除术加人工晶体植入术等。2003年，购进非接触式眼压计、电脑验光仪、眼科A/B超诊断系统、静态视野检查系统等专科设备，提高了诊疗水平。

到2007年年底，眼科在各类医学期刊上发表专科论文近20篇。

负责人更迭情况：

1989年1月至1998年，卢春花任眼科、五官科组组长；1998年至2000年，陆新兰任耳鼻喉科、眼科组长；2001年9月至2007年12月，张克修任区眼病防治所副所长；2002年10月至2004年6月，王炜任区眼病防治所副所长；2004年6月至2006年10月，王炜任区眼病防治所所长；2007年8月至12月，韩永钊任眼科副主任。

门诊耳鼻喉科

建院初期尚无耳鼻喉科。

1960年，护士马琴华进修回院后负责眼及耳鼻喉科的常见病诊疗，诊室面积约15平方米。1962年，能开展外耳道乳头状瘤摘除、鼻息肉摘除、扁桃体摘除、气管切开等手术。

1966年，主治医师程锡福由镇江医院下放至江宁县人民医院，主要负责耳鼻喉科的诊疗工作，可开展扁桃体摘除术、鼻息肉摘除术及咽异物取出术。1975年，卢春花调入医院，以眼科为主，兼耳鼻喉科医疗业务。1980年，杜庆云、皇甫毓明、陆新兰先后调入耳鼻喉科，人员增加，科室业务技术力量壮大。

1982年，皇甫毓明从省人民医院进修回院后，开展上颌窦根治术、鼻中隔矫正术、乳突单纯凿开及根治术、气管切开术、食管镜检查及异物取出术、直接喉镜检查及相关治疗。

1984年，耳鼻喉科诊室面积增至20余平方米。杨勇华、常娟调入耳鼻喉科，人员力量增加，开始收治住院病人，住在外科病房。1991年，陶跃进分配至耳鼻喉科工作。1997年，陶跃进从鼓楼医院进修回院，开展喉及部分喉切除术、悬雍垂腭咽成形术（UPPP）。

1996年起，副主任医师皇甫毓明被中华医学会南京分会第六届、第七届理事会聘为耳鼻喉科专科学会委员。1997—1999年，皇甫毓明以专家身份参加援外医疗队赴坦桑尼亚，在当地开展甲状腺瘤切除术等手术，完成两年援外任务。1998年，购置电测听检查仪。

2001—2005年，周义兵、施心怡先后到耳鼻喉科工作。2005年，购进动态喉镜1台，可开展喉部相关检查，提高诊疗水平。购置鼻内窥镜，开展鼻内窥镜下鼻中隔偏曲矫正术、鼻息肉摘除及鼻窦手术等。2006年，购置耳鼻喉科工作台3套。购置支撑喉镜，开展支撑喉镜下声带息肉切除术及各种声带良性病变手术。

2007年12月，耳鼻喉科搬入门诊综合大楼四楼，面积约300平方米，同时购置耳鼻喉科工作台2台、纤维喉镜3台，可开展喉部常规检查及门诊手术，使原需住院在手术室完成的手术可在门诊完成。

耳鼻喉科在各类医学期刊上发表专科论文20余篇。

负责人更迭情况：

1989年1月至1998年，卢春花任眼科、五官科组组长；1998年至2004年3月，陆新兰任耳鼻喉科负责人；2004年4月至2007年12月，陶跃进任耳鼻喉科主任。

门诊口腔科（江宁区牙病防治所）

1964年，戴庆荪从市口腔医院下放到江宁县人民医院，成立口腔科，有1台牙病综合治疗台和牙椅。每天门诊5—6人次。1969年，杨布如、鱼慧卿从镇江下放到口腔科工作，添置2台牙病综合治疗台和牙椅。有医生3人，每天门诊10人次左右。主要开展拔牙术、补牙术、镶牙术及门诊小手术，如牙槽骨修整、阻生牙拔除、粘液腺囊肿摘除术、牙龈瘤摘除、根尖切除，牙周病治疗如翻瓣术，以及复发性口疮、口腔扁平苔癣、颞颌关节紊乱的诊治。

1978—1982年，孙正喜、张顺香、曹伟建、李亚敏相继分配和调入口腔科工作。1982年，有医师5人，2台综合治疗台和牙椅，日均门诊20人次左右。1983年，口腔科逐步开展颌下腺、舌下腺囊肿摘除等口腔颌面外科手术治疗和牙病项目。1986年，医院为口腔科添置牙科摄片机。同年，副主任医师薛永煜调至口腔科工作。1988年，张玉珍调至口腔科。1990年，陈必新分配至口腔科工作，口腔科有医生5人。

1996年，曹伟建到江苏省口腔医院进修1年，回院后，先后开展颌面部肿块切除术，外伤性颧弓骨折、下颌骨骨折、上颌骨骨折切开复位内固定术等复杂手术。1997年，陈必新到南京市口腔医院进修正畸科，为期1年，回院后开展正畸术。1998年，陈玲分配至口腔科工作。2000年，开展烤瓷牙治疗术。

2001年，医院对口腔科诊室进行装修，添置牙科综合治疗台4台及洁牙机等设备仪器。4月，为提高全区牙病防治水平与质量效果，医院申请成立“江宁区牙病防治所”，诊所设在医院口腔科。12月，卞仕云兼任江宁区牙病防治所所长，孙正喜任副所长。2002年11月，王仕国兼任江宁区牙病防治所所长。2004年6月，陈必新任江宁区牙病防治所副所长。

2007年7月，葛鑫到口腔科工作。12月，口腔科搬迁至门诊综合大楼五楼，有口腔科综合治疗台4台，医生5人，护士1人，日均门诊量40人次。口腔科在各类医学期刊上发表专科论文29篇。1995年3月，孙正喜主持研究的科研项目“IDDDS—A型防龋保健牙刷”,获南京市乡镇企业管理局金马奖;2002年9月，“智能型给药系统保健牙刷”项目，获安徽省电视台优胜奖。2006年，“H—Ⅱ光谱雄激素治疗阿弗疮”项目获南京市政府自然科学二等奖。

负责人更迭情况：

1969年至1981年，杨布如任口腔科组长；1982年至2004年4月，孙正喜任口腔科组长；2004年4月至2007年12月，陈必新任口腔科主任。

皮肤科

1984年，成立皮肤科，诊室设在二层门诊部二楼，仅有医生王吉宝1人，诊室2间，约12平方米，开展皮肤科常见病的诊疗。1993年，搬迁到五层门诊楼二楼，面积约20平方米，有诊室1间，检查室1间。1996年，搬至门诊部三楼，面积约30平方米，有诊室1间，检查室1间。1998年，黄兰调入皮肤科，开展皮肤科常见病的诊疗，同时开展瘢痕疙瘩的局部封闭治疗。2000年7月，王吉宝调至开发区分院工作，石友生调到皮肤科。

2001年，添置1台YMY-2A微波手术治疗仪，开展对各种痣、疣及皮赘等的凝固烧灼治疗，皮肤溃烂的照射温热治疗。同时开展尖锐湿疣的综合治疗，毛囊炎及疖肿的外科手术治疗。

2003年，皮肤科搬至门诊部四楼，有诊室1间，检查室1间，治疗室1间，面积约40平方米。2007年12月，皮肤科搬迁至门诊综合大楼四楼，有诊室3间，检查室1间，治疗室1间。

2007年9月至12月，黄兰任皮肤科主任。

中医内科

1956年9月，中医师邹德民从淳化解溪联合诊所调入江宁县人民医院，成立中医内科。1961年1月，中医师龙步云从江宁县卫生防疫站调入江宁县人民医院。

20世纪60年代起，政府提倡发展中医，中医内科为此招收一批学徒，由年资高的医师带教。1961年，3名中医师先后带教9名中医学徒。1964年，李淑芳从南京中医院下放至江宁县人民医院。

70年代初期，程尚述、桂金由南京中医学院大学毕业分配到医院工作，中医内科人员增加，诊疗水平提高。1972年12月，邹文虎作为中医学徒进入中医内科工作。70年代后期，中医专业大学生聂晓、路笑梅、高家兴先后到中医内科工作，中医内科力量进一步壮大。70年代末，科室人员发展至10人，年门诊量约20000人次。

1989年1月，路笑梅任中医内、外科组长。80年代后期，张瑞珍由外单位调入中医内科工作。90年代，孙美云进入中医内科工作。

随着现代医学的发展以及中医师调出或退休，医院中医内科医生逐渐减少，2002年后，仅有邹文虎1人坐诊。

诊治范围：内科：支气管炎症、慢性胃炎及消化不良、眩晕症、心悸、失眠、吐血等症；妇科：月经不调、痛经、不孕症等；儿科：小儿哮喘、营养不良等。

中医外科

1968年，成立中医外科，属门诊外科统一管理。有诊室1间，检查室1间，面积约20平方米，最初由张长根1人坐诊。配备中药制剂室，配制丸散膏丹等外用药，常用的有大红膏、生肌散、收敛丹、湿疹膏等。主要治疗痈疽疔疖等皮肤病和肛门病、乳房病，日门诊量30余人次。

1977年，包学海调入中医外科工作。1979年，戴国树调入中医外科。1981年后，戴国树1人坐诊。

1983年，中医外科门诊迁至二层门诊楼二楼，有诊室1间，检查室1间，面积约20平方米。主要开展门诊常见小手术，如脓肿切开引流、肛裂扩肛、内痔套扎、外痔剥离等。1993年，中医外科迁至五层门诊部一楼，面积约20平方米。

2007年12月，中医外科迁至门诊综合大楼二楼，有诊室1间、检查室1间，面积约30平方米。因现代外科的兴起以及专科化发展趋势，该科主要以诊治肛肠疾病为主，包括肛肠科小手术以及中药制剂外敷。

针灸推拿科

1956年夏，针灸医师贾永济从江苏省中医学院毕业分配至医院工作，成立针灸推拿科，设置诊室1间，面积约15平方米，治疗床3张，月平均门诊工作量诊治病人10余人次。1962年，开展耳针、面针等针灸疗法。1966年夏，高逸峰从江苏省中医院调入针灸推拿科工作。诊室面积扩大到25平方米，设治疗床8张，针灸推拿诊治范围涉及内科、外科、妇科、儿科等疾病。

20世纪70年代初，纪向菁进入针灸推拿科工作。1981年12月，王进进入针灸科。1983年，针灸科搬入二层门诊楼二楼，面积约100平方米，有治疗床10张，电磁波治疗仪8台。1990年8月，朱强毕业分配至针灸推拿科，共有医生4人。1993年，针灸推拿科搬入五层门诊部一楼，设有诊室3间，治疗床12张，每天诊治病人40余人次。2005年，针灸推拿科搬至门诊部五楼。

2007年12月，门诊综合大楼落成启用，针灸科搬迁至新的门诊综合大楼三楼，面积约100平方米，设有治疗床12张，牵引床1张，每天诊治病人40余人次。有医生3人，其中主治中医师2人，医师1人。治疗病种涉及神经系统、消化系统、运动系统及妇科、儿科疾病。其中对中风后遗症、颈椎病、腰椎间盘突出症、小儿腹泻等疾病，具有疗法新、疗程短、疗效好等诸多特色。

负责人更迭情况：

1966年至1998年，高逸峰任针灸推拿科组长；1999年11月至2007年8月，王进任针灸推拿科主任；2007年9月至12月，王进任中医科（中医内科、中医外科、针灸科）主任。

康复理疗科

1981年，杜庆云从省人民医院进修回院，成立康复理疗科。1983年，康复理疗科搬迁至二层门诊楼二楼，面积约30平方米。设备有“神灯”（神灯治疗仪）、微波治疗仪等。1988—1989年，开展中药离子透入治疗。1990年，张致辉调入理疗科，有医师1人、护士1人。配置有超短波治疗仪、红外线治疗仪等设备，主要治疗关节及软组织疼痛等病症。

1993年，康复理疗科搬入五层门诊部四楼，面积约50平方米，设诊室1间，激光室1间，高频室1间，牵引室1间。有医生2人，护士1人。拥有激光治疗仪1台、超短波治疗仪2台、电脑牵引床1张。可开展各种痣、疣祛除术，激光包皮环切术以及腰椎、颈椎疾病的治疗。

2001年，康复理疗科搬入门诊部三楼，面积约50平方米，有诊室1间，治疗室1间，高频室1间，牵引室1间。医院新添置中频治疗仪1台、牵引床1张。开展颈腰椎间盘突出症、肩周炎、腱鞘炎等疾病治疗，激光治疗外痔、混合痔、肛瘘、肛裂、包皮环切术，并开展激光治疗各种痣、祛疣、祛纹身等。

2007年12月，康复理疗科搬入新建的门诊综合大楼四楼，诊室面积约100平方米。有医生1人，护士1人。拥有激光治疗仪1台，牵引床2张，红外线治疗仪2台，颈椎牵引器2台，超短波电疗仪3台。

负责人更迭情况：

1989年1月，杜庆云任理疗、皮肤、儿保科组长；2007年9月起，张致辉任康复理疗科主任。

法医门诊

2002 年上半年，医院与区公安局联合成立法医门诊，主要从事司法鉴定与道路交通事故的鉴定。遵循公平、公正、公开的原则，保障当事人的合法权益，根据有关法律法规，执行南京市公安局人身伤害鉴定公开制度，严格鉴定。

2002—2006 年，每周二、周四上午区公安局法医到医院法医门诊接待鉴定、书面委托，每年鉴定 600—800 人次。

2007 年 12 月，新建的门诊综合大楼启用后，法医鉴定分为“刑事鉴定”（与江宁公安分局联合）和“司法鉴定与道路交通事故鉴定”（与南京金陵司法鉴定所联合）两种。每周二、周四，江宁公安分局法医到医院法医门诊接待；每周一、周四，南京金陵司法鉴定所相关人员到法医门诊接待。每年鉴定 960 余人次。

一站式服务中心

1983 年，门诊部搬迁至二层门诊楼后，1984 年，一楼设有导医台。1993 年，门诊部搬入五层门诊楼一楼，导医台更名“咨询台”，有工作人员 1 人，主要开展咨询、导医及门诊部专用印章的管理和使用。1994 年，咨询台更名导医台，有工作人员 2 人，增加发放检验报告单等服务项目。

2001 年 4 月，导医台更名为“一站式服务中心”，开展导医、导诊、咨询、方便门诊，疾病诊断证明书的审批盖章，提供软椅、推车、开水、水杯，代寄各类检查报告单，联系出入院车辆等便民服务项目，导医台由封闭式改为开放式，由门诊部直接管理。2007 年 12 月，一站式服务中心搬入新建的门诊综合大楼一楼，更名“服务中心”，由客服中心具体管理。

门诊注射室

20 世纪 50 年代，设注射室。六七十年代，注射室属门诊管理。80 年代，注射室在门诊部一楼，有注射室 2 间，工作人员 4 人，顾小莹负责。90 年代，注射室在门诊部一楼，有护士 2 人。

2000 年，为规范流程，确保门诊下班后注射工作的衔接，注射室归急诊科管理。按要求，用不透明玻璃隔为男女注射室。注射室负责日常门诊病人的所有注射治疗工作，包括各种注射及门诊危重病人的抢救。

2001 年 10 月起，门诊注射室精减人员，配专职护士 1 人。2002 年，注射室工作量为 22126 人次。2003 年 11 月，完善护理管理体制，门诊注射室重新归属门诊部管理。2007 年 12 月，门诊注射室搬入新建的门诊综合大楼一楼，配有药物过敏快速皮试仪 2 台，开展头孢类药物的无痛皮试。同年，门诊注射室护理工作量全年累计 30407 人次。

供应室

新中国成立初期，无固定供应室，敷料及部分器械、注射器、产包等分别由各科室有关人员协同制作与消毒。1954 年，成立供应室，有平房 3 间，工作人员 3—4 人，负责全院无菌物品供应，全部采用手工操作。1972 年，供应室搬迁至小里村医院新址，坐落于医院西南角，有平房 4 间，拥有下排气式立式消毒锅 1 台，工作人员 15 人，完全采用手工操作。注射器、输液器、针头、敷料等通过人工清洗、整理、包装、消毒后反复使用。

1993 年，根据要求，按照消毒隔离流程建造二层小楼供应室，面积约 200 平方米，位于医院西南角。新建的供应室拥有脉动预真空卧式消毒锅 2 台，有工作人员 11 人。输液器及部分注射器采用一次性医疗用品。其他物品如各类治疗包、针头、辅料、少量注射器，仍采取人工操作消毒后反复使用。

2003 年 12 月，供应室搬至医疗综合大楼（现名急诊综合大楼）裙楼东三楼，建筑面积 340 平方米，投资 120 万元。按照消毒供应室要求，设有收物间、粗洗间、精洗间、包装间、消毒间、无菌间，以及一次性用品储存间、敷料间。拥有 2 台双开门 1.2 Ⅱ触摸屏机动门脉动真空灭菌器。有工作人员 7 人，其中主管护士 5 人、消毒员 1 人、工人 1 人。护士具有消毒员上岗证。负责全院 30 多个科室每日 2 次的下收下送工作。每天约完成 50—60 个治疗包的清洗、包装、消毒及全院特殊敷料的制作，发放输液器 1600 多副，注射器 4000—5000 副，棉球 20 筒等。

供应室原属医技科管理，2001 年后，划归门诊部管理。

1975—2007年江宁医院供应室护士长更迭表

表 3-5

姓　名	任职时间
鲁庭桂	1975 年至 1979 年
黄文仙	1979 年至 1983 年 10 月
洪爱珍	1983 年 10 月至 1985 年 10 月
郑　勤	1985 年至 1990 年
夏月仙	1989 年 1 月至 1992 年 8 月
袁慧红	1992 年 9 月至 1996 年
戴小凤	1996 年 10 月至 1997 年 7 月
	2002 年 3 月至 2007 年 12 月
徐　红	1997 年至 2002 年 3 月

说明：夏月仙任职期间为副护士长

【预防保健】

预防保健科

1986 年 7 月，开设计划免疫门诊（儿保门诊），进行免疫接种。

1989 年 2 月 25 日，医院成立预防保健科，位置设在老门诊楼二楼，面积约 40 平方米，设登记室 1 间、接种室 1 间。与县卫生防疫站共同承担东山镇 0—7 岁儿童计划免疫。主要开展脊髓灰质炎、白百破、麻疹、卡介苗四苗的接种。1989 年，经县卫生局同意，医院独自负责东山镇 0—7 岁儿童计划免疫，增加医师 1 人、护士 1 人，每年的接种人数达 1000 人（针）次，脊髓灰质炎、白百破、麻疹、卡介苗四苗覆盖率达 80%。同时进行二类疫苗的注射，如乙肝疫苗，流行性脑脊髓膜炎疫苗、乙型脑炎疫苗等。1992 年 1 月，乙肝疫苗纳入计划疫苗管理。1993 年，预防保健科搬入五层门诊部四楼，面积约 100 平方米，设有休息观察室 1 间，登记室 2 间，接种室 2 间，冷链室 1 间，有冰箱 7 台，空调 5 台。

2002 年，预防保健科为医院二级科室，医生增至 4 人、护士增至 4 人，每年都进行专业培训上岗。科室各项规章制度健全，列入首批南京市规范化计划免疫门诊。制定第一类疫苗使用计划和第二类疫苗购买计划（二类疫苗的接种包括水痘减毒活疫苗、B 型流感嗜血杆菌疫苗、轮状病毒活疫苗、23 价肺炎球菌多糖疫苗、甲型肝炎疫苗、麻疹腮腺炎二联减毒活疫苗、A+C 群双价脑膜炎多糖疫苗、流行性乙型脑炎减毒活疫苗、乙肝免疫球蛋白等），做好疫苗管理，保证疫苗冷藏，并按照有关规定对新生儿进行预防接种，对东山镇辖区内流动人口的儿童，按规定建卡，给予接种或补种。对疑似预防异常反应及时上报，开展健康教育和有关咨询活动，收集与预防接种有关的基础资料。负责全院传染病报告卡上报到区防疫站。2006年，增加电脑2台，有电脑操作员1人，将东山镇辖区0—7岁儿童的预防接种纳入数字化管理。

2007年12月，搬入门诊综合大楼四楼，面积约800平方米，设休息观察室1间，接种室4间，登记室2间，冷链室1间，有医生3人，护士4人，电脑操作员2人。预防保健科每年安全注射10000针/次以上，四苗覆盖率达98%，东山镇无相应的传染病的发生。

1989年6月至2007年12月，罗卫任预防保健科负责人、主任。

医疗保健科和老干部保健科

1982年，成立医疗保健科和老干部保健科，专职保健医生为朱烈光。承担全院职工保健和全县离休老干部的保健，以及一部分在职老干部的保健，填写就诊人员信息登记记录本，建立老干部健康档案和院内职工健康档案。1984年7月，朱烈光任保健科副主任。1985年，保健科增加医生吕华珍。1986年，在老干部局设医疗点，护士孙秉文在该点工作。

1990年，在二小区住宅区设军干所门诊，医生许衡芳、护士尚来美在诊所工作，保健科医生每周2—3次到两个医疗点和老干部家中走访服务。约两年后门诊撤销。

2000年11月16日，原医疗保健科、老干部保健科更名调整为老年门诊，承担老年人医疗预防保健工作，隶属门诊部管理。全院职工保健工作划归新成立的保健体检科，老干部保健工作由设在老干部局内新成立的老年门诊负责。

体检中心

1996年下半年，医院在交警中队设立体检点，常年有2名护士在该点工作，主要负责驾驶员的领证体检。

2000年11月，成立保健体检科，承担医院职工保健、各类体检和交警中队体检点工作。保健体检科位于门诊部二楼，有诊室3间，科主任袁慧红，医师吕华珍（退休返聘人员）。主要职能是开展各种体检和医院职工保健。为医院职工每两年体检1次，女职工每年体检1次。由于人员较少，遇有体检任务时，组织各科医生参加，共同完成。2003年，体检工作量日渐增大，调进医师樊文红，引进设备开展一滴血亚健康检查。

2004年4月，保健体检科更名体检中心，从二楼搬到一楼，诊室增加至8间，并设立独立的抽血室。2006年，体检中心扩建，医院专门为体检科配置彩色B超、心电图、乳透等仪器设备，增加妇科医生、五官科医生、外科医生，将所有的体检工作与正常门诊分开，体检工作开展一条龙服务。体检工作量以每年40%的速度增加。

2007年12月，体检中心搬入新门诊综合大楼五楼，面积约700平方米，采血、B超、心电图、亚健康等检查更加规范，原有的内科、外科、妇科、儿科、五官科等诊室面积增加，新增VIP室、听力室、透视室及配餐室，提高免费早餐的标准，在原来一块蛋糕的基础上增加牛奶和鸡蛋，使体检者早餐更富营养、更科学。2007年，体检中心完成各种体检73636人次。

至2007年12月，驻江宁8家保险公司与医院签订定点体检和定点医疗合同。体检中心承担各种职业上岗证的体检，如执业教师、执业医师、执业护士、药品从业人员、电工、海员、出境人员、驾驶员等体检，并承担所在地区所有企事业单位的招工、应聘体检、健康体检等，免费为体检的集体和个人建立健康档案，并进行省内首创的面对面交流反馈体检信息。

2000年11月至2007年12月，袁慧红任体检中心主任。

【专家专科门诊】

2000年前，门诊各大科尚未设专家专科门诊，也没有固定医师坐诊，内科、外科、妇产科、儿科由病房医师轮流到门诊坐诊。

2000年5月4日起，为满足广大患者对医疗服务需求，医院在原门诊各诊室的基础上，加设部分专科门诊，主要有心血管内科、呼吸科、消化内科、神经内科、糖尿病专科、肾内科、脑外科、肿瘤科、肛肠外科、骨科、肝胆外科、泌尿外科、胸外科、妇科肿瘤、妇科内分泌等，由各科主任、副主任及高年资医师每周定时坐诊，平时该诊室仍为普通门诊。

2004年起，医院强化专科专家门诊工作，增设普外科、男性科、高危妊娠、宫颈疾病专科、儿科呼吸哮喘专科、小儿消化专科、新生儿科及眼科、五官科、口腔科、中医骨科等专科门诊，均要求副主任医师职称以上医师坐诊。

2007年12月16日，搬至十五层门诊综合大楼后，又增设血液科、免疫科、肿瘤内科、肿瘤外科等专科专家门诊，上述所有专科均设独立诊室，其中心血管内科、消化内科、呼吸科设有两间诊室。各专科诊室均由各专科主任或副主任轮流定时门诊，而心血管内科、呼吸科、消化内科、神经内科、内分泌科、肝胆外科、泌尿外科、骨科，均固定为副主任医师以上职称长期坐诊（周一至周六每天开诊）。并在新门诊综合大楼五楼设立外聘专家门诊，由外聘的省人民医院、南京军区总院、市第一医院、市儿童医院、鼓楼医院等专科主任每周定期开设专家门诊。

2000年江宁县人民医院专家、专科门诊一览表

表3–6

科室/姓名/专科/星期		内科		外科		妇产科		儿科	
		姓名	专科	姓名	专科	姓名	专科	姓名	专科
星期一	上午	王琪	心血管内科	李永祥	脑外科	秦翠英	不孕症	—	—
	下午	杭德新	神经内科	朱国梓	肿瘤科	时玉梅	宫血	王美珍	呼吸内科
星期二	上午	杨维平	心血管内科	蒋振华	肝胆外科	郭乃英	妇科肿瘤	刘金保	消化内科
	下午	洪常青	呼吸内科	马骏	骨科	—	—	—	—
星期三	上午	时家华	消化内科	卜纪维	骨科	朱玉香	妇科肿瘤	王美珍	呼吸内科
	下午	张冲	糖尿病	王仕国	脑外科	—	—	—	—
星期四	上午	王玉忠	呼吸内科	王义兆	泌尿外科	辛凯玲	产科高危	吕秀英	消化内科
	下午	倪德新	肾内科	周复兴	泌尿外科	—	—	—	—
星期五	上午	张建余	心血管内科	奚华堂	胸外科	王小桦	妇科内分泌	—	—
	下午	王建宁	消化内科	黄锦成	胸外科	—	—	—	—

2004年江宁医院专家、专科门诊一览表

表 3-7

星期	科别	内科						外科							妇产科				儿科			其他			
		心血管内科	消化内科	呼吸内科	神经内科	内分泌科	肾脏科	神经外科	心胸外科	骨科	普外科	肝胆外科	泌尿外科男性科	肿瘤科	不孕科	妇科肿瘤	高危妊娠	宫颈疾病	呼吸哮喘	消化科	新生儿	眼科	五官科	口腔科	中医骨科
星期一	上午	王琪★				王竹兰★		王仕国★	徐振之★		陶平★		周复兴★		秦翠英★					许丹彦★			皇甫毓明★	王佛汉★	
	下午				李圣华★									何流★											
星期二	上午			王玉忠●	李军荣★					马骏★				朱国梓★		郭乃英★			赵维美★			王炜★			
	下午						朱江●				赵家泉●		周兴祝★												
星期三	上午			张秀伟★		张冲●				杨业林●	谢义福★				黄朝霞●	朱玉香★					王美珍●		陆新兰★		
	下午	张正毅●							奚华堂★																

续表

星期	科别	内科						外科							妇产科				儿科			其他			
		心血管内科	消化内科	呼吸内科	神经内科	内分泌科	肾脏科	神经外科	心胸外科	骨科	普外科	肝胆外科	泌尿外科 男性科	肿瘤科	不孕科	妇科肿瘤	高危妊娠	宫颈疾病	呼吸哮喘	消化科	新生儿	眼科	五官科	口腔科	中医骨科
星期四	上午	张寄南★	王建宁★						徐振之★				王义兆★				辛凯玲●			刘金保★				孙正喜★	王爱玲★
	下午	徐崇利●	钱继跃●					邓纪学★			张有成●													王佛汉★	王爱玲★
星期五	上午	张建余★		郭方军●								胡建平★				张安红●		王小桦★	赵维美★						
	下午		佘维斌●							卜纪维★															
星期六	上午	臧晓祥★										丁成果★		周荣平★											
	下午								王剑★																

说明：★高级职称医师，●中级职称医师，外聘专家王竹兰、张寄南、徐振之、王佛汉、赵维美、王爱玲

2007年江宁医院专家、专科门诊一览表

表 3-8

星期	科别	呼吸内科	心血管内科	神经内科	肾内科	消化内科	内分泌科	血液科	肿瘤内科	肿瘤外科	肝胆外科	普外科	泌尿外科	心胸外科	神经外科	骨科	妇产科	儿科	耳鼻咽喉科	口腔科	免疫科
星期一	上午		王琪 杨维平			王建宁	王竹兰	王学文	何流	张有成	丁成果	乔茂根 陶平 蒋振华	周复兴	王剑	王仕国	卜纪维 马骏 孙福荣	秦翠英	许丹彦	陆新兰	曹伟建	
	下午		耿其吉 杨维平	李圣华		时家华			何流	张有成	丁成果	乔茂根 陶平 蒋振华	周复兴	王剑	王仕国	卜纪维 马骏	聂芳英		陶跃进		
星期二	上午	王玉忠	徐崇利 杨维平	李军荣	朱江	王建宁 翟启智				朱国梓	赵家泉	乔茂根 陶平 蒋振华	吕建宁	曹士奇	单洪友	卜纪维 马骏 管国平	郭乃英	赵维美			
	下午		杨维平			王建宁 时家华	李凌云			朱国梓	赵家泉	乔茂根 陶平 蒋振华	周兴祝	曹士奇	单洪友	卜纪维 马骏	刘巧玲				

续表 3-8-1

星期	科别	呼吸内科	心血管内科	神经内科	肾内科	消化内科	内分泌科	血液科	肿瘤内科	肿瘤外科	肝胆外科	普外科	泌尿外科	心胸外科	神经外科	骨科	妇产科	儿科	耳鼻咽喉科	口腔科	免疫科
星期三	上午	张秀伟	张郁青 杨维平		孙小伟	钱继跃 时家华	张冲			周荣平	成传荣	乔茂根 陶平 蒋振华	周复兴	奚华堂	张党林	杨业林	朱玉香	王美珍		陈必新	
	下午		杨维平	沈鑫		王建宁				周荣平	成传荣	乔茂根 陶平 蒋振华	周复兴	奚华堂	顾向进	高想	居蓉				张薇
星期四	上午	施毅	张寄南			王建宁	胡晓燕			程顺舟	蔡伟 谢义福	陶平 蒋振华	王义兆		邓纪学	侯传勇	朱玉香	刘金保		孙正喜	
	下午	杨健	杨维平	余艳华	袁自静	王建宁 时家华				程顺舟	蔡伟 谢义福	陶平 蒋振华	柳发德		邓纪学	卜纪维 马骏	辛凯玲				

续表 3-8-2

星期	科别	呼吸内科	心血管内科	神经内科	肾内科	消化内科	内分泌科	血液科	肿瘤内科	肿瘤外科	肝胆外科	普外科	泌尿外科	心胸外科	神经外科	骨科	妇产科	儿科	耳鼻咽喉科	口腔科	免疫科
星期五	上午	郭方军	耿其吉 杨维平	李圣华	邢昌赢	佘维斌 时家华	王竹兰		王卉卉		胡建平	乔茂根 陶平	周复兴		戴学东	卜纪维 马骏 葛广勇	王小桦	赵维美	皇甫毓明		
	下午		杨维平			朱祖明			王卉卉		胡建平	乔茂根 陶平	周复兴		李东儒	卜纪维 马骏	张安红				
星期六	上午		陈广胜 杨维平			时家华		师锦宁				乔茂根 陶平 蒋振华	周复兴			卜纪维 马骏					
	下午		杨维平			时家华						乔茂根 陶平 蒋振华	周复兴			卜纪维 马骏					

说明：星期一至星期日全日门诊：内科、外科、妇产科、儿科、计划生育科、骨科、眼科、口腔科、耳鼻咽喉科

星期一至星期六全日门诊：感染科、乳腺专科、皮肤科、针灸推拿科、康复理疗科、激光室、中医内科、中医外科、肛肠科、预防保健科、体检科

外聘专家王竹兰、王学文、耿其吉、单洪友、赵维美、施毅、张寄南、邢昌赢

【感染性疾病科】

2003年，感染科门诊位于五层门诊楼西面的简易平房内，面积约200平方米，包括发热门诊、肠道门诊及肝炎门诊，由门诊部主任王建宁兼任负责人，日均诊治患者30余人次。

2004年10月20日，根据卫生部《关于二级以上综合医院感染疾病科建设的通知》精神，医院决定将发热呼吸道门诊、肠道门诊统一整合为感染性疾病科门诊，黄龙山分院为感染性疾病留观病区，统称为感染性疾病科，为门诊部所属的二级科室，具体承担国家、省、市、区卫生行政部门规定的传染性、感染性疾病的防治工作，由王建宁兼任主任，王玉忠兼任副主任，刘建勋、温苏虹任副主任，何俊兼任护士长。

2007年7月至12月，仍由王建宁兼任主任，温苏虹任副主任，何俊兼任护士长。

肠道门诊

1963年，医院建立肠道门诊，每年的6—10月开诊。1984年，在二层门诊楼对面平房内设立肠道门诊，有诊室1间，约20平方米，由传染科医生轮流坐诊，另设挂号收费室、检验室、取药室。有挂号员、药剂员、检验员各1人。每年4月1日至10月31日开放，其余时间由内科医生负责接诊治疗。

1992年，肠道门诊迁至二层门诊楼一楼东北角，设有诊室1间，有挂号收费室、检验室、取药室，增设专门的输液室，由传染科医生轮流坐诊。1994年8月，按照县卫生局印发的“肠道门诊检查评分标准”，对照检查落实肠道门诊相关措施。

2003年6月，刘建勋兼任肠道门诊主任，温苏虹任副主任，何俊兼任护士长。10月，肠道门诊迁至五层门诊楼一楼，设有诊室1间，由温苏虹、刘建勋轮流坐诊。日诊治患者20人左右。

2007年12月，迁至门诊综合大楼负一楼，面积约200平方米，有诊室、挂号收费处、取药、观察处理室。有护士1名，副主任温苏虹常年坐诊。开诊时间为每年的4月1日至10月31日，诊治时间周一至周六，日诊治病人20余人。

肝炎门诊

1984年，在肠道门诊旁设立肝炎门诊，有诊室1间，传染科医生轮流坐诊、挂号、收费、检验及取药地点与肠道门诊相同，常年开诊。日诊治患者30人次左右。

1992年，肝炎门诊迁至二层门诊楼一楼，位于肠道门诊旁，设诊室1间，由传染科医生轮流坐诊，挂号，检验及取药地点与肠道门诊相同。2003年10月，迁至五层门诊楼一楼，有诊室1间，位于肠道门诊旁，由温苏虹、刘建勋轮流坐诊，日诊治患者40余人次。

2005年1月起，按传染病分级管理相关要求，医院不再收治各类传染病，故取消肝炎门诊，肝炎病人一律转往市传染病院诊治。

结核门诊

1984年，设立结核门诊，地点在肝炎门诊旁，有诊室1间，指定传染科医生轮流坐诊。常年开诊。日诊治患者4—5人次。1985年，县卫生局确定医院结核门诊医生为包学海。1992年，结核门诊迁至二层门诊楼一楼，位于肝炎门诊旁，设诊室1间，由传染科医生轮流坐诊。

2000年，根据要求，结核门诊迁至区卫生防疫站，由区卫生防疫站医生负责诊治。2005年4月15日，为贯彻落实全国及省市区结核病防治工作会议精神，保证结核病防治各项措施的落实到位，医院相继成立结核病防治领导小组（组长卞仕云，副组长王琪、王仕国、张正毅）、技术指导组（组长张秀伟，副组长王建宁、王玉忠），并出台《关于肺结核防治的奖惩规定》等文件，强化对疑似肺结核病人的发现、转诊、报告流程的规范化运作和监督。

2007年9月，按照市卫生局有关文件精神，结核门诊由区疾控中心迁至江宁医院，医院成为全区肺结核病诊疗定点单位，结核病门诊位于肠道门诊旁，设诊室1间，由高海燕常年坐诊，日诊治患者20人次左右。

发热门诊

2003年，非典型肺炎疫情发生后，江宁医院被指定为“非典”定点收治医院。4月18日起设立发热门诊，地点位于五层门诊楼一楼，有诊室2间，由温苏虹负责，张秀伟协助，对有发热、呼吸道症状及流行病学接触史者进行筛查。5月1日，随着“非典”疫情加重，医院将原院部小楼改为发热门诊，设挂号室、预诊分诊室、诊室1、诊室2、消毒间、输液室及2间临时隔离室。任命王建宁为发热门诊主任，刘建勋为副主任。5月6日，将原急诊科、骨科、ICU、传染科全部搬出，按照省市卫生部门规定的布局、流程和规范要求改建发热门诊，设立预诊室1间，发热内科诊室2间，儿科诊室1间和护士站、放射科、检验科、药房、配液室及17个独立单间输液室，15个独立单间隔离留观室，以及发热门诊工作人员休息区等。配备必备的仪器设备、床单元，及排风设施、紫外线及消毒淋浴等设施，基本形成独立的全封闭隔离区域，做到发热病人一条龙服务。配备内科医生5人，儿科医生4人，护士9人及检验、药房、放射、收费人员，所有人员实行10天一轮转，封闭式管理。至6月12日，“非典”疫情缓解后，发热门诊改为长效管理方式，由王建宁任主任，孙小伟任副主任。

2004年年初，再次改造发热门诊，缩减规模，设护士预诊室1间、内科诊室1间、配液室1间、输液室4间、留观室2间及收费、药房、检验、放射、消毒清洗、医护休息室等，保留医生、护士各3人，仍实行24小时值班，药房、检验、放射等科备班。

第二节 急诊急救中心

【历史沿革】

民国35年（1946）4月，国民政府重建县卫生院。开设了门诊，未单独设立急诊，但急诊病人可挂急诊号由门诊医生进行诊治，不限时间，随到随诊。1949年4月，南京江宁县解放。5月，县人民政府接管卫生院，略事整顿开设门诊，仍然没有单独设立急诊，急诊工作由门诊代为承担。

1960年，在门诊楼南面新建一排平房，共8间，设立急诊观察室，有专门处置室1间，配有氧气瓶、电动吸引器等常用抢救器材，用于急救工作。1972年，医院住院病房搬迁至小里村新址，门急诊仍在原址开展诊疗工作。1976年，急诊添置心电图机1台。1978年，急诊添置心脏除颤起搏机1台。1979年，急诊室添置洗胃机1台。

1983年，急诊迁至东山镇小里村新址，并成立急诊室，在医院大门西侧新建6间平房，分别为内科诊室、外科诊室、抢救室（配有电动吸引器、呼吸机、心脏除颤起搏机、洗胃机、心电图机）、观察室（6张床）、护士办公室及治疗室（备用缝合包、胸穿包、气管切开包加套管、导尿包、腰穿包、静脉切开包），有1间库房。屋檐外搭建临时屋棚，放置约50张竹制躺椅，用于患者输液。急诊值班由各专科医生轮值，无固定急诊医生。急诊无直接负责人，管理工作由各专科负责。1988年，急诊室添置DXW-2型电动洗胃机1台。

1989 年 4 月，为加强业务建设，提高急诊应急能力，医院正式组建急诊科，直属院部领导。救护车值班工作归急诊科管理。1991 年，添置国产高频喷射呼吸机 2 台，荷兰产飞利浦除颤仪 1 台。急诊输液开始全部使用一次性输液皮条。1993 年，五层门诊楼落成启用，急诊科搬迁至原二层门诊楼。急诊面积扩大为 800 平方米，一楼设有内、外、儿科诊室，抢救室、输液室、观察室（共有 5 张观察床）、药房、收费处、放射科；二楼为院行政办公室。抢救室约 60 平方米，配诊察台 2 台、观察床 5 张。急诊实行 24 小时值班制。1995 年 6 月，急诊科更新洗胃机 1 台。

2001 年，急诊科抢救组获江宁区“青年文明号”称号。2002 年 9 月，为新建医疗综合大楼（现名急诊综合大楼），急诊迁至原检验科位置，设有内科、外科、儿科诊室，注射室，抢救室，输液室 2 间，配液室 1 间。

2003 年 4 月，发生“非典”，成立发热门诊，急诊迁至五层门诊楼一楼，并将门诊部西面的原职工车棚改建成输液室。8 月 1 日，医疗综合大楼急诊中心建成，急诊迁至新址。新落成的急诊中心是医疗综合大楼的裙楼，共分为三层，其中一楼为急救中心生命绿色通道，设有内科、外科、儿科、五官科等临床科室及抢救室、换药室、挂号收费处、药房、检验、B 超心电图室及放射科。抢救室约 60 平方米，可以同时容纳 10 人的抢救，设有 4 张多功能抢救床，配备先进的抢救仪器和设备。二楼为输液中心及观察室。输液中心设有 5 间输液室，2 间观察室，配有传呼系统、健康教育系统，并开设专门的儿科输液通道，实行儿童、成人分开输液。10 月 30 日，医院将门急诊分开管理，同时，医院为优化急诊急救流程，将急诊科和南京市急救中心江宁分站统一管理，成立急诊急救中心，升级为医院一级科室。2004 年 3 月，购置德国产普美牌除颤仪 1 台。

2005 年 8 月，为加强急诊中心专科建设，引进急救专业本科应届毕业生 3 人：路玉宇、张祥、李健。同年 11 月，购入美国产萨博牌心肺复苏机 1 台。2006 年，急诊急救中心购入鹰牌 754 型呼吸机 1 台。同年，急诊急救中心获南京市“五一”巾帼标兵岗。

2007 年，急诊中心急诊病人量持续上升，输液量每天 700 人次以上，为更好的方便病人减少输液排队，实行输液叫号和先做皮试后缴费便民措施，对危重病人开辟绿色通道。抢救人数骤增，为确保优质安全高效的医疗服务，急诊内科外科都实行双班制，并有 24 小时备班。同年，购置天津产 SC–2 全自动电动洗胃机 1 台。12 月，急诊中心护理抢救组获江宁区“青年文明号”称号。急诊中心有在编护士 30 人。

负责人更迭情况：

1989 年 1 月至 1993 年 2 月，焦进任急诊科副主任；1993 年 3 月至 1995 年 2 月，焦进任急诊科主任，洪常青任急诊科副主任；1996 年 3 月至 1997 年 2 月，倪德新任急诊科副主任；1996 年 3 月至 1997 年 6 月，杭德新任急诊科副主任；1997 年 7 月至 1998 年 12 月，陶平任急诊科副主任；1998 年 12 月至 2000 年 11 月，王建宁任急诊科副主任。

2000 年 11 月至 2002 年 4 月，王赤任门急诊主任；2000 年 11 月至 2003 年 11 月，陶平任急诊科副主任；2002 年 4 月至 2003 年 11 月，王仕国任门急诊主任，王建宁任门急诊副主任；2002 年 8 月至 2003 年 11 月，李圣华兼任南京市急救中心江宁分站站长，陶平兼任副站长；2003 年 11 月至 2004 年 6 月，张正毅任急诊急救中心主任；2003 年 11 月至 2007 年 8 月，张正毅兼任南京市急救中心江宁分站站长。

2003 年 11 月至 2007 年 12 月，戚晓庄任急诊急救中心副主任；2004 年 6 月至 2007 年 12 月，王赤任急诊急救中心主任；2004 年 6 月至 2007 年 8 月，戚晓庄任南京市急救中心江宁分站副站长；2007 年 8 月至 12 月，王赤任南京市急救中心江宁分站站长，俞海波任副站长并兼任驾驶班长。

护理工作负责人更迭情况：

1989年1月至1990年12月，殷杰任急诊科护士长；1991年1月至2004年4月，毛荣任急诊科护士长；2004年4月至2007年12月，陈贤任护士长，朱月蓉任副护士长；2007年11月至12月，盛祥文任副护士长。

【业务工作】

民国35年（1946）4月，国民县政府重建卫生院，开诊时未设立专门急诊，急诊病人可挂急诊号由门诊医生进行诊治，不限时间，随到随诊。1949年5月后，卫生院明确规定，急诊工作由门诊医生代为承担，急诊病人随到随诊。1957年，门诊部建成后，成立内科、外科、妇产科、儿科等专业科室，各科分别承担各科急诊患者相应救治。

1960年，医院成立急诊观察室，配有处置室1间，内有氧气瓶、电动吸引器、橡皮胃管、灌肠筒、担架、手电筒和备有各种抢救药品。急诊工作量随之增加。当时急诊可以对各科常见急症进行常规处理，并能对一些重症患者进行抢救，如口服农药中毒、脑出血、心血管及呼吸系统疾病及外伤患者。年医院急诊工作量1222人次。1961年，急诊工作量693人次。1962年，急诊量1264人次，制定急诊抢救等制度。1977年，静脉输液6499人，静脉注射6020人。1978年，急诊工作量11584人次。1979年，急诊工作量10170人次。

1983年，医院在新址设立急诊室。输液皮条改用硅胶管，主要诊治发热、腹泻、农药中毒、外伤、急腹症等病人，并有数量较多的危重症患者需要抢救，以有机磷农药中毒为主，其次是外伤和内科疾病。1989年4月，医院成立急诊科，有急诊护士8人，内科、外科值班各有医生3—4人轮值。儿科、五官科白天急诊由门诊承担，夜间派值班人员值急诊班，地点仍在门诊诊室，妇产科急诊白天由门诊、夜间由病区负责。位于门诊部的收费处、药房、放射科、检验室，心电B超室，门、急诊共用。急诊科实行预诊制，急诊科护士预诊，挂号处凭预诊护士发给的分诊牌给予急诊挂号。1992年，急诊工作量17925人次，观察室留观病人219人。10月，医院举办急诊医学专题讲座和中青年医师读书心得交流会。

2000年8月17日，急诊输液室有一位输液患者突发“阿－斯”综合征，急诊护士见状后立即对患者进行施救，同时把患者转入抢救室继续抢救。

2003年3月，急诊科护士龚玲前往江苏省人民医院急诊中心进修急救。4月，因防治“非典”工作需要，急诊开设专门的“发热门诊”，安排年资高的医师24小时值班应诊，实施专人专治，采取最有效的措施和方法，做好疑似病人的诊断、控制、记录观察和追踪工作，还在醒目的位置设置健康教育橱窗，开展多种形式的非典型肺炎防治的宣传教育工作。8月，急诊中心正式启用后，由于硬件条件的改善，到院就诊的人数激增，急诊平均每天输液800人次以上。

2004年3月30日下午，横溪镇建桥工地发生桥塌事件，医院紧急部署抢救工作，迅速调度120救护车奔赴事发地参与现场急救，并将伤员及时护送至医院，共收治9名伤员，在全院各科通力合作下，伤者均得到有效救治。同年9月1日深夜，江宁大学城江苏经贸学院建筑工地发生脚手架倒塌事件，医院紧急部署抢救工作，急诊急救中心迅速调度急救人员和救护车辆赶赴事发地点，参与现场急救，并将危重伤员及时护送至医院。急救工作一直持续到次日7时，伤势不等的20名伤员均得到有效救治。是年，急诊急救中心开展“导管一次性注射器在婴儿保留灌肠中的应用”科研项目，获得医院科研应用新技术、开展新项目三等奖。

2005年3月，护士长陈贤前往南京鼓楼医院急诊中心进修急救。同年6月，护士叶姗姗、丁芸前往南京鼓楼医院急诊中心进修急救。随着晚夜间病人数骤增，尤其是车祸外伤病人增加，急诊外科为进一步提升医疗质量安全和方便病人就诊，进行弹性排班，实行双班制。8月，第十届全国运动会在南京举行。急诊急救中心派出由3名医务人员组成的急救小分队，配备1辆急救车，进驻江宁赛区现场，进行急救保障，并及时将伤员送至医院急治，完成现场及院内急救任务。是月，急诊病人量持续上升，输液量每天700人次以上，医院将原大内科、大外科办公室改建为儿童输液室，把急诊内科值班室改建儿童输液穿刺室，增加505张皮质座椅，缓解输液的压力。

2006年3月7日，江宁区方山定林寺旅游景区内，一辆旅游大客车发生交通事故，造成多人受伤，42名伤者被先后送至医院。医院迅速组织急救人员对伤员进行救治，除1人因病情过于危重死亡外，其余伤员都得到及时救治。

2007年7月，随着晚急诊病人量持续上升，急诊内科、外科为进一步加强医疗质量安全和方便病人就诊，进行弹性排班，实行双班制。分大小夜班，24点钟后由1名医生值班。8月，大外科又为急诊外科增加1名医生，开始实行双班制，分大小夜班，24点钟后由1名医生值班。8月8日，上坊东麟路口处突发一起严重车祸，造成多人受伤，医院及时组织人员及车辆进行现场及院内急救，到院的19名患者均得到及时有效的救治。12月，急诊中心龚玲、王川、陈国荣参加南京市急救技能比赛，并获得第二名。

此外，自急诊急救中心建科之后，每年都承担各大专院校的临床和护理专业学生实习带教工作，还有乡镇医院的进修带教任务，并完成医院下达的各项工作任务。

救护车房

1968年11月，医院设立救护车房，属行政科领导，配有两辆“跃进”牌救护车，有专职驾驶员2名，随车医护人员由各科室抽调。1973年，医院购进上海“跃进”牌救护车1辆。1975年，救护车房没有固定医生和护士值班，固定驾驶员5人，医生和护士轮流值班，有急救病人电话联系医院总值班，由总值班人员通知救护车房出车，急诊室做好抢救病人的准备。1976年，救护车房更新1辆南通产的“紫琅”牌救护车。1978年，救护车房更新1辆天津产“海燕”牌救护车，1985年，更新救护车1辆。1986年，购进南京“金陵”牌救护车。1992年，更新救护车1辆，1999年，购进救护车1辆。

南京市急救中心江宁分站

2002年11月，为强化院前急救、完善绿色通道，提高急危重病人的抢救成功率，江宁区人民医院与南京市急救中心合作，成立南京市急救中心江宁分站，分站隶属市急救中心和医院双重领导。成立时，分站配备救护车2辆，医生、驾驶人员6人，车辆配有车载设备：心电图机、呼吸机、除颤仪、氧气瓶、急救药箱等医疗救护设备和车载GPS卫星定位系统、通讯系统。工作人员实行24小时值班制。

分站医务人员能有效对急危重病人进行院前急救，并能与南京市急救中心和医院内急诊急救中心保持密切联系，使生命垂危的患者得到快捷、有效的救治，开辟“救死扶伤、呵护生命”的绿色通道。2003年8月，江苏省交通产业集团在“非典”期间捐赠的1辆南京产依维柯救护车，分配给急诊急救中心使用。10月30日，医院将急诊科和南京市急救中心江宁分站合并组建成急诊急救中心，为医院一级科室。

2007年12月，急诊救护车3辆、固定医生、驾驶员共7人，并配轮转医生1人，全年出车5765次，工作人员仍实行24小时值班制。

第三节 大内科

【历史沿革】

民国 24 年（1935），卫生院创建时即有内科，但医生少、设备差。民国 26 年（1937）12 月，侵华日军侵占江宁，卫生院遭毁，科室暂时解散。民国 35 年（1946）1 月，国民县政府恢复重建县卫生院。内科开展常见病及传染病的诊治、上报工作。1949 年 5 月，内科有医生 2 人，主要收治呼吸、消化系统的常见病以及常见传染病（肺结核、上呼吸道感染、黑热病等），内科业务逐渐发展。至 1953 年，医院有病床 30 张，主要收治内科病人，年内收治住院病人 273 人次。1958 年，医院抽调内科医护人员下乡开展传染病、地方病等防治普查工作，农忙时下乡巡回医疗。

1961 年，成功抢救青龙山农场 36 例“1059”农药严重中毒病例。同时，内科用锑剂 273 治疗血吸虫病获得一定疗效。1963 年，内科、外科病房分开，内科有病床 30 张，有吴维智、王雪珍、房养敬、赵玉琴等内科儿科医生 5 人，由赵玉琴负责日常管理。1964 年春季，流行性脑脊髓膜炎流行，在全县范围内较为严重，发病人数逐旬增加，内科安排专门病床，收治流行性脑脊髓膜炎病人。

20 世纪 60 年代，内科主要收治流行性脑脊髓膜炎、流行性乙型脑炎、出血热、伤寒等常见传染病。出血热每年收治 50 人次左右。在此期间，南京、镇江各大医院一批下放医生在内科业务建设发展中发挥重要作用。他们是：徐秀芳（心内科主治医师）、李企光（内科主治医师）、周凤雏（儿科医师）、张宗峰（儿科主治医师）、贾永德（内科医师）、周百权（内科医师）、吴宝德（呼吸科主任医师）、戴克威（军医）。省人民医院传染科医生唐季和、孙志坚，南京市第一医院消化科主任陈平南，南京市神经精神病防治院专家翟书涛等也经常到院指导工作或坐诊。

1972 年，内科病房搬迁新址，设有 2 个病区。内科儿科共有床位 100 张左右，有 15 张肝炎病床。先后在一、二病区担任组长的有朱烈光、张建余、吴维智、张序根、郭世安、焦进、戎钊玉。先后担任护士长的有丁柏英、戴桂珍、赵三清、毛鑫芳、翟秀华、殷杰等。70 年代，开展一些新的诊疗项目，1974 年，首次开展肝穿刺检查。1978 年，首次开展心包穿刺、心电监护除颤、心脏临时起搏治疗。1979 年 5 月，消化科购置第 1 台纤维胃镜，并成立胃镜室。

1979—1980 年期间，内科选派部分医师相继外出进修专科，内科、儿科、传染科的医师逐渐固定，专科医师基本形成：神经内科医师有徐德明、杭德新；心血管内科医师有张建余、施荣宝；呼吸科医师有吴维智、洪常青；消化科医师有朱烈光、郭世安；血液科医师有奚红琴、焦进等，为之后的专科建设与发展奠定了基础。1980 年下半年，吴维智从省人民医院进修回院后，开设结核病门诊。

1982 年 8 月，三层住院病房楼启用，内科增加 2 个病区，设有 4 个病区，共有床位 140 张左右。新设儿科病区（七病区），有床位 30 张；设传染科病区（五病区），有床位 20 张。先后在一病区担任组长（主任）的有：张序根、孙彪、焦进、时家华、张正毅、王建宁；护士长有：沈亦新、张阿玲。在二病区担任组长（主任）的有：戎钊玉、奚红琴、杭德新、王琪、倪德新、洪常青、张正毅；护士长有：殷杰、董彩霞、沈亦新、欧小凤、郑明香、王晓平。在五病区担任病区主任的有：周百权、张序根、刘建勋、温苏虹；护士长有：毛鑫芳、蔡洁、王晓平、张见美、王顺英、何俊。1983 年，首次开展食道心房调搏治疗。1985 年，购置反搏装置 1 台，开展体外反搏治疗。1987 年，首次开展腹膜透析。

1992 年 1 月，三层保健病房楼启用，设八、九 2 个病区，各有床位 28 张，主要收治内科病人。同年 9 月，张建余兼任保健病房科主任，蔡洁任护士长。先后在保健病房任护士长的有徐红、丁爱华、夏大珍、江水。内科共有 6 个病区，床位数 200 张左右。1993 年，医院设重症监护病房（ICU）病房，有床位 4 张，属大内科管理。2000 年，行政归属大外科管理。

1994 年 1 月，成立大内科临床医学教研组（包括内科、保健病区、儿科、传染科），周百权任组长，杨维平任副组长。同年 12 月，杨维平任大内科主任。大内科共有 125 人，其中内科 61 人、儿科 24 人、保健病房 26 人、ICU 8 人、保健科 6 人。自 1995 年起，大内科开始实施专科建设，经过数年的时间，几任大内科主任先后搭建起心血管、消化、神经、呼吸、内分泌、肾科等专科框架。对年青的内科医师按学历、年资、素质进行各专科人员的梯队建设，同时各梯队骨干到上级医院专科进修，各专科梯队逐步完善，医院按专科收治病人。为提高大内科诊疗水平，大内科对病区领导（主任）进行调整，让青年骨干医师担任，使大内科整体诊疗水平、服务质量提高。1998 年 11 月，心血管内科被评为南京市重点专科。八九十年代内科在口服农药中毒方面摸索出一套有效的抢救方法，并在预防中毒后遗症方面有所突破，平均每年收治农药中毒患者 110 余人次，抢救成功率较高。2000 年后，口服农药中毒病人减少，平均每年收治约 40 人次。

2000 年 8 月，病区调整，八病区划给胸外科。11 月 29 日，神经内科开展首例“微创颅内血肿清除术”。2001 年，成立血透室，位于二病区病房内，朱江任主任，王桂华任护士长。内科有 5 个病区，一病区为消化科、神经内科，有病床 40 张；二病区为心血管科、呼吸科、肾科，有病床 30 张；五病区有病床 21 张，其中五官科病床 9 张，感染科有病床 12 张；七病区为儿科，有病床 21 张；九病区为保健病房科，有病床 28 张。

2002 年，内科共有 89 人，其中医生 35 人、护士 52 人、离退休返聘 2 人。李军荣任大内科主任。李军荣、张秀伟、温苏虹、张冲分别任内科一、二、五、九病区主任，朱江任血液透析室主任。同年，医院成为南京市唯一一家被卫生部指定的“全国微创协作医院”。同年 12 月，呼吸科开展纤维支气管镜下诊治项目。

2003 年 4 月 28 日，心脏科开展第一例永久起搏器安装手术。11 月 28 日，医疗综合大楼建成使用。内科病区重新划分，共有 5 个病区。七病区（十一楼）为呼吸科、心脏科，有病床 46 张；八病区（十二楼）为神经内科，有病床 46 张；十二病区为儿科，有病床 43 张；十三病区为保健病房科，有病床 32 张；十四病区为消化科、肾科、血液科，有病床 40 张。2004 年 11 月 1 日，心脏科成立冠脉介入中心，当日开展第一例冠状动脉造影手术。同年 12 月 21 日，神经内科开展第一例脑血管支架置入术。2006 年 3 月 28 日，澳大利亚卒中协会到江宁医院考察脑卒中治疗情况。神经内科成为国际合作项目“QUEST”成员之一。4 月 16 日，医院成立江宁肾友会。8 月，呼吸科被南京市卫生局评为南京市二级医院医学重点专科。

2007 年 12 月 16 日，门诊综合大楼正式启用，内科扩增至 10 个病区，均为科级建制，共有病床 374 张。到 12 月，内科共有医护人员 194 人，其中医生 97 人、护士 97 人。

内科一病区（保健康复科）：王玉忠任主任，徐红任护士长；

内科二病区（保健康复科）：郭方军任主任，侯铭任护士长；

内科五病区（儿科）：刘金保任主任，邵瑾任副护士长；

内科六病区（血液净化中心）：孙小伟任主任，王桂华任护士长；

内科七病区（肾内科、内分泌科）：朱江任主任，金远霞任护士长；

内科八病区（消化内科）：佘维斌任主任，管银芳任护士长；

内科九病区（心血管内科）：徐崇利任主任，南兴建任护士长；

内科十病区（呼吸内科）：张秀伟任主任，张美蓉任副护士长；

内科十一病区（神经内科）：李军荣任主任，王晓平任护士长；

内科十二病区（神经内科）：李圣华任主任，龚玲任护士长。

大内科负责人更迭情况

1963 年至 1969 年，赵玉琴任负责人；1972 年至 1984 年，张建余任负责人；1984 年至 1988 年 12 月，周百权任内科副主任（主持工作）;1988 年 12 月至 1994 年,周百权任大内科主任;1988 年 12 月至 1992 年，奚红琴任内科副主任；1992 年 9 月至 1994 年 12 月，时家华、杨维平任大内科主任助理；1994 年 12 月至 2000 年 11 月，杨维平任大内科主任；1994 年 12 月至 2000 年 3 月，时家华任大内科副主任。

2000 年 3 月至 10 月，王琪任大内科副主任；2000 年 11 月至 2004 年 3 月，王琪任大内科主任；2000 年 11 月至 2002 年 4 月，王建宁任大内科副主任；2002 年 4 月至 2004 年 6 月，李军荣任大内科副主任；2003 年 6 月至 2007 年 8 月，臧晓祥任大内科副主任（兼）；2004 年 6 月至 2007 年 12 月，李军荣任大内科主任；张秀伟任大内科副主任、呼吸科主任；2007 年 8 月至 12 月，王玉忠任大内科副主任。

大内科护士长先后是：沈亦新、毛鑫芳、夏大珍、张阿玲。

【神经内科】

1982 年 4 月至 1983 年 4 月，内科医师徐德明到南京神经精神病院（现南京市脑科医院）进修神经内科，成为县医院第一位神经内科专科医生，学成后到二病区，开展脑血管意外及其他神经内科常见疾病的诊治工作。1984 年 4 月，县政府决定成立江宁县神经精神病防治院（现为江宁区第二医院），徐德明调往该院任院长。1986 年 6 月至 1987 年 6 月，杭德新到南京神经精神病院进修神经内科，回院后在一病区收治神经系统疾病患者，并于 1987 年 9 月开设神经内科专科门诊。

2000 年 1 月至 2001 年 1 月，李军荣到南京脑科医院及北京朝阳医院进修神经内科，开展颅内血肿清除术治疗高血压性脑出血新项目。2001 年 1 月，医院正式组建神经内科专科，在一病区设专科床位 20 张，由李军荣负责，有专科医生 3 人：李军荣、李圣华、李学平。2002 年，微创治疗项目受到专家和病人的好评，医院成为南京市唯一一家被卫生部指定的“全国微创协作医院”。4 月，李军荣兼任神经内科主任（任大内科副主任），专科床位扩大到 30 张左右，仍设在一病区。

2003 年 11 月 28 日，医疗综合大楼（现急诊综合大楼）落成启用，神经内科与消化内科同时迁入医疗综合大楼 12 楼八病区，李军荣任神经内科主任、病区主任，神经内科设置床位 30 张，专科医师 6 人。2004 年 6 月，李军荣任大内科主任兼神经内科（八病区）主任，神经内科评为医院重点专科。12 月，神经内科独立建成病区，床位数增加到 46 张。2006 年，将病区示教室改为病房，成立神经内科卒中单元，床位 6 张，神经内科床位增加到 52 张。11 月 9 日，李军荣当选江苏省医学会神经内科协会委员。

2007 年 1 月，神经内科被评为区重点科室。2 月，神经内科获得南京市总工会授予的学习型科室（班组）荣誉称号。8 月，李军荣任大内科主任兼神经内科主任，李圣华任神经内科副主任。12 月 16 日，江宁医院门诊综合大楼落成启用，神经内科扩张为 2 个病区，分别迁入 11 楼（内 11 病区）、12 楼（内 12 病区），床位增至 63 张，其中有神经系统重症监护室（NICU）床位 8 张、VIP 病床 8 张。有专科医师 12 人，其中主任医师 1 人、副主任医师 2 人、主治医师 3 人、住院医师 6 人，均为大学本科以上学历，硕士研究生 4 人。

业务技术建设

1983年4月，徐德明进修回院后，可常规开展神经内科常见疾病的诊治工作，脑血管意外诊治水平有较大提高。20世纪八九十年代，神经内科主要收治多发病、常见病，开展脑血管意外综合治疗，通过针灸等康复疗法，取得较好疗效。

2000年，李军荣在南京脑科医院进修，并到北京朝阳医院学习微创颅内血肿清除术治疗高血压性脑出血。11月29日，李军荣开展第一例"微创颅内血肿清除术"，手术获得成功，该手术在南京市尚属首次，填补市内空白。此后，该手术常规开展，取得满意疗效。

2001年，李圣华到南京脑科医院进修神经内科，并到杭州邵逸夫医院学习"肉毒素A肌肉注射治疗面肌痉挛"新技术新项目。2002年，神经内科在"微创颅内血肿清除术"的基础上开展加用纳洛酮治疗高血压性脑出血新项目。同年，开展"微创双侧脑室引流术加腰大池引流术"治疗重度脑室出血。2003年，开展微创后高血压性脑出血的神经生长因子治疗；开展新技术"颈动脉支架置入术"，治疗颈动脉狭窄。并开展脑梗塞静脉溶栓治疗。

2004年，购置神经网络治疗仪，主要用于脑卒中的康复治疗。7—11月，李军荣先后到北京宣武医院及重庆西南医院（第三军医大学一附院）进修缺血性脑血管病的介入治疗。12月21日，开展第一例脑血管支架置入术，为国内同级医院中第一例脑血管支架术，神经内科开展的项目在省内同级医院中处于领先地位。2007年2月，陈来明前往北京宣武医院进修"缺血性脑血管病的介入治疗"。

至2007年，神经内科可常规开展脑出血、脑血栓形成、脑栓塞、中枢神经系统感染、癫痫、眩晕症、帕金森病、重症肌无力、各种头痛、肌张力障碍、周期性麻痹、周围神经病变的诊断与治疗。

教学与科研

2000年，"微创颅内血肿清除术加纳洛酮治疗高血压性脑出血"在区科技局立项，获2万元经费支持。次年该科研项目通过市级鉴定，被认定为市级科研成果。2002年，该项目获江苏省卫生厅新技术一等奖，江宁区科技进步二等奖。

2002年，"微创双侧脑室引流术加腰大池引流术治疗重度脑室出血"在区科技局立项，并在是年年底通过省级科技成果鉴定，认定为省级科研成果。次年，该项目获江苏省卫生厅新技术二等奖、江宁区科技进步二等奖、南京市科技进步三等奖，并在南京市科技局立项，获8万元经费支持。

2003年，"神经生长因子治疗微创后高血压性脑出血临床观察"在区科技局立项，获区级经费支持，获医院年度运用新技术新项目一等奖。2004年，该项目通过市级成果鉴定，并获南京市"人才项目"科研课题立项，获2万元科研经费支持。同年，该项目获南京市卫生局新技术二等奖、江宁区科技进步二等奖。2003年5月，神经内科参加卫生部脑防办组织的"微创颅内血肿清除术治疗高血压脑出血"多中心双盲研究课题，神经内科为分中心之一，2004年9月，完成课题获卫生部脑防办表彰。

2004年，"颈动脉支架置入术治疗颈动脉狭窄"在区科技局立项，并在是年年底通过市级成果鉴定。2005年，李军荣被聘为南京医科大学副教授。2006年，"颈动脉支架置入术治疗颈动脉狭窄临床研究"获南京市卫生局新技术二等奖。"卒中单元在二级医院的推广运用"在区科技局立项研究，是年年底通过区科技局验收。神经内科承担南京医科大学康达学院《神经病学》的教学任务。同年3月，神经内科成为国际合作项目"QUEST"成员之一，并于当年底完成分中心的科研工作任务。

2007年，神经内科与血液净化中心合作的课题"CRRT治疗脑卒中合并严重水电解质紊乱"在市科技局立项，获10万元科研经费支持。2007年，李圣华被南京医科大学聘为副教授。

2000—2007 年，神经内科累计公开发表论文 20 余篇。

【心血管内科】

1963 年，南京市第一医院心脏科主治医师徐秀芳下放到江宁县医院工作，县医院有了第一位心血管内科专科医生。1976 年 11 月至 1978 年 1 月，医师张建余到江苏省人民医院进修心血管内科。1980 年，徐秀芳调回南京市第一医院工作。1996 年以后，心脏科人才梯队逐步形成，有专科医生 5 人，包括杨维平、王琪、张正毅、臧晓祥、徐崇利等医师；当时与呼吸内科同在内科二病区，有床位 42 张，王琪任二病区主任。1998 年 11 月，心血管内科被评为南京市重点专科，设立单独的病房，有床位 24 张。2000 年，购置 12 导心电图机 1 台。

2003 年 11 月 28 日，医疗综合大楼（现急诊综合大楼）落成启用，心血管内科与呼吸内科同时迁入 11 楼七病区。徐崇利负责心血管内科工作，有专科医生 4 人，固定床位 26 张。

2007 年 8 月，徐崇利任心血管内科主任，张郁青任副主任。12 月 16 日，心血管内科搬入门诊综合大楼九楼，独立成病区，徐崇利任内科九病区主任。有专科医生 11 人：王琪、臧晓祥、张正毅、徐崇利、张郁青、陈广胜、林涛、梁彩虹、韦伟、陈君、陶琴。其中副主任医师 4 人、主治医师 3 人、住院医师 4 人，均为本科以上学历，其中博士研究生 1 人、硕士研究生 3 人。并设有心功能室、冠心病重症监护（CCU）病房。

业务技术建设

1963 年，心脏科主治医师徐秀芳下放到县医院工作，开展心血管病的诊治工作，心脏科专科诊治技术水平有明显提高。1978 年，张建余进修回院后开展心内膜临时起搏治疗。1979 年，开展体外除颤治疗。

1983 年，在张建余、施荣宝的主持下，成功开展经食道调搏行窦房结功能测定。1988 年，张福珍到南京市第一医院心内科进修，为期 1 年。至 1993 年，施荣宝、戎钊玉、杨维平、张正毅、王琪 5 名医生先后到镇江市江滨医院、江苏省人民医院、南京铁道医学院附属医院，南京市第一医院进修心内科。1997 年，王琪主持尿激酶用于急性心肌梗塞的溶栓治疗。1999 年 5 月，臧晓祥到江苏省人民医院心脏科进修。

2000 年 4 月，徐崇利参加为期 1 个月的全国第二十三期心脏科进修培训班（上海市心研所承办）。2000 年 10 月，徐崇利分别在上海市华山医院、中山医院心血管科进修，深造学习心脏介入技术。

2001 年，聘请江苏省人民医院心内科教授张寄南为医院外聘专家，每周参加医院心内科专家门诊 1 次。2003 年，开展各类心脏科常见疾病的诊治，成功完成 4 例双腔心脏起搏器安置术，其中 DDD 型 2 台、DDDR 型 2 台，成为南京市区（县）级医院中首家开展此项目的医院。

2004 年 6 月，医院添置 GE9800 中型 C 臂机。2004 年 11 月 1 日，成立“冠心病介入中心”，全面开展冠状动脉造影（CAG）、经皮冠状动脉腔内成型术（PTCA）、支架置入术（STENT）。全年共完成冠脉造影术近 30 例，有 11 例患者实施经皮冠状动脉介入治疗（PCI），共置入各类支架 20 余枚。2005 年，共开展各类介入手术 160 余例，并为一名动脉导管未闭（PDA）患者成功实施封堵术。同年，聘请南京市第一医院心内科主任耿其吉为外聘专家，每周专家门诊 2 次，病区查房 1 次。2006 年，心内科成功开展首例桡动脉径路冠脉介入治疗。至 12 月，冠脉介入中心已成功开展造影 140 余例，支架治疗 40 余例。同年，硕士研究生陈广胜到医院。11 月，林涛到省人民医院进修冠心病的介入治疗。是年年底，引进博士研究生张郁青。

2007 年，专科、专家门诊较为完善。心血管内科独立成病区后，设心功能室，有 24 小时动态心电图、24 小时动态血压、活动平板等专科仪器设备；CCU 病房共设床位 6 张，配有 12 导心电监护、有创压力监测，以及血氧饱和度、呼吸及血压等监测仪器设备，并设有中央工作站。同年，硕士研究生陶琴到医院。

教学与科研

2000—2007 年，心血管内科在各医学刊物上发表专科学术论文近 40 篇。

2003 年，承担继续教育项目“高血压病诊治与进展”的授课。

2004 年，“双腔心脏起搏器安置术”获医院科技成果一等奖，“CAG+PTCA+STENT”获江宁区科技进步二等奖。

2005 年，“冠状动脉内药物涂层支架置入术”获 2005 年度医院科技成果一等奖。“同一患者冠状动脉血管内植入不同类型药物涂层支架的疗效观察”作为 135 课题正式立项，获得科研支持基金 4 万元。“急性冠状动脉综合征患者血清单核细胞趋化蛋白 -1（MCP-1）的变化及临床意义”在江宁区科技局立项。同年 12 月，徐崇利被评为南京医科大学优秀教师。2005—2007 年，心血管内科有 4 人承担南京医科大学理论教学任务。

2007 年，承担继续教育项目“冠心病的诊治与进展”的授课。

【呼吸内科】

1979 年 7 月—1980 年 11 月，吴维智到江苏省人民医院呼吸内科进修。回院后开展呼吸内科专科工作，并建立肺结核病专科门诊。主要为结核病人建立医疗档案，拟订结核病的治疗方案；帮助县结核病防治所培训医师，并协同进行质量管理工作；负责全县卫生院肺结核病人阅片审定工作，以及肺结核病种的会诊和指导抢救工作。1984 年，医院购置 4 台呼吸机，改善呼吸内科的抢救条件。1985—1991 年，洪常青负责呼吸内科相关工作。

2002 年 4 月，张秀伟由山东枣庄矿业集团医院调入呼吸内科工作，并于当年 6 月被任命为二病区主任。2003 年 11 月 28 日，医疗综合大楼（现名急诊综合大楼）落成启用，呼吸内科与心血管内科同时迁入大楼 11 楼七病区，张秀伟任病区主任，负责呼吸科工作，设床位 46 张，呼吸内科专科医师 4 人。2004 年 6 月，张秀伟任大内科副主任、七病区主任。2005 年 9 月，张秀伟被聘为江苏省中西医学会呼吸专业委员会常务委员。2006 年 1 月，张秀伟被聘为南京市医学会结核与呼吸系统疾病专科分会委员。8 月，呼吸内科被南京市卫生局评为南京市二级医院医学重点专科。张秀伟被聘为南京市医学会医疗事故技术鉴定专家库成员。

2007 年 3 月，张秀伟被聘为江苏省呼吸专业委员会感染学组和肺癌学组成员。8 月，张秀伟任呼吸内科主任。硕士研究生高海燕、文昱婷到医院工作，12 月 16 日，呼吸内科迁入门诊综合大楼十楼，成为独立的病区，张秀伟任内科十病区主任。共有专科医生 7 人：张秀伟、杨健、朱颖、武良权、朱文艳、杨旸、文昱婷。设有肺功能室，有肺功能仪 1 台，BIPAP 呼吸机 4 台。设支气管镜室，有电子支气管镜 1 台，床边纤维支气管镜 1 台。

业务技术建设

1984 年，呼吸机运用到呼吸衰竭病人的抢救中，有效提高有机磷农药中毒、重度颅脑出血、慢性阻塞性肺病的抢救成功率。4 月，洪常青在江苏省人民医院呼吸进修班学习 1 年，回院后主持呼吸内科相关工作，开展针吸肺穿刺活检技术及血气分析项目。1991 年，吴维智退休，洪常青接替负责肺结核病专科工作。20 世纪八九十年代，呼吸内科在农药中毒抢救方面摸索出一套有效的抢救方法，并在预防中毒后遗症方面有一定的突破，每年抢救 110 余人次，抢救成功率较高。

1996 年，呼吸内科开展胸腔闭式引流术。1998 年 3 月，王玉忠到江苏省人民医院呼吸内科进修 1 年，成为呼吸内科专科医生。

2002 年 7 月，郭方军在上海仁济医院呼吸内科进修 1 年。11 月，张秀伟主持开展纤维支气管镜的检查与活检，提高对支气管病变、肺癌、咯血等病症的诊治水平。12 月，张秀伟对 2 例重症哮喘呼吸衰竭病人成功实施纤维支气管镜引导下气管插管，标志着呼吸内科运用纤维支气管镜技术在重症哮喘救治方面有重大突破。12 月，呼吸内科为一例食道癌气管转移患者成功实施气管支架置入术。同年，呼吸内科陆续开展哮喘和慢阻肺正规治疗和支气管肺癌全身联合化疗等新技术新项目。添置双水平（相）气道正压通气（BIPAP）呼吸机，实施无创机械通气治疗重症呼吸衰竭，该项目获医院年度运用新技术开展新项目三等奖。

2003 年 4 月，"非典"爆发，张秀伟任江宁区防治非典小组的专家组成员，参与全区发热病人的诊疗工作。医院设立发热门诊，杨健参与发热门诊工作。4 月 28 日中午，收治一例从天津回宁的患者。5 月 1 日，经省"非典"专家组会诊，该患者确诊为"传染性非典型性肺炎"，当日转南京市二院继续诊治。同年 9 月，应用联合雾化技术用于哮喘、慢性阻塞性肺病病人的治疗，使呼吸内科在哮喘、慢性阻塞性肺病的治疗手段上有了新的拓展。11 月，开展 CT 引导下经皮肺穿刺技术，主要用于肺外周疾病的诊断。还开展经皮肺活检术对肺外周病变的诊断，该项目获医院年度运用新技术开展新项目三等奖。

2004 年 3 月，开展首例支气管动脉栓塞术治疗顽固性咯血获得成功。5 月 7 日，呼吸内科主持开展大型哮喘义诊活动，殷凯生等南京市 12 名呼吸界知名专家和 80 多名哮喘及慢阻肺患者参加活动。10 月，开展纤维支气管镜下球囊扩张术治疗重度支气管狭窄获得成功。

2005 年 2 月，开展支气管镜下肺泡灌洗术。5 月，张秀伟被江宁医院低职高聘为主任医师。6 月，杨健到上海中山医院呼吸内科进修半年。12 月，开展胸膜活检术对不明原因胸腔积液诊断，该技术获医院年度运用新技术开展新项目三等奖。

2006 年 3 月，呼吸内科与南京军区总医院肺癌诊治中心开展业务协作，并系统进行晚期支气管肺癌的全身化疗和介入治疗。4 月 30 日，呼吸内科主持开展第二次大型哮喘义诊活动，南京各大医院知名专家 11 人，患者和家属近 100 人参加活动。6 月 21 日，呼吸内科成功开展首例经纤支镜下肺活检术（TBLB）。

同年，呼吸内科将血液灌流技术运用到有机磷农药的抢救中，获得较好疗效。还开展沙美特罗氟替卡松在慢性阻塞性肺病中的应用。

教学与科研

1993—2007 年，呼吸内科累计在各类医学刊物上发表学术论文 18 篇。其中 1994 年，吴维智的《肺结核与肺癌并存 30 例分析》在青岛全国学术会议上交流，并获县科技优秀论文三等奖；1998 年，吴维智的《当前老干部如何防病治病几点体会》在中国中医学会大会交流；2007 年，张秀伟的《CT 引导经皮肺活检对老年肺周围占位性病变的诊断价值》获江宁区第三届学术年会优秀学术论文二等奖。

2005 年后，有 2 人承担南京医科大学医学理论教学任务。6 月，承担继续教育项目"慢阻肺（COPD）和支气管哮喘现代诊治"的授课。10 月，《经纤支镜局部注射联合小剂量化疗对晚期支气管肺癌的疗效研究》在江宁科技局立项。

2006 年 5 月，承担继续医学教育项目"支气管肺癌诊治进展及介入治疗"的授课。

2007 年 1 月，《噻托溴胺（思力华）对慢性 COPD 患者肺功能的影响和生活质量评估》在江宁科技局立项。5 月，承担继续医学教育项目"肺部感染的现代诊治及抗生素的合理应用"的授课。

【消化内科及内窥镜治疗中心】

1978年，朱烈光到江苏省人民医院进修消化专科，为期1年，成为县医院第一位消化科专科医生。同年，郭世安到南京铁道医学院附属医院消化内科进修1年。1979年，有消化科专科医生2人，即朱烈光、郭世安。郭世安负责消化科工作。5月，成立胃镜室。第一台胃镜由市卫生局配发，上海产的直径为15毫米的胃镜，镜头侧视、观察病灶有一定难度。随后，消化科购置第一台纤维胃镜（日本奥林巴斯G1型、管径13毫米），由朱烈光、郭世安进行胃镜检查项目，戴桂珍为胃镜室护士。每周开展两次检查，每次检查2—3人。

1984年4月，消化科胃镜室购置第二台纤维胃镜（日本奥林巴斯G2型、管径9毫米），胃镜室护士为笪丽萍、时鲜平。1985年，时家华负责消化内科工作。至1987年，共开展胃镜检查约600例。1988年7月，时家华任胃镜室主任，同年，胃镜室购置第三台纤维胃镜（日本奥林巴斯XQ20）。

1992年7月，消化内科、神经内科、肾内科、内分泌科病床统一设在内科一病区（现为行政办公楼二楼），共设床位40张，消化内科专科医生有时家华、王建宁、钱继跃、佘维斌等。1994年，引进日本奥林巴斯纤维胃镜，使镜下病变更清晰，诊断率有所提高。1997年8月，引进奥林巴斯电子胃、肠镜，并配备主机、工作站，能开展胃、肠镜检查及镜下止血等简单治疗。年开展胃镜检查800余例，肠镜检查50余例。1999年，王建宁负责消化内科工作。同年8月，胃镜室购置奥林巴斯140电子胃镜和肠镜，并开始开展内镜下治疗。由于胃镜检查人次逐渐增多，从2001年起，改为每周检查3次，每次10人次左右，全年胃镜检查1500余例，肠镜80余例。

2002年，胃镜检查近2000例，肠镜近100例。2003年，医院成立内窥镜中心，原胃镜室撤销，设有胃肠镜检查室及支气管镜检查室，王建宁任中心主任。年初，购置第一台奥林巴斯电子十二指肠镜，开展经内镜逆行性胰胆管造影（ERCP）项目。此后业务发展迅速，不断引进新技术项目，主要有胃肠镜下息肉治疗、食道静脉曲张的圈套法及硬化剂注射法治疗，食道狭窄、扩张食道支架置入，无痛胃肠镜，经内镜逆行性胰胆管造影（ERCP）+内镜下十二指肠乳头括约肌切开术（EST）等。11月28日，消化内科搬入医疗综合大楼（现急诊综合大楼），与神经内科共同组成八病区，设置床位46张，消化内科有医生5人。由佘维斌负责消化内科工作。2004年12月28日，消化科搬入康复病房楼二楼，与肾内科、内分泌科共同成立十四病区，设置床位40张。2005年，全年开展胃镜检查3500多例，肠镜100余例，ERCP 10余例，支气管镜检查近200例。2006年7月，内窥镜中心人员有3名医生、1名护士。

2007年8月，佘维斌任消化内科副主任，同年12月，消化内科搬入门诊综合大楼八楼，与血液科共同组成内科八病区。主要收治消化内科和血液科病人，共设床位42张，佘维斌任病区主任，能常规开展各类消化科疾病的诊治工作。消化内科有专科医生9人，时家华、王建宁、钱继跃、佘维斌、翟启智、朱祖明、柏文霞、王川、余艳秋。其中，副主任医师1人，主治医师5人，住院医师3人，均为大学本科以上学历，其中硕士研究生3人。12月16日，内窥镜治疗中心迁至门诊综合大楼3楼，面积900平方米，设有胃镜、肠镜、支气管镜及鼻咽喉镜检查室，均设立专门清洗消毒室，配备先进迈尔清洗消毒工作站。同时购置日本宾得（PENTAX）最新电子胃、肠镜，支气管镜，鼻咽喉镜各1台，配备主机和工作站，以及引进国际最新超细胃镜（管径6毫米），开展经鼻胃镜检查术、上消化道肿瘤粒子植入术。

业务技术建设

1979—1985年，消化科共收治病人400多例，主要有消化性溃疡、急慢性胃肠炎、食管疾病、消化道出血等病种。同期，胃镜室共开展胃镜检查400多例。

20世纪90年代前期，消化内科收治病人数约占大内科病房总收治人数的1/4以上，同时，还增加对肝硬化、胰腺炎等病种的诊治。90年代中后期至2003年，消化内科年收治病人约400余例，对消化性溃疡、消化道出血、肝硬化、胰腺炎等病种的诊治水平有明显提高。

2003年4月，消化科开展第一例胆总管结石的经内镜逆行性胰胆管造影（ERCP）下治疗。开展“内窥镜下多部位异物取出术”，获医院年度应用新技术、开展新项目二等奖。消化内科年收治病人700余例，对溃疡性结肠炎、胆道系统疾病、消化系统肿瘤等的诊治技术日趋成熟。

2004年12月，迁入十四病区，消化科年收治病人数1200余例，收治病人数及病种增加。开展“ERCP+EST+取石术+内镜鼻胆管引流术（ENBD）术”，获医院年度应用新技术、开展新项目二等奖。

2006年，完成电子胃镜检查4000多例，肠镜150余例。2007年，完成电子胃镜检查5000多例，肠镜200余例。2006年、2007年，年均完成十二指肠镜检查10余例。

2003—2007年，消化内科开展各类新技术、新项目，共完成ERCP下治疗100余例，同时还常规开展各种内镜下治疗（内镜下止血、息肉微波及套切治疗、食管静脉曲张硬化剂及套扎治疗），食管支架植入多项新的治疗技术。

1979—2007年，先后派出6人赴江苏省人民医院、南京医科大学第二附属医院、上海东方肝胆医院等医院进修。

消化内科以治疗重急症胰腺炎、消化性溃疡、肝硬化及其并发症、功能性胃肠病、消化内镜检查和治疗为优势。成功抢救大量危急重症患者。

教学与科研

1979—2007年，消化科有20余篇论文在各级各类杂志发表，其中有10余篇在省级以上杂志发表。《急性胰腺炎82例临床分析》获江宁区第三届学术年会优秀学术论文奖。

1989—2007年，带教江宁卫校医师班、西藏班，南京海军医学专科学校，东南大学预防专业、医保专业，南通医学院实习生。

1996年，佘维斌获南京海军医学专科学校优秀带教老师。

2002—2007年，带教南京医科大学影像专业、口腔专业、整形美容专业实习生。

2005—2007年，担任南京医科大学康达学院医药贸易与管理、卫生事业法律、卫生事业管理、医疗保险等专业《内科学》消化科疾病的授课任务。

2007年，担任南京医科大学继续教育学院专科班临床专业《内科学》消化科疾病的授课任务。

【肾内科及血液净化中心】

1987，孙彪到南京军区总医院进修，成为肾内科专科医生。1990年，孙彪调往南医大二附院，倪德新到省人民医院进修肾内科，回院后开设肾内科专科门诊。

2001年3月，成立血透室，地点设在二病区病房内，筹建人朱江、王桂华。当时有医生1人，护士1人，机器3台。7月，朱江任血透室主任。2002年4月，血透室搬迁到五层门诊楼的五楼，更名血液透析中心。2003年5月，袁自静进入肾内科工作。同年，血液透析中心更名为血液净化中心。2004年初，肾内科与消化科、内分泌科共同组成十四病区。3月，孙小伟任血液净化中心主任，王桂华任血液净化中心护士长。6月，蒋美华进入血液净化中心工作。7月，血液净化中心被评为医院特色专科。

2002—2004年，血液净化中心有专科医生3人，护士5人。有29名门诊透析患者。年平均透析2800

次左右。

2005 年，血液净化中心因病人增多，搬迁至三层病房楼（现名四层行政综合楼一楼东侧）。2006 年 4 月 16 日，成立“江宁肾友会”，创办《江宁肾友会会刊》(双月刊)。

2007 年 1 月，血液净化中心被区卫生局授予“江宁区重点科室”。7 月，肾科专业硕士研究生王梅芳、刘猛到医院工作。8 月，朱江任肾内科副主任，主持肾内科工作。孙小伟任肾内科副主任。12 月，门诊综合大楼落成启用，血液净化中心搬入六楼，为内科六病区。肾内科病房搬入七楼，与内分泌科组成内科七病区，有病床 42 张。肾内科有专科医生 7 人，其中副主任医师 1 人，主治医师 2 人，住院医师 4 人，均为本科以上学历，硕士研究生 2 人。

业务技术建设

1982 年，肾内科主要收治血尿、蛋白尿、肾病综合征、尿路感染等常见疾病。病人收治在二病区，主要由孙彪负责具体的诊断和治疗。

1987 年，收治的肾病患者在一病区开展腹膜透析治疗。

1993—1999 年，朱江、孙小伟侧重于肾科疾病的诊治工作。

1999—2000 年，朱江、孙小伟两名医生，王桂华、韦宁芳两名护士先后到江苏省人民医院、南京中大医院、上海解放军 455 医院进修学习血液净化技术项目。

2001 年 3 月，医院有 3 台透析机组，主要开展慢性肾衰尿毒症的普通透析。12 月，刘蓉蓉到省中医院进修血透护理半年。

2002 年，血液透析中心更新水处理设备，有血透机组 8 台，血液透析滤过机组 1 台。除开展普通透析，还开展无肝素透析、血液透析滤过等新技术、新项目，取得良好的治疗效果。7 月，王建芳到省人民医院进修血透护理半年。 2003 年，在 ICU 病房应用连续性床边血液透析滤过（CRRT）技术，救治一名多脏器功能衰竭患者，获得成功。12 月，利用单泵开展连续性血液滤过技术。2004 年年底，新购置日本尼普洛（NIPRO）单泵，孙小伟与王桂华在普外科独立开展 CRRT 技术，救治一例重症胰腺炎患者，获得成功。

2005 年，血液净化中心因病人增多，开展项目增加，利用血液灌流技术成功救治多例有机磷农药中毒患者，同时血液净化中心搬迁至三层病房楼（现四层行政综合楼一楼）。拥有血透机 16 台，血滤机 1 台，多功能单泵 1 台。固定透析患者 63 人，年平均透析 4516 人次。1—6 月，刘静、毛鸽、朱元娣先后到省人民医院进修血透护理,3 月,从淮安市第一人民医院引进专科护理人才唐玫。2005 年 11 月—2006 年 5 月，朱江到江苏省人民医院肾内科病房进修。回院后肾内科住院病人增多，并开展了肾活检穿刺术，提高了肾小球疾病的病理诊断水平。

同年,血液净化中心开展血液灌流、血浆置换等新项目,开展深静脉置管技术。与手外科合作,开展动－静脉内瘘手术等与血透相关的外科技术。

2006—2007 年，血液净化中心运用血液灌流、床边血滤等新技术抢救各种中毒患者和危急重症患者 106 例。8 月，从南京军区总院引进专科护理干事于芳。

2007 年 8 月，从南京军区总院引进专科护士陆丹丹。12 月，血液净化中心更新了水处理设备，有各类透析机组 29 台，其中血滤机 2 台、CRRT 机 1 台。有固定透析患者 100 人，年透析 13380 余人次。

教学与科研

1987—2007 年，自专科成立以来，肾内科及血液净化中心在专业核心期刊上发表论文 7 篇。

2005 年开始，朱江承担南京医科大学及南医大康达学院的理论教学工作。

2007 年，朱江、孙小伟承担江宁区职业医师资格考试的考前辅导。

2007 年，血液净化中心与神经内科合作的课题“CRRT 治疗脑卒中合并严重水电解质紊乱”在市科技局立项，获 10 万元科研经费支持。

【内分泌科】

1995 年 9—12 月，张冲参加江苏省卫生厅主办的内分泌科学习班，成为医院内分泌科专科医生。1999 年，开始开设专科门诊，每周一次。2000 年 1 月，开设糖尿病专科门诊。同年，胡晓燕进入内分泌科工作。至 2000 年年底，内分泌科与心血管科、肾内科组成十病区。2001 年 3 月，内分泌科病人收治到九病区。2002 年 5 月，李凌云进入内分泌科工作。2003 年，内分泌科开设专科专家门诊，每周 3 次。

2004 年年初，保健病房科更名保健康复中心，为十三、十四病区，共有床位 74 张。集中收治老年科、内分泌科、肾内科、消化内科、血液科等专科病人，张冲任康复中心副主任。7 月，糖尿病专科被评为医院特色专科。8 月，范晓利进入内分泌科工作。11 月，成立江宁“糖尿病之家”，张冲任“糖尿病之家”主任。2007 年 8 月，张冲任内分泌科副主任。12 月，门诊综合大楼启用，内分泌科搬迁至七楼，与肾内科组成内科七病区，共有病床 42 张。同时专科专家门诊，每天开诊，正常接诊专科病人。

业务技术建设

1995 年，能够开展糖尿病、甲亢等内分泌常见疾病的诊治。2002 年 12 月，聘请南京军区总医院内分泌科主任王竹兰到医院门诊坐诊，并参加病区查房和业务指导。2003 年 4 月，开展糖尿病足湿性坏疽的创新治疗，在原先的控制血糖、庆大霉素局部外敷的基础上，加用盐酸丁咯地尔及弥可保治疗，取得满意疗效。9 月，开展胰岛素泵持续皮下注射（CSII）治疗糖尿病的新技术，成为南京地区同级医院首家开展该项新技术并获成功的二级医疗机构，该项目获医院年度应用新技术、开展新项目三等奖。2003 年，李凌云到上海市第六人民医院内分泌科进修。

2004 年 3 月，联合放射科共同开展糖尿病并发下肢动脉血栓旋切术，获得成功，该项目获医院年度应用新技术、开展新项目三等奖。11 月，成立江宁“糖尿病之家”，每月举办一次“糖尿病之家”活动，向糖尿病人介绍疾病控制等相关知识。2005 年 3 月，胡晓燕到省人民医院内分泌科进修 1 年。

2007 年，内分泌科能够开展糖尿病、甲状腺疾病、高脂血症、痛风、高血压病等常见疾病的诊治，以及席汉氏综合征、原发性醛固酮增多症、尿崩症等内分泌科少见疾病的诊治。

教学与科研

1995—2007 年，内分泌科累计在各类医学杂志上发表专业论文 10 余篇。2003 年，张冲承担南京医科大学及南医大康达学院理论教学任务。张冲被评为医院 2006—2007 年度优秀带教老师。

【血液科】

1980 年 5 月，奚红琴到南京铁道医学院附属医院（现中大医院）血液科进修 1 年，成为血液科专科医生。县医院同时建立血细胞室，由马敏负责。1981 年，焦进参加南京医学院举办的血液科进修班。1982 年 8 月三层病房楼启用后，血液科病人主要收治在一病区。1992 年 5 月，奚红琴退休，被医院返聘，继续从事血液科工作。

2002 年，师锦宁侧重于血液科疾病的诊治工作。2004 年 8 月，师锦宁到江苏省血液病研究所、苏州大学第一附属医院血液科进修血液系统疾病的诊治，回院后开设血液病门诊。2004—2007 年，血液科病人主要收治在十四病区，有专科医生负责诊治。2007 年 12 月，门诊综合大楼启用，血液科搬到八楼，与消化内科组成内科八病区，有专科医生 2 人。同时开设专科门诊。

业务技术建设

1981 年，血液科主要收治各种贫血、白细胞减少症、血小板减少症等血液科常见疾病，可开展白血病并发颅内出血的抢救，与检验科马敏共同进行骨髓穿刺和骨髓形态学检查。在南京市第一医院血细胞室、南京铁道医学院附属医院血液科、省人民医院熬忠芳教授指导下，开展对再生障碍性贫血、白血病等血液科疑难疾病的诊治。

20 世纪 90 年代初中期，为更好地开展专科检查，检验科先后派毛丽芳、刘爱华到江苏省人民医院血液科实验室进修血液学检查技术、骨髓形态学检查及免疫学检查等。

2005 年 12 月，聘请南京军区总院主任王学文坐诊血液科门诊，提高血液科对淋巴瘤及血小板疾病如：特发性血小板减少性紫癜（ITP）、血栓性血小板减少性紫癜（TTP）等专科疾病的诊治水平。

2007 年，血液科主要收治各种贫血、骨髓增殖性疾病、特发性血小板减少性紫癜、过敏性紫癜及各类白血病、淋巴瘤、骨髓增生异常综合征（MDS）等病种。

教学与科研

1981 年，奚红琴承担江宁卫校血液专业及内科学教学任务。2006—2007 年，师锦宁承担南京医科大学康达学院血液学的临床带教工作。

血液科发表专科论文 3 篇，其中《重组活化Ⅶ的应用和进展》发表于 2007 年 12 月的《中国医师进修杂志》。

【保健康复科】

1992 年年初，新建的三层保健病房楼落成并投入使用，成立保健病房科，属医务处直管。主要服务对象为在职干部、离退休干部等，设床位 56 张，为八、九 2 个病区，设 1 个医疗组，2 个护理组，有医护人员 20 余人。1992 年 9 月，医务科科长张建余兼任保健病房科主任，蔡洁任保健病房科护士长，徐红任八病区护士长，丁爱华任九病区护士长。1997 年 6 月，杨维平兼任保健病房科主任，保健病房科改由大内科管理。夏大珍任八病区护士长。

2000 年 1 月，江水任保健病房病区护士长。2001 年，根据病区的调整，保健病房科压缩为一个病区，床位由 56 张减至 30 张。2002 年 3 月，徐红任护士长。2004 年，保健病房科更名保健康复中心，为十三、十四病区，有床位 72 张。集中收治老年科、内分泌科、肾内科、消化内科、血液科等专科病人，李军荣兼任保健康复中心主任，张冲任副主任。

2007 年 8 月，更名保健康复科，王玉忠兼任保健康复科主任，郭方军任科副主任。12 月，门诊综合大楼落成启用，内分泌科、肾内科、消化内科、血液科等专科搬迁到新大楼，保健康复科分为两个病区，分别为内科一病区、内科二病区，床位为 64 张。主要收治一些常见病、多发病、慢性病及康复患者等。王玉忠任科主任兼内科一病区主任，徐红任护士长，郭方军任科副主任兼二病区主任，侯铭任护士长。

业务技术建设

保健康复科成立后，主要收治呼吸系统疾病、心血管疾病、神经系统疾病、内分泌及代谢系统疾病等患者。常规开展急、慢性支气管炎，慢性阻塞性肺病（COPD），支气管哮喘，胸腔积液，气胸，呼吸衰竭，冠心病，高血压，高血压性心脏病，心功能不全，脑动脉硬化，脑供血不足，脑梗塞，糖尿病及糖尿病肾病，甲状腺疾病，晚期肿瘤及肿瘤术后的康复等疾病的诊治，疗效显著。服务对象绝大部分为离退休干部，具有年龄大、身体弱、基础疾病多、并存病多、并发症多、病情重、脏器功能差等特点。10余年保健康复科已积累一定经验，形成特色治疗和服务项目。曾多次被南京市老干部系统评为先进集体。

教学与科研

保健康复科自1992年成立后，在省级以上杂志发表医疗、护理论文10余篇，其中有4篇论文在各级学术会议上交流。先后派出4人到上级医院进修专科技术。2006年，郭方军任南京医科大学康达学院授课老师，承担临床理论课教学任务。

【感染科】

感染科成立于20世纪60年代初，时称传染科，设有传染科病房，位于内科病房西北角，有病房3—4间，病床10张。传染病流行时，传染科针对病种开设专科病房收治患者。

1972年，县医院迁址到小里村新址，传染科病房迁至二层内科病房楼（1984年后为二层门诊楼）一楼西侧，有病房4—5间，病床近20张。同时，按照国家传染病管理要求，肝炎病房从传染科病房中分出，设在二层内科病房楼2楼，有病房7间，病床21张，由俞学法负责肝炎病房工作。此后，焦进负责肝炎病房工作。1981年年底，荆留凤任肝炎病区副护士长。1984年1月1日，传染科病房正式成立，位于二层外科病房楼一楼，有病房12间，病床40余张，医生3人，护士5人，收治各种传染病。1986年，完成《流行性出血热诊断、治疗咨询系统》设计方案及微机软件，并与南京工业学院签订协议，正式上机试用、验证。此后，传染科改称感染科。

2001年，温苏虹任主任，有医生4人，护士8人。同年，感染科病房搬至二楼五病区，有病床21张。其中五官科病床9张、感染科病床12张。2003年4月"非典"流行时，感染科病房暂撤销，设立观察病房。防治"非典"工作结束后，按照传染病分级管理等相关要求，未再开设感染科病房，仅设感染科门诊。

负责人更迭情况：

1984年至1987年，周百权任传染病区组长；1987年至1990年，张序根任传染病区组长；1990年至2001年，刘建勋任感染病区主任；2001年至2003年，温苏虹任感染病区主任。

护士长更迭情况：

1984年至1988年，毛鑫芳任护士长；1989年至1992年2月，蔡洁任护士长；1992年3月至8月，王晓平任护士长；1992年9月至1999年8月，张见美任护士长；1999年11月至2001年11月，王顺英任护士长；2001年12月至2003年6月，何俊任护士长。

业务技术建设

传染科病房成立时，由内科医生轮流负责，主要收治肝炎、结核、麻疹、伤寒、菌痢等患者，年收治患者300人次左右。1972年，主要收治肝炎、结核、麻疹、出血热、伤寒、菌痢等病人。肝炎病房年收治病人100余人次。

1984年1月，传染科病房主要收治肝炎、结核、出血热、麻疹、伤寒、菌痢、恙虫病及不明原因的发热等病人，年收治病人500人次左右。1987年2月，刘建勋到南京市传染病院（现南京市第二人民医院）进修1年。1990年，刘建勋任主任，年收治专科病人600余人。1993年2月，温苏虹到南京市传染病院进修1年。

20世纪90年代之后，随着医疗条件的逐步改善以及政府加大措施预防，传染病患者逐渐减少。至

2001 年，年收治患者 300 余人次左右。

教学与科研

20 世纪 60 年代至 2007 年，感染科累计发表各类医学论文 10 余篇。

第四节　大外科

【历史沿革】

民国 36 年（1947）8 月，县卫生院设有外科，并能简单开展常见外科疾病的诊治。1949 年 5 月，县人民政府接管县卫生院时没有外科医生。1953 年，医院仍然没有正式的外科医生，仅有 1 名护士，能做一些创伤包扎、换药工作。1954 年年初，朱国梓、李健去南京市第一医院进修外科，1 名护士进修麻醉。10 月，医院自行设计建造约 80 平方米的手术室投入使用。外出进修的 3 名医护人员回院后逐步开展阑尾切除术、疝修补术、睾丸鞘膜积液翻转术、大隐静脉高位结扎加剥脱术及经肛门一些小手术，并能收治脓毒血症、蜂窝组织炎等疾病。年收治病人 300 人次左右，年手术量 150 例左右。1956—1960 年，外科工作由朱国梓负责。

1959—1960 年，肠梗阻、肠扭转急腹症高发，外科开展较多的剖腹探查、肠扭转复位、肠切除吻合手术。1960 年，手术室配置上海牌 103 型麻醉机，可进行开放乙醚和气管插管静脉复合麻醉。外科主治医师林后仲由 84 医院（现中大医院）调入外科工作。

1961 年，外科多名医护人员与县卫生防疫站人员，到长江、营防、铜井等公社对晚期血吸虫病门静脉高压、巨脾病员进行普查治疗，并开展首例巨脾切除术。对晚期血吸虫病员的巨脾切除每年约 30 例，共持续 3 年。林后仲发表关于 90 例巨脾切除术等方面的论文。同年，手术室购置首台手术无影灯。年手术量 169 人次。此后，外科逐步开展胆囊切除术、胃大部切除术、乳腺肿瘤切除术、甲状腺次全切除术、四肢骨折复位石膏固定术、结直肠肿瘤切除术、腹会阴联合切除（Miles）术及胆总管切开取石引流术等上腹部手术。

1963 年 8 月，乔茂根从苏州医学院毕业分配至外科工作。同年，医院实施内、外科病房分开，其中外科病房有床位 40 张。在外科病房旁重建手术室共 2 个手术间，面积约 200 平方米。外科医师有林后仲、朱国梓、乔茂根、张文斌等人，年手术量约 250 人次。手术范围涵盖胃肠、胆道、泌尿系统，麻醉可常规进行腰麻、硬膜外麻醉、全麻。1964 年，外科开始开展硬膜外阻滞麻醉新项目。1965 年，南京市第一医院泌尿外科主任医师高鸿程、外科主治医师贾天华先后下放到外科工作。高鸿程逐步开展前列腺摘除、肾部分切除等泌尿外科手术。

1966—1973 年间，有 5 名医生先后进入外科工作。1967 年 11 月，朱国梓从江苏省干部进修学校读医疗本科毕业后回外科。1968 年，陈复新由镇江市江滨医院下放到外科。1971 年，奚华堂、谢义福调入外科。同年，李永祥、王祖勋到外科工作。1973 年，周复兴由内科进入外科工作。至此，外科医生增至 9 人。1975 年，外科病房搬入小里村新址。设有 2 个外科病区，约 100 张床位。手术室面积达 600 平方米，有 6 间手术间。外科医生增至 10 多人。三病区主要收治骨科、普外科、泌尿外科病人，组长李永祥；四病区主要收治普外科、胸外科病人，组长乔茂根。至 1976 年，常规开展胃、十二指肠溃疡的胃大部切除术，并开展全胃切除手术、乳腺癌根治术及扩大根治术。同时，开展肝硬化门脉高压症的断流手术、分流手术等。外科有床位108张，医生7人。成传荣、马骏、季兴伟、李永祥、卜纪维、王义兆等先后进入外科工作。外科医生队伍不断壮大，门诊量、收治病人数和手术量增加，手术难度逐渐上升。上半年，开展胃切除73例，胆囊切除43例，肠切除9例，巨脾切除2例，直肠癌手术2例。同年，唐山大地震40多名伤员转入医院后，外科医护人员第一时间对伤员展开有效的救治。1976—1982年，先后有韩志浩、许镇明、祖瑜、童玉梅到外科工作。

1978年，开展二尖瓣手术2例，食管中段癌手术3例，肾盂切开取石术3例，并参加相关公社卫生院20多例手术抢救。1979年，先后开展肝部分切除、肝叶切除、胰十二指肠切除、肝内外胆管切开取石、胆肠R-Y内引流、间置空肠加人工乳头内引流术等肝脏外科、胰腺外科及较复杂的胆道手术。1980年，外科进行心脏手术21例，胃切除术276例，胆道手术124例，阑尾切除1441例。

1983年，外科病房迁至新落成的三层病房大楼三楼，共设2个病区（三、四病区）。外科开始朝着专科化的方向发展，逐步设置二级专科，相继设立普外科组、骨科组、胸外科组、脑外科组。三病区设普外组、骨科组、泌尿外科组、脑外科组，组长分别是成传荣、卜纪维、李永祥。四病区设胸外组、泌尿外科组、普外组，组长分别是朱国梓、周复兴、谢义福。

1984年，成立麻醉科，有周盘官、董桂如、刘秀芳、姬根海、陈霞5名专门麻醉医师，可开展腰麻、硬麻、全麻。同年，外科首次开展脑外科手术1例。

1976—1984年江宁县人民医院外科工作量情况表

表3-9　　单位：人次

类别＼年度	1976	1977	1978	1979	1980	1981	1982	1983	1984
门诊	20000	—	23250	26995	—	—	34667	30405	—
住院	—	1947	2229	2188	—	—	—	—	4915
手术	1713	1859	1800	2125	2123	—	2257	3210	2600

1984—1997年，肖明华、杨业林、赵家泉、张有成、陶平、王仕国、丁成果、胡建平、周兴祝、王剑、周荣平、孙瑾、蔡伟、侯传勇、胡光太、程顺舟、何泽民、戴学东、李东儒、杭方荣等陆续分配到外科工作。

1989年，朱国梓任大外科主任兼外科主任，乔茂根任大外科副主任，林后仲任外科副主任。周景华任科护士长。先后在三病区担任过病区组长、主任的有：蒋振华、李永祥、成传荣、王义兆、王仕国；护士长有：笪丽萍、陈洁、唐珊珊。先后在四病区担任过病区组长、主任的有：谢义福、张有成；护士长有：祝爱美、笪丽萍、陈洁、江水、王广银、王宗芳、易芳。1992年7月，医院成立临床教研室，设外科教研室，成员有奚华堂、朱国梓、周复兴、乔茂根、林后仲、蒋振华。

1993年8月，骨科独立设置病区，为十病区，设床位20张，卜纪维任骨科主任，张晓兰任护士长，专科医生有马骏、杨业林、王华、孙瑾。9月18日，肝胆外科被南京市卫生局批准为市级重点专科，并列入市卫生区域发展规划，蒋振华任重点专科主任。1994年1月14日，医院成立大外科临床医学教研组，外科组组长朱国梓，副组长王义兆，秘书王仕国。同年，经南京市卫生局批准，成立南京市乡镇卫生院技术骨干外科临床进修基地。当年招收江宁、高淳、溧水、六合等县进修生9人，之后进行过多期外科进修医生的培训。

2000年，病区调整，原八病区保健病房划给胸外科、肿瘤科，张有成、王剑任病区主任，何爱娣任护士长。11月，外科开展腹腔镜胆囊切除术。至2007年年底，已完成腹腔镜胆囊切除术3000余例。随着腔镜技术的成熟，各专科逐步开展腔镜下肝囊肿手术、胆总管结石手术、阑尾切除手术、胃十二指肠穿孔手术、早期胃肠癌手术等。全年外科总手术量2687例。2001年，外科专科化进程进一步加快，普外科分出肝胆专业、普瘤专业和以外伤、急腹症为主的普外专业。有4个病区，病床136张。三病区有病床40张，设脑外科、泌尿科、普瘤科，王义兆兼任病区主任；四病区有病床40张，设肝胆外科、普外科，张有成任病区主任；八病区有床位28张，设胸外科、普外科，王剑任病区主任；十病区有床位28张，杨业林任骨科病区主任。全年总手术量2752例。2002年，外科总手术量2996例。

2003年6月，成立独立的脑外科病区（五病区），邓纪学任病区主任，唐珊珊任护士长。7月，外科病区调整，泌尿外科、肿瘤科组成十病区，周荣平任十病区主任，陆琪琳任护士长。11月28日，医疗综合大楼（现名急诊综合大楼）落成启用，大楼设标准床位392张，其中外科床位209张。外科急诊位于一楼。手术室位于大楼二楼局部、三楼全部，按标准手术室设计，为层流净化手术室。五楼为一病区，设妇产科，朱玉香任妇产科主任；六楼为二病区，设普外科1，妇科，腔镜治疗中心，赵家泉任病区主任；七楼为三病区，骨科，杨业林任病区主任；八楼为四病区，脑外科，邓纪学任病区主任；九楼为五病区，普外科2，张有成任病区主任；十楼为六病区，肿瘤科、泌尿外科、胸外科，周荣平任病区主任。同年，为进一步发挥专科技术优势，外科成立创伤协作组、微创协作组、肿瘤协作组，谢义福、胡建平、王义兆分别任组长。

2004年，由于外科专科化进程加快，部分专科出现床位紧张，外科分次对病区进行调整：五、六楼为妇产科，朱玉香任主任；八楼为普外科1、泌尿外科、腔镜治疗中心，赵家泉任病区主任；九楼为普外科2、创伤治疗中心，张有成任病区主任；十楼为肿瘤内科、肿瘤外科、胸外科、肿瘤治疗中心，周荣平任主任；十三楼为神经外科（九病区），邓纪学任病区主任。至此，外科床位增至250张左右。11月，成立泌尿外科碎石中心，开展体外震波碎石；成立肿瘤治疗中心，开展肿瘤射频消融治疗及体内伽玛刀治疗。同年，成功救治横溪塌桥、江苏经贸学院建筑工地坍塌中的大批伤员。2005年，医院成立教学管理领导小组，外科教研室主任王义兆，副主任邓纪学，秘书周荣平。2006年3月，方山特大车祸中的40多名伤员均得到及时有效救治。同年，肿瘤科、胸外科被评为南京市二级医院医学重点专科。

2007年8月，医院业务技术建设实行专科化管理模式，外科第一次设立各临床专科主任，同时建立外科住院总医师制度。胡建平任普外科主任，赵家泉任普外科副主任；杨业林任骨科主任，孙福荣任骨科副主任；张有成任肿瘤科副主任；王剑任胸外科主任；王义兆任泌尿外科主任；邓纪学任神经外科主任；郁万友任麻醉科主任，吕洁任麻醉科副主任。12月16日，门诊综合大楼建成启用，位于原医疗综合大楼的十一、十二楼的内科七、八病区搬出。医疗综合大楼更名为急诊综合大楼。一楼为急诊中心、放射科，二、三楼为ICU、手术室，四楼为外科中心药房、信息中心，五、六楼为妇产科，七、八楼为骨科，九楼为胸外科、泌尿外科，十楼为肿瘤治疗中心（肿瘤外科、肿瘤内科、介入科），十一楼为普外科1，十二楼为普外科2，十三楼为神经外科。外科楼五至十三楼依次更名为外科5—13病区，七至十三楼分别由孙福荣、杨业林、王剑、张有成、赵家泉、胡建平、邓纪学任病区主任；朱月蓉、郑明香、侯祥燕、李昌娣、陆琪琳、陶素珍、易芳任护士长。

2003—2007年，外科总手术量分别为5236例、5577例、6361例、7063例、8286例。其中，2007年，各类手术量：甲状腺61例，上腹部825例，下腹部563例，脑外科151例，胸外科98例，泌尿外科218例，骨科842例，妇科417例，产科1155例。

截至 2007 年 12 月，外科有医护人员 301 人。其中，医生 79 人，麻醉师 12 人，护士 210 人，高级职称 30 人。

大外科负责人更迭情况

1956 年至 1960 年，外科工作由朱国梓负责；1960 年至 1965 年，外科主要由林后仲负责；1968 年至 1976 年，陈复新任大外科负责人；1977 年至 1989 年，奚华堂任大外科负责人；1984 年至 1989 年，朱国梓任大外科副主任；1989 年至 1995 年，朱国梓任大外科主任兼外科主任，林后仲任外科副主任。1989 年至年 1997 年，乔茂根任大外科副主任；1992 年 9 月至 1995 年 5 月，王义兆任大外科主任助理；1995 年 6 月至 2000 年 3 月，王义兆任大外科副主任；

2000 年 3 月至 2002 年 3 月，王义兆任大外科副主任；2000 年 3 月至 2004 年 4 月，王仕国任大外科副主任；2002 年 4 月至 2007 年 8 月，王义兆任大外科主任；2002 年 4 月至 2007 年 8 月，邓纪学任大外科副主任；2002 年 4 月至 2007 年 12 月，胡建平任大外科副主任；2007 年 8 月至 12 月，周荣平任大外科主任。

先后担任大外科护士长的有：周景华、笪丽萍、丁爱芳、陶素珍。

【普外科】

民国 36 年（1947），医院设有外科。1953 年，没有外科专科医生，仅能做些创伤包扎、换药工作。1954 年 3 月，医院派朱国梓、李健去南京市第一医院进修外科，同年年底回医院后逐步开展一些阑尾切除、疝修补术、大隐静脉手术。年收治病人数 300 人次左右。

1960—1965 年，林后仲、乔茂根、高鸿程、贾天华先后到外科工作。期间，外科主要由林后仲负责。普外科手术范围包括胃肠、胆道等，年手术量约 250 人次。

1968—1981 年，陈复新、周复兴、奚华堂、谢义福、成传荣、马骏、陶平、蒋振华、王义兆陆续到外科工作。随着医生队伍壮大，外科业务量及开展的手术难度亦逐步上升，可开展胃肠肿瘤、部分肝脏、胰腺等较为复杂胆道手术。

1983 年，外科病房迁至新落成的病房大楼三层，共设 2 个病区（三、四病区）。外科开始朝专科化方向发展，逐渐设置二级专科，成立普外组。三病区普外组由成传荣负责，四病区普外组由谢义福负责。1985 年，蒋振华到南京市第一医院进修肝胆外科，回医院后普外科分专业设立肝胆外科。1993 年 9 月，肝胆外科被南京市卫生局批准为市重点专科，并列入市卫生区域发展规划。

2000 年 11 月，开展微创腹腔镜手术。2001 年，普外科进一步专科化并逐渐分出肝胆专科，普瘤专科及创伤急腹症专科。2003 年 11 月，医疗综合大楼落成，八楼为普外科 1，设腔镜治疗中心，赵家泉任病区主任；九楼为普外科 2，设创伤急腹症专科，张有成任主任；十楼为普通肿瘤科，与胸外科、泌尿外科合为一个病区，周荣平任病区主任。

2007 年 12 月，门诊综合大楼落成，内科病区搬出医疗综合大楼，普外科进一步扩大，十一楼为普外科 1，赵家泉任主任；十二楼为普外科 2，胡建平任主任；十楼为肿瘤科，张有成任主任。

业务技术建设

1954 年，能开展阑尾切除、疝修补、大隐静脉高位结扎术等手术。1961 年，开展胃溃疡胃大部切除术，单纯胆囊切除术，胆总管切开取石引流术及脾切除术。1965 年，开展胃癌根治及结肠癌根治术。1971 年，开展甲状腺腺瘤切除术。1972 年，开展乳腺癌根治及扩大根治术。1973 年，开展胃癌全胃切除及甲状腺次全切除术。1974 年，开展血吸虫肝硬化门脉高压各种断流及分流术。1979 年，开展胰十二指肠切除术。

1980 年，开展肝左外叶切除术。1983 年，开展胆总管结石、肝内胆管结石行胆总管切开取石及肝叶切除，胆肠、肝肠吻合，空肠盲瓣皮下埋置术。1984 年，开展肝叶部分切除及右半肝切除术。1985 年，开展胆肠 ROUT-Y 吻合术及间置空肠加人工乳头内引流术。1993 年，购置胆道镜，开展胆道镜下取石，以及胆道术后残余结石胆道镜下取石术。

1999 年 9 月，丁成果到省人民医院进修 1 年。2000 年，丁成果、赵家泉、吴学薇、朱敏到南京市三院短期培训腹腔镜技术。同年，购置腹腔镜。11 月，开展首例腹腔镜下胆囊切除术及腹腔镜下阑尾切除术。并逐步开展腔镜下肝囊肿手术、胆总管结石手术、胃十二指肠穿孔手术，及早期胃癌手术。掌握腔镜技术的外科人员逐渐增多，腔镜技术为普外科主治医师必备技术。期间，护士张金妹到上海东方肝胆外科医院短期进修肝胆外科的护理培训。

2001 年 3 月，胡建平先后到上海东方肝胆外科医院、上海长海医院进修肝胆外科和腹腔镜手术技术。2002 年，胃肠吻合器的使用，既缩短手术时间，又减少吻合口瘘、狭窄等术后并发症。

2003—2007 年，蔡伟、胡光太、何泽民、周堃分别到江苏省人民医院进修普外科一年。2007 年，超声刀的运用使术中出血少，手术时间缩短。同年，开展腔镜下直肠癌根治及胃癌根治术，均取得良好手术效果。

教学与科研

1973 年，担任南京卫校、南京海军军医学校、江浦卫校、六合卫校实习带教任务。1975 年后，每年接受进修医生 6—8 名，为 25 个公社卫生院培养 1—2 名外科医生和麻醉师。1976 年，担任江宁卫校医师班、护士班临床教学工作。

1980 年，担任南京海军军医学校、南京医学院、镇江医学院学习带教任务。

1993 年，医院建立临床外科技术骨干进修基地，外科承担乡镇卫生院临床技术骨干的教学任务。

2004 年，担任东南大学医学院、南京医科大学、江苏大学医学院实习带教任务。2005 年，担任南京医科大学本科《临床疾病概要》理论教学；担任南京医科大学康达学院本科教学。2007 年，胡建平担任江宁区继续教育项目《普外科的临床诊治进展》教学。

1954—2007 年，普外科在省级以上医学杂志发表专业学术论文 30 余篇。

【神经外科】

1980—1981 年，李永祥到江苏省人民医院进修脑外科，是脑外科第一位专科医生，脑外科病房与普外科、骨科同在外科三病区。1994 年 3 月，王仕国到江苏省人民医院进修 1 年，脑外科（李永祥、王仕国）能开展一些外伤、头部复杂伤清创及开颅治疗各种颅脑损伤手术。

2001 年 3 月，戴学东定编脑外科。脑外科开展脑外伤手术、脑溢血开颅血肿清除术。同年，聘请南京市第一医院神经外科主任单洪有到医院工作。9 月，医院通过人才引进邓纪学到脑外科工作。

2003 年 6 月，脑外科从普外科分出，独立成立脑外科（五病区），邓纪学任脑外科病区主任，唐珊珊任护士长。病区设在外科楼二楼手术室对面，与 ICU 相邻，设床位 16 张。11 月，医疗综合大楼投入使用，脑外科迁入大楼八楼与普外科在一个病区，为四病区，脑外科有床位 26 张。

2004 年 12 月 4 日，医院成立脑病中心，神经外科从八楼搬入十三楼，为九病区，与神经内科十二楼八病区（脑病中心）比邻，神经外科为脑病中心二科，神经外科病房的床位数由八楼的 26 张增至 42 张。从此，神经外科科室构建基本完成。到 2007 年 12 月，神经外科有专科医生 7 人。

业务技术建设

1973年，邀请省人民医院脑外科主任侯金镐到外科开展额部脑脓肿穿刺术，这是脑外科手术第一例。1976年，开展头部外伤、清创缝合术，其余大部分脑外伤病人都转到市内各大医院救治。1981年，先后由省人民医院专家到医院开展数例脑外伤手术，并开展外伤清创手术。1994年，陆续开展头部清创缝合术、脑外伤手术。

2001—2003年，脑外科业务发展迅速，开展各类颅脑损伤手术、出血性脑血管病手术，并开展脑垂体肿瘤切除1例，横窦区脑膜瘤病切除1例及胶质瘤切除术1例。开展脑自发性出血性血肿清除、脑囊肿造口术等。成功抢救大量危重病人，其中一位脑外伤患者在昏迷11个月后苏醒，并恢复四肢功能，生活能自理。平均每年收治重型颅脑损伤120余例，实施开颅探查手术90余例。

2004年3月，戴学东到省人民医院进修神经外科1年。2005年，神经外科进入稳步发展期，开展脑肿瘤切除术、继发性脑积水V-P手术、脑挫裂伤、硬脑膜外血肿、硬脑膜下血肿、脑内各部血肿、颅底骨折、继发性脑疝等脑和脊髓损伤治疗项目。神经外科病人基本不用转诊。2006年，开展脑深部肿瘤、脑室肿瘤切除等高难度手术，全年收治病人1100余例，完成各类手术达180余例，抢救手术成功率明显提高。3月，张党林到省人民医院进修神经外科1年。神经外科硕士研究生顾向进到神经外科工作。

2007年1月，神经外科被评为江宁区重点专科。3月，李东儒到南京军区总医院进修神经外科。窦立敏、张亮2名硕士研究生到神经外科工作。全年收治病种有各类型的重症颅脑损伤、脑干损伤、脑血管意外、颅内肿瘤（包括脑胶质瘤、脑膜瘤、听神经瘤、垂体瘤、脑转移瘤等），以及高位脊柱脊髓损伤的治疗。全年住院病人1000余例，开展各类大小手术200余例。

教学与科研

1980—2007年，神经外科在省级以上医学期刊发表专科论文20余篇，其中国家级核心期刊8篇。

2005—2007年，邓纪学承担神经外科理论课教学，张党林承担临床见习带教。

2002—2007年，开展临床研究工作，主要有："外伤性脑积水外分流加补充分流的临床研究""挫裂伤后不同血糖水平对血肿周围脑细胞中凋亡相关基因Bcl—2、60x转录、表达水平的影响""腰大池置管持续引流在神经外科中应用"等成果。

【胸外科】

1968年，陈复新从镇江市江滨医院下放到江宁县人民医院外科，指导和带领2名医师，侧重胸外科工作。1970—1974年，胸外科病人穿插收治在外科病区。1974年，胸外科固定在四病区，由奚华堂和朱国梓分两组开展部分胸外科手术，与普外科、泌尿外科在一个病区。并从1974年开始，进行纵膈肿瘤（畸胎瘤、皮样囊肿、神经纤维瘤）手术切除治疗胸外科疾病。

1976年6月，奚华堂到江苏省人民医院胸心外科进修1年。1977年7月，奚华堂到南京市结核病防治医院（南京市胸科医院）继续进修胸外科业务。1981年3月，朱国梓到江苏省肿瘤防治所（江苏省肿瘤医院）进修胸外科1年（以肿瘤为主）。1995年10月，王剑到江苏省肿瘤医院胸外科进修。

2000—2005年，初步设立病区以胸外科为主，王剑任病区主任。2006年，胸外科被南京市卫生局评为南京市重点专科。2007年，胸外科有主任医师1人，副主任医师2人，主治医师1人，硕士研究生1人，住院医师2人。

业务技术建设

1970年，开展经胸以及胸腹联合切口径路的贲门癌切除术，该项目为第一例胸外科手术。1972年，开展首例肺叶切除术。1972—1975年，先后开展食管癌根治术主动脉弓下和弓上吻合术，食管中上段癌根治术胸膜顶吻合术，左剖胸颈部双切口食管胃颈部吻合术，右胸、腹、颈部三切口食管癌根治术及食管胃颈部吻合术。1975年，开展左侧全肺切除（先天性多发性肺囊肿致毁损肺）。

1978年，相继开展闭式左径二尖瓣交界分离术、未闭动脉导管结扎术（控制性降压下）、缩窄性心包炎心包切除术。1979年，开展非开胸性食管内翻拔脱术治疗贲门癌和食管下段癌。1982年，开展闭式右径二尖瓣分离术。

1984年，对一例发病13天以上的自发性食管破裂合并脓胸，在行闭式胸腔引流下和营养支持下，一次性行经胸和经腹行脓胸包膜剥离术、食管裂孔修补术加带血管蒂大网膜覆盖包裹，同时行胃造口倒插管引流和空肠营养造口术，胸腔闭式引流术，使患者短期内痊愈出院。1985年12月，为一名38岁的女病人成功施行经右房间沟径路作二尖瓣狭窄交界分离手术。1986年，开展左全肺联合心包及左心房部分切除术治疗左侧中心型肺癌。1995年，开展心包积液以及化脓性心包炎心包切开引流术。1997年，开展中心型肺癌支气管袖状切除、心房部分切除术。2000年，开展复杂创伤诊治术。2002年，开展介入下二尖瓣狭窄球囊扩张术。2003年，抢救一例外伤致心包右侧破裂合并右心室部分破裂患者，成功实施右心室及心包修补术。

2004年，开展食管癌根治、结肠代食管术。2005年，开展胸腺瘤切除术，纵膈（上、下）肿瘤切除术。2006年，开展胸腔镜技术——胸腔镜肺大疱切除术、肺结节活检，胸腔镜下辅助小切口早期肺癌肺叶切除术，胸膜活检术，胸腔镜食管平滑肌瘤摘除术，胸腔镜肺减容手术。2007年，开展创伤胸主动脉破裂修补术（非体外循环）。

教学与科研

2005年，开始承担南京医科大学预防专业本科以及南京医科大学康达学院的临床教学及实习任务。承担江宁区医疗继续教育委员会开办的中高级职称继续教育课题：2000年，胰腺疾病的诊治现状与进展。2001年，开展内毒素及相关疾病的诊断治疗。2002年，十二指肠疾病的诊治进展。2004年，几种常见创伤的急救处理原则。2005年，消化道肿瘤的诊断和以手术为主的综合治疗进展。2006年，支气管肺癌诊治进展以及介入治疗其中的肺癌手术治疗现状与进展；乳腺癌的诊断与治疗进展。

“双缩脲固体试剂研究”获1988年南京市政府科技进步三等奖。“江宁地区动脉硬化性心血管疾病患病情况与病因因素研究”获1994年度南京市政府科技进步三等奖。“不切肋骨食管癌根治术”被医院评为2003年度新技术新项目三等奖。2005年,“晚期胃肠道癌时辰化疗的临床研究”获江宁区科技局二等奖。“胸腔镜（VATS）肺大疱切除术”获2007年度医院新技术新项目一等奖。

发表省级以上专业论文30余篇,其中《闭式二尖瓣交界分离术23例》获南京市科委优秀论文一等奖。《自发性食管破裂手术治疗体会》获“中华医学研究精览文库”优秀论文奖，并收录该文库出版专著。

【泌尿外科】

医院建院时期即开展泌尿外科简单手术。当时外科没有泌尿外科。1965年，南京市第一医院主任医师高鸿程进入外科工作，开始泌尿外科较为复杂的手术，如开展膀胱破裂修补术、肾部分切除术等手术。

1973年，周复兴进入外科工作，同时兼泌尿外科诊疗工作。1980年，设立泌尿外科专业组，周复兴负责泌尿外科日常诊疗工作。1981 年，王义兆分配到外科，从事普外科、泌尿外科工作，1987 年，到江苏省人民医院泌尿外科专业进修，回院后主持泌尿外科日常工作。

1990 年，周兴祝分配到外科，从事泌尿外科兼普通外科工作。1996 年，周兴祝到江苏省人民医院进修泌尿外科。1999 年，柳发德进入泌尿外科工作。2001 年，成立泌尿外科，有专科医师 4 人，与脑外科、普瘤外科同在三病区，泌尿外科有病床 10 张，王义兆任泌尿外科主任。2003 年，购置 WOLF 膀胱镜、前列腺电切镜，开展泌尿外科微创手术。

2004 年，硕士研究生吕建林到泌尿外科工作。同年，购置苏州锡鑫公司体外冲击波碎石机、德国多尼尔钬激光碎石机、德国 WOLF 输尿管镜等腔镜器械。11 月，成立泌尿外科体外碎石中心，贾春萍负责碎石中心日常工作。泌尿外科被评为医院特色专科。2006 年后，硕士研究生孙超、惠继红相继进入泌尿外科工作。

2007 年 1 月，泌尿外科被评为江宁区重点专科。12 月，泌尿外科与胸外科组建外科九病区，床位 45 张，泌尿外科 20 张，王义兆任泌尿外科主任。有专科医师 6 人，副主任医师 3 人，博士、硕士研究生 4 人。

业务技术建设

1965 年，先后开展膀胱造瘘术、膀胱破裂修补术、肾部分切除术。1974 年，开展耻骨上经膀胱前列腺摘除术。1975 年，成功完成尿道下裂成形术。1978 年，开展阴茎部分切除术、膀胱部分切除术。1980 年，开展肾窦内肾盂切开取石术、输尿管切开取石术、输精管端—端吻合术。1981 年，开展肾实质切开取石术、肾切除术。1982 年，开展尿道会师术、肾下垂固定术、输尿管重建再植术。1984 年，开展肾囊肿去顶减压引流术。1989 年，开展肾癌根治术、精索静脉高位结扎术、阴茎癌根治、腹股沟淋巴结清扫术。1990 年，开展后尿道狭窄段切除、端—端吻合术、肾盂癌、输尿管癌根治性切除术。1991 年，开展经尿道射频治疗前列腺炎、前列腺增生症。1992 年，开展膀胱全切除、盆腔淋巴结清扫、输尿管腹壁造口术。1997 年，开展膀胱全切除、盆腔淋巴结清扫、乙状结肠代膀胱术。2002 年，开展肾盂—输尿管交界处狭窄成型术（UPJO）。

2004 年，开展后腹腔镜肾囊肿去顶减压引流术、经尿道前列腺电切术（TURP、TUVP）、经尿道膀胱肿瘤切除术（TUR-BT）、体外震波碎石术（ESWL）、后腹腔镜肾上腺切除术。2005 年，开展经输尿管镜下钬激光碎石术、经皮肾穿刺输尿管镜钬激光碎石术（minPCNL）。

2007 年，开展阴道前壁修补术治疗压力性尿失禁、无张力尿道中段吊带术（TVT）和（TVT—O）治疗压力性尿失禁。全年门、急诊就诊人数 12000 余人次，收治病人 800 余人次，年手术量 500 余台，年体外震波碎石 500 余人次。

教学与科研

泌尿外科承担江宁卫校理论教学、临床见习、临床实习带教任务，直至 2002 年江宁卫校撤销，同时还承担南京海军医学高等专科学校（现第二军医大学南京军医学院）临床实习带教任务。

2007 年，泌尿外科承担东南大学医学院临床实习带教任务，南京医科大学、南京医科大学康达学院理论教学、临床见习、临床实习带教任务，并多次承担江宁区市级继续医学教育任务，编写《前列腺疾病的诊治进展》《泌尿系结石的诊治进展》等讲义。

在省级以上刊物及中国核心期刊共发表论文 30 篇。“吲哚美辛混悬剂直肠给药治疗输尿管绞痛”获 2001 年江宁区科技进步二等奖。

【肿瘤科】

1998年10月，周荣平到江苏省肿瘤医院进修1年。2001年，为规范收治肿瘤病人，成立肿瘤科，与脑外科、泌尿外科同在三病区，共设床位40张。由周荣平负责，退休留用的副主任医师朱国梓参与工作。2002年12月，何流作为人才引进到肿瘤科工作。

2003年3月，成立肿瘤协作组，王义兆任组长，何流任副组长，成员有周荣平、张有成、王剑。5月，病区调整，肿瘤科与泌尿外科一同迁入十病区（原骨科病区），设有床位28张。11月，医疗综合大楼（现急诊综合大楼）启用，肿瘤科搬入十楼，与胸外科、泌尿外科组建为六病区，肿瘤科负责人周荣平兼任病区主任。2004年，泌尿外科由六病区迁出，肿瘤科病床增加。6月，成立肿瘤内科，由何流负责，有专科医生2人。11月，成立肿瘤治疗中心，集肿瘤外科、肿瘤内科、放射介入等专科于一体，开展正规肿瘤综合治疗。2006年，肿瘤科被评为南京市医学重点专科。7月，硕士研究生马亚军进入肿瘤科工作。

2007年7月，硕士研究生陈刚进入肿瘤科工作。8月，张有成任肿瘤科副主任。12月，医院门诊综合大楼落成启用，原内科七、八病区从急诊综合大楼迁出，肿瘤科独立成立病区，为外科十病区，仍位于急诊综合大楼十楼，床位增至43张。有专科医生11人，其中主任医师1人、副主任医师2人，中级职称3人，硕士研究生2人。肿瘤外科医生：周荣平、张有成、程顺舟、沈志力、马亚军、陈刚。肿瘤内科医生：何流、王卉卉、王芬、朱娜。介入科医生：高立兵。

业务技术建设

肿瘤科成立前，医院对肿瘤疾病的治疗就已起步。20世纪60年代，外科已经开展对胃肠道恶性肿瘤的手术治疗。70年代中期，外科逐步开展乳腺癌、胃癌、结直肠癌的根治手术，以及甲状腺肿瘤、肝癌等手术。80年代，开始对恶性肿瘤实施术后辅助化疗、免疫治疗。90年代初期，开始对恶性肿瘤实施介入化疗。

1999年，将深静脉穿刺术、电子微泵和便携式机械泵运用到肿瘤病人的化疗中，提高疗效。2001年，肿瘤科成立后，开始集中收治肿瘤患者，进行规范的综合治疗。常规开展各种恶性肿瘤的根治手术、姑息手术，并能有效开展术后辅助化疗，介入化疗等，年手术量约60—70人次，化疗约200人次。2004年年初，肿瘤科开展时辰化疗研究，购入Melodie时辰化疗泵，开始对肿瘤患者进行时辰化疗，提高化疗疗效，减轻化疗药物的不良反应。同年，为顺应学科向微创方向发展的趋势，肿瘤科相继购置肿瘤微创综合治疗系统（国产冷极射频消融机、体外高频热疗机、放射性粒子植入设备及TPS系统、介入热灌注机），开展冷极射频消融治疗术、体外高频热化疗术、放射性碘125粒子组织间植入近距离放疗术、介入热灌注化疗、热凝固术，并获2005年度医院应用新技术、开展新项目二等奖。大量微创治疗的开展，增加治疗手段，提高了疗效，减轻患者的痛苦，改善生存质量。随着对恶性肿瘤研究的不断深入，肿瘤治疗观念不断更新，治疗手段不断增加，肿瘤科发挥多学科、微创设备的优势，对肿瘤的治疗做到根治与微创、规范化与个性化的统一。2007年，年手术量约200人次，化疗约1000人次。

教学与科研

2002年以后，在省级以上专业杂志上发表论文8篇。其中，何流撰写的《奥沙利铂联合小剂量氟尿嘧啶持续输注治疗晚期结直肠癌的临床研究》获南京市优秀论文奖；何流撰写的《晚期胃肠道癌应用Melodie泵时辰化疗的临床研究》获江宁区学术论文一等奖。

2003年，何流参与的江苏省肿瘤医院项目“食管癌外周血Survivin-mRNA表达及临床应用的研究”，被江苏省卫生厅重大招标课题立项。2006 年，该项目通过江苏省科技成果鉴定。2007 年，该项目获江苏省卫生厅新技术二等奖和南京市政府科技进步二等奖。

2004 年年初，何流主持的项目“晚期胃肠道癌时辰化疗的临床研究”在南京市科技局立项。2005 年年底，通过南京市科技局成果鉴定。2006 年，获南京市新技术二等奖。2007 年，获江宁区人民政府科技进步二等奖。

2006 年，何流、周荣平承担南京医科大学理论课教学任务。2007 年，何流被聘为南京医科大学副教授。同年，“放射性碘 125 粒子联合 5- 氟尿嘧啶颗粒局部插置放化疗治疗恶性肿瘤的临床研究”在江宁区科技局立项。

【骨　科】

20 世纪 70 年代中期，王祖勋到南京市第一医院进修骨科，回院后与贾天华成立骨科组。1981 年，卜纪维到 9424 医院进修骨科 1 年，成为医院第一位骨科专科医生。1982 年后，设骨科医疗小组，由卜纪维负责，病人固定收治在外科三病区。1985 年，马骏到南京市第一医院进修骨科 1 年。骨科有专科医生 2 人。

1993 年 8 月，医院独立成立骨科病区（十病区）为二级科室，科主任卜纪维，护士长张晓兰，医师有马骏、杨业林、王华、孙瑾，设置病床 20 张。1995 年 10 月，陈洁任骨科护士长。1996 年，侯传勇定编骨科。

2001 年 8 月，杨业林任骨科主任。当年添置牵引床 16 张。同年 9 月，邱昊定编骨科，12 月，孙福荣由外院调入骨科。2002 年，购置手外科显微镜 1 台。

2003 年，“非典”期间，为建立发热门诊，骨科病房搬至外科三病区，随后床位增至 34 张，在编骨科医师 7 人。当年设立骨科专科门诊，周一至周五全天由骨科医生轮流上门诊。11 月，骨科搬至医疗综合大楼七楼，病床增至 46 张，因病床紧张，将示教室改建成病房，病区病床增加至 52 张。2004 年 6 月，郑明香任骨科护士长。7 月 28 日，骨科被评为医院先进重点科室。2004—2007 年，高想、管国平、葛广勇、黄伸、张海龙先后进入骨科工作。

2007 年 11 月，易进定编骨科。12 月 28 日，骨科增设一个病区，总床位达 102 张。杨业林任骨科主任兼外八病区主任，孙福荣任骨科副主任兼外七病区主任，郑明香任外八病区护士长，朱月蓉任外七病区护士长。骨科有专科医师 14 人。其中，硕士研究生 6 人，本科生 7 人，副主任医师 6 人，主治医师 3 人，住院医师 5 人。

业务技术建设

1982 年前，病区无骨科专科医生，业务上只处理四肢简单骨折的固定及手法复位。1982—1993 年，骨科设立医疗小组，开展四肢较单纯的骨折切开复位内固定、牵引治疗四肢骨折、截肢（指）术等，配备骨科牵引床 6 张。

1991 年 12 月，医院选派杨业林参加南京鼓楼医院骨科进修班学习 1 年。1993 年，成立骨科病区后，收治病种逐渐增多，四肢各类型骨折，包括关节内骨折，并开展 X 光机下经内斯氏针治疗股骨颈骨折和骨肿瘤、骨结核及先天性畸形等手术。1994 年起，开展人工股骨头置换术治疗老年股骨颈骨折及腰椎间盘髓核摘取术 4 例。同年 8 月，派王华到南京铁道医学院附属医院骨科进修 1 年。1995 年，开展胫骨平台、股骨髁、肱骨髁等关节内骨折切开复位内固定术。

1998 年，开展绞锁髓内钉治疗胫骨及股骨干骨折。同年，骨科增加床位达到 28 张，当年成功抢救数位多发性骨折、严重多发性创伤的病人，并与普外成功抢救1例股骨干胫腓骨合并外伤性肝脾破裂、创伤性失血性休克病人。1999年，急诊开展2例髋关节脱位伴股骨头骨折，行急诊切开复位内固定。开展1例肱动脉外伤性假性动脉瘤摘取及肱动脉修补术。2002年，骨科开展1例拇指断指再植手术。同年，侯传勇到鼓楼医院骨科进修1年。

2003年11月，骨科搬至现外科大楼七楼，设有46张床位，全部配置为骨科牵引床。当年起骨科收治病人数、收治病种及手术人数大幅度上升。2004年4月，骨科配合外科相关科室成功抢救横溪塌桥及江苏经贸学院建筑工地脚手架坍塌事件中多名伤病员，收治重危病人6例，开展急诊手术3例，其中成功抢救一例骨盆骨折、开放性股骨骨折、开放性胫腓骨骨折、多发性肋骨骨折、合并创伤性出血性休克、肺挫伤病人。全年收治骨科病人1036人次，开展骨科手术559人次。

2005年，收治病人1275人次，开展各类手术668人次。开展联合切口治疗基本性骨盆骨折2例及肩胛骨骨折切开复位内固定术1例。2006年，收治病人1345人次，骨科门诊人数17345人次。开展各类手术862人次，较2005年增长16%。

2007年1月，骨科被评为区级重点专科。8月，邱昊到鼓楼医院骨科进修1年。全年收治病人1435人次，骨科门诊人数18600人次，全年骨科开展各类手术926人次，较2006年增长7.4%。1982—2007年，骨科共开展胸腰椎骨折切开复位内固定术126例，随诊效果优良。开展DHS治疗股骨粗隆间骨折，解剖钢板治疗关节部骨折；开展2例人工全髋关节置换术，开展急诊骨科手术36例，骨科收治病人数、手术人数逐渐上升。

教学与科研

2001年，骨科开展C-D棒、AF等钉棒系统治疗下胸椎及腰椎骨折5例，其中2例伤后伴下肢不全瘫，行急诊手术后神经恢复良好，获医院应用新技术、开展新项目二等奖；“绞锁钉系统治疗股骨干及胫骨骨折”获医院应用新技术、开展新项目三等奖。2003年，骨科独立开展髋臼骨折、骨盆骨折切开复位内固定术。开展“DHS治疗股骨粗隆间骨折”，获医院应用新技术、开展新项目一等奖。

2004年，开展“三叶型钢板治疗胫骨远端新鲜骨折”，获医院应用新技术、开展新项目二等奖；“断指再植”获医院应用新技术、开展新项目二等奖。“空心加压螺钉股骨颈骨折”获医院应用新技术、开展新项目二等奖。2005年，将外固定支架应用于四肢骨折的治疗，获医院应用新技术、开展新项目二等奖。

2006年，成功开展1例颈椎病后路减压加内固定术及多例小切口全髋关节置换术，其中“小切口全髋关节置换术”获医院应用新技术、开展新项目二等奖。2007年，开展人工肩关节置换术、国产锁骨钩钢板治疗锁骨外侧端骨折，分别获医院应用新技术、开展新项目一、二等奖。骨科在国家、省市级杂志发表专科论文23篇，其中核心期刊9篇。

2007年前，骨科承担东南大学医学院、镇江医学院等多所院校的实习带教任务，2007年起开始承担南京医科大学康达学院骨科实习代教及理论教学任务。

【麻醉科】

1954年，建立手术室。当时手术室没有专门的麻醉医生和护理人员。1954年年初，派1名护士到南京市第一医院进修麻醉。外科医生和外科护理人员管理手术室，开展一些简单的手术。麻醉由医生、护士配合进行，主要实施局部麻醉和蛛网膜下腔阻滞麻醉。1960年，周盘官专门从事麻醉工作，到南京市市立医院进修学习，成为专职麻醉医生，手术室从此有专门从事麻醉的人员。

1973—1980年，曾有陆新兰、张启林、张莲娣等人短暂从事临床麻醉工作。1982年，刘秀芳、董桂如由护理改行从事麻醉工作，姬根海由宁夏调入麻醉科工作。1983年9月，陈霞调入医院，由口腔医生改行成为麻醉医生。1984年，成立独立的麻醉科，有周盘官、董桂如、刘秀芳、姬根海、陈霞5位麻醉专业医生，可进行腰麻、硬膜外、神经阻滞及全身麻醉。1985年3月，陈霞到南京铁道医学院附属医院（现南京中大医院）麻醉科进修学习，为期1年。

1991—2007年，先后有陈庆、吕洁、嵇家燕、向飞、王琦、庆晓峰、严泽林、汪伟等大中专毕业生和麻醉专业毕业生分配至麻醉科工作。2002年3月，郁万友经人才引进由山东调入麻醉科工作。2007年1月，刘秀莲专门从事麻醉护理，麻醉科有了专门从事麻醉护理的专业人员。截至12月，麻醉科有麻醉医生12人。其中，副主任医师3人，主治医师4人，医师5人，专职麻醉护士1人。

负责人更迭情况：

1960年至1984年，周盘官主持麻醉科工作；1984年至1988年，周盘官任麻醉科负责人；1988年8月至2007年8月，陈霞任麻醉科主任；2002年10月至2007年8月，郁万友任麻醉科副主任；2007年8月至12月，郁万友任麻醉科主任，吕洁任副主任。

业务技术建设

1960年，可进行蛛网膜下腔麻醉，应用上海130型麻醉机进行开放乙醚、气管插管静脉复合麻醉。1964年，开展硬膜外阻滞麻醉。

20世纪70年代初，配置2台103型麻醉机。开展臂丛、颈从以及肋间神经等阻滞麻醉、高位颈部硬膜外麻醉，并开展中药麻醉、针刺麻醉。1975年，开展双腔气管插管术配合全肺切除手术。1978年，开展全麻控制性降压术配合肺动脉导管未闭结扎手术，还配合开展心脏二尖瓣分离手术麻醉。

1993—1994年，配置2台503型氧饱和度检测仪，开展手术中血氧饱和度监测，提高麻醉安全性。1997年，配置1台多参数监护仪，可进行术中心电监护、无创血压、血氧饱和度等多项生命体征的无创监测。1998年，配置1台Fabius型麻醉机，开展呼气末二氧化碳检测。同年，配置静脉输液泵1台，引入异丙酚、万可松、咪唑安定等麻醉药物，开展持续静脉输注麻醉法。添置1台无锡中原M-905型麻醉机，开展安氟醚、异氟醚吸入麻醉。开展术后硬膜外镇痛。

2000年，开展硬膜外—全身联合麻醉。2001年，运用耐乐品药物，开展分娩镇痛技术。2002年，开展术后曲马多静脉镇痛。配置1台美国Spacelabs多参数监护仪，开始有创测压。针对高龄危重患者开展小剂量布比卡因复合芬太尼脊髓麻醉，提高手术的安全性。2003年，开展腰麻—硬膜外联合麻醉。2004年，开展急性等容血液稀释节约用血技术，在全身麻醉中开展BIS（脑电双频谱指数）监测。2005年，配合门诊开展人工流产和胃镜内窥镜检查辅助静脉麻醉。2006年，配置1台Diprifusor/TCI泵，开展靶控静脉输注丙泊酚静脉麻醉。

教学与科研

1986—2007年，麻醉科在各类医学杂志上发表论文28篇，其中有两篇医学论文分别获得2005年度、2006年度区级优秀论文奖。

2002—2007年，成为南京医科大学康达学院全科医学实习教学点。

1992—2004年江宁医院麻醉科添置主要设备一览表

表 3-10

设备名称	数量（台）	生产厂家	购置时间	规格型号	价格（万元）
监测仪	1	进口	1992 年 4 月	NPB4000	6.00
麻醉机	1	德国	1998 年 1 月	Drager	16.50
麻醉机	1	无锡中原	1999 年	M-904	—
监测仪	1	国产	2001 年 7 月	Pc-9000	—
监测仪	1	美国太空	2002 年	SPACETABLE	15.50
麻醉机	1	无锡中原	2003 年 10 月	M-905	10.00
麻醉机	1	德国德尔格	2004 年 1 月	Primus	59.50
麻醉机	1	美国 DETEX	2004 年 1 月	Aespire100	22.00
麻醉机	2	美国 DETEX	2004 年 1 月	Omeda80	14.00
监测仪	2	美国 GE	2004 年 1 月	Soler8000	19.90
监测仪	1	美国 GE	2004 年 1 月	Dash3000	10.00
监测仪	2	美国 GE	2004 年 1 月	Dash3000	6.50
监测仪	1	国产迈瑞	2004 年 1 月	Pm-9000	3.98

【手术室】

1954 年，设立手术室，自行设计建造 80 平方米的手术室 1 间。没有配备专职护士，手术室护理工作由外科医生或外科护士分担。1963 年，在外科病房旁重建 200 平方米、2 个手术间的手术室。

1975 年，在新址新建二层外科楼，手术室搬至外科楼二楼，手术间增至 6 间，约 600 平方米。随着手术间的增加，手术量随之增加。此时才有专职从事手术室护理的护士。20 世纪 80 年代，手术室开放 5 间（4 间手术室、1 间清创室），有护士 9 人。90 年代末，手术室开放 6 间（5 间手术室、1 间清创室），护士增至 13 人。

2003 年 11 月，随着医院综合大楼的落成，手术室、麻醉科搬至新大楼二楼局部、三楼全层。二楼为辅助区域，设有值班室、更衣室、洗澡间、库房。三楼为手术部和辅助清洗、准备间及办公区域。手术间由 6 间增至 9 间。为现代化的层流净化手术室，其中有 1 间 100 级手术室、2 间 1000 级手术室、6 间 10000 级手术室。新手术室配置先进设备，具备三级医院的硬件水平。

2003 年，手术室有专科护士 14 人，其中主管护师 5 人、护师 9 人。2007 年，手术室有专科护士 18 人，其中主管护师 5 人、护师 9 人、护士 4 人，本科 1 人、大专 9 人。

手术室负责人更迭情况

1960 年至 1970 年，周盘官任负责人；1970 年至 1981 年，夏维英任护士长；1981 年至 1988 年，杨馨之任护士长；1984 年至 1989 年，汤爱红任副护士长；1989 年至 1999 年 12 月，丁爱芳任护士长；1997 年 3 月，何爱娣任副护士长；2000 年 1 月至 2007 年 8 月，刘乐春任护士长；2007 年 8 月至 12 月，朱鸣任护士长；2007 年 11 月至 12 月，吴学薇任副护士长。

手术设备

电刀、超声刀、结扎速血管闭合系统

1999年，购置上海沪通高频电刀2台。2001年，购置上海沪通GD350-B高频电刀1台。2003年2月，购置力申EB03电刀1台。2003年6月，购置美国泰科公司威利Force Tm2电刀1台。2007年年底，共有电刀8台、超声刀1台、结扎速血管闭合系统1台。

无影灯、手术床

2003年11月，有5个手术间配置德国产肯莎维手术无影灯，4个手术间配置台湾产美迪兰手术无影灯。有两个手术间配置德国产肯莎维手术床，其中电动床1台、机械床1台（配有骨科牵引架）。有4个手术间配置台湾产美迪兰手术床，其中，电动手术床2台、Acomed电动手术床2台。两个手术间配置台湾产电动手术床，1个清创手术间配置上海产JT-2A机械手术床1台。

腔镜设备

2000年2月，购置史赛克腹腔镜设备1套（彩电、腹腔镜、冷光源、监视器、冲洗泵气腹机、摄像机、COMMED高频电刀、电动手术床），从此普外科、妇产科开始开展腔镜下微创手术。

2003年9月，购置WOLF膀胱镜及膀胱镜尿道电切镜1套，购置史赛克宫腔镜及DG-1电脑膨宫加压器1台，开展前列腺电切、宫腔镜检查及治疗术。

2007年5月，购置史赛克1088i型腔镜设备1套（1088i型高清晰度摄像控制台、1088i型高清晰度医用摄像头、19寸平面液晶监视器、SV2台面支架、X7000型300W冷光源灯、5.0MM10英尺光导纤维、10MM300镜、20升全自动气腹机、台车）。9月，购置PENTAX Fcn-15x胆道镜1台。10月，购置福伦牌ZH内镜清洗水枪1把。

手术显微镜

2000年5月，购置眼科手术显微镜1台。

2003年2月，购置上海医用光学仪器厂的SXP-IB手外科显微器械1套，开展手外科的显微手术。

脑外科手术设备

2001年，购置无锡海鹰电子有限公司生产的电动颅钻1台。

2003年，购置上东新华医疗器械厂产TJ-I脑外科头架1件。11月，购置汉中航龙机械厂—四军医大生产的HL-84ID旱莲电动颅钻1台。

2006年7月，购置重庆西山科技有限公司产DK-2000型西山电动颅钻1台。

骨科手术设备

2003年2月，购置C—臂机1台及C—臂机打印机1台。

手术护理业务建设

手术室注重手术护理业务技术建设，1984年开始，先后派出汤爱红、陆丹、丁爱芳、刘乐春、吴明明、朱鸣、王宗芳、何秀芬、侯祥燕、白晓娟、郭凤、陈淑美、吴学薇、夏翔14名护士相继到江苏省人民医院、南京铁道医学院附属医院（现中大医院）、南京军区总医院、南京鼓楼医院及上海东方肝胆医院进修学习，进行专科培训，为期半年，促进了外科手术业务技术的开展。

20世纪70年代相继开展的主要手术项目

经胸和胸腹联合切口径路贲门癌根治术；肺叶切除术；一侧全肺切除术、食管癌根治主动脉弓下及弓上吻合术；左剖胸、颈部双切口食管癌根治切除颈部吻合术；右剖胸、腹、颈三切口食管癌根治切除颈部吻合术。门脉高压断流术及脾腔分流术和脾肾分流术；全胃切除术；全肺切除术；直肠癌根治术和乳腺癌标准根治术；开展闭式左径二尖瓣交界分离术，未闭动脉导管结扎术，缩窄性心包炎心包部分切除术；非开胸性食管内翻拔脱术治疗贲门癌、食管下段癌；胰头癌胰十二指肠切除术；肝左外叶及左半肝切除术，胆总管十二指肠吻合术等。

80 年代相继开展的主要手术项目

闭式心内右径二尖瓣交界分离术；纵膈肿瘤切除术（畸胎瘤、皮样囊肿、神经纤维瘤切除术）。1984 年，对一例发病 13 天以上的自发性食管破裂合并脓胸病人，成功实施脓胸胸膜剥离术、食管自发破裂修补术。并新开展经膀胱前列腺摘除术；膀胱乳头状瘤的膀胱次全切除术；甲状腺机能亢进的双侧甲状腺次全切除术；左侧中心型肺癌行左全肺联合心包及左心房部分切除术；右半肝切除术；各型胆道内引流术，胆肠及肝肠吻合术，胆肠 Roux-Y 吻合术，空肠间置人工乳头胆总管十二指肠吻合术；双侧肾实质及肾盂同时切开取石术，结核性肾自截肾的肾切除术；甲状腺癌根治术（颈大块切除术）；骨折切开复位内固定、截肢（指）术等。

90 年代开展的主要手术项目

直肠癌的全切除术（保肛手术）；胆道镜行胆总管及肝内胆道结石取出术；四肢各类型骨折，包括关节内骨折，并开展 X 光机下经内斯氏针治疗股骨颈骨折和骨肿瘤、骨结核及先天性畸形等手术；人工股骨头置换术，腰椎间盘髓核摘取术；胫骨平台、股骨髁、肱骨髁等关节内骨折切开复位内固定术；绞锁髓内钉治疗胫骨及股骨干骨；髋关节脱位伴股骨头骨折；肱动脉外伤性假性动脉瘤摘取及肱动脉修补术；中心型肺癌支气管袖状切除术及心房部分切除术；各类复杂胸外伤的救治术；各类硬膜外血肿清除术；改良乳癌甲式、乙式根治术等。

2000 年后相继开展的主要手术项目

胸腰椎骨折切开复位内固定术（C-D 棒、AF 等钉棒系统内固定术）；股骨粗隆间骨折开复位内固定术（DHS/ 解剖钢板内固定术）；人工全髋关节置换术；拇指断指再植手术；髋臼骨折、骨盆骨折切开复位内固定术。各类腹腔镜手术：腹腔镜下胆囊切除、阑尾切除术；腹腔镜下输卵管切除术、卵巢囊肿切除术、子宫切除术；腹腔镜辅佐下阴式子宫切除术；腹腔镜下直肠癌根治术；腹腔镜下肾囊肿切除术、肾上腺切除术；食管癌根治结肠带食管术；胸腺瘤切除术；胸腔镜下肺大疱切除术、肺结节活检术、肺减容术、肺癌肺叶根治切除术；胸腔镜辅助小切口肺叶切除术、食管平滑肌瘤摘除术；子宫颈癌及子宫恶性肿瘤的盆腔清扫术；尿道前列腺电切术；钬激光下输尿管、肾结石碎石术和气压弹道下输尿管、肾结石碎石术；全髋置换术；膝关节置换术；乳腺癌保乳手术；十二指肠癌的胰十二指肠切除术、保留幽门环的胰十二指肠切除术等。

1994—2007年江宁医院手术项目分类统计表

表 3-11 单位：例

手术种类＼年度	1994	1995	1998	1999	2000	2001	2002	2003	2004	2005	2006	2007
上腹部	432	431	410	377	502	629	609	655	733	778	813	825
胸外科	41	42	53	54	36	60	55	62	82	78	76	98
神经外科	2	3	13	7	10	55	79	96	150	152	175	151
下腹部	639	732	554	566	576	563	535	522	608	488	596	563
骨科	239	226	300	289	321	313	373	538	557	668	801	842

续表

手术种类 \ 年度	1994	1995	1998	1999	2000	2001	2002	2003	2004	2005	2006	2007
妇科	146	175	157	170	677	270	316	367	397	366	403	417
产科	321	290	472	446	—	587	781	717	1104	1175	1033	1155
泌尿外科	44	56	53	59	52	74	68	88	84	116	174	218
清创	2046	2939	3454	4091	3200	1185	26	2514	1007	1084	1238	1159
门手	287	373	409	171	169	104	68	174	217	153	191	205
甲状腺	19	27	36	28	30	23	61	12	32	48	46	61
眼科	16	18	25	35	54	62	22	79	141	130	160	217
五官科	20	11	13	31	36	54	299	46	90	115	151	165
口腔科	4	4	14	20	13	28	1303	52	41	59	41	59
其他	132	161	165	168	261	273	114	311	334	951	240	235
无痛	—	—	—	—	—	—	—	—	—	—	536	1471
插管抢救	—	—	—	—	—	—	—	—	—	—	286	271
膀胱镜、宫腔镜	—	—	—	—	—	—	—	—	—	—	93	156
合计	4388	5488	6128	6512	5937	4280	4709	6233	5577	6361	7053	8268
住院手术	2055	2176	2174	2250	2569	2991	3343	3761	4353	5124	4719	5004

说明：膀胱镜、宫腔镜项目自设备购置而开展，该手术统计在“其他”项目内，插管抢救也统计在其他项目内

护理教学

手术室在各类医学刊物上共发表学术论文 6 篇。

1980 年，开始进行手术室护理实习带教工作。

1981 年，开始接受乡镇卫生院、解放军空军气象学院医院、白水桥部队卫生院等单位的护理进修人员，进行手术护理带教。

第五节　儿　科

【历史沿革】

民国 24 年（1935），卫生院创建时，能开展儿科常见病和多发病的诊治。1953—1956 年，护士房养敬到江苏省卫生干校进修儿科，回院后成为儿科医生。1960 年，南京铁道医学院附属医院（现东南大学附属中大医院）儿科主治医师张宗峰下放到县人民医院儿科工作，增加了儿科的技术力量。1972 年，儿科病房设在内科一病区，有病房 2 间，病床 16 张。70 年代，传染病流行期间，儿科 2 间病房不够，当时内科的病房及抢救室腾出收治患者。至 1980 年期间，收治大量儿童传染病，主要有乙型脑炎、流行性脑脊髓膜炎、麻疹、中毒性菌痢等，救治效果好。医院 4 名医生和 6 名护士参加在秣陵召开的南京市乙型脑

炎救治现场会，并在会上介绍医院救治成功的经验及体会。

1982 年 8 月 12 日，儿科从内科病区中分出。1983 年，设立儿科病区（七病区），位于新落成的三层病房大楼（现行政综合楼一楼东侧），面积约 800 平方米。儿童病床改为成人病床，有床位 30 张。儿童活动室 1 间。当时年均收治病人 800 余人次。有专科医生 8 人，护士 6 人。

2001 年年初，儿科迁至现行政综合楼一楼西侧，面积约 600 平方米，有床位 23 张，不再收治传染性疾病。同时，成立新生儿病房，添置新生儿经皮测胆红素仪、新生儿暖箱＋新生儿光疗仪、微量注射泵等设备。同年，为满足门诊病人输液需求，开设儿科一日病房，实行门诊病人病房化管理。5 月，医院在儿科试行“病人选医生，病人选医疗小组，病人选护士”改革。2003 年 10 月，儿科病房迁至现三层保健康复中心楼一楼，有床位 30 张，医生 14 人，其中有副主任医师 1 人，开展“经皮药物治疗仪”辅助治疗小儿肺炎、小儿腹泻病，取得良好疗效。2003 年，儿科有医生 15 人，其中副主任医师 2 人。2004 年，儿科病房迁至现行政综合楼二楼西侧，有病床 40 张。4 月 1 日，儿科率先试行“病人选医疗小组”。2006 年，儿科将主任办公室及库房腾出改为病房，床位增至 43 张，年收治住院病人 2000 余人次。

2007 年 1 月，儿科被评为区级重点科室。到 12 月，儿科有医生 19 人，其中副主任医师 4 人、主治医师 9 人。护士 11 人。

负责人更迭情况

1982 年 8 月至 1986 年，于淑英任儿科主任；1986 年 9 月至 1988 年，浦兰芬任儿科行政副主任，主持工作；1988 年 12 月至 1992 年 2 月，浦兰芬任儿科主任；1989 年 1 月，陶正明任儿科病区组长。

1992 年 7 月至 1998 年 2 月，曹时珍任儿科副主任；1993 年 2 月至 2000 年 3 月，王美珍任儿科行政副主任，主持工作；2000 年 3 月至 2002 年 4 月，王美珍任儿科主任；2001 年 1 月，许丹彦任儿科行政副主任；2002 年 4 月至 2007 年 12 月，刘金保任儿科主任；2002 年 4 月至 2004 年 6 月，王美珍任儿科副主任；2004 年 4 月至 2007 年 12 月，刘萍萍任儿科副主任。

1982 年至 2007 年，护士长先后由戴桂珍、焦爱玲、祝爱美、陶素珍、侯祥燕、邵瑾担任。

业务技术建设

1982 年，主要收治呼吸道、消化道常见疾病，抢救心力衰竭、呼吸衰竭病人，以及急性传染病、有机磷农药中毒病人。1988 年 1 月起，开始实施雾化吸入辅助治疗呼吸道疾病。至 2000 年，成功抢救多例流行性乙型脑炎、流行性脑脊髓膜炎、中毒性菌痢、鼠药中毒、一氧化碳中毒、有机磷中毒患儿。

2000 年，采用接种死卡介苗等方法治疗儿童哮喘。2001 年，成立新生儿病房，添置新生儿经皮测胆红素仪，新生儿暖箱、婴儿光疗仪等设备，派两名医师到南京儿童医院进修新生儿专科。救治新生儿高胆红素血症、新生儿肺炎、新生儿脐炎、新生儿脐疝、新生儿鹅口疮等疾病。全年收治病人 1450 人。床位使用率 85%，平均住院日 4.9 天，治愈好转率 95%。同年，开设儿科一日病房，全年收治病人 1540 人。

至 2002 年，派出人员进修儿科急救，儿科心肺复苏技术取得显著进步。2002 年 9 月，在汤山“9・14”毒鼠强中毒事件中，多科协作成功救治鼠药中毒患儿 10 人次。全年收治病人 2000 余人次，床位使用率 82%。

2005 年，引进南京中医药大学硕士研究生 1 人，开展中西医联合治疗小儿常见病，并取得突破。2006 年，引进新生儿专业硕士研究生 1 人，拓展新生儿疾病收治范围。2007 年，成功抢救 1 例溺水致呼吸心跳停止 10 余分钟患儿。

1982—2007 年，先后派出 11 人赴南京儿童医院、苏州儿童医院、上海复旦大学附属儿科医院等医院进修深造。

教学与科研

1978 年左右，吕华珍、周凤雏、王雪珍承担卫校的儿科教学任务，南京医科大学的实习带教工作，同时承担乡镇卫生院（公社医院）进修生带教。

1979—1998 年，担任江宁卫校医士班、护士班临床教学工作和实习带教任务。1982—2007 年，儿科有 50 余篇论文在各级各类杂志公开发表，其中有 20 余篇发表在省级以上杂志。2003 年，“气泵吸入治疗小儿哮喘”获医院应用新技术、开展新项目三等奖。2004 年，“干扰素雾化吸入治疗呼吸道感染”获医院应用新技术、开展新项目三等奖。

2005 年，“微波理疗佐治小儿肺炎临床应用”获应用新技术、开展新项目三等奖。2005 年，成立儿科教研室，刘金保任主任，刘萍萍任副主任，侯维玲任秘书。2005—2007 年，带教江宁卫校、南京医科大学整形美容专业以及东南大学、南通医学院临床医学等院校实习生。担任南京医科大学康达学院医药贸易与管理、卫生事业法律、卫生事业管理、医疗保险等专业《儿科学》授课任务。2007 年，担任南京医科大学继续教育学院专科班临床专业及南京医科大学预防专业《儿科学》授课任务。

第六节 妇产科

【历史沿革】

建院之初，没有专门的妇产科医生，妇科病人由外科医生诊治，有接生员只负责正常分娩。民国 36 年（1947），有助产士 3 人。新中国成立初期，大力开展新法接生，即产前检查、消毒接生、产后访视到脐带脱落，大幅降低孕产妇的死亡率和新生儿破伤风的发病率。

1957 年，由外科医生率先开展剖腹产，降低因难产而引起的孕产妇死亡，全年剖腹产手术 8 例。1958 年 8 月，袁立调入医院，妇产科有专门的妇科医生，但仍以门诊为主。有助产士 2 人，只负责少量顺产及出诊接产。妇产科有病房 1 间，主要用于顺产后休息。剖腹产手术需外科协助，全年门诊 2303 人次，平产 132 人次，手术产 10 人次，臀位 9 人次，横位 2 人次。1969 年，王素琴由周岗卫生院临时借调医院半年，正式开展妇科手术及剖腹产。

1976 年，王素琴正式调入妇产科，任妇产科负责人，开展常规妇科手术（卵巢囊肿手术、子宫肌瘤、子宫脱垂等）、剖腹产及难产处理。妇产科正式独立，妇科、产科、产房与外科在同一个病区，统称外妇科（三病区）。妇产科设有床位 18 张，其中产科床位 10 张，在一个相对单独的空间；妇科床位 8 张，与外科病床统一管理。共有产床 3 张，医生 4 人，助产士 5 人。

1980 年，大力开展围产期保健，进行产前检查和产后访视，胎位性难产发病率明显下降，孕产妇死亡率由 1979 年的 1.96/ 万下降到 0.96/ 万，没有发现产褥热。新法接生维持在 97% 以上，新生儿破伤风率为 0。1983 年，妇产科迁至三层病房楼（现行政楼综合楼一楼）西侧，成立妇产科独立病区（六病区），同时病房与产房分开管理，有产床 3 张，床位 28 张，医生 9 人，助产士 7 人。医生与助产士正式分开值班，各行其责。全年分娩 1900 多人次，产钳 30 多例，胎吸 200 多例，剖腹产率 5%—10%。同年，为配合计划生育，在县农校开设临时引产病区，由蒋国英、赵三清负责具体工作。1986 年，成立婴儿室，设有新生儿床 28 张。1989 年，妇产科医生轮流支援县内各乡镇卫生院开展大批结扎及计划生育工作。

1995年，医院着力“爱婴医院”创建，成立创建爱婴医院技术指导组，同年接受省市创建爱婴医院专家组评估，被评为“国家级爱婴医院”。提倡母婴同室，婴儿室被取消。1999年，妇产科有医生13人。全年门诊21764人次，收治住院病人1716次，新生儿出生1217人，住院手术616例，母乳喂养率99%。2001年，妇产科开展“南京市新生儿疾病筛查”项目。

2003年11月，妇产科搬入急诊综合大楼后，设有2个病区。其中，产科一病区有床位29张（特需病房2间、单人间1间），产房有待产室、家庭待产室、接生室、急诊手术室。妇科二病区有床位46张，抢救室1间。2005年2月，根据个性化要求，对病区病房进行改造，妇科二病区床位增加双人间，调整至33张床位（特需病房2间、双人间4间、单人间1间）。2006年6月1日，开展新生儿游泳项目，将妇科抢救室及主任办公室改造为新生儿游泳室。

2007年1月，妇产科被评为区级重点科室。全年门诊工作量58220人次，收治住院病人3251人次。新生儿出生2106人，住院手术1572例。妇产科共有工作人员50名，其中医生22人，助产士及护士28人，副主任医师5人，主治医师10人，住院医师7人，主管护师3人。

负责人更迭情况

1976年前，孙传礼任妇产科负责人；1976年至1986年，王素琴任妇产科负责人；1986年至1994年，罗钰知任妇产科主任；1994年12月至2002年4月，秦翠英任妇产科主任；1994年12月至2000年7月，郭乃英、王小桦任妇产科主任助理。

2000年7月至2001年12月，朱玉香任妇产科副主任；2002年4月至2007年12月，朱玉香任妇产科主任，张安红任副主任；2004年6月至2005年3月，黄朝霞任妇产科副主任。

1981年至2007年，产房护士长先后由杨佼、陶菲、许敏担任；1986年至1995年，婴儿室护士长先后由夏大珍、熊银华、戴小凤担任。

1981年至2007年，病区护士长先后由赵三清、熊银华、夏大珍、袁慧红、丁爱华、陆琪琳、朱月蓉、许敏担任。

业务技术建设

新中国成立初期，设有妇产科，开展相关妇科诊疗，包括人工流产术、放环术、取环术、输卵管通水术，以及急慢性盆腔炎、阴道炎、功能性子宫出血、产科相关病症等的诊治。同时，负责附近居民的出诊接产。20世纪60年代后期，由外科医生带领妇产科初步开展宫外孕、子宫切除、附件肿瘤的摘除和切除术、输卵管结扎术、子宫脱垂、剖腹产等。

1981年，开展使用硫酸镁静脉滴注治疗妊娠期高血压综合征，减少产前、产时及产后子痫的发生率。同年，成功抢救一例宫外孕出血失血性休克病人，术中自体血液回收2400毫升。另一例横位宫口开全入院的产妇，在麻醉下行“横位内倒转”成功分娩，母子平安。1983年，开展低浓度催产素静滴引产术。1987年，开展营养引产，效果显著。这两项引产技术有效减少过期妊娠，减少围产儿的死亡。

1991年，江宁县计划生育委员会成立，医院妇产科主任罗钰知当选委员。1994年，开展微波治疗宫颈糜烂，当年治疗120多例。1995年，在创建“爱婴医院”的工作中，对妇产科全体人员进行业务知识强化培训和考核，取消婴儿室，创建“母婴同室”。达到三早：早开奶、早接触、早吸吮，由按时哺乳改为按需哺乳，提高母乳喂养率。同年购置胎心监护仪1台，开展妊娠胎心监护项目，对孕妇可及时监测，提高母婴安全。1997年，应用“米非司酮配伍米索前列醇”开展药物流产术，主要用于哺乳期妇女及疤痕子宫妇女等高危妊娠妇女，降低子宫穿孔率。

2000年5月，开展新式剖宫产术，缩短手术时间，减少术中出血，减轻术后疤痕。同年，妇科门诊购置便携式小B超，专门诊断早早孕。同年，成功抢救1例产后羊水栓塞病人。同年11月，开展妇科腹腔镜手术。第一例手术邀请解放军空军454医院妇产科主任梁毅姝到医院为一卵巢畸胎瘤、不孕症患者成功进行腹腔镜下卵巢畸胎瘤剥除术，开创医院妇科腹腔镜手术先河，恶性肿瘤的规范手术、联合化疗。同年，开展卵巢癌清扫手术2例，宫颈癌手术1例及子宫内膜癌早期1例，术后5年生存率60%。

2001年1月，开展阴式子宫切除术；同时开始开展笑气、硬膜外阻滞麻醉镇痛分娩，减轻产妇分娩中的痛苦，相应降低剖宫产率。此外，开展新生儿疾病筛查工作。筛查主要病种有：苯丙酮尿症、先天性甲状腺功能低下症、先天性肾上腺皮质功能增生症等。2002年，开展宫颈癌、子宫内膜癌、卵巢癌等妇科恶性肿瘤手术及化疗。同年，引进XS–I多系统治疗仪2台，用于产后恢复、乳汁分泌及慢性盆腔炎的理疗。

2003年，应用阴道镜开展外阴、阴道、宫颈疾病相关检查和治疗，提高早期宫颈癌及原位癌的确诊率。同年，阴道镜检查105例，治疗55例。开展宫腔镜、腹腔镜检查及手术，使微创手术应用于治疗子宫粘膜下肌瘤、宫外孕、卵巢肿瘤的剥除、附件切除术等，减轻手术创伤和病人的痛苦。引进牛津中央监护网络系统，用于监测产前胎心监护，全程监护产时分娩情况，成功抢救多名宫内窘迫的新生儿。

2004年，应用普贝生促宫颈成熟，有效减少剖宫产率。应用“欣母沛”防治产后出血，有效减少产后出血率。同年，开展妇产科专家门诊，由各位副主任医师及主治医师坐诊，诊治妇科的疑难杂症。同年开展新生儿抚触项目。5月，以“儿童优先，母亲安全”为宗旨，开办孕妇学校，每月1—2次系统地为孕妇讲解孕产期保健知识及育儿知识，年接受教育1000余人次。

2005年，开展无痛人流、无痛上环取环、无痛清宫术，减轻广大妇女痛苦。2006年1月，成立江宁区医疗技术服务中心，妇产科成员为郭乃英、王小桦。同年，妇科门诊开展液基薄层细胞检测（TCT），提高宫颈恶性病变筛查的阳性率，有利于宫颈癌的早发现早治疗。

2007年，初步开展全程陪伴式分娩，一定程度上减轻孕妇的精神压力，降低孕产妇的并发症。同年，门诊计划生育室为更好地开展无痛人流、无痛上环取环、无痛清宫术，配备专职麻醉师1人。

1987—2007年，先后派出17人次到江苏省人民医院、南京鼓楼医院、南京市妇幼保健院、复旦大学附属肿瘤医院、复旦大学附属妇产科医院、上海长征医院、上海嘉定区妇幼保健院、上海杨浦中心医院等医院进修学习。其中，朱玉香、张安红、黄朝霞、王小桦、刘巧玲等均进行过两次进修。

教学与科研

2000年起，带教东南大学、南京医科大学等院校的实习生。

2001年，“硬膜外阻滞麻醉镇痛分娩”被医院评为年度应用新技术、开展新项目二等奖。2003年，“妇科腹腔镜下手术治疗”被医院评为年度应用新技术、开展新项目二等奖；“电子阴道镜检查及高频电波刀（LEEP）宫颈锥切术”“宫腔镜下检查及手术治疗”和产房完成的“笑气吸入分娩镇痛”，护理组完成的“抚触对新生儿的生长发育观察和护理60例”，被医院评为年度应用新技术、开展新项目三等奖。

2004年12月，成立妇产科教研室，朱玉香任主任，张安红任副主任，居蓉任秘书。

2005年，承担南京医科大学康达学院有关专业《妇产科学》的教学任务，及临床带教见习任务。同年，张安红被评为南京医科大学优秀带教老师。2007年，张安红被评为南京医科大学优秀理论授课老师。

新中国成立初期到2007年，妇产科先后在各级各类杂志发表约40篇论文，有10篇以上在省级以上杂志发表。张安红完成的《套扎法在腹腔镜手术中的应用》，获2004年江宁区第二届学术年会优秀学术论文三等奖。

2005年，“无痛技术的推广和应用”获医院年度新技术、新项目二等奖。“卵巢癌肿瘤细胞减灭术+盆腹腔淋巴结清扫术”获医院新技术、新项目二等奖。“宫腔镜及腹腔镜联合应用于不孕症的治疗”和“新生儿听力筛查”获医院新技术、新项目三等奖。2006年，“液基薄层细胞检测（TCT）技术”和“新生儿游泳对婴儿生长发育的影响”获医院新技术、新项目三等奖。张安红主持开展的“复方米非司酮配伍米索前列醇终止孕49天在药物流产中的应用”，获江宁区科技局立项，相关论文获南京市优秀论文奖。

第七节 重症监护病房（ICU）

1993年，王赤、郑明香到江苏省人民医院ICU进修。4—6月，调整病房布局，组建ICU。10月，重症监护病房成立，为综合性ICU。设有床位4张，配有中心监护仪及2台上海产定容呼吸机，占用面积约100平方米。1998年，床位增加到6张，面积150平方米，并购置进口熊牌—1000多功能呼吸机1台、Spacelabs除颤仪1台。

2003年11月，医疗综合大楼投入使用，ICU迁址至新大楼二楼，面积700余平方米，分设3个区域。设置床位10张，每床配有多功能能量柱、Dash 3000或Solar 800监护仪。重要专科设备包括：GE中央监护网络系统，伟康呼吸机2台，熊牌呼吸机2台，金熊牌呼吸机1台，西门子呼吸机1台，Drager2呼吸机1台，1-STAT快速血气分析仪1台，除颤仪1台，床边X光机1台，指间血糖仪2台，电脑输液泵7台，冰毯1床。是年，被评为医院年度先进科室。2004年，被医院评为“战高温、文明优质服务百日竞赛”先进集体。2005年，护理组获医院护理操作技术竞赛团体二等奖。2006年，被评为医院先进集体，护理组获医院护理操作技术竞赛团体三等奖。

至2007年，拥有副主任医师2人，主治医师1人，住院医师4人，主管护师3人，医护人员共18人。

负责人更迭、人员配置及科室归属管理

1993年10月—2000年5月，王赤任主任，郑明香任护士长，医护人员8人，每年救治病员约120人次。由大内科统筹管理。

2000年5月—2003年4月，臧晓祥任主任，郑明香任护士长，医护人员9人，每年救治病员约150人次。改由大外科统筹管理。

2003年4月—2007年7月，臧晓祥任主任，曹金凤任护士长，医护人员增至14人，每年救治病员约290人次。由大外科统筹管理。

2007年8月—12月，臧晓祥兼任主任，葛卫星任副主任，曹金凤任护士长，医护人员18人，年收治病员328人。ICU升级为医院二级科室，直属医务处管理。

业务技术建设

1993—1998年，ICU主要针对急性心肌梗死、溺水、中暑、中毒等内科危重病的抢救治疗，同时开展对胸外科、普外科、肿瘤科及创伤大手术后的监护治疗。1999年，臧晓祥到江苏省人民医院进修心内科。2001年10月，曹金凤到上海东方肝胆外科医院进修重症监护。2002年9月，在“汤山毒鼠强中毒”事件中，承担抢救任务。2003年，葛卫星到中大医院ICU进修。

至 2003 年，随着科室的不断发展，在原有病种的基础上，又开展以多发伤、重度颅脑外伤、脑出血微创术后为主的抢救监护治疗，并采用“亚低温”方法进行脑保护治疗及早期肠内营养。同时，ICU 与呼吸科协作开展“纤维支气管镜支气管灌洗术”，在危重病患者并发的肺部感染控制中起到作用。

2004 年，陆续开展对创伤性休克、创伤性急性呼吸窘迫综合征（ARDS）、脓毒血症、多器官功能障碍综合征（MODS）、重症胰腺炎等危重病的监护治疗，同时开展床边血滤治疗感染性休克、床边血液灌流治疗重度中毒。针对多发伤伴休克，采用限制性液体复苏治疗；针对 ARDS，采用控制性肺膨胀及肺保护性通气策略；针对慢性阻塞性肺疾病（COPD）呼吸衰竭，采用有创无创序贯通气；针对脑室出血、蛛网膜下腔出血，采用脑脊液置换术，均取得较好的临床疗效。尤其针对重度农药中毒，不断改进方法，救治成功率 90% 以上。逐步开展经皮气管切开术、无创机械通气术、中心静脉置管和中心静脉压监测、有创血压监测、腹内压监测、无创颅内压监测等技术。ICU 在全区各类重大突发事件中发挥重要作用。2004 年横溪塌桥事件、江苏经贸学院脚手架倒塌事件、2006 年方山特大车祸中集中收治抢救了一批伤员。

教学与科研

2004—2007 年，“浅层吸痰法在颅脑损伤伴颅内高压病人中的应用”“经皮气管套管植入术、持续气道湿化在气管切开病人中应用的体会”“止血带固定气管套管在气管切开病人中的应用”“气管导管在大便失禁患者中应用的护理体会”，分别获得医院新技术、新项目三等奖。

2004—2007 年，共在省级以上刊物发表学术论文 11 篇，其中《自发性血气胸穿刺抽气致失血性休克 4 例分析》和《16 例多发伤合并肺挫伤致急性呼吸窘迫综合征的治疗体会》在核心期刊上发表。同时,《16 例多发伤合并肺挫伤致急性呼吸窘迫综合征的治疗体会》获江宁区优秀论文二等奖。

2006 年，臧晓祥承担南医大康达学院理论教学工作。

2007 年，臧晓祥、葛卫星承担全区医学继续教育《急诊危重病的诊治与管理》课题的教学工作。

第八节 眼、耳鼻喉、口腔科联合病房

眼、耳鼻喉、口腔科联合病房成立之初，主要工作在门诊，没有病房，如有病人需要住院治疗就收入外科三病区或四病区。2002 年，传染科进行基础改造，分出部分床位组建联合病房，何俊、张克修负责。2003 年，“非典”期间与儿科病房联合在一起，单独收治病人。2003 年 10 月，与妇科病房联合，属于二病区。随着眼、耳鼻喉、口腔科专科收治病人数量的增加，与他科联合已不能满足住院病人的需求，2004 年 6 月，再次组建联合病房，为十二病区，主要收治眼、耳鼻喉、口腔疾病需要住院手术的病人和颌面部外伤病人。床位有 37 张，专科护士 5 人，陈洁任护士长，医生由 3 个专科各派出 2 人，陈必新任病区主任，其中眼科业务由王炜负责，耳鼻咽喉科业务由陶跃进负责，口腔科业务由陈必新负责。2006 年 9 月，陈必新去省口腔医院进修，病区主任由陶跃进担任至今。2007 年，病区护士由 6 人增至 8 人。11 月，护士长改由刘蓉蓉担任。医生仍由各专科共同派驻。同年 8 月，韩永钊任眼科副主任，眼科业务由韩永钊负责。病区拥有心电监护仪 2 台，手术显微镜、裂隙灯各 1 台，支撑喉镜、硬性食管镜、鼻内镜各 1 套。

业务技术建设

耳鼻咽喉科：2004 年以前，仅能开展局麻下扁桃体切除术、鼻息肉摘除术、鼻中隔矫正术及上颌窦

根治术等。2004 年 3 月，在鼓楼医院专家的指导下开展首例喉裂开声带癌切除术；5 月与 ICU 合作开展经皮气管套管植入术。2005 年 5 月，在鼓楼医院专家的指导下开展首例全喉切除术，随着科室的不断发展，耳鼻咽喉科逐步开展一系列新手术。2006 年 8 月，购入支撑喉镜，开展支撑喉镜下喉显微手术，与麻醉科合作，开展全麻下扁桃体切除术、儿童腺样体刮除术。2007 年 3 月，购入硬性食管镜，开展全麻下食管镜下食管异物取出术；6 月，购入国产硬性鼻内镜，开展鼻内镜下鼻出血止血术及鼻内镜下鼻咽部活检术。治疗常见疾病有：耳前瘘管，外耳道乳头状瘤，突发性耳聋，鼻中隔偏曲，鼻前庭囊肿，鼻息肉，鼻窦炎，扁桃体周围脓肿，慢性扁桃体炎，急性会厌炎，喉部良性肿瘤，食管异物，各种耳鼻咽喉外伤等。

眼科：2004 年 4 月，眼科购入 1 台单人双目眼科显微镜，开始开展现代白内障囊外摘除术加人工晶体植入术及青光眼小梁切除术加虹膜根切术、虹膜嵌顿术等；逐步开展常见的眼科手术，如眼睑内翻、外翻矫正术，上睑下垂矫正术，翼状胬肉切除术，眼部肿瘤切除术，眼睑成形术等。除外能开展眼球穿通伤修补术、眼球摘除术、泪囊鼻腔吻合术等。常见治疗疾病有：青光眼，白内障，翼状胬肉，上睑下垂，各种眼外伤等。

口腔科：2004 年 6 月，病房成立时，口腔科能开展上、下颌骨及颧弓骨折切开复位内固定手术，开展腮腺、颌下腺、下颌下腺各种良恶性肿瘤切除术。治疗常见疾病有：口腔颌面部骨折，感染性疾病，腮腺、颌下腺、下颌下腺各种良恶性肿瘤等。

教学与科研

病区成立后，承担南京医科大学、镇江医学院等医学院校医学生及护理人员的临床实习带教工作。

耳鼻咽喉科：2004 年 1 月，耳鼻咽喉科与 ICU 联合开展的“经皮气管套管植入术”获院新技术二等奖；2006 年 1 月，耳鼻咽喉科开展的“支撑喉镜下喉显微手术”获院新技术二等奖。陶跃进自 2006 年起承担南京医科大学康达学院预防医学专业《耳鼻咽喉科》理论教学工作，并于 2007 年 2 月获得南京医科大学优秀教师称号。耳鼻咽喉科累计公开发表论文 20 余篇。

眼科：到 2007 年末，眼科在各类医学期刊上发表专科论文近 20 篇。

口腔科：1995 年 3 月，孙正喜主持研究的科研项目“IDDDS—A 型防龋保健牙刷”，获南京市乡镇企业管理局金马奖；2002 年 9 月，“智能型给药系统保健牙刷”项目，获安徽省电视台优胜奖。2006 年，“H—Ⅱ光谱雄激素治疗阿弗疮”项目获南京市政府自然科学二等奖。口腔科在各类医学期刊上发表专科论文 29 篇。

第九节　医技科室

【医技科管理办公室】

2000 年 11 月 4 日，医院为调整完善、理顺关系，发挥科室一级的管理职能，组建成立医技科管理办公室，列入医院大科系列，行政管理辖：放射科、CT 室、检验科、功能科、药剂科、病理科、高压氧治疗中心。主要承担所辖科室的行政管理职能，负责做好组织、协调、控制、管理行政性工作，推进科室规范化建设。

负责人更迭情况

2000 年 11 月至 2002 年 11 月，汤爱红兼任医技科管理办公室主任；2000 年 11 月至 2004 年 6 月，王先鸿任医技科管理办公室副主任；2002 年 11 月至 2003 年 8 月，王仕国兼任医技科管理办公室主任；2003 年 8 月至 2004 年 6 月，成传荣任医技科管理办公室主任；2004 年 6 月至 2007 年 12 月，冯要武兼任医技科管理办公室主任，陈敏兼任医技科管理办公室副主任。

【药剂科（药房）】

门（急）诊药房

1982 年，门诊西药房在原老门诊楼一楼，药房有 2 间，约 100 平方米，设有二级库房及药品分装间，设有 1 个划价窗口，2 个取药窗口，同时负责门诊与急诊病人取药，老急诊药房位于现急诊大楼对面停车场旁，只有 10 平方米，与老急诊室相连。

1993 年，随着五层门诊楼启用，门诊药房搬至新建门诊楼，门诊西药房在一楼，设有 2 个取药窗口，原二层门诊楼改为急诊楼，设急诊药房，门诊西药房负责急诊药房值班。

2001 年，因建医疗综合大楼，急诊药房再次搬迁至现高压氧舱医生办公室（非典时期改为发热门诊药房）。2003 年 11 月，医疗综合大楼（现急诊综合大楼）启用，医院单独成立急诊药房，位于新大楼一楼，和门诊西药房正式分开管理。

2007 年 12 月，医院门诊综合大楼启用，门诊药房迁入，在一楼和三楼分设药房，将西药与中成药合并，改窗口式发药为开放式发药，一楼设 4 个取药窗口，三楼设 2 个取药窗口。

门诊西药房历任负责人：刘慧娟、董聿亮、郭有恒、程国义、李士和、许建兵、姚海燕、陈磊、卞元清、宫元庆、杨智平、佘厚平。

急诊药房历任负责人：佘厚平、李芳、褚明宝。

中药房

1978 年，在原江宁县医院（文苑巷）建立中药房，设在中医内科东边，2 间房屋，面积约 40 平方米，1 间为配药室，1 间为草药柜室。另有草药库房 2 小间，面积约 20 平方米，用于存放草药。工作人员有 4 人，王永兴负责采购草药。

1983 年，中药房搬迁到新址，在原老门诊楼一楼，与门诊西药房相对而设，面积约 100 平方米，设有 1 个划价窗口，1 个取药窗口，工作人员增至 6 人。同时设立煎药室，为门诊或住院病人代煎草药。1992 年，煎药室撤销。

1993 年，五层门诊楼建成，中药房搬至门诊二楼，面积约 100 平方米。人员有 7—8 人。

2007 年 12 月，门诊综合大楼启用，仅在一楼设置中草药房，面积约 80 平方米，中成药与设在一、三楼的西药房合并。工作人员有 4 人。

门诊中药房历任负责人：张玉茹、陶美英、李月荷、董志强、佘厚平。

住院药房

1972 年，住院药房搬迁到现址，设在位于医院大门东边的一间平房内。1983 年，三层病房楼（现行政综合楼）启用，住院药房搬至一楼。1987 年，住院药房搬迁至二楼。1992 年，在二层外科病房综合楼南面建造平房为住院药房，面积约 60 平方米，设二级库房。

2003 年 11 月，住院药房搬入急诊综合大楼四楼，面积扩大至 120 平方米，另有 60 平方米二级库房，配有专用药梯。2007 年 12 月，随着门诊综合大楼启用，新设第二个住院（中心）药房，位于门诊综合大楼五楼，面积约 140 平方米，配备二级库及药梯。

中心药房历任负责人：黄鸿芳、程国义、杨智平、宫元庆。外科中心药房负责人：宫元庆。内科中心药房负责人：张春香。

药　库

1982年年前，药库在门诊楼二楼。

1982年，药库在原制剂室一楼。随着医院规模扩大，后搬到现门诊综合大楼东侧处红砖平房内，约150平方米，分输液库1间，西药库3间，中成药库1间，中草药库1间，办公室1间。

2000年10月，因医院建高压氧治疗中心，药库搬至现保健康复中心负一楼，约200平方米，分中、西药库各1间，办公室2间。输液库未搬迁，在原输液库旁增加1间自制输液半成品库，原检验科血库改为自制输液库房。

2004年1月，药库搬至现行政综合楼一楼，约350平方米。其中，输液库3间，中成药库3间，中草药库1间，西药库7间，杂品库1间，办公室1间。

药库历任负责人：李士祥、杨国庆、褚明宝、陈磊、董志强。

开发区分院药房

2000年7月，设置开发区分院药房，配备2名药师。2005年10月，新建开发区分院启用，实行24小时工作制，配备3名药师。

2006年5月，开发区分院设立病区，药房配备4名药师，为强化分院药房管理，明确开发区分院药房，由药剂科、开发区分院双重管理。

开发区分院药房历任负责人：卞元清、佘厚平、李芳。

制剂室

制剂室成立于1968年，有2名药师，1名药工。1982年，新建二层制剂室楼，配备相应的药学人员，制剂生产有了相应的规范和标准，并通过省、市级验收，取得“医疗机构制剂许可证”，分为普通制剂和灭菌制剂。灭菌制剂以生产大型输液为主，主要产品有葡萄糖注射液、葡萄糖氯化钠注射液、复方氯化钠注射液、复方乳酸钠注射液、甲硝唑注射液、替硝唑注射液等。普通制剂主要以生产医院自用消杀制剂及市场上紧缺品种为主。

20世纪90年代，制剂室除保证医院大型输液、自用消杀制剂正常供应外，还先后自主研制生产酮康唑洗剂、维生素E霜、小儿止咳糖浆、冻疮膏、葡萄糖酸钙口服溶液、防晒霜、防裂霜、益母草合剂等28种普通制剂，取得良好的社会效益和经济效益。随着国家药品工业的发展，市场供应日渐充足，按GMP标准投资兴建制剂室的成本大幅度提高，医院于2000年决定停止大型输液的生产，保留部分普通制剂的生产。

2003年，“非典”时期，为医院职工生产“防非口服液”。2004年5月，进行制剂再注册，保留4个制剂品种的批准文号。6月，制剂室搬至现行政楼一楼，主要进行消杀剂配制及分装复方甘草口服溶液。10月，未再进行制剂生产许可证注册。2007年9月，撤销制剂室。

制剂室历任负责人：钱毅刚、汪韫敏、郭有恒、张国龙、宫元庆、孙友发、杨智平、陈磊、褚明宝。

药检室

1968年，药检室与制剂室同时成立，负责自制制剂及其他相关的检验工作，先后配备紫外分光光度仪、光电天平、恒温箱、电烤箱、冰箱、无菌操作台、细菌增产箱等设备设施，并设有家兔实验室。

药检室历任负责人：郭有恒、许建兵、卞元清、褚明宝。

临床药学室

1993 年，开展临床药学工作。1997 年起，不定期印发《药讯》，2005 年起，在医院内每季度发布药讯。药剂科于 1998 年编写第一版《临床基本药物目录》，2006 年编写第二版《临床基本药物目录》。2004 年，药剂科开始向江苏省药品不良反应监测中心网上上报医院药品不良反应情况。

2007 年 9 月，正式成立临床药学室，负责人陈磊。

教学与科研

20 世纪 60 年代初，医院药剂（药房）承担江宁卫生职工中等专业学校药学教学工作任务。

80 年代，药剂科为南京市郊县医院多次举办制剂人员培训班。同时，承担江宁卫生职工中等专业学校、盐城卫校、启东卫校、苏州卫校等学校毕业实习带教工作。

2003 年起，药剂科每年承担江宁区卫生系统继续医学教育中高级、初级药学教育工作。

2006 年 12 月起，承担南京中医药大学、中国药科大学等高校毕业实习带教工作。医院采取继续教育讲座、文献介绍、经验交流、学术讲座等多种形式，提高药学人员业务技术水平。药剂科多人通过自学、函授等考试，取得大专或本科学历。

药剂科共发表论文近 40 篇，有 14 篇发表在统计源期刊，其中 4 篇为核心期刊。张国龙的论文《鱼腥草注射液治疗呼吸道感染 50 例临床观察》获南京市科协第十一届优秀学术论文奖、江宁区第二届优秀学术论文奖；陈敏的论文《微透析技术在生命科学研究中的应用》，获 2007 年江宁区第三届学术年会优秀学术论文三等奖；张春香的论文《熊果苷和维生素 C 钠对黑色素生成的抑制作用》获 2007 年江宁区第三届学术年会优秀学术论文优秀奖。

【检验科】

民国 24 年（1935），医院成立时没有独立的化验室。民国 35 年（1946），医院可开展血液、尿液、粪便三大常规检查。1951 年 10 月，成立化验室，有房屋 1 间，面积仅 10 多平方米，有检验人员 2 人，均由苏南行政公署卫生处从外县调入。设备有德国产蔡氏显微镜 1 台，美国产电冰箱 1 台，美国产电动离心机 1 台。1962 年，有检验人员 2 人，金殿春任负责人。设备有杜氏比色计、水浴锅等。1966 年，有检验人员 6 人，其中检验师 3 人、检验士 3 人。有房屋 3 间，分为生化室、细菌室、门诊化验室，有 581 光电比色计、细菌培养箱、电热干燥箱等设备。

1972 年，在小里村新址（现鼓山路 168 号）设立病房（内科）化验室，以三大常规为主，生化、免疫等检验项目送总部检验（医院原址即现中医院位置）。1973 年 7 月，检验人员增至 9 人，其中 3 人是高中毕业经医院短期临床基础培训后分配至检验岗位。1974 年，增添国产显微镜、581G 光电比色计、精密分析天平等。1975 年，检验科逐渐分科，并将设在总部的生化细菌室搬迁到现址，成立生化室、细菌血清室、病房化验室等。检验人员开始实行相对固定与轮转相结合。同年建立血库。1979 年，成立血清室。1980—1982 年，有检验人员 12 人，其中，具有中级职称 2 人、初级职称 10 人。先后购置南京产血球计数仪以及 72 型分光光度计、精密分析天平等设备。1983 年，购置 72—1 型分光光度计。1985 年，购置血红蛋白仪。

1988 年，有检验人员 10 人，其中，中级职称 2 人。购置山东产血球计数仪、血红蛋白仪等设备。同年，韩建礼任检验科主任兼试剂研究室主任。1989 年 6 月，张琳任检验科副主任。姜月琴任门诊检验室组长，马敏任临检室组长，鲍岩任生化室组长。1990 年，有检验人员 12 人，其中具有中级职称 3 人。购置荷兰产威图 ISP 半自动生化分析仪、日本京都产 MA-4210 尿液分析仪等仪器。科室设置细化，有生化室、细菌室、免疫室、试剂室、门诊化验室、病房化验室、急诊化验室等。1991 年，购置第 1 台准自动三分类血细胞分析仪（瑞士产 AC-900）。1993 年，有检验人员 14 人，其中具有中级职称 3 人。购置荷兰 Selectra 全自动生化分析仪及分析天平、国产酶标仪等设备。1994 年，购置美国伯乐酶标仪、洗板机。1995 年，有检验人员 18 人，其中具有中级职称 5 人。同年，生化报告实行计算机打印中文报告。1997 年,有检验人员 21 人,其中具有中级职称 5 人,初级职称 16 人。购置日本东芝 TBA-30FR 全自动生化仪。2000 年 7 月，开发区分院成立，设化验室。同年 10 月，设艾滋病初筛实验室。11 月，老年门诊成立，设化验室。

2001 年,购置法国产 ABX-PENTRA60 五分类血细胞分析仪,日本 Sysmex 产 CA-530 血凝分析仪等仪器。2002 年 5 月，鲍岩任病区检验组组长，彭启松任门急诊检验组组长。2003 年，有检验人员 21 人，其中具有中级职称 9 人，初级职称 12 人。先后购置日本日立 7600-010 大型模块式全自动生化分析仪、德国罗氏 E-2010 电化学发光仪、美国强生 DT60 干式生化仪等设备。同年 8 月，天地新城分院成立，设化验室。

2004 年 4 月，检验科搬迁到行政综合楼三楼东面，同时成立标本处理室。购置全自动血培养仪、微生物药敏 / 鉴定分析仪。2006 年 3 月，建立 LIS 系统，全科绝大多数检验仪器实行联网，并与医院 HIS 系统连接。

2007 年，有检验人员 26 人，其中具有中级职称 13 人，大专以上学历有 19 人。购置日本 Sysmex 产 XT-2000i 全自动五分类血细胞分析仪、UF-100i 全自动尿沉渣分析仪，以及国产血流变仪、酶标仪、洗板机等仪器。

负责人更迭情况

1952 年至 1984 年 9 月，金殿春任检验科负责人;1984 年 10 月至 1992 年 10 月，韩建礼任检验科主任;1989 年 6 月至 1992 年 10 月，张琳任检验科副主任；1992 年 10 月至 1997 年 4 月，张琳任检验科副主任，主持工作；1997 年 4 月至 2007 年 12 月，张琳任检验科主任；2002 年 4 月至 2004 年 6 月，鲍岩任检验科副主任；2004 年 6 月至 2007 年 12 月，彭启松任检验科副主任。

业务技术建设

1951 年前，没有化验室，业务上基本空白。1951—1954 年，主要开展血液、尿液、粪便三大常规及疟原虫检查、微丝蚴检查、大便孵化试验等。1954 年，金殿春到南京市第一医院进修，回院后开展血康氏试验等。1959 年，胡菊生到南京市第一医院进修，回院后开展生化检查，主要有：肝功能、肾功能、二氧化碳结合力、电解质等。科室逐步细化为门诊化验室、生化室、细菌血清室。1960 年，金殿春到南京市立医院进修，回院开展细菌培养和药敏试验项目。

1963 年，金殿春到南京药学院学习，在南京铁道医学院附属医院（现名中大医院）实习。1966 年，增加谷丙转氨酶、骨髓细胞分析、红斑狼疮细胞检查、酚红排泄试验、三杯试验、非蛋白氮、肌酐、血糖等项目，共计开展各种检验项目 50 余项。1970—1974 年，检验人员有所增加，有检验中专毕业生，有 1 名本科毕业生（因身体原因从临床科室转行）。开展项目逐年增加，其中有碱性磷酸酶、淀粉酶、磷脂、胆固醇等项目，工作量也逐年增加。

1976—1979 年,医院先后派出王燕、徐余祥到南京卫校检验培训班学习 1 年,张琳到江苏省工人医院（现省人民医院）进修 1 年。1979 年,血清室先后开展用琼脂扩散法和双向对流免疫法测定澳抗（乙肝表抗前称）、火箭电泳测定甲胎球蛋白等项目，检验项目达 80 项。1980 年，血清室采用反向血凝法测定乙肝表面抗原，使乙肝表面抗原检测灵敏度大幅提高。1981 年，购置上海产 6400 型火焰光度计，采用火焰法测定钾、钠，淘汰光电比浊法。

1986 年，将肾功能中的非蛋白氮改为尿素氮，全血葡萄糖改为血清葡萄糖测定，磷脂改用甘油三酯，提高检测准确度。同年起，参加市卫生局生化检验质量控制网络组织，进行血糖、尿素氮、钾、钠、总蛋白、白蛋白等六项生化质控和血红蛋白质控。同时生化室开展血糖、尿素氮、钾、钠、总蛋白、白蛋白生化室内质控。

1988 年 8 月，经县卫生局批准，成立检验试剂研究室，韩建礼任研究室主任。1989 年，乙型肝炎表面抗原改用酶联免疫吸附实验（ELISA）法，购置反应板、试剂、抗血清等进行包被，提高检测乙型肝炎表面抗原的灵敏度。

1990 年，购置荷兰威图 ISP 半自动生化分析仪，至此，酶类检测正式改用速率法，检测项目有谷丙转氨酶、γ－谷氨酰转肽酶、碱性磷酸酶、乳酸脱氢酶、淀粉酶、胆碱酯酶等，生化项目达 20 项；尿液分析检测采用干化学法，项目共有 8 项。同年，为配合临床血液专科工作的开展，派毛丽芳到江苏省人民医院血液科进修骨髓片的检验技术。

1991 年，购置 1 台瑞士产 AC-900 准自动三分类血细胞分析仪，结束人工进行血细胞计数的历史，血常规检测的速度大幅提高，每小时可测定 50 份标本。1992 年，落实卫生部令第 18 号《首批淘汰 35 项临床检验项目、方法的规定》要求，结合医院实际，从 7 月 1 日起，淘汰硫酸锌、黄疸指数及沙利氏法检测血红蛋白等 14 个项目。1993 年，添置 1 台荷兰威图 Selectra 全自动生化分析仪，生化检验从此步入自动化，检测速度大幅提高，生化检验项目 30 项。肝肾功能、生化检验时间为每周一、三、六，血脂检测为每周二、五。1994 年，为加强骨髓检验的力量，派刘爱华到江苏省人民医院血液科进修骨髓细胞分析技术。同年 12 月，派出 1 名检验师参加由南京市卫生局、市总工会医务工会、市临床检验中心等部门联合举办的南京市检验系统“三基”操作竞赛。

1995 年，检验科与南京工业学校计算机专业老师合作，开发出检验数据接收软件，将手工填写生化报告改为计算机打印中文报告格式。1996 年，参加南京市临床检验中心室质控项目达 13 项。1997 年，添置日本东芝 TBA-30FR 全自动生化分析仪，检验速度大幅提高，为方便病人，将生化检验时间由每周 3 次改为每天进行，并于当日下午发报告。

1998 年，为实现生化数据网络化，购置 1 套生化检验软件，将荷兰威图全自动生化仪、日本东芝全自动生化仪的检验数据联网，并打印中文报告，形成小型 LIS 系统网络。同年开展高密度脂蛋白测定。

2000 年 7 月，开发区分院成立。设化验室，有检验人员 1 人，主要开展三大常规检验，生化、免疫项目送回总部检验。10 月，受江苏省卫生厅委托，南京市疾病预防控制中心专家到检验科评审艾滋病检测初筛实验室。通过现场标本检查、人员考核、查阅资料、布局流程等环节，经综合评审，首批获得艾滋病检测初筛实验室。11 月，老年门诊成立，设化验室，有 1 名检验人员，主要开展三大常规检验，生化、免疫项目送回总部检验。2001 年，门诊化验室购置法国 ABX—PENTRA60 五分类血细胞分析仪，血常规化验更加及时、准确。添置日本 SysmexCA-530 全自动凝血分析仪，开展 PT、APTT、FBG、TT 等 4 项测定，淘汰手工法进行出凝血时间测定。同时开展 Rh 血型鉴定。11 月起，参加江苏省临床检验中心室间质量评价，项目涵盖生化、免疫、发光、临检、微生物等 30 余项。

2003 年，生化室购置日本日立 7600-010 大型生化分析仪，每小时可检测 1100 个试验，提高生化检验的准确性、精确性和检验速度，使得生化报告提前发出。购置德国罗氏 2010 电化学发光仪，改写医院不能开展甲状腺功能、肿瘤标志物、性激素等项目的历史，已开展 35 项检查。同年，急诊化验室购置强生 DT-60 生化仪，加快急诊生化报告的时间，同时增开心肌酶谱、淀粉酶、脂肪酶、胆碱酯酶等急诊检验项目；购置法国 ABX 三分类血细胞分析仪，取代手工计数，提高急诊血常规检验的速度。8 月，天地新城分院成立，设化验室，有检验人员 1 人，主要开展三大常规检验，生化、免疫项目送回总部检验。

2004 年 4 月，检验科搬至现行政办公楼三楼，面积约 400 平方米。成立专门的标本处理室，将标本集中收集、集中处理。同年，购置法国梅里埃 3D60 全自动血液培养仪、ATB 细菌鉴定 / 药敏分析系统，缩短血液培养时间，提高阳性率，同时提高细菌鉴定的阳性率和准确度。相继开展糖化血红蛋白、腺苷脱氨酶等新的检验项目。

2005 年 3 月，省卫生厅组织检验专家，对检验科进行规章制度、人员结构、操作流程、科室设置与布局、现场考核等环节进行评估，获得较高评价。达到省卫生厅制定的“江苏省医院检验科建设与管理规范”要求，为合格单位。2006 年 3 月，检验科建立 LIS 系统，使全科绝大多数检验仪器实行联网，并与医院 HIS 系统连接，病人信息得到共享。同时根据发光标本的增多，及时调整化学发光检测报告的时间，由每周检测 3 次改为每天检测。2007 年，先后添置日本 Sysmex-2000i 全自动血细胞分析仪、UF-100 尿沉渣分析仪，硬件设备进一步加强，检验项目增加，检验质量提高。同时添置全自动血流变仪，使做血流变次数由每周 2 次改为每天检测。12 月，门诊综合大楼投入使用，门诊化验室由 50 平方米增至 100 平方米，工作环境得到改善。

1954—2007 年，检验科先后派出 20 余人次到南京市第一医院、南京铁道医学院附属医院、江苏省人民医院、解放军八一医院等上级医疗机构进修学习，促进业务技术的进步。

血　库

1974 年，张琳到南京市血库进修学习半年。1975 年，医院成立血库，设在检验科。配备医生、护士、检验人员等 4—5 人；房屋有 20 平方米，设采血室、配血室、体检室等，隶属医院医务科管理。由于无人献血，血库没有真正采过一次血。临床用血仍由南京市中心血库供应。1982 年，欲恢复血库，在上半年医院抽调 4 名医护技人员安排到南京市中心血库进修。1986 年，血库经南京市卫生局批准，取得采血许可资格。1988 年，血库正式建立，并派 1 名护士到南京市中心血库进修血库采血技术。下半年正式开始采血，有工作人员 3—4 人，有 1 名专职护士，其余人员均由检验师兼任。献血员均来自外地，为有偿献血。临床用血绝大多数由医院血库自采自用，南京市中心血库仅为补缺。

1991 年 2 月，南京市卫生局根据省卫生厅苏卫医〔1989〕16 号文件精神，对医院血库进行检查验收后，授予“合格血库”。1992 年初，根据卫生部颁发的献血员体检标准，血库开展丙肝抗体、梅毒检测。

1994 年 4 月，开始对献血员增加艾滋病抗体检测。至 1997 年 9 月，有献血员 300—400 人，为医院手术、抢救危重病人发挥作用。10 月，根据国家颁发的《中华人民共和国献血法》规定，医院血库不得从事自行采血供应临床，血库即中止采血。按照属地化管理要求，医院临床用血完全由南京市红十字血液中心供应，血库的职能转为血液储存、交叉配血。2002 年年初，开展凝聚胺交叉配血。

教学与科研

1985—1992 年，马敏、韩建礼承担江宁卫校检验班临床检验基础课程及试验课的教学任务，张琳承担部分实验课的带教工作。

1986 年起，带教南京卫校、江宁卫校、南京海军高等专科学校等院校检验专业实习生约 90 人。其中，西藏检验班 3 批 12 人。每批（次）实习学生，科室根据院校实习大纲要求，结合科室实际，制订详细的实习计划与时间安排，并指定实习带教老师。

1986—2007 年，有 20 多篇论文在各级各类医学杂志发表，其中有 10 篇在省级以上杂志发表。

1988 年 8 月，检验科成立试剂研究室，主要从事试剂研发。研发人：韩建礼。

1989 年 11 月 15 日，以医院检验科为主成立江宁县临床检验质量控制中心，主要承担全县检验质量管理与质量检查，制定检验质量考核标准，每年进行现场检查，并将考核情况汇总，向县卫生局报告，提出评价意见。

1999—2007 年，检验科负责全区检验人员继续医学教育Ⅰ类学分的教学或组织工作，张琳为责任人。

研究项目主要有：溴甲酚绿固体试剂（测定血清白蛋白）、双缩脲固体试剂（测定血清总蛋白），分别获得南京市 1987 年度和 1988 年度科技进步三等奖，并获得国家发明专利，美国化学文摘（专利刊物）报道，并作技术转让处理。

表皮细胞生长因子 1982 年开始研究，有消炎软膏和生物敷料 2 项，其中生物敷料取得国家发明专利（ZL96117001.8）。1990 年，塑料负压试管获第二届国际专利及新技术新产品展览会优秀奖，技术转让 3 家企业。

【放射科】

1958 年，购入第一台上海产 KE200 型 200 毫安 X 光机，同时成立放射科，有 15 平方米的检查室 1 间。部队转业的冯福盛是放射科第一位医生。1962 年，购置 200 毫安 X 光机 1 台。1968 年，南京市第一医院朱炎兵下放到县人民医院工作，放射科人员增至 2 人，冯福盛任负责人。1970 年，购置北京东方红 200 毫安 X 线机。1973 年，放射科工作人员增至 6 人，其中 4 人是高中毕业经医院短期培训分配进入放射科岗位工作。

1979 年，冯福盛调离，华晨曦主持工作。1982 年，购置上海产双床双球管 X 线机 1 台，30 毫安隔室透视机 1 台。1986 年，实行诊断、技术分组，对技术力量进行重新搭配和组合。1987 年 3 月，建成 510 平方米放射机房。同年购置西南 500 毫安床边电视 X 光机 1 台，设登记室。

1994 年，购置日本岛津 500 毫安遥控电视胃肠机 1 台，泰兴自动洗片机 1 台。1995 年，购置美国 GE 1800i 电子计算机断层扫描（CT）机，成立 CT 室，位于五层门诊楼一楼西面。有工作人员 5 人，并外聘南京鼓楼医院 CT 室主任王志宏每周带教。周京民主要负责 CT 室工作，罗邦玉主要负责普通放射及机修工作。1997 年，放射科工作人员增至 12 人。2001 年 4 月，购置美国长青 1000 毫安数字胃肠机 1 台及移动拍片机 2 台。

2002 年，购置西门子 100 毫安高频摄片机 OPTI 1 台，美国 GE 产计算机 X 线摄影系统（CR）摄片机 1 台。5 月，方思月任 CT 室组长，高立兵任普通放射组组长。2003 年 11 月，放射科搬至医疗综合楼一楼（现急诊综合大楼）。先后购置 GE ligh ± speed 8 排螺旋 CT，美国 GE 产 Rxd Revolution 数字 X 线摄影系统（DR）摄片机，GE 产 0.35 特拉斯（T）Signa Ovation 磁共振机，日本岛津数字胃肠机各 1 台。2004 年 8 月，顾金林任 CT 组组长（兼），方思月任普通放射组组长（兼）。

2006 年，放射科有工作人员 30 人。其中，诊断医师 23 人，技术人员 5 人，护士 2 人。2007 年 12 月 16 日，门诊综合大楼启用，门诊综合大楼的放射设备有 16 排 Philips（飞利浦）CT，Philips（飞利浦）数字 X 线机。至 2007 年 12 月，放射科有工作人员 31 人。其中，具有高级职称 3 人，中级职称 12 人，研究生学历 1 人。

负责人更迭情况

1958 年至 1979 年，冯福盛任负责人；1979 年至 1985 年，华晨曦主持工作；1986 年至 1989 年，唐云生任放射科副主任；1989 年 1 月至 1996 年 12 月，罗邦玉、周京民任放射科副主任；1997 年 1 月至 2005 年 9 月，周京民任放射科主任；1997 年 1 月至 2002 年 4 月，陈南群任放射科主任助理。

2002年4月至2004年6月，陈南群任放射科副主任；2004年6月至2005年8月，顾金林任放射科副主任；2004年6月至2007年12月，方思月任放射科副主任；2005年9月至2007年12月，顾金林任放射科主任。

业务技术建设

1958年，医院首次开展X线摄片检查项目，全年摄片650人次。1962年，能进行胃肠道照影检查。1968年，南京市第一医院朱炎兵下放到放射科工作。在常规检查的基础上先后开展静脉肾盂造影、胆囊造影，以及子宫输卵管碘油造影、钡灌肠等检查项目。开始建立晨会读片制度。

1973年，放射科工作人员增至6人，朱炎兵负责教学工作，自编、自印讲义，以提高医院放射科及乡镇卫生院放射人员的业务能力。冯福盛侧重于机器的维修与养护。1982年，暗室透视改为隔室透视。1984年，为方便病人，取消胃肠摄片发票限量的规定。1991年，与普外科合作开展经皮肝穿刺造影。1995年，开展全身CT检查，促进了神经外科、神经内科的进一步发展。实行CT摄片发报告时间为急诊半小时、平诊2小时制度。1998年，开展首例肝癌介入治疗。1999年，开展腰椎间盘突出介入治疗。

2000年，开展胆道引流及胆管支架植入术、食道支架置入、支气管动脉检查，以及四肢血管栓塞旋切术等。2001年，开展数字化胃肠造影。2003年年初，开展CR摄片，影像科逐步迈入数字化时代。年底，开展DR摄片、螺旋CT全身检查及磁共振检查，实行图像胶片激光打印，诊断报告电脑打印。建立科内小型影像归档和通信系统（PACS），所有设备全部联网，检查图像、诊断报告实现了电子存档，做到全面数字化，网络化管理。

1958—2007年，放射科先后派出12人次到南京军区总院、省人民医院、市第一医院和鼓楼医院进修。

教学与科研

先后带教进修生45人次。

1958—2007年，放射科有20篇论文在各级各类杂志公开发表。其中《低场磁共振技术诊断脑梗的价值》获南京市科技局优秀论文三等奖。

2001、2003、2004年先后开展三期区级继续教育工作。

【功能科】

1971年，医院组建心电超声室，由超声波室、心电图室构成，有固定工作人员1人。1992年7月，增设脑电图及肺功能室，同时成立功能科。1993年，功能科搬入五层门诊楼三楼东侧，有房屋9间。2000年7月，开发区分院成立，设心电图、B超室。2001年12月，设急诊心电图、B超室。

2003年8月，医疗综合大楼（现急诊综合大楼）裙楼投入使用，功能科在急诊中心一楼设心电图、B超室。同年，天地新城分院成立，设心电图、B超室。

2007年12月，功能科搬至门诊综合大楼三楼西侧。有1间30平方米独立的候诊大厅，有检查室5间，办公室3间，更衣室2间，仓库1间。检查设备价值500余万元。有医护人员16人，其中副主任医师1人、主治医师6人、主管护师1人。全年B超检查49118人次，心电图16462人次，脑电图5391人次。体检12511人次。

负责人更迭情况

1971年至1974年，毕传芳任负责人；1974年至2001年12月，单慧仁任主任；1997年4月至2001年12月，肖慧玲任主任助理；2001年12月至2004年5月，吕小勇任副主任，主持工作；2004年6月至2007年12月，吕小勇任主任，李红梅任副主任。

业务技术建设

超声波室

1971年，设超声波室，有A型超声波1台，主要开展胸水定位检查。1980年年底，超声波室购置M型超声心动图机1台，开展心脏超声检查。1985年，购置ALOKA-280型日本产黑白B型超声显像仪1台，常规开展肝、胆、胰、脾等实质性脏器及妇科的子宫及附件，产科的胎儿发育的检查。1987年，开展在B超定位下行心包、肝脏、胸腔及肺组织液（脓）穿刺术。

1992年，购置ALOKA-630型日本产黑白B型超声显像仪1台，开展心脏超声多个项目检查。1993年3月，A超检查工作停止。1997年6月，购置HP-ImagePoint彩色超声多普勒测定仪1台，主要用于开展心脏、腹部和小器官的超声检查。该机器的彩色及能量多普勒血流显像系统，显著提高超声诊断水平。同年，购置麦迪逊黑白超声显像仪1台，用于常规检查。1999年4月，购置GE. a -200黑白超声显像仪1台，用于常规检查。

2000年，开展血管超声多普勒的检查，主要应用于脑部、颈部、下肢血管的检查。4月，购置彩超和黑白超工作站，提高检查报告质量，强化资料保存和提高临床教学质量。同年8月，购入麦迪逊SA-6000黑白超声显像仪1台。2001年11月，购置ALOKASSO-320黑白超声显像仪1台，用于急诊检查使用。2003年8月，购置GE logiq200pro黑白超声显像仪及其工作站，用于天地新城分院B超室的临床检查工作。

2004年1月，购置GE vivid3彩色超声显像仪1台，GE logiq5彩色超声显像仪和超声工作站系统及HP2500彩色激光打印机2台。至此，门诊和急诊B超的检查机器全部更换为彩色超声显像仪，大幅度提高检查质量。8月，购置HP 2550激光彩色打印机1台，用于急诊B超室的报告打印。2005年1月，购置麦迪逊SA-6000CMT彩色超声显像仪及其JY-2210型工作站，用于开发区分院的B超检查工作。2007年5月，急诊B超室的工作站进行更新升级，完善检查资料的保存及管理，使急诊B超检查工作更加合理，系统。

心电图室

1971年，设心电图室，有电子管心电图机1台。1988年，购置日本光电6551型心电图仪1台，开展常规心电图检查。2000年3月20日，购置NEC-3300型十二导心电图机，更有利于捕捉病理心电图，提高心脏疾病的诊断率。

2003年8月，购置FX400型十二导心电图机，用于天地新城分院的心电图检查。12月，购置深圳ECG1200十二导心电图机，用于急诊病人的心电图检查。2004年3月，购置GE Marquere运动平板心电图仪，开展运动平板实验，用于冠心病的临床初步筛选，并用于评价冠状动脉腔内形成术和支架植入术、冠状动脉旁路移植术效果。11月，购置福田十二导心电图机。2005年5月，购置ECG-C9十二导心电图机。

2007年9月，购置深圳建邦十二导心电图机，用于体检工作。购置日本光电原装进口十二导心电图机及其工作站，用于门诊病人心电图的检查。该设备增加心电图室的病例储存数量，其保存的大量资料提高心电图室的教学质量。同年12月16日，GE Marquere运动平板心电图仪移交至心血管内科使用，功能科不再承担运动平板实验的检查。

脑电图及肺功能室

1992年7月，功能科购入7314F型脑电图机和H1198肺功能仪，组建脑电图及肺功能室，为脑外伤、脑血管病、癫痫等病人进行脑电图检查，同时开展肺功能检查测定。1993年4月，购入脑地形图机，开展脑电地形图的检查，提高对脑外伤、脑血管病、癫痫等病人辅助检查的准确率。

2005 年 3 月，购入意大利 Cosman 肺功能仪 1 台，提高肺功能检测的精确度，为临床诊断提供更准确的数据。2006 年，因业务调整，功能科撤销肺功能室，肺功能检查由呼吸科承担，肺功能机移交呼吸科。

2007 年 8 月，脑电图室购入上海诺成 16 导脑电图、脑地形图机及其工作站，此次设备的更新降低了检查难度，精确数据采集，使病例资料的保存系统化、规范化。

教学与科研

功能科分别在《中国特色医药杂志》《世界医药学杂志》《中华今日医学杂志》《基础医学论坛》刊物上发表论文 10 多篇。其中，吕小勇在《基础医学论坛》上发表的《彩色多普勒超声对乳腺肿块的临床意义》，获江宁区优秀论文三等奖。

【病理科】

1979 年 2 月，病理科成立，科室位于二层外科病房楼及手术室一楼西面检验科内。有房屋 3 间约 30 平方米，配置双目显微镜、切片机、恒温干燥箱、电冰箱、离心机各 1 台，有 1 名医师，隶属大外科。1988 年 8 月，增加医师 1 人。1989 年 11 月，病理科独立成科，有专科医生 2 人，李善德任负责人。

1993 年 10 月，病理科搬迁至五层门诊楼四楼，有房屋 5 间共 60 平方米，添置国产显微镜 1 台、6 孔水浴锅、离心沉淀器各 1 台，德国进口 AO-125 型切片机 1 台，增加医师 1 人。1997 年 8 月，添置德国徕卡 2135 型切片机 1 台、日本 OLYMPUS 双目显微镜 3 台、冰箱 1 台，超声石蜡快速处理仪器 1 台。

2000 年 8 月，添置常州中威产自动组织脱水机、包埋机、漂烘仪各 1 台，江苏捷达科技有限公司彩色病理图像分析仪 1 套。2002 年 5 月，添置免疫组织化学标记的相关设备，包括电磁炉、恒温箱、电冰箱、微波炉各 1 台和部分小件设备。2004 年 5 月，病理科搬迁至现行政综合楼三楼，有房屋 9 间共 220 平方米，增加技师 1 人，添置英国珊顿 CTM 型快速恒温冷冻切片机、珊顿 325 型常规切片机各 1 台，常州中威产漂烘仪 1 台。规范设置病理诊断室、细胞诊断室、病理技术室、免疫组化室、资料室等。

2006 年 8 月，添置东大迪艾液基薄层细胞（TCT）自动制片机 1 台，用于妇科宫颈及胸、腹水等脱落细胞的病理学检查；增加技师 2 人。2007 年 8 月，病理科更换部分相关设备，并添置江苏捷达科技有限公司彩色病理图像分析仪 1 套，德国徕卡 ASP200S 型全自动组织脱水机 1 台，蔡司双目光学显微镜 3 台。增加医师 1 人，共有工作人员 7 人（硕士研究生 1 人、大专学历 6 人），其中诊断组 4 人（主治医师 2 人、医师 2 人）、技术组 3 人（主管技师 1 人、技师 2 人）。

病理科独立建科后，严格按照南京市病理质控委员会的质控标准开展工作。2001 年，南京市病理质控开展检查后，病理科先后 5 次评为市级病理质控优秀科室。

负责人更迭情况

1989 年 6 月至 2007 年 7 月，李善德任病理科负责人、主任；2007 年 8 月至 12 月，曹俭任病理科副主任，主持工作。

业务技术建设

1979 年 3 月，开展活体组织常规病理切片检查、快速石蜡切片诊断、各种脱落细胞检查（包括食道拉网、胸腹水、痰、尿液、乳头溢液和各种穿刺液及宫颈刮片的检查）。

1993 年 6 月，为适应临床科室的需求和医疗水平的发展，病理科除常规开展苏木素 – 伊红染色外，还开展胶原纤维染色、网状纤维染色、横纹肌组织染色、粘液物质染色等，提高了病理诊断水平。1997 年 8 月，随着纤维胃镜、肠镜等内窥镜检查项目的发展，食管、胃肠道粘膜活检和刷片检查的数量明显增多，及时开展检查胃幽门螺旋杆菌（即姬姆萨染色法）的新项目，为临床医生选择性、针对性用药治疗胃炎提供科学依据。

2000年8月，病理图像分析仪购入后，打出的病理图文诊断报告更具科学性、合理性和准确性，并可使相关资料永久储存，为临床教学、科研提供重要依据。2002年5月，病理科开展对乳腺、前列腺、肺、肾脏、肝脏、胃肠道等恶性肿瘤和常见的软组织肿瘤进行免疫组化标记，进一步提高病理诊断的准确性，为临床治疗疾病选择性用药提供重要依据。同时，还开展肺、肝脏、前列腺等各种穿刺标本、阴道镜宫颈活检标本及纤维支气管镜活检标本的病理检查，满足各临床科室发展的需求。

2004年5月，快速恒温冷冻切片机购入后，缩短手术中快速病理诊断的时间（15—20分钟内发出报告），大幅提高工作效率。同时，开展了肿瘤免疫组织化学检查。2006年9月，对妇科宫颈和胸、腹水等脱落细胞进行常规液基薄层（TCT）细胞学检查，进一步提高相关疾病诊断的准确性。

2007年，外检诊断病例1万余例，细胞学诊断5000余例，快速病检272例，免疫组化316例。除完成医院病理检查外，还接收部分乡镇医院的手术标本和术中快速病检工作。

教学与科研

1978年2月—2007年12月，先后派出5名医技人员，分别到江苏省肿瘤医院、江苏省人民医院、南京鼓楼医院、南京军区总医院进修学习。1982年9月—2007年12月，承担6期江宁卫校护士班、医士班及检验班的病理学部分教学和见习任务。

1993年10月—2007年12月，在省级以上杂志发表论文5篇，市级杂志发表论文7篇。

1997年3月—2007年12月，病理科坚持派人参加南京市病理读片会（每月两次），并选送相关病例切片；参加省、市病理学会组织的各类学习班和培训班。

2001年6月，病理科申请到江宁区科协科研项目《大黄峡虫丸治疗慢性浅表性胃炎74例病理疗效观察研究》，项目成果在国家级刊物《北京中医》上发表，并被国家医药管理局信息中心收藏（第13卷、第10期），项目负责人曹俭、李善德。

建科近30年，病理资源丰富，有专人负责管理，已收集具有教学和科研价值的标本数百例，涉及胃肠道、肝胆、肺、卵巢、子宫等多个系统，供临床医生、学生见习和教学选用。

【高压氧治疗中心】

2001年2月，高压氧治疗中心成立，与供应室、药剂科制剂楼为邻，面积约200平方米。购置有芜湖潜水装备厂生产的单人纯氧舱1台及6人空气加压氧舱1台。有工作人员3人，医生、技师、护师各1人，均经过正规培训，持证上岗。同年12月，增加护师1人。主要开展一氧化碳中毒及迟发性脑病、其他各种有害气体中毒、脑外伤、脑梗塞、脑出血、突发性耳聋、糖尿病及周围神经病变、冠心病、视神经炎、中心性浆液性视网膜炎、骨折不愈合、脊髓损伤、哮喘持续状态、脑动脉硬化、脑供血不足、神经衰弱、溃疡性结肠炎、皮疹、各种伤口不愈合、挤压综合征、脑瘫等病症的治疗。

2003年，将原候诊大厅改造成氧吧，可同时供10人常压吸氧。2005年9月，因医院基建需要，高压氧治疗中心暂搬至现急诊综合大楼南侧平房内（原发热门诊），因多人空气氧舱无法安置且不符合新的医用氧舱的国家标准，退回厂家。2006年1月，购置单人空气加压氧舱1台，经验收合格后投入使用。

2007年12月，有单人纯氧舱1台，单人空气加压氧舱1台，工作人员4人，其中副主任医师1人、副主任护师1人、护师1人、技师1人。年治疗病人3000多人次，其中急救病人100余人次。

负责人更迭情况

2001年2月至2002年4月，梁维萍任主任；2002年4月至2007年12月，朱厚荣任主任。

【营养室】

1980年10—12月，方丽云到江苏医学会南京分会组织的营养技术人员学习班学习，回院后成为医院第一位营养师。主要开展指导住院病人的膳食配制等工作，并兼职为江宁县人民医院卫生学校1981届、1982届护士班上营养课。1984年7月，方丽云任营养室护士长。1984年11月—1986年7月，方丽云参加上海市杨浦区科技学会主办的“中国食料学”专业函授。

1988年9月1日，王道珍到南京铁道医学院附属医院（现东南大学附属中大医院）营养科进修学习半年。1989年3月，成立营养室，归总务科管理。有营养师1人，配备营养烹调人员2人，专门负责制作病人的治疗饮食及各类流质。每个病区有配餐员1人，共同完成全院普通病人的基本膳食、特殊病人的治疗饮食的订餐、配送工作。2000年年底，因医院实行食堂服务社会化，营养室撤销。

营养室主要工作：为全院需要治疗饮食的病人进行饮食宣教，并根据病人病情配制出符合病情需要、营养要求和卫生要求的各类治疗膳食。为保健病房、妇产科病房及医院幼儿园制定每周食谱。定期对配餐员、厨师进行营养学知识培训，宣传饮食营养知识，提高业务能力和服务质量。按时完成营养室各类报表。在1992年二级甲等医院的检查验收中，住院病人的就餐率和治疗饮食就餐率均达到满意要求，受到检查人员好评。1990年至1999年，先后有高淳县人民医院、浦口医院等到营养室学习、交流。

第十节　卫生保健

【医疗保健】

1950年至1952年，国家工作人员分别实行工资制和供给制，个人医疗费用包括在工资或津贴内。1952年7月，实行公费医疗制度。1982年，医院成立保健科和老干部门诊室，设专职保健医生1人。医院职工医疗保健由保健科承担，填写就诊人员信息登记记录本，建立院内职工健康档案。1986年，保健科增加1名保健医生。2000年11月，医院成立保健体检科，全院职工医疗保健由保健体检科承担。每两年对全院职工进行健康体检1次，女职工体检每年1次。2004年，全院职工参加南京市职工医疗保险，职工持IC卡（劳动和社会保障卡）在门诊挂号、诊疗、取药和住院治疗。

【健康体检】

新中国成立之初，开始有征兵体检工作任务，征兵体检一直是医务科负责。1953年，医院医务人员进行征兵体检工作。1964年，冬季征兵体检时，县委抽调医院医务人员参加县委、县人委以及征兵办公室组织的征兵体检工作。20世纪80年代后，每年征兵体检时，县人武部发文，成立征兵体检站，医院行政管理负责人担任站长或副站长。医务科抽调相关科室人员参加体检。

1958年，开展健康检查442人次。1962年，先后对有关中学应届毕业生进行体检和县级机关干部进行2次健康检查，其中包括肝病复查，共1305人次。1977年，国家恢复中高考制度后，高考、中考体检工作由医务科负责，医院抽调相关科室人员参加中、高考体检。1990年，医院组织离休老干部及在职干部进行定期体检，做到无病早防，有病早治。

1995—2000年，门诊部负责常规健康体检，招干、招工体检等相关体检工作，体检单由门诊办公室负责发放。同时，医院规定50人以下的体检任务，由门诊部自行协调解决，50人以上则向医务科汇报，增加人手支援门诊体检。2000年11月，医院成立保健体检科，常规健康体检，招干、招工体检，高考、中考体检等相关工作任务，均由保健体检科具体落实完成。

1996年下半年，医院在交警中队设体检点，主要负责驾驶员的领证体检。最初有护士2人，会计1人。两年后，收费工作由对方单位承担，会计撤回。2007年年底，有护士2人。

【健康教育】

1951年秋冬，县人民政府卫生院组织医务人员下乡种痘，晚上放幻灯片，向农村群众宣传卫生保健、新法接生等科普知识。1962年，医院利用黑板报开展卫生和避孕知识等宣传工作。同时在门诊设卫生宣传栏，定期更换，宣传卫生知识，并对流行性脑脊髓膜炎、肠胃病等常见病及吸烟等随时宣传教育。

20世纪70年代末，病区每周对住院病人集中开展卫生宣传教育1次。80年代，门诊服务台有专职人员为病人进行健康咨询，并利用黑板报、橱窗等宣传卫生知识。医务人员到实验小学、县剿丝厂幼儿园等单位为小朋友进行健康体检，走上街头为群众义诊、咨询。病区每月召开工休座谈会1次，开展卫生宣传教育。1984年9月，病房开展责任制护理，责任护士为病人做卫生宣传教育、康复训练指导等。1989年2月25日，成立预防保健科，具体负责健康教育工作。6月27日，成立健康教育领导小组，业务副院长任组长，组长周复兴，副组长张建余，健康教育的日常工作由预防保健科具体承办。

1990年5月，医院建立健康教育网络系统，院部聘任专职健康教育人员1人，科室、病区聘任健康教育兼职人员。当年组织医务人员为160名离、退休人员上课，讲解个人保健知识，传授健康知识。1992年，保健科主任朱烈光被江宁县老年大学聘为老年保健课教员，定期为中老年人进行健康保健知识讲座。1994年，医院各病区、门诊有专人负责定期出黑板报、发放《健康导报》。全年开展义诊咨询活动4次，健康教育讲座2次，参加健康教育活动5次，发放相关健康教育材料1000多份。预防保健科为小儿家长提供咨询服务，还通过讲座、张贴剪贴画宣传育儿保健知识。

1995年6月，开设创建“爱婴医院”培训班。7月，印制7种创建宣传材料，进行多渠道广泛宣传。8月，妇产科门诊设健康教育室，添置彩色电视机和放像机设备，购买《创建爱婴医院》《母乳喂养》教材30套和录像片1套，利用视频宣传母乳喂养。在妇产科病房设母乳喂养咨询电话。1996年，在病区和门急诊制作55个铝合金健康教育橱窗。1997年，开展“健康教育宣传月”活动，张贴禁烟标志40条，制作“无烟日”“牙防日”宣传展板。开展有关创建国家级卫生城健康教育工作，医院被评为1996—1997年度市级健康教育工作第三名。1998年，医院自编自印卫生科普宣传资料4期，医护人员到江宁镇、南京鼓楼广场等地开展健康咨询服务7次，讲课4次。

1999年，医院对职工进行健康教育讲座5次，并在县广播电台主办讲座1次，连续广播12天，共6小时。到府前村举办健康教育讲座。2000年1月，成立健康教育中心，调整健康教育领导小组，设健康教育专职人员。3月，妇科、儿科医生到东山商业大厦前宣传《中华人民共和国母婴保健法》。《基层医院护理中健康教育交流影响因素及对策》一文，获南京市第五届健康教育论文二等奖。同年，医院获南京市

1998—1999 年度健康教育工作第二名。2001 年，在职工中开展“科学生活方式”“禁烟”等活动。门诊各楼层更新添置录像放映设备，定期播放卫生科普知识。当年，医院被评为南京市 2000—2001 年度健康教育工作第一名。

2002 年 3 月，组织青年医务人员到东山镇敬老院，为 20 多位孤寡老人体检，建立健康档案，讲授防病知识。11 月，申请建立“健康家园”医学科普定点医院。门诊健康教育专栏获南京市优胜单位。2003 年，“非典”期间，利用宣传材料、展板、讲座、义诊、咨询等多种形式进行防非知识宣传。11 月，成立“糖尿病之家”，为糖尿病患者及家属作康复指导、知识讲座。医院获南京市 2002—2003 年度健康教育工作第一名。

2004 年 8 月，成立健康教育科。产科开办“孕妇学校”，为孕产妇及家属进行有关孕期保健、婴儿护理及母乳喂养等科普知识教育。呼吸科成立“哮喘之家”，开展哮喘知识讲座。2005 年，重点加强对结核、禽流感防治知识的宣传。获南京市 2004—2005 年度健康教育工作第二名。2006 年，全院 14 个病区、门急诊、2 个分院、诊所均有健康教育工作档案，制作病区、户外宣传展板 116 块。

2007 年，落实创建国家卫生城市工作要求，做好健康教育相关工作。组织医务人员到小里社区、政府机关等单位进行健康教育讲座 6 次，街头健康咨询、义诊 6 次。“孕妇学校”健康讲座每月 1 次。获南京市 2006—2007 年度健康教育工作第二名。

负责人更迭情况

1989 年 6 月，成立健康教育领导小组，健康教育的日常工作由预防保健科具体负责；1997 年 3 月，调整健康教育领导小组，其日常工作由院办公室曾燕具体负责；2000 年 1 月，成立健康教育中心，蔡洁任健康教育中心负责人；2001 年 8 月，调整健康教育领导小组，徐必华承担健康教育具体工作；2004 年 8 月，成立健康教育科，罗卫任健康教育科科长，徐必华任副科长；2007 年 8 月，调整健康教育领导小组，刘乐春任健康教育科科长。

第十一节 公共卫生

【卫生防疫】

民国时期，县卫生院下设保健组，负责卫生防疫工作。各卫生分院或卫生所也有专人从事防疫工作。但因机构设置太少，覆盖面很小。民国 36 年（1947），中央卫生实验院江宁县乡村卫生教学示范区印发预防霍乱须知及种牛痘系列规定。

新中国成立后，江宁县逐步建立县、乡、村三级卫生防疫网。县级卫生防疫自 1949 年 5 月至 1956 年 6 月，均由县医院公共卫生组（1953 年后改卫生防疫股）负责全县卫生防疫的业务指导。1949 年 5 月之后半年内，抽调人员作防疫注射及结合生产救灾参加修筑江堤工作，并抢救摄山及江宁镇的恶性疟疾及天花感染的病人。10 月后，开展接种牛痘。1950 年，江宁县开展夏令防疫工作，医院做好预防注射业务指导等相关工作。全县预防注射 110390 人，约占全县总人口的 30%。

1951 年春季，麻疹在全县全面流行，经积极抢救，降低死亡率。全年种痘、接种 15 万人。1953 年，计划布置各种预防注射，督促检查，环境卫生及传染病统计管理，指导学校卫生工作的开展，并配合县爱国卫生运动委员会工作。进行全县饮食业的饮食卫生、饮水消毒的业务指导工作。

1953—1957 年，全县开展血防工作准备阶段，这期间建立专业防治机构，培训防治队伍，基本摸清江宁县血吸虫病的流行情况。1954 年，共接种卡介苗 2000 人次。

1956年6月后，县卫生防疫站（1958年前称县血吸虫病防治站）成为全县卫生防疫工作的业务指导中心。县医院承担的全县卫生防疫工作移交给县血吸虫病防治站。

【爱国卫生】

建院初期，县卫生院注意开展公共卫生的宣传，但工作局限于较大集镇，效果不明显。民国35年（1946），据有关统计资料显示，全县进行环境卫生视察 45 次以上，卫生宣讲 76 次，由县卫生院派员至各住户进行家庭访视，宣传卫生常识 685 次，放映卫生宣传幻灯 16 次，并在东山、湖熟、板桥、江宁、禄口等乡镇放映卫生宣传电影。县卫生院还组织人员填平洼地 50 立方米，进行井水消毒 4776 立方米，改良厕所 1 个，新建厕所 1 个，灭虱处理 150 人，处理垃圾 530 担，使用垃圾和适量人粪混合后堆肥 17533 公斤。

民国 36 年（1947）6 月，县政府批准县卫生院与县警察局、东山镇公所会同相关部门共同拟订《东山镇公共卫生实施办法》。10 月，县卫生院调查东山镇附近 5 所学校学生 1275 人，发现缺碘者 1133 人，并发放营养品，治疗 8117 人次。民国 37—38 年（1948 年—1949 年 9 月 30 日止），在全县学校设立卫生室 17 处，另设卫生箱数十个，但实际受惠人数不多。

1951 年，县卫生院为 3932 名学生进行体检，其中缺碘的 2524 人；对学生开展卫生教育，受教育 6583 人次，全县 62 所学校均有人兼任卫生导师。1952 年，全县掀起反对美帝国主义细菌战为主要内容的大规模的爱国卫生运动，医院成立卫生委员会，清扫垃圾、灭蝇、灭蚊。1953 年，县卫生院指导全县进行清洁扫除、灭蝇、灭蛹等环境整治工作。1954 年，完善爱国卫生领导组织，发动县卫生院职工做好环境卫生、个人卫生和饮食卫生。

1957 年以前，疥疮是江宁县的地方病，每乡都有疥疮病人。新中国建立前，仅县卫生院一处每月要消耗疥疮药水五六十磅，至 1957 年，疥疮基本消灭。1958 年，县政府提出除“五害”（苍蝇、蚊子、老鼠、麻雀、臭虫）灭“十病”（血吸虫病、丝虫病、钩虫病、蛔虫病、沙眼病、阴道滴虫病、疟疾、头癣、梅毒、麻风病），号召每人做到“三有三不”（有毛巾、有牙刷、有手帕，不喝生水、不随地吐痰、不随地大小便）。县医院医务人员带头贯彻执行，积极宣传。1959 年，开展以除害灭病为中心的爱国卫生运动。1963 年，以防治霍乱（俗称“二号病”）为中心，以抗疟、血防为重点，继续开展群众性的爱国卫生运动。1964 年春，开展灭鼠防病保粮运动。

20 世纪 80 年代，县医院划分各科室室外卫生包干区，定期有专人检查。各科室、病区均有各自卫生包干室，每周清扫一次，每月彻底打扫一次。1980 年，深入开展以除害灭病为中心的爱国卫生运动，改变群众卫生习惯，改善卫生面貌，增强人民体质，努力降低发病率，控制传染病的流行。1989 年 4 月是全国第一个爱国卫生月，县医院继续做好除“四害”（苍蝇、蚊子、老鼠、蟑螂）、讲卫生等相关工作。

1991 年 7 月，县医院按照《南京市创建国家卫生城工作要点》的相关要求，做好爱国卫生等各项工作。1998 年，县医院开展创建卫生城活动，从 3 月 1 日起全面实行垃圾袋装化。2000 年，加强除“四害”工作，投放颗粒毒饵灭鼠，每年 2—3 次；喷洒液体农药消灭蚊蝇，冬春季每月 1 次，夏秋季每周 2—4 次；院内环境卫生、食堂卫生和各病区、科室卫生，由专人负责监督、巡查、管理。

2001 年，区医院先后通过省、市、区环境卫生检查，主要有“金陵市容杯”第一次检查，“迎华商大会、树江宁形象”住宅小区环境卫生检查，江宁区市容局等单位有关居民小区环境卫生的检查等。2002 年 5 月，区医院爱卫会人员调整，主任委员吴家庚，副主任委员李鸣、夏大珍，成员有李沪英、丁爱芳、张阿玲、笪丽萍、陆丹、王先鸿、陈明、李世友。当年“爱国卫生月”活动的主题是“关爱生命，净化环境”。医院利用横幅、标语、室外橱窗和各科室、病区专栏等营造爱国卫生月活动氛围；结合“门前三包、门内三标、门后三好”责任制，组织开展环境卫生清理，清除卫生死角，整治住宅小区公厕及垃圾箱；开展控烟宣传，公共场所张贴禁烟标志；12 月 25 日，医院召开爱卫会成员会，评价爱卫会工作，健康教育、环境卫生、除“四害”等各项目标任务均完成较好，上级检查评价良好。

2003 年 4 月，针对防非工作，江宁医院开展“传染性非典型肺炎的防治及个人防护”专题宣传，彻底打扫室内外环境卫生，每天组织人员对院区、门急诊及发热门诊进行消杀。5 月，开展以预防控制非典型肺炎为重点的群众性爱国卫生运动，开展夏季清垃圾、灭蚊虫活动。7 月，落实区创卫办“创建国家卫生城工作实施方案”要求，加强食堂卫生、环境卫生、除“四害”整治及疫情报告等工作。8 月，成立“创建国家卫生城”工作领导小组。污水处理每日登记监测记录。创卫工作小组和爱卫会定期检查、及时反馈，并限期改进。

2004 年，绘制江宁医院卫生包干区（户外）分配图、责任区分表。成立食堂考核管理小组，加强食堂的卫生考核管理。制定《医院内医疗废物运送规定》，严防医疗废物的流失、泄漏及扩散。医院成立“创建文明城区”领导小组，调整爱卫会组成人员。8 月，落实江宁区爱卫办要求，组织开展灭蟑螂活动。2005 年 3 月，灭“四害”工作持之以恒，设立毒饵站 130 多个，并绘制毒饵站投放点平面图。获区爱委会 2005 年度春季灭鼠先进单位称号。2006 年，以“创建文明城区”为主题，加强环境卫生保洁与管理。食堂环境卫生良好，工作人员全部体检、领取健康证，食品加工严格遵循《中华人民共和国食品卫生法》的法规要求进行操作，食品摆放整齐，生、熟菜分开存放。

2007 年，继续开展灭鼠、灭蟑螂等除“四害”工作，进行环境卫生整治，医用垃圾与生活垃圾分开处置，做到日产日消。

【传染病控制】

民国时期，江宁县人民生活贫困，加上卫生设施简陋，以致天花、麻疹、流行性脑脊髓膜炎、肺结核等多种传染病流行。据医院民国 37 年（1948）2 月至民国 38 年（1949 年 9 月 30 日止）1 月人口生命统计，年死亡率达 19.2‰，主要死于各种传染病。民国 35 年（1946）3 月，县卫生院遵照省卫生处的要求，填报黄热病、霍乱、天花、斑疹伤寒、鼠疫、细菌性痢疾、白喉、猩红热、流行性脑脊髓膜炎、回归热、伤寒、疟疾、黑热病等 13 种传染病。当时江宁县广大乡村缺乏卫生机构，人民群众生病往往得不到医治，各种传染病报告与实际发生情况相差甚远。1949 年 5 月后，组织抢救因摄山、江宁镇的恶性疟疾及天花流行感染的患者。

1951 年春，根据上级要求，江宁县开始全面执行疫情报告制度，报告的传染病有 15 种。1953 年，针对麻疹流行，首先组织力量深入开展宣传教育，并就病弱及 3 岁以下小儿进行母血注射，随后，拨给药品在主要流行区进行抢救。据不完全统计，共出动 15 次，发病治疗 130 余人，其中在第九区抢救并发肺炎病 81 例，无一例死亡。流行性乙型脑炎，全县报告 30 余例，除及时救治外均进行家庭消毒。个别痢疾流行地区除深入宣传预防方法外，均重点进行饮水消毒。1954 年 8 月下旬开始，全县疟疾病例数逐渐上升，至 10 月上旬达最高峰。医院主要采取巡回治疗、家庭访问和送药上门的方式推进治疗，1—10 月共治疗 38678 人。1956 年，医院选派 2 名医务人员赴省麻风病防治训练班学习。

1957 年，设麻风病科，对门诊麻风病人免费治疗，并负责全县麻风病的防治工作。7 月，举办一期麻风病防治学习班，抽调卫生所及联合诊所医生 16 人参加学习。结束后划片进行麻风病的调查和治疗工作，业务上由医院麻风病科负责指导。当年全县开始治疗的麻风病人 56 人。1962 年，贯彻《江苏省传染病管理细则》和《江宁县传染病管理要求》，实行专人登记、统计、报告。1963 年，医院设立肠道门诊，6—10 月开展肠道病门诊工作。1963—1964 年，医院收治麻疹、白喉患儿。

1964 年入春后，流行性脑脊髓膜炎流行较为严重，发病人数逐旬增加，1—3 月，发病 271 例，其中死亡 16 例。医院控制一定床位收治流行性脑脊髓膜炎病人。1965 年，县政府决定筹建麻风病防治院，是年年底建成，命名为“江宁县洪幕医院”。从此，麻风病的防治工作从医院划出。1973—1974 年，江宁县流行性乙型脑炎流行，医院安排专门区域收治患儿，由李健、吴维智、王雪珍、龙步云、邹德民等医生护士负责诊治。

1976 年，钩端螺旋体病流行，医院组织收治感染患者。1976—1984 年，每年流感流行时，医院派医务人员去车站、小学口腔喷雾预防。1978 年 12 月 21 日，江苏省革命委员会卫生局苏卫防〔1978〕第 113 号文转发卫生部关于《中华人民共和国急性传染病管理条例》和《关于加强疫情报告工作的通知》，强调按旬及时报告疫情，要求从 1979 年 1 月起，除使用报表上报病、死数字外，并对主要传染病作出简要的疫情分析，一并报省卫生防疫站。1984 年，为方便群众接种，县医院和 19 个乡（中心）卫生院开展定期计划免疫门诊。

1985 年，根据江宁县专题结核病防治会议精神，设防痨医生 1 人。1986 年 4 月，执行江苏省卫生厅《关于加强预防乙型肝炎医源性传播工作的通知》，按要求落实各项措施。到 1987 年，经历年大力防治，天花绝迹，全县绝大多数传染病发病率均有大幅度下降，其中 1957 年与 1987 年比较，麻疹下降 97.48%，流行性脑脊髓膜炎下降 82.36%，流行性乙型脑炎下降 84.8%，脊髓灰质炎下降 82.5%，疟疾下降 77.4%。

2002 年，预防保健科负责全院传染病报告卡上报区卫生防疫站。2003 年，江宁区肺结核病诊疗工作转入区疾控中心，疾控中心成为肺结核病诊疗工作定点单位。2003 年春，传染性非典型肺炎疫情发生，4 月初，医院被指定为“非典”定点收治医院，医院抗击“非典”工作开始。2007 年 9 月 7 日，江宁医院与区疾控中心举行“江宁区肺结核病诊疗定点单位”交接仪式，医院成为江宁区肺结核病诊疗定点单位。

第十二节 社区医疗

社区医疗具有基本医疗的网底功能，是全科医疗服务的重要内容，开展基本的医疗保健服务。主要是运用适宜的中西医药技术，开展常见病多发病的诊断治疗。根据社区周边人民群众医疗需求，提供出诊、家庭护理、家庭病床等连续性医疗保健服务。医院为充分发挥人才、技术、设备优势，抢占更多的医疗市场份额，适时开展社区医疗服务，基本满足社会医疗需求，得到人民群众称赞。

【开发区分院】

江宁经济技术开发区园区内企业较多，却没有一个综合性医疗诊所。医院在开发区管委会支持下，开设江宁县人民医院开发区分院，定为一级医疗机构。2000 年 7 月 8 日，开发区分院正式开诊运行，分院位于原宁溧路河定桥南段路东（无门牌号），租用江宁金马公司院落，占地面积约0.2公顷，建筑面积约800平方米。

分院设办公室、医务科、护理部、行政科4个职能科室；内科、外科、妇产科、儿科、口腔科、五官（眼）科、针灸科、皮肤科8个临床科室；放射科、检验科、B超室、药房4个医技科室；配有职工食堂、驾驶员及门卫。有职工24人，其中职能科室人员4人，临床医生8人，医技人员4人，护理人员4人，其他职工4人。主要开展常见病、多发病诊治、医疗急救、健康体检、上门保健及义诊咨询等医疗服务。

2001年6月，分院增设院长助理1人。2002年2月，撤销办公室、行政科，医务科与护理部合并，行政人员有院长1人、院长助理1人和护士长1人（兼医务科长）。2003年4月29日，开发区分院被区抗击“非典”指挥部指定为江宁“非典”病人留观隔离病区。分院原有人员迅速搬至开发区胜太路湖滨社区居委会，临时设置为江宁开发区外来人员临时“非典”体检站，历时1月余。江宁区防治“非典”阶段性工作结束后，6月中旬，分院经整修重新开诊，撤销口腔科、针灸科，其余医疗科室仍保留。同年8月，分院设副院长（兼护士长）1人。2004年2月，分院减员增效，撤销专职治疗室护士，撤销食堂和门卫。

随着江宁经济技术开发区的发展和规模扩大，特别是升格为国家级开发区后，国际国内各知名大型企业及配套功能机构纷纷落户，入住人口迅速增加，分院规模已不能适应和满足开发区人群对医疗服务的需求。江宁经济技术开发区管委会划拨0.67公顷土地，由江宁医院兴建开发区分院。2004年3月，分院增设一名副院长，主要负责新开发区分院的建设工作。2004年11月，医院投资2000多万元在开发区通淮街开工建设新开发区分院。2005年10月，分院设1名专职护士长，负责新分院开诊前的准备工作。同时成立分院门诊部。10月28日，新建开发区分院全面竣工并投入使用。原址分院总体规模缩减，但仍暂时保留部分科室及人员，用作分院搬迁后续衔接、病员的转诊等工作，历时8个月。至2006年6月底原分院人员、设备全部撤出。新开发区分院建筑面积7233平方米，包括医疗用房（主楼6层），辅楼（2层），设置3个标准病区，总床位96张，拥有中心供氧、中心吸引、消防监控系统、污水处理等先进设施。11月，门急诊由12小时工作制改为24小时工作制。

2006年5月18日，三楼病区正式启用，现开设一个病区，开放床位32张，职工增至50人，其中医生16人、护士10人、医技10人、财务3人、行政3人、后勤等8人。至此，分院人员总体配置进一步完善，人员组成以固定及相对固定、部分科室大科系列定期安排轮转相结合。增加以康复为主兼顾常见病（综合性病种）的收治功能，使原有医疗服务功能得到进一步扩大和完善。同年10月，分院成为南京市城镇职工及离退休干部医疗保险普通门诊及慢性病定点医院。2007年8月，分院恢复办公室建制。

2000—2007年江宁医院开发区分院门诊工作量统计表

表3-12　　　　单位：万人次

年　份	门诊量	年　份	门诊量
2000年7—12月	0.57	2004年	2.60
2001年	1.31	2005年	2.70
2002年	1.46	2006年	3.60
2003年	1.71	2007年	4.00

说明：7年半时间分院门诊工作量总计约18万人次

负责人更迭情况

2000年7月至2003年8月，成传荣任院长；2001年4月至2002年3月，卞元清任院长助理；2002年4月至2003年7月，卞元清任副院长、分院办公室主任（兼）；2003年8月至2006年1月，张国龙任院长；2003年8月至2006年2月，陆丹任副院长、护士长（兼）；2004年3月至2007年12月，李鸣任副院长；2006年2月至2007年12月，陆丹任院长。

职能科室设置

2000年7月8日，开发区分院成立时，设有办公室、医务科、护理部、行政科4个职能科室，行政后勤人员5人，全面负责分院医疗业务管理和后勤保障工作。2002年2月，因干部竞争上岗、行政人员减少，分院撤销办公室、行政科，医务科与护理部合并，行政人员只有院长和护士长。2007年8月，分院恢复办公室建制。

负责人更迭情况：

2000年7月至2002年2月，陈明任办公室主任；2000年7月至2002年12月，刘秀芳任医务科长；2000年7月至2005年10月，陆丹任护士长；2007年8月至12月，陈洁任办公室副主任。2005年10月至2007年12月，唐珊珊任护士长。

医疗工作

门诊部　2000年7月，开发区分院开业之初，不设病房，仅开展门急诊业务工作，工作时间为12小时。门诊部设置的主要业务科室有内科、外科、妇产科、儿科、口腔科、五官（眼）科、针灸科、皮肤科8个临床科室，放射科、检验科、B超室、药房4个医技科室及挂号收费处。输液室内有20张输液椅；观察室（护士站二楼）有8张观察床；治疗室主要开展外科小手术、清创、换药等治疗工作；抢救室内有2张抢救床、1台抢救车、1套洗胃设备、氧气筒（袋）及配套设施。

2005年10月，新建开发区分院投入使用，门诊部位于主楼一、二层。一层为内科、外科、儿科、皮肤科及体检科（另设内、外体检室）；抢救室、治疗室及小手术室、注射室；检验科、放射科、药房、挂号住院收费处；消防监控室；咨询服务台；候诊大厅设有电子滚动屏3处（咨询台、收费处及药房）、候诊椅、电视机；二层为观察室、成人及儿童输液室、B超及心电图室、妇科诊室及检查治疗室、五官（眼）科。输液室有38张输液椅。抢救室内配有抢救床2张，抢救车1台，洗胃机1套，中心供氧设备及应急备用氧气袋，各种抢救器材及抢救消毒包。观察室内设有2张床及中心供氧设备带。

内科　有医生2人。开展内科常见病、多发病的诊治等工作，日均工作量50余人次。

外科　有医生3人。开展急诊外伤的诊治及外科小手术等工作，日均工作量20余人次。

妇产科　有医生1人。开展妇科常见病诊治、妇科体检、人流及药流等工作，日均工作量10余人次。

儿科　有医生2人（医院退休返聘，有30多年儿科工作经验）。儿科是开发区分院特色科室，开展儿科常见病、多发病的诊治等工作，日均工作量50余人次。

口腔科　2000年，开诊时有主治医师1人，设有口腔综合治疗台1张，开展口腔常见病、多发病的诊治，开展烤瓷牙、整牙等特色医疗。2003年6月，撤销口腔科。

五官（眼）科　有医生1人。开展常见病的诊治工作，日均工作量10余人次。

针灸科　2000年，开诊时有医生1人。2003年6月，针灸科撤销。

皮肤科　有医生1人。配置微波治疗仪，开展常见病、多发病诊治工作，日均工作量10余人次。

2005年10月，分院成立门诊部，张启德任门诊部主任。

病区工作

开发区分院门急诊工作运行后，病人就诊量持续增加，周边病人有就近住院的愿望，同时，江宁医院特别是骨科病床持续紧张，开放病房的条件已成熟。经充分调研，医院决定成立分院综合病区，主要以收治骨科手术后续康复治疗病人为主，收治门急诊临时观察病人，兼收普通慢性疾病、临终关怀病人。2006年5月18日，三楼综合病区正式启用。病区人员配置：骨科医生1人、内科医生4人、护士4人，张冲任病区主任。2007年，收治病人229人次。

保障性医疗服务

开发区分院以江宁医院为依托，根据所属地域、服务人群、服务功能等特点，不断完善服务流程，丰富服务内容，为开发区内各企事业单位及周边广大老百姓提供医疗、保健、康复等各类服务。

开展各类义诊咨询活动。 配合多种公益活动及服务，与多家企事业单位建立医疗急救绿色通道，形成良好合作关系，在周边小区、街道、企业、建筑工地、学校等开展面对面义诊、健康咨询等服务，平均每月1次。

大型活动医疗保障。 为开发区及各企事业单位的大型公益活动或突发公共事件提供现场医疗保障及救护。主要有：江宁开发区成立十周年及每年的庆祝活动、一年一度的元宵节及冬泳邀请赛活动、开发区及各企事业单位开展的运动会及登山比赛活动、高温下工地慰问活动、大型企业（福特汽车、上海大众等）在开发区落户仪式及全线试车活动、配合开发区综合治理环境（拆迁、大风预警）等医疗保障服务。

上门保健服务。成立对外医疗保健服务小组，定期上门为开发区管委会、科学园区及空港等部门干部职工进行健康保健、康复指导、送医送药等服务工作。

体检工作。 随着大量引进企业不断落户和广大老百姓健康意识的增强，体检工作量也随之增加。2000年7月至2007年12月，共接待体检4万多人次。主要开展各企事业单位的健康体检和招工体检。同时进行体检资料的整理、汇总、分析、档案的建立和保存、信息反馈、上门现场咨询和解答等服务。不断完善体检服务流程，提高体检服务质量，提高受检单位和个人的满意度。体检与门急诊工作分开，增设体检科室（体检咨询接待室、体检内科、外科、检验抽血处、体检休息室）。门诊大厅设有体检流程醒目指示标识及各种指示门牌，提供必要的体检早餐，反馈体检信息以统一格式汇总打印并给予必要的结论、建议及指导，以特制信封送至每个受检人员手中，做到规范化、标准化、人性化。

抗击“非典”工作。 开发区分院于2003年4月29日被江宁区抗击“非典”指挥部指定为江宁“非典”病人暂住所，江宁医院决定将开发区分院设为留观隔离病区，并委派专职医务人员开展救治工作。此时分院原设置及人员迅速搬至开发区胜太路湖滨社区居委会，临时设置为江宁开发区外来人员临时“非典”体检站，历时1月余。检查站由8名医务人员和1名驾驶员组成，在管委会委派的2名“防非”联络员的协同下，分院每天承担开发区所有外来（包括疫区）人员及开发区范围内所有人员的“防非”体检工作，往返于机场、火车站、各宾馆及开发区各社区，为确保开发区“防非”及日常工作的顺利进行提供保障。

医技科室

放射科　2000年，分院配有500毫安X光机，老分院撤出后，该设备移至滨江开发区分院。2005年10月，搬入新分院后，配有500毫安双床双球管X光机及100毫安透视机，主要开展胃肠造影、静脉肾盂造影、普通摄片及特殊摄片等项目。

检验科　最初配有显微镜、血红蛋白分析仪。2005年10月，搬至新分院时，添置血球计数仪。2007年5月，添置尿液分析仪。

B 超室　最初配有黑白 B 超和十二导心电图仪各 1 台。2005 年 1 月，添置彩色 B 超 1 台。2007 年 10 月，添置十二导心电图仪 1 台。主要开展肝脏、胆囊、胰腺、脾脏、肾脏、妇科子宫附件、妇科乳腺 B 超及体检等工作。

药房　最初以常用西药为主，药品种数有 230 余种，配有 30 多种中成药物，药品目录药价公示上墙。搬到新分院后药品总数增至 1000 余种。

护理工作

2000 年 7 月，最初分院设护士 4 人。主要开展门急诊儿童、成人及老年病人的药物注射、输液、留观病人观察、外科清创小手术的配合和伤口的换药拆线及包扎、急诊抢救等，对外开设部分家庭病床并定期上门进行医疗保健、康复指导等服务。2005 年 10 月，唐珊珊任分院护士长。护理人员增至 7 人。在护理部的统一领导下，建立与医院相一致的各项护理操作规范及制度。

后勤保障

食堂　分院成立之初配有后勤职工（厨师）1 人，后勤协同员 1 人。职工伙食按 4 元 / 人一餐标准，每日约 20 人就餐，由医院每月划拨 4500 元作为全院职工伙食费（包括所有伙食开支）。2005 年 10 月，搬至新分院后，由南京绿潮科技有限公司承包分院食堂，提供职工就餐服务（5 元 / 餐）。2006 年 5 月，病区成立后又开设住院病人就餐服务。最初医院给予住院病人提供免费用餐，约半年时间。

车辆　分院成立之初，配有 1 辆三菱面包车（11 座），主要用于接送职工上下班及每日外勤工作（各种物品和药品的消毒、请领等）；"非典"期间，由南京江宁经济开发区管委会购置 1 辆依维柯牌汽车，用于"防非"期间接送外来人员及疑似病员工作（开发区分院临时借用）；2006 年 1 月，开发区总公司无偿转让 1 辆金龙客车给分院（32 座）；2006 年 8 月，开发区总公司和科学园管委会共同赠给分院 1 辆波罗牌轿车，2007 年年底，有车辆 4 台（3 辆属于医院，120 管理）。有驾驶员 2—3 人。

门卫　2000 年 7 月—2003 年 6 月，设门卫及 1 名临时人员。"非典"期间门卫撤销，2005 年 10 月，恢复门卫。

清洁人员　2000 年 7 月—2005 年 9 月，有清洁工人 1 人。2005 年 10 月，增至 5 人，由省级机关物业管理处安排。

绿化　由枫凰园林有限公司负责管理。

分院商店　属个体经营，与分院签订承租用房协议。

污水处理　由南京绿潮科技有限公司负责监管。

另配有中央空调、消防安全监控系统等设施。

【天地新城分院】

2003 年，随着房地产业迅猛发展，江宁区东山街道金盛路周边已建成以天地新城小区为中心的 8 个居民小区，居住居民 6 万人，入住率已超过 60%。但是该地却没有医疗卫生工作机构，成了医疗卫生的盲区。为此，天地房地产公司牵头，同江宁医院合作，建设江宁医院天地新城分院，并于 2003 年 8 月 28 日正式开诊运行。

天地新城分院位于东山街道金盛路 299 号，占地面积约 0.13 公顷，分院大楼共五层，欧式风格，建筑面积约 800 平方米。分院开设内科、外科、妇产科、儿科、口腔科、五官科、眼科、放射科、检验科、功能科、药房等 11 个临床及辅助科室，设有观察床 20 张，成人输液室及儿童输液室，配备输液椅 40 张。

在业务上分院以江宁医院为依托，常规开展心血管、呼吸道、消化道、肾病、内分泌、泌尿系统、普外科、骨科、妇科、计划生育手术、口腔科等常见病、多发病及各种疑难杂症的治疗，并聘请南京鼓楼医院及江宁医院专家定期坐诊，以提高分院的医疗水平。设备上，分院配备有500毫安X光机、B超仪（GE）、十二导心电图仪、全自动血球计数仪、牙科综合治疗椅、红外线乳腺透视仪等设备，满足分院日常医疗工作需要。分院有工作人员25人。其中，副主任医师1人、主治医师6人、主管护师4人、主管药师2人、主管技师2人，部分工作人员定期或不定期轮岗。分院的服务时间为8：00—20：00。

2003年，分院取得江宁区城镇职工医疗保险定点医院资格。2004年，分院通过南京市城镇职工医疗保险普通门诊定点医院资格认定。2005年，分院取得南京市城镇职工医疗保险门诊慢性病定点医院资格。

分院自开诊后，每年邀请江宁医院专家在社区举行大型义诊1—2次，分院自己组织小型义诊4—5次。分院坚持以患者为中心，坚持以低廉的价格和优质的服务为周边百姓服务，社会及经济效益逐年上升。2004年，就诊人数1.24万余人次。至2007年，就诊人数2.65万余人次。

负责人更迭情况：

2003年8月至2007年8月，副院长王仕国兼任分院院长；2003年8月至2007年8月，卞元清任分院副院长，主持工作；2003年8月至2007年12月，张丽英任护士长；2007年8月至12月，卞元清任分院院长。

【老干部门诊部】

江宁医院老干部门诊部成立于1986年，初名老干部保健所。保健所面积20多平方米（1间），有医生和护士各1人，由朱烈光兼任负责人。主要工作是定期上门到江宁县老干部局管理范围内的离退休老干部家中进行访视、诊治，开展换药、肌肉注射等医疗工作，并定期从医院配送药品至老干部家中，以满足行动不便的老干部就诊需求。

2000年，老干部保健所扩建至3间，面积200多平方米。当年3月18日正式挂牌为江宁县人民医院老年诊所。设内科、针灸科、药房、检验科、收费室、静脉输液室等诊疗科室。人员增至9人，并开始对周围居民开放，方便离退休老干部和诊所周围居民的常规就诊。同年11月4日，更名调整为老年门诊。12月28日，门诊迁址于老干部局内。

2001年期间，增加4间平房，位于原址附近，用于针灸、化验、药房、挂号收费。2003年，江宁医院在江宁区老干部局大门旁新建面积约600平方米（18间）的二层小楼，于9月6日正式迁入，并更名为老干部门诊部，设有内科、针灸科、药房、检验科、护士站、收费室、输液室。人员增至12人，其中医生4人、护士6人。2007年12月，老干部门诊部有工作人员13人，其中医生3人、护士6人，主要开展内科常见病、老年性疾病的诊治，开展针灸推拿等治疗项目。

负责人更迭情况：

2000年3月至2003年8月，周建设任所长；2003年9月至2007年7月，周建设任门诊部主任；2007年8月至12月，丁爱芳任门诊部主任；2007年11月至12月，李述花任门诊部护士长。

【政府保健科】

2005年2月26日，成立江宁医院政府保健科，为独立科室，二级岗，隶属职能科室。地点设在区委、区政府大院内，有1间房，面积为25平方米。医护人员有丁爱芳、张文霞、范晓莉3人，丁爱芳任主任。

随着业务的扩展，2005年3月28日，成立财政局保健室，工作地点在区财政局办公楼内，面积为30平方米，医护人员有丁爱芳、张晓兰、范晓莉3人。2006年，提升为一级岗，丁爱芳任主任，侯祥燕、高琴任副主任，张文霞任办公室主任。

2007年11月28日，成立江宁公安分局保健室，工作地点在区公安分局办公楼内，面积为40平方米，医护人员有丁爱芳、张爱玲、朱颖3人。

政府保健科主要承担保健单位的基本保健服务，具体服务内容有：定期健康检查，建立健康档案；健康咨询指导，宣传健康保健知识；按需配送药品；负责联系各类检查预约；负责联系专科专家接诊及专家会诊。

【正德门诊部】

为满足正德学院师生的医疗保健需求，应正德学院要求，江宁县人民医院于2000年9月在正德学院教学区设立正德医务室，有房屋1间，面积20余平方米，有氧气、抢救药品等基本医疗药械。有工作人员3人，杨馨芝任负责人。2000年12月，更名为正德诊所。

由于正德学院不断扩大，原有诊所已不能满足广大师生的医疗保健需求，2002年9月，报经江宁区卫生局批准，正德诊所扩建为正德门诊部。

正德门诊部位于江宁开发区井关路141号正德学院学生住宿区内，设有内科、外科、妇科、急诊室，有药房、化验室、注射室等辅助科室，配有观察室、输液室，有观察床3张、氧气瓶2个等。主要开展内科、外科常见病的诊治，同时开展健康教育、卫生监督等工作，可进行一般的院前急救，开展外伤缝合、换药、各种注射及治疗等。与江宁医院本部建立密切的通讯、交通联系，遇有危重疑难病人随时转入医院诊治。

正德门诊部占地面积310平方米，主要承担正德学院师生及周边居民的医疗服务，实行24小时值班制（全科门急诊）。有工作人员8人。其中，副主任医师1人，主治医师1人，住院医师2人，副主任护师1人，主管护师3人。张启德任门诊部主任。年门诊3000余人次，年转入江宁医院病人约300人次。

2005年9月，正德门诊部撤销。

负责人更迭情况

2000年9月至2002年9月，杨馨芝任负责人；2002年9月至2005年9月，张启德任门诊部主任。

【时代雅居诊所】

江宁医院时代诊所成立于2004年3月28日，地处天印大道时代雅居小区正门旁，面积230平方米。诊所周边人口密集，江宁大学城与之为邻，并有成山新寓、时代雅居、明月新寓等多个大型小区。时代诊所开设全科门诊，配有药房、输液室、治疗室。有常驻医务人员3人，孙友发任负责人。

时代诊所成立之初，医、药、护人员相互配合，克服人少、工作时间长、离医院路远等诸多困难，主动创造条件，加强与江宁医院本部联系，确保诊所工作正常运行。诊所在做好诊疗服务、健康咨询工作的同时，有针对性地开设家庭病房，不定期在社区进行义诊活动。

2006年2月，因江宁区社区医疗政策调整、租房到期等因素，医院时代诊所撤销。

诊所工作人员发表《药师与社区医疗工作》论文一篇，获南京市科委奖项。

【文靖路社区诊所】

江宁医院文靖路门诊部地处东山街道章村社区。该社区人口密集，有二小区、文靖新村、汇景新村、章村公寓等多个住宅小区。虽然已有多家社区卫生服务站进驻该社区，但周围百姓仍希望江宁区最大的医院能在此开设门诊，以方便群众就医。

2003年8月8日，江宁医院文靖路门诊部挂牌成立，面积220平方米。门诊部设有内科、外科、妇科诊室，共有医务人员9人，负责人卞元清。开展周围百姓常见病、多发病的诊治，同时开展预防保健、健康教育、家庭病房、社区义诊等卫生服务。2004年3月8日，为庆祝“三八”国际妇女节，门诊部组织江宁医院多名专家在社区广场为群众进行大型义诊活动。5月，因医院及分院人员趋紧等因素，将文靖路门诊部缩编为诊所，营业面积减为110平方米，医务工作人员3人，孙友发任负责人，撤销内科、外科、妇科门诊，开设全科门诊。

2006年2月，因江宁区社区医疗政策的调整和租房到期等原因，文靖路诊所撤销。

负责人更迭情况：

2003年5月至2004年5月，卞元清任负责人；2004年5月至2006年2月，孙友发任负责人。

【强院药店】

2002年年初，南京市开放对社会零售药店审批，社会零售药店一时呈井喷之势，对医疗机构产生一定影响。区医院为通过药店及时掌握百姓需求和零售药品市场的动向，决定利用自身优势，开办社会零售药店。7月6日，经过筹备后在区医院门口的3间简易平房内，成立区医院强院药店。当时药店经营面积约66平方米，有工作人员3人，全部是从医院药房、制剂岗位抽调到药店的专业药学人员。除销售药品外，药店工作人员还为患者提供专业用药指导。

2003年8月，因江宁医院发展需要，强院药店所在地址需改建为停车场，将其迁址到新医路36号。迁址后药店经营面积为97平方米，有工作人员3人，经营品种范围涉及中成药、中药饮片、化学药制剂、抗生素、生化药品、保健食品、计划生育药具和医疗器械等。2004年3月，强院药店增加1名合同制工作人员。4月，强院药店江宁医保刷卡正式开通。2007年12月，强院药店重新对店面进行装修，更换旧的柜台。

负责人更迭情况：

2002年7月至2003年12月，王丽萍任负责人；2004年1月至2007年12月，孙友发任负责人。

第十三节　重大抢救及突发公共卫生事件

【防病救灾与重大抢救】

民国35—38年（1946年—1949年9月30日止），医院根据省卫生管理部门和《五种国际法定传染病报告须知》要求，做好霍乱、天花、斑疹伤寒、白喉、回归热、伤寒等13种传染病报告和防治工作。调查附近乡镇营养不良的穷苦妇女儿童，并免费发放营养物品。在东山镇喷洒滴滴涕消灭蚊虫。负责培训种痘人员800多名，完成接种牛痘疫苗4万余例。组织医护人员救治江宁镇等地恶性疟疾、天花病人。

20世纪五六十年代，麻疹、疟疾、血吸虫病、麻风病等传染病流行期间，组织医护人员到农村，送医送药下乡，开展地方病普查工作，下乡巡回指导用药。麻疹大流行期间，自制草药汤，预防麻疹，共为6万余名儿童服用，有效地防治麻疹的传播。当疟疾流行时，医院及时组织医务人员，挨家挨户调查疟疾发病情况，送药到户，看药下肚。1961年，青龙山农场突发“1059”农药中毒事件，医院派出医护人员及时救治并成功抢救36例中毒病人。流行性脑脊髓膜炎流行期间，医院安排医务人员参与救治，迅速控制了疫情的传播。

70年代，医院每年“六一”儿童节为儿童进行健康体检。1976年，唐山大地震时，40多名伤员转入江宁县人民医院进行后期治疗，医院及时成立治疗小组，抽调精兵强将，医院在原门诊与病房手术楼之间空旷处搭建临时防震棚，40多名伤员入住，在医护人员的精心治疗和护理下，迅速得到康复。1977年，江宁陶吴公社上空发生直升飞机坠毁事件，医院组织医务人员第一时间到达现场抢救伤员。

80年代，江宁县被列为南京市儿童生长发育调研点，县人民医院组织医生、护士在中小学生中开展调研，并为1.5万名学生建立健康卡。

1991年6月，江宁县遭受特大洪涝灾害，湖熟、土桥发生严重水灾，医院迅速组织防汛救灾医疗救护队，由分管业务的副院长带队，深入到抗洪救灾第一线，吃住在灾区，开展防病治病医疗救护工作。1998年7月，江宁县铜井镇新济洲发生洪灾，县人民医院按照县委县政府的要求，组织成立医疗救护队，前往灾区抢险救灾。

2002年3月，长江铜井段水域发生翻船事故，区人民医院及时组织医疗抢救队。紧急出动2次赶赴铜井镇现场进行抢救，及时完成医疗救护任务。是年9月，汤山发生毒鼠强中毒事件，在省市区统一指挥下，医院派出医疗救护队，第一时间赶赴事发现场参与救治，并收治18名中毒伤员，经积极抢救全部救治成功。2003年2月，横山发生森林大火，江宁医院及时成立医疗救护队奔赴火灾现场待命，随时开展医疗急救工作。2004年3月，横溪发生塌桥事件，9名工人受伤，江宁医院参与抢救工作。9月，江宁高新园区的江苏经贸学院建筑工地发生脚手架坍塌事故，20多名工人受伤，江宁医院紧急启动突发性灾害医疗救护方案，由一名副院长带队，医务处、护理部和部分医务人员组成的事故现场医疗救护队第一时间赶往现场救治伤员。此次抢救，医院共出动2辆救护车，组成210多名医务人员，全面开放院前院内急诊急救绿色通道，入院伤员均获得救治，康复出院。

2006年3月，方山发生特大车祸，医院迅速组织医务人员、救护车辆赶往事发现场展开现场救护和院内急救工作。共有42名受伤程度不同的伤员被陆续送入医院救治，经过抢救，均得到有效的救治并康复出院。6月，东善桥水阁发生车祸，医院“120”紧急出动，共有21名伤员送入医院，医院各科室抽调医务人员参与抢救，所有伤员均得到及时有效妥善的救治。2007年3月，淳化发生特大车祸，江宁医院第一时间派出救护车和医务人员赶赴车祸现场，进行抢救，将受伤人员及时收治住院，在医护人员的精心治疗下，伤员身体很快得到恢复。

【院前急救】

院前急救主要有公路交通事故伤员急救、抗洪救灾医疗救护、突发事件医疗救护，以及突发急危重疾病的救护。

20世纪60年代初、1973年、1978年，县人民医院各购置救护车1辆。1985年、1986年，各更新救护车1辆。1988年，医院设立救护站，配有2辆救护车，主要为全县医疗机构转运病人服务。随后不断更新救护车辆，增添救护设备，提高救护能力和水平。

1994年5月，根据县卫生局的部署和要求，以县医院为支撑中心，成立公路沿线红十字救护点，全县共设立东山、东善、淳化、禄口、麒麟、汤山、陶吴、铜井、江宁、横溪、土桥11个医疗救护点，负责辖区沿线道路交通事故等突发事件的现场急救。2001年9月，公路沿线红十字救护点进行调整保留，东山、东善、淳化、秣陵、禄口、麒麟、汤山、陶吴、铜井等9个点，每年组织医疗救护队员进行系统规范的培训。各救护点较好完成了工作任务。

2002年11月，江宁区人民医院与南京市急救中心合作，成立南京市急救中心江宁分站。配备救护车2辆，医、驾人员6人，车辆配有心电图机、呼吸机、除颤仪、氧气瓶、急救药箱等医疗救护设备和车载GPS卫星定位系统、通讯系统。工作人员实行24小时值班制。分站医务人员与南京市急救中心总站和院内急诊急救中心保持密切联系，使危急患者能得到快捷、有效的救治，确保生命绿色通道的畅通。2007年，拥有救护车辆10辆。“120”救护分站急救3600人次，其中送往市内上级医院800人次，医院内救治2800人次，抢救成功率98%。

2007年2月，根据区卫生局《关于建立江宁区道路交通事故伤员救护网络的通知》，江宁医院继续与街道社区卫生服务中心联合在104国道、宁镇线、宁杭线、宁溧线、宁丹线、宁芜线建立汤山、土桥、湖熟、禄口、陶吴、江宁等社区卫生服务中心设立6个一线医疗救护点，并成立医疗救护队，由业务副院长任队长，2名外科医生、1名内科医生、1名护士、1名驾驶员组成。二线救护点由“120”江宁区救护分站（设在医院内）、医院急救中心和重症监护病房（ICU）组成。道路交通事故伤员救护分为现场救护、伤员转运、院内救护。边远地区由一线救护点开展救护工作，并负责危重伤员的转运。城区直接呼“120”，进行现场救护和院内救护。2007年，全年仅医疗救护点抢救伤病员485人次。

【院内急救】

院内急救主要是在医院急诊科、抢救室、ICU、手术室开展的急救工作。1989年4月，医院组建急诊科，直属院部领导。开设内科、外科、妇产科、儿科、五官科等急诊科室，设立急诊放射室、检验室、心电B超室、药房和收费处。救护车值班工作归急诊科管理。1991年，急诊科添置国产高频喷射呼吸机2台、荷兰产飞利浦除颤仪1台。

1993年10月，成立重症监护病房（ICU）。设有床位4张，配有中心监护仪及2台上海产定容呼吸机，占地面积约100平方米。1998年，床位增至6张，面积150平方米，并添加进口多功能呼吸机熊—1000和Spacelabs除颤仪各1台。2003年11月，ICU迁入医疗综合大楼二楼，面积700余平方米，分病员监护区、家属探视区、工作区3个区域。设置床位10张，每床配有多功能能量柱、Dash3000或Solar800监护仪。重要专科设备包括：GE中央监护网络系统、伟康呼吸机2台、熊牌呼吸机2台、金熊牌呼吸机1台、西门子呼吸机1台、Drager2呼吸机1台、i-STAT快速血气分析仪1台、除颤仪1台、床边X光机1台、指间血糖仪2台、电脑输液泵7台、冰毯1床。2007年，科室拥有副主任医师2人，主治医师1人，住院医师4人，主管护师3人，医护人员共计18人。

1993—1998年，急诊科主要针对急性心肌梗死、溺水、中暑、中毒等内科危重病的抢救治疗，同时开展对胸外科、普外科、肿瘤科及创伤大手术后的监护治疗。1999—2003年，开展以多发伤、重度颅脑外伤、脑出血微创术后为主的抢救监护治疗，并采用“亚低温”方法进行脑保护治疗及早期肠内营养。同时，开展“纤维支气管镜支气管灌洗术”，对危重病患者并发的肺部感染控制起到作用。

2003年8月，由急诊科和“120”急救分站组成急诊中心，急诊中心迁入医疗综合大楼裙楼，一楼为生命绿色通道，设有内科、外科、儿科、妇产科、五官科等临床科室和抢救室、急诊药房、检验、放射、CT室、B超心电图室、换药室、收费处。抢救室约60平方米，可以同时容纳10人的抢救，设有4张多功能抢救床，配备先进的抢救仪器和设备。二楼为输液中心及观察室，设有5间输液室、2间输液室观察室，配有传呼系统、健教系统，并开设专门的儿科输液通道，实行儿童、成人分开输液。

2004年，ICU开展创伤性休克、创伤性急性呼吸窘迫综合征、脓毒血症、多器官功能障碍综合征、重症胰腺炎等危重病的监护治疗，开展床边血滤治疗感染性休克、床边血液灌流治疗重度中毒，针对多发伤伴休克限制性液体复苏治疗、针对ARDS采用控制性肺膨胀及肺保护性通气策略，针对慢性阻塞性肺病呼吸衰竭有创无创序贯通气，针对脑室出血、蛛网膜下腔出血采用脑脊液置换术，均取得较好的临床疗效，尤其针对重度农药中毒，不断改进方法，取得90%以上救治成功率。逐步开展经皮气管切开术、无创机械通气术、中心静脉置管和中心静脉压监测、有创血压监测、腹内压监测、无创颅内压监测等技术。

【突发公共卫生事件】

汤山“9·14”中毒抢救工作

2002年9月14日5：30，汤山东湖丽岛建筑工地两名民工因食用早点出现严重中毒症状，被紧急送到当地卫生院救治，随后又有多名中毒民工和学生被紧急送至医院，此后仍不断有中毒者急送至医院，且有人死亡。当地卫生院及时向政府、派出所及卫生局报告有关情况，相关情况迅速报告至区委、区政府和有关部门，立即启动应急预案，南京市、江宁区立即启动公共卫生事件紧急救护处置系统，迅速组织开展紧急救治病人和现场处置工作。

精心组织　江宁医院从凌晨6时55分总值班接到紧急电话后，第一时间组织2支医疗队，由副院长汤爱红率领14名医护人员奔赴现场抢救。同时医院成立抢救指导小组、技术指导小组和后勤保障小组，院长卞仕云为总指挥，副院长汤爱红、施荣宝、吴家庚分别负责医疗技术骨干调度，抢救方案制定，急救药品、器械、氧气调集，床位调整以及后勤保障工作等。

人员救治　医院在市区突发公共卫生事件紧急救护领导小组统一指挥下，先后派出3辆救护车，往返5次，共18名中毒者及时入院抢救。医院立即开通绿色通道，后勤保障组派专人负责在院前、急诊科维持秩序，负责疏散围观群众，确保救治中毒病人通道畅通无阻。同时医院抢救指导小组调集内科、儿科、急诊急救中心、ICU等临床医疗护理人员迅速到位，制定科学合理的抢救方案，18名中毒者中，年龄最大者49岁，最小者仅4岁；男性10名，女性8名；7名在校中学生，有4名病情危重，出现口吐白沫、呼吸困难、全身抽搐、神志不清等症状。针对急性中毒病人的病情，分别实施洗胃、止痉、吸氧、补液、排毒、维持水与电解质平衡、保持呼吸道通畅等综合治疗，按照轻、中、重危的病情分类，迅速收住ICU、一病区、二病区和妇产科临时病房。病区配有专门医生、护士负责中毒病人的急救，做到医生定点定位，护士实行责任制，落实到每一个病人。尤其是参加4名危重患者急救的医生、护士在病人没有脱离危险时，没有一个离开工作岗位和换班，一直到病人病情基本稳定。经过全院上下努力，18名中毒者身体得到恢复。

在这次突发公共卫生事件中，江宁医院先后组织100余名医务人员参与救治，药剂科、设备科、后勤处全力配合，确保药品、抢救设备、后勤保障及时到位。医院先后召开10多次抢救工作专项会议，研究讨论救治方案，并根据救治过程中出现的新情况进行交流沟通，及时调整、改进治疗方案。医院加强总值班力量，安排双值班人员。总值班、医务处、办公室均有人留守，电话、传真机等通讯设备24小时待命。在救治过程中，医院医务处两次邀请省人民医院、鼓楼医院专家对重度中毒病人并发症的治疗进行会诊。

抗击传染性非典型肺炎

2003年春，传染性非典型肺炎（以下简称“非典”）疫情蔓延全国，4月初，江宁医院被指定为“非典”定点收治医院，医院抗击“非典”工作开始。

组织领导　2003年4月10日，成立“非典”救治指导小组，业务院长任组长（组长王琪，副组长王赤、张秀伟，成员夏大珍、欧小凤、徐必华、王建宁、臧晓祥、温苏虹、陈南群、张琳）。4月18日，在位于五层门诊楼一楼建立发热门诊。4月20日，医院成立“非典”防治领导小组，院长任组长（组长卞仕云，副组长汤爱红、王琪、王仕国，成员丁义宝、王赤、王宗芳、欧小凤、张国龙、王建宁、陶平、刘建勋、周京民、张琳、张秀伟、臧晓祥、罗卫、徐必华、李鸣），领导小组下设的办公室设在医务处，王琪兼主任，王赤、王建宁兼副主任。医院制定《南京市江宁医院传染性非典型肺炎控制预案》，向社会公开24小时值班、咨询电话。4月21日，医院制定《南京市江宁医院传染性非典型肺炎诊治工作预案》。4月28日，经多方配合突击推进下，48小时内在开发区分院建立起隔离留观病房。4月30日，医院党委召开抗击“非典”誓师大会，医院119名党员、入党积极分子面对党旗宣誓。5月1日，首例“非典”病例被确诊，医院紧急启动“非典”防治应急预案。由于“非典”疫情加重，扩大发热门诊，将原院部小楼改为发热门诊，增设两间临时隔离室。5月6日，将原急诊科、骨科、ICU、传染科全部搬出，按防治“非典”预案要求，设立独立输液室、隔离观察室以及临床、医技等科室。添置各种抢救必备仪器设备。发热门诊和隔离留观病房安排呼吸科、感染科高年资医师24小时值班应诊，做好疑似病人的诊断、控制、记录、观察和追踪工作，力求做到早发现、早隔离、早诊断、早治疗。

病人及疑似病人救治　5月1日，经省市专家组会诊，确定东山街道邵圣社区小焦村一外地居民帅某（江西人）为“非典”病人，根据省市卫生行政部门的部署和要求，医院紧急启动应急预案，迅速配合区疾控中心开展流行病学调查，并将帅某转送至南京市第二医院隔离救治。5月4日，市区专家组诊断胡某（帅妻）为“非典”疑似病例，第二次紧急启动应急预案，并将帅妻也转送至南京市第二医院隔离治疗。5月5日，笪某（胡某同事）被诊断为“非典”疑似病人。5月6日，经医院专家组会诊，认为孙某为“非典高度可疑人员”。5月8日，医院医、护、技人员进驻黄龙山分院。5月9日，丁某被诊断为疑似病例。所有“非典”疑似病人、高度可疑人员均被及时转送至南京市第二医院隔离治疗。5月14日，根据市专家组会诊意见，孙某被诊断排除“非典”疑似病例。5月23日，经临床观察及专家组会诊，丁某被诊断排除“非典”疑似病例。随后，笪某也被诊断排除“非典”疑似病例。帅某、胡某两人最终被确诊为“非典”患者，经南京市第二医院的精心救治，痊愈出院。

接触人群隔离　疫情发生后，医院配合区卫生局和疾控中心立即展开流行病学调查和疫点处置等工作，对密切接触人群等相关人员采取医学观察措施，对疫点、疫区实施消毒工作。5月1日晚，帅某密切接触的人员第一批共34人进行集中隔离。其中，医院本部21人，开发区分院13人。5月2日，第二批帅某密切接触者医院二病区医护人员在江宁宾馆三号楼集中隔离。5月15日，医院被隔离人员陆续解禁。

防控措施　2003年4月中下旬，医院采用举办培训班、专题讲座、电视网络教学等多种方式，组织开展医护人员、工勤人员参加“非典”防治知识培训。防控期间共开展集中培训17次，培训人员1000余人次，医务人员培训合格率达100%。医院派出“非典”防治专家组成员对防控重点单位工作人员进行知识培训200余人次。共下发或转发技术指导方案、文件113件。院内组织开展模拟演练5次。加强医务人员对“非典”的防范，提高对“非典”传播途径的认识，加强防护措施的落实，注意洗手、消毒、隔离，注意劳逸结合。对密切接触非典型肺炎的医护技人员，做好生活服务保障措施的落实。

第十四节　巡回医疗与业务指导

20 世纪 50 年代，县医院每年抽调医务人员到卫生所、联合诊所或传染病流行地区，开展防治救护和卫生宣教工作。1952 年，培训基层卫生委员 138 人，种痘员 2189 人，深入一、三、四、九区，与卫生所、联合诊所医护人员共同接种痘苗，先按户登记，不漏一人，春秋两季共接种 441433 人，同时还进行鼠疫疫苗、二联、四联疫苗以及白喉类毒素注射工作合计 439000 余人次。治疗流行性乙型脑炎 41 例，白喉 68 例，前后派出医生抢救白喉病人 11 次，控制了疫情的传播，并进行防病知识的宣传，开展爱国卫生运动。1953 年，开办饮食卫生训练班 3 期，先后对机关、学校食堂、饮食行业的从业人员 80 余人进行卫生健康教育，率先开展饮水消毒工作。同时抽调县卫生院医生 1 人、护士 2 人，与淳化联合诊所医生，到淳化青龙进行血吸虫病防治工作。通过体检和检验查出疑似病例 16 人。1954 年，疟疾流行，县卫生院安排医务人员到农村，采取巡回医疗、家庭访问和送药上门的方式进行，1—10 月，共治疗 38678 人。到江宁生建砖瓦厂，与该厂医疗站人员一道，对全厂 1000 多工人进行预防性服药，预防疟疾的发生。1958 年，县医院抽调医务人员下乡搞中心工作，如参加县委环境卫生检查、传染病防治检查等，结合农村大忙时节，下乡巡回医疗，参加地方病普查工作。1961 年，县医院抽调妇产科医师刘娟、儿科医师张宗峰下乡半年，到农村家庭、地头开展传染病、地方病的诊疗。1964 年春季，流行性脑脊髓膜炎在江宁县流行较为严重，在县卫生局安排下，县医院组织医务人员，成立专业队伍，到流行性脑脊髓膜炎疫区，突击预防发药，向群众宣传流行性脑脊髓膜炎科学防治知识，印发宣传资料，出黑板报，进行破除迷信思想宣传教育。

70 年代初期，县医院与相关公社医院协作，组成医疗队，下乡参加妇女病普查工作。响应毛泽东“把医疗卫生工作的重点放到农村去”的号召，医院先后派出多批医疗队到县内边远地区如陆郎、丹阳等公社医院，进行巡回医疗，每批 3 个月左右，医疗队一般由内科、外科或儿科医生，护士，医技人员等 6—8 人组成。其任务是参加当地医院门诊诊疗工作，病房教学查房，指导外科开展手术基础护理，负责当地医护人员、赤脚医生培训与业务讲座，提高公社卫生院、大队医疗站的业务技术水平，参加短期的农业生产劳动，接受贫下中农再教育。为配合计划生育工作，医院抽调外科、妇产科医生，到公社医院参与计划生育手术。1976 年，土桥水利大会战，医院抽调医务人员到工地巡回医疗。1977 年以后，下乡巡回医疗工作基本停止。70 年代末期，县医院抽调内科医生朱烈光、检验员金殿春，到麒麟公社余村为患有血吸虫病的农民做直肠镜检查达 300 人次。

1985 年，县医院多次派出内科、外科护士长及高年资护士到乡镇卫生院检查护理质量，参加、指导护理查房，并进行护理责任制基础知识培训。1989 年 1 月，县医院第一个与禄口乡卫生院签订医疗挂钩协议书，进行联合办院，分别派出内科、外科、妇产科、儿科医师 4—6 人定期门诊、查房、会诊、手术等，同时接受挂钩医院的医护人员到院进修。此后又分别与其他 23 所乡镇（中心）卫生院签订协议书，根据乡镇卫生院的要求，每次安排内科、外科、妇产科和儿科医务人员 3—4 人对基层医护技人员进行业务技术指导。通过技术培训和业务指导，这些医院的业务技术水平得到明显提升。

90 年代起，采用卫生支农的方式，为基层医院进行技术指导。1991 年 5 月 21 日，与土桥乡卫生院签订卫生支农协议书，不定期派出内科、外科、妇产科、儿科等科室医务人员在业务技术等方面给予协作指导，接纳土桥乡卫生院的医、护、技人员在县医院进修学习。1997 年 3 月，县医院分管业务院长、内科、外科业务骨干和高年资医生 10 余人，到横溪乡卫生院参与会诊、查房、手术等医疗技术指导和业务讲座。

同年起，以县医院为主要力量的检验、放射、病案等科室，率先分别组成江宁县检验、放射、病案等质控管理小组，之后其他专业也相应成立质控组织。其主要任务是：具体负责各专业工作质量控制；制定相关专业的考核标准；定期或不定期对基层医疗机构进行质量检查、考核等；开展业务学习和培训，介绍各相关专业新技术、新方法和新项目；负责相关专业质量管理、检查、考核等。根据国家、省、市卫生行政部门有关文件和技术规范要求，结合江宁地区医疗机构的实际，制定各专业的质量控制评价标准，每年受县（区）卫生局委托，不定期开展技术培训或学术讲座；抽出相关科室人员，参加一级医疗机构的质量检查，包括检验科、放射科、口腔科、胃镜室、超声室等，将资料汇总分析评价，针对存在的问题提出建议和对策。

2000年后，江宁医院继续发挥全区医疗技术中心龙头作用。2002年3月，组织呼吸科、心血管内科、骨科、普外科等医务人员 4 人参加卫生支农，前往丹阳、横溪卫生院送医送药，为当地群众免费进行健康体检，防病治病知识宣传，免费发放卫生宣传资料。2002 年 8 月，安排消化科、骨科、肝胆外科医务人员 3 人前往铜山卫生院，参加病房查房、门诊坐诊。2004 年 10 月，由院长卞仕云带队，分别有门诊部、大内科、大外科、急诊中心、护理部等科主任、医务人员 20 余人，前往禄口镇社区卫生服务中心参与业务技术指导。2006 年 1 月，江宁医院为更好地解决老百姓“看病难、看病贵”问题，成立江宁区医疗技术服务中心。医院大外科发挥在区域外科领域中的龙头作用，把卫生支农落到实处，5 月 17 日下午，大外科各科主任、医生、护理人员前往土桥社区卫生服务中心开展义诊活动，在门诊坐诊，在病房查房，并就具体病例进行教学查房指导。同时，排出巡回义诊时间表，定于每周三下午，安排普外科、胸外科、泌尿外科、神经外科、肿瘤中心、妇科、骨科、麻醉科等科室，分别到各社区卫生服务中心开展义诊、教学查房、就地手术、外科护理、麻醉指导等活动。此后，大内科的呼吸科、心血管内科、内分泌科、消化科、神经内科、儿科等科室也先后派出医护人员，分别到秣陵、湖熟、汤山、淳化、禄口等街道社区卫生服务中心进行卫生支农。当年，江宁医院共派出医护人员近 200 人次到 21 个社区卫生服务中心，提供义诊、手术、教学、查房、护理指导及业务培训。

第四章　医学教育与科研

教学、科研是医院持续发展的基础。20世纪50年代，教学、科研比较薄弱，仅仅停留在简单的技能培训，如用师傅带徒弟的方式培养中医士、接生员等。70年代，尤其"文化大革命"结束后，教学、科研开始步入正轨。医院办卫校，多名医护人员承担教学任务，一些医学院校的学生到医院实习。八九十年代，制定各项教学制度、人才培养计划和科研发展规划等，鼓励低学历医护技人员参加高等学历教育，有多项科研成果获市科技进步奖，多名临床医生被高校聘为客座副教授或兼职副教授。2000年以后，教学、科研得到更大发展。东南大学医学院、第二军医大学南京军医学院、江苏大学医学院教学医院先后挂牌，2005年7月成为南京医科大学康达学院附属医院，并承担临床医学教学任务，承办区级继续医学教育，外出进修范围扩大到上海、北京等地，一些科研项目获得省、市、区科技成果奖励，学术论文在国家核心期刊或统计源期刊发表或学术大会上交流。

第一节　教　学

【理论教学】

1959—1960年，县人民医院承担江宁县半农半医卫生学校的理论教学工作。1960年，学校迁至东山镇，暂设在县委党校内。后因国家经济困难，压缩开支而解散。同年，县卫生科委托县医院，举办业余医科大学，招收经过中等医药学校毕业或具有中级技术水平的卫生人员，共60余人，学制三年。根据招收人员的工作情况，分为甲乙2个班，甲班以县医院及东山公社为主，乙班则以其他公社、各厂矿学员为主。两班面授的时间都保持每月24小时。1965—1968年，县人民医院承担江宁县职业中学一个半农半医班52名学生的理论教学，学制三年。

1972年，县人民医院招收31名应届初、高中毕业生，进行理论学习和技能培训，培训合格后成为护士和医技人员。同年，江宁县人民政府为解决全县公社医院、防疫站卫生人员不足，在应届高中毕业的城镇户口中招收70余人。1973年3月，70余名学员在江宁县"五七"干校集中学习6个月。受县卫生局委托，县人民医院抽调临床医生、护理人员，承担部分临床基础课的教学任务。1973—1982年，先后接受南京卫校、南京海军军医学校、江浦卫校、六合卫校等学生的实习带教工作。

1976年，经江苏省革命委员会卫生局批准，成立江宁县人民医院卫生学校，承担卫校教学任务。自1978年起至80年代初，县卫生学校以县医院为教学和实验基地，同时与南京医学院建立教学协作关系。1978—1983年期间，共培训人员553名，医院先后承担卫校内科、外科、妇科、儿科的临床带教、见习以及护理带教，为江宁区培养不少后备人才。其中内科教学有奚红琴、张建余等；外科教学有奚华堂、朱国梓、成传荣等；妇科教学有罗钰知；儿科教学有浦兰芬等；护理教学有毛鑫芳、杨馨芝等。1983年，江宁卫校归江宁县卫生局管理和领导后，县人民医院继续承担临床教学任务，每年900余课时。1986年，县人民医院有15名以上医务人员担任江宁卫校教学任务，总课时达2666课时。

20世纪80年代，县人民医院各科每周安排业务讲座以及科教学查房、院教学查房。医院逐渐成为南京医学院、镇江医学院、海军医学专科学校的教学医院，大批学生到院实习，医院各科较好完成带教任务。1991—1992学年第二学期，江宁卫校招收乡村医生进行妇产科专业培训，共72学时，其中理论60学时、见习12学时，由罗钰知带教。1992—1993学年第一学期，江宁卫校招收乡村医生进行专业培训，县人民医院承担部分教学工作。内科授课共100学时，其中理论80学时、见习20学时，由张建余带教。外科授课共90学时，其中理论70学时、见习20学时，由乔茂根带教。

1992年5月，县人民医院在创建二级甲等医院过程中，为加强教学质量管理，制定《教学质量管理方案》。7月，为更好地进行临床教学工作，医院成立临床教研室，主任周复兴，副主任朱国梓、周百权、张建余，并下设内科、外科2个教研室。1993年12月2日，县人民医院与镇江医学院签订协议书，确定医院为“镇江医学院教学医院”正式挂牌。

1993—1994学年第一学期，江宁卫校招收乡村医生及护理专业学生，县人民医院承担部分教学工作。五官科授课共24学时，其中理论20学时、见习4学时，由皇甫毓明带教。儿科授课共50学时，其中理论36学时、见习14学时，由浦兰芬带教。流行病及传染病学授课共56学时，其中理论42学时、见习14学时，由吴维智带教。1993—1994学年第二学期，江宁卫校招收西藏妇幼卫生专业班，县人民医院承担部分教学工作。微生物与人体寄生虫授课共114学时，其中理论76学时、见习38学时，由马敏带教。药物学授课共12学时，其中理论5学时、见习7学时，由黄鸿芳带教。

1994年1月28日，经江苏省教育委员会批准（苏教教〔1994〕10号文），县人民医院为镇江医学院教学医院。随着临床教学任务的不断加大，以及临床进修、见习人员逐年增多，县人民医院成立大内科、大外科临床医学教研组。其中大内科包括内科、保健病区、儿科、传染科，组长周百权，副组长杨维平，秘书时家华；大外科包括外科、妇产科、眼科、五官科、口腔科，组长朱国梓，副组长王义兆，秘书王仕国。教研组具体组织实施各项教学计划，承担江宁卫校临床课程的教学任务，对到院的进修生及镇江医学院、南京海军医学高等专科学校和部分卫校毕业实习生等指定专人带教。2月21日，县人民医院为有效开展教学工作，本着对医学院校和中等专业学校毕业实习生以及乡镇卫生院进修生管理，制定《江宁县人民医院教学制度》，实施院、科两级教学管理制度，规定全院性业务授课和科室业务讲座的时间次数和质量要求，并实行评教工作等。同年，南京市乡镇卫生院技术骨干外科进修基地设在江宁县人民医院，当年招收江宁、高淳、溧水、六合等县进修生9人，随后进行过多期外科进修医生的培训。3月，县人民医院奚华堂、朱国梓、乔茂根、蒋振华、林后仲、李永祥、周百权、朱烈光、焦进、张建余、唐云生、黄鸿芳12名具备副高职称人员被南京海军医学高等专科学校聘为客座副教授。1995年，南京医科大学教学医院在江宁县人民医院正式挂牌。1997年，镇江医学院聘任奚华堂、乔茂根、蒋振华、杨维平为兼职副教授。

2001年11月26日，东南大学医学院教学医院、第二军医大学南京军医学院教学医院、江苏大学医学院教学医院先后在江宁区人民医院正式挂牌。2002年10月，第二军医大学南京军医学院聘任医院多名医生为客座教授。2005年2月，江宁医院首次承担南京医科大学教学任务。至2007年，共承担南京医科大学15个班级，共437人的《临床疾病学概要》教学工作，参加教学老师18人，涉及专业有康复治疗、药政管理、医药贸易、医院经营管理、卫生事业管理、卫生法制、预防医学等。5月24日，南京医科大学评审组对江宁医院申报南医大康达学院附属医院进行评审。6月22日，江宁医院成为南京医科大学康达学院附属医院，并于 7 月 12 日正式挂牌。主要承担临床医学及相关专业的临床教学、见习、实习带教的工作任务。是年，妇产科和儿科分别从大外科和大内科教研室中分出，单独成立教研室。医院有内科、外科、妇产科、儿科 4 个教研室。同时，实行带教老师与教员责任制，开展优秀带教老师评比工作，较好地提高带教水平和教学质量。

2005年江宁医院临床教研室成员情况表

表 4-1

科室 / 职务	内　科	外　科	妇产科	儿　科
主　任	李军荣	王义兆	朱玉香	刘金保
副 主 任	张秀伟	邓纪学	张安红	刘萍萍
教学秘书	佘维斌	周荣平	倪　娜	侯维玲

2006 年 4 月，根据江苏大学〔2006〕9 号文件，王炜被江苏大学医学院聘任为眼科硕士生指导老师。2007 年 9 月，王琪、李军荣、李圣华、何流 4 人被南京医科大学聘为兼职副教授。同时，江宁医院首次承担南京医科大学康达学院四年级预防医学班教学任务。开设内科学、外科学、妇产科学、儿科学、神经精神病学、传染病学、耳鼻咽喉学 7 门学科，授课教师 32 人。同年，自《南京医科大学康达学院附属江宁医院奖教金管理条例》实施后，医院表彰一批在临床理论教学、临床见习带教以及在教学管理工作中表现突出的教师。科教处科员刘晨被聘为南京医科大学康达学院兼职班主任。

【实习带教】

1959 年和 1965 年，江宁县分别举办两期半农半医班，县人民医院承担相关实习带教工作，同时承担其他医学院校实习带教任务。

1976 年，完成对 40 多名乡村赤脚医生的业务技术培训。同年，完成对 11 名南京海军军医学校学员、26 名南京卫生学校学员的实习带教任务。1976—1977 年，接受江苏新医学院医学专业四十余名学生临床实习。1977 年后，承担省、市、县统招、内招中专卫技人员和初级卫技人员专业培训任务。1978 年，接受江苏新医学院医学专业医藏班二十余名学生临床实习。同年，县人民医院相继承担江宁县卫校相关专业学生的实习带教任务。至 1981 年，有 19 名教职人员。

1983 年年底，县人民医院承担南京海军军医学校临床医学专业 10 名实习生带教任务。1984 年，县人民医院承担南京海军军医学校、南京医学院的学生实习、见习任务，并承担全县医务人员的培训工作。1986 年，接受江宁卫校及南通、淮阴、无锡 4 所卫校实习生 72 人，接受南京海军医学专科学校见习生 90 人，均按有关计划和实习大纲进行带教培训。1988 年起，接受南京医学院、南京海军医学专科学校、镇江医学院、南京铁道医学院等院校学生到院实习，实习专业包括临床医学、口腔医学、医学检验、医学影像等专业实习生实习。

20 世纪 90 年代，接受 3 届江宁卫校西藏检验专业班学生实习，并承担数批西藏护理、医士班学生实习任务。

1988—2003年江宁医院接收医学院校实习生情况表

表 4-2 单位：人

年 度	实习生来源	学历层次	专 业	人 数	实习时间
1988	南京海军医学专科学校	大专	临床医学	3	51 周
	南京海军医学专科学校	大专	医学检验	7	50 周
	南京医学院	本科	医学影像	3	26 周
	南京医学院	本科	口腔医学	6	13 周
	镇江医学院	本科	临床医学	8	52 周
1989	南京海军医学专科学校	大专	临床医学	5	51 周
	南京海军医学专科学校	大专	医学检验	6	50 周
	南京医学院	本科	医学影像	4	26 周
	南京医学院	本科	口腔医学	4	13 周
	镇江医学院	本科	临床医学	7	52 周
1990	南京海军医学专科学校	大专	临床医学	5	51 周
	南京海军医学专科学校	大专	医学检验	6	50 周
	南京医学院	本科	医学影像	2	26 周
	南京医学院	本科	口腔医学	4	13 周
	镇江医学院	本科	临床医学	7	52 周
1991	南京海军医学专科学校	大专	临床医学	6	51 周
	南京海军医学专科学校	大专	医学检验	5	50 周
	南京医学院	本科	医学影像	3	26 周
	南京医学院	本科	口腔医学	4	13 周
	镇江医学院	本科	临床医学	9	52 周
1992	中国人民解放军南京医学高等专科学校	大专	临床医学	7	51 周
	中国人民解放军南京医学高等专科学校	大专	医学检验	5	50 周
	南京医学院	本科	医学影像	4	26 周
	南京医学院	本科	口腔医学	4	13 周
	镇江医学院	本科	临床医学	3	52 周
1993	南京海军医学高等专科学校	大专	临床医学	3	52 周
	南京海军医学高等专科学校	大专	医学检验	5	52 周
	南京医科大学	本科	医学影像	4	26 周
	南京医科大学	本科	口腔医学	4	13 周
	镇江医学院	本科	临床医学	3	52 周
1994	南京海军医学高等专科学校	大专	临床医学	5	52 周
	南京海军医学高等专科学校	大专	医学检验	7	52 周
	南京医科大学	本科	医学影像	5	26 周

续表 4-2-1

年 度	实习生来源	学历层次	专 业	人 数	实习时间
1994	南京医科大学	本科	口腔医学	4	13 周
	镇江医学院	本科	临床医学	4	52 周
1995	南京海军医学高等专科学校	大专	临床医学	5	52 周
	南京海军医学高等专科学校	大专	医学检验	5	52 周
	南京医科大学	本科	医学影像	4	26 周
	南京医科大学	本科	口腔医学	4	13 周
	镇江医学院	本科	临床医学	4	52 周
1996	南京海军医学高等专科学校	大专	临床医学	6	52 周
	南京海军医学高等专科学校	大专	医学检验	4	52 周
	南京医科大学	本科	医学影像	5	26 周
	南京医科大学	本科	口腔医学	4	13 周
	镇江医学院	本科	临床医学	5	52 周
1997	南京海军医学高等专科学校	大专	临床医学	7	52 周
	南京海军医学高等专科学校	大专	医学检验	5	52 周
	南京医科大学	本科	医学影像	5	26 周
	南京医科大学	本科	口腔医学	4	13 周
	镇江医学院	本科	临床医学	5	52 周
	成人教育学院	大专	医学检验	1	52 周
1998	南京海军医学高等专科学校	大专	临床医学	6	52 周
	南京海军医学高等专科学校	大专	医学检验	4	52 周
	南京医科大学	本科	医学影像	5	26 周
	南京医科大学	本科	口腔医学	4	13 周
	镇江医学院	本科	临床医学	5	52 周
1999	第二军医大学南京军医学院	大专	临床医学	6	52 周
	第二军医大学南京军医学院	大专	医学检验	4	52 周
	南京医科大学	本科	医学影像	5	26 周
	南京医科大学	本科	口腔医学	4	13 周
	镇江医学院	本科	临床医学	5	52 周
2000	第二军医大学南京军医学院	大专	临床医学	6	52 周
	第二军医大学南京军医学院	大专	医学检验	4	52 周
	南京医科大学	本科	医学影像	5	26 周
	南京医科大学	本科	口腔医学	4	13 周
	镇江医学院	本科	临床医学	5	52 周
2001	第二军医大学南京军医学院	大专	临床医学	6	52 周

续表 4-2-2

年 度	实习生来源	学历层次	专 业	人 数	实习时间
2001	第二军医大学南京军医学院	大专	医学检验	4	52 周
	南京医科大学	本科	医学影像	5	26 周
	南京医科大学	本科	口腔医学	4	13 周
	江苏大学医学院	本科	临床医学	5	52 周
2002	第二军医大学南京军医学院	大专	临床医学	5	51 周
	第二军医大学南京军医学院	大专	医学检验	5	51 周
	南京医科大学	本科	医学影像	5	26 周
	南京医科大学	本科	口腔医学	4	13 周
	南京医科大学	本科	营养与食品卫生专业	10	21 周
	江苏大学医学院	本科	临床医学	5	52 周
2003	第二军医大学南京军医学院	大专	临床医学	5	51 周
	第二军医大学南京军医学院	大专	医学检验	5	51 周
	南京医科大学	本科	医学影像	5	26 周
	南京医科大学	本科	口腔医学	4	13 周
	江苏大学医学院	本科	临床医学	5	52 周

2004 年，江宁医院承担南通大学医学院、徐州医学院等院校毕业实习带教工作。2005 年，首次承担南京医科大学康达学院整形美容专业 8 名学生临床实习任务，全年接收南京医科大学、东南大学医学院等学校的本科实习生 43 人。2006 年，首次承担南医大康达学院全科医学专业 8 名学生毕业实习任务，全年接收各大院校的实习生 62 人，其中本科 56 人、大专 5 人、中专 1 人。2007 年，江宁医院接收南京医科大学、东南大学医学院实习生 50 人，其中本科 43 人、大专 7 人。涉及临床医学、全科医学、整形美容、预防医学、社会医疗保障、医学影像、医学检验、药剂、口腔、医学信息管理、营养与食品卫生等 11 个专业。

2004—2007年江宁医院接收医学院校学生实习情况表

表 4-3　　单位：人

年 度	实习生来源	学历层次	专业	人数	实习时间
2004	东南大学医学院	本科	临床医学	12	52 周
	第二军医大学南京军医学院	本科	临床医学	3	51 周
	石家庄市高等医学专科学校	大专	临床医学	6	24 周
	九江医学院	本科	临床医学	2	50 周
	第二军医大学南京军医学院	本科	医学检验	7	50 周
	溧水卫校	中专	药学	7	32 周
	南京医科大学	本科	口腔	6	13 周
	南京医科大学	本科	医学影像	6	26 周

续表

年 度	实习生来源	学历层次	专业	人数	实习时间
2005	南京医科大学	本科	医学影像	6	26 周
	南京医科大学	本科	口腔	9	13 周
	南京医科大学康达学院	本科	整形美容	8	34 周
	东南大学医学院	本科	社会保障	8	16 周
	东南大学医学院	本科	预防医学	12	13 周
2006	南京医科大学	本科	全科医学	8	52 周
	南京医科大学	本科	整形美容	10	34 周
	南京医科大学	本科	口腔	9	12 周
	东南大学医学院	本科	社会保障	8	16 周
	东南大学医学院	本科	预防医学	16	14 周
	东南大学医学院成人教育学院	本科	临床医学	4	21 周
	湖北医学院	本科	临床医学	1	30 周
	常州卫校	中专	医学信息管理	1	52 周
	张家口医学院	大专	临床医学	3	54 周
	襄樊职业技术学院医学院	大专	医学影像	2	52 周
2007	南京医科大学	本科	全科医学	8	52 周
	南京医科大学	本科	整形美容	10	34 周
	东南大学医学院	本科	社会保障	8	16 周
	东南大学医学院	本科	预防医学	13	13 周
	徐州医学院	本科	医学影像	1	1 周
	南京中医药大学	本科	药学	1	10 周
	南通大学医学院	本科	临床医学	2	52 周
	南京市医药中等专业学校	大专	药学	7	52 周

【进修带教】

1957 年，县人民医院指导带教临床实习 5 批共 9 人，用带徒弟的形式为联合诊所培养接生员 2 人。7 月，举办麻风病防治学习班一期，抽调卫生所及联合诊所医生 16 人参加学习。1961 年，为基层医院或诊所带教培养化验员 4 人、中医带徒 7 人、针灸带徒 1 人。1962 年，为基层医院或诊所带教培养化验员 2 人、中医学员 3 人、中药学员 1 人、针灸学员 1 人、实习医生 4 人。1963 年，接收淳化联合诊所 2 人进修外科，基本掌握阑尾、疝气、痔疮等一般外科手术。

1976 年，与县农业大学合作在农大办一期社来社去医士班，学员 77 人，学制一年。1981 年年底，接受西藏医生进修 5 人。1985 年，举办一期内儿科进修班，参加人数 11 人，为基层卫生单位培养一批内儿科医生。同年，县人民医院会同县卫生局举办一期有关药检技术培训班。1986 年，县人民医院相继举办内科进修班、儿科进修班、妇产科进修班、青年医师进修班，以及以部分厂矿医务人员为主要对象的心电图学习班，参学人员35人。接受各乡镇、厂矿及部队单位医技进修人员22人。同时坚持到乡卫生院会诊、讲座、协助手术，先后派出9人到营防、长江、陶吴、铜山、周岗、东善桥、横溪等卫生院进行会诊，讲课16次，对卫生院医疗组长和护士长进行关于“统一医疗文件书写要求”专题讲座。

1980—1987年，县人民医院接收下级医疗单位进修培训221人，主要为乡（中心）卫生院医务人员。1991年，接受基层（乡镇、厂矿、部队）进修人员10—15人，根据进修人员不同层次和水平，由接受科室安排相应人员带教。

1994年前，进修科目以内科、外科、妇产科、儿科、检验科、放射科为主，接受进修生标准没有特别规定。1994年后，进修科目仍以内科、外科、妇产科、儿科、检验科、放射科为主，但进修生到医院进修前需通过对口科室书面闭卷考试，合格者才能接收进修。1994年5月，南京市卫生局批准江宁县人民医院为“南京市乡镇卫生院技术骨干外科临床进修基地”。当年招收进修生9人，此后进行过多期外科进修医生培训。

1997—1999年，县人民医院接收进修生17人。2000—2003年，区人民医院接收进修生30人。2004—2007年，江宁医院带教进修生总数66人。其中，2004年15人，2005年16人，2006年15人，2007年20人。

1980—1987年江宁县人民医院接收外院进修培训人员情况表

表4–4　　　　单位：人次

科室 年份	内科	外科	妇产科	儿科	医技	其他	合计
1980	4	4	2	—	5	2	17
1981	11	8	12	1	12	8	52
1982	5	4	3	—	11	5	28
1983	4	1	1	1	7	7	21
1984	2	3	1	1	9	4	20
1985	1	7	—	—	9	5	22
1986	1	3	1	—	—	14	19
1987	9	7	2	5	10	4	37
合计	37	37	22	8	63	49	216

1994—1996年江宁县人民医院接收外院进修培训人员情况表

表 4–5

姓　名	性 别	年 龄	学 历	职 称	科 室	进修时间	工作单位	进修科目
孙继红	男	23	中专	医士	内科	1994 年 2 月 21 日	营防卫生院	内科
高　飞	女	27	高中	药剂士	药房	1994 年 3 月 1 日	殷巷卫生院	B 超、心电图
雷　鸣	男	23	中专	医士	内科	1994 年 3 月 31 日	青龙山林场职工医院	放射
陶绪宝	男	29	—	—	放射科	1994 年 3 月 31 日	湖熟中心卫生院	放射
夏师银	男	26	本科	医师	外科	1994 年 4 月 1 日	江宁县中医院	普外科
耿开兰	女	22	中专	助产士	妇产科	1994 年 9 月 6 日	江宁县第二人民医院	妇产科
季　梅	女	31	中专	护师	护理	1994 年 9 月 10 日	39241 部队卫生队	B 超
何　静	女	26	中专	护士	护理	1994 年 10 月 20 日	东善桥卫生院	麻醉
孔为代	男	25	中专	医士	—	1994 年 11 月 10 日	东善桥卫生院	—
杨　华	女	28	中专	医士	妇产科	1994 年 11 月 24 日	土桥卫生院	B 超、心电图
宋　燕	女	23	中专	护士	护理部	1994 年 12 月 1 日	秣陵卫生院	麻醉
杜昌玲	女	39	—	护师	护理	1995 年 2 月 25 日	丹阳镇卫生院	B 超
林云同	女	28	本科	住院医师	妇产科	1995 年 3 月 17 日	迈皋桥医院	妇产科
王邦华	男	22	中专	医士	外科	1995 年 7 月 2 日	陆郎卫生院	麻醉
杜福根	男	22	中专	医士	中医科	1995 年 8 月 23 日	禄口卫生院	胃镜
俞巧生	男	35	—	医士	外科	1995 年 8 月 1 日	龙都卫生院	麻醉
葛荣美	女	21	中专	—	—	1995 年 9 月 7 日	禄口卫生院	五官
周久梅	女	18	中专	医士	内科	1995 年 9 月 10 日	横溪卫生院	B 超、心电图
朱建国	男	23	中专	医士	中医科	1995 年 9 月 21 日	淳化卫生院	B 超、心电图
宫菊香	女	26	中专	护士	医务科	1995 年 11 月 1 日	青龙山精神病院	心电图
李荣美	女	21	中专	中医士	中医科	1995 年 11 月 4 日	东善桥卫生院	B 超
卞　林	男	26	中专	医士	外科	1996 年 1 月 12 日	青龙山精神病院	普外、骨科
袁祥东	男	21	中专	医士	放射科	1996 年 1 月 15 日	淳化卫生院	放射
钱如玲	女	33	中专	检验士	检验科	1996 年 5 月 14 日	南京天宝水泥集团职工医院	检验
张　莉	女	19	中专	检验员	检验科	1996 年 8 月 26 日	龙都卫生院	检验
程金香	女	19	中专	医士	妇产科	1996 年 12 月 18 日	龙都卫生院	妇产科

1994—2007年江宁医院接收外院进修培训人员统计表

表 4-6 单位：人次

年份＼科室	内科	外科	妇产科	儿科	医技	其他	合计
1994	—	1	—	—	—	—	1
1995	—	3	2	—	1	—	6
1996	—	—	—	—	—	—	—
1997	—	3	—	—	—	1	4
1998	3	4	—	1	—	3	11
1999	—	1	—	—	—	1	2
2000	5	4	2	1	4	2	18
2001	—	1	—	—	—	1	2
2002	—	2	—	—	—	—	2
2004	3	3	4	—	4	1	15
2005	6	2	4	—	2	2	16
2006	2	2	4	—	6	1	15
2007	4	4	2	—	7	3	20
合计	23	30	18	2	24	15	112

【继续医学教育】

院内培训

建院初期，医院开展院内培训的形式主要是专题讲座、技能训练以及读书报告会等，并根据不同专业人员提出不同要求。

1962年，有计划地开展业务学习，每月组织全院性业务学习1次，各科室业务学习每月2次。参加南京医学会学术活动，并组织开展医学科学研究和新技术学习活动。20世纪60年代后，县人民医院有计划地组织医务人员大练“三基”，开展学术活动，经常举办读书报告会、业务讲座、病例讨论讲座等活动，平均每月2—4次。

1984年，县人民医院组织业务讲座、“请进”或“自办”学习班、短期外出参观学习等多种形式，提高医护质量。1988年前后，县人民医院还举办几期英语培训班，全院医务人员均参加学习。

1992年，随着等级医院建设的推进，省市卫生行政部门对医务人员“三基”教育有了具体规定，出版专门的“三基”培训教材。在创建等级医院过程中，县人民医院开展学术讲座、技术练兵、理论考试、操作比赛等一系列活动。1993年，省卫生厅下发《江苏省卫生系统临床医师继续教育暂行办法》，对临床住院医师继续教育提出明确要求。县人民医院成立继续教育领导小组，制定相关规定。对全院医务人员继续教育证书进行登记。从当年开始，每年均安排院内学术讲座，每周1次，以内科、外科、妇产科、儿科为主，全院所有医护人员、进修生、实习生均参加。1994年10月，县人民医院制定《加强对青年医务人员培训教育与管理的几项规定》。

1997年3月，根据《〈南京市继续医学教育暂行办法（试行）〉的通知》，医院各科室成立继续医学教育领导小组，制定和实施科室内继续教育总体计划，对卫技人员继续教育任务完成情况进行考核。继续医学教育考核结果是卫生技术人员专业技术职务评聘、续聘和晋升必备条件之一，要求一个聘任期内必须完成继续医学教育任务。1991 年—2000 年 3 月，南京市医学会每星期有一次学术讲座，根据专业或课题，安排相关人员参加。

2006 年，江宁区卫生局组织全区医疗、护理技术操作竞赛，江宁医院医务处、科教处和护理部选派医护人员组队参加竞赛，取得较好成绩。

继续医学教育项目

20 世纪 90 年代后期，县人民医院申报开展继续教育项目，邀请南京市医学会专家到医院进行继续教育讲座。

2000 年后，医院承办区级继续医学教育项目。2004 年，承办区级继续教育项目 6 项。2005 年，承办区级继续教育项目 7 项。2006 年，承办区级继续教育项目 9 项。2007 年，承办区级继续教育项目 11 项。

2004—2007年江宁医院承办区级继续医学教育项目情况表

表 4–7

年　份	项　目	项目负责人
2004	脑血管疾病治疗新进展	李军荣
	几种常见创伤的急救处理原则	奚华堂
	常见妇科疾病诊治进展	朱玉香
	影像医学新进展	周京民
	标记免疫检验在临床中的应用	张　琳
	药学新进展	陈　敏
2005	产科急症及产科医疗安全相关问题处理新进展	朱玉香
	消化道肿瘤的诊断和以手术为主的综合性治疗进展	奚华堂
	脑血管病治疗进展	李军荣
	支气管哮喘和 COPD 治疗进展	张秀伟
	大型影像设备的临床应用	周京民
	检验质量控制进展	张　琳
	心血管疾病治疗药物不良反应及合理用药	陈　敏
2006	产时产后母婴并发症相关问题处理新进展	朱玉香
	支气管肺癌诊治进展及介入治疗	张秀伟
	乳腺癌的诊断与综合治疗的现状与进展	奚华堂
	抗感染药物临床应用及研究进展	陈　敏
	前列腺疾病的诊疗进展	王义兆

续表

年　份	项　目	项目负责人
2006	基层医院护士在社区服务中的作用	夏大珍
	中医治疗高血脂症	庞　宁
	腹部肿瘤的综合影像学诊断	顾金林
	检验医学新技术和新进展	张　琳
2007	妇产科临床实用技能与新进展	朱玉香
	冠心病的诊治进展	徐崇利
	五官科（眼、耳、鼻、喉、口腔）疾病诊治新进展	陈必新
	肺部感染的诊治进展和抗生素的合理应用	张秀伟
	急诊危重病的诊治与管理	臧晓祥
	普外科的临床诊治进展	胡建平
	泌尿结石的临床诊治进展	吕建林
	急性颅脑损伤诊治的基本问题与进展	邓纪学
	临床药学服务及其进展	陈　敏
	检验医学新技术和新进展	张　琳
	急诊影像学进展	顾金林

【住院医师规范化培训】

1996年，根据卫生部《临床住院医师规范化培训试行办法》《临床住院医师规范化培训大纲》《临床住院医师规范化培训合格证书颁发管理办法》和《南京市卫生局关于加强临床住院医师规范化培训管理的几点意见》，结合江宁县人民医院开展住院医师规范化培训工作的实际，制定住院医师规范化培训管理办法（试行），开始实施住院医师规范化培训工作。至2007年年底，共培训12批131人，其中结业30人。

1998年12月，县人民医院成立临床住院医师规范化培训考核领导小组，由院长、医务科、人事科及各临床科室有关负责人组成。主要进行审定住院医师规范化培训相关政策，审定住院医师培训合格资格等相关工作。同时，成立临床住院医师规范化培训办公室，由医务科主管。

2007年8月，科教处成立后，由科教处兼管。其职责是制定医院临床住院医师规范化培训相关政策，负责全院住院医师规范化培训的日常管理工作，协调全院的临床住院医师规范化培训工作，组织对临床学科住院医师规范化培训的质量评估，负责管理规范化培训期间的所有档案。

每个临床科室住院医师规范化培训办公室由各科主任、副主任、兼职秘书组成。主要负责制订各自学科住院医师培训、考核实施细则、临床轮转安排；做好科内协调，解决实际问题；组织各自学科新进住院医师的入科教育；负责组织轮转考核；签署住院医师量化考核表等。

临床住院医师规范化培训对象主要是临床医学专业应届毕业本科（专科）生和临床医学专业应届硕士毕业生。

1996—2007年江宁医院住院医师规范化培训人数统计表

表 4–8　单位：人

科　室	参加培训总人数	在培训人数	已结业人数
内　科	40	30	10
急诊（ICU）	3	3	—
外　科	38	29	9
麻醉科	4	3	1
妇产科	8	5	3
儿　科	9	5	4
放射科	7	7	—
功能科	4	3	1
病理科	1	1	
门诊（五官科、眼科、口腔科）	3	2	1
检　验	1	—	1
2007 年新分配本科人员	13	13	—

1996—2001年江宁区人民医院住院医师规范化培训结业人数统计表

表 4–9　单位：人

年　度	参加培训人数	专　业	培训时间	合格人数	合格率（%）
1996	2	临床	5 年	2	100
1997	1	临床	5 年	1	100
1997	1	检验	5 年	1	100
1998	8	临床	5 年	8	100
1999	3	临床	5 年	3	100
2000	13	临床	5 年	7	54
2001	13	临床	5 年	8	61

【进修培养】

新中国成立后，医院开始选派专业技术人员到各级医院进修、学习。1954 年，县人民政府卫生院派朱国梓、李健 2 人到南京市第一医院进修外科，金殿春进修检验。此后陆续派出医生、护士到市级医院进修学习。“文化大革命”期间，外出进修培训等继续教育处于停顿状态。

1972 年，县人民医院开始陆续选派医生、护士到南京市级以上医院进修。1976 年，先后派心内科、胸外科和感染科医生到省、市医院进修。

20 世纪 80 年代后，县人民医院更加重视提高在职医务人员的业务技术水平，有计划地选送人员到上级单位学习，把新知识、新技术带回推广运用，促进医院医疗水平不断提高。

1984—1987年江宁县人民医院派往市级以上医院进修情况统计表

表 4-10 单位：人

年份＼科室	内科	外科	妇科	儿科	医技	其他	合计
1984	1	—	—	1	—	1	3
1985	3	3	1	1	—	1	9
1986	1	2	—	—	—	6	9
1987	2	2	1	—	1	3	9
合计	7	7	2	2	1	11	30

1991 年，县人民医院将在职人员培养列入年度目标管理工作规划，每年选送 6—8 名医务人员到省市医院进修。

1990—1999 年，每年派出 4—8 人外出进修，范围在南京市内的江苏省人民医院、鼓楼医院、南京军区总院、铁道医学院（中大医院）、南京市第一医院等三级医院。1993 年 8 月 20 日，县医院向市卫生局提出申请，建立乡镇卫生院临床外科技术骨干进修培训基地。

1994 年 10 月，第三届职工、工会代表大会通过《加强对青年医务人员培养教育与管理的几项规定》，强调有计划地安排青年医务人员到省、市级医院专科进修培养。

2000 年后，进修范围扩大到苏州、上海、北京等地，随着专科人员增加，每年外出进修人员随之增加。2001 年，共选派 11 名技术骨干外出进修深造。2005 年，派出 10 名以上的医护技人员外出进修深造，派出 20 名以上医务人员前往三级医院、专科医院进行短期专科、专项培训。

2006 年后，江宁医院每年派出医护技人员到国内知名三级医院进修 10 人次左右。

1954—2007年江宁医院外出进修人员情况表

表 4-11

姓名	性别	进修科目	进修单位	进修时间	期限
李　健	男	普外科	南京市立第一医院	1954 年 2 月	6 个月
朱国梓	男	普外科	南京市立第一医院	1954 年 2 月	6 个月
金殿春	女	检验科	南京市立第一医院	1954 年 3 月	6 个月
胡菊生	男	检验科	南京市立第一医院	1959 年	12 个月
马琴华	女	五官科	南京市人民鼓楼医院	1960 年	12 个月
周盘官	女	麻醉科	南京市立第一医院	1960 年	8 个月
金殿春	女	微生物学	南京市立第一医院	1960 年	12 个月
王雪珍	女	儿科	南京市儿童医院	1966 年	24 个月
蒋国英	女	妇产科	解放军八一医院	1968 年	12 个月
吕秀英	女	儿内科	南京市儿童医院	1972 年 10 月	12 个月
华晨曦	男	放射影像	南京市第五期放训班	1976 年 3 月	12 个月
奚华堂	男	胸心外科	江苏省工人医院	1976 年 6 月	12 个月

续表 4-11-1

姓　名	性别	进修科目	进修单位	进修时间	期限
张建余	男	心血管内科	江苏省工人医院	1976 年 11 月	13 个月
李善德	男	临床病理诊断	江苏省肿瘤医院	1977 年 6 月	18 个月
奚华堂	男	胸外科	南京市胸科医院	1977 年 7 月	6 个月
张　琳	男	检验科	江苏省工人医院	1977 年 9 月	12 个月
吕华珍	女	儿内科	江苏省工人医院	1978 年 5 月	13 个月
郭世安	男	消化内科	南京铁道医学院附属医院	1978 年	12 个月
朱烈光	男	消化内科	江苏省工人医院	1978 年	12 个月
吴维智	男	呼吸内科	江苏省工人医院	1979 年	12 个月
成传荣	男	解剖组胚师资培训班	江苏新医学院镇江分院	1979 年 7 月	12 个月
奚红琴	女	血液科	南京铁道医学院附属医院	1980 年 4 月	12 个月
周复兴	男	泌尿外科	江苏省工人医院	1980 年 6 月	12 个月
陈南群	男	放射诊断	南京市第一医院	1980 年 11 月	12 个月
韩建礼	男	检验科	江苏省工人医院	1980 年 12 月	12 个月
吴维智	男	X 光	南京结核病院	1980 年	4 个月
浦兰芬	女	儿内科	南京市第一医院	1980 年	12 个月
周京民	男	放射诊断	江苏省工人医院	1980 年	12 个月
李永祥	男	脑外科	江苏省工人医院	1980 年	12 个月
皇甫毓明	男	耳鼻喉科	江苏省工人医院	1981 年	12 个月
张序根	男	内科	南京铁道医学院附属医院	1981 年	12 个月
谢义福	男	普外科	镇江市江滨医院	1981 年	12 个月
朱国梓	男	胸外科	江苏省肿瘤医院	1981 年 3 月	12 个月
焦　进	男	血液科	江苏省工人医院	1981 年 6 月	12 个月
乔茂根	男	普外科	苏州医学院附属第一医院	1981 年 9 月	12 个月
王吉宝	男	皮肤科	南京铁道医学院附属医院	1982 年	12 个月
唐云生	男	放射科	江苏省工人医院	1983 年 2 月	12 个月
洪常青	男	呼吸内科	江苏省工人医院	1984 年	12 个月
戴国树	男	肛肠中医外科	吴江中医院	1984 年 9 月	12 个月
张福珍	女	心血管内科	南京市第一医院	1985 年	12 个月
成传荣	男	普外科	南京铁道医学院附属医院	1985 年 3 月	12 个月
蒋振华	男	肝胆外科	南京市第一医院	1985 年 3 月	12 个月
陈　霞	女	麻醉科	南京铁道医学院附属医院	1985 年 3 月	12 个月
刘秀芳	女	麻醉科	南京市第一医院	1986 年 4 月	12 个月

续表 4-11-2

姓 名	性别	进修科目	进修单位	进修时间	期限
马 骏	男	骨科	南京市第一医院	1986 年 5 月	12 个月
杭德新	男	神经内科	南京脑科医院	1986 年 6 月	12 个月
陆新兰	女	耳鼻喉科	南京铁道医学院附属医院	1986 年 10 月	12 个月
时家华	男	消化内科	江苏省人民医院	1987 年	12 个月
刘建勋	男	感染科	南京市传染病医院	1987 年 2 月	12 个月
孙正喜	男	口腔内科	南京市口腔医院	1987 年 2 月	12 个月
王义兆	男	泌尿外科	江苏省人民医院	1987 年 10 月	12 个月
王建宁	男	普内科	南京市鼓楼医院	1989 年 5 月	12 个月
王贤瑛	女	内分泌科	南京市鼓楼医院	1989 年 9 月	12 个月
王美珍	女	儿内科	南京市儿童医院	1989 年 9 月	12 个月
许卫平	男	放射诊断	南京市第一医院	1989 年 12 月	12 个月
辛凯玲	女	妇产科	南京市妇幼保健院	1989 年	12 个月
秦翠英	女	妇产科	江苏省人民医院	1989 年	12 个月
毛丽芳	女	骨髓细胞检验	江苏省人民医院	1990 年 5 月	12 个月
张致辉	男	康复科	南京市鼓楼医院	1990 年 5 月	6 个月
陈南群	男	放射诊断	南京市鼓楼医院	1990 年 11 月	12 个月
王仕国	男	神经外科	江苏省人民医院	1991 年	12 个月
任 鸣	女	腹部 B 超	江苏省人民医院	1991 年 1 月	6 个月
杨业林	男	骨科	南京市鼓楼医院	1991 年 12 月	12 个月
张 红	女	儿内科	南京市儿童医院	1992 年 3 月	12 个月
纪象箐	女	针灸科	南京市中医院	1992 年 3 月	6 个月
徐康荣	男	肺功能科	南京市胸科医院	1992 年 5 月	3 个月
乔 红	女	B 超	江苏省肿瘤医院	1992 年 10 月	6 个月
杨维平	男	心血管内科	南京市第一医院	1992 年 10 月	12 个月
曹 俭	男	病理诊断	南京市鼓楼医院	1992 年 10 月	12 个月
骆 娟	女	新生儿、儿内科	南京市儿童医院	1992 年 11 月	12 个月
常 娟	女	耳鼻喉科	南京市第一医院	1993 年	12 个月
徐余祥	男	细菌免疫学	江苏省人民医院	1993 年	18 个月
温苏虹	女	传染病科	南京市第一医院	1993 年 2 月	12 个月
孙 瑾	女	整形外科	南京铁道医学院附属医院	1993 年 8 月	12 个月
范永春	男	脑电图	南京市脑科医院	1993 年 10 月	6 个月
王 赤	男	ICU	江苏省人民医院	1994 年 1 月	6 个月

续表 4-11-3

姓 名	性别	进修科目	进修单位	进修时间	期限
卞元清	男	药品检验	南京军区南京总医院	1994 年 3 月	6 个月
华晨曦	男	普放、CT 诊断	南京市鼓楼医院	1994 年 4 月	12 个月
王 华	男	骨科	南京铁道医学院附属医院	1994 年 8 月	12 个月
唐云生	男	CT	南京市鼓楼医院	1995 年 3 月	3 个月
朱玉香	女	妇产科	江苏省人民医院	1995 年 3 月	12 个月
刘金保	男	儿内科	南京市儿童医院	1995 年 3 月	12 个月
陈必新	男	口腔正畸科	南京市口腔医院	1995 年 3 月	12 个月
李 鸣	男	CT 诊断	南京市第一医院	1995 年 10 月	12 个月
石有生	男	麻醉科	江苏省人民医院	1995 年 10 月	12 个月
徐康荣	男	心脏超声	江苏省人民医院	1995 年 10 月	6 个月
王 剑	男	胸外科	江苏省肿瘤医院	1995 年 10 月	12 个月
胡晓梅	女	检验微机管理	江苏省人民医院	1995 年 10 月	3 个月
张有成	男	普外科	江苏省人民医院	1995 年	12 个月
时玉梅	女	妇产科	南京市妇幼保健院	1995 年	12 个月
刘爱华	女	骨髓细胞检验	江苏省人民医院	1996 年	6 个月
许丹彦	女	儿内科	南京市儿童医院	1996 年	12 个月
钱继跃	男	消化内科	江苏省人民医院	1996 年	12 个月
高立兵	男	放射介入	江苏省人民医院	1996 年	12 个月
马晓春	女	微生物检验	江苏省人民医院	1996 年 4 月	6 个月
陶跃进	男	耳鼻喉科	南京市鼓楼医院	1996 年 7 月	12 个月
张克修	男	眼科	江苏省人民医院	1996 年 9 月	12 个月
柯 琳	女	临床免疫学	南京军区南京总医院	1997 年 2 月	6 个月
王建宁	男	消化内科	南京市第一医院	1997 年 3 月	6 个月
周兴祝	男	泌尿外科	江苏省人民医院	1997 年 9 月	12 个月
董志强	男	普通制剂	南京军区南京总医院	1998 年 2 月	3 个月
王玉忠	男	呼吸科	江苏省人民医院	1998 年 3 月	12 个月
张安红	女	妇产科	南京市鼓楼医院	1998 年 3 月	12 个月
张 萍	女	儿内科	南京市儿童医院	1998 年 9 月	12 个月
方思月	男	放射科	南京军区南京总医院	1998 年 9 月	12 个月
周荣平	男	普外肿瘤	江苏省肿瘤医院	1998 年 10 月	12 个月
业晓青	女	儿内科	南京市儿童医院	1998 年 10 月	12 个月
陈 庆	男	麻醉科	江苏省人民医院	1998 年 10 月	12 个月

续表 4-11-4

姓　名	性别	进修科目	进修单位	进修时间	期限
杨恩发	男	放射诊断	江苏省人民医院	1999 年	12 个月
丁成果	男	普外科	江苏省人民医院	1999 年	12 个月
臧晓祥	男	心血管内科	江苏省人民医院	1999 年 9 月	12 个月
朱　江	男	血液净化	江苏省人民医院	1999 年 10 月	6 个月
李军荣	男	神经内科	北京朝阳医院	2000 年 2 月	3 个月
吕小勇	男	腹部及血管超声	江苏省人民医院	2000 年 3 月	6 个月
朱厚荣	男	高压氧科	南京紫金医院	2000 年 3 月	3 个月
徐崇利	男	心血管内科	上海市心血管病研究所	2000 年 10 月	12 个月
孙小伟	男	血液净化	中国人民解放军第四五五医院	2000 年 11 月	6 个月
李圣华	男	神经内科	南京脑科医院	2001 年 1 月	12 个月
韩永钊	男	眼科	南京市鼓楼医院	2001 年 2 月	12 个月
吕　洁	女	麻醉科	江苏省人民医院	2001 年 3 月	12 个月
胡建平	男	肝胆外科	上海东方肝胆外科医院	2001 年 3 月	12 个月
方思月	男	放射介入	上海东方肝胆外科医院	2001 年 9 月	5 个月
刘金保	男	儿科急救	苏州大学附属儿童医院	2001 年 10 月	6 个月
佘维斌	男	ERCP	上海东方肝胆外科医院	2001 年 11 月	4 个月
王　琦	女	麻醉科	上海东方肝胆外科医院	2001 年 11 月	9 个月
王　进	男	针灸科	江苏省中医院	2001 年 12 月	6 个月
彭　刚	男	放射影像、介入	南京军区南京总医院	2002 年 2 月	12 个月
胡建平	男	腹腔镜	上海长海医院	2002 年 3 月	3 个月
侯传勇	男	骨科	南京市鼓楼医院	2002 年 3 月	12 个月
张　虹	女	腹部及血管超声	南京军区南京总医院	2002 年 3 月	6 个月
骆　娟	女	新生儿科	苏州大学附属儿童医院	2002 年 4 月	6 个月
陈　庆	男	麻醉科	南京军区南京总医院	2002 年 5 月	12 个月
戴培林	男	病理诊断	江苏省人民医院	2002 年 9 月	12 个月
郭方军	男	呼吸内科	上海交通大学医学院附属仁济医院	2002 年 10 月	12 个月
刘巧玲	女	妇科肿瘤	江苏省肿瘤医院	2002 年 10 月	12 个月
张安红	女	妇科腔镜	上海长征医院	2002 年 12 月	2 个月
蔡　伟	男	普外科	江苏省人民医院	2003 年 3 月	12 个月
顾金林	男	医学影像	南京市鼓楼医院	2003 年 3 月	12 个月
李凌云	男	内分泌科	上海市第六人民医院	2003 年 7 月	10 个月
葛卫星	男	ICU	东南大学附属中大医院	2003 年 8 月	12 个月

续表 4-11-5

姓　名	性别	进修科目	进修单位	进修时间	期限
曹志扬	男	儿科消化专科	复旦大学附属儿科医院	2003 年 9 月	6 个月
范永春	男	心脑超声	江苏省人民医院	2003 年 9 月	6 个月
向　飞	男	麻醉科	南京军区南京总医院	2003 年 9 月	12 个月
杨　涟	女	放射诊断	南京军区南京总医院	2003 年 9 月	12 个月
沈　鑫	男	神经内科	南京军区南京总医院	2003 年 9 月	12 个月
范永春	男	心脏超声	江苏省人民医院	2003 年 9 月	6 个月
谢宝强	男	儿科呼吸专科	苏州大学附属儿童医院	2003 年	6 个月
张　宏	男	CT、MRI 诊断	江苏省人民医院	2004 年 3 月	6 个月
戴学东	男	神经外科	江苏省人民医院	2004 年 4 月	12 个月
李军荣	男	脑血管病介入治疗	首都医科大学宣武医院	2004 年 7 月	2 个月
师锦宁	女	血液科	苏州大学附属第一医院	2004 年 8 月	12 个月
嵇家燕	女	麻醉科	南京军区南京总医院	2004 年 9 月	12 个月
李军荣	男	脑血管病介入治疗	重庆西南医院	2004 年 10 月	1 个月
周美兰	女	眼科	南京军区南京总医院	2005 年 3 月	12 个月
王　芬	女	心脏超声	江苏省人民医院	2005 年 3 月	6 个月
胡晓燕	女	内分泌科	江苏省人民医院	2005 年 3 月	12 个月
胡光太	男	普外科	江苏省人民医院	2005 年 3 月	12 个月
柳发德	男	泌尿外科	南京市鼓楼医院	2005 年 4 月	12 个月
朱　江	男	肾内科	江苏省人民医院	2005 年 5 月	6 个月
杨　健	男	呼吸内科	上海中山医院	2005 年 6 月	6 个月
姜　萍	女	病案管理	南京市鼓楼医院	2005 年 6 月	3 个月
朱玉香	女	妇科肿瘤	复旦大学附属肿瘤医院	2005 年 7 月	6 个月
陈必新	男	口腔颌面外科	江苏省口腔医院	2005 年 9 月	6 个月
陈慧林	男	微生物学	江苏省人民医院	2005 年 9 月	6 个月
李红梅	女	超声	南京市妇幼保健院	2005 年 11 月	3 个月
乔　红	女	B 超	江苏省妇幼保健院	2005 年 11 月	3 个月
翟启智	男	消化内镜	南京医科大学第二附属医院	2006 年 1 月	6 个月
李学平	男	神经内科	南京脑科医院	2006 年 2 月	6 个月
刘萍萍	女	儿内科	南京市儿童医院	2006 年 3 月	6 个月
王文平	女	腹部及血管超声诊断	江苏省人民医院	2006 年 3 月	6 个月
张党林	男	神经外科	江苏省人民医院	2006 年 3 月	12 个月
刘巧玲	女	妇科腔镜	上海市杨浦区中心医院	2006 年 6 月	3 个月

续表 4-11-6

姓 名	性别	进修科目	进修单位	进修时间	期限
何泽民	男	普外科	江苏省人民医院	2006 年 9 月	12 个月
荣海芹	女	新生儿科	南京市儿童医院	2006 年 9 月	6 个月
任连祥	男	临床免疫学	江苏省人民医院	2006 年 9 月	6 个月
居 蓉	女	妇产科	复旦大学附属妇产科医院	2006 年 9 月	12 个月
程顺舟	男	肿瘤外科	复旦大学附属肿瘤医院	2006 年 10 月	12 个月
王小桦	女	妇科内窥镜	上海市杨浦区中心医院	2006 年 10 月	3 个月
林 涛	男	冠心病介入治疗	江苏省人民医院	2006 年 11 月	6 个月
李东儒	男	神经外科	南京军区南京总医院	2007 年 3 月	12 个月
周 堃	男	普外科	江苏省人民医院	2007 年 3 月	12 个月
陈来明	男	神经介入	首都医科大学宣武医院	2007 年 3 月	12 个月
陈民宁	男	放射诊断	南京军区南京总医院	2007 年 4 月	6 个月
袁自静	男	肾内科	江苏省人民医院	2007 年 5 月	6 个月
卢 云	女	心电图	南京市第一医院	2007 年 7 月	6 个月
邱 昊	男	骨科	南京市鼓楼医院	2007 年 8 月	12 个月
周委委	女	超声心动图	江苏省人民医院	2007 年 9 月	6 个月
夏福庆	男	骨髓细胞检验	江苏省人民医院	2007 年 9 月	6 个月
杭方荣	男	胸外科	江苏省肿瘤医院	2007 年 10 月	12 个月
沈志力	男	肿瘤外科	复旦大学附属肿瘤医院	2007 年 10 月	12 个月
聂芳英	女	生殖医学	江苏省人民医院	2007 年 12 月	3 个月

【学历教育】

20 世纪五六十年代“文化大革命”时期,医学院校毕业生分配到院较少。1972 年,有一批(31 人)应届初、高中毕业生分配到县人民医院工作，此后又有一批顶职人员到院工作。1981 年 12 月，县卫生局招收以工代干人员，有 8 人分到医院，此后又有 3 人分到医院。到 80 年代中后期，没有经过正规学校专业教育、没有学历的人员较多,学历教育问题比较突出。80 年代后期,随着医疗和管理的不断发展,以及成人高考、自学考试等成人高等教育的恢复和发展，医院一批没有经过专业学习、不具备规定学历人员以及低学历人员，为适应工作需要，纷纷通过业余、函授、半脱产、脱产等形式，参加电大、夜大、函授、党校、职工中专校学习，以提高自己专业水平，取得规定学历。医院也通过各种形式给予鼓励和支持，对取得中专以上学历证书的人员报销学费。1986 年，医院派到各医学院校进行学历教育的有 6 人次。

1991 年，医院将教学和人才培养纳入全年目标管理工作规划，对无学历或低学历人员，根据上级有关招生大纲，结合工作需要和个人志愿，选送相应人员报考相关学校。1994 年 10 月，第三届职工、工会代表大会通过《加强对青年医务人员培养教育与管理的几项规定》，鼓励青年医务人员自学成才。根据业务发展需要选送报考专业对口的高等学校参加脱产、半脱产或不脱产学习，在获得毕业文凭后，医院报销学杂费。1999 年 8 月，根据国务院以及省、市有关改革高等教育通知精神，结合卫生改革和医院具体实际，对职工在职学习办理程序和有关待遇作出规定，并规定脱产学习、半脱产学习和不脱产学习的具体待遇。

2000 年，县人民医院有 26 名护士参加江苏职工医科大学举办的护理大专班学习，全部取得大专学历。同年，为规范管理在编职工学历教育，医院作出相关规定：凡院内在职在编工作人员参加学历教育必须专业对口。同时对自学考试获毕业文凭后给予一次性奖励补贴，大专 600 元，本科 800 元；全脱产参加研究生班学习取得毕业证后自愿在医院工作 5 年以上的，脱产学习期间每年奖励 1.2 万元。

2003 年，江宁医院对在职在编人员学历教育的有关报销待遇作出调整：奖励报销学费以获得本科毕业文凭为起点。对结合攻读岗位相关专业研究生学位，获得研究生毕业文凭后，自愿在医院工作 5 年以上者（以签订协议书为证），医院给予一次性奖励 5000—20000 元。2005 年，为满足护理人员的学历需求，江宁医院与东南大学联合举办护理专升本远程教育，共有 32 名护士参加学习，学制三年。2007 年，医院通过各种形式的学历教育获得大专、本科学历的共有 18 人。

【研究生培养】

20 世纪 90 年代初期，医院就有职工通过自身努力，考取并攻读硕士研究生。

2000 年后，医院临床各科人员参加各种类型的研究生课程班学习，共 10 余人，其中一部分人已取得学位。

2005 年 7 月 12 日，为满足临床医技人员研究生课程学习的需要，江宁医院和南京医科大学合办研究生课程进修班，在江宁开设教学点，共招收学员 53 人，学期期满后 53 人均成绩合格结业，至 2007 年 12 月，已有数人进入学位课题阶段。2007 年 9 月，医院继续和南京医科大学合办研究生课程进修班，临床、医技各科人员踊跃参加学习。同年，医院有 1 人考取南京大学医学院博士，攻读博士学位。

第二节　科　研

20 世纪 60 年代后，医务人员在临床工作实践中为解决实际问题，进行一系列探索，临床科研工作开始起步。

80 年代，科研工作取得进展，有多项科研项目获得省市级各类奖项。90 年代后，县人民医院争取市、区科委等单位的指导和帮助，组织各种科研活动。1994 年，医院成立医教科承担科研管理工作。负责申报科技成果，组织科技论文撰写和推荐发表。2000 年，医务科与医教科合并，统称医务科，科研工作由医务科统筹管理。进入 21 世纪，科技工作迅猛发展，为鼓励医院医务人员开展科研项目，开发和引进新技术新项目、撰写专业论文，在 2000 年、2003 年、2005 年，医院制定完善“奖惩条例”，对开展科研、运用新技术新项目、撰写专业论文的科室和个人根据项目级别给予不同奖励，并在 2001 年和 2004 年，分别召开第一次、第二次科学技术大会，重奖科研有功人员。

2007 年 8 月，科教处成立后，制定《科研奖励暂行办法》《科研经费管理办法》，定期组织召开科研座谈会，介绍医院科技发展情况、通报最新招标信息等，组织召开院学术委员会，评审科研课题和新技术项目，审定医院技术建设规划、科研工作规划和计划。

【科研课题】

1961年,中医科将200多件单方、验方编为一册。县人民医院主要开展500例扭伤疗效观察(针灸科)、链霉素小剂量穴位注射治疗肺结核观察、针灸治疗疟疾效果观察、斑疹伤寒治疗观察、阴道前壁修补术治疗Ⅳ度子宫脱垂30例总结等11项科研项目。1962年,完成临床专题总结15件。其中外科5项、内科5项、中西医结合3项、妇产科1项、针灸科1项。《外科历年来对阑尾炎286例分析》一文,经县科学研究所翻印,分发到各公社医院,并在县卫生局组织的学术活动中宣读,对全县处理常见的急性阑尾炎有指导意义。另外在临床医学中较有价值的有中西医结合治疗单纯性肠梗阻、重型肾性高血压、埋针肺区皮下埋藏治疗慢性支气管炎哮喘者、耳针皮下埋藏和耳刺治疗脾症、针刺合谷穴位引产临产观察等,这些技术成果不仅提高了业务水平和医疗质量,而且也给医学研究提供科学资料。医院选用10篇科研论文登载在1962年的江宁县医学科学资料汇编中,对全县卫生工作起到指导和促进作用。

1986年,外科对肝内胆管结石的手术治疗方法进行改进达16例,取得理想疗效。对《流行性出血热诊断治疗咨询系统》设计方案及微机软件评估完成,并与南京工业学校签订协议,正式上机试用、验证。检验科在上半年开展肝功能检查方法改进,将原静脉血改为指端采血的微量法检查,有谷丙转氨酶、麝香草酚浊度、硫酸锌浊度、黄疸指数和乙型肝炎表面抗原5个项目。1987年,外科进行空肠间置、人工乳头、肝肠吻合治疗肝内胆管结石的临床研究。1991年,开展"表皮生长因子"的研究。

1992年,开展江宁县心脑血管病患病情况及病因的调研。同年,开展"固体膜细菌培养基"的研制。

【科研立项】

2003年后,江宁医院开始获得省、市级科研立项。此后,医院不断获得省、市级等主管部门的立项,科研立项数量和档次逐渐提高,每年获资助费用不断增加。

2003—2007年,江宁医院取得省、市、区各级立项课题30项,其中省级科研立项3项。

2003—2007年江宁医院科研课题立项情况表

表4-12

序号	年份	项目	立项部门及合作单位
1	2003	微创侧脑室穿刺术加腰大池引流术治疗重型脑室出血	省卫生厅科研项目
2	2005	血管内支架植入术治疗缺血性脑血管疾病	区科技发展计划
3		浅层吸痰法在颅脑损伤伴颅内高压病人中的应用观察	区科技发展计划
4		经纤维支气管镜局部注射联合小剂量化疗对晚期支气管肺癌的疗效研究	区科技发展计划
5	2006	同一患者冠状动脉血管内植入不同类型药物涂层支架的疗效及随访	省卫生厅科研项目 江苏省人民医院
6		中西医结合治疗急性胰腺炎临床研究	区科技发展计划
7		益肾逐瘀通颗粒剂联合趾骨上膀胱穿刺造瘘术治疗前列腺增生症合并尿潴留的临床研究	区科技发展计划
8		复方米非司酮配伍米索前列醇终止≤7周妊娠的临床研究	区科技发展计划
9		卒中单元在基层医院的建设和临床应用	区科技发展计划

续表

序号	年份	项目	立项部门及合作单位
10	2007	CRRT 治疗脑卒中合并重度水电解质紊乱的临床研究	市科技局
11		Survivin 在食管癌中的表达及临床应用	省卫生厅科研项目 江苏省肿瘤医院
12		依达拉奉治疗大面积脑梗塞临床观察	区科技发展计划
13		内窥镜下植入缓释化疗粒子治疗消化道恶性肿瘤临床研究	区科技发展计划
14		毫米波治疗高血压病可行性研究	区科技发展计划
15		脂肪肝致门静脉右之血流动力学改变的超声研究	区科技发展计划
16		活动平板运动试验与冠脉造影对比分析	区科技发展计划
17		注射磷酸钙骨水泥治疗胫骨平台骨折的前瞻性研究	区科技发展计划
18		胸腔镜（VATS）肺叶切除术	区科技发展计划
19		放射性碘 125 Ⅰ粒子联合 5 — FU 颗粒局部插置放化疗恶性肿瘤的临床研究	区科技发展计划
20		心血管疾病危险因素综合干预研究	区科技发展计划
21		外伤性硬脑膜下积液手术外引流＋补充分流的临床研究	区科技发展计划
22		银质针热灸治疗腰椎手术失败综合征	区科技发展计划
23		欣母沛用于预防产后出血	区科技发展计划
24		新鲜熟鸡蛋皮联合 0.5%碘伏在褥疮护理中的研究	区科技发展计划
25		脑挫伤后不同血糖水平对血肿周围脑细胞中凋亡相关基因 BC-2，bax 转录，表达水平影响	区科技发展计划
26		微创经皮肾镜联合体外震波碎石治疗复杂性肾结石的临床研究	区科技发展计划
27		急性等溶性血液稀释联合控制性降压节约用血术临床应用观察	区科技发展计划
28		噻托溴铵（思力华）对慢性 COPD 患者肺功能的影响和生活质量评估	区科技发展计划
29		涎腺腺样囊性癌 PRB — P16 — cyclinDI 通路的研究	区科技发展计划
30		气管导管在大便失禁患者运用中的研究	区科技发展计划

【科技成果】

20 世纪 60 年代，县人民医院医务人员结合临床工作实践进行探索，科研工作处于起步阶段。进入 80 年代后，科研工作获奖次数和层次逐年提高。

1960—2007年江宁医院科研成果获奖情况表

表 4-13

序号	项目名称	获奖人（部门）及获奖人	获奖时间	获奖情况
1	中药鹿角霜泡姜灰治疗顽固性下肢溃疡的研究	中医科	1960 年 3 月	研究成果曾在省市群英大会展览馆展出
2	溴甲酚绿固体试剂	韩建礼	1987 年	市科学技术进步三等奖
3	微机用于出血热诊断治疗系统的研究	周百权、张建余等	1988 年 2 月	通过市科委鉴定，认定为省内先进水平。

续表

序号	项目名称	获奖人（部门）及获奖人	获奖时间	获奖情况
4	双缩脲固体试剂	韩建礼、奚华堂等	1988年	市科学技术进步三等奖
5	塑料负压试管	韩建礼	1989年	通过国家专利局审核，授予专利权。在第二届国际专利及新技术产品展览会上获得优秀项目奖
6	梯度分离试管	韩建礼	1992年	通过国家专利局审核，并授予专利权
7	玻璃负压试管、抽拉式负压试管、自动抽血器	韩建礼	1993年	通过国家专利局审核，并授予专利权
8	江宁地区动脉硬化性心血管病患病情况与病因因素的研究	施荣宝、张建余	1994年	市科学技术进步三等奖
9	江宁地区动脉硬化性脑血管疾病发病情况与患病因素的研究	张建余、奚华堂	1995年	市科学技术进步三等奖
10	生物敷料制品及其制法	韩建礼	2000年	通过国家专利局审核，并授予专利权
11	微创穿刺双侧脑室引流术加腰大池引流术治疗重度脑室出血	李军荣	2003年	市科学技术进步三等奖
12	Survivin在食管癌中的表达及临床应用	何　流	2007年8月	市科学技术进步二等奖

2000年起，医院科研氛围渐浓，科研成果数量和水平不断上升。至2007年，获省卫生厅医学新技术引进二等奖2名，市引进医学新技术二等奖4名。

2003—2007年江宁医院科研获奖项目情况表

表4–14

序号	项目名称	获奖人	获奖时间	获奖等级
1	微创颅内血肿清除术加纳洛酮治疗高血压性脑出血	李军荣	2002年5月	省卫生厅医学新技术引进二等奖
2	微创穿刺双侧脑室引流术加腰大池引流术治疗重度脑室出血	李军荣	2003年4月	省卫生厅医学新技术引进二等奖
3	神经生长因子颅内注射治疗颅内血肿微创清除术后高血压性脑出血的疗效评价	李军荣	2005年10月	市引进医学新技术二等奖
4	臂丛神经损伤修复术	孙福荣	2006年11月	市引进医学新技术二等奖
5	脑保护装置下颈动脉支架植入术治疗颈动脉狭窄	李军荣	2006年11月	市引进医学新技术二等奖
6	晚期胃肠道癌时辰化疗的临床研究	何　流	2006年11月	市引进医学新技术二等奖
7	Survivin在食管癌中的表达及临床应用	何　流	2007年9月	省卫生厅医学新技术引进二等奖

【论文发表】

1935—2007 年,江宁医院有记载的论文发表 376 篇。其中,20 世纪 50 年代至 1998 年,发表论文 84 篇;1999—2000 年，发表论文 38 篇；2001—2003 年，发表论文 68 篇。

2004 年，发表文章 58 篇，其中核心期刊 2 篇，统计源期刊 2 篇，被中国期刊全文数据库收录 11 篇；2005 年,发表文章 30 篇,其中统计源期刊 8 篇,被中国期刊全文数据库收录 8 篇;2006 年,发表文章 45 篇,其中核心期刊 4 篇，统计源期刊 10 篇，被中国期刊全文数据库收录 12 篇；2007 年，发表文章 53 篇，其中核心期刊 5 篇，统计源期刊 11 篇，被中国期刊全文数据库收录 30 篇。

1954—2007年江宁医院卫生技术人员发表论文情况一览表

表 4–15

发表时间	作 者	论 文 题 目	期刊名称及期号	国际标准刊号 国内统一刊号	期刊主办单位
1954 年	胡陵珠	发热疗法病例报告	中华眼科杂志	ISSN 0412–4081 CN 11–2142/R	中华医学会
1959 年	吴维智	浮肿病 17 例分析	江苏中医	ISSN 1672–397X CN 32–1630/R	江苏省中医药学会;江苏省中西医结合学会、江苏省针灸学会
1960 年 2 月	张建余	黄胖丸对晚期钩虫病的疗效观察	江苏中医， 1960 年第 2 期	ISSN 1672–397X CN 32–1630/R	江苏省中医药学会;江苏省中西医结合学会;江苏省针灸学会
1962 年	胡陵珠	眼外伤 61 例	淄博市医药卫生会议专辑	会议交流	山东淄博医学会
1966 年	吴泽祥	儿童青少年生长发育调查	徐州医药	已停刊	徐州医学会
1976 年	奚华堂	915 例溃疡病及胃癌手术治疗体会	南京市医学卫生科研成果及文摘汇编	资料汇编	南京医学会
1977 年	戎钊玉等	中西医结合治疗流行性出血热 64 例	江苏省流行性出血热资料汇编	资料汇编	江苏省医学会
1977 年	张建余	流行性出血热 110 例分析	南京医学会学术资料	—	南京医学会
1978 年	戎钊玉等	中西医结合治疗流行性出血热 50 例临床观察	江苏医学会资料汇编	资料汇编	江苏省医学会
1979 年	吕华珍	全国 1979—1980 年小儿肾脏疾病发病调查	—	资料汇编	中华医学会
1979 年	吕华珍	小儿肠炎病原检查	—	资料汇编	中华医学会
1980 年	周百权 朱国梓等	急性有机磷农药中毒诊断与治疗	南京医学会学术资料	会议交流	南京医学会
1980 年	张建余	暴发型流脑 453 例临床分析	南京医学会学术资料	会议交流	南京医学会
1980 年	奚华堂	食管癌的治疗（译文）	海医资料， 1980 年第 4 期	内部刊物	海军军医学校
1981 年	奚华堂	343 例食管癌、贲门癌手术治疗体会	江苏医药， 1981 年第 7 卷第 1 期	ISSN 0253–3685 CN 32–1221/R	江苏省卫生厅

续表 4-15-1

发表时间	作 者	论 文 题 目	期刊名称及期号	国际标准刊号 国内统一刊号	期刊主办单位
1981 年	奚华堂	闭合性锁骨下动脉损伤（译文）	海医资料， 1981 年第 5 期	内部刊物	海军军医学校
1981 年	奚华堂	肝脏损伤（译文）	海医资料， 1981 年第 5 期	内部刊物	海军军医学校
1981 年	周百权 朱国梓等	有机农药迟发神经中毒综合征 6 例报告	江苏医药	ISSN 0253-3685 CN 32-1221/R	江苏省卫生厅
1981 年	朱国梓	胃癌的外科治疗（含术后随访疗效统计）	—	—	江苏省肿瘤学会
1982 年	程尚述	升阳益胃汤治疗荨麻疹 34 例	江苏中医	ISSN 1672-397X CN 32-1630/R	江苏省中医药学会；江苏省中西医结合学会、江苏省针灸学会
1982 年	韩建礼	血清白蛋白染料测定法	中华医学检验	ISSN 1009-9158 CN 11-4452/R	中华医学会
1982 年	韩建礼	介绍一种血清铁测定法	天津医学	已停刊	天津医学会
1982 年 4 月	张建余	心肌梗塞后 β－肾上腺素能受体阻滞剂的应用（译文）	海医资料译文专辑（英文）	内部刊物	海军军医学校
1982 年	孙正喜 杜庆云 周素珍	旋磁治颞颌关节功能紊乱综合征 100 例疗效观察	口腔医学，1982 年第 4 期	ISSN 1003-9872 CN 32-1255/R	常州市卫生局
1983 年	韩建礼	溴甲酚绿染料的提纯及初步鉴定	中华医学检验	ISSN 1009-9158 CN 11-4452/R	中华医学会
1983 年	周百权	丹参治疗流行性出血热 32 例疗效观察	江苏省流行性出血热防治研究资料汇编	资料汇编	江苏省医学会
1983 年	吴维智	农民肺 I 例	江苏医药	ISSN 0253-3685 CN 32-1221/R	江苏省卫生厅
1984 年	韩建礼	谷丙转氨酶超微量测定法	江苏省检验年会选编资料	资料汇编	江苏省医学会
1984 年 1 月	张建余	有机氨中毒 11 例报告	海医教学与科研	内部刊物	海军军医学校
1985 年	吕华珍	全国儿童体格发育调查	—	资料汇编	中华医学会
1985 年	蒋振华	改良式胆总管十二指肠吻合术	铁道医学	ISSN 1001-0912 CN 32-1153/R	南京铁道医学院、中国铁道学会医学委员会
1985 年	李永祥	手术后特发性甲状旁腺功能减低二例	实用外科杂志，1985 年第 5 卷第 4 期	辽卫药准字〔83〕977-77 号	中华医学会辽宁分会
1986 年 11 月	张建余	心得安治疗流行性出血热 34 例疗效观察	江苏医药	ISSN 0253-3685 CN 32-1221/R	江苏省卫生厅
1986 年	奚华堂	非开胸食管内翻拨脱术治疗贲门癌（18 例报告）	海医资料，1986 年	内部刊物	海军医学专科学校
1986 年	李永祥 奚华堂 马　骏	家族性结肠癌一宗	中华肿瘤杂志， 1986 年第 3 期	ISSN 0253-3766 CN 11-2152/R	中华医学会

续表 4-15-2

发表时间	作 者	论 文 题 目	期刊名称及期号	国际标准刊号 国内统一刊号	期刊主办单位
1986 年	李永祥 马 骏	卵黄肠管积浓破溃 1 例报告	农村医院， 1986 年第 2 卷	浙出刊临〔86〕 第 16 号	农村医院出版社
1987 年 1 月	张建余	心得安治疗流行性出血热 325 例疗效分析与机制探讨	江苏医药	ISSN 0253-3685 CN 32-1221/R	江苏省卫生厅
1987 年 2 月	张建余	儿茶酚在流行性出血热发病过程中的意义探讨	江苏医药	ISSN 0253-3685 CN 32-1221/R	江苏省卫生厅
1988 年 2 月	孙正喜 石永平	雄激素局部治疗复发性口疮的初步观察	临床口腔医学杂志， 1988 年 02 期	ISSN 1003-1634 CN 42-1182/R	中华医学会武汉分会
1988 年 3 月	孙 彪	胃复安致锥体外系反应一例	中国临床药理学杂志，1988 年 03 期	ISSN 1001-6821 CN 11-2220/R	中国药学会
1988 年 4 月	郭世安	非生产性急性有机磷农药中毒 70 例死亡病例分析	急救学会苏皖七市分会（000076）	内部刊物	中华医学会南京分会
1988 年	李善德	老年性胃癌临床病理分析（38 例）	实用病理学杂志， 1988 年第 2 卷第 3 期	—	—
1988 年	焦 进	慢粒急变治疗缓解	慢性粒细胞疾病急变	—	—
1988 年 9 月	孙 彪 黎磊石	118 例肾脏病患者血清谷氨酰转肽酶测定的临床意义	江苏医药， 1988 年 09 期	ISSN 0253-3685 CN 32-1221/R	江苏省卫生厅
1989 年	郭世安	幽门管溃疡 30 例临床疗效分析	学术年会交流	—	南京海军军医专科学校
1989 年	奚华堂	肺与心房壁联合切除治疗支气管肿瘤	江苏医药， 1989 年 12 期	ISSN 0253-3685 CN 32-1221/R	江苏省卫生厅
1989 年 2 月	奚华堂	闭式二尖瓣分离术 23 例	南京医学院学报(自然科学版)1989 年 02 期	ISSN 1007-4368 CN 32-1442/R	南京医学院
1989 年 4 月	孙金兰 韩建礼	用伤寒流行菌株作抗原进行肥达氏试验	临床检验杂志， 1989 年 04 期	ISSN 1001-764X CN 32-1204/R	江苏省医学会
1990 年 2 月	孙正喜 张玉珍	复合树脂、热凝塑料混合修复牙列缺失的体会	临床口腔医学杂志， 1990 年 02 期	ISSN 1003-1634 CN 42-1182/R	中华医学会武汉分会
1990 年 5 月	王 琦	五例小儿有机磷农药中毒误诊原因和对策	全国医学综述	—	中华医学会
1991 年	吕华珍	母乳喂养与婴儿健康	—	资料汇编	江宁医学会
1991 年	焦 进	胆道蛔虫症治疗经验介绍	全国中级人民医院急诊学术交流会	会议交流	中华医学会
1991 年 5 月	邓志听 奚华堂	健全护理指挥系统 注重提高护士素质	中国医院管理， 1991 年 05 期	ISSN 1001-5329 CN 23-1041/C	中国医院管理杂志社
1991 年 6 月	张建余	急性有机磷中毒 724 例临床分析与抢救体会	综合临床杂志	ISSN 0253-3758 CN 11-2148/C	中华医学会
1992 年	李永祥	急性肠系膜淋巴结炎病并腹膜炎 18 例报告	南京医学院学报， 1992 年第 12 卷增刊	ISSN 1000-5331	南京医学院
1992 年 3 月	张建余	急性血吸虫感染变应性心肌炎一例	中华心血管病杂志， 1992 年第 3 期	ISSN 0253-3758 CN 11-2148/R	中华医学会

续表 4-15-3

发表时间	作者	论文题目	期刊名称及期号	国际标准刊号 国内统一刊号	期刊主办单位
1992 年 4 月	纪象菁	导频仪针灸治疗重症	—	会议交流	中华传统医学导平医疗研究会
1992 年 4 月	纪象菁	臂丛神经损伤功能恢复	—	会议交流	—
1992 年 5 月	乔茂根	延迟性脾脏破裂 43 例诊治体会	实用外科杂志	ISSN 1005-2208 CN 21-1331/R	中国医师协会; 中国实用医学杂志社
1993 年 1 月	罗钰知	产后出血病因探讨	中国实用妇科与产科杂志	ISSN 1005-2216 CN 21-1332/R	中国医师协会、 中国实用医学杂志社
1993 年 3 月	郭世安	心血管发病情况调查	江苏医药	ISSN 0253-3685 CN 32-1221/R	江苏省卫生厅
1993 年 3 月	郭世安	头孢三嗪抗感染临床疗效分析	江苏医药	ISSN 0253-3685 CN 32-1221/R	江苏省卫生厅
1993 年 4 月	唐云生	经皮肝穿刺胆道造影对原因不明黄疸的诊断	江苏省第六次放射诊断学术会议	大会交流	中华医学会江苏分会
1993 年 4 月	唐云生	残胃癌 X 线诊断	江苏省第六次放射诊断学术会议	大会交流	中华医学会江苏分会
1993 年 4 月	纪象菁	针灸配合水针治疗面神经麻痹症 107 例	临床经验交流	论文汇编	中国七大古都针灸学会联谊会
1993 年 5 月	任　鸣	B 超探测癌性胸腔积液的体会	临床经验交流	论文汇编	中华医学会广西分会医学文选编辑部
1993 年 6 月	蒋振华 赵家泉 成传荣	经 T 管旁插管造影预防拔管后并发胆汁性腹膜炎	现代医学, 1993 年 06 期	ISSN 1671-7562 CN 32-1659/R	南京铁道医学院
1993 年 10 月	罗钰知	34 例围产儿死亡临床分析	中国实用妇科与产科杂志	ISSN 1005-2216 CN 21-1332/R	中国实用妇科与产科杂志编委会;河南医科大学第二附属医院
1993 年	张建余	江宁地区心脑血管病现患率调查与发病因素探讨	江苏医学信息杂志, 1993 年增刊	增刊	江苏省卫生厅
1993 年	曹　俭	215 例慢性浅表性、萎缩性胃炎伴发口腔扁平苔藓病理分析	南京医学情报, 1993 年第 207 期	宁出刊(93)01207 号	南京市医学情报研究所
1993 年	奚华堂	全面组织发动,深入细致落实,严格约束机制,赢得创建达标	南京医学情报	宁出刊(93)01207 号	南京市医学情报研究所
1994 年 3 月	单慧仁 闻文德	加速性交界性心动过速伴双向同步文氏型传出阻滞一例	实用心电学杂志, 1994 年 03 期	CN 32-1482/R	南通医学院、江苏大学、徐州医学院
1994 年 3 月	卢春花	巩膜下虹膜根部嵌顿术治疗管状视野青光眼五例报告	南京医科大学学报, 1994 年 03 期	CN 32-1442/R	南京医科大学
1994 年 5 月	马翠华	影响血液及造血系统药	新编临床用药指南	ISBN-305-02242-X/R90	南京大学出版社
1994 年 6 月	乔茂根	外伤性脾脏破裂包膜下出血临床诊断 51 例与 B 超诊断得探讨	—	—	中华医学会急诊医学学会
1994 年 9 月	皇甫毓明	27 例鼻咽癌误诊分析	全国基层医学经验文集	ISBN7-80619-114-3/R · 3	广西科学技术出版社

续表 4-15-4

发表时间	作者	论文题目	期刊名称及期号	国际标准刊号 国内统一刊号	期刊主办单位
1994 年 9 月	李善德	睾丸类癌临床病理分析	诊断病理学杂志，1994 年第 1 卷第 2 期	ISSN 1007-8096 CN 11-3883/R	北京军区总医院
1995 年 1 月	张建余 奚华堂 施荣宝 周复兴	江宁地区冠心病患病情况与发病因素的调查报告	江苏预防医学，1995 年 01 期	CN 32-1446/R	江苏省疾病预防控制中心，江苏省预防医学会
1995 年 2 月	奚华堂 王义兆 黄锦成	自发性食管破裂手术治疗体会	镇江医学院学报，1995 年 02 期	ISSN 1006-7655 CN 32-1434/R	镇江医学院
1995 年 4 月	任　鸣	B 超诊断脐带缠绕体会	超声年会	会议交流	中华医学会南京分会
1995 年 4 月	温苏虹	聚合酶链反应检测慢乙肝患者血清 HBV—DNA54 例分析	医学理论与实践，1995 年 8 卷 4 期	ISSN 1001-7585 CN 13-1122/R	河北省预防医学会、河北省药学会
1995 年 4 月	奚华堂 张建余	江宁地区高血压患病情况与发病因素的调查研究	南京医科大学学报，1995 年 04 期	CN 32-1442/R	南京医科大学
1995 年 5 月	卞仕云 蒋永兆	江宁县加快发展合作医疗的实践	中国农村卫生事业管理	ISSN 1005-5961 CN 34-1087	全国卫生事业管理学会
1995 年 5 月	曹　俭 左家明	大黄蟅虫丸治疗慢性浅表性胃炎 74 例病理疗效观察	北京中医，1995 年 05 期	ISSN 1000-4599 CN11-2258/R	北京中医药学会，北京中西医结合学会
1995 年 5 月	奚华堂	合理收取费用更好地为病人服务	江苏卫生事业管理，1995 年 05 期	CN 32-1419/R	江苏省卫生厅
1995 年 5 月	皇甫毓明	儿童鼻部口腔贯通伤 12 例分析	江苏医药，1995 年第 21 卷第 9 期	ISSN 0253-3685 CN 32-1221/R	江苏省卫生厅
1995 年 6 月	马翠华 吴　祥	中西医结合治疗病毒性心肌炎临床体会	江苏中医	ISSN1001-9537 CN32-1224/R	江苏省卫生厅
1995 年 8 月	杨维平	不同心功能患者血浆内源性洋地黄因子的变化	上海放射免疫学杂志	ISSN 1008-9810 CN 31-1680/R	同济大学
1995 年 12 月	陶美英	中药蟾蜍的鉴别	中医药理论与临床研究	ISSN 1672-0482 CN 32-1247/R	南京中医药大学
1995 年	奚华堂	椒目粉外用治疗痈 56 例报告	实用乡村医生杂志，1995 年	ISSN 1672-7185 CN 21-1502/R	中国医师协会中国医科大学
1995 年	奚华堂	江宁地区动脉硬化性心脑血管疾病发展情况与病因因素的研究	南京医科大学学报，1995 年第 15 卷第 4 期	ISSN 1007-4368 CN 32-1442/R	南京医科大学
1996 年 3 月	马翠华 吴　祥	头孢匹喜	药学进展	ISSN 1001-5094 CN 32-1109	中国药科大学
1996 年 3 月	陶美英	白花曼陀罗果酒引起中毒一例	当代中西医结合和中医药研究	—	中国科技出版社
1996 年 3 月	杭德新	动脉硬化性脑血管病患者血脂与脂蛋白的观察研究	长春中医学院学报，1996 年 03 期	CN22-1195/R	长春中医学院
1996 年	杨维平	消心痛、依那普利联合治疗充血性心力衰竭的疗效观察	江苏医药，1996 年第 22 卷第 7 期	ISSN 0253-3685 CN 32-1221/R	江苏省卫生厅
1996 年 4 月	杭德新	力平脂治疗高脂血症的疗效观察	临床神经病学杂志，1996 年 04 期	ISSN 1004-1648 CN 32-1337/R	南京医科大学附属脑科医院

续表 4-15-5

发表时间	作者	论文题目	期刊名称及期号	国际标准刊号 国内统一刊号	期刊主办单位
1996 年 4 月	王　琪 龚和禾 段宝祥	高血压病与内皮素关系的探讨	放射免疫学杂志，1996 年 04 期	CN 31–1680/Q	同济大学
1996 年 5 月	李善德	胃内窥镜活检（980 例）临床病理分析	全国第八届胃癌病理（华东组汇编）	会议交流	中华医学会
1996 年 10 月	杨维平	冠心病患者血清 SOD.LPD 测定的临床探讨	上海放射免疫学杂志	ISSN 1008–9810 CN 31–1680/R	同济大学
1996 年 12 月	杨素芳 吴维智	肺结核合并肺癌 30 例分析	江苏医药，1996 年 12 期	ISSN 0253–3685 CN 32–1221/R	江苏省卫生厅
1996 年	奚华堂	食管、贲门癌手术胸内吻合 480 例无吻合口瘘的治疗体会	中华肿瘤杂志，1996 年	ISSN 0253–3766 CN 11–2152/R	中华医学会
1996 年	秦翠英	米非司酮加米索前列醇联合治疗	—	—	—
1996 年	秦翠英	产后出血 100 例分析	—	—	—
1997 年 1 月	卞仕云 蒋永兆	江宁县乡镇卫生院生存发展的困难与对策	卫生管理与临床研究	ISBN7–80079–253–2 CIP 核〔97〕第 00236	中国人口出版社
1997 年 2 月	马　骏	克氏针内固定治疗上肢骨折 100 例临床分析	镇江医学院学报，1997 年 02 期	ISSN 1006–7655 CN 32–1434/R	镇江医学院
1997 年 2 月	杭德新	H–2 受体拮抗剂预防急性脑血管病并发胃出血的疗效观察	临床神经病学杂志，1997 年 02 期	ISSN 1004–1648 CN 32–1337/R	南京医科大学附属脑科医院
1997 年 5 月	陶美英 赵金慧	薄层—导数荧光分光光度法测定香连丸、左金丸中小檗碱、巴马亭的含量	中草药，1997 年第 28 卷第 5 期	ISSN 0253–2670 CN 12–1108/R	国家医药管理局中草药信息中心站
1997 年 6 月	陈　霞 奚华堂	舌下含服双氢埃托啡预防阑尾牵拉反应	南京医科大学学报，1997 年 06 期	CN32–1442/R	南京医科大学
1997 年 6 月	马　骏	20 例麻醉下手法松解冻结肩疗效观察	南京医学，1997 年第 3 卷第 2 期	苏新编 JSXK 第 01001N	
1997 年 6 月	陶美英	鱼腥草入汤剂同煎、鲜品后六谈	南京医学	苏新编 JSXK 第 01001N	南京市卫生局
1997 年	温苏虹	肝灵素联合无环鸟苷治疗慢性乙型肝炎疗效观察	江苏医药	ISSN 0253–3685 CN 32–1221/R	江苏省卫生厅
1997 年	陈　霞	创伤性脾破裂自体血回输的应用	南京医学，1997 年第 3 期	苏新编 JSXK 第 01001N 号	南京市卫生局
1997 年	任　鸣	卵巢肿瘤 66 例 B 型超声与病理对照分析	南京医学情报，1997 年 12 月第 17 卷第 12 期	宁出刊〔97〕01221 号	中华医学会江苏分会
1998 年 1 月	秦翠英	卡孕栓预防产后出血 100 例临床分析	镇江医学院学报，1998 年 3 期	ISSN 1006–7655 CN 32–1434/R	镇江医学院
1998 年 3 月	马　骏	药物保护性措施对严重手外伤疗效评价（附 12 例报告）	镇江医学院学报，1998 年 03 期	ISSN 1006–7655 CN 32–1434/R	镇江医学院
1998 年 3 月	许向红	试论医院档案工作的重要性	档案与建设，1998 年 3 月	ISSN 1003–7098 CN 32–1085/G2	省级刊物

续表 4–15–6

发表时间	作 者	论 文 题 目	期刊名称及期号	国际标准刊号 国内统一刊号	期刊主办单位
1998 年 3 月	乔斌慧	浅议病历档案的开发与管理	南京档案 1998 年第 3 期	JSXK 01–019	南京市档案学会；南京市档案局
1998 年 4 月	李军荣	奥美拉唑治疗脑出血并发消化道出血临床观察	伤残医学杂志， 1998 年 04 期	ISSN 1673–6567 CN 11–5516/R	中国康复医学会
1998 年 5 月	罗 卫 叶春萍	江宁县 1988—1996 年伤寒流行特征	中华流行病学杂志， 1998 年 05 期	CN11–2338/R	中华医学会
1998 年 5 月	许向红	浅谈我院科技档案管理中存在的问题及对策	南京档案， 1998 年 5 月	JSXK 01–019	南京市档案局
1998 年 5 月	庞 宁	地黄饮子主治瘖痱证举隅	江苏中医， 1998 年 4 期	ISSN 1001–9537 CN 32–1224/R	江苏省卫生厅
1998 年 6 月	庞 宁	益气活血法对脑动脉粥样硬化异常血流 84 例的影响	南京中医药大学学报，1998 年 3 期	ISSN 1000–5005 CN 32–1247/R	南京中医药大学
1998 年 8 月	王建宁	快速尿素酶试验与石炭酸复红染色检查幽门螺杆菌 859 例分析	中国煤炭工业医学杂志，1998 年第 1 卷第 3 期	ISSN 1007–9664 CN 13–1221/R	华北煤炭医学院
1998 年 9 月	王 琪 张幼祥	醛固酮与左心室肥厚关系探讨	苏州医学院学报， 1998 年 09 期	ISSN 1673–0399 CN 32–1674/R	苏州医学院
1998 年	洪常青	当前老干部如何防治疾病体会	亚洲医学， 第 1 卷第 4 期	—	—
1998 年	温苏虹	促肝细胞生长素治疗慢性乙型病毒性肝炎 40 例疗效观察	南京医学，1998 年 6 月第 4 卷第 3 期	苏新编 JSXK 第 01001N	南京市卫生局
1998 年	李永祥	中西医结合治疗腰腿痛 258 例	医学实践论文荟萃	—	当代中国出版社
1999 年	李永祥 丁成果	346 例老年急腹症病因分析	实用老年医学，1999 年第 13 卷第 2 期	ISSN 1003–9198 CN 32–1338/R	江苏省老年医学研究所
1999 年 1 月	卜纪维	手法复位石膏外固定治疗小儿肱骨髁上骨折的体会	江苏医药， 1999 年 01 期	ISSN 0253–3685 CN 32–1221/R	江苏省卫生厅
1999 年 1 月	王义兆 刘加升	吲哚美辛直肠给药治疗输尿管绞痛 80 例疗效观察	中国煤炭工业医学杂志，1999 年 01 期	CN 13–1221/R	华北煤炭医学院
1999 年 1 月	黄志纯 陆新兰 武淮波	急诊喉外伤的处理（附 21 例报告）	中国耳鼻咽喉颅底外科杂志，1999 年 01 期	ISSN1007–1520 CN43–1241/R	中南大学
1999 年 2 月	朱 江	原发性高血压早期的心率变异分析	中国心血管杂志， 1999 年 02 期	CN11–3805/R	卫生部北京医院，天津医科大学
1999 年 2 月	洪常青 周 鸿	肺心病并低渗性脑病 76 例临床分析	中国厂矿医学， 1999 年 02 期	CN 32–1360/R	中华预防医学会
1999 年 2 月	王吉宝	迪银片治疗银屑病 42 例疗效观察	南京医学	苏新编 JSXK 第 01001N 号	南京市卫生局
1999 年 2 月	王 琪 张幼祥	肾素活性、醛固酮及左心室肥厚与动态血压之间的关系	高血压杂志， 1999 年 02 期	CN 35–1175/R	福建医学院附一医院
1999 年 4 月	成传荣	胆道癌栓致阻塞性黄疸诊断与处理	华北煤炭医学院学报，1999 年 04 期	CN 13–1267/R	华北煤炭医学院

续表 4-15-7

发表时间	作 者	论 文 题 目	期刊名称及期号	国际标准刊号 国内统一刊号	期刊主办单位
1999 年 4 月	张克修 谢绍安	散瞳 357 例患者电脑与客观验光的对比	南京医科大学学报，1999 年 04 期	CN 32–1442/R	南京医科大学
1999 年 5 月	李军荣	纳洛酮联合胰岛素治疗脑梗塞 50 例疗效观察	河南实用神经疾病杂 志，1999 年 05 期	ISSN 1673–5110 CN 41–1381/R	河南医科大学
1999 年 5 月	周复兴	坚持以病人为中心，强化质量管理	医疗装备，1999 年第 12 卷第 5 期	ISSN 1002–2376 CN 11–2217/R	卫生部中国医疗装备协会
1999 年 6 月	王小桦	卡孕栓预防剖宫产后出血 50 例临床分析	苏州医学院学报（医学 版），1999 年 06 期	ISSN1000–5749 CN 32–1143/R	苏州医学院
1999 年 6 月	王小桦	筋膜下脱袖式子宫全切除术 60 例报告	苏州医学院学报（医学 版），1999 年 06 期	ISSN 1000–5749 CN 32–1143/R	苏州医学院
1999 年 6 月	王小桦	会阴侧切口“8”字缝合法 100 例临床分析	苏州医学院学报（医学 版），1999 年 06 期	ISSN 1000–5749 CN 32–1143/R	苏州医学院
1999 年 6 月	王玉忠 殷凯生	发热、腹泻、皮肤瘀点、心脏杂音——查房选录 (204)	新医学，1999 年 06 期	ISSN 0253–9802 CN44–1211/R	中山大学
1999 年 6 月	皇甫毓明 陈兆和	扁桃体切除术对镰形细胞性贫血患者的疗效观察	临床耳鼻咽喉科杂志，1999 年 第 13 卷第 6 期	ISSN 1001–1781 CN 42–1132/R	同济医科大学附属协和医院
1999 年 6 月	姚 青 陆新兰	喉上皮增生性病变中 PCNA 及 c–erbB–2 的表达及其临床意义	临床耳鼻咽喉科杂志，1999 年 06 期	CN 42–1132/R	同济医科大学附属协和医院
1999 年 6 月	陆新兰	利多卡因局部注射治疗 37 例变应性鼻炎临床观察	南京医学	苏新编 JSXK 第 01001N	南京市卫生局
1999 年 6 月	王义兆	经膀胱前列腺摘除术之改进	南京医学，1999 年第 5 卷第 3 期	苏新编 JSXK 第 01001N	南京市卫生局
1999 年 6 月	乔斌慧	病案实行微机化管理的探索	南京档案， 1999 年第 3 期	JSXK 01–019	南京市档案局； 南京市档案学会
1999 年 11 月	朱玉香	妇科千金片治疗慢性附件炎 66 例	湖南中医杂志，1999 年第 15 卷 06 期	ISSN1003–7705 CN43–1105/R	湖南省中医药研究院
1999 年 12 月	谢义福 周荣平	外伤性肋骨骨折合并血气胸 26 例分析	河北医学，1999 年 12 期	ISSN1006–6233 CN13–1199/R	河北省医学会
1999 年 12 月	周复兴	扩大肾窦肾盂切开治疗复杂性肾结石	南京医科大学学报，1999 年第 19 卷	ISSN 1007–4368 CN 32–1442/R	南京医科大学
1999 年	刘秀芳 陈 霞	硬膜外麻醉在失血性休克手术中的应用	南京医科大学学报	ISSN 1007–4368 CN 32–1442/R	南京医科大学
1999 年	孙小伟	有机磷农药中毒 69 例呼吸骤停原因分析	中华（国）实用医学	ISSN 1673–7555 CN 11–5547/R	中国康复医学会
2000 年 1 月	聂芳英	微波治疗慢性宫颈炎临床分析	世界医药学杂志，2001 年第 1 卷第 8 期	ISSN 1605–3893 CN 18–2312/HK/R	世界中医药学会，世界医药出版社
2000 年 1 月	陆新兰 黄志纯	上颌窦霉菌病 23 例报告	山东医大基础医学院学报，2000 年 01 期	ISSN1008–8202 CN37–1328/R	山东医科大学

续表 4-15-8

发表时间	作者	论文题目	期刊名称及期号	国际标准刊号 国内统一刊号	期刊主办单位
2000 年 1 月	谢义福 钱　斌 王　剑	阑尾周围脓肿致绞窄性肠梗阻 8 例分析	江苏医药， 2000 年 01 期	ISSN 0253-3685 CN 32-1221/R	江苏省卫生厅
2000 年 2 月	徐崇利 杨维平	冠心病患者左室肥厚与心律失常的关系	现代康复， 2000 年 02 期	CN21-1371/R	中国康复医学会
2000 年 3 月	朱玉香 王建敏	米非司酮配伍米索前列醇终止 10—14 周妊娠	第四军医大学吉林军医学院学报， 2000 年 03 期	CN 81-5013/R	吉林医药学院
2000 年 4 月	陶　平 王义兆 周兴祝	外伤性小肠破裂 86 例诊治体会	华北煤炭医学院学报，2000 年 04 期	CN 13-1267/R	华北煤炭医学院
2000 年 4 月	成传荣	恶性胆管炎临床分析	华北煤炭医学院学报，2000 年第 2 卷第 4 期	CN 13-1267/R	华北煤炭医学院
2000 年 4 月	李军荣 张正毅	低分子肝素治疗急性脑梗死患者的疗效观察	临床神经病学杂志， 2000 年 04 期	ISSN1004-1648 CN32-1337/R	南京医科大学附属脑科医院
2000 年 6 月	吴　祥 马翠华	冻疮酊的制备和应用	福建中医药	ISSN1000-338X CN35-1073/R	福建省中医药学会， 福建中医学院
2000 年 6 月	郭乃英 叶春萍	400 例母婴同室临床观察	华北煤炭医学院学报，2000 年 06 期	CN 13-1267/R	华北煤炭医学院
2000 年 6 月	王　剑	胸腹合并伤 103 例诊治探讨	世界医药学杂志	ISSN 1605-3893 CN 18-2312/HK/R	世界中医药学会， 世界医药出版社
2000 年 7 月	许丹彦	89 例儿童中毒诊治体会	南京医学	苏新编 JSXK 第 01001N	南京市卫生局
2000 年 7 月	胡建平 谢义福	高龄重症胆管炎患者的临床特点及死因分析	江苏医药，2000 年 7 月第 26 卷第 7 期	ISSN 0253-3685 CN 32-1221/R	江苏省卫生厅
2000 年 7 月	谢义福 周荣平	胆总管十二指肠后壁“舌式”吻合口术后大出血 2 例报告	江苏医药，2000 年 7 月第 26 卷第 7 期	ISSN 0253-3685 CN 32-1221/R	江苏省卫生厅
2000 年 10 月	陶　平 王义兆 李善德	64 例早期大肠癌诊治体会	中国煤炭工业医学杂志，2000 年 10 期	CN 13-1221/R	华北煤炭医学院
2000 年 11 月	丁成果	腹壁硬纤维瘤误诊 3 例	河北医学，2000 年 11 月第 26 卷第 11 期	ISSN1006-6233 CN13-1199/R	河北省医学会
2000 年 11 月	胡建平 赵家泉	经腹胆囊切除致胆道损伤处理体会	河北医学，2000 年 11 期	ISSN1006-6233 CN13-1199/R	河北省医学会
2000 年 12 月	吴　祥 马翠华 程尚述 吴维智	治疗冻疮经验方	时珍国医国药， 2000 年 12 期	ISSN1008-0805 CN42-1436/R	时珍国医国药杂志社
2000 年	成传荣	剖腹胆囊切除致胆道损伤 15 例	南京医学	苏新编 JSXK 第 01001N	南京市卫生局
2000 年	丁成果	江宁县王墅村恶性肿瘤的调查报告	南京医学	苏新编 JSXK 第 01001N	南京市卫生局
2000 年	彭启松	有机磷农药中毒患者血清免疫球蛋白补体和 C- 反应	中国综合医学杂志	CNNR 56-00	中华医学会香港联合会

续表 4-15-9

发表时间	作 者	论 文 题 目	期刊名称及期号	国际标准刊号 国内统一刊号	期刊主办单位
2000 年	李学平	邦特林治疗绝经后骨质疏松症	中国基层医疗实践	ISSN1008-6706 CN34-1190/R	中华医学会
2000 年	朱玉香	微波治疗宫颈糜烂 86 例临床分析	常州实用医学	内部刊物	常州市医学会
2000 年	刘秀芳 陈 霞	阑尾切除术患者硬膜外麻醉 225 例	南京医学，2000 年 6 月第 6 卷第 3 期	苏新编 JSXK 第 01001N	南京市卫生局
2000 年	朱玉香	50 例筋膜内全子宫切除术临床分析	南京医学	苏新编 JSXK 第 01001N	南京市卫生局
2000 年	张致辉	激光治疗鸡眼 20 例	南京医学	苏新编 JSXK 第 01001N	南京市卫生局
2000 年	张致辉	超短波与 TDP 治疗慢性阑尾炎的疗效观察	南京医学	苏新编 JSXK 第 01001N	南京市卫生局
2000 年	王先鸿	立愉胃片与吗丁啉治疗功能性消化不良临床治疗观察	江苏医药	ISSN 0253-3685 CN 32-1221/R	江苏省卫生厅
2000 年	曹 俭	8 例青年直肠癌的临床病理分析	江苏省第六次病理学术会议暨诊断病理新进展学习班资料汇编	资料汇编	中华医学会江苏分会
2000 年	许丹彦	高热惊厥 542 例临床分析	医药科技进展 2000 年	—	—
2000 年	许丹彦 业晓青	双黄连口服液治疗小儿上呼吸道感染 163 例疗效观察	医药科技进展 2000 年	—	—
2000 年	王仕国	外伤性脾破裂 238 例临床分析	河北医学，2000 年 5 月第 22 卷第 5 期	ISSN 1006-6233 CN 13-1199/R	河北省医学会
2000 年	周梅芳 张 琳	使用血细胞分析仪观察第 1—3 滴血对血小板测定结果的影响	南京医学，2000 年 12 月第 6 卷总第 6 期	苏新编 JSXK 第 01001N	南京市卫生局
2000 年	周梅芳	血型鉴定和交叉配血中常见影响因素及解决办法	常州实用医药，2000 年第 16 卷总第 12 期	内部刊物	常州医学会
2000 年	郭乃英	安洛欣预防剖宫产感染的效果观察	南京医学，2000 年第 6 卷第 6 期	苏新编 JSXK 第 01001N	南京市卫生局
2001 年 1 月	叶春萍	人工流产并发症分析	华北煤炭医学院学报，2001 年 1 月第 3 卷第 1 期	CN 13-1267/R	华北煤炭医学院
2001 年 1 月	陶 平 王义兆 蒋振华	高龄重症胆管炎 63 例临床特点分析	陕西医学杂志，2001 年 1 月第 30 卷第 1 期	CN61-1104/R	陕西省中医药研究院
2001 年 5 月	宫元庆 丁国华	重视药物引起的高钾血症	现代中西医结合杂志，2001 年 05 期	ISSN 1008-8849 CN 13-1283/R	现代中西医结合杂志社
2001 年 5 月	刘加升 王义兆	尿道会师术后尿道造影检查分析	中华外科杂志，2001 年 5 月第 39 卷第 5 期	ISSN 0529-5815 CN 11-2139/H	中华医学会
2001 年 6 月	皇甫毓明	阻塞性睡眠呼吸暂停综合征猝死 2 例	山东医大基础医学院学报，2001 年第 15 卷第 3 期	ISSN 1008-8202 CN 37-1328/R	山东大学
2001 年 6 月	聂芳英	40 例腹部横切口在剖宫产手术中应用的临床分析	世界医药学杂志，2001 年第 1 卷第 12 期	ISSN 1605-3893 CN 18-2312/HK/R	世界中医药学会，世界医药出版社

续表 4-15-10

发表时间	作者	论文题目	期刊名称及期号	国际标准刊号 国内统一刊号	期刊主办单位
2001 年 7 月	奚冬红	接种百白破异常反应的处理	中国特色医药杂志	ISSN 1561-8390 CN 16-2197/HK/R	世界中医药学会， 世界医药出版社
2001 年 7 月	奚冬红	母乳喂养的好处	中国特色医药杂志	ISSN 1561-8390 CN 16-2197/HK/R	世界中医药学会， 世界医药出版社
2001 年 8 月	皇甫毓明	下鼻甲骨部分折断移位术治疗鼻慢性疾病 82 例	南通医学院学报，2001 年第 21 卷第 3 期	ISSN 1000-2057 CN 32-1142/R	南通大学
2001 年 8 月	许丹彦	硫酸镁佐治小儿喘息性疾病 44 例疗效观察	中华医学写作杂志，2001 年第 8 卷第 16 期	ISSN 1563-3993 CN 99-1208/R	中华临床医药学会
2001 年 9 月	周荣平	疏肝化瘀治疗乳房疼痛 92 例	时珍国医国药，2001 年第 12 卷第 9 期	ISSN 1653-3189 CN 42-1436/R	时珍国医国药杂志社
2001 年 9 月	孙正喜 张顺香	复方藻朊凝胶治疗口腔扁平苔癣临床观察	口腔医学，2001 年 9 月第 21 卷第 3 期	ISSN 1003-9872 CN 32-1255/R	南京医科大学口腔医学院
2001 年 9 月	陈必新	地塞米松在根管治疗中的应用研究	河北医学，2001 年 9 月第 7 卷第 9 期	ISSN 1006-6233 CN 13-1199/R	河北省医学会
2001 年 9 月	朱　锋	样本放置时间对血清 K+Na+Cl-Ca2+Ph 的影响	中华医学写作杂志	ISSN1563-3993 CN99-1208/R	中华临床医药协会
2001 年 10 月	朱　锋	肝脏胆管腺瘤临床病理分析	中华临床医学杂志	ISSN 1605-9859 CN HK-3718/R	国际中华名医协会
2001 年 12 月	陈必新	5 例磨牙移植的体会	海南医学，2001 年第 12 卷第 12 期	ISSN 1003-6350 CN 46-1025/R	海南省医学会
2001 年	陶　菲	足月妊娠二种引产方法的临床观察	世界医药学杂志	ISSN 1605-3893 CN 18-2312/HK/R	世界中医药学会， 世界医药出版社
2001 年	臧晓祥	冠状动脉 PTCA 及支架对 QT 离散度的影响	世界医药学杂志，2001 年第 2 卷第 5 期	ISSN 1605-3893 CN 18-2312/HK/R	世界中医药学会， 世界医药出版社
2001 年	臧晓祥	冠心病患者 C 反应蛋白的临床意义及罗红霉素的影响	中国特色医药杂志，2001 年第 3 卷第 12 期	ISSN 1561-8390 CN 16-2197/HK/R	世界中医药学会， 世界医药出版社
2001 年	李军荣	微创颅内血肿清除术加纳洛酮治疗高血压性脑出血 38 例报告	中华临床医药研究杂志，2001 年 8 月第 53 卷	ISSN 1562-2517 CN 12-4202/H	中华临床医学会， 世界华人医学联合会
2001 年	周兴祝 王义兆 陶　平	小肠肿瘤 12 例诊治分析	井冈山医学专学报，2001 年第 8 卷第 4 期	ISSN 1674-8107 CN 36-1308/H	井冈山大学
2001 年	龚　敏	微波治疗输卵管卵巢囊肿 30 例分析	世界医药学杂志 2001 年第 1 卷第 1 期	ISSN 1605-3893 CN 18-2312/HK/R	世界中医药学会， 世界医药出版社
2001 年	许丹彦	86 例急性中毒患儿临床分析	南京医学，2001 年第 7 卷第 6 期	苏新编 JSXK 第 01001N	南京市卫生局
2001 年	张启德	中西医结合治疗麻痹性肠梗阻的体会	中华外科学杂志，2001 年	ISSN 0529-5815 CN 11-2139/H	中华医学会
2001 年	李　青	人流术中麻醉促宫口扩张 200 例分析	江苏临床医学杂志，2001 年第 5 卷第 2 期	ISSN 1007-6514 CN 32-1470/H	扬州大学医学院
2001 年	陈　敏	甘露醇非静脉给药的临床应用	河北医学，2001 年第 12 期	ISSN 1006-6233 CN 13-1199/R	河北省医学会
2002 年 1 月	刘岳松 谢义福	125 例农村老年外科急腹症临床分析	中国基层医药，2002 年 01 期	ISSN 1008-6706 CN 34-1190/R	中华医学会

续表 4-15-11

发表时间	作者	论文题目	期刊名称及期号	国际标准刊号 国内统一刊号	期刊主办单位
2002 年 1 月	王　剑	胃大部切除术后胃功能性排空障碍诊治	江苏医药	ISSN 0253-3685 CN 32-1221/R	江苏省卫生厅
2002 年 2 月	朱　锋	PCNA 的过度表达在宫颈鳞癌诊断中的临床意义	右江民族医学院学报	ISSN 1001-5817 CN 45-1085/R	右江民族医学院
2002 年 2 月	孙正喜 张致辉	HG-Ⅱ光谱配合雄激素藻朊凝胶治疗 RAU 疗效观察	临床口腔医学杂志，2002 年第 18 卷第 1 期	ISSN 1003-1634 CN 42-1182/R	中华医学会武汉分会；华中科技大学同济医学院附属同济医院；中华口腔医学会口腔黏膜病专业委员会
2002 年 3 月	黄朝霞	纳洛酮在新生儿窒息中的应用	中国煤炭工业医学杂志，2002 年第 5 卷第 3 期	ISSN 1007-9654 CN 13-1221/R	国家煤矿安全监察局
2002 年	施荣宝	浅谈智能化建设在二级综合性医院的重要性	中华临床医药杂志 2002 年总第 44 期	ISSN1608-1773 CN12-4204/H	中华临床医学会
2002 年	施荣宝	谈医院管理干部的素质	中华临床医药杂志 2002 年总第 40 期	ISSN1608-1773 CN12-4204/H	中华临床医学会
2002 年 3 月	李军荣 曹　辉	低分子肝素治疗急性脑梗死的疗效观察	河南实用神经疾病杂志，2002 年 03 期	CN 41-1367/R	郑州大学、河南医学情报研究所
2002 年 5 月	黄朝霞	水针穴位注射减轻产痛的临床观察	中国煤炭工业医学杂志，2002 年第 5 卷第 5 期	ISSN1007-9654 CN13-1221/R	国家煤矿安全监察局
2002 年 5 月	葛广勇	自动加压钢板治疗股骨干骨折失败原因分析	中国骨伤，2005 年第 5 期	ISSN 1003-0034 CN 11-2483/R	中国中西医结合学会；中国中医科学院
2002 年 6 月	张红梅	重症监护室感染流行菌株的耐药性调查	江苏大学学报，2002 年第 3 期	ISSN 1671-7783 CN 32-1669/R	江苏大学
2002 年 7 月	杨　涟	早期食道癌的 X 线征象及误诊原因分析	中华今日医学杂志，2002 年 7 月第 2 卷第 13 期	ISSN 1681-5130 CN 78-2453/HK	中华现代医学会
2002 年 8 月	周荣平	胆总管十二指肠短袢空肠空置人工乳头术	河北医学，2002 年 8 月第 8 卷第 8 期	ISSN 1006-6233 CN 13-1199/R	河北省医学会
2002 年 9 月	周荣平	腹部外科返期再手术 36 例分析	中国特色医药杂志，2002 年第 4 卷 9 期	ISSN 1561-8390 CN 16-2197/HK/R	世界中医药学会，世界医药出版社
2002 年 10 月	李月荷	心元胶囊对冠心病心绞痛患者血脂及血液流变学的影响	中华临床医药杂志	ISSN 1608-1773 CN 12-4201/H	中华临床医学会
2002 年 11 月	周荣平	胃术后残胃乏力症 12 例治疗体会	世界医药学杂志，2002 年第 2 卷 11 期	ISSN 1605-3893 CN 18-2312/HK/R	世界中医药学会，世界医药出版社
2002 年 11 月	王建宁 翟启智	奥美拉唑、阿莫西林、甲硝唑三联方案对根除幽门螺杆菌的疗效观察	中华实用医药杂志，2002 年第 2 卷第 22 期	ISSN 1609-6614 CN 98-0699/HK	中国医学会
2002 年 11 月	张安红	改良式微波前庭大腺造口术 22 例临床分析	华北煤炭医学院学报，2002 年 11 月第 4 卷第 6 期	ISSN 1008-6633 CN 13-1267/R	华北煤炭医学院
2002 年 11 月	张安红	碘伏擦拭宫腔预防剖宫产术后感染临床观察	世界医药学杂志，2002 年第 2 卷第 11 期	ISSN 1605-3893 CN 18-2312/HK/R	世界中医药学会，世界医药出版社

续表 4-15-12

发表时间	作 者	论 文 题 目	期刊名称及期号	国际标准刊号 国内统一刊号	期刊主办单位
2002 年 11 月	张安红	经腹横切口子宫切除术 52 例临床分析	世界医药学杂志，2002 年第 2 卷第 11 期	ISSN 1605–3893 CN 18–2312/HK/R	世界中医药学会，世界医药出版社
2002 年 12 月	王建宁 翟启智 时鲜平	内镜下微波治疗消化道息肉 96 例体会	中华医学实践杂志，2002 年第 1 卷第 3 期	ISSN 1684–2030 CN（HK）98–0030/R	中华医学会
2002 年 12 月	张安红	足月妊娠三种引产方法的临床观察	中国医学月刊，2002 年 12 月第 1 卷第 9 期	ISSN 1683–7126 CN–MR4124(HK)/R	国际中华名医协会
2002 年 12 月	刘金保	普米克令舒与喘乐宁原液吸入治疗毛细支气管炎 46 例	海南医学	ISSN 1003–6350 CN 46–1025/R	海南省医学会
2002 年 12 月	刘金保	小儿肠套叠 38 例误诊临床分析	临床误诊误治，2002 年第 15 卷第 6 期	ISSN 1002–3429 CN 13–1105/R	白求恩国际和平医院
2002 年 12 月	韩永钊	非超声乳化小切口人工晶体植入术 67 例临床分析	中华医药杂志，2002 年 11 月 第 2 卷第 11 期	ISSN 1680–077X CN 98–0333/HK	中华临床医药学会
2002 年	成传荣	善得定治疗急性重症胰腺炎 142 例前瞻性分析	中华世界综合医学杂志，2002 年第 2 卷第 7 期	CN（HK）29–3716R	中华临床医学会
2002 年	李圣华	以神经系统症状为主要表现的恙虫病 21 例分析	临床神经病学杂志，2002年第15卷第3期	ISSN 1004–1648 CN 32–1337/R	南京医科大学附属脑科医院
2002 年	李圣华	一匡汀治疗椎基底动脉供血不足性眩晕 64 例	中华现代医药，2002 年第 2 卷 9 期	ISSN 1810–8672 CN 43–8227/R	中国现代医药编辑委员会，中华医学科学研究会期刊部
2002 年	刘秀芳	吗啡布卡因用于硬膜外镇痛的比较	海南医学，2002 年第 13 卷第 3 期	ISSN 1003–6350 CN 46–1025/R	海南省医学会
2002 年	吕　洁 陈　霞	恩丹西酮预防剖宫产术中恶心呕吐的观察	中华今日医学杂志，2002 年 7 月第 2 卷第 13 期	ISSN 1681–5130 CN 78–2453/H	中华现代医药学会国际新医药学会
2002 年	孙正喜	117 例老年口干症主观症状临床分析	常州实用医学，2002 年 9 月 第 18 卷第 4 期	内部刊物	常州医学会
2003 年 1 月	孙福荣 王　华 马　骏	Welink 锁骨钩钢板治疗肩锁关节Ⅲ型脱位	现代中西医结合杂志，2003 年 第 12 卷第 16 期	ISSN1008–8849 CN13–1283/R	中国中西医结合学会河北分会，中华中医药协会
2003 年 1 月	奚冬红	接种百白破混合制剂过量 1 例	中国特色医药杂志，2003 年 1 月	ISSN 1561–8390 CN 16–2197/HK/R	世界中医药学会，世界医药出版社
2003 年 3 月	杨　涟 高立兵	金属内支架植入治疗食道恶性狭窄	中华中西医临床杂志，2003 年 3 月第 3 卷第 3 期	ISSN 1003–5370 CN 11–2787/H	中国中西医结合学会 中国中医科学院
2003 年 3 月	张红梅	尿液分析仪检测尿隐血与镜检尿红细胞符合程度差异	世界医药学杂志，2003 年第 3 卷第 3 期	ISSN 1605–3893 CN 18–2312/HK/R	世界中医药学会，世界医药出版社
2003 年 4 月	石有生	微波联合 α–0 干扰素肌注治疗尖锐湿疣临床研究	中国实用医学研究杂志，2003 年第 2 卷第 4 期	ISSN 1680–6395 CN 97–3141/R	世界医药出版社

续表 4-15-13

发表时间	作者	论文题目	期刊名称及期号	国际标准刊号 国内统一刊号	期刊主办单位
2003 年 5 月	朱厚荣	高压氧治疗颅脑损伤 210 例疗效分析	大中华医学杂志，2003 年 5 月第 4 卷第 5 期	ISSN 1682-0312 CN 77-2471/R	国际现代出版社
2003 年 5 月	张　虹	甲状腺高频声像图特征及彩色多普勒血流显像分析	中华今日医学杂志，2003 年 5 月第 3 卷第 9 期	ISSN 1681-5130 CN 78-2453/HK	中华现代医药学会，国际新医药学会
2003 年 6 月	孙福荣	术后并发耐甲氧西林金葡萄菌感染 5 例分析	中国误诊学杂志，2003 年 6 月	ISSN1009-6647 CN11-4518/R	中华预防医学会
2003 年 6 月	张国龙	水蛭素的研究及临床应用进展	江苏药学与临床研究，2003 年 第 11 卷第 6 期	ISSN1007-306X CN32-1453/R	江苏省药学会
2003 年 6 月	孙正喜 樊文红 曹　俭	引导牙周再生膜修复动物牙周骨缺损组织观察及临床研究	口腔医学，2003 年 12 月第 23 卷第 6 期	ISSN 1003-9872 CN 32-1255/R	南京医科大学附属口腔医学院
2003 年 6 月	李月荷	痛风胶囊的研制	中华临床医药研究杂志 2003 年 6 月	ISSN 1728-1083 CN 13-4431/NR	中华临床医药协会
2003 年 7 月	何　流 钱志英	胃癌的雌孕激素受体检测及应用三苯氧胺治疗的研究	河南肿瘤学杂志，2003 年第 16 卷第 3 期	ISSN 1003-1464 CN 41-1165/R	河南省肿瘤防治研究领导小组；河南省抗癌协会；郑州大学；河南省肿瘤医院；河南省肿瘤研究所
2003 年 7 月	王　赤	纳洛酮联合膜岛素治疗脑梗塞 50 例疗效观察	中华临床内科杂志，2003 年总第 18 期	ISSN 1728-7421 CN 97-0329/R	中华临床医学会
2003 年 7 月	孙福荣	AF 内固定治疗胸腰椎骨折 51 例分析	中国误诊学杂志，2003 年 7 月第 3 卷第 7 期	ISSN1009-6647 CN11-4518/R	中华预防医学会
2003 年 8 月	刘萍萍	复方丹参注射液辅治毛细支气管炎的临床疗效	中国现代临床医学 2003 年 8 月第 2 卷第 8 期	ISSN1864-4858 CN（H）-8903/R	中国现代医药学会
2003 年 9 月	张安红	水针疗法用于分娩镇痛 50 例临床分析	华北煤炭医学院学报，2003 年第 5 期	ISSN 1008-6633 CN 13-1267/R	华北煤炭医学院
2003 年 9 月	骆　娟	氨基糖甙类药物致过敏反应 1 例	中华现代临床医学，2003 年 8 月第 2 卷第 8 期	ISSN 1684-4858 CN（H）-8903/R	中华现代医药学会
2003 年 9 月	王美珍	喘乐宁加爱喘乐气泵吸入佐治婴幼儿哮喘 50 例临床观察	中华综合临床医学杂志，2003 年 9 月第 5 卷第 9 期	ISSN 1728-7324 CN（HK）64-4135/R	国际中华名医协会
2003 年 9 月	王美珍	经皮测定新生儿高胆红素血症 96 例临床病因分析及探讨	中华医学研究，2003 年 9 月总第 18 期	ISSN 1684-4092 CN 4068-193	中华临床医药学会
2003 年 9 月	葛卫星	自发性血气胸穿刺抽气致失血性休克 4 例分析	临床荟萃	ISSN 1004-583X CN 13-1062/R	河北医科大学
2003 年 9 月	朱厚荣	老年人再发脑梗塞 54 例临床分析	实用全科医学，2003 年第 1 卷第 3 期	ISSN 1672-1764 CN 11-5464/R	中华预防医学会；安徽省微循环学会

续表 4-15-14

发表时间	作 者	论 文 题 目	期刊名称及期号	国际标准刊号 国内统一刊号	期刊主办单位
2003 年 9 月	朱厚荣	高压氧佐治糖尿病周围神经病变 34 例	现代医药卫生，2003 年第 19 卷第 9 期	ISSN 1009-5519 CN 50-1129/R	重庆市卫生信息中心
2003 年 10 月	朱 江	首次使用综合征的预防及体会	中国血液净化，2003 年 10 月第 2 卷第 10 期	ISSN 1671-4091 CN 11-4750/R	中国医院协会
2003 年 10 月	王 赤 李军荣	微创治疗慢性硬膜下血肿 38 例疗效观察	中华医药杂志，2003 年第 3 卷第 11 期	ISSN 1680-077X	中华临床医药学会
2003 年 10 月	郭方军	急性呼吸窘迫综合征机械通气临床思维	中华医学论坛杂志，2003 年第 2 卷第 30 期	ISSN 1684-8977 CN 42-0125/R	中华医学论坛编辑委员会；全国医药卫生科学技术研究会
2003 年 10 月	李月荷	华蟾素注射液与常用输液配伍的稳定性	中华临床医学研究杂志，2003 年 10 月	ISSN 1684-8977 CN 42-0125/R	中华临床医药协会
2003 年 11 月	王美珍	肝素雾化吸入与抗氧化剂综合治疗毛细支气管炎疗效观察	中华医学论坛杂志，2003 年 11 月 第 2 卷第 28 期	ISSN 1684-8977 CN 42-0125/R	中华医学论坛编辑指导委员会，全国医药卫生科学技术研究会
2003 年 11 月	戴学东	急性硬膜外血肿 66 例微创治疗体会	基层医学论坛，2003 年 11 月 第 7 卷第 11 期	ISSN 1672-1721 CN 14-1314/R	山西科技报刊总社
2003 年 11 月	郁万友 陈 霞 吕 洁	Observed on Old patients with Bupivacaine in A Small Dose Combined with Fentanyl to Spinal Anesthesia	《BETHUNE MEDICINE》Volume 1 Number 4 November 2003	ISSN 1543-1460	U.S CHINESE International Journal of BETHUNE MEDICINE
2003 年 11 月	孙小伟	维持性血透患者 EPO 的疗效与 ACEI 关系探讨	中华临床医学研究杂 志，2003 年 11 月总第 80 期	CN32-4431/NR	中华临床医学协会
2003 年 11 月	张克修	电脑与客观验光的对比	南京医科大学学报，2003 年 11 月 第 1 卷第 3 期	ISSN1671-0479 CN32-1606/C	南京医科大学
2003 年 12 月	程顺舟	胃肠手术后功能性胃排空障碍的治疗	中华医学论坛	ISSN1684-8977 CN42-0125/R	中华医学论坛
2003 年 12 月	王仕国 戴学东	颅骨钻孔并肝素加尿激酶引流治疗硬膜外血肿	中华实用医药杂志，2003 年 3 卷第 23 期	ISSN1609-6614 CN98-0699/R	中华临床医药杂志
2003 年 12 月	王仕国 戴学东	61 例慢性硬膜下血肿的体会	中华临床医学研究杂志，2003 年第 82 期	ISSN1728-1083 CN13-4431/NR	中华临床医药协会
2003 年 12 月	张国龙	鱼腥草注射液治疗呼吸道感染 50 例临床观察	江苏中医药，2003 年第 24 卷第 12 期	ISSN1672-397X CN32-1630/R	江苏省中医药局
2003 年 12 月	何 流 钱志英	含铂类联合化疗方案治疗晚期非小细胞肺癌的临床研究	中国肿瘤临床与康复，2003 年 12 月第 10 卷第 1 期	ISSN 1005-8664 CN 11-3494/R	中国癌症研究基金会
2003 年 12 月	郭方军	酚妥拉明、硫酸镁合用治疗重度支气管哮喘 30 例疗效观察	中华医药卫生研究，2003 年第 6 期	ISSN 1726—331X CN 39—7828/R	世界中医药学会；中国药文化研究会

续表 4-15-15

发表时间	作 者	论 文 题 目	期刊名称及期号	国际标准刊号 国内统一刊号	期刊主办单位
2003 年 12 月	师锦宁 张 冲	赛莱乐治疗急性脑梗死 50 例临床观察	中华医学论坛，2003 年 12 月 第 2 卷第 31 期	ISSN 1684—8977 CN 42—0125/R	中华医学会
2003 年 12 月	周美兰	丝裂霉素 C 与转位法联合治疗翼状胬肉	中华医学写作杂志，2003 年 第 10 卷 第 23 期	ISSN 1563-3993 CN 99-1208/R	中华临床医药学会
2003 年	郭方军	天地欣与顺铂联合治疗恶性胸腔积液疗效观察	中华医学论坛，2003 年第 3 期	ISSN 1084-8977 CN 42-0125/R	中华医学论坛编辑委员会
2003 年	张秀伟 郭方军 杨 健 王玉忠	纤支镜下局部注射化疗治疗原发支气管癌临床研究	中华医药卫生研究杂 志，2003 年 12 月第 1 卷第 6 期	—	—
2003 年	马晓春	75 例外伤分泌物培养结果及耐药性分析	中国综合医学杂志，2003 年 8 月 第 16 卷总第 13 — 14 期	ISSN 1605-721X CN(HK)56-00/NR	香港医药出版社
2003 年	马晓春	187 例肺炎支原体检测结果分析	中国现代医药科技，2003 年 8 月第 3 卷第 4 期	ISSN 1680-9068 CN 31-3417HK/R	世界中医药学会 世界医药出版社
2003 年	王玉忠 葛卫星	白介素 -2 治疗 37 例结核性胸腔积液的疗效观察	中国医药临床杂志，2003 年 9 月第 2 卷第 9 期	ISSN 1672-7134 CN 34-1268/R	中医药临床杂志社 中华中医药学会
2003 年	施荣宝 张正毅	20 例冠心病并脑梗塞患者血小板颗粒膜蛋白变化临床观察	中华临床医学研究杂 志，2003 年 9 月总第 75 期	CN 13-1268/R	中华临床医药协会
2003 年	张秀伟 王玉忠 杨 健 李凌云 张正毅	经鼻面罩双水平气道正压通气救治老年慢性呼衰急性发作 35 例	现代诊断与治疗，2003 年第 14 卷第 2 期	ISSN 1001-8174 CN 36-1160/R	南昌市医学会，南昌市医学科学研究所
2003 年	樊文红 李军荣	降纤酶治疗急性脑梗死疗效观察	中华临床医药卫生杂 志，2003 年 第 1 卷第 2 期	ISSN 1726-7587 CN 98-2061/R	中华临床医药学会
2003 年	樊文红	沐舒坦治疗 30 例慢性阻塞性肺病急性加重患者的疗效评价	世界医药学杂志，2003 年第 3 卷第 3 期	ISSN 1605-3893 CN 18-2312/HK/R	世界中医药学会，世界医药出版社
2003 年	樊文红	老年性自发性气胸 24 例诊疗体会	世界医药学杂志，2003 年第 3 卷第 2 期	ISSN 1605-3893 CN 18-2312/HK/R	世界中医药学会，世界医药出版社
2003 年	张 冲 王 琪	压宁定治疗糖尿病性心脏病心功能不全的临床观察	中华实用医药杂志，2003 年第 3 卷第 8 期	ISSN 1673-7555 CN 11-5547/R	中国康复医学会
2003 年	张 冲	赛莱乐治疗糖尿病性脑梗塞的 33 例观察	中华医学研究杂志，2003 年第 3 卷第 9 期	ISSN 1680-6115	中华临床医药学会
2003 年	林 涛	老年甲亢心脏病 50 例临床诊疗体会	中国血液净化，2003 年 10 月 第 2 卷第 10 期	ISSN 1671-4091 CN 11-4750/R	中国医院协会

续表 4-15-16

发表时间	作 者	论 文 题 目	期刊名称及期号	国际标准刊号 国内统一刊号	期刊主办单位
2003 年	李学平 李军荣	降纤酶治疗椎—基底动脉供血不足的疗效观察	中国临床医药卫生杂志，2003 年 6 月第 1 卷第 1 期	ISSN 1726-7587 CN 98-2061/R	中华临床医药学会
2003 年	李学平 李军荣	邦特林治疗绝经后骨质疏松症	中国新医药，2003 年第 6 期	ISSN 1726-9393 CN 11-1022/NR	中华医学健康学会
2003 年	何泽民	28 例中、晚期妊娠阑尾炎诊治体会	基层医学论坛，2003 年第 7 卷第 10 期	ISSN 1672-1721 CN 14-1314/R	山西科技报刊总社
2003 年	杨业林 王　华 邱　昊	三叶形钢板治疗胫骨远端新鲜骨折	《南京医学会骨科学术年会暨学习班》2003 年 12 月 13 —14 日	内部刊物	南京医学会
2003 年	张　红	呼吸道支原体感染 104 例临床分析	中华现代临床医学，2003 年 6 月第 2 卷第 6 期	ISSN 1726-7587 CN 98-2061/R	中华临床医药学会
2003 年	张　红	雾化吸入维生素 K3 加硫酸镁静注治疗 48 例毛细支气管炎疗效观察	中华医学研究，2003 年 5 月第 11 期	ISSN 1680-6115	中华临床医药学会
2003 年	业晓青	浅谈支气管哮喘的过敏原	中华医学写作杂志，2003 年第 10 卷第 19 期	ISSN 1563-3993	中华临床医药学会
2003 年	谢宝强	爱全乐雾化吸入佐治毛细支气管炎临床疗效分析	中华医学写作杂志，2003 年第 10 卷第 21 期	ISSN 1563-3993	中华临床医药学会
2003 年	张　虹	灭鼠药中毒 56 例临床分析	中华医学写作杂志，2003 年第 10 卷第 6 期	ISSN 1563-3993	中华临床医药学会
2003 年	张　虹	35 例胆总管结石超声显像诊断	世界医药学杂志，2003 年第 3 卷第 3 期	ISSN 1605-3893 CN 18-2312/HK/R	世界中医药学会，世界医药出版社
2003 年	张　虹	B 超诊断异位妊娠 36 例分析	中国特色医药杂志，2003 年第 4 卷第 12 期	ISSN 1561-8390 CN 16-2197/HK/R	世界中医药学会，世界医药出版社
2003 年	骆　娟	肺炎支原体感染所致肺外表现 1 例	中华今日医学杂志，2003 年 5 月第 3 卷第 9 期	ISSN 1681-5130 CN 78-2453/R	中华现代医药学会 国际新医药学会
2003 年	黄　兰	卡介苗素治疗斑秃临床观察	岭南皮肤性病科杂志，2003 年 第 10 卷第 3 期	ISSN 1009-8968 CN 44-1523/R	广东省皮肤性病防治中心 中华医学会广东分会皮肤科学会
2003 年	奚冬红	再谈母乳喂养	中国特色医药杂志 2003 年第 5 卷第 1 期	ISSN 1561-8390 CN 16-2197/HK/R	世界中医药学会， 世界医药出版社
2003 年	乔　红	超声在慢性膀胱炎中的诊断价值	中华今日医学杂志，2003 年 5 月第 3 卷第 9 期	ISSN 1681-5130 CN 78-2453/HK	中华现代医药学会 国际新医药学会

续表 4-15-17

发表时间	作 者	论 文 题 目	期刊名称及期号	国际标准刊号 国内统一刊号	期刊主办单位
2003 年	乔 红	B 超在盆腔肿块中的应用	世界医药学杂志，2003 年第 3 卷总第 3 期	ISSN 1605-3893 CN 18-2312/HK/R	世界中医药学会，世界医药出版社
2003 年	乔 红	阑尾炎的超声诊断分析	中国特色医药杂志，2003 年第 4 卷第 12 期	ISSN 1561-8390 CN 16-2197/HK/R	世界中医药学会，世界医药出版社
2003 年	王玉忠 葛卫星	口服杀虫双中毒 17 例临床分析	河北医科大学学报，增刊 2003 年	ISSN 1007-32051 CN 13-1209/R	河北医科大学
2003 年	李圣华	腔隙性脑梗死患者的血脂及血液流学变化	南京医科大学学报，2003 年 3 月	ISSN 1000-5331 CN 32-1209/R	南京医科大学
2003 年	张红梅	日立 7600 型全自动生化分析仪杯空白报警及处理方法	中国特色医药杂志，第 5 卷第 2 期	ISSN 1561-8390 CN 16-2197/HK/R	世界中医药学会，世界医药出版社
2004 年 1 月	袁自静 朱 江	重组促红细胞生成素联合维生素 E 治疗肾性贫血的疗效观察	中华实用医学，2004 年第 6 卷第 1 期	ISSN1562-9031 CNH98-0676/R	中华临床医药学会
2004 年 1 月	张 冲	糖脉康治疗胰岛素抵抗 26 例	江苏中医药，2004 年 01 期	ISSN 1672-397X CN 32-1630/R	江苏省中医药学会，江苏省中医药学会
2004 年 1 月	张安红	套托法在妇科腹腔镜手术中的应用	华北煤炭医学院学报，2004 年 1 月	ISSN 1008-6633 CN 13-1267/R	华北煤炭医学院
2004 年 2 月	何 流	艾恒联合氟尿嘧啶，醛氢叶酸治疗晚期胃癌临床研究	世界肿瘤杂志，2004 年 3 卷第 2 期	ISSN16830342 CN4099-1501/R	上海市预防医学会，世界肿瘤杂志社
2004 年 2 月	孙正喜 陶 平 邓纪学	玻璃离子、超微羟基磷灰石盖髓材料临床研究	临床口腔医学杂志，2004 年 02 期	CN42-1182/R	中华医学会武汉分会
2004 年 3 月	何 流	奥沙利铂联合小剂量氟尿嘧啶持续输注治疗晚期结直肠癌的临床研究	肿瘤研究与临床，2004 年 16 卷第 3 期	ISSN1006-9801 CN14-1213/R	中华医学会
2004 年 3 月	张红梅	四种类型红细胞计数错误的解除与分析	中国特色医药杂志	ISSN 1561-8390 CN 16-2197/HK/R	世界中医药学会，世界医药出版社
2004 年 3 月	宋海雯	老年人血脂分布及其与疾病的关系	中华医学写作杂志	ISSN1563-3993 CN99-1208/R	中华临床医药学会
2004 年 3 月	王 琦	山莨菪碱治疗肺炎 18 例疗效观察	中华医学论坛，2004 年 3 月卷第 6 期	ISSN1884-8977 CN42-0125/R	中华医学论坛
2004 年 4 月	张 萍	酚妥拉明加多巴胺治疗毛细支气管炎 58 例疗效观察	中华医学写作杂志，2004 年 11 卷第 4 期	ISSN1563-3993 CN99-1208/R	中华临床医药学会
2004 年 4 月	张 萍	培菲康治疗新生儿母乳性黄疸 66 例疗效观察	中华医学研究	ISSN1684-4092	中华临床医药学会
2004 年 4 月	戚晓庄	迟发性脾破裂 28 例诊治分析	滨州医学院学报，2004 年 04 期	CN 37-1184/R	滨州医学院
2004 年 4 月	石有生	卡介苗素联合 H1H2 受体拮抗剂治疗慢性荨麻疹临床疗效观察	中国实用医学研究杂志，2004 年第 2 期	ISSN 1680-6395 CN 97-3141/R	世界医药出版社
2004 年 5 月	李智祥	常规钡餐透视诊断早期胃癌	中华临床医学研究杂志	ISSN1728-1083 CN13-4431/NR	中华临床医药协会
2004 年 5 月	宋海雯	血清高敏 CRP 在高 LDL-C 患者中的表达特征	中华医学写作杂志	ISSN1563-3993 CN99-1208/R	中华临床医药学会

续表 4-15-18

发表时间	作 者	论 文 题 目	期刊名称及期号	国际标准刊号 国内统一刊号	期刊主办单位
2004 年 6 月	程顺舟	164 例老年人阑尾炎诊治分析	中国医药卫生	ISSN1810-5734 CN43-7917/R	中国医药卫生杂志社，全国医药卫生科学技术研究会
2004 年 6 月	戴学东	垂体瘤术后尿崩症的治疗	中华实用医学杂志，2004 年 21 卷第 6 期	ISSN1728-1369	中华临床医药学会
2004 年 6 月	杨业林 邱　昊	非手术治疗股骨粗隆间骨折	中华中西医临床杂志，2004 年 4 卷 6 期	ISSN1008-8849 CN13-1293/R	世界中医药学会
2004 年 6 月	卞仕云 丁义宝	实施五大工程加快医院发展	江苏卫生事业管理	ISSN1005-7803 CN32-1419/R	江苏省医学会
2004 年 7 月	张克修 王　炜	人工晶体在青光眼白内障联合手术中的应用	中国煤炭工作医学杂志，2004 年第 7 卷	ISSN1007-9564 CN13-1221/R	国家煤矿安全监察局
2004 年 7 月	任连祥	尿 11 项分析仪测定尿液的影响因素	中华当代医药	ISSN1729-3200	中华当代医药编辑委员会
2004 年 7 月	张正毅	慢性支气管炎并发气管癌，支气管肺癌 52 例临床分析	中华当代医学，2004 年第 7 期	ISSN18113176 CN43-8286/R	中国药文化研究会
2004 年 8 月	张正毅	低分子肝素治疗急性脑梗死疗效观察	中华临床医学研究杂志，2004 年第 10 卷	ISSN17281083 CN13-4431/NR	中华临床医药协会
2004 年 9 月	刘秀芳 董桂如 稽家燕	杜氟合剂，安定治疗硬膜外阻滞麻醉并发寒颤的临床观察	中国实用医药杂志，2004 年 4 卷 第 18 期	ISSN1609-6614 CN98-0699/R	中国康复医学会
2004 年 10 月	李军荣	神经生长因子与颅内注射治疗颅内血肿微创清除术后高血压性脑出血的疗效评价	中国临床药理学与治疗学，2004 年 10 月第 9 卷第 10 期	ISSN1009-2501 CN341206/R	中国药理学会
2004 年 10 月	朱祖明	胃癌血管生成研究进展	国外医学消化学疾病分册	ISSN1001-1153 CN31-1262/R	上海医学会
2004 年 10 月	杨　涟	低场强磁共振水成像在诊断胆系和尿路梗阻性病变中的价值	中华当代医学	ISSN1811-3176 CN43-8296/R	中国药文化研究会
2004 年 10 月	戴国树	溃疡膏治疗下肢溃疡 38 例	中医外治杂志	ISSN1006-978X CN14-1195/R	山西省中医药学会
2004 年 11 月	柳发德	前列腺增生切除术后发生前列腺癌（附 5 例报告）	中华医药杂志，2004 年 11 月 第 4 卷 11 期	ISSN1680-0774 CN98-0333/R	中华临床医药学会
2004 年 11 月	郁万友 刘秀芳	62 例小儿气管异物取出术麻醉处理	中国实用医药杂志，2004 年 4 卷第 2 期	ISSN1609-6614 CN98-0699/R	中国康复医学会
2004 年 11 月	辛凯玲	267 例巨大儿临床分析	中国医药与临床杂志	ISSN1726-4227 CN34-4217/R	中国临床医学研究会
2004 年 11 月	赵　红	药物流产配合钳刮术终止妊娠 96 例临床分析	中华现代临床医学，2004 年 11 月 第 3 卷第 11 期	ISSN1684-4858 CN68-8903/R	中华临床医药学会
2004 年 11 月	赵　红	安定用于人工流产镇痛的临床观察	中华现代临床医学，2004 年 11 月 第 3 卷第 11 期	ISSN1684-4858 CN68-8903/R	中华临床医药学会

续表 4-15-19

发表时间	作 者	论 文 题 目	期刊名称及期号	国际标准刊号 国内统一刊号	期刊主办单位
2004年11月	史兴凤	胎动计数用于产前监护的观察	中华现代临床医学，2004年11月第3卷第11期	ISSN1684-4858 CN68-8903/R	中华临床医药学会
2004年11月	史兴凤	可吸收性合成缝线缝合会阴切口100例观察	中华现代临床医学，2004年11月第3卷第11期	ISSN1684-4858 CN68-8903/R	中华临床医药学会
2004年11月	陈 玲	上颌唇前牙修复与美学	中华现代临床医学，2004年11月第3卷第15期	ISSN16844 CN68-8903	中华临床医药学会
2004年12月	韩永钊	翼状胬肉手术缝线对美容的影响	中华医学写作杂志，2004年11卷第19期	ISSN1563-3993 CN99-1208/R	中华临床医药学会
2004年12月	王 炜	黄金分割律在改良型埋线法重睑术中的应用	中国医学写作杂志，2004年11卷第19期	ISSN1563-3993 CN99-1208/R	中华临床医药学会
2004年12月	张秀伟	纤维支气管镜引导下经鼻气管插管抢救急性呼吸衰竭的临床观察	中华中西医结合杂志	ISSN1606-8564 CN49-2243/R	世界中医药学会，世界医药出版社
2004年12月	姜 萍	现代图书馆工作研究	中国版本图书馆，第006817号	—	群言出版社
2004年12月	姜 萍	新时期医院图书馆文献信息的开发利用	现代图书馆工作研究，2004年12月	ISBN F-80080-361-9	群言出版社
2004年	何泽民	多发性中腹部损伤73例诊治分析	基层医学论坛，2004年第8卷第3期	ISSN 1672-1721 CN 14-1314/R	山西科技报刊总社
2004年	何泽民	重症胰腺炎导致急性腹腔间隔室综合征21例报告	实用临床医学2004年8月	ISSN 1009-8194 CN 36-1242/R	南昌大学医学院
2004年	管国平 王友华 赵敦炎	Tenor脊柱内固定系统治疗胸腰椎骨折25例	南通医学院学报，2004年第24卷第3期	ISSN 1000-2057 CN 32-1142/R	南通大学
2004年	袁自静	左—卡尼汀对维持性血液透析患者肾性贫血的疗效	实用医药杂志2004年6月第21卷第6期	ISSN 1671-4008 CN 37-1383/R	济南军区联勤部
2004年	袁自静 朱 江	左—卡尼汀联合重组人红细胞生成素治疗肾性贫血的疗效观察	中华临床荟萃，2004年2月第19期	ISSN1004-583X CN13-1062/R	河北医科大学
2004年	蔡 伟	乳腺导管内乳头状瘤156例分析	实用全科医学2004年第2卷第4期	ISSN 1672-1764 CN 11-5464/R	中华预防医学会
2004年	蔡 伟	贲门癌手术径路的选择	现代医学2004年第5期	ISSN 1671-7562 CN 32-1659/R	东南大学
2004年	柳发德	肾损伤的诊断与治疗(附94例报告)	中华临床医学月刊2004年10月第15卷第81期	ISSN1683-5158 CN12-4201/H	中华临床医学会
2004年	孙友发	药师与社区医疗卫生服务	（中华）医学写作杂志2004年12月	ISSN 1563-3993 CN 99-1208/R	中华临床医药学会
2004年	杨业林 王 华	三叶型钢板治疗胫骨远端新鲜骨折37例	现代中西医结合杂志，2004年13卷11期	ISSN 1008-8849 CN 13-1283/R	河北省中西医结合学会

续表 4-15-20

发表时间	作者	论文题目	期刊名称及期号	国际标准刊号 国内统一刊号	期刊主办单位
2004 年	黄朝霞	电视腹腔镜下治疗妇科腹腔内出血60 例临床分析	中华现代妇产科学杂志，2004 年 9 月	ISSN 1681-2654 CN 98-0313/R	中华临床医药学会
2004 年	张　萍	氯丙嗪治疗婴幼儿病毒性肠炎 60 例疗效观察	中华医学论坛，2004 年 2 月第 3 卷第 5 期	ISSN 1684-8977 CN 42-0125/R	卫生部
2004 年	戚晓庄	322 例多发伤急诊抢救体会	基层医学论坛，2004 年 2 月第 8 卷第 2 期	ISSN 1672-1721 CN 14-1314/R	山西科技报刊总社
2004 年	顾金林	低场强磁共振弥散成像在脑梗死诊断中的应用价值	实用医学影像杂志，2004 年 10 月	ISSN 1009-6817 CN 14-1281/R	中华医学会山西分会，山西省人民医院
2004 年	顾金林	应力骨折的 X 线表现及鉴别诊断	医用放射技术杂志，2004 年 9 月	ISSN 1671-2048 CN 21-1456/R	中国医用放射设备企业协会
2004 年	李智祥	脊柱增生 X 线诊断分析	医用放射技术杂志，2004 年 8 月	ISSN 1671-2048 CN 21-1456/R	中国医用放射设备企业协会
2004 年	马晓春	参加细菌检验空间质控的体会	中国现代医药科技，2004 年 4 月	ISSN 1680-9068 CN 31-3417HK/R	世界中医药学会，世界医药出版社
2004 年	张国龙	华蟾素注射与常用输液配伍的稳定性	包头医学，2004 年 8 月第 28 卷第 11 期	ISSN 1007-3507 CN 15-1171/R	包头市医学信息研究所
2004 年	石有生	卡介苗素联合中草药治疗扁平疣的临床研究	中华综合医学杂志，2004 年 1 月第 6 卷第 2 期	ISSN 1683-156X CN 78HK-2565/R	中华现代医药学会，国际新医药学会
2005 年 1 月	何　流	晚期胃肠癌应用 MELODIE 泵时辰化疗的临床研究	肿瘤防治杂志	ISSN1009-4571 CN37-1355/R	中华预防医学会，山东肿瘤防治研究院
2005 年 1 月	卞仕云	科学利用外资加快配优建设	江苏卫生事业管理	ISSN1005-7803 CN32-1419/R	江苏省医学会
2005 年 2 月	陶　平	86 例外伤性小肠破裂诊治报告	中国实用医学月刊	ISSN1728-4	中国实用医学杂志社
2005 年 3 月	王　炜	不同硬度核的白内障超声乳化人工晶体植入术式选择	中国煤炭工业医学杂志	ISSN1007-9564 CN13-1221/R	国家煤矿安全监察局
2005 年 4 月	徐康荣	输尿管结石与输尿管显像的关系	世界医药学	ISSN1605-3893 CN18-2312/HK/R	世界中医药学会，世界医药出版社
2005 年 4 月	徐康荣	超声探讨肺动脉压力与左室舒张功能的关系	中国特色医药杂志	ISSN1561-8390 CN16-2197/HK/R	世界中医药学会，世界医药出版社
2005 年 4 月	孙友发	补钙的误区与科学补钙	中华现代医药科技论坛杂志	ISSN1726-6270 CN39-7837/R	中华现代医药科技论坛杂志社
2005 年 4 月	李　芳	青霉素临床应用应注意的一些问题	中国基层医药	ISSN1681-2654 CN98-0313/R	中华医学会
2005 年 5 月	王　华	骨螺栓固定下胫腓关节分离	中华综合临床医学杂志	ISSN1728-7324 CN98-4135/R	中华中西医学会
2005 年 6 月	杨　涟	低场磁共振弥散加权成像在急性、超急性脑梗死影像诊断中的应用	江苏医药，2005 年 6 月	ISSN 0253-3685 CN 32-1221/R	江苏省卫生厅

续表 4-15-21

发表时间	作 者	论 文 题 目	期刊名称及期号	国际标准刊号 国内统一刊号	期刊主办单位
2005 年 8 月	李圣华	A 型肉毒素局部注射治疗偏侧面肌、眼睑痉挛及 MEIGE 综合征 164 例分析	中华临床中西医药杂志，2005 年 8 月	ISSN 1810–2557 CN 01–5053/R	中华临床中西医药杂志社
2005 年 8 月	邓纪学	外伤性硬脑膜下积液 32 手术治疗分析	中华当代医学	ISSN1729–1461	中华新闻出版总会
2005 年 8 月	陈 敏	引起过敏性休克的中药制剂	现代医药卫生，2005 年第 21 卷第 18 期	ISSN1009–5519 CN50–1129/R	重庆厂矿卫生管理协会
2005 年 9 月	佘维斌	急性胰腺炎 82 例临床分析	中国医药论坛， 第 3 卷第 9 期	ISSN1812–786X CN43–8278/R	中华医学科学研究会
2005 年 10 月	邓纪学	显微镜下切除横窦区脑膜瘤 32 例分析	中国现代手术学杂志	ISSN1009–2188 CN43–1335/R	中南大学湖雅二医院
2005 年 10 月	张克修	抗青光眼手术球后麻醉致光感消失 4 例分析	中国煤炭工业医学杂志	ISSN100–79564 CN13–1221/R	华北煤炭医学院
2005 年 11 月	佘维斌	NM–3 联合卡铂抑制胃癌生长实验研究	中国医药学刊， 第 3 卷第 11 期	ISSII18148824 CN43–8671/R	中华医学科学研究会
2005 年 11 月	陈 敏	微透析技术在生命科学研究中的应用	中国药业， 第 14 卷第 11 期	ISSN1006–4931 CN50–1054/R	重庆市食品药品监督管理局
2005 年 12 月	业晓青	简易峰流速仪测定肺功能在儿童哮喘的应用	中国实用医学杂志	ISSN1773–5611 CN98–4885/R	中华临床医学会医药学会
2005 年	柏文霞	枸橼酸铋雷尼替丁为主的三联疗法根除幽门螺杆菌的临床观察	医学文选 2005 年 4 月	ISSN 1003–952X CN 45–1125/R	广西医学情报研究所
2005 年	李凌云	怡开治疗糖尿病早期肾病的临床研究	中国医药学刊，2005 年 11 月	ISSN 1812–786X	中华医学会
2005 年	李军荣	脑保护下装置下支架植入术治疗颈动脉狭窄的临床研究	东南大学学报（医学版），2005 年 6 月	ISSN 1671–6264 CN 32–1647/R	东南大学
2005 年	杨业林	国产锁骨钩钢板治疗锁骨外侧端骨折 19 例	现代医学，2005 年 12 月	ISSN 1671–7562 CN 32–1659/R	东南大学
2005 年	王 华	空心加压螺纹钉治疗股骨颈骨折 67 例	现代中西医结合杂志，2005 年 1 月	ISSN 1008–8849 CN 13–1283/R	河北省中西医结合学会
2005 年	戴国树	龙穹汤治疗带状疱疹 75 例	河南中医学院学报，2005 年 9 月	ISSN 1672–6839 CN 41–1360/R	河南中医学院
2005 年	业晓青	简易峰流速仪测定肺功能在儿童哮喘的应用	中国实用医学杂志，2005 年 12 月	ISSN 1006–6233 CN 13–1199/R	河北省医学会
2006 年 1 月	陈双雯	培菲康佐治轮状病毒性肠炎的临床观察	中国药房	ISSN1001–0408 CN50–1055/R	中华医院管理学会，中国药房杂志社
2006 年 1 月	何晓松 钱志英 何 流	实时荧光定量 RT–PCR 检测食管癌 Survivin mRNA 的表达	临床和实验医学杂志，2006 年 01 期	ISSN 1671–4695 CN 11–4749/R	首都医科大学附属北京友谊医院
2006 年 2 月	葛卫星	经纤维支气管镜吸取人工气道内分泌物及异物 13 例分析报道	临床急诊杂志	ISSN1009–5918 CN42–1608/R	华中科技大学同济医学院
2006 年 3 月	邓纪学	50 例多发性额叶挫裂伤术后水钠代谢	临床神经外科杂志	ISSN1672–7770 CN32–1727/R	南京医科大学附属脑科医院
2006 年 3 月	葛卫星	16 例机械通气患者气道内高压原因分析与处理	临床急诊杂志	ISSN1009–5918 CN42–1607/R	华中科技大学同济医学院

续表 4-15-22

发表时间	作 者	论 文 题 目	期刊名称及期号	国际标准刊号 国内统一刊号	期刊主办单位
2006 年 3 月	葛卫星	16 例多发伤合并肺挫伤致急性呼吸窘迫综合征的治疗体会	创伤外科杂志	ISSN1009-4237 CN50-1125/R	第三军医大学， 大坪医院
2006 年 3 月	孙友发 蒋 燕	注射用维库溴铵的 RP-HPLC 测定	中南药学，2006 年 03 期	ISSN1672-2981 CN43-1408/R	湖南省药学会
2006 年 4 月	张春香 盛玉清	熊果苷和维生素 C 钠对黑色素生成的抑制作用	江苏药学与临床研究，2006 年 04 期	ISSN 1673-7806 CN 32-1773/R	江苏省药学会
2006 年 5 月	张秀伟	CT 导引下经皮肺穿刺活检对老年肺周围占位性病变的诊断价值	实用老年医学	ISSN1003-9198 CN32-1338/R	江苏省老年医学研究所
2006 年 5 月	刘秀芳	腰硬联合麻醉在前列腺气化电切术中的应用	中华临床医药学杂志	ISSN1729-2743 CN39-8952/R	中华临床医药学会
2006 年 5 月	朱厚荣	出血性脑梗死 54 例临床分析	现代医药卫生，2006 年 05 期	ISSN 1009-5519 CN 50-1129/R	重庆厂矿卫生管理协会
2006 年 6 月	何 流	中西医结核防治肿瘤化疗所致骨髓抑制的临床研究	肿瘤研究与临床，2006 年 6 月第 18 卷第 6 期	ISSN1006-9801 CN11-5355/R	中华医学会，山西省肿瘤研究所，山西省肿瘤医院
2006 年 6 月	吕 洁	腰麻－硬膜外联合麻醉在急诊剖宫产术的应用	临床麻醉学杂志	ISSN1004-5805 CN32-1211/R	中华医学会南京分会
2006 年 6 月	王 琦	肝左外叶切除术肝门阻断期间致大量动脉气栓 1 例抢救成功体会	中华实用医药杂志，2006 年 6 月	ISSN1609-6614 CN98-0699/R	中华临床医药学会
2006 年 6 月	陈 庆	小剂量纳洛酮复合恩丹西酮对曲马多术后镇痛事恶心呕吐的影响	中华实用医药杂志，2006 年 3 月	ISSN1609-6614 CN98-0699/R	中华临床医药学会
2006 年 6 月	陈 玲	涎腺腺样囊性癌 p16-pRB-cyclinD1 通路的研究	实用老年医学	ISSN1003-9198 CN32-1338/R	江苏省老年医学研究所
2006 年 7 月	翟启智	中心静脉导管引流和腹腔注射多巴胺、速尿治疗难治性腹水的疗效观察	中华腹部疾病杂志，2006 年 7 月	ISSN1530-566X CN37-4104/R	中国医促会胃病专业委员会
2006 年 7 月	吕小勇	彩色多功能超声对乳腺肿块的诊断价值	基层医学论坛	ISSN1672-1721 CN14-1314/R	中华医学会山西分会
2006 年 9 月	李圣华 陈季南	早期心理干预联合氟西汀治疗脑卒中后抑郁症的临床观察	中国药房，2006 年 17 期	ISSN 1001-0408 CN 50-1055/R	中华医院管理学会，中国药房杂志社
2006 年 9 月	蒋声海	口服药物的正确使用	中华实用医药杂志	ISSN1609-6614 CN98-0699/R	中华临床医药学会
2006 年 10 月	张秀伟	泰能诱发癫痫发作 4 例报告	中华现代临床医学	ISSN1684-4858 CN68-8903/R	中华临床医药学会
2006 年 10 月	张正毅	微创治疗慢性硬膜下血肿 38 例疗效观察	医学综述	ISSN1006-2084 CN11-3553/R	中国保健协会
2006 年 10 月	刘 梅	门诊窗口退药情况分析	中华临床医药学杂志	ISSN1729-2743 CN39-8952/R	中华临床医药学会
2006 年 11 月	徐崇利 李春坚 王连生 杨志健 陈 波	氯吡格雷用于动脉粥样硬化血栓栓塞性疾病的安全性和耐受性观察	中西医结合心脑血管病杂志，2006 年 11 期	ISSN1672-1349 CN 14-1312/R	中国中西医结合学会
2006 年 11 月	张安红	复方米非司酮配伍米索前列醇终止 ≤ 7 周妊娠的临床研究	中华当代医学	ISSN1729-1461 CN43-7781/R	中国药文化研究会

续表 4-15-23

发表时间	作者	论文题目	期刊名称及期号	国际标准刊号 国内统一刊号	期刊主办单位
2006年11月	陈　敏	依达拉奉治疗急性脑梗死临床观察	中国基层医药，2006年第13卷第11期	ISSN1008-6706 CN34-1190/R	中华医学会
2006年11月	翟启智	奥曲肽预防内镜逆行胰胆管造影术后胰腺炎的临床观察	临床荟萃	ISSN1004-583X CN13-1062/R	河北医科大学
2006年11月	孙正喜 张致辉	光触媒加消炎痛治疗光化性唇炎临床观察	基层医学论坛，2006年第21期	ISSN1672-1721 CN14-1314/R	中华医学会山西分会
2006年11月	肖明华	胆囊切除手术中胆道损伤的原因及防治	中国实用新医学	ISSN1563-4833 CN12-1199/R	中华临床医学会
2006年11月	尹道亮	基层不合理用药分析	中华医学写作杂志	ISSN1563-3993 CN99-1208/R	中华临床医药学会
2006年11月	张正毅 徐崇利	53例心绞痛病人体内C-反应蛋白水平的临床观察	现代医药卫生，2006年21期	ISSN1009-2084 CN50-1129/R	重庆厂矿卫生管理协会
2006年12月	吕　洁 郁万友	丙泊酚靶控输注用于颈丛神经阻滞下甲状腺手术镇静的可行性	临床麻醉学杂志，2006年12月第22卷第12期	ISSN1004-5805 CN32-1211/R	中华医学会南京分会
2006年12月	李军荣	依达拉奉治疗急性脑梗死临床观察	中国基层医药，2006年12月第13卷第12期	ISSN1008-6706 CN34-1190/R	中华医学会
2006年	沈　鑫	卡马西平治疗癫痫引起抽搐增加	脑与神经疾病杂志，2006年2月	ISSN 1006-351X CN 13-1191/R	华北地区三省二市神经病学学会协作组，河北医科大学第二医院
2006年	张　薇	慢性GVHD狼疮样小鼠肾组织CTGF的异常表达	东南大学学报，2006年11月	ISSN 1671-511X CN 32-1517/C	东南大学
2006年	胡建平	老年胆道外科疾病手术适应证与时机问题	河北医学，2006年7月	ISSN 1006-6233 CN 13-1199/R	河北省医学会
2006年	胡建平	48例外伤性迟发性脾脾破裂外科治疗体会	河北医学，2006年7月	ISSN 1006-6233 CN 13-1199/R	河北省医学会
2006年	胡建平	结直肠癌肝转移的外科综合治疗	河北医学，2006年7月	ISSN 1006-6233 CN 13-1199/R	河北省医学会
2006年	荣海芹	注射用炎琥宁治疗小儿上呼吸道感染的临床疗效观察	中国药房，2006年1月	ISSN 1001-0408 CN 50-1055/R	中华医院管理学会、中国药房杂志社
2006年	肖明华	高龄重症胆管炎63例临床特点分析	河北医学，2006年11月	ISSN 1006-6233 CN 13-1199/R	河北省医学会
2006年	居　蓉	第一次刮宫产术式选择对第二次妇科手术的影像	江苏大学学报，2006年12月第16卷第6期	ISSN 1671-6604 CN 32-1655/C	江苏大学
2006年	刘　梅	63例炎虎宁不良反应分析	中华临床医药学杂志，2006年12月	ISSN 1608-1773 CN 12-4204/H	中华临床医学会
2006年	何　轩	某医院手术室净化空调设计探讨	江苏暖通空调制冷，2006年3月	内部刊物	江苏省暖通空调制冷技术情报网
2006年	吴　敏	创新思想政治工作为构建和谐社会服务	金陵瞭望，2006年8月	ISSN 1671-3605 CN32-1622/D	金陵瞭望杂志社、南京市教育学会、南京教育家协会

续表 4-15-24

发表时间	作者	论文题目	期刊名称及期号	国际标准刊号 国内统一刊号	期刊主办单位
2006 年	吴　敏	落实科学发展观与构建社会主义和谐社会的理性思考	金陵瞭望，2006 年 25 期	ISSN 1671-3605 CN32-1622/D	金陵瞭望杂志社、南京市教育学会、南京教育家协会
2006 年	熊进霞	医用高压氧舱设备的日常安全管理及保养	科技文汇，2006 年 7 月	ISSN 1671-3605 CN32-1622/D	金陵瞭望杂志社、南京市教育学会、南京教育家协会
2006 年	熊进霞	浅谈高压氧舱内的安全及预防	科技文汇，2006 年 8 月	ISSN 1671-3605 CN32-1622/D	金陵瞭望杂志社、南京市教育学会、南京教育家协会
2006 年	何秀芬	保持党员现先进性重在长效机制建设	科技文汇，2006 年 7 月	ISSN 1671-3605 CN32-1622/D	金陵瞭望杂志社、南京市教育学会、南京教育家协会
2007 年 1 月	蒋声海	复方米非司酮药物制剂配方的合理性验证	当代医学(学术版)，2007 年 01 期	ISSN1009-4393 CN11-4449/R	中国医师协会
2007 年 1 月	李红梅	乳房癌二维声像图特征及其病理组织学基础	基层医学论坛，2007 年第 11 卷第 1 期	ISSN1672-1721 CN14-1314/R	中华医学会山西分会
2007 年 1 月	居　蓉	米非司酮治疗围绝经期功能性子宫出血 42 例临床观察	华北煤炭医学院学报，2007 年 1 月第 9 卷第 1 期	CN13-1267/R	华北煤炭医学院
2007 年 2 月	李红梅	超声在胸腔积液诊疗中的应用	基层医学论坛，2007 年第 11 卷第 2 期	ISSN1672-1721 CN14-1314/R	中华医学会山西分会
2007 年 2 月	董志强	腹泻的临床药物治疗	中国民康医学，2007 年 2 月第 19 卷	ISSN1672-0369 CN11-4917/R	中国社会工作协会，中国民康医学杂志社
2007 年 3 月	韩永钊	自治咪康唑眼膏治疗真菌性角膜炎	包头医学，2007 年 9 月 31 卷第 3 期	ISSN 1007-3507 CN 15-1171/R	包头市卫生局，包头市医学科技情报所
2007 年 4 月	吕建林 张亚大	益肾逐瘀通颗粒剂联合耻骨上膀胱穿刺造瘘术的临床应用	中国中西医结合外科杂志，2007 年 4 月第 13 卷第 2 期	ISSN1007-6948 CN12-1249/R	中国中西医结合学会
2007 年 4 月	王　剑	创伤性连枷胸 62 例救治分析	当代医学，2007 年第 7 期	ISSN1009-4393 CN11-4449/R	中国医师协会
2007 年 4 月	葛卫星	机械通气并发气胸 26 例诊治体会	临床误诊误治，2007 年 04 期	ISSN 1002-3429 CN 13-1105/R	白求恩国际和平医院
2007 年 5 月	王　琪 徐崇利 张郁青	脑心通胶囊对急性冠脉综合征患者纤溶活性及内皮功能的影响	中国老年保健医学，2007 年 05 期	ISSN 1672-4860 CN 11-4981/R	中国老年保健医学研究会
2007 年 5 月	张秀伟	因长期口服“偏方”所致重症顽固性哮喘 20 例临床分析	中国实用医药，2007 年第 2 卷第 15 期	ISSN1673-7555 CN11-5547/R	中国康复医学会
2007 年 5 月	胡晓燕	2 型糖尿病血尿酸水平与胰岛素抵抗及体重指数的关系	实用临床医药杂志，2007 年 11 卷第 5 期	ISSN1672-2353 CN32-1697/R	扬州大学医学院
2007 年 5 月	范永春	扩张型心肌病 42 例超声心动图分析	基层医学论坛，2007 年 11 卷第 5 期	ISSN1672-1721 CN14-1314/R	中华医学会山西分会
2007 年 5 月	李红梅	彩色多普勒超声在睾丸附睾结核中的应用	基层医学论坛，2007 年第 11 卷第 5 期	ISSN1672-1721 CN14-1314/R	中华医学会山西分会

续表 4-15-25

发表时间	作 者	论 文 题 目	期刊名称及期号	国际标准刊号 国内统一刊号	期刊主办单位
2007 年 5 月	彭启松	ABX PENTRA60 血细胞分析仪常见故障分析	现代检验医学杂志，2007 年 9 月 22 卷第 5 期	ISSN1671-7414 CN61-1398/R	陕西省临床检验中心，陕西省人民医院
2007 年 5 月	彭启松	BV 试剂在细菌性阴道炎病诊断中的应用	实用医技杂志，2007 年 2 月 第 14 卷第 5 期	ISSN1671-5098 CN14-1298/R	中华医学会山西分会
2007 年 5 月	王 进	针灸推拿治疗颈椎病 49 例	南京中医药大学学报	ISSN1000-5005 CN32-1247/R	南京中医药大学
2007 年 6 月	郁万友	75 岁以上手术患者小剂量布比卡因复合芬太尼腰—硬联合麻醉分析	实用老年医学，2007 年第 21 卷第 6 期	ISSN1003-9198 CN32-1338/R	江苏省老年医学研究所
2007 年 6 月	方思月	肝炎肝硬化的多排 CT 三期扫描影像评价	实用临床医药杂志，2007 年 11 月第 6 期	ISSN1672-2353 CN 32-1697/R	扬州大学
2007 年 6 月	范永春	急性阑尾炎 B 超诊断体会	基层医学论坛，2007 年第 11 卷第 6 期	ISSN1672-1721 CN14-1314/R	中华医学会山西分会
2007 年 7 月	卞仕云	提高学员到课率保证教育质量	南京医科大学学报	ISSN1671-0479 CN32-1606/C	南京医科大学
2007 年 7 月	胡晓燕	探讨纤溶酶原激活物抑制因子 -1 水平对评价 2 型糖尿病短期强化治疗疗效的临床意义	临床内科杂志，2007 年 7 月 第 24 卷第 7 期	ISSN1001-9057 CN42-1139/R	中华医学会湖北分会
2007 年 7 月	彭 刚	影像科医师要慎重诊断鼻骨骨折	中国医学杂志，2007 年 7 月第 5 卷第 7 期	ISSN1684-5846 CN72-2002/R	中华科学技术出版社
2007 年 7 月	陈必新	茴三硫（胆维他）治疗灼口综合征临床研究	中国医学园地，2007 年 7 月第 5 卷第 7 期	ISSN1729-1461 CN37-1363/R	中国医促会
2007 年 8 月	刘萍萍	炎虎宁联合山莨菪碱治疗小儿轮状病毒性肠炎 47 例疗效观察	中国医药指南，2007 年 8 月第 54 期	ISSN1671-8194 CN11-4856/R	中国医学基金会
2007 年 8 月	彭 刚	如何更好地做上消化道气钡双重造影	中国医学杂志，2007 年 8 月第 5 卷第 8 期	ISSN1684-5846 CN72-2002/R	中华科学技术出版社
2007 年 8 月	王 进	电针治疗内侧副韧带损伤 36 例临床观察	江苏中医药，2007 年 08 期	ISSN 1672-397X CN 32-1630/R	江苏省中医药学会
2007 年 9 月	张小兰	小儿重症支原体感染肺炎 41 例临床分析	中国药房，2007 年第 18 卷	ISSN1001-0408 CN50-1055/R	中华医院管理学会，中国药房杂志社
2007 年 9 月	彭启松	ABX Pentra120 retic 血细胞分析仪网织红细胞计数及其评价	临床和实验医学杂志，2007 年 9 月第 6 卷第 9 期	ISSN1671-4695 CN11-4749/R	首都医科大学附属北京友谊医院
2007 年 9 月	聂芳英	普贝生促宫颈成熟例临床分析	中国现代医生杂志	ISSN1673-9701 CN11-5603/R	中国医学科学院
2007 年 10 月	聂芳英	卵管破裂 30 例临床分析	中国现代医生杂志	ISSN1673-9701 CN11-5603/R	中国医学科学院
2007 年 10 月	胡晓燕	歌列美脲与格列吡嗪治疗 2 型糖尿病疗效比较	内科，2007 年 10 月第 2 卷第 5 期	ISSN1673-7768 CN45-1347/R	广西医学科学情报研究所

续表 4–15–26

发表时间	作 者	论 文 题 目	期刊名称及期号	国际标准刊号 国内统一刊号	期刊主办单位
2007 年 10 月	刘萍萍	阿奇霉素联合 654–2 序贯治疗小儿支原体肺炎的疗效观察	现代医药卫生，2007 年第 23 卷第 20 期	ISSN1009–5519 CN50–1129/R	重庆厂矿卫生管理协会
2007 年 10 月	方思月 戴培林	胃肠间质瘤的 CT 影像分析	医学影像学杂，2007 年 10 月第 17 卷第 10 期	ISSN1006–9011 CN 37–1426/R	山东省医学影像学研究所
2007 年 11 月	孙小伟 刘 猛	连续性血液净化治疗重症低钠血症 12 例	中国民康医学，2007 年 11 月第 21 期 19 卷	CN 11–4917/R ISSN 1672–0369	中国社会工作协会
2007 年 11 月	赵家泉 孙 凯	Ⅲ段胆肠吻合在肝门部恶性梗阻治疗中的应用（附 12 例报告）	实用临床医药杂志，2007 年 11 期	ISSN1672–2353 CN32–1697/R	扬州大学医学院
2007 年 11 月	郁万友 吕 洁	气管导管经导管芯塑形钩 S 形气管插管法在临床中的应用	临床麻醉学杂志，2007 年 11 月第 23 卷第 11 期	ISSN1004–5805 CN32–1211/R	中华医学会南京分会
2007 年 11 月	张致辉	毫米波治疗颞下颌关节紊乱病的疗效观察	中国医学园地，2007 年 11 月 第 5 卷第 11 期	ISSN1729–1461 CN37–1363/R	中国医促会
2007 年 11 月	李 洁	中西药结合治疗妊娠期胆汁瘀积症 26 例	中国医疗卫生，2007 年 11 月 4 卷	ISSN1653–3189 CN11–3271/R	中国医学研究会
2007 年 12 月	杨 健 张秀伟	无异物吸入主诉的成人支气管异物的临床分析	临床肺科杂志，2007 年 12 月第 12 卷第 12 期	ISSN1009–6663 CN34–1230/R	安徽医科大学，解放军 105 医院
2007 年 12 月	杨 健 朱 颖 张秀伟	GP 方案化疗在肺中央型非小细胞癌治疗前后支气管镜下的形态观察	临床肺科杂志，2007 年 11 月第 12 卷第 11 期	ISSN1009–6663 CN34–1230/R	安徽医科大学，解放军 105 医院
2007 年 12 月	王 剑	食管癌手术淋巴节转移 427 例临床分析	中国医刊，2007 年第 42 卷第 12 期	ISSN1008–1070 CN11–3942/R	人民卫生出版社
2007 年 12 月	孙小伟	不同血液净化方法对透析患者 β2–微球蛋白的影像	现代医药卫生，2007 年 6 月	ISSN1009–5519 CN50–1129/R	重庆厂矿卫生管理协会
2007 年 12 月	卞元清 蒋声海	门诊不合理用药的两种处方分析方法比较	中国药业，2007 年第 16 卷第 23 期	ISSN1006–4931 CN50–1054/R	重庆市食品药品监督管理局
2007 年 12 月	张春香 郭 丰	重组水蛭素Ⅲ（rHv3）多克隆抗体的制备	中国药房，2007 年 12 月第 18 卷第 34 期	ISSN1001–0408 CN50–1055/R	中华医院管理学会，中国药房杂志社
2007 年 12 月	王 进	温针治疗肱首外上髁炎 72 例临床分析	江苏中医药	ISSN1672–397X CN32–1630/R	江苏省中医药学会
2007 年 12 月	朱祖明	MH_3 抗胃癌生长实验研究	临床肿瘤学，2007 年第 12 期	—	南京八一医院
2007 年 12 月	聂芳英	100 例功能失调性子宫出血临床分析	中国现代医生杂志	ISSN 1673–9701 CN 11–5603/R	中国医学科学院
2007 年	李军荣	微创颅内血肿引流术治疗慢性硬膜下血肿 48 例	广东医学 2007 年 6 月第 28 卷第 6 期	ISSN 1001–9448 CN 44–1192/R	广东省医学情报研究所
2007 年	吕建林	益肾逐瘀通颗粒合造瘘术治疗前列腺增生症尿潴留	浙江中西医结合杂志，2007 年 2 月	ISSN 1005–4561 CN 33–1177/R	浙江省中西医结合学会、浙江省中西医结合医院

续表 4-15-27

发表时间	作 者	论 文 题 目	期刊名称及期号	国际标准刊号 国内统一刊号	期刊主办单位
2007 年	何泽民	术中胆道造影在腹腔镜胆囊切除术中的临床应用价值	海南医学院学报，2007 年第 13 卷第 6 期	ISSN 1007-1237 CN 46-1049/R	海南医学院
2007 年	王仕国 李 俊 戴学东 范军民	血糖水平对大鼠脑挫裂伤后伤灶周围神经细胞中 Bcl-2 和 Bax mRNA 表达水平	江苏医药，2007 年 12 月第 33 卷第 12 期	ISSN 0253-3685 CN 32-1221/R	江苏省人民医院
2007 年	顾向进 李小玲 冯东侠	Galen′ s 静脉系统的三维 CTA 对松果体区手术的指导意义	中国临床神经外科杂志，2007 年第 12 卷第 12 期	ISSN 1009-153X CN 42-1603/R	广州军区武汉总医院
2007 年	王 琳	高温高压处理在消除双重免疫组化染色交叉反映中的应用	论文汇编，2007 年 8 月第 5 卷第 8 期	会议交流	全军病理专业委员会，兰州军区乌鲁木齐总医院
2007 年	王 琳 曹 俭	六孔水浴锅在内窥镜活检组织快速脱水中应用	临床与实验病理学杂志，2007 年 6 月第 23 卷第 3 期	ISSN 1001-7399 CN 34-1073/R	安徽医科大学、中华医学会安徽分会
2007 年	彭 刚	早期食道癌的 X 线征象及误诊原因分析	医药月刊，2007 年 7 月第 4 卷第 7 期	ISSN 1672 — 5085 CN 11 — 5062/R	中外健康文摘杂志社
2007 年	王小燕	类风湿性关节炎患者血清 TNF-α 和外周血 B 细胞及 T 细胞亚群的探讨	中华现代医学与临床，2007 年	ISSN 1812-5859 CN 44-2823/R	国际中华名医协会 中华国际出版集团
2007 年	王小燕	血浆 B 型钠尿肽测定在妊高征中的应用	医学动物防制，2007 年 5 月 第 23 卷第 5 期	ISSN 1003-6245 CN 13-1068/R	中国民主促进会河北省委员会
2007 年	卞元清	糖尿病并发高血压降压药物的选择体会	河北医学，2007 年第 13 卷第 11 期	ISSN 1006-6233 CN 13-1199/R	河北省医学会
2007 年	师锦宁 王学文	重组活化的Ⅶ因子的临床应用	中国医师进修杂志，2007 年 第 30 卷 第 12 期	ISSN 1673-4904 CN 11-5455/R	中华医学会
2007 年	庞睿智	日立 7600—010 生化仪几例特殊故障检修	实用医技杂志 2007 年 12 月第 14 卷第 36 期	ISSN 1671-5098 CN 14-1298/R	山西省医学会
2007 年	管国平 王以进	Orion 和 Window 颈椎前路钢板置入对颈椎稳定性的生物力学评估	中国组织工程研究与临床康复，2007 年 44 期	ISSN 1673-8225 CN 21-1539/R	中国康复医学会、中国组织工程研究与临床康复杂志社和辽宁省细胞
2007 年	葛广勇 赵建宁	全髋关节置换术后早期后脱位的易发因素及防治	临床骨科杂志，2007 年第 6 期	ISSN 1008-0287 CN 34-1166/R	安徽医科大学；安徽省医学会
2007 年	李圣华 李军荣 余艳华 陈来明	支架成形术治疗椎基底动脉狭窄的疗效观察	临床神经病学杂志，2007 年第 5 期	ISSN 1004-1648 CN 32-1337/R	南京医科大学附属脑科医院

续表 4-15-28

发表时间	作 者	论 文 题 目	期刊名称及期号	国际标准刊号 国内统一刊号	期刊主办单位
2007 年	徐崇利 唐建金 黄　进 王明伟 杨志健 王连生	冠心病合并糖尿病患者的临床与冠状动脉造影特征分析	当代医学，2007 年第 23 期	ISSN 1009-4393 CN 11-4449/R	中国医疗保健国际交流促进会
2007 年	张春香	Meta-analysis:the effect of supplementation with probiotics on etadication tates and adverse events during Helicobacter pylori eradication therapy	Alimentary Pharmacology &Therapeutics2007 年 Jan15:25(2):155-68	ISSN 0269-2813 Pubmed Pmid: 17229240	Wiley 出版社

【学术交流】

1986 年，医院派出医务人员参加省市及全国性培训班 21 人次；参加全国性学术交流 8 人次。在学术论文交流方面，医院参加省级心胸外科和急救医学学术会议，并在大会上交流论文 2 篇，小会和书面交流论文 3 篇，市级学术会议上交流论文 1 篇。

1992 年，医院加强宏观控制，对医务人员外出参加学术会议、学习班以及投寄稿件等，作出了相关规定。范围：原则上限于参加中华医学会江苏分会、南京分会举办的学术会议和学习班。条件：参加学术会方，须有本人参选论文录用通知或作为列席代表的正式会议通知；本市范围内专业对口的短期学习班，经医务科签署同意后，由科室具体安排相应的人员参加。经费控制及人员安排：医院用于参加学术会议、学习班的经费，每年控制在 2 万元以内。符合规定条件的人员，每人每年参加市级以上学术会议、学习班原则上限于一次；个别特别情况，一年内需第二次参加者，需向科室提出申请，经医务科审核后，报院长或业务院长批准。

1994、1995 年，医院对参加学术会议、学习班的人员资格及费用作了二次补充规定。

2006 年以来，医院每年派出医务人员参加各类学术活动 10 批次以上。2007 年，医院举办为期 2 周的“专家周系列学术专题讲座”，邀请江苏省人民医院多位专家主讲。

第三节　卫生学校

1959 年，江宁县建立半农半医卫生学校，校址在湖熟镇。1960 年迁至东山镇，设在县党校。是年，因国家经济困难，压缩开支而解散。1965 年，在江宁县职业中学设半农半医班，有学员 52 人。1968 年，随职业中学而解散。

1976 年下半年，经省、市、县政府有关部门批准，筹建江宁县人民医院卫生学校，吴泽祥负责筹建工作。其性质为医院办学，校址设在医院内，利用县医院为教学和实验基地。1977 年，医院党总支副书记李复进兼任校长，医院副院长李健兼副校长，吴泽祥任专职副校长，具体负责卫校的教学安排与管理。江宁县人民医院卫校是国家举办的卫生专业教学机构，承担省、市、县统一招生和内招中专卫技人员及初级卫技人员专业培训任务。

1978 年 6 月 26 日，江宁县人民医院卫校正式开学，首批开设医士、护士班。医士班为两年制，6 月 26 日开学，学生 50 人；护士班为三年制，10 月 26 日开学，学生 45 人。1979 年、1980 年、1982 年各招收三年制护士专业 1 个班，4 年共招收护士 175 人。1980 年，招收两年制 2 个医士班，计 97 人，1981 年，招收两年制卫生统计班，共 77 人，1982 年，招收两年制卫生财会班，学生为 94 人，一年制口腔、助产、会计培训班计 60 人。除护士班统招外，其他专业班均为内招班。

卫校成立初期，学校管理人员只有吴泽祥、陈丽清、杨馨芝、李萍 4 人，同时他们还承担医院部分工作。1979 年后，陆续分配或调入老师，至 1981 年，有 19 名工作人员。县医院抽调有教学经验或高年资临床医生承担 7 个专业班的医学基础理论教学，同时与南京医学院、南京第二卫校等单位建立教学协作关系。文化课和一些专业课程由外聘老师担任，采用统一的中专教材。毕业考试为全省统一考试，考试及格发毕业证书，统招生由南京市统一分配，内招生回原单位。卫校原校址建在现医院职工食堂地段，建有 1 栋两层楼，建筑面积约 500 平方米，作为教学楼。学生宿舍：女生先在东山镇文苑巷老医院病房住宿，后在教学楼东侧新盖的 10 间平房内。男生则在教学楼二楼住宿。当时学校场地小，条件差，设施简陋，没有实验室、图书室、解剖室及体育运动场地，学生就餐利用医院职工食堂。

1979 年 7 月，成立江宁县人民医院卫校党支部，吴泽祥任副书记。同年年底，为加快卫校发展，在县政府支持下，医院卫生学校在东山镇外港路征地 3.67 公顷兴建新校舍，卫校组织学生参加兴建校舍的义务劳动。先建立新教学楼三层 1 幢，建筑面积约 1900 平方米，实验楼 1 幢约 600 平方米，学生宿舍约 350 平方米，运动场地、食堂及辅助用房约 1000 平方米。

1981 年年后，吴泽祥任副校长并主持工作。1982 年上半年，卫校全部搬入新址。同年，经江苏省卫生厅批准，江宁县人民医院卫生学校更名为江宁县卫生进修学校。

1978—1983 年，江宁县人民医院卫校共培训卫生中等专业人员 553 人。其中，医士 147 人、护士 175 人、卫生统计与财会 171 人、口腔、助产等 60 人。为南京地区及全省培养一批卫生急需人才。

1983 年 7 月，江苏省人民政府批准撤销江宁县卫生进修学校，改名为南京市江宁卫生职工中等专业学校，医院不再管理，学校的教职员工、组织关系、设备器材、房产、学生等一并划归江宁县卫生局管理，行政也归卫生局领导。

1978年级（1980届）两年制医士专业学生名录表

表 4–16

学 号	姓 名	学 号	姓 名	学 号	姓 名	学 号	姓 名
1	乔克勤	14	杨玉珍	27	徐厚诚	40	王春贵
2	王莉萍	15	于幸辛	28	毛荣康	41	郭韵秋
3	夏晓明	16	高 岩	29	尹良春	42	夏广美
4	蒋 华	17	郃元祥	30	张俊杰	43	周琳玉
5	陈风英	18	张锦翔	31	闫其云	44	谢 琳
6	朱坚平	19	朱 宁	32	徐 萍	45	陈 文
7	刘 文	20	周银水	33	肖 云	46	刘鲁民
8	倪家福	21	韩亚平	34	万海燕	47	尤曙光
9	桓强顺	22	仲 美	35	吴 晶	48	王桥专

续表

学号	姓名	学号	姓名	学号	姓名	学号	姓名
10	包学海	23	侯卫华	36	阳永明	49	魏磬林
11	王礼琼	24	马爱珍	37	邱仁高	50	丁克明
12	季建华	25	沈小馨	38	吴宁生		
13	张晓明	26	刘增龙	39	李青凯		

说明：1978 年 6 月 26 日入学，1980 年 7 月 20 日毕业（50 人），班主任吴泽祥

1978年级（1981届）三年制护士专业学生名录表

表 4–17

学号	姓名	学号	姓名	学号	姓名	学号	姓名	学号	姓名
51	朱　敏	60	陈尔丽	69	倪琴玉	78	靖翠英	87	黄一平
52	王　耘	61	俞正飞	70	顾凤珍	79	宋智慧	88	丁爱芳
53	管绍花	62	张贤香	71	张晓妹	80	王　勤	89	刘名翠
54	王顺英	63	陶秋霞	72	金胜利	81	王真梅	90	江　水
55	李　玲	64	欧小凤	73	刘亚平	82	胡亚萍	91	胡云珠
56	焦爱玲	65	詹清瑶	74	李述花	83	陈云蓉	92	颜　静
57	焦祖琴	66	郭孝芳	75	王凤华	84	林　梅	93	陈　高
58	周　俊	67	张苏萍	76	顾　华	85	王道珍	94	杨红枫
59	王广琴	68	范秀兰	77	柳宁莉	86	许南娇	95	袁慧红

说明：1978 年 10 月 26 日入学，1981 年 7 月毕业（45 人），班主任吴泽祥

1979年级（1982届）三年制护士专业学生名录表

表 4–18

学号	姓名	学号	姓名	学号	姓名	学号	姓名
96	朱晓月	106	陈金莲	116	戴复香	126	谢远秀
97	吕　铭	107	赵青茹	117	巫玉红	127	侯　铭
98	李沪英	108	陆琪琳	118	范军民	128	郑　玉
99	毛　荣	109	经升琴	119	朱宁桂	129	徐必华
100	王桂华	110	吴其华	120	徐榴红	130	张顺凤
101	姚月静	111	戴来娣	121	韦秋云	131	蒋晓萍
102	张丽英	112	任艳丽	122	戴小凤	132	何爱娣
103	赵　宏	113	陶叶青	123	丁明珍	133	王晓平
104	崔道凤	114	夏大珍	124	王小琴	134	周　虹
105	郑明香	115	李菊香	125	张莲香	135	唐双双

说明：1979 年 10 月 6 日入学，1982 年 7 月 28 日毕业（40 人），班主任吴泽祥、罗钰知

1980年级（1983届）三年制护士专业学生名录表

表 4-19

学 号	姓 名	学 号	姓 名	学 号	姓 名	学 号	姓 名
136	朱小芳	146	石　砚	156	刘福香	166	杨梅华
137	黄江香	147	张玉华	157	王宁霞	167	李　梅
138	蒋爱琼	148	李　琴	158	陈孝琴	168	王宝琴
139	王小红	149	金　玲	159	段玉霞	169	王广银
140	董金萍	150	朱长征	160	庄晓莉	170	许　翎
141	戴桂萍	151	孙惠芳	161	田发美	171	裴　婕
142	宋彩云	152	张晓岚	162	陈桂红	172	孙在英
143	谢先美	153	顾丽萍	163	王慧文	173	许腊梅
144	邹雪琴	154	胡晓军	164	孙兆琴	174	陈绍琴
145	吕　侣	155	张　珺	165	赵桂芳	176	范红梅

说明：1980 年 9 月 14 日入学，1983 年 7 月 17 日毕业（40 人），班主任李萍、汤永明

1980年级（1982届）两年制医士专业学生名录表

表 4-20

学 号	姓 名	学 号	姓 名	学 号	姓 名	学 号	姓 名
176	彭贵文	201	林　琳	226	程　毅	251	周曙光
177	潘文林	202	李红卫	227	冯增强	252	秦兆和
178	张　俊	203	何爱萍	228	彭卫群	253	张　琼
179	许　晖	204	陈　卫	229	张启林	254	李莉华
180	贾翠厚	205	林　哲	230	王　琦	255	顾　鸣
181	任　鸣	206	秦　岭	231	靳育武	256	詹　碌
182	陈彩霞	207	戴　佳	232	王世荣	257	胡河清
183	朱　萍	208	魏　磊	233	唐彩云	258	王　奔
184	沙　滨	209	唐尔云	234	陈　洁	259	陈守华
185	殷宁娟	210	许海平	235	丁昌余	260	谢童云
186	徐晓文	211	张玉田	236	李新华	261	苏　平
187	裘保义	212	刘　春	237	戚春洋	262	李　佳
188	陈国平	213	祝玲玲	238	李健平	263	陈爱民
189	鞠华定	214	刘建勋	239	刘岐河	264	李　竞
190	华明生	215	王　莉	240	吕苏宁	265	张　强
191	熊小萍	216	姚　帅	241	王　萍	266	张卫星
192	李福颖	217	尤　红	242	顾红星	267	张晓红
193	常　娟	218	贾　荣	243	朱立群	268	曹文锡

续表

学 号	姓 名	学 号	姓 名	学 号	姓 名	学 号	姓 名
194	陈世云	219	耿　怡	244	丛　茜	269	仲纪富
195	陈柳绿	220	刘汉霁	245	李一奋	270	赵珍珍
196	潘　俊	221	周为鸿	246	丁胜化	271	王美珍
197	张晓春	222	施家友	247	是志伟	272	钱继跃
198	尚　慧	223	李荣明	248	童玲玲		
199	洪国良	224	涂国强	249	台自沛		
200	张伦斌	225	金文宁	250	孙　燕		

说明：1980 年 11 月 28 日入学，1982 年 12 月 13 日毕业（97 人），班主任展军、李方群

1981年级（1983届）两年制卫生统计专业学生名录表

表 4–21

学 号	姓 名	学 号	姓 名	学 号	姓 名	学 号	姓 名
273	吴　刚	293	王东伟	313	张晓宣	333	于曙光
274	张金用	294	花建宏	314	黄新农	334	邓　铭
275	缪建兰	295	许家力	315	孙翔华	335	王正坤
276	柳　标	296	陆裕林	316	饶正兰	336	朱　梅
277	张　萍	297	陈卫俊	317	冯　谊	337	季革新
278	沈文秀	298	李　敏	318	蒋小镛	338	夏　硕
279	赵黎明	299	周秀凤	319	于景华	339	吴亦民
280	丁玲华	300	陈跃华	320	吴　华	340	徐安生
281	朱明明	301	顾人娟	321	施杨彪	341	沈　飞
282	王　标	302	费泽忠	322	顾晓宇	342	杜　雷
283	胡大伟	303	马泉流	323	郭敏之	343	韦向泽
284	顾炳生	304	罗正国	324	王国杨	344	陈士选
285	韦　啸	305	张国栋	325	王鸿鑫	345	王凯民
286	徐卫兵	306	李家俭	326	张惟真	346	王梅玲
287	冯洪梅	307	刘杨杨	327	王晓鸣	347	叶新玲
288	朱　泓	308	张　辉	328	王江蓉	348	李建萍
289	孙　雷	309	顾　萍	329	李　耘	349	张　健
290	陶宣文	310	姜建萍	330	魏　祥		
291	徐秀萍	311	郑晓鹏	331	周信毅		
292	纪世勇	312	周连顺	332	吴立生		

说明：1981 年 10 月 20 日入学，1983 年 9 月 16 日毕业（77 人），班主任孙德英

1982年级（1984届）两年制卫生财会专业学生名录表

表 4-22

学号	姓名	学号	姓名	学号	姓名	学号	姓名
350	顾建如	374	林晓燕	398	杨　燕	422	郑　奇
351	曹　桔	375	孙晓红	399	吴　敏	423	沈　波
352	黄　岗	376	封　慧	400	李美云	424	程云球
353	陈复生	377	杨建华	401	姜　云	425	吴立三
354	杨虔鸣	378	王克勤	402	施卫东	426	张载轼
355	王海明	379	相堂军	403	王荣申	427	方小白
356	张卫平	380	谈万海	404	张书明	428	吕　伟
357	周维鸣	381	盛泰生	405	蔡瑞明	429	陈宜彬
358	张建华	382	刘兆明	406	孙　敛	430	郑学军
359	倪佃云	383	江治平	407	周培武	431	陈洪芳
360	徐　涛	384	骆永忠	408	周海曙	432	臧　鸣
361	崇梅云	385	芦　萍	409	石卫平	433	倪惠惠
362	朱丽婷	386	华可东	410	吴向幸	434	许　惠
363	马金云	387	李秉秀	411	陈明路	435	刘红霞
364	张晓丽	388	乔雅莉	412	张　伟	436	殷立虎
365	李　红	389	田政国	413	聂宏英	437	靳育玖
366	张　惠	390	许志民	414	任爱根	438	刘　力
367	陈　健	391	章丽林	415	李竹航	439	刘正荣
368	丁新农	392	乔本清	416	王建人	440	曹石剑
369	朱中平	393	袁枭元	417	李传义	441	谭爱华
370	史顺才	394	吕　伟	418	李鸿雁	442	张洪林
371	范建国	395	孟　杰	419	刘静荣	443	李蕴法
372	朱卫军	396	张红娣	420	正淑琴		
373	袁启珍	397	戴　萍	421	杨　真		

说明：1982 年 9 月 20 日入学，1984 年 7 月 26 日毕业（94 人），班主任高仕奇 、杨业祥

1982年级（1985届）三年制护士专业学生名录表

表 4-23

学号	姓名	学号	姓名	学号	姓名	学号	姓名
444	张　静	457	陈玉兰	470	郭玉萍	483	柴慧静
445	黄　莺	458	赵　盈	471	张艺景	484	童玉琴
446	李　萍	459	赵德靖	472	陈素琴	485	陈文敏

续表

学 号	姓 名	学 号	姓 名	学 号	姓 名	学 号	姓 名
447	叶　健	460	宋家珍	473	孟马玲	486	葛玉芳
448	邹　宁	461	陈善玉	474	王素诱	487	王维琴
449	韦　杰	462	杨伏云	475	杨爱芳	488	王云华
450	毛为桂	463	潘龙英	476	唐　琼	489	宋福翠
451	陈晓英	464	张延兰	477	张　娟	490	谭小玉
452	朱玉芝	465	程世妹	478	徐　萍	491	俞春琴
453	娄德霞	466	钱彩云	479	孙录华	492	李爱玲
454	陶　岚	467	常英华	480	朱同丽	493	胥小玲
455	黄　燕	468	高　蓓	481	袁传芝		
456	唐玉霞	469	李官萍	482	朱　敏		

说明：1982 年 9 月 18 日入学，1985 年 7 月 20 日毕业（50 人）（高中毕业），班主任陆冰、汤永明

1982年级（1983届）一年制口腔、助产、会计培训班学生名录表

表 4–24

学 号	姓 名	学 号	姓 名	学 号	姓 名	学 号	姓 名
494	钱爱民	509	夏其刚	524	肖智琴	539	赵　俊
495	李　伟	510	李新宁	525	施泽贞	540	马小达
496	宋久祥	511	沈有祥	526	刘训琴	541	倪跃星
497	李亚敏	512	唐　萍	527	杨庆凤	542	马智芬
498	钱莉玲	513	杨连香	528	邓其珍	543	赵向明
499	冯幼华	514	高菊花	529	刘翠茹	544	徐秀珍
500	吴肇畅	515	曹　红	530	李　敏	545	汪　烽
501	张金兰	516	郭旭红	531	李晓慧	546	孙　萍
502	张顺香	517	段顺兰	532	闵　晖	547	李翠兰
503	吴绍钦	518	朱美英	533	李红萍	548	陈跃华
504	周　军	519	陈庚南	534	庞　璇	549	俞金萍
505	陈志斌	520	赵金秀	535	许苏陵	550	褚福发
506	贲仁和	521	胡春香	536	江　宪	551	李晓滨
507	董红旗	522	朱　玲	537	喻卫众	552	徐秀英
508	董　新	523	陆　霞	538	张永春	553	朱成英

说明：1. 494—511 号为口腔班，512—533 号为助产班，534—553 号为会计班

2. 1982 年 9 月 10 日入学，1983 年 8 月 30 日结业（60 人），班主任任胜春、荆昌

第五章　医院业务管理

江宁医院在建院初期，由于没有管理的职能部门，医院管理一般由院长直接管理。20 世纪 50 年代，设医务股（组），负责全院医疗、护理、教学管理的职能。60 年代，医院提出业务技术、质量、经济三大管理，管理的主要内容：以医疗为中心，提高医疗护理质量，抓好病历质量、技术质量、人才培养、病区管理和教学科研，预防保健、指导基层等技术服务工作。80 年代后期直至进入 21 世纪，随着医院规模的不断扩大，医疗技术进步与发展，医院功能的拓展和不断完善，医院管理的内容不仅仅是业务技术管理的概念，在现代医学模式的运作下，医院管理给医院行政管理、医疗质量管理、护理管理、医学教学管理、医学科研管理、医院感染管理、社区卫生服务管理、病员服务管理、医疗设备管理、医院信息管理、医疗服务行为规范等，提出新的管理要求。根据不同发展时期的功能任务，医院先后成立医务科（处）、护理部、设备科、科教处、信息科、感染办、体检科、客服中心等，基本完善医院管理的组织体系，管理职能进一步明确，管理措施基本到位，医院管理基本做到规范化、制度化、常态化。医院管理的重点是抓基础设施建设、制度建设、医疗质量控制、业务技术建设、人才队伍培养与引进、现代化医疗设备的投入、新技术新项目的开发与引进，基本形成新的技术优势。通过日积月累和循序推进，医院管理已经从基础建设步入业务发展和技术创新的新阶段。

第一节　医疗管理

20 世纪 50 年代初期，县人民政府卫生院开始建立医疗管理的组织机构，医疗管理工作步入立章建制的阶段，医院逐步制定各级各类人员职责、查对制度、晨会制度、病人探视及出入院制度等，组织开展巡回医疗，支援县乡经济建设，为保障人民群众身心健康作出贡献。进入七八十年代后，县人民医院开始整顿医疗秩序，强抓医疗护理质量，重视医疗文件书写，把病历质量、人才培养、人才梯队建设和科研工作提到重要议事日程上，有计划地组织医护人员开展技术革新，引进和开发新的技术项目，有效地促进业务技术发展。90 年代初，在创建二级甲等医院工作进程中，在狠抓医疗质量、制度建设和专科建设的基础上，强化“三基”（基础理论、基本知识、基本技能）训练和考核，做到人人过“三基”关，并先后编印《医院规章制度》《医院工作人员职责》《各种诊疗操作常规》《护理操作常规》，医院临床、护理、医技、职能科室、行政后勤等十大考核标准，人手一册，成为医疗管理活动的指导性文本。2000 年后，医院坚持开展“以病人为中心、以提高医疗服务质量”为主题的医疗管理活动，逐级负责，医务人员履行岗位职责，查找工作中的薄弱环节，营造病人安全满意的医疗环境，构建和谐的医患关系，营造良好的执业氛围，取得较好的工作业绩，完成各项医疗工作任务。

【医疗业务管理】

1951年，落实省市卫生行政部门要求，县人民政府卫生院制定门诊规则、住院规则、探视规则、请假规则、工作人员治病优待办法及其工作细则等规章制度，医疗业务管理开始有章可循。当年还举办接生员训练班4期，共培训接生员127人，让其掌握科学接生知识、技能。此外，对全县医疗机构诊所、药事人员、种痘人员、中西药商等进行登记管理。1958年，根据江苏省卫生厅〔1958〕卫医张字第220号《关于建立城乡各级医疗机构技术辅导关系的指示的函》，南京市第一医院与江宁县人民医院建立城乡医疗机构业务辅导关系。

1961年，根据〔1961〕卫医字第68号《关于试行医院工作暂行条例的通知》及〔1962〕卫医字第16号《关于加强医院管理，健全医疗制度的通知》，对照标准要求，医院对规章制度作出全面的检查完善，订立查房、查对、值班、交班、保护性医疗手术审批、急诊抢救、消毒隔离、病案讨论、病历书写、物资保管、赔偿、会诊、请假、中医工作14项制度及住院、探视、门诊、手术4个规则，并装订成册。实行业务副院长每周查房1次，行政副院长和总务股长每周由护士长陪同查房1次。有计划地安排业务学习，每月组织全院性的业务学习1次，各科室的业务学习每月2次。

1978年7月，卫生部颁布《全国医院工作条例试行草案》和《医院工作制度、医院工作人员职责试行草案》。县人民医院组织全院医务人员学习培训。

1980年，成立病案质量检查小组，贯彻落实南京市卫生局《医疗护理文件书写规则和质量要求》，为加强病案终末质量管理，对全院出院病例进行抽查和考核。1986年，医院成立药事委员会，对药品质量、合理用药进行监督指导。为加强医疗保健，1986年后，医院陆续安排有经验的医师、护士专职负责老干部门诊工作，需要住院者可以先住院后办手续，真正做到住院优先，门诊就诊、收费、发药方便。5月起，医院与远离县城、医疗条件较差的丹阳卫生院建立医疗协作关系，每月派出内科、外科、妇产科医生各1名共7批21人，到丹阳指导、协助开展医疗工作。此外，还帮助多个乡镇卫生院实行全方位的技术支持，协助基层提高管理水平和诊疗质量。同年7月，医院开设计划免疫门诊（儿保专科门诊），采取划片包干形式，确定专人具体负责各单位居民点及幼儿园的计划免疫和系统管理。医院还与禄口卫生院签订协议，确定禄口卫生院为江宁县人民医院分院，协作期限两年（1989年1月至1991年1月）。医院定期派出内科、外科、妇产科等科主治医师以上人员，具体指导协作诊治工作，提高禄口卫生院的业务技术水平。同年，医院实行院长负责制的院科分级管理。1989年1月5日，下发《关于进一步做好急诊工作的意见》。2月，成立预防保健科，在完成儿保专科门诊工作的基础上，承担传染病的管理、检测和报告工作。

20世纪90年代，医院建立行政查房制度，由领导及职能科室负责人定期参加行政查房，充分了解病区医疗护理情况及后勤保障等，对临床规范治疗和提高医疗服务质量发挥重要作用。每年派出4—8人，前往省市三甲医院进修深造，并根据业务建设的需要，在2000年后，派出业务骨干到北京、上海、苏州等国内知名医院进修。随着各专科业务的发展，每年外出进修人员有所增加。

1990年，医务科作为院部的业务职能科室，主要任务是协助院长、业务副院长，具体安排、处理全院医、教、研、预防保健，年度考核，业务学习及培训等业务工作。并在职责范围内，对临床医技科室的工作进行检查指导或沟通协调。3月26日，医院成立医疗质量评价委员会，负责医院医疗差错、事故的防范与处理，以及有关的技术鉴定工作，对医疗质量进行督促、检查和评价。10月9日，成立医疗技术委员会，负责对新技术新项目的准入进行审核。上述两个委员会的活动每季1次，医疗质量评价委员会每月1次组织开展全院病历评比，对优秀病历给予表扬和奖励。

1991 年，医务科组织全员学习贯彻省卫生厅制定的《病历书写规范》《疾病临床诊断和治疗标准》《江苏省危重疾病诊断标准和抢救成功标准》等 3 个文件，明确岗位质量标准，加强核心制度尤其是三级查房制度、会诊制度、值班制度、交接班制度、三查七对制度、请示汇报制度、重大手术的术前讨论制度、疑难死亡病例讨论制度的落实。建立健全医疗质量管理组织，县人民医院成立医疗质量管理委员会，科室成立医疗质量管理小组，定期开展医疗质量检查（科室每周 1 次，医院每月 1 次），并对检查结果进行分析，提出改进措施，且有记录可查。与此同时，还建立病区质量管理台账。3 月 12 日，县人民医院成立病案管理委员会。4 月 19 日，与南京市第一医院签订为期 1 年的卫生支农协议，常驻骨科、普外科、内科指导工作。5 月 6 日，制定病案质量管理方案、诊疗质量管理方案。5 月 21 日，与土桥卫生院签订卫生支农协议，为期 1 年，主要开展内科、外科、妇产科、儿科等科室业务指导。是月，转发《控制院内感染的暂行办法》。10 月 14 日，医院制定《关于加强药品管理的规定》。

1992 年，江苏省卫生厅〔1992〕第 16 号文，确定江宁县人民医院为全省第一批分级管理二级甲等医院试点单位。3 月 2 日，医院成立创建二级甲等医院委员会。下设大外科、大内科、儿科、妇产科、门诊部、功能检查科、放射科、药剂科、检验科 9 个质量控制（QC）小组。大外科、大内科成立病案质量管理小组、药事领导小组，大外科、大内科、儿科、门诊部还成立感染控制管理小组。3 月 10 日，医院下发《关于加强病案，图书管理的几点意见》。为加强科室规范化管理，结合等级医院评审工作，医务科对各科室各种台账和记录的内容（有文字记载，备查）作统一规定。要求科主任每月制定科室内工作计划，科主任对病区医疗质量检查（包括病历质量、医疗行为规范等），危重、死亡病历讨论登记（包括手术病人的讨论记录），医生、进修生、实习生培训计划、业务讲座安排登记，科主任每月考核、工作安排。

是年 6 月，医院举办两期分级管理学习班，落实《创建二级甲等医院实施方案》，划分准备（4 月 1 日—6 月 30 日）、达标建设（7 月 1 日—11 月 30 日）、申请验收（12 月 1 日以后）三个阶段组织实施。原医疗质量评价小组更名为医护质量管理小组。6 月 10 日，根据《创建二级甲等医院综合目标管理责任制实施方案》《二级医院标准》《医院工作制度》《江苏省二级医院评审细则》和江苏省卫生厅《八个医政规范》，结合医院实际，制定临床科室、麻醉科、急诊科、医技科室、药剂科、护理、后勤、财务科、职能科室等 10 类工作质量考核标准。与此同时，调整充实医疗护理质量管理委员会、医疗质量评价委员会、病案质量管理委员会、药事管理委员会、院内感染管理委员会、病区医疗质量管理小组等，这些机构都各自制定相应的工作细则。6 月 20 日，制定处理突发性灾害事故应急方案。6 月 21 日，制定《医疗质量信息收集、储存和处理方案》。8 月 6 日，下发《关于病历、处方、报告单检查评定及奖惩意见》及《科研质量管理方案》。12 月，下发《关于开展专家门诊、专科门诊若干问题的规定》。医院病历管理开始备有统一格式要求的考核表，每月 1 次，随机抽调病历 200 份左右。各科病历都有，病历直接发给科主任，每个科主任查病历不少于 10 份，并填写反馈表。业务院长和医务科科长每月查看病历，现场反馈病历质量。

1993 年 2 月 25 日，为迎接省卫生厅分等标准的评审验收，医院制定《分等标准项目分解实施方案》。3 月 5 日，下发《实施分等标准重点项目内容提示》。4 月 20 日，下发《分等标准达标建设进度要求》。7 月 15 日，下发《进一步开展“三基”训练考核的通知》。7 月 31 日，编印《二级医院分等标准评审资料索引》。为达到创建二级甲等医院标准，医院临床专科化建设加快推进实施。8 月 20 日，医院向市卫生局提出申请建立乡镇卫生院临床外科技术骨干进修基地。12 月，医院制定并下发《加强医疗管理工作的补充规定》《加强对青年医务人员培训教育与管理的几项规定》。年底，医院正式挂牌“镇江医学院教学医院”。是年，医院肝胆外科被评为南京市二级医疗机构重点专科。

1994年2月，国务院正式颁布《医疗机构管理条例》，医务科及时组织各科室和医疗管理干部学习条例和相关细则，以便更好地依法行医。5月底，市卫生局批准江宁县人民医院为“南京市乡镇卫生院技术骨干外科临床进修基地”。1995年，医院正式加入南京市医院感染监控网，根据要求按时上报医院院内感染发生情况及医院感染监控资料。同年，医院通过“爱婴医院”评审。是年，医院组织开展全院性观摩查房。大内科、大外科每月开展2次，参加人员有院长、医务科科长以及内外科主任和病区主任等。通过观摩查房规范落实各病区的三级查房制度。

1996年3月，医务科转发江苏省卫生厅《医疗机构不定期重点检查办法》，检查以《医疗机构基本标准》和《综合医院分级管理标准》为依据，要求各病区主任、护士长组织学习，并纳入科室质量检查；医院医疗质量管理委员会以不定期抽查的方式进行督促，并与病区考核挂钩。3月13日，医院下达新技术新项目年度指标任务，要求完成新技术、新项目30项。4月23日，根据《中华人民共和国药品管理法》和市卫生局相关规定，从当年5月1日起，精神药品一律使用绿色处方。

1997年，医务科转发《中华人民共和国药品管理法》至各科室，同时加强麻醉药品和医师处方权的管理，发放医师个人专用麻醉章。为实现医院可持续发展，开始全面动员部署新技术、新项目的开展和引进工作。3月13日，医院分管业务副院长、大内科、大外科主任和高年资医务人员10人，到横溪乡参加卫生支农。3月31日，医院成立专业技术委员会，该委员会主要功能及其任务：对医院的医疗技术队伍建设、人才引进，进行综合性的考核和审定；对购买大型医疗设备进行咨询和论证；对人才的培训、科研工作以及新技术、新项目的开展，进行技术论证和推广；对医院内部发生的医疗纠纷，进行初步鉴定等。4月25日，执行《江苏省病历书写规范》(第三版)，每人1本。6月，医院成立庆香港回归医疗急救领导小组。10月28日，完善行政总查房制度，原则上每周1次。

1998年，医院成立介入治疗中心，介入治疗技术逐渐成熟。心血管内科在区域内形成技术特色和专科优势，申报南京市二级医院医疗机构重点专科。5月25日，根据县武装部〔1998〕宁武字第13号文件精神，为应对各种急难险重的医疗救护任务，医院组建医疗救护民兵连，连长周复兴，副连长施荣宝、戚晓庄、王先鸿、指导员吴家庚、刘永惠。民兵连下设3个排，每排下设3个班。同年11月，心血管内科被评为南京市重点专科。12月4日，医院成立住院医师规范化培训考核领导小组。1999年7月10日，医院成立中医工作领导小组。7月28日，医院成立院重点专科创建领导小组。8月9日，执行卫生部关于《医疗机构临床用血管理办法》，医院成立临床输血管理委员会，负责临床用血的规范管理和技术指导，以及临床合理用血、科学用血的教育培训。同年，随着《中华人民共和国执业医师法》的颁布，医院推进医师队伍的法制化和规范化建设，陆续组织符合条件的医师参加执业医师资格考试。医师执业证书和资格证书由专人集中保管。

2000年5月4日，医院下发《关于切实做好专家、专科门诊服务的通知》(附有专家、专科门诊一览表)。6月，医院调整药事管理委员会、医疗质量管理委员会、病案管理委员会和院内感染管理委员会。7月18日，医院成立创伤外科技术协作领导小组，提高创伤外科救治水平。10月16日，制定《在职在编职工参加学习培训教育的暂行规定》及《关于全面加强医院基础管理的意见》。10月30日，开始实行综合目标管理责任制考核评价。同时，下发《待岗管理暂行规定(试行)》《奖惩暂行规定(试行)》。11月，神经内科开展“微创颅内血肿清除术”，该手术在南京市尚属首次，填补市内空白。肝胆外科开展腹腔镜胆囊切除术。

2001年5月30日，医院制定《医疗业务技术建设五年计划》及重点专科、特色专科、名医评选标准。6月22日，制定“病人选择医生”实施方案(试行)，从7月1日起执行。同日，调整医疗救护领导小组。8月16日，医院成立技术顾问委员会，组成人员主要是各临床科室退休高级职称人员。9月11日，医院与东南大学医学院签订协议，正式成为东南大学医学院教学医院，承担东南大学医学院学生的实习带教任务。11月26日，医院举行区红十字医院，东南大学医学院、第二军医大学南京军医学院教学医院，区眼病、牙病防治所揭牌仪式。12月28日，医院成立人才工程领导小组，主要负责各级各类人才的引进、管理、考核、监督、评价，形成各类专业技术人才优势。2002年9月14日，汤山发生急性严重食物中毒事件，医院收治的18名中毒者全部救治成功。11月6日，南京市急救中心江宁分站在医院正式组建并开通，开辟院前急救“绿色通道”。12月21日，召开江宁医院职代会第二次会议，通过《奖惩规定》《待岗管理规定》等4项决议。

2003年3月11日，为加强重点科室建设，成立创伤协作组、微创协作组、肿瘤协作组。3月18日，医院召开“医疗优质高效年”动员大会，确定2003年为“医疗优质高效年”，同时部署开展系列活动。2005年2月22日，医院确定开展“医疗管理年”，组织系列活动，并与卫生部“以病人为中心，以提高医疗服务质量”为主题的医院管理年活动结合起来，系列活动有声有色。10月，第十届全国运动会在南京举办，全运会期间，医院组织医疗救护保障队，进行现场救护和院内救护。2006年，制定《突发公共卫生事件院内抢救应急预案》，成立江宁医院突发公共事件应急组织，包括突发公共卫生事件应急领导小组、突发公共卫生事件应急救治组和突发公共卫生事件应急护理组、后勤保障组。8月，呼吸科、肿瘤科、胸外科被南京市卫生局评为南京市二级医院医学重点专科。

2007年1月，神经内科、心血管内科、脑外科、骨科、泌尿外科、妇产科、儿科、血液透析科等8个科室被区卫生局评为“区级重点科室”；7名临床医生被评为“区级名医”。2月，根据南京市二级医疗机构医院管理年检查考核反馈意见以及医疗质量、安全检查情况等，制定关于加强病历管理的紧急通知，就病历质量及病历管理提出具体要求。4月，为加强医疗质量管理，以协助明确疾病的诊断、观察病情、判断预后，确保病人安全，制定《实验室检查结果“危急值”报告制度》。8月，制定《总住院医师制度》，外科建立总住院医师值班制度。12月，制定《江宁医院医患沟通制度》，以减少医患之间由于信息不对称而产生的矛盾和纠纷。

【传染病管理】

民国时期，江宁县人民生活贫困，卫生设施和医疗条件简陋，以致天花、麻疹、流行性脑脊髓膜炎、肺结核等多种传染病流行猖獗。据1948年2月至1949年1月人口生命统计，年死亡率19.2‰，主要死于各种传染病。

民国35年（1946）3月，根据省卫生处要求，县医院具体负责填报黄热病、霍乱、天花、斑疹伤寒、鼠疫、菌痢、白喉、猩红热、流行性脑脊髓膜炎、回归热、伤寒、疟疾、黑热病等13种传染病疫情旬报工作，并按照《五种国际法定传染病报告须知》要求，落实传染病报告及预防工作。同年6月，由于县政府未设防疫机构，指令县医院负责全县卫生防疫工作。当年，医院抽调专职医务人员开展防疫注射工作，并组织人力物力抢救摄山及江宁镇恶性疟疾、天花流行感染的患者，疫情得到控制。民国36年（1947）7月，美国罗氏基金会资助，在东山镇周边喷洒滴滴涕灭蚊蝇。

民国37年（1948），制定5年控制天花疾患规划，训练种痘人员800余人，年内接种种痘万余人。民国时期，天花每年都有发生。新中国成立后，1950年发病41例，发病率9.24/10万，死亡17人，病死率41.5%，次年发生27例，发病率为6/10万，死亡15人，病死率为55.6%，1952年，仅发病1人，发病率为0.2/10万，无死亡。江宁县在30年代即有接种牛痘的记录，民国35年（1946）以后，每年接种人次一般在万人以上。1952年，全民普种牛痘。1953年起，天花绝迹。

1950年春季，麻疹流行，第七区病死率一度高达12%，后经组织抢救，死亡率降至1%。同年7月，江湖游医陈昌奇（安徽南陵县人）在朱门镇牌坊村种痘苗，引起天花流行，患病33人，死亡14人。后经救治，有效控制疫情。1951年5月，麻疹在全县全面流行，据统计资料反映，全年发病3887例，发病率863.14/10万。在医务人员救治下，麻疹病死率在1%以下，20世纪60年代后，随着医疗条件改善，病死率降至0.4%以下，1956年发病2783例，死亡42人；1965年发病2121例，死亡4人；1982年发病801例，未发生死亡病人。广大医务人员结合治疗开展种痘工作，全年接种15万人次。

1954年，全县发生水灾，疟疾流行。9月，医院在对门诊病人做标本检验时，发现淳化青龙大队一例血吸虫病感染的病人。随后，医院组织医务人员在全县开展血吸虫病普查，发现和治疗感染血吸虫的病人。1955年，疟疾继续流行，发病率3411/10万。1956年6月，县政府决定成立江宁县血吸虫病防治站，医院防疫股划归县血防站。原由医院承担的传染病、地方病、防疫工作由县血防站负责。1957年5月，医院新增麻风病区，开展专门的麻风病治疗工作。7月，举办麻风病防治工作学习班，抽调卫生所和联合诊所医生16人参加学习，学习结束后划片进行麻风病调查治疗工作。实查409200人，发现一批麻风病患者，全年免费治疗麻风病人56人。1958年，医院多次抽调医务人员下乡开展传染病、地方病普查工作。1959年，春夏季麻疹大流行，年发病16273例，发病率2660/10万。全年给6万余名儿童口服紫草、贯众、雷击散等中药大锅汤预防麻疹。

1960年，疟疾大流行，年发病率12590.96/10万。秋季，逐村逐户调查疟疾发病情况，并指导预防和治疗用药。1961年1月，医院对感染的血吸虫病人实行免费治疗，派出多名医务人员协同县血防站工作人员，深入长江、营防、铜井等紧邻长江沿岸的乡村，对晚期感染血吸虫病门脉高压、巨脾病人进行普查治疗，开展首例巨脾切除术。同年，训练123名保健员作为抗疟的助手。上半年，开展“送药到户、看服下肚”活动，连续进行2—3次抗复发治疗，治疗人数64729人，人数覆盖率89.88%。加强传染病预防及疫苗接种工作，为东山镇周边群众、机关干部接种各类疫苗，强化传染病防治工作，保障人民群众身体健康。

1959—1962年，江宁县发生大批浮肿病、消瘦病人、肠源性青紫症、植物日光性皮炎病人，其发病原因主要是因刮共产风、浮夸风以及国家三年困难时期，致使粮食大幅度减产，口粮不足，食品匮乏及过度劳累造成。肠源性青紫症的直接发症原因是病者食用腐败变质和煮熟后存放过久的蔬菜，主要症状有口唇发绀、全身青紫、四肢发冷、指端呈紫兰色等缺氧状态，儿童和女性占多数，死亡率较高。浮肿病主要症状为浮肿、腹水。病人发病前，一般均有较长时间内主食瓜菜史、极度贫血，发病者多为青壮年，男多于女。1959年7月至12月，全县浮肿病人共5682人，至10月底已治疗4880人，治疗后复发或尚未治疗的有802人。次年，还发生青紫症464人，死亡23人，其余均治愈。1960年，对浮肿病、消瘦病人采取集中治疗和分散治疗（医务人员上门诊治）办法，全年共治浮肿病人4578人，消瘦病人6348人，其中死亡10人，其余病人均治愈和好转。1961年，全县组织300名医务人员采取分片包干、定人定点、逐户调查访问的方式开展病情摸底。11月底，南京市支援江宁县救治病人的390名医务人员到达各公社，全县有700余名医务人员组成64个治疗点全面展开医疗工作。具体的治疗方法采用土洋并举，中西结合，营养休息并重，取得较好的治疗效果。1963年7月，医院开始设立肠道门诊，并实施单门独院的治疗环境，开展的肠道传染病诊断治疗工作。

1964年3月，江宁县流行性脑脊髓膜炎爆发流行，发病人数逐旬增加，医院安排专门的床位，集中收治“流行性脑脊髓膜炎”病人，较好较快地控制病源的流行和扩散。1—4月，发生流行性脑脊髓膜炎病人1135人，死亡54人。铜山、汤山、上峰、其林、湖熟、土桥等地发病较多。初发病时，群众较恐慌，认为是“人瘟”，铜山地方的群众给儿童身上挂块红布，并穿上几粒黄豆，用作防“邪气”，不少地方群众烧香拜佛，祈求神鬼保佑。卫生部门迅速组织专业队伍，全面开展预防，磺胺噻唑口服和喉头喷洒呋喃西林液69242人次，广泛提倡天天开窗，小窗开大，有窗常开，提倡吃生大蒜，盐水漱口，就地隔离治疗病人，并开展破除迷信的宣传。

1965年，建立麻风病防治院，命名为江宁县洪幕医院。医院收治的麻风病人全部转入洪幕医院治疗康复。同年，谷里流行性脑脊髓膜炎发病几十例，医院派出吴维智、田杏芳、毛鑫芳参加抢救。1966年，铜井发生20—30例流行性脑脊髓膜炎，毛鑫芳参加病房抢救。1967年，流行性脑脊髓膜炎继续流行并发展至高峰，全年发病2611例，发病率468.33/10万。1976年春季，20万民工开挖秦淮河，因居住拥挤，卫生条件差，酿成隐患，流行性脑脊髓膜炎先在民工中流行，而后蔓延，发病共1745例，经救治，病情得到有效控制。1978—1980年，流行性乙型脑炎暴发，医院成立乙脑病房，抽调精干医务人员日夜抢救治疗。

1981年，医院新开设结核病门诊，全面开展结核病治疗工作。1986年，江宁县在较大范围内发现较多数量的“流行性出血热”病人，医院一方面组织力量救治病人，一方面协同县防疫站开展流行病学调查。针对传染源主要源自鼠类，在全县城乡范围内统一开展大面积灭杀老鼠除“四害”活动，每年分春秋两季投放鼠药诱杀“四害”，发病人数逐年下降。同年9月，医院联合南京工业学校共同开发《流行性出血热诊断治疗咨询系统》设计方案及微机软件已经完成，并与南京工业学校签订协议，正式上机投入使用，进行运行效果验证。

1989年，南京地区第一例感染恙虫病的患者在医院明确诊断，陆续又有不少病人感染此病。病人主要集中在野外工作的人群，由于居住条件受限和长期工作生活在潮湿的环境中，集体传染所致。江宁县人民医院邀请省、市医院传染病专家亲临指导，经过长期攻关，采用最佳的治疗控制方案规范恙虫病控制与治疗。医务人员结合恙虫病临床观察治疗总结不少文章，先后在医学杂志和学术会议上交流。

1990年，医院遵照卫生部要求，开展传染病报告工作。主要是督促门诊和病区，特别是传染病区，对24种法定传染病进行报卡工作。每年报卡率经县卫生防疫站检查达标率为100%。1992年，医院专门组织从事传染病专业的医务人员，并集中相对的时间段，分片深入到各乡镇卫生院，对医务工作人员进行传染病专业知识讲座。针对季节性特点，讲座主要内容有：急性脑膜炎、流行性脑脊髓膜炎、伤寒、麻疹、菌痢、疟疾、结核病、病毒性肝炎，以及饮食卫生、环境卫生、消毒隔离要求程序，自我防护制度完善等。1995年3月，针对传染病管理要求，再次开展传染病调查，大范围宣传传染病防治知识，提高群众对传染病防治知识的知晓度。12月，遵照省市卫生行政部门《医院感染管理实施方案》要求，对传染病管理、疫情报告每半年进行一次评价分析，提出存在问题和改进措施。狠抓工作落实，取得较好防治效果。1996年4月19日，成立传染病管理、执法、监督领导小组，依法开展和控制管理传染病防治工作。1997年12月10日，对照传染病管理法，针对工作中存在的问题，制定《加强传染病等级报告工作的有关规定》。

2002年，遵照江苏省传染病报告及监督管理办法要求，启用新的报告卡，要求责任疫情报告人发现疫情后必须6小时以内上报，并在原报病种（24种）基础上增加新报病种：结核性胸膜炎、其他肺外结核、尖锐湿疣、软下疳、性病性淋巴肉芽肿、非淋性尿道（宫颈）炎、流行性感冒、流行性腮腺炎、风疹、急性出血性结膜炎、其他感染型腹泻等。2003年，遵照卫生部《突发公共卫生事件与传染病疫情监测信息报告管理办法》，医院感染管理工作要求责任单位发现甲类传染病、传染性非典型肺炎和乙类传染病中的艾滋病、肺炭疽、脊髓灰质炎的病人及发现突发公共卫生事件时，于2小时内报告。乙类传染病病人、疑似病人和伤寒、副伤寒、痢疾、梅毒、淋病、乙型肝炎、白喉、疟疾的病原携带者，于6小时内上报，并尽快采取有效预防控制措施。同年，在“非典”防治工作中，医院感染管理办公室做好医院感染的综合预防控制工作，负责全院范围内消毒隔离措施的制定落实和监督工作，做好消毒药品发放，执行每日 16 时前向区疾控中心进行零报告制度。

2007 年 9 月，江宁医院与区疾病控制中心举行“江宁区肺结核病诊疗定点单位”交接仪式，江宁医院正式成为江宁区肺结核病定点诊疗单位。

江宁县1950—1956年急性传染病流行情况统计表（一）

表 5-1

年度＼传染病	白喉			百日咳			疟疾		
	病	率	死	病	率	死	病	率	死
1950	3	0.7	1	5	1.1	—	470	105.9	—
1951	30	6.7	2	136	30.2	—	3626	805.2	1
1952	42	9.2	4	274	60	—	9526	2085.6	—
1953	—	—	—	—	—	—	5163	1113.4	—
1954	24	5.1	2	533	113.1	1	14157	3003.4	—
1955	908	190	64	1877	392.7	10	16307	3411.8	—
1956	274	57	18	658	137	6	2083	433.6	—

说明：表中“率”指发病率，单位为 1/10 万

江宁县1950—1956年急性传染病流行情况统计表（二）

表 5-2

年度＼传染病	猩红热			麻疹			伤寒及副伤寒			斑疹伤寒		
	病	率	死	病	率	死	病	率	死	病	率	死
1950	—	—	—	—	—	—	21	4.7	—	—	—	—
1951	4	0.9	—	3887	863.1	343	13	2.9	1	—	—	—
1952	—	—	—	925	202.5	61	66	14.4	—	—	—	—
1953	—	—	—	—	—	—	—	—	—	—	—	—
1954	2	0.4	—	665	141.1	8	52	11	—	—	—	—
1955	2	0.4	—	—	—	—	50	10.5	—	4	0.8	—
1956	4	0.8	—	2873	598	42	22	4.6	—	1	0.2	—

说明：表中“率”指发病率，单位为 1/10 万

江宁县1950—1956年急性传染病流行情况统计表（三）

表 5-3

年度＼传染病	流行性脑脊髓膜炎			流行性乙型脑炎			脊髓灰质炎			狂犬病		
	病	率	死	病	率	死	病	率	死	病	率	死
1950	—	—	—	—	—	—	6	1.4	2	—	—	—
1951	—	—	—	—	—	—	5	1.1	—	—	—	—
1952	—	—	—	1	—	—	3	0.7	—	—	—	—
1953	—	—	—	—	—	—	—	—	—	—	—	—
1954	18	3.8	2	24	6	7	—	—	—	—	—	—
1955	31	6.5	4	53	11.7	4	1	0.2	—	—	—	—
1956	68	14.2	2	55	11.4	5	6	1.5	—	1	0.2	1

说明：1.1956年后，医院承担的全县传染病防治工作交由县血防站负责

2. 表中“率”指发病率，单位为1/10万

【医疗纠纷处理】

在日常诊疗工作中，江宁医院主动防范应对各种不良医疗事件的发生，不断强化医患双方沟通，切实履行告知义务，指定专人负责接待群众来信来访，定期召开住院病人工休座谈会，持续开展出院病人电话随访征求意见活动，聘请院外行风监督员，不定期在门急诊病人中发放满意度调查问卷，邀请人大代表、政协委员对医院行风进行评议评判等。这些举措的推行，有效改善医患关系，化解不少初始矛盾，使有些纠纷较好地解决在萌芽状态，医疗纠纷的解决途径逐步进入依法规范处理程序。

20世纪70年代，医疗纠纷的处理开始步入法制化轨道，主要依据卫生部《关于预防和处理医疗事故的暂行规定》和江苏省《医疗事故处理暂行办法》。1984年，医院成立医疗技术鉴定委员会，主任奚华堂，副主任朱国梓、朱烈光，委员4人，委员会下设外妇科组、内儿科组、中医科组、五官科组、医技科组、护理组等6个分科小组，科主任、护理部主任担任分科小组长，具体负责医疗纠纷的鉴定和处理。1987年6月，国家颁布《医疗事故处理办法》，省政府印发《医疗事故处理办法实施细则》，根据文件要求，医院及时调整和充实医疗事故鉴定委员会人员组成，主任委员奚华堂，副主任委员周百权、朱国梓，委员增加至8人。1993年8月10日，转发南京市卫生局《关于健全医疗事故、差错登记上报制度的通知》。1996年，医院再次调整充实医疗事故鉴定委员会，委员增至19人。从2000年开始，医院聘请南京医科大学老师姜柏生作为医院的法律顾问。2002年2月20日，国务院第351号令发布《医疗事故处理条例》，医院先后举办3期《医疗事故处理条例》及“举证责任倒置”相关配套文件知识讲座培训班。同年7月16日，医院76号文《关于认真学习贯彻（医疗事故处理条例）的通知》，认真学习贯彻国务院发布的《医疗事故处理条例》发布四点学习贯彻执行意见。2007年，根据卫生部、国家中医药管理局、中国保监会《关于推动医疗责任保险有关问题的通知》（卫医发〔2007〕204号）的要求，医院缴费参加医疗责任保险。

为依法维护患者及医务人员的合法权益，规范医疗纠纷处理程序，遵照国家、省、市、区有关医疗管

理的法律、行政法规、部门规章要求，医院通过自身努力，及时有效地解决医疗纠纷，并形成较为规范的程序。

病人投诉

患者及其家属对医疗过程、结果有异议时，可以与临床医师及科室领导沟通，可以向门诊部、急诊中心、医务处、客服中心、院办、党办等职能科室投诉，也可直接向院领导投诉。临床科室或职能部门接到病人投诉后，根据病人投诉内容进行相关简单处理。复杂或索赔金额争议较大的医疗纠纷，及时向主管医疗纠纷处理的医患沟通中心移转相关材料和投诉信息，使医疗纠纷进入规范的处理程序。

病人的投诉方式主要有口头或者书面两种渠道，如面谈、电话、信访以及电子邮件等。

病人投诉在工作时间内，由医院指定的相关职能部门接待，特殊情况在工作时间外，由医院总值班负责接待。

接待程序

病人来访时，认真做好接待服务工作，特别要做好投诉接待记录工作，其中包括：患者基本情况（含患者姓名、就诊科室、投诉人姓名及其与病人的关系、联系地址、联系电话等）、投诉反映相关科室和个人的主要问题等情况、事实经过及投诉要求等。投诉接待记录要有投诉人签名，注明时间。接待病人要妥善保存患方提供的相关证明资料（如门诊病历、处方、收费单据、其他医疗机构病历、诊断证明、病理报告、X 光片等），应患方要求也可向其出具签收证明。

初次接待工作所获信息对医疗纠纷处理十分重要，应予高度重视认真负责。

调查处理要求

根据患方提出的主要问题和其对有关病情及诊断治疗情况的认识，安排临床科室的有关负责人和当事医务人员，在职能部门工作人员的陪同下，与患方进行沟通、说明解释有关诊疗情况。并履行知情告知义务，应向患方提供《医疗纠纷告知书》，说明医疗纠纷的解决途径和流程（包括复印病历资料等）及答复时间。

责成当事医务人员或相关人员，整理有关医疗纠纷事件经过，书写病历摘要或诊疗经过。涉及多个科室，由各相关科室分别书写，再由主要诊疗科室负责根据各科书面材料整理完成一份反映整个诊疗经过的病历摘要或诊疗经过。

责任科室组织医生或相关人员就患方投诉所涉及问题，进行科学、客观、认真的分析讨论，针对诊疗过程中存在问题，以及问题的性质、科室的处理意见归纳总结为书面材料，经科主任签名认可上交职能科室。

调查工作原则上在 7 日内完成。遇特殊情况不能按时完成的，科室应提前告知职能部门并书面说明原因。职能部门负责督促科室、个人完成调查工作，并对其进度、完成情况及时向院领导汇报，向患方进行沟通说明。

职能科室安排适当的时间，由临床科室负责人与患方代表进行沟通，就有关医疗纠纷涉及主要问题，本着实事求是的态度做出说明、解释，完成首次答复，原则上不超过 7 日。患方代表与临床科室沟通后，仍存有异议或提出新的问题和要求。继续组织临床科室与患方进行沟通，仍不能达成共识时，应及时提请医疗质量管理委员会讨论分析、做出医疗行为是否存在过错的结论性意见。若医患双方意见分歧较大，为有利于医疗纠纷解决，可通过上级卫生行政主管部门或第三方调解机构介入，依照相关法律规范程序申请医疗事件技术鉴定。

第二节 护理管理

护理管理是医院业务管理的重要组成部分。建院初期，护理人员少，护理工作等级严，办公班由护士长承担，治疗工作规定由高年资护士操作，低年资护士只能做基本护理和生活护理。新中国成立后，医院逐步建立护理常规、查对制度，各级护理人员职责等。1961 年，贯彻《江苏省医院工作暂行条例》，医院制定护理工作制度，实行护理一条龙服务。1966 年“文化大革命”期间，规章制度和正常的护理工作被打乱，护理质量严重滑坡。“文化大革命”后期，全面整顿护理工作，逐步恢复和健全各项护理工作制度。1980 年后，按照省市卫生行政部门的要求，在原有 20 项护理操作基础上，实行 32 项规定护理操作并建立护理日志和护士日记，狠抓护士素质教育，统一护士服装。随着护理模式的转变，护理管理开始向以病人为中心责任制转变，通过推行规范化病区建设，逐步达到“病区管理制度化、技术操作常规化、护理工作程序化、病区设置规范化”标准要求。1984 年，实行责任制护理试点，护理工作从被动执行医嘱逐步转向主动实施责任制护理。1989 年，实行院长领导下的护理部主任、科护士长、护士长三级负责制。护理部统一交接班报告，制定护理质量考评制度、护理人员考核制度、护士进修实习人员带教制度等，使护理质量逐步提高。1992 年，护理部按照二级甲等医院标准要求，制定和完善一套护理工作制度、护理技术操作规程。同时，对全院护士进行“三基”反复训练和考核，做到人人过关，合格率 100%。1997 年，全院各护理单元相继实施整体护理，虽然护理人员的工作量增加，但病区管理更加规范，护理质量进一步提升，病人的健康意识和防病治病知识得到提高。2004 年后，推崇“以人为本”的服务理念，创建护理服务品牌，开展“星级护士”评选，通过细化评定工作，形成比学赶帮超的良好氛围。2007 年，全院共有 21 个护理单元，护理人员 353 人，护理管理的内涵和外延发生质的飞跃。

【护理队伍建设】

民国 35 年(1946)4 月，成立护理组，设主任 1 人。民国 36 年(1947)8 月，医院有护士 14 人。1950 年，有护士 1 人，助理护士 1 人，助产士 2 人。1953 年，有护士 6 人，助理护士 4 人，助产士 3 人，助理助产士 3 人。1966 年，有护士 18 人，助产士 2 人。1971 年，有护士 25 人。1972 年，招收应届初、高中毕业生共 31 人，其中 21 人经医学基础课程学习、护理临床带教，并经考试、考核合格后成为护士。1975 年，有护士 53 人，助产士 5 人。1979 年，护士增至 54 人，助产士 5 人。

1980 年 2 月，赵玉梅等 15 人晋升护士职称。1981 年，医院开始护师职称晋升申报工作，同年 12 月，邓志听等 9 人晋升为护师。同年，“文化大革命”后第一批卫校中专毕业生护士 13 人分配到医院。1982 年，第二批卫校中专毕业生护士 26 人分到院，护士增至 80 人。1987 年，有护理人员 118 人，其中护师 10 人、护士 101 人、助产士 7 人。

1990 年，有护理人员 143 人，其中主管护师 9 人、护师 80 人、护士 44 人、助产士 8 人、护理员 2 人。全院医务人员 301 人，护理人员占总人数 47.5%。1991 年，江苏省开设护理大专自学考试，医院许多护士参加，利用业余时间学习。1994 年，有 7 名护士首次获得高护大专毕业证书。1995 年，有护理人员 190 人。

2000 年，26 名护士参加江苏职工医科大学举办的护理大专班学习，全部取得大专学历。医院有护理人员 200 人。同年，江苏省高等教育自学考试委员会开设护理本科自学考试后，许多护士报名参加。至 2007 年年底，通过自考获得本科学历的护士有 12 人。2003 年，江宁医院有护士 216 人。2004 年，有护士 256 人。医院与南京护理学会圣洁护理中心合作，开始聘用合同制护士，这些护士经过正规教育和培训后进入临床工作，逐步缓解临床护理人员人手不足的矛盾。2005 年，江宁医院有护士 283 人。为满足护理人员的学历需求，医院与东南大学联合举办护理专升本远程教育，有 32 名护士参加学习，学制三年。2006 年，江宁医院有护士 305 人。

2007 年 12 月，江宁医院有护士 353 人（含聘用合同制护士）。护士职称分布：副主任护师 3 人，占护理人员总数的 0.85%；主管护师 137 人，占护理人员总数的 38.81%；护师 74 人，占护理人员总数的 20.96%；护士 138 人，占护理人员总数的 39.09%。学历层次普遍提高，其中本科 24 人，占护理人员总数的 6.79%；大专 202 人，占护理人员总数的 57.22%。

【护理管理体制】

民国 35 年（1946），护理组设主任 1 人，在院长直接领导下负责全院护理工作。1950 年，设护士长，负责管理医院的护理工作。1961 年，医务组设总护士长 1 人，管理医院护理工作。1984 年 7 月，医务科设副科长兼总护士长一职，统管医院护理工作。1986 年 9 月，成立护理部，设主任 1 人，副主任 1 人。护理工作实行归口管理。增设科护士长。1989 年，护理工作管理实行院长领导下的护理部→科护士长→护士长三级管理责任制。

2004 年 4 月，为全面推进医院干部制度改革，提高护理管理人员的整体素质和科学管理水平，切实提高护理工作整体效率效能，加快医院基本现代化建设步伐，经江宁医院研究决定，对医院所有护士长岗位以公开竞聘的方式聘任，有 30 名护士参加 20 个护士长职位的竞争。通过演讲、民主测评、理论考试和综合评价，南兴建、陈贤、朱月蓉、曹金凤、张丽英、王桂华、许敏被选拔到护士长岗位，充实了护士长管理队伍。

2007 年 11 月，为进一步深化人事制度改革，引入竞争激励机制，充分发挥护士长的管理职能，提高护理管理水平，结合医院新内科大楼使用、护理单元的调整需要，在全院范围内进行护士长调整聘任工作，通过报名推荐、资格审查与筛选、考察，最终有 12 名护士被选拔到护士长岗位，她们是：侯铭、邵瑾、金远霞、管银芳、张美蓉、龚玲、刘蓉蓉、李昌娣、朱鸣、吴学薇、盛祥文、李述花。2007 年年底，护理部有工作人员 4 人，全院有护士长 31 人，其中包括科护士长 2 人，护士长平均年龄 35 岁。

科护士长更迭情况

大外科护士长

1987 年 4 月至 1993 年 6 月，周景华；1993 年 6 月至 2000 年 4 月，笪丽萍；2000 年 1 月至 2007 年 8 月，丁爱芳；2007 年 12 月，陶素珍。

大内科护士长

1987 年至 2000 年 1 月，毛鑫芳；2000 年 1 月至 2004 年 6 月，夏大珍；2004 年 6 月至 2007 年 12 月，张阿玲。

门急诊护士长

1988 年至 1995 年，杨馨芝；1997 年 3 月至 2000 年 1 月，姚秀珍；2000 年 1 月至 10 月，袁慧红；2000 年 10 月至 2004 年 4 月，笪丽萍。

1984年江宁县人民医院护士长名录表

表 5-4

科　室	姓　名	科　室	姓　名
一病区	沈亦新	儿　科	戴桂珍
二病区	董彩霞	门诊部	荆留凤
三病区	周景华	急诊室	殷　杰　沙翠珍（副）
四病区	笪丽萍（副）	手术室	杨馨芝　汤爱红（副）
妇产科	赵三清	供应室	洪爱珍（副）
产　房	杨　佼	营养室	方丽云
传染科	毛鑫芳		

2002年4月江宁区人民医院护士长名录表

表 5-5

科　室	姓　名	科　室	姓　名
大内科	夏大珍	五病区（感染科）	何　俊
大外科	丁爱芳	七病区（儿科）	侯祥燕
门、急诊	笪丽萍	八病区	何爱娣
一病区	张阿玲	九病区	徐　红
二病区	王晓平	十病区（骨科）	陈　洁
三病区	唐珊珊	ICU	郑明香
四病区	陶素珍	手术室	刘乐春
六病区（妇产科）	丁爱华	急诊科	毛　荣
产房	陶　菲	供应室	戴小凤

2004年4月江宁医院护士长名录表

表 5-6

科　室	姓　名	科　室	姓　名
大内科	张阿玲	七病区	南兴建
大外科	丁爱芳	八病区	王晓平
一病区	丁爱华（正）、许敏（副）	九病区	易　芳
二病区	陆琪琳	十一病区	侯祥燕
三病区	郑明香	十二病区	陈　洁
四病区	唐珊珊	十三病区	金远霞（组长）
五病区	陶素珍	十四病区	徐　红
六病区	何爱娣	ICU	曹金凤

续表

科　室	姓　名	科　室	姓　名
天地新城分院	张丽英	门诊部	何　俊
开发区分院	陆　丹	供应室	戴小凤
手术室	刘乐春	血液净化中心	王桂华
急诊中心	陈贤（正）、朱月蓉（副）		

2007年12月江宁医院护士长名录表

表 5–7

科　室	姓　名	科　室	姓　名
大外科护士长	陶素珍	大内科护士长	张阿玲
外科一区	刘蓉蓉	内科一区	徐　红
外科五区	许　敏	内科二区	侯　铭
外科六区	丁爱华	内科五区	邵　瑾
外科七区	朱月蓉	内科六区	王桂华
外科八区	郑明香	内科七区	金远霞
外科九区	侯祥燕	内科八区	管银芳
外科十区	李昌娣	内科九区	南兴建
外科十一区	陆琪琳	内科十区	张美蓉
外科十二区	陶素珍	内科十一区	王晓平
外科十三区	易　芳	内科十二区	龚　玲
ICU	曹金凤	门诊部	何　俊
急诊中心	陈贤（正）、盛祥文（副）	开发区分院	唐珊珊
手术室	朱鸣（正）、吴学薇（副）	天地新城分院	张丽英
供应室	戴小凤	老干部门诊部	李述花

1935—2007 年，江宁医院历任正、副护士长人员（排名不分先后）：房养敬、马琴华、邓志听、丁柏英、陈丽清、翟秀华 、殷杰、周景华、吴秀英、戴桂珍、赵三清、胡惠珍、鲁廷桂、黄文仙、夏维英、杨馨芝、方丽云、荆留凤、相秉琦、杨佼、毛鑫芳、洪爱珍、沙翠珍、汤爱红、笪丽萍、董彩霞、沈亦新、熊银华、李海涛、郑勤、夏月仙、周建设、祝爱美、王宗芳、陶菲、张阿玲、欧小凤、姚秀珍、袁慧红、江水、焦爱玲、丁爱芳、夏大珍、陈洁、郑明香、张晓岚、陈金莲、张见美 、王顺英 、王广银 、陆丹、丁爱华、陆琪琳、唐珊珊、陶素珍、何爱娣、刘乐春、王晓平、易芳、侯祥燕、徐红、何俊、戴小凤、毛荣、南兴建、陈贤、朱月蓉、曹金凤、张丽英、王桂华、许敏、侯铭、邵瑾、金远霞、管银芳、张美蓉、龚玲、刘蓉蓉、李昌娣、朱鸣、吴学薇、盛祥文、李述花。

【护理岗位设置】

新中国成立初期，只有1个护理单元，负责全院护理工作。

1963年，内科、外科病房分开，有5个护理单元。1972年，有4个病区及手术室、门诊、急诊、供应室8个护理单元。1984年，有7个病区及手术室、门诊、急诊、供应室11个护理单元。1993年，有9个病区及ICU、手术室、门诊、急诊、供应室14个护理单元。

2003年11月，医疗综合大楼（现急诊综合大楼）启用，有11个病区及ICU、手术室、门诊部、发热门诊、急诊、血液净化中心、供应室、老干部门诊、正德学院门诊部、开发区分院、天地新城分院共22个护理单元。

2007年，有19个病区及ICU、手术室、门诊、急诊、血透室、供应室、老干部门诊、开发区分院、天地新城分院共28个护理单元。

2003年11月江宁医院护理岗位设置一览表

表5–8

护理岗位	床位数	护士人数	其中		
			主管护师	护 师	护 士
一病区	46	16	10	6	—
二病区	34	9	5	3	1
三病区	46	10	5	4	1
四病区	46	10	7	2	1
五病区	46	10	5	3	2
六病区	46	10	9	1	—
七病区	46	10	4	4	2
八病区	46	10	7	2	1
九病区	40	8	8	—	—
ICU	10	6	3	3	—
十一病区（儿科）	40	9	4	3	2
门诊部	—	30	27	3	—
发热门诊	60	6	5	—	1
呼吸科二病区	28	6	5	—	1
手术室	—	14	5	9	—
血液净化中心	—	4	4	—	—
供应室	—	5	5	—	—
老干部门诊部	—	4	3	1	—
正德学院门诊部	—	4	3	1	—

续表

护理岗位	床位数	护士人数	其中		
			主管护师	护 师	护 士
开发区分院	—	5	4	1	—
天地新城分院	—	3	3	—	—
职能科室	—	6	6	—	—
急诊中心	—	20	9	6	5
时代雅居诊所	—	1	1	—	—

说明："非典"期间，成立呼吸科二病区，主要筛查发热病人并集中收治，运行一年多后，由于"非典"疫情缓解撤销

2007年江宁医院护理岗位设置一览表

表 5-9

护理岗位		床位数	护士人数	其中		
				主管护师	护 师	护 士
外科	一病区	33	8	2	—	6
	五病区	34	17	2	8	7
	六病区	46	10	2	1	7
	七病区	46	10	4	1	5
	八病区	46	9	2	1	6
	九病区	46	11	4	1	6
	十病区	46	11	4	2	5
	十一病区	46	10	5	2	3
	十二病区	46	10	5	2	3
	十三病区	40	11	4	1	6
	ICU	10	11	3	2	6
	手术室	—	18	4	9	5
内科	一病区	32	7	2	1	4
	二病区	40	6	1	2	3
	五病区	43	12	—	3	9
	六病区	28	12	4	6	2
	七病区	42	11	4	1	6
	八病区	42	9	1	2	6
	九病区	40	11	4	1	6
	十病区	42	11	3	2	6
	十一病区	42	10	2	3	5
	十二病区	20	7	—	3	4

续表

护理岗位		床位数	护士人数	其中		
				主管护师	护 师	护 士
其他	急诊中心	—	33	2	5	26
	门诊部	—	46	41	3	2
	供应室	—	5	5	—	—
	老干部门诊部	—	9	9	—	—
	开发区分院	—	12	7	1	4
	天地新城分院	—	4	3	1	—
	职能科室	—	12	10	2	—

【护理工作制度】

建院初期，医院护理工作制度比较简单，只有大的框架。随着医院管理体制的不断完善，护理工作逐步走上制度化、标准化轨道。1971 年后，逐步建立、健全一整套比较系统的护理管理制度。2007 年 12 月，共有护理管理制度 25 个，主要有病区管理制度、分级护理制度、消毒隔离制度、护理查房制度、查对制度、临床护理教学制度、继续教育制度等。

护理人员岗位责任制

建院初期，受护理范围局限，护理岗位较简单。随着医院的发展，护理分工逐步细致。至 1982 年，护理岗位责任已比较明确。规定护士长、办公班护士、治疗班护士、护理班护士、小夜班护士、大夜班护士等各自的岗位制度和工作职责。

护理工作制度

建院初期，护理工作比较简单，随着护理工作的深入，护理工作制度逐步建立和完善。至 1976 年，护理工作制度规定作出护士对病人的基本护理要求，保证护理工作的规范性、有效性和安全性。

查对制度

建院初期，护士执行医嘱时，要严格执行查对制度，由于治疗范围有限，仅有服药、注射、输液等查对内容。随着医院的发展，查对内容不断充实。至 1984 年，查对内容增至 10 多项。规定医嘱查对制度实行每班双对、每周总对，服药、注射、输液时要执行“三查七对”制度，并有输血查对制度、饮食查对制度、手术病人查对制度、供应室查对制度等。

值班、交接班制度

自医院有住院病人开始，值班、交接班制度内容包括口头交接班、书面交接班及危重病人床边交接班，并规定护士交接班过程中的注意事项，以保证临床护理工作的连续性和病人治疗的安全性。

分级护理制度

建院初期，医院分级护理制度不明确，根据病情轻、重、缓、急确定护理等级。1968 年，制定分级护理制度，并开始全面实行。病人护理分成一、二、三级护理。1984 年后，分级护理制度又分为特别护理和一、二、三级护理 4 类。要求在分级护理的基础上做出标记，在住院病人一览表及床头牌上，特别护理、一级危重病人护理标大红色，二级护理标黄色，三级护理标白色。

消毒隔离制度

消毒隔离制度的落实关系到医院感染的控制及医疗护理的质量。制度规定医护人员操作必须遵守无菌原则，医疗器械、无菌物品必须达到无菌标准并规定病房及特殊病种的消毒隔离具体要求，以控制医院感染，保证医疗护理工作的安全、有效。

护理文件管理制度

医疗文件是病人在住院期间的各种检查、诊断、治疗与护理的重要记录，是医疗、教学、科研积累有价值的原始资料，它不仅是卫生单位的统计材料，检查医疗护理质量的重要依据，也是法律上的依据。制度从护理文件的管理、使用、保管、保存等方面做出详细规定，从而规范护理文件的管理和使用。

护理缺陷、事故登记报告制度

制度规定发生护理缺陷、事故后的处理程序及处理办法。护理部定期组织护士长分析讨论差错事故发生的原因，总结经验教训，并提出防范措施。2003 年，经过修订完善该制度，保证缺陷、事故的有效预防和控制。

物品、药品、器材管理制度

2003 年，重新修订该制度，规定病区物品、药品、器材由护士长负责管理，建立账目，分类保管，摆放整齐固定，定期检查，做到账物相符。

病区管理制度

由护士长负责管理，做好入院宣传，保管好贵重物品，保持病房整洁舒适，定期召开病员工休座谈会。2003 年，该制度重新修订完善。

护理行政管理制度

护理行政管理制度包括护理会议制度、护理查房制度、护士长夜查房制度、护理质量检查考评制度、实习、进修人员管理制度。2003 年后，随着护理工作的发展，每年对相关制度进行完善。

【护理业务】

早期的护理业务比较简单，治疗以肌肉、静脉注射为主，同时进行一般的生活护理。20 世纪五六十年代，护理内容逐渐增多，如测体温、脉搏、呼吸、执行医嘱、发药、肌肉注射、皮下注射、静脉注射、灌肠、热敷、铺床、预防褥疮等。1954 年，医院建立手术室，开始有外科手术护理。1958 年，医院统一要求病区护理做到盘子化、车子化，病区增加抢救车、治疗车各 1 辆，提高护理应急能力，护理量随之增加。

“文化大革命”期间，护理工作虽未间断，但合理的规章制度和正常的护理工作都遭到破坏，护理责任不清，职责不明，护理工作质量明显下降。

1971 年，护理工作秩序开始恢复，对全院护理人员进行培训考核，考核内容为“三基”理论和护理操作。护士参加多种形式的理论考试和操作竞赛，医院护理质量和护理水平有了较大提高。1972 年，护理部坚持定期组织护理人员业务学习、技术练兵和质量检查，严格执行“三查七对”“无菌操作”等规章制度，制定各种应急预案，应对各项突发重大事件。病区实行规范化管理。

1980 年，护理管理逐渐步入规范化管理。护理质量管理的组织结构是二级质量控制体系，由护理部质控组和病房质控组组成质控系统，共同制定执行护理质量管理目标和护理质量管理标准。每月定期检查，并在护士长会议上反馈。1981 年，按照卫生部颁布的“护师技术标准”，医院开始对护理人员实行分级管理试点运行。1982 年，外科三病区、四病区作为试点单元，执行以岗位责任制为中心的各项护理制度，做到管理制度化、设置规范化、技术操作常规化。对住院病人进行基础护理和生活护理，对危重病人进行特别护理。从1983年开始，实施责任制护理，责任制护理的目标是向病人提供连续性的照顾、全面性的照顾、协调性的照顾、个体化的照顾和以病人为中心的照顾。同年，县医院组队参加南京市卫生局举办的“5・12”护士节护理操作比赛，获团体总分一等奖，陈洁获“铺床”操作个人一等奖；在演讲比赛中，陈秀兰获个人三等奖。同时，医院第一次进行“十佳护士”评选工作。县卫生局成立医疗技术鉴定委员会，邓志听、毛鑫芳为该鉴定委员会成员。

1985年，医院推行护理责任制，排责任制护理班。采取每月抽查、每季互查、年终总查的方式，促进护理质量的提高。病历书写制度、消毒隔离制度、查对制度、交接班制度等制度落实到位。同年，内科、外科护士长多次到乡镇卫生院检查、督促、指导护理业务。1986年，加强静脉输液的管理，强调根据病情、病种及药物性质严格控制滴速，加强输液巡视，使输液反应极大降低。同时加强供应室的质量管理工作，输液皮条更换为硅胶管，要求洗净后的皮条、针头、针管应严格以过滤的新鲜重蒸馏水精洗，保证上述输液器材无热源污染。

1990年后，护理质量管理控制体系开始由二级质量控制发展为三级质量控制，即由护理部质控组、大科质控组和病房质控组组成。护理部、大科每月定期检查，并在护士长会议上反馈，不断改进护理工作。1991年5月10日，县医院选派护士参加南京市举办的“5・8”世界红十字日和“5・12”国际护士节护理操作比赛，获“心肺复苏”个人三等奖。同年，县医院组织开展“护理岗位知识竞赛”活动。

1992年，县医院创建二级甲等医院，护理部建立并完善各项护理制度，强化护理措施的落实。加强对全院护士的“三基”考核和业务技术的培训，护理水平得到提高。1993年，成立ICU病房，开展重症护理工作。

1995年开始，每年举办优秀护理论文评比，召开优秀论文交流会。当年收到护理论文80多篇，选出4篇优秀论文进行交流。同年，创建爱婴医院，妇产科实行母婴同室。对全院护士特别是妇产科、儿科护士开展母乳喂养知识、技能的学习培训。1997年，在八病区、九病区开展整体护理示范病区建设，制定护理管理工作流程、服务承诺、标准护理计划等。1998年，全面实施系统化整体护理。

2000年，县医院在开发区设立分院，开展社区护理服务。同年，电脑网络开通，病区护士经过培训，开始使用电脑进行医嘱录入、注射单打印、收费结算等。2001年，夏大珍进入南京市护理学会内科专业委员会。2003年，在抗击“非典”工作中，全院护士配合医院做好统一调配工作，圆满完成护理“非典”疑似病人、病区隔离病人及发热门诊等相关抗非工作。医院还举办2期“非典”病人护理流程的操作演示。

为提高护理人员书写病历的能力，从2003年开始开展优秀护理病历评比，评选出一、二、三等奖。2004年，开展星级护理病区创建活动，评选星级护士、星级护理单元。同年，成立护理质量控制委员会，由护理部质控组、大科质控组和病房质控组组成，下设10个护理质量控制小组。同年，护理人员杨莉莉、陈贤的2篇论文在南京市卫生局主办的庆“5・12”护士节——《我热爱的护理岗位》征文中入选为优秀论文，其中杨莉莉的论文获南京地区护理征文三等奖（即前10名），陈贤的论文获优秀奖。徐燕等4人表演的快板——《唱改革、树白衣天使新形象》获三等奖。同时，在江宁区继续教育委员会配合下，首次开办了江苏省社区护理人员岗位培训班，护理部主任为组织者、主要授课人。全区106名护士参加江苏省统考，合格率达95%以上。2005年，护理部夏大珍参与南京市第一医院护理部申报的科研项目“颅脑手术后气管内吸引方法的研究”在南京医科大学立项。同年，护理部夏大珍与ICU护理组申报的科研项目“浅层吸痰法在颅内损伤伴颅内高压病人中的应用观察”在区科委立项，并获科研基金2万元，这在江宁区护理史上尚属首次。2005 年后，医院注重护理新技术、新项目的开展，每年开展新技术、新项目 4—5 项。同年，护理部与东南大学远程教育学院联合办学，开办护理专升本江宁办学点，共有 32 人参加学习，并全部毕业，全面提高了护理队伍整体水平。

2006 年，护士长王晓平获得南京市优秀护士长称号。夏大珍等 3 人本科毕业，并晋升为副主任护师。4 月，护理部组织护士长到无锡一院等地学习先进的管理理念和服务意识，提高护士长的管理水平。5 月，江宁医院 16 名护士组成 4 支代表队参加市卫生局组织的护理操作竞赛，并在竞赛中获得团体一等奖、二等奖，个人单项一等奖 3 人、二等奖 3 人，护理代表队获得 6 项荣誉（二级医院设团体 3 项、个人 8 项）。7—8 月，医院连续举办 2 期“医院服务礼仪及沟通技巧”讲座。11 月，医院派 6 名护理管理人员参加南京市护理质量控制管理培训班。同时，全院护士长分层次参加省、市护理管理知识更新培训班。有 7 名护士长进入南京市护理学会内科、外科等相关专业委员会。同年，护理部根据整体护理的标准，结合创建“基本现代化医院”中服务理念现代化的目标，确立“以人为本、以病人为中心”的服务理念，制定护理服务规范及服务流程标准。

2007 年，创建外十二区为“舒心病房”示范病区。3 月，创办《护理简报》季刊，设置季度护理质量报告、护理信息、护理文化等版面。形成良好的护理文化氛围，畅通护理部、护士长与护士之间的沟通渠道。4 月，护理部在外科五病区开展“温馨病房”示范病区试点。5 月，护理部选派 2 名护理操作能手代表江宁区卫生局参加南京卫生系统护理理论、操作比赛，获南京卫生系统护理理论竞赛个人一等奖，2 人获南京卫生系统护理理论操作比赛团体第八名，是闯入八强的唯一一家二级医院。另有 16 名选手参加江宁区卫生局操作比赛，囊括了二级医疗机构和个人的所有奖项。是年，有 3 名护士长调整进入南京市护理学会专业委员会。同年，调整护理质量管理委员会，院长担任该委员会主任，护理质控领导小组增加到 12 个。建立护理质量检查与考核制度，调整检查形式，护理部每季度组织全院护士长交叉大检查，促进护士长间及科室间的学习交流。采用定期与日常检查相结合的方式，将所有的检查内容分为 12 个组，包括护士长管理、病人护理、护理文件书写、抢救器材管理、药品管理、安全管理、环境管理等。这种检查形式能够及时发现问题，督促改进护理工作。

【护理继续教育】

为巩固和提高护士的业务技能，适应护理事业发展和患者需求，护理部对不同层次的护士进行不同要求的考试与考核。1982 年开始，规定 45 岁以下的护士每季度进行一次“三基”理论考试和操作考核。同时对全院护士采取每月进行一次大课形式的业务学习，内容主要有护理安全知识、护理新技术新业务、饮食与营养教育等。从 1985 年开始，学习内容增加护理礼仪服务、医院护理文化建设、护理法律法规等，学习形式也由单一讲课逐渐转变为录像、幻灯多媒体等授课形式。

1995 年，开始实行护士执业制度，执业证每两年注册 1 次。严格护士持证上岗制度，取得护士执业证书并经上级主管部门注册后才能上岗，以保证规范用工和临床安全。1997 年开始，县医院每年依托护理学会、江宁卫校及其他途径，为护士举办继续教育Ⅰ类、Ⅱ类学分培训班。南京市规范化培训内容包括政治思想、职业素质、医德医风、临床操作技能、专业理论知识、外语学习。技能培训方式以临床实践为主，理论知识和外语以讲课和自学为主。培训内容依据不同职称分阶段进行。护士必须修满学分（中级职称Ⅰ类学分 10 分，Ⅱ类学分 15 分，初级职称Ⅰ类学分 6 分，Ⅱ类学分 9 分）。2000—2003 年，副院长汤爱红担任南京市护理继续教育项目负责人。

2004年，受江苏省社区护理江宁办学点委托，在区继续教育委员会的支持下，首次开办《江苏省社区护理人员岗位培训班》，护理部主任为组织者、主要授课人。全区参加培训班的106名护士进行江苏省统考，合格率95%以上。为社区护理工作的规范化开展奠定基础。2005—2007年，护理部主任夏大珍担任江宁区护理继续教育项目负责人。

2005—2007年江宁医院护理人员参加护理继续教育Ⅰ类项目情况表

表5-10

时间	项目名称	项目承办单位	参加人数	授予学分
2005年	基层医院护理纠纷的成因及防范	南京市江宁区卫生继续教育中心	110	10分
2006年	基层医院护士在社区服务中的作用	南京市江宁区卫生继续教育中心	196	10分
2007年3月31日至4月4日	危重病人的监测与护理新进展	南京护理学会	3	10分
2007年4月2日至4月5日	造口伤口护理学习班	南京大学医学院附属鼓楼医院科教处	1	10分
2007年4月3日至4月6日	医院感染控制与管理	南京大学医学院附属鼓楼医院科教处	1	10分
2007年4月5日至4月9日	江苏省护理管理理论学习班	江苏省护理学会	4	10分
2007年4月14日至4月15日	基层医院的护理风险管理	南京市江宁区卫生继续教育中心	176	10分
2007年4月14日至4月19日	心脑血管康复护理新理论、新技术	南京护理学会	2	10分
2007年4月21日至4月25日	外科危重症护理新进展	南京护理学会	2	10分
2007年4月25日至4月30日	内科护理新进展	南京护理学会	3	12分
2007年5月19日至5月23日	护理管理创新学习班	南京护理学会	4	10分
2007年5月26日至5月30日	门急诊护理进展学习班	南京护理学会	5	10分
2007年6月9日至6月11日	消毒供应管理与临床感控新进展	南京护理学会	1	6分
2007年6月12日至6月16日	南京市护理管理人员培训班	南京市卫生局护理质控委员会	6	8分
2007年6月24日至6月28日	急救护理学习班	江苏省人民医院	11	10分
2007年7月4日至7月6日	亚太地区伤口处理学术交流暨学习班	南京军区南京总医院护理部	1	8分
2007年7月20日至7月24日	手术室的现代化管理及护理实践培训班	江苏省人民医院	1	10分

【护理培训】

为及时了解和学习护理新技术，提高护理队伍的管理和技术水平，医院每年有计划安排人员外出进修和培训。最早是1972年,杨馨芝到鼓楼医院进修。从1972年开始,县医院陆续选派护士到南京各大医院进修。

1982—2007年江宁医院护理人员外出进修情况表

表5-11

姓　名	现任职称	进修内容	进修时间
赵三清	主管护师	1982年在江苏省工人医院进修妇产科、婴儿室、产房护理管理	6个月
汤爱红	副主任护师	1983年在江苏省工人医院进修手术室护理	6个月
陆　丹	主管护师	1983年在江苏省工人医院进修手术室护理	6个月
时鲜平	主管护师	1984年在南京血站进修学习	6个月
刘乐春	主管护师	1985年在南京铁道医学院附属医院进修手术室护理	6个月
丁爱芳	主管护师	1985年在江苏省工人医院进修手术室护理	6个月
祝爱美	主管护师	1986年在江苏省人民医院进修泌尿外科护理	6个月
张阿玲	主管护师	1986年在南京军区南京总医院进修腹透技术、内科护理	6个月
欧小凤	主管护师	1986年在南京军区南京总医院进修内科护理	6个月
吴明明	主管护师	1986年在南京铁道医学院附属医院进修手术室护理	6个月
朱　鸣	主管护师	1987年在南京铁道医学院附属医院进修手术室护理	6个月
江　水	主管护师	1988年在南京军区南京总医院进修胸外科护理	6个月
夏大珍	主管护师	1988年在南京市第一医院进修新生儿护理	6个月
王道珍	主管护师	1988年在南京铁道医学院附属医院进修营养学	6个月
李秀琴	主管护师	1988年在南京血站进修学习	6个月
陈　洁	主管护师	1988年在南京军区南京总医院进修骨科、脑外科护理	6个月
唐　玫	主管护师	1988年在江苏省人民医院进修血透护理	6个月
王宗芳	主管护师	1989年在南京军区南京总医院进修手术室护理	6个月
何秀芬	政工师	1989年在南京军区南京总医院进修手术室护理	6个月
郑明香	主管护师	1993年在南京市第一医院进修重症监护	6个月
张晓岚	主管护师	1994年在江苏省人民医院进修脑外科	6个月
陶　菲	主管护师	1994年在南京铁道医学院附属医院进修妇产科	6个月
易　芳	主管护师	1995年在江苏省人民医院进修胸外、泌尿外科护理	6个月
冯慧娟	护师	1995年在南京市第一医院进修重症监护	6个月
毛　荣	主管护师	1996年在南京市鼓楼医院进修急救护理	6个月
杨莉莉	主管护师	1996年在南京市妇幼保健院进修B超、胎心监护	6个月
王晓平	主管护师	1996年在南京市第一医院进修心内科	6个月
夏大珍	主管护师	1997年在南京军区南京总医院进修整体护理	6个月
侯祥燕	护师	1997年在江苏省人民医院进修手术室护理	6个月

续表 5-11-1

姓　名	现任职称	进修内容	进修时间
张　萍	主管护师	1997 年在南京市第一医院进修手术室护理	6 个月
耿　旭	护师	1997 年在南京市妇幼保健院进修产科	6 个月
丁爱华	主管护师	1997 年在南京军区南京总医院进修整体护理	6 个月
白晓娟	护师	1998 年在江苏省人民医院进修手术室护理	6 个月
何爱娣	主管护师	1999 年在南京市鼓楼医院进修胸外、泌尿科护理	6 个月
王桂华	主管护师	2000 年在东南大学附属中大医院进修血透护理	6 个月
张金妹	主管护师	2000 年在上海东方肝胆外科医院进修外科护理	6 个月
陆琪琳	主管护师	2000 年在上海瑞金医院进修远程会诊	6 个月
张文霞	主管护师	2000 年在南京脑科医院进修神经内科护理	6 个月
梁维萍	主管护师	2000 年在第二军医大学南京军医学院进修高压氧	6 个月
夏巧花	主管护师	2000 年在南京市妇幼保健院进修新生儿护理	6 个月
丁爱华	主管护师	2001 年在江苏省肿瘤医院学习置管护理	6 个月
赵春梅	护师	2001 年在南京市妇幼保健院进修新生儿护理	6 个月
曹金凤	主管护师	2001 年在上海东方肝胆外科医院进修重症监护	6 个月
王　飞	护师	2001 年在南京市第一医院进修急诊护理	6 个月
吴学薇	护师	2001 年在上海东方肝胆外科医院进修手术室护理	6 个月
许春红	护师	2001 年在南京市第一医院进修妇产科	6 个月
刘蓉蓉	主管护师	2002 年在江苏省中医院进修血透护理	6 个月
夏　翔	护师	2003 年在南京市鼓楼医院进修手术室护理	6 个月
盛祥文	主管护师	2003 年在南京市第一医院进修内镜护理	6 个月
龚　玲	护师	2003 年在江苏省人民医院进修急救护理	6 个月
王建芳	护师	2003 年在江苏省人民医院进修血透护理	6 个月
徐明冬	护师	2004 年在江苏省人民医院进修脑外科护理	6 个月
张　华	护师	2004 年在东南大学附属中大医院进修重症监护	6 个月
周明珠	护师	2004 年在江苏省肿瘤医院进修肿瘤热疗	6 个月
贾春萍	主管护师	2004 年在中国人民解放军第一一七医院进修体外震波碎石	6 个月
陈　超	护师	2005 年在东南大学附属中大医院进修重症监护	6 个月
盛祥文	主管护师	2005 年在南京医科大学第二附属医院进修 ERCP	3 个月
毛　鸰	护师	2005 年在江苏省人民医院进修血透护理	3 个月
朱元娣	护师	2005 年在江办省人民医院进修血透护理	3 个月
刘　静	护师	2005 年在江苏省人民医院进修血透护理	3 个月
徐明冬	主管护师	2005 年在江苏省人民医院进修脑外科护理	3 个月
叶珊珊	护师	2005 年在南京市鼓楼医院进修急救护理	6 个月
丁　芸	护士	2005 年在南京市鼓楼医院进修急救护理	3 个月

续表 5-11-2

姓 名	现任职称	进修内容	进修时间
陈 贤	主管护师	2005 年在南京市鼓楼医院进修急救护理	4 个月
所有护士长	—	2005 年在东南大学附属中大医院进修护理管理	1 周
范军民	主管护师	2005—2006 年在南京市第一医院进修康复护理	6 个月
管银芳	主管护师	2005 年在南京市儿童医院进修儿科急诊护理	1 周
薛青梅	护士	2006 年在南京市鼓楼医院进修肝胆外科护理	6 个月
丁仕文	护士	2006 年在南京市第一医院进修 2006 年在江苏省人民医院进修	3 个月 3 个月
张美蓉	主管护师	2006 年在南京市鼓楼医院进修普外科护理	4 个月
倪娟娟	护士	2007 年在江苏省人民医院进修危重症护理	4 个月

【护理带教授课】

1978—2007 年，江宁医院护理部一直承担江宁卫校护理专业的授课任务。同时，相关科室也承担乡镇卫生院的进修带教。护理部制定出相应的进修带教计划，各科室每周 1 次对实习生进行专科讲座，护理部每月组织 1 次大课讲座。每次实习结束前，由实习、进修人员评选优秀带教老师，护理部同时召开优秀带教老师座谈会，交流带教体会并评选优秀学员，做到教学相长，不断提高带教水平。

1980—2007年江宁医院接受护理专业学员带教授课情况表

表 5-12

年 份	人 数	实习时间	学员所在单位
1980	40	8 个月	江宁卫校
1981	40	8 个月	江宁卫校
1982	50（高中毕业）	8 个月	江宁卫校
1983	40	8 个月	江宁卫校
1984	40	8 个月	江宁卫校
1985	40	8 个月	江宁卫校
1986	40	8 个月	江宁卫校
1987	40	8 个月	江宁卫校
1988	40	8 个月	江宁卫校
1989	40	8 个月	江宁卫校
1990	40	8 个月	江宁卫校
1991	40	8 个月	江宁卫校
1992	20	10 个月	南京中天专修学院
2002	30	10 个月	南京蓝天专修学院
2004	20	10 个月	南京中天专修学院

续表

年 份	人 数	实习时间	学员所在单位
2005	20	10个月	南京中天专修学院
	38	10个月	南京蓝天专修学院
2006	1	1年	江南大学医学护理系
	6	1年	南京医科大学高等职业技术学院
2007	30	10个月	南京蓝天专修学院
	5	10个月	扬州环境资源职业技术学院
	1	10个月	岳阳职业技术学院
	2	10个月	盐城卫生职业技术学院
	1	10个月	山东英才职业技术学院

【护理论文】

20世纪五六十年代，医院护理人员基本没有撰写论文，70—90年代期间，部分护理人员开始撰写论文，一般每年20篇左右。2000年后，按照技术职称要求，护理人员在省级以上期刊发表的论文逐年增多，论文质量有所提高，从一般的经验交流、个案报道、综述到护理案例分析等，论文级别逐步提高，至2007年，除发表于各类核心期刊和统计源期刊外，所刊登的中华系列刊物13种以上。

1978—2007年南京市江宁医院护理论文发表情况一览表

表5-13

发表时间	作 者	论 文 题 目	期刊名称及期号	国际标准刊号 国内统一刊号	期刊主办单位
1978年	邓志听	我们怎样组织基础护理训练的	南京医药	不详	不详
1991年5月	邓志听 奚华堂	健全护理指挥系统　注重提高护士素质	中国医院管理，1991年05期	ISSN 1001-5329 CN 23-1041/C	中国医院管理杂志社
1997年3月	焦爱玲	浅谈提高小儿静脉穿刺成功率的几点体会	南京医学情报，1997年第17卷第3期	宁出刊（97）01221号	南京市医学情报研究所
1998年7月	谢先美	健康教育在消化性溃疡患者住院期间的运用	常州医学	内部刊物	常州市医学会
1999年6月	谢先美	高血压患者的健康教育探讨	社区健康教育	不详	中华护理学会
2000年3月	汤爱红 夏大珍	二级医院整体护理模式病区工作的体会	江苏卫生事业管理，2000年03期	CN 32-1419/R	江苏省卫生厅
2000年	陶 菲	庆大霉素局部注射会阴伤口预防感染	世界医药学杂志	ISSN 1605-3893 CN 18-2312/HK/R	世界中医药学会，世界医药出版社
2000年	陶 菲	安定与催产素在产程中的联合应用	世界医药学杂志	ISSN 1605-3893 CN 18-2312/HK/R	世界中医药学会，世界医药出版社
2000年	何 俊	秋季型恙虫病26例治疗与护理体会	基层医学论坛2000年第26期	ISSN 1672-1721 CN 14-1314/R	山西科技报刊总社

续表 5-13-1

发表时间	作 者	论 文 题 目	期刊名称及期号	国际标准刊号 国内统一刊号	期刊主办单位
2001 年 1 月	夏大珍	整体护理对护士长的素质要求	江苏卫生事业管理，2001 年 01 期	ISSN 1005-7803 CN32-1419/R	江苏省卫生厅
2001 年 1 月	陆 丹	手术患者心理护理探讨	中国临床医药研究杂志，2001 年总第 35 期	ISSN 1562-2517 CN 12-4202/H	中华临床医学会；世界华人医学联合会
2001 年 2 月	沈小凤	1 例成人猩红热全身表皮剥脱的护理	世界医药学杂志	ISSN 1605-3893 CN 18-2312/HK/R	世界中医药学会，世界医药出版社
2001 年 3 月	夏大珍	护士长在整体护理病房中的作用	江苏卫生管理杂志	ISSN 1005-7803 CN 32-1419/R	江苏省卫生厅
2001 年 6 月	侯 铭	产后尿潴留的分析与护理	中国医药卫生理论与实践	ISBN7-5372-2882-5/R.251	中国现代医药卫生研究编辑部
2001 年 6 月	管银芳	气管切开后患者的护理	世界医药学杂志，2001 年第 1 卷第 12 期	ISSN 1605-3893 CN 18-2312/HK/R	世界中医药学会，世界医药出版社
2001 年 6 月	严 平	10 例小儿股骨干骨折的护理体会	世界医药学杂志	ISSN 1605-3893 CN 18-2312/HK/R	世界中医药学会，世界医药出版社
2001 年 6 月	何 俊	慢性肺源性心脏病的观察及排痰护理	时珍国医国药，2001 年 06 期	ISSN1008-0805 CN42-1436/R	时珍国医国药杂志社
2001 年 7 月	何 俊	中药外敷治疗扭伤 110 例	时珍国医国药，2001 年 07 期	ISSN1008-0805 CN42-1436/R	时珍国医国药杂志社
2001 年 7 月	李述花	浅谈护理道德对护理质量的影响	江苏医药，2001 年第 27 卷第 7 期	ISSN 0253-3685 CN 32-1221/R	江苏省卫生厅
2001 年 7 月	李述花	浅谈老年病人的心理护理	江苏医药，2001 年第 27 卷第 7 期	ISSN 0253-3685 CN 32-1221/R	江苏省卫生厅
2001 年 7 月	李述花	重视老年患者的心理护理	世界医药学杂志，2001 年第 2 卷第 1 期	ISSN 1605-3893 CN 18-2312/HK/R	世界中医药学会，世界医药出版社
2001 年 8 月	戴小凤	浅谈婴幼儿抚触	中国医药卫生理论与实践	ISBN7-5372-2882-5/R.251	中国现代医药卫生研究编辑部
2001 年 11 月	沈小凤	脑血管的临床护理	时珍国医国药	ISSN 1008-0805 CN 42-1436/R	时珍国医国药杂志社
2001 年	王道珍	县级医院住院患者的饮食指导	世界医药学杂志，2001 年 1 卷 /10 期	ISSN 1605-3893 CN 18-2312/HK/R	世界中医药学会，世界医药出版社
2001 年	潘龙英	急诊科实习护生的带教	世界医药学杂志，2001 年 2 卷 /1 期	ISSN 1605-3893 CN 18-2312/HK/R	世界中医药学会，世界医药出版社
2002 年 1 月	沈小凤	恙虫病的治疗与护理体会	常州实用医学	内部刊物	常州实用医学杂志社
2003 年	夏巧花	儿科护理工作中的法律思考	中华临床护理杂志，2003 年 1 卷 /12 期	ISSN 1728-4570 CN 39-8537/R	中华临床医学会
2003 年 6 月	夏大珍	发热门诊管理	中华内科杂志	ISSN 0578-1426 CN 11-2138/R	中华医学会
2003 年 8 月	夏大珍	如何加强区县级医院发热门诊的护理管理	中华临床内科杂志，2003 年 8 卷 /8 期	ISSN 1728-7421 CN 97-0329/R	中华临床医学会

续表 5-13-2

发表时间	作 者	论 文 题 目	期刊名称及期号	国际标准刊号 国内统一刊号	期刊主办单位
2003 年 12 月	唐珊珊	腹腔手术病人的健康指导	中华临床护理学杂志，2003 年第 1 卷第 18 期	ISSN 1728-4570 CN 39-8537/R	中华临床医学会
2003 年	赵章美	护士与患者沟通的技巧	中华临床护理杂志，2003 年 14 卷 /104 期	ISSN 1728-4570 CN 39-8537/R	中华临床医学会
2003 年	朱月蓉	早产儿的护理体会	中国现代医学，2003 年上卷	ISSN 1005-8982 CN 43-1225/R	中南大学，卫生部肝胆肠外科研究中心
2003 年 12 月	芋文青	应用柏拉图统计表评价整体护理服务质量	中华现代护理杂志，2003 年 1 卷 /12 期	ISSN 1674-2907 CN 11-5682/R	中华医学会
2003 年	孙兴凤	浅谈心理护理在临床护理中的重要性	中华临床护理学杂志，2003 年 1 卷 /19 期	ISSN 1728-4570 CN 39-8537/R	中华临床医学会
2003 年	张爱玲	神经外科患者的护理	中华临床护理杂志，2003 年 14 卷 /106 期	ISSN 1728-4570 CN 39-8537/R	中华临床医学会
2003 年	赵德琴	神经外科患者的护理观察	中华临床护理杂志，2003 年 14 卷 /106 期	ISSN 1728-4570 CN 39-8537/R	中华临床医学会
2003 年	赵德琴	重型颅脑伤并发肺部感染的分析及护理	中华临床护理杂志，2003 年 12 卷 /11 期	ISSN 1728-4570 CN 39-8537/R	中华临床医学会
2003 年	张爱玲	气管切开病人适时吸痰的临床体会	中华临床护理杂志，2003 年 14 卷 /106 期	ISSN 1728-4570 CN 39-8537/R	中华临床医学会
2003 年	赵德琴	锁骨下静脉置管在化疗应用中的护理	中华临床护理杂志，2003 年 1 卷 /17 期	ISSN 1728-4570 CN 39-8537/R	中华临床医学会
2003 年	张延兰	糖尿病患者的健康指导	中华临床护理杂志，2003 年 10 卷 /92 期	ISSN 1728-4570 CN 39-8537/R	中华临床医学会
2003 年	何明琴	医护人员的非语言性行为浅析	中华临床护理杂志，2003 年 11 卷 /80 期	ISSN 1728-4570 CN 39-8537/R	中华临床医学会
2003 年	张延兰	老年骨折患者的心理护理	中华临床护理杂志，2003 年 11 卷 /11 期	ISSN 1728-4570 CN 39-8537/R	中华临床医学会
2003 年	何明琴	住院病人的出院宣教	中华临床护理杂志，2003 年 14 卷 /106 期	ISSN 1728-4570 CN 39-8537/R	中华临床医学会
2003 年	赵章美	肿瘤患者的心理护理	中华临床护理杂志，2003 年 1 卷 /9 期	ISSN 1728-4570 CN 39-8537/R	中华临床医学会
2003 年	杨杰辉	糖尿病患者的健康教育	中华临床护理杂志，2003 年 3 卷 /2 期	ISSN 1728-4570 CN 39-8537/R	中华临床医学会
2003 年	朱月蓉	剖宫产术后的临床护理	中华临床护理杂志，2003 年 2 卷 /8 期	ISSN 1728-4570 CN 39-8537/R	中华临床医学会
2003 年	姚月静	腹部横切口腹膜外剖宫产术对母乳喂养的影响	中华临床护理杂志，2003 年 3 卷 /5 期	ISSN 1728-4570 CN 39-8537/R	中华临床医学会

续表 5-13-3

发表时间	作 者	论 文 题 目	期刊名称及期号	国际标准刊号 国内统一刊号	期刊主办单位
2003 年	姚月静	母婴同室护理工作中的体会	中华临床护理杂志，2003 年 3 卷 /5 期	ISSN 1728-4570 CN 39-8537/R	中华临床医学会
2003 年	刘 静	谈糖尿病患者心理护理的体会	中华临床护理杂志，2003 年 3 卷 /3 期	ISSN 1728-4570 CN 39-8537/R	中华临床医学会
2003 年	朱月蓉	异位妊娠抢救及护理体会	中华临床护理杂志，2003 年 3 卷 /3 期	ISSN 1728-4570 CN 39-8537/R	中华临床医学会
2003 年	张延兰	石膏固定病人的护理	中华临床护理杂志，2003 年 1 卷 /11 期	ISSN 1728-4570 CN 39-8537/R	中华临床医学会
2003 年	马和娣	糖尿病治疗中的护理体会	中华临床护理杂志，2003 年 3 卷 /3 期	ISSN 1728-4570 CN 39-8537/R	中华临床医学会
2003 年	刘 静	外周静脉留置针致静脉炎的预防	中华临床护理杂志，2003 年 3 卷 /3 期	ISSN 1728-4570 CN 39-8537/R	中华临床医学会
2003 年	夏巧花	恒温箱内蓝光床光疗的护理要点	中华临床护理杂志，2003 年 14 卷 /104 期	ISSN 1728-4570 CN 39-8537/R	中华临床医学会
2003 年	夏巧花	浅谈保持小儿头发静脉输液通畅的护理体会	中华临床护理杂志，2003 年 2 卷 /8 期	ISSN 1728-4570 CN 39-8537/R	中华临床医学会
2003 年	张文霞	血管内激光治疗的护理体会	中华临床护理杂志，2003 年 29 卷 /6 期	ISSN 1728-4570 CN 39-8537/R	中华临床医学会
2003 年	陶象娣	浅谈老年患者的心理护理体会	中华临床护理杂志，2003 年 2 卷 /5 期	ISSN 1728-4570 CN 39-8537/R	中华临床医学会
2003 年	王顺英	预防术后患者肺部并发症的护理	中华临床护理杂志，2003 年 3 卷 /2 期	ISSN 1728-4570 CN 39-8537/R	中华临床医学会
2003 年	杨杰辉	门诊患者的心理护理	中华临床护理杂志，2003 年 3 卷 /2 期	ISSN 1728-4570 CN 39-8537/R	中华临床医学会
2003 年	顾凤珍	超声雾化吸入治疗喉科疾病的疗效观察及护理体会	中华临床护理杂志，2003 年 4 卷 /2 期	ISSN 1728-4570 CN 39-8537/R	中华临床医学会
2003 年	杨杰辉	开塞露用于产后尿潴留的观察	中华临床护理杂志，2003 年 3 卷 /2 期	ISSN 1728-4570 CN 39-8537/R	中华临床医学会
2003 年	陶象娣	凝血酶治疗上消化道出血的护理体会	中华临床护理杂志，2003 年 3 卷 /3 期	ISSN 1728-4570 CN 39-8537/R	中华临床医学会
2003 年	潘龙英	急诊值班护士沟通技巧	中华临床护理杂志，2003 年 2 卷 /14 期	ISSN 1728-4570 CN 39-8537/R	中华临床医学会
2003 年	黄 莺	小儿静脉采集血标本体会	中华临床护理杂志，2003 年 2 卷 /2 期	ISSN 1728-4570 CN 39-8537/R	中华临床医学会
2003 年	王晓平	不同文化层次人群糖尿病健康教育的体会	中华临床护理杂志，2003 年 27 卷 /7 期	ISSN 1728-4570 CN 39-8537/R	中华临床医学会
2003 年	张丽英	浅谈脑溢血的护理体会	中华临床护理杂志，2003 年 27 卷 /7 期	ISSN 1728-4570 CN 39-8537/R	中华临床医学会
2003 年	管银芳	气管切开后患者的护理	中华临床护理杂志，2003 年 1 卷 /12 期	ISSN 1728-4570 CN 39-8537/R	中华临床医学会
2003 年	严 平	10 例小儿股骨干骨折的护理体会	中华临床护理杂志，2003 年 2 卷 /1 期	ISSN 1728-4570 CN 39-8537/R	中华临床医学会

续表 5-13-4

发表时间	作 者	论 文 题 目	期刊名称及期号	国际标准刊号 国内统一刊号	期刊主办单位
2003 年	陶 菲	足月妊娠二重引产方法的临床观察	中华临床护理杂志，2003 年 1 卷 /10 期	ISSN 1728-4570 CN 39-8537/R	中华临床医学会
2003 年	黄 燕	静脉使用甘露醇的护理	中华临床护理杂志，2003 年 2 卷 /6 期	ISSN 1728-4570 CN 39-8537/R	中华临床医学会
2003 年	顾凤珍	肾病综合征患者的康复指导	中华临床护理杂志，2003 年 3 卷 /9 期	ISSN 1728-4570 CN 39-8537/R	中华临床医学会
2003 年	王道珍	高脂血症的饮食防治	中华临床护理杂志，2003 年 1 卷 /11 期	ISSN 1728-4570 CN 39-8537/R	中华临床医学会
2003 年	夏大珍	晚期癌症病人的心理分析与护理	中华临床护理杂志，2003 年 7 卷 /1 期	ISSN 1728-4570 CN 39-8537/R	中华临床医学会
2003 年	夏大珍	整体护理对护士的素质要求	江苏卫生事业管理杂志，2003 年 12 卷 /59 期	ISSN 1005-7803 CN 32-1419/R	江苏省医学会
2003 年	王道珍	防止动脉硬化发展的饮食疗法	中华临床护理杂志，2003 年 1 卷 /10 期	ISSN 1728-4570 CN 39-8537/R	中华临床医学会
2003 年	顾凤珍	分泌性中耳炎行鼓膜穿刺治疗后穿刺孔愈合情况观察	中华临床护理杂志，2003 年 2 卷 /3 期	ISSN 1728-4570 CN 39-8537/R	中华临床医学会
2003 年	孙兴凤	甘露醇致静脉损伤的防治护理措施	中华临床护理杂志，2003 年 3 卷 /3 期	ISSN 1728-4570 CN 39-8537/R	中华临床医学会
2003 年	韦宁芳	离退休患者负性心理与护理对策	心理医生杂志，2003 年 7 卷 /3 期	ISSN 1007-8231 CN 46-1047/R	中华中医药学会
2003 年	潘龙英	前列腺增生症手术患者的护理	中华临床护理杂志，2003 年 2 卷 /3 期	ISSN 1728-4570 CN 39-8537/R	中华临床医学会
2003 年	夏大珍	运用护理程序护理老年上消化道出血病人	江苏医药，2003 年 28 卷 /6 期	ISSN 0253-3685 CN 32-1221/R	江苏省人民医院
2003 年	黄 静	上消化道大出血的观察及护理	中华临床护理杂志，2003 年 18 卷 /3 期	ISSN 1728-4570 CN 39-8537/R	中华临床医学会
2003 年	张文霞	颅内血肿微创手术的观察及护理	中华临床护理杂志，2003 年 7 卷 /6 期	ISSN 1728-4570 CN 39-8537/R	中华临床医学会
2003 年	黄 莺	儿科静脉留置针使用中易出现的问题及对策	中华临床护理杂志，2003 年 7 卷 /8 期	ISSN 1728-4570 CN 39-8537/R	中华临床医学会
2003 年	黄 燕	留置导尿管的护理	常州实用医学，2003 年 17 卷 /10 期	内部刊物	常州市医学会
2003 年	黄 静	静脉滴注盐酸尼卡地平副作用的观察及护理	世界医药学杂志，2003 年 3 卷 /2 期	ISSN 1605-3893 CN 18-2312/HK/R	世界中医药学会，世界医药出版社
2003 年	黄 静	重症急性胰腺炎的护理	常州实用医学，2003 年 19 卷 /3 期	内部刊物	常州市医学会
2003 年	马和娣	慢性呼吸衰竭氧疗无效的原因及对策	常州实用医学，2003 年 19 卷 /6 期	内部刊物	常州市医学会
2003 年 12 月	刘 霞	冠心病 A 型行为类型患者的心理护理	中华临床护理学杂志，2003 年 1 卷 /18 期	ISSN 1728-4570 CN 39-8537/R	中华临床医学会
2004 年 3 月	盛祥文	1 例胆总管结石伴扩展行 ERCP+EST 术的护理	中国医药卫生，2004 年 2 卷 /2 期	ISSN 1810-5734 CN 43-7917\R	中国医药卫生杂志社

续表 5-13-5

发表时间	作 者	论 文 题 目	期刊名称及期号	国际标准刊号 国内统一刊号	期刊主办单位
2004 年 4 月	曹金凤	诺和灵针治疗糖尿病护理体会	中华临床护理学杂志，2004 年 3 卷 /35 期	ISSN 1728–4570 CN 39–8537/R	中华临床医学会
2004 年 4 月	曹金凤	糖尿病患者应用胰岛素的生活指导	中华护理周刊 2004 年总第 67 期	ISSN 1727–6110 CN 10–4392/H	中华临床医学会
2004 年 6 月	欧小凤	一次性使用医疗卫生用品的规范化管理	江苏医药 2004 年第 30 卷第 6 期	ISSN 0253–3685 CN 32–1221/R	江苏省人民医院
2004 年 6 月	杜国华	宫外孕的腹腔镜手术治疗和护理	世界医药学杂志，2004 年 4 卷 /4 期	ISSN 1605–3893 CN 18–2312/HK/R	世界中医药学会，世界医药出版社
2004 年 7 月	张阿玲	浅析引起护患纠纷及应对措施	中华临床护理研究杂志 2004 年第 12 卷第 7 期	ISSN 1728–7448 CN 39–0721/R	中华临床医学会；中国医药学会
2004 年 7 月	刘乐春	探讨手术室护理安全质量管理对策	中华临床护理学杂志 2004 年第 13 期	ISSN 1728–4570 CN 39–7679/R	中华临床医学会
2004 年 7 月	欧小凤	母婴同室的感染管理	中国医药卫生 2004 年第 5 卷第 10 期	ISSN 1810–5734 CN 43–7917/R	中国医药卫生编辑委员会；全国医药卫生科学技术研究会
2004 年 7 月	盛祥文	胆总管结石伴扩张行微创手术的配合及护理	中华现代临床医药杂志，2004 年 6 卷 /6 期	ISSN 1606–4666 CN 01–4097/R	中华现代临床医药学会
2004 年 7 月	李昌娣	术后疼痛的心理护理	中华临床医学研究杂志第 10 卷总第 95 期	ISSN 1728–1083 CN 13–4431/NR	中华临床医药协会
2004 年 7 月	李昌娣	浅谈癌症病人心理护理	中华临床护理学杂志，2004 年 8 卷 /12 期	ISSN 1728–4570 CN 39–8537/R	中华临床医学会
2004 年 7 月	李昌娣	应用化疗药物自我防护	中华临床护理研究杂志，2004 年 6 卷 /12 期	ISSN 1728–7448 CN 39–0721/R	中华临床医药学会
2004 年 8 月	张阿玲	论基层护士长的管理技巧	中国现代护理学杂志 2004 年第 1 卷第 1 期	ISSN 1681–5122 CN 98–0527/R	中华临床医学会
2004 年 8 月	张阿玲	脑梗塞病人使用血管内激光治疗及护理	中华护理月刊 2004 年总第 71 期	ISSN 1727–6110 CN 10–4392/H	中华临床医学会
2004 年 9 月	袁慧红	一字形尿管固定法	中华医学护理杂志，2004 年 12 卷 /15 期	ISSN 1727–6128 CN 10–4393/H	中华临床医学会
2004 年 9 月	袁慧红	高血压患者心理分析	中华医学护理杂志，2004 年 12 卷 /15 期	ISSN 1727–6128 CN 10–4393/H	中华临床医学会
2004 年 9 月	袁慧红	初发糖尿病患者健康教育体会	中华医学护理杂志，2004 年 12 卷 /15 期	ISSN 1727–6128 CN 10–4393/H	中华临床医学会
2004 年 9 月	杜国华	亲情化、人性化在护理中的运用	中华医学护理杂志，2004 年 12 卷 /15 期	ISSN 1727–6128 CN 10–4393/H	中华临床医学会
2004 年 9 月	管银芳	糖尿病饮食管理	中华临床护理杂志，2004 年 12 卷 /15 期	ISSN 1728–4570 CN 39–8537/R	中华临床医学会

续表 5-13-6

发表时间	作者	论文题目	期刊名称及期号	国际标准刊号 国内统一刊号	期刊主办单位
2004 年 9 月	刘蓉蓉	血透患者环氧乙烷过敏的报告	中华现代医学杂志，2004 年 10 卷 /10 期	ISSN 1005-8982 CN 43-1225/R	中南大学
2004 年 9 月	徐红梅	经尿道前列腺电切除术患者的护理	中华医学护理杂志 2004 年 9 月 第 15 卷总第 99 期	ISSN 1727-6128 CN 10-4393/H	中华临床医学会
2004 年 9 月	徐红梅	胸部手术后预防肺部感染的护理体会	中华临床护理研究杂志 2004 年 9 月第 12 卷第 9 期	ISSN 1728-7448 CN 39-0721/R	中华临床医学会
2004 年 9 月	刘蓉蓉	血液透析患者环氧乙烷过敏的 1 例报告	中国现代医学杂志 2004 年第 2 卷第 18 期	ISSN 1726-0817 CN 10-4393/H	中华临床医学会
2004 年 10 月	刘蓉蓉	维持性血液透析患者的静脉内瘘的护理	中华医学护理杂志 2004 年 第 15 卷 总第 100 期	ISSN 1727-6128 CN 10-4393/H	中华临床医学会
2004 年 10 月	曹金凤	糖尿病患者应用胰岛素生活指导	中华护理月刊，2004 年 8 卷 /12 期	CN 10-4392	中华护理月刊社
2004 年 10 月	高　琴	癌症患者疼痛护理	中华医学护理杂志，2004 年 15 卷 /103 期	ISSN 1727-6128 CN 10-4393/H	中华临床医学会
2004 年 11 月	李沪英	整体护理在产科的应用	中华临床护理研究杂志 2004 年 12 卷 /11 期	ISSN 1728-7448 CN 39-0721/R	中华临床医学会；中国医药学会
2004 年 11 月	张阿玲	区县级医院护理人员劳务分配探讨	中华临床护理研究杂志 2004 年 12 卷 /11 期	ISSN 1728-7448 CN 39-0721/R	中华临床医学会；中国医药学会
2004 年 11 月	欧小凤	出院病人健康指导方法	中华临床护理研究杂志 2004 年 12 卷 /11 期	ISSN 1728-7448 CN 39-0721/R	中华临床医学会；中国医药学会
2004 年 11 月	丁秀琴	医疗垃圾管理	中华现代临床医学，2004 年 12 卷 /13 期	ISSN 1726-7587	中华临床医药学会
2004 年 11 月	丁秀琴	浅谈供应室防护	中华现代临床医学，2004 年 12 卷 /13 期	ISSN 1726-7587	中华临床医药学会
2004 年 11 月	盛祥文	奥曲肽治疗食管静脉曲张体会	中国医药卫生，2004 年 10 卷 /12 期	ISSN 1810-5734 CN 43-7917/R	中国医药卫生编辑委员会；全国医药卫生科学技术研究会
2004 年 11 月	高　琴	患儿家属与医护人员发生纠纷原因、对策	中华现代护理学杂志，2004 年 12 卷 /13 期	ISSN 1681-5122 CN 98-0527/R	中华临床医药学会
2004 年 11 月	徐红梅	周围静脉使用化疗药的护理体会	中华医学研究杂志 2004 年 11 月 第 4 卷第 11 期	ISSN 1680-6115 CN 98-0101/R	中华临床医药学会
2004 年 12 月	高　琴	如何把不良病情转达给癌症患者	中国护理杂志，2004 年 15 卷 /13 期	ISSN 1729-2190 CN 72-2005/R	中华科学技术出版社

续表 5-13-7

发表时间	作　者	论 文 题 目	期刊名称及期号	国际标准刊号 国内统一刊号	期刊主办单位
2004 年 12 月	毛勇勤	输液滴速问题调查分析及对策	中国护理杂志，2004 年 1 卷 /12 期	ISSN 1729-2190 CN 72-2005/R	中华科学技术出版社
2004 年 12 月	夏大珍	浅谈二级医院护理部主任的临床实践	中华临床护理杂志，2004 年 3 卷 /12 期	ISSN 1728-4570 CN 39-8537/R	中华临床医学会
2004 年 12 月	刘蓉蓉	血液透析患者肌肉痉挛的观察护理与预防措施	中华医学护理杂志，2004 年 15 卷 /103 期	ISSN 1727-6128 CN 10-4393/H	中华临床医学会
2004 年 12 月	李菊香	换药室紫外线空气消毒的常见问题与建议	世界医药学杂志 2004 年 3 卷 /4 期	ISSN 1605-3893 CN 18-2312/HK/R	世界中医药学会，世界医药出版社
2004 年 12 月	丁秀琴	14 例手足口病的护理	中国医药与临床杂志，2004 年 3 卷 /12 期	—	—
2004 年 12 月	李菊香	门诊烧伤患者的饮食指导	中国特色医药杂志，2004 年 5 卷 /2 期	CN 16-2197/HK/R	世界中医药学会
2004 年 12 月	李菊香	指甲下血肿的处理体会	中国特色医药杂志，2004 年 5 卷 /2 期	CN 16-2197/HK/R	世界中医药学会
2004 年 12 月	刘　霞	如何使住院患者得到好的休息	中国特色医药杂志，2004 年 5 卷 /2 期	CN 16-2197/HK/R	世界中医药学会
2005 年 1 月	毛勇勤	2 例手术误缝胃管的治疗护理体会	中华医学护理杂志，2005 年 15 卷 /105 期	ISSN 1727-6128 CN 10-4393/H	中华临床医学会
2005 年 1 月	南兴建	纤维支气管镜检查的护理	中华临床医学与预防，2005 年 4 卷 /4 期	—	—
2005 年 1 月	余小云	静脉留置针的穿刺方法	中华临床护理研究杂志，2005 年 10 卷 /25 期	ISSN 1728-7448 CN 39-0721/R	中华临床医药学会
2005 年 1 月	俞可秀	化疗药物致毒性反应的护理	中华临床护理研究杂志，2005 年 10 卷 /25 期	ISSN 1728-7448 CN 39-0721/R	中华临床医药学会
2005 年 1 月	俞可秀	癌症患者手术治疗出院后的心理指导	中华医学护理杂志，2005 年 15 卷 /104 期	ISSN 1727-6128 CN 10-4393/H	中华临床医学会
2005 年 2 月	张美蓉	浅谈在 ICU 实用手持血液分析仪的体会	中华现代护理，2005 年 2 卷 /2 期	ISSN 1674-2907 CN 11-5682/R	中华医学会
2005 年 2 月	毛勇勤	插胃管常见困难的护理体会	中华现代护理，2005 年 2 卷 /2 期	ISSN 1674-2907 CN 11-5682/R	中华医学会
2005 年 2 月	毛　荣	静脉留置针在高压注射器 CT 增强扫描中的应用	中华医学护理杂志，2005 年 15 卷 /105 期	ISSN 1727-6128 CN 10-4393/H	中华临床医学会
2005 年 2 月	俞可秀	术后疼痛的心理护理	中国护理杂志，2005 年 2 卷 /2 期	ISSN 1729-2190 CN 72-2005/R	中华科学技术出版社
2005 年 2 月	余小云	胆管炎、胆管结石的病因及临床表现	中华临床护理学杂志，2005 年 16 卷 /120 期	ISSN 1682-3338 CN 12-4203/HK	中华临床医学会

续表 5–13–8

发表时间	作 者	论 文 题 目	期刊名称及期号	国际标准刊号 国内统一刊号	期刊主办单位
2005 年 2 月	张宝琴	胆总管术后“T”管引流的护理	中华临床护理学杂志，2005 年 16 卷 /120 期	ISSN 1682–3338 CN 12–4203/HK	中华临床医学会
2005 年 2 月	俞可秀	术后疼痛的心理护理	中华护理杂志，2005 年 2 卷 /2 期	ISSN0254–1769 CN 11–2234/R	中华护理学会
2005 年 3 月	毛 荣	新型工勤人员管理模式在急诊医疗工作中的应用	中华当代医药，2005 年 3 卷 /3 期	ISSN 1674–4721 CN 11–5786/R	中国保健协会
2005 年 3 月	毛 荣	交通伤所致骨折病人的急救护理	中国医学杂志，2005 年 3 卷 /3 期	ISSN 1684–5846 CN 72–2002/R	中华科学技术出版社
2005 年 3 月	李志梅	谈压宁定治疗高血压急症的护理	中国护理杂志，2005 年 2 卷 /3 期	ISSN 1729–2190 CN 72–2005/R	中华科学技术出版社
2005 年 3 月	李沪英	区县级医院护理记录书写存在的问题及对策	中华临床护理研究杂志，2005 年 13 卷 /3 期	ISSN 1728–7448 CN 39–0721/R	中华临床医药学会
2005 年 4 月	李志梅	深静脉置管的应用及护理	中华临床医药与护理，2005 年 3 卷 /4 期	ISSN 1727–3064 CN 98–0401/R	国际中华名医协会
2005 年 4 月	易 芳	四例车祸致颅内出血手术合并抑郁症的观察及护理	中华临床护理学杂志，2005 年 3 卷 /36 期	ISSN 1682–3338 CN 12–4203/HK	中华临床医学会
2005 年 4 月	易 芳	神经外科中枢性高热患者的护理	中华临床护理学杂志，2005 年 3 卷 /35 期	ISSN 1682–3338 CN 12–4203/HK	中华临床医学会
2005 年 4 月	易 芳	脑挫裂伤病人的健康教育指导	中华临床护理学杂志，2005 年 3 卷 /36 期	ISSN 1682–3338 CN 12–4203/HK	中华临床医学会
2005 年 4 月	刘乐春	良性前列腺增生症患者经尿道前列腺电切术的护理体会	中华临床护理研究杂志，2005 年 13 卷 /4 期	ISSN 1728–7448 CN 39–0721/R	中华临床医药学会
2005 年 4 月	赵春梅	儿科护士焦虑情绪分析及应对	中华临床医学研究杂志，2005 年 11 卷 /6 期	ISSN 1728–7448 CN 39–0721/R	中华临床医药学会
2005 年 5 月	赵春梅	儿科静脉留置针的使用及护理	中华临床护理学杂志，2005 年 3 卷 /37 期	ISSN 1682–3338 CN 12–4203/HK	中华临床医学会
2005 年 5 月	杜国华	外科手术病人的健康教育	中华医学护理杂志，2005 年 15 卷 /108 期	ISSN 1727–6128 CN 10–4393/H	中华医学护理学会
2005 年 6 月	刘乐春	舒适护理在手术室整体护理中应用的体会	中国医药卫生，2005 年 6 卷 /12 期	ISSN 1810–5734 CN 43–7917/R	中国医药卫生杂志
2005 年 6 月	刘乐春	急诊腹腔镜下诊治妇科腹腔镜内出血手术配合	中华现代护理学杂志，2005 年 2 卷 /12 期	ISSN 1681–5122 CN 98–0527/R	中华临床医药学会
2005 年 6 月	陈明霞	产后出血的防治及护理	世界医药学杂志，2005 年 4 卷 /4 期	ISSN 1605–3893 CN 18–2312/HK/R	世界中医药学会，世界医药出版社

续表 5-13-9

发表时间	作 者	论 文 题 目	期刊名称及期号	国际标准刊号 国内统一刊号	期刊主办单位
2005 年 6 月	陈明霞	对社区护理的探索	世界医药学杂志，2005 年 4 卷 /4 期	ISSN 1605-3893 CN 18-2312/HK/R	世界中医药学会，世界医药出版社
2005 年 6 月	南兴建	举证倒置中医护人员的自身防护体会	世界医药学杂志，2005 年 4 卷 /4 期	ISSN 1605-3893 CN 18-2312/HK/R	世界中医药学会，世界医药出版社
2005 年 6 月	张美蓉	机械通气气道管理的临床体会	常州实用医学，2005 年 21 卷 /3 期	内部刊物	常州医学会
2005 年 6 月	盛祥文	多发伤的抢救体会	中华临床护理学杂志，2005 年 3 卷 /40 期	ISSN 1682-3338 CN 12-4203/HK	中华临床医学会
2005 年 6 月	王广银	护士与患者进行交流的技巧	世界医学杂志，2005 年 4 卷 /4 期	ISSN 1007-6751 CN 11-3845/R	中国医学科学院
2005 年 7 月	盛祥文	小儿头皮静脉穿刺体会	中华临床护理学杂志，2005 年 3 卷 /42 期	ISSN 1682-3338 CN 12-4203/HK	中华临床医学会
2005 年 7 月	李沪英	提高化学消毒效果要注意的几个环节	中华医学护理杂志，2005 年 15 卷 /110 期	ISSN 1727-6128 CN 10-4393/H	中华医学护理杂志
2005 年 8 月	郑明香	浅谈整体护理中患者教育的特点与策略	中国医学杂志，2005 年 3 卷 /8 期	ISSN 1684-5846 CN 72-2002/R	中华科学技术出版社
2005 年 9 月	郑明香	临终患者的关怀护理	中华现代护理，2005 年 2 卷 /9 期	ISSN 1674-2907 CN 11-5682/R	中华医学会
2005 年 10 月	陶素珍	大面积烧伤病人输液渗漏的防范和护理	中华现代护理，2005 年 2 卷 /10 期	ISSN 1674-2907 CN 11-5682/R	中华医学会
2005 年 10 月	陶素珍	48 例严重烧伤病人营养支持的护理体会	中华现代护理，2005 年 2 卷 /10 期	ISSN 1674-2907 CN 11-5682/R	中华医学会
2005 年 10 月	纪 娟	Insulin+VitC 治疗三期褥疮护理体会	中华临床护理学杂志，2005 年 3 卷 /51 期	ISSN 1682-3338 CN 12-4203/HK	中华临床医学会
2005 年 11 月	陶素珍	谈外科护士长每日查房	基层医学论坛，2005 年 9 卷 /11 期	ISSN 1672-1721 CN 14-1314/R	山西科技报刊总社
2005 年 11 月	南兴建	病窦综合征安装心脏起搏器术后健康教育	中华现代临床医学，2005 年 3 卷 /11 期	ISSN 1726-7587	中华临床医药学会
2005 年 11 月	曹金凤	浅层吸痰法在颅脑损伤疾病中运用的临床研究	中华临床医药学杂志，2005 年 3 卷 /44 期	ISSN 1608-1773 CN 12-4204/ H	中华临床医学会
2005 年 12 月	王桂兰	患儿高热惊厥的护理体会	中华临床护理杂志，2005 年 16 卷	ISSN 1682-3338 CN 12-4203/H	中华临床护理杂志社
2005 年 12 月	管银芳	糖尿病的饮食管理	中华临床护理学杂志，2006 年 16 卷 /129 期	ISSN 1682-3338 CN 12-4203/HK	中华临床医学会
2005 年 12 月	夏大珍	浅层吸痰法在临床护理中研究	中国护理杂志，2005 年 10 卷 /12 期	ISSN 1729-2190 CN 72-2005/R	中华科学技术出版社
2006 年 11 月	梁维萍	高压氧在重症颅脑创伤的应用	基层医学论坛，2006 年 22 期	ISSN 1672-1721 CN 14-1314/R	中华医学会山西分会

续表 5-13-10

发表时间	作 者	论 文 题 目	期刊名称及期号	国际标准刊号 国内统一刊号	期刊主办单位
2006 年	陆琪琳	腹部闭合伤的临床观察与护理	河北医学， 2006 年 12 卷 /11 期	ISSN l006—6233 CN l3—1199/R	河北省医学会
2006 年	陆琪琳	胃肠减压在临床的应用	河北医学， 2006 年 12 卷 /7 期	ISSN l006—6233 CN l3—1199/R	河北省医学会
2006 年	陆琪琳	门脉高压并发上消化道大出血的护理	河北医学， 2006 年 12 卷 /8 期	ISSN l006—6233 CN l3—1199/R	河北省医学会
2006 年	范孝美	笑气镇痛分娩的临床观察	现代医学与临床，2006 年 6 卷 /11 期	—	—
2006 年	范孝美	会阴侧切术联合局部注射庆大霉素对切口愈合的影响	现代医学与临床，2006 年 6 卷 /12 期	—	—
2006 年	吴 锐	会阴切口愈合不良原因的分析及护理	现代护士进修杂志，2006.11	ISSN 1587—3846 CN 64-3383/R	中华临床医学会
2006 年	马国莉	浅谈供应室的护理工作	中华现代临床医学，2006.20 5 卷 /10 期	ISSN 1726-7587 CN 98-2061/R	中华临床医药学会
2006 年	马国莉	供应室器械洗涤质量的探讨	中华现代临床医学，2006.20 5 卷 /10 期	ISSN 1726-7587 CN 98-2061/R	中华临床医药学会
2006 年	吴 锐	妇科手术后尿潴留的循证护理	现代护理学杂志，2006 年 11 卷	—	—
2006 年	周明珠	肿瘤热疗病人的护理	中华临床护理学杂志， 2006.12	ISSN 1682-3338 CN 12-4203	中华临床医学会
2006 年	徐红梅	一侧全肺切除术后病人的护理体会	中华临床护理研究杂志， 2006.11	ISSN 1729-4762 CN 86-3852/R	中华临床医学会，中国医药学会
2006 年	朱海霞	一次性胃管在儿童洗胃中的应用	中华现代护理学杂志，2006.12	ISSN 1681-5122 CN 98-0527/R	中华临床医药学会
2006 年 1 月	王桂兰	关于小儿静脉穿刺的思考	中华临床护理研究杂 志， 2006 年 11 卷 /1 期	ISSN 1729-4762 CN 86-3852/R	中华临床医学会，中国医药学会
2006 年 2 月	郑明香	肠内营养液持续滴注加温的新方法	中华现代护理学杂志， 2006 年 3 卷 /4 期	ISSN 1728-7448 CN 39-0721/R	中华临床医药学会
2006 年 2 月	王桂兰	浅谈儿科使用静脉留置针的护理体会	中华临床护理杂志，2006 年 17 卷 /131 期	ISSN 1674-3768 CN 42-1787/R	中国医师协会 武汉市医学科学研究所
2006 年 2 月	徐明冬	颅脑疾病术后患者的观察及护理	中华临床护理学杂志， 2006 年 3 卷 /61 期	ISSN 1682-3338CN 12-4203	中华临床医学会
2006 年 2 月	徐明冬	珠网膜下腔出血病人健康教育	中华临床护理学杂志，2006 年 3 卷 /61 期	ISSN 1682-3338 CN 12-4203	中华临床医学会
2006 年 2 月	曹剑琴	神经外科患者的临床护理观察	中华临床护理学杂志， 2006.2	ISSN 1682-3338 CN 12-4203	中华临床医学会
2006 年 3 月	曹剑琴	脑出血后偏瘫病人的护理	中华临床护理学杂志， 2006.3	ISSN 1682-3338 CN 12-4203	中华临床医学会
2006 年 3 月	黄爱红	癌症化疗患者便秘护理	中华临床护理月刊，2006 年 3 卷 /38 期	ISSN1682-3338 CN 12-4203/H	中华临床医学会

续表 5-13-11

发表时间	作 者	论 文 题 目	期刊名称及期号	国际标准刊号 国内统一刊号	期刊主办单位
2006 年 3 月	耿志桃	静脉留置针留置针非正常原因中止的探讨与处理	中华医学护理杂志，2006 年 16 卷 /118 期	ISSN 1727–6128 CN 10–4393/H	中华临床医学会
2006 年 3 月	耿志桃	糖尿病健康教育的研究	中华临床护理学杂志，2006 年 17 卷 /132 期	ISSN 1682–3338 CN 12–4203	中华临床医学会
2006 年 3 月	徐明冬	高血压脑出血围手术期护理	中华临床护理月刊，2006 年 3 卷 /38 期	ISSN1682–3338 CN 12–4203/H	中华临床医学会
2006 年 3 月	白晓娟	手术室工作职业危害及防护	中华临床护理学杂志，2006 年 3 卷 /39 期	ISSN 1682–3338 CN 12–4203	中华临床医学会
2006 年 3 月	白晓娟	如何做好手术室护理工作	中华临床护理月刊，2006 年 3 卷 38 期	ISSN1682–3338 CN 12–4203/H	中华临床医学会
2006 年 3 月	白晓娟	急诊创伤病人的术后护理	中华临床护理学杂志，2006 年 3 卷 /62 期	ISSN 1682–3338 CN 12–4203	中华临床医学会
2006 年 4 月	曹剑琴	1 例气管切开患者并发重症绿脓杆菌感染的护理	中华临床护理学杂志，2006.4	ISSN 1682–3338 CN 12–4203	中华临床医学会
2006 年 5 月	陆琪琳	胆总管结石合并胆囊炎手术前后的饮食护理	中华临床护理月刊，2006 年 95 期	ISSN1682–3338 CN 12–4203/H	中华临床医学会
2006 年 5 月	袁燕美	护理记录书写存在的问题及相关对策	中国当代护理杂志，2006.5	ISSN 1495—2970 CN 65–2873/R	中华临床医学会护理学会
2006 年 5 月	袁燕美	留置胃管在有机磷农药中毒的应用	中国当代护理杂志，2006.5	ISSN 1495—2970 CN 65–2873/R	中华临床医学会护理学会
2006 年 5 月	袁燕美	冠状动脉介入治疗的术前术后护理	中国当代护理杂志，2006.5	ISSN 1495—2970 CN 65–2873/R	中华临床医学会护理学会
2006 年 5 月	端木丽	氦氖激光治疗在神经内科中的应用	中华实用医药杂志，2006 年 6 卷 9 期	ISSN 1673–7555 CN 11–5547/R	中国康复医学会
2006 年 7 月	陆 丹	门诊护理岗位竞聘在护理管理中的初探	中华现代护理学杂志，2006 年 3 卷 /14 期	ISSN 1681–5122 CN 98–0527/R	中华临床医药学会
2006 年 9 月	梁维萍	高压氧治疗 30 例昏迷患者的疗效分析	中华临床医药学杂志，2006 年 3 卷 /52 期	ISSN 1608–1773 CN 12–4204/ H	中华临床医学会
2006 年 10 月	侯祥燕	护士长对护患纠纷的监控与处理	中华临床护理学杂志，2006 年 12 卷 /18 期	ISSN 1728–7448 CN 39–0721/R	中华临床医药学会
2006 年 10 月	陈 贤	门诊输液室护理风险及防范	中华现代护理学杂志，2006 年 3 卷 /20 期	ISSN 1681–5122 CN 98–0527/R	中华临床医药学会
2006 年 10 月	陈 贤	浅谈儿童输液室的护患交流	中华现代护理学杂志，2006 年 3 卷 /20 期	ISSN 1681–5122 CN 98–0527/R	中华临床医药学会

续表 5-13-12

发表时间	作 者	论 文 题 目	期刊名称及期号	国际标准刊号 国内统一刊号	期刊主办单位
2006年10月	梁维萍	利用常压氧进行高压氧治疗前的护理指导	中华临床医药学杂志，2006年3卷/53期	ISSN 1608-1773 CN 12-4204/ H	中华临床医学会
2006年10月	许 敏	胎头位置异常的临床表现和处理	中华现代临床医学，2006.10	ISSN1726-7587 CN 98-2061/R	中华临床医药学会
2006年10月	秦立慧	纤维支气管镜检查护理方法的探讨	中国现代护理杂志，2006年第149期	ISSN 1990-5645 CN 10-4399/R	中国现代护理杂志社
2006年10月	秦立慧	如何避免和减少医疗纠纷的自身防护体会	中国现代护理杂志，2006年第149期	ISSN 1990-5645 CN 10-4399/R	中国现代护理杂志社
2006年10月	周明珠	皮肤原因致青霉素皮试发生疑似阳性的几种可能	中华现代临床医学，2006年5卷/6期	ISSN1726-7587 CN 98-2061/R	中华临床医药学会
2006年10月	夏大珍	再谈二级医院护理部主任的管理	中国医院管理难点要点指导	ISBN 7801682408	研究出版社
2006年11月	周明珠	癌症化疗患者的心理护理	中国实用医学杂志，2006年5卷/11期	ISSN 1726-7188 CN 02-3283/R	中国实用医学杂志社
2006年11月	秦立慧	开展安装心脏起搏器术后健康教育方法探讨	中国护理杂志，2006.11	ISSN 1729-2190 CN 72-2005/R	中华科学技术出版社
2006年11月	许 敏	未足月胎膜早破的预防和处理	中华临床医学研究杂志，2006.11.25	CN 13-4431/NR	中华临床医药协会
2006年11月	管银芳	输液室常见纠纷及处理	中国护理杂志，2006.11	ISSN 1729-2190 CN 72-2005/R	中华科学技术出版社
2006年11月	梁维萍	高压氧在重症颅脑创伤的应用	基层医学论坛，2006年第10卷	ISSN 1672-1721 CN 14-1314/R	山西科技报刊总社
2006年12月	吴 锐	妇科肿瘤手术后尿潴留的预防护理对策	基层医学论坛，2006.12	ISSN 1672-1721 CN 14-1314/R	山西科技报刊总社
2007年9月	陈 贤	急诊科护士职业防护现状及对策	齐鲁护理杂志，2007年17期	ISSN 1006-7256 CN 37-1257/R	山东省护理学会
2007年10月	丁爱华	加强护患沟通构建产科和谐护患关系	实用医技杂志，2007年29期	ISSN 1671-5098 CN 14-1298/R	中华医学会山西分会
2007年	范孝美	分娩过程中产妇的心理护理	现代医学与临床，2007年7卷	—	—
2007年	丁爱华	母婴同室病房医院感染危险因素的控制与管理	中国误诊学杂志，2007.12	ISSN 1009-6647 CN 11-4518/R	中华预防医学会，河南漯河市中心医院，重庆市第九人民医院
2007年	丁爱华	影响产科护理安全的因素及对策	中国医药导报，2007.12	ISSN 1673-7210 CN 11-5539/R	中国医学科学院
2007年	朱长虹	青霉素皮试发生疑似阳性的可能原因	中华临床护理研究杂志，2007.4	ISSN 1729 — 4762 CN 86 — 3852/R	中华临床医学会，中国医药学会
2007年	朱长虹	未婚妇女人工流产心理护理	中华临床护理研究杂志，2007.4	ISSN 1729 — 4762 CN 86 — 3852/R	中华临床医学会，中国医药学会
2007年	朱长虹	腹腔镜胆囊切除围手术期的健康教育	中华临床护理研究杂志，2007.4	ISSN 1729 — 4762 CN 86 — 3852/R	中华临床医学会，中国医药学会
2007年	张宝琴	如何做好临床静脉输液工作	中华现代临床护理学杂志，2007.6	ISSN 1684-2014	中华临床医药学会

续表 5-13-13

发表时间	作 者	论 文 题 目	期刊名称及期号	国际标准刊号 国内统一刊号	期刊主办单位
2007 年	江　群	奥曲肽治疗 20 例食管静脉破裂出血的临床护理	中华临床护理月刊，2007.11	ISSN1682-3338 CN 12-4203/H	中华临床医学会
2007 年	江　群	浅谈小儿头皮静脉穿刺的体会	中华临床护理学杂志，2007.4	ISSN 1682-3338 CN 12-4203/HK	中华临床医学会
2007 年	吴　锐	微创经皮肾镜下钬激光治疗上尿路结石的护理	河北医学，2007.1	ISSN 1006-6233 CN 13-1199/R	河北省医学会
2007 年	侯祥燕	患儿家长心理护理在儿科整体护理中的重要性	中国临床医药研究杂志，2007.4	ISSN 1562 — 2517 CN12 — 4202/h	中华临床医学会，世界华人医学联合会
2007 年	金远霞	新鲜熟鸡蛋皮联合 0.5% 碘伏在褥疮护理中的创新运用	实用护理学杂志，2007.9	ISSN1537-4390 CN 98-4605/R	实用护理学杂志社
2007 年	叶珊珊	两种不同穿刺技术在老年糖尿病人中的应用	中国应用护理杂志，2007.11	ISSN 1658-4442 CN 62-2811/R	中国应用护理杂志社
2007 年	叶珊珊	长期卧床病人的健康教育	实用护理学杂志，2007.10	ISSN1537-4390 CN 98-4605/R	实用护理学杂志社
2007 年	叶珊珊	阿奇霉素的不良反应与护理	实用护理学杂志，2007.10	ISSN1537-4390 CN 98-4605/R	实用护理学杂志社
2007 年	林　梅	小儿头皮静脉穿刺技巧	中国中医药杂志，2007.4	ISSN 1005-5304 CN 11-3519/R	中医科学院研究所
2007 年	刘乐春	微创经皮肾镜下钬激光碎石术的手术护理	基层医学论坛，2007.11	ISSN 1672-1721 CN 14-1314/R	山西科技报刊总社
2007 年	张　萍	人工全髋关节置换术的护理	基层医学论坛，2007.11	ISSN 1672-1721 CN 14-1314/R	山西科技报刊总社
2007 年	曹金凤	持续气道湿化在人工气道患者中应用的临床观察	中华临床医药学杂志，2007.8	ISSN 1608-1773 CN 12-4204/ H	中华临床医学会
2007 年	曹金凤	运用止血带固定气管套管的临床研究	中华临床医药学杂志，2007.9	ISSN 1608-1773 CN 12-4204/ H	中华临床医学会
2007 年	冯慧娟	机械通气及气管切开病人鼻饲误吸的原因和干预	护理学通报，2007.2	ISSN 1500-7111 CN 46-3799/R	护理学通报杂志社
2007 年	冯慧娟	留置胃管反复洗胃在抢救有机磷农药中毒中的应用及护理	护理学通报，2007.2	ISSN 1500-7111 CN 46-3799/R	护理学通报杂志社
2007 年	陈　贤	39 例急性中毒儿童洗胃的护理	中华现代护理学杂志，2007.9	ISSN 1681-5122 CN 98-0527/R	中华临床医药学会
2007 年	朱海霞	护理管理者如何提高护理人员的工作热情	中华现代护理学杂志，2007.5	ISSN 1681-5122 CN 98-0527/R	中华临床医药学会
2007 年	陆　丹	整体护理在手术室护理中的实施及评价	家庭护士，2007.11	ISSN 1672-1888 CN 14-1315/R	中华护理学会山西分会
2007 年	陆　丹	浅谈临床护理查房	中国护理杂志，2007.11	ISSN 1729-2190 CN 72-2005/R	中华科学技术出版社

第三节　医院感染管理

医院感染管理是医务人员对诊疗活动中存在的医院感染、医源性感染及相关的危险因素进行的预防诊断和控制活动。20世纪七八十年代，江宁县人民医院开始重视医院感染管理工作，遵照卫生部有关文件要求，先后制定消毒隔离制度和合理应用抗生素等相关的管理措施，并成立相对应的管理组织，通过制订各类管理计划，加强检查监督，有计划地开展医院感染各项工作。

【医院感染管理组织】

1988年，省卫生厅颁发的《关于医院消毒供应室验收标准（试行）》和1989年卫生部颁发的《建立健全医院感染管理组织的暂行办法》，将医院感染管理列为其中一项重要内容。1989年7月17日，江宁县人民医院成立医院感染管理小组，成员有7人。1992年4月30日，医院成立感染管理委员会，成员有11人。同时设立医院感染管理办公室，并与护理部合署办公。医院感染管理办公室是南京市医院感染监控中心监测网成员。1995年，正式加入南京市医院感染监控网，根据要求按时上报医院感染发生情况及医院感染监控资料。1997年3月20日，调整医院感染管理委员会。1998年12月，医院感染管理办公室获南京市“医院感染监控工作先进单位”称号。

2000年6月10日，再次调整医院感染管理委员会，组成人员有14人。2002年5月9日，由于人事变动，调整医院感染管理委员会，委员会成员有17人。同年6月，成立科室一级医院感染网络监控小组，实行三级管理网络。11月，由于人事变动，又一次调整医院感染管理委员会。

2003年1月，医院感染管理办公室开展“医院污水处理系统卫生学监测”新项目监测研究，该项目获医院引进新技术、开展新项目三等奖。4月20日，成立抗击非典型肺炎领导小组。医院感染管理办公室在“非典”防治过程中发挥职能作用。12月，医院感染管理办公室获市卫生局“南京市医院感染监控工作先进单位”称号。

2004年3月，成立医疗废物管理领导小组，规范处置医疗废弃物。4月，卫生部下发《内镜清洗消毒技术操作规范》，医院选派人员参加市卫生局举办的培训班学习，取得上岗证。同年，将医院内镜室按新的规范要求，重新进行流程布局。7月19日，调整医院感染管理委员会，调整后成员有20人。

2004—2005年，医院感染管理办公室在省、国家级杂志发表论文4篇。2005年5月，根据医院的统一部署，医院感染管理办公室将医院感染控制有关制度、职责进行修订完善，纳入《医院管理制度汇编》。

2006年8月，组织全体医务人员学习卫生部第48号令《医院感染管理办法》，并对照要求修改医院感染管理有关制度和职责。12月，欧小凤获市卫生局“南京市医院感染监控工作先进个人”称号。2007年12月，修改完善医院感染监测标准。

负责人更迭情况

1989年7月至2000年6月，周复兴任主任委员；2000年6月至2004年7月，汤爱红任主任委员；2004年7月至2007年12月，王琪任主任委员。

【质控监测】

1989 年 7 月，江宁县人民医院成立医院感染管理小组。主要职责是：负责全院各科室医院感染管理、消毒隔离制度的制定和督促落实工作。1992 年 4 月，根据《中华人民共和国急性传染病管理条例》《消毒管理办法》以及防止医院感染的有关规定，制定医院感染控制规定，各项卫生学标准及管理制度，开展医院感染发病情况的监测和上报等工作。医院感染管理办公室与市卫生监控部门同步对医院感染情况进行监测、预防和控制。6 月 8 日，医院药事管理委员会与医院感染管理委员会共同制定《合理使用抗生素的暂行规定》11 条，要求住院病人使用抗生素不得大于 40%。

1994 年 3 月 2 日，贯彻卫生部《关于进一步加强医院感染管理工作的紧急通知》精神，制定有关监测标准、二甲医院评审要求的质量考核标准、医院感染管理有关制度 。医院感染管理委员会和科室管理小组充分发挥其职能，对医院感染率、医院感染漏报率、常规器械消毒灭菌合格率、无菌手术刀口感染率、传染病漏报率、抗生素合理使用情况进行监督。对消毒、灭菌质量进行全面检测，定期对空气、化学消毒液、医务人员手和物体表面进行监测。对出院病历进行督查。1995 年 3 月 15 日，根据南京市卫生局宁卫医〔1995〕第 7 号文件要求，加强医院感染管理，规范感染监控的各项工作，对医院感染管理制度，包括各类人员职责、特殊区域消毒隔离制度等 10 项主要制度，县人民医院作出补充规定。1998 年 3 月 1 日，县医院组织开展创建卫生城活动，院内产生的所有垃圾全部实行袋装化。

2002 年 6 月，成立大科、各科室医院感染网络监控小组，实行三级管理网络一体，各种医院感染管理制度齐全，记录统一规范，定期召开管理委员会会议，对医院感染管理存在的问题进行讨论，提出对策，并根据会议主要内容组织落实，对布置的内容进行督查。每年有工作计划，每月有工作重点和工作总结，并按计划实施。把医院感染管理作为科室质量的主要内容考评。各科室除每月 1 次对空气、药液等自测外，医院感染管理办公室还增加物体表面、灭菌物品及常规器械消毒的监测工作，并作记录。由 1 名检验人员兼职参与这项工作。各级管理人员加强对婴儿室、产房、手术室、供应室、ICU、换药室等重点部门的管理，医院感染管理办公室每月进行 1 次全面有效的监测，做好记录，并对全院出院病历进行抽查，主要监测医院感染发生情况和抗生素使用情况，以掌握医院感染动态，并反馈到各科室。10 月，根据市、区环保局的要求，对医疗垃圾实行集中焚烧管理，严格执行《关于加强医用垃圾集中焚烧管理的通知》精神，医院与南京市卫生局、南京市环保局认可的汇丰有限公司签订焚烧医疗垃圾协议。（2002 年前，医院建有垃圾焚烧炉，专人负责医疗垃圾的焚烧）。11 月，医院根据卫生部《医院感染管理规范》和《医院消毒技术规范》要求，制定完善一系列质量考核标准、医院感染监测指标、重点部门监控措施、消毒隔离制度，并督促落实。管理医院污水、污物的处理，对医疗废物的管理严格按条例执行。掌握医院传染病的发病情况，督促检查各科发现传染病后处理工作，并与市疾控中心监测网接轨，各种资料每季上报到市疾控中心。同时加强抗感染药物合理应用的管理，每季度对院感菌株的药敏进行总结分析。

2003 年 4 月，根据《南京市非典型肺炎控制预案》的要求，针对在医院出现的非典疑似及确诊病人，医院感染管理办公室承担全院控制医院感染、消毒隔离等各种工作任务，包括病人的出入流程、医务人员出入流程、室内外布局、消毒液正确使用，一次性医疗用品的使用，各类物品消毒处理，医疗废物处置。6 月，国务院颁布《医疗废物管理条例》，10 月，卫生部、国家环保总局颁发《医疗废物分类目录》，同时卫生部颁发《医疗卫生机构医疗废物管理办法》，医院组织全员培训、考试，严格按条例规定执行。医务处、护理部、医院感染管理办公室共同制定《医疗废物分类处理规定》，重点要求各科室将医疗垃圾放入黄色垃圾袋，生活垃圾放入黑色垃圾袋，送至统一地点，集中对医疗垃圾进行无害化处理。

2004年4月，根据省卫生厅《关于下发〈江苏省医院抗感染药物使用规范（试行）〉的通知》，为加强医院抗感染药物合理使用的管理，医务处、感染管理办公室、药剂科、药事管理委员会，联合下发《关于实行抗感染药物使用管理规范的通知》，强调严格按照抗生素使用原则执行，并抽查病历以监测评价抗生素使用情况。7月，医院感染管理委员会增加对血液净化中心、口腔科、内镜室、介入性诊疗操作室等重点部门的管理。

2006年8月，卫生部第48号令发布《医院感染管理办法》，组织全体人员学习，遵照执行，并修改完善有关制度和职责。根据办法要求，医院感染管理办公室对有关预防和控制医院感染管理规章制度的落实情况进行检查和指导；对医院感染及其相关危险因素进行监测、分析和反馈；对医院感染发生状况进行调查、统计分析；各科室水池边张贴六步洗手及标准预防标识；制定医院感染暴发事件预案；开展标准预防及职业防护讲座；对消毒药械和一次性使用医疗器械、器具使用加强管理。

2007年，编印《医院感染相关知识问答》小册子，医务人员人手一份。同年6月，根据江苏省供应室的验收标准，制定完善一整套的供应室职责、制度。为加强供应室管理，控制医院感染发生，对供应室内部布局进行调整，对供应室无菌物品、清洁物品、污染物品分类使用集装箱密闭运送。

【医院感染知识培训】

2002年11月起，医院感染管理办公室编发《医院感染管理监测资料分析》，每季一刊，刊登院感最新动态，对监测资料进行总结分析。对全员进行医院感染知识培训，通过观看医院感染管理监控录像、请专家到院进行知识讲座、发放《医院感染管理手册》、组织医院感染控制知识竞赛、开展理论测试及宣传栏等形式，增强医务人员控制医院感染意识。2004年开始，每年派3—6名重点科室监测人员外出参加各类学习班学习。

2005年7月，医院感染管理办公室负责承担区卫生局举办的全区医院感染管理人员培训任务。2006年3月，医院感染管理办公室在院内局域网设置专门版面，将医院感染新动态、有关医院感染管理法规、医院感染知识等制成多媒体发布到院内网站，便于全院职工观看学习。

第四节　药品管理

药品管理主要是贯彻执行《中华人民共和国药品管理法》等法律法规，健全院科两级管理组织，加强药剂人员队伍建设，逐步健全和完善各类管理制度，不断改善药剂部门房屋和设施条件，强化药品流通、使用以及医院制剂的管理与监督，努力提高药品管理的水平和效果，确保临床用药安全有效。

【药品管理原则】

药剂科严格按照医院临床需求和相关规章制度，科学严谨地管理全院药品，为临床医疗需要及时准确地调配处方，供应质量合格的药物，配合医疗需要开展科学研究工作。根据医院医疗和科研工作需要，编制药品采购计划，采购药品入库时严格执行验收制度，双人验收入库，急特药品优先入库。

药库（房）严格实行库存药品建账立卡，做到出入有据，账物相符，定期盘点。药品仓库有冷藏、避光、防潮、通风、防鼠的设备条件，按药品性质分类保管，易燃、易爆、易腐蚀等危险性药品另设仓库，单独存放；在院药品定期检查，防止变质失效，中草药根据特点，采取妥善办法保管；加强进销药品的数量统计，对过期失效、霉烂、虫蛀、变质的药品，及时按相关规定处理;对设有二级库的药房都配备专人管理，建立相应责任制度。

及时准确调配医院处方，严格执行最新颁布的《处方管理办法》，认真审查处方，调配时严格遵守操作规程；处方调配后，经过核对，调配者及核对者在处方上双签名，发药时向病人说明服用方法、剂量及注意事项，耐心解答患者提出的各种问题；中药方剂需先煎、后下，冲服、另兑等特殊煎法的药物，需单包注明；对违反规定，乱开处方，滥用药品等情况，药剂科一律按规定拒绝调配。

【药品采购与使用管理】

20 世纪 50 年代初期，县医院供临床使用药品仅有 70 余种，极为匮乏，药品管理还未达到规范化管理的标准。1950 年，按照《麻醉药品管理暂行条例》《麻醉药品临时登记处理办法》，管理使用麻醉药品。

1950 年后，县医院按照卫生部颁布的《麻醉药品管理暂行条例》和《医疗用毒药、限制性剧药管理规定》，管理麻醉药品和毒、限剧药，并监督临床正确使用;同时随着新的管理条例的颁布，及时组织医生、药师、护士相关人员学习，按最新条例管理使用精神、麻醉药品。1963 年 10 月，县医院学习贯彻《江宁县药剂人员守则（初稿）》《江宁县药剂工作制度》。

新中国成立初期至 1964 年，药品采购与管理工作属医院总务科管理，药品实行逐月消耗统计管理。1965 年，药品采购与管理改为各药房管理，由董聿亮负责，设进销库存账目。1976 年，成立药剂科，药品实行归口管理。1978 年，对麻醉药品实行“五专”规定管理（专人保管、专柜加锁、专用账册、专人处方、专用方笺）。此后，《药政管理条例》《医院药剂工作条例》及《中华人民共和国药品管理法》相继颁布，明确规定医院药品的管理程序及医院药学人员的职责，药品管理工作步入正轨。1985 年起，药品实行“金额管理、数量统计、实耗实销”的办法，建立相应的管理制度。

1986 年，县医院成立药事管理委员会，由业务院长担任主任委员，药剂科科长担任副主任委员，临床各大科室主任及各科室专家任委员。该委员会的主要工作职责：认真贯彻执行《中华人民共和国药品管理法》及其实施细则以及《处方管理办法》；负责药库药房存库药品监管，定期检查药库药房温湿度登记等情况；根据“医院用药品种目录”，检查审定各科用药计划，定期审定需要增加或淘汰的药品品种；审核各种申请购入新药规范性文件，审查药品采购计划及实际执行情况；协助指导监督临床各科合理用药，分析药物不良反应；定期组织检查各科毒、麻、精神及放射性等药品使用和管理情况；指导和协助中西药物科研工作；加强用药管理，规范用药行为；分析检查发现存在问题并提出整改意见等。药剂科为药事管理委员会的常设机构，负责药事管理委员会的日常工作。

药剂科根据物价部门相关政策及时准确调整药品价格。1996 年 7 月 23 日，县医院成立整治药品回扣工作领导小组。1997 年根据南京市物价局、卫生局要求，开始对常用药品价格公示上墙。

1998 年后，随着国家对药品经营质量管理规范（GSP）要求，药品采购按相关规定从持有“药品经营许可证”“药品生产企业许可证”和“营业执照”的国营医药经营生产单位采购药品，但药库采购与保管由一人兼职，中西药保管未分开管理。县医院制剂室生产的自制制剂按国家、省、市三级规范配制和检验，供医院临床使用。药品价格管理实行中管价、省管价、市管价进行药品采购。

2000 年，开设合理用药咨询窗口，公布咨询电话，宣传用药知识。结合临床开展临床药学基础性工作。

2001年，药品由医院组织实行招标采购。基本按就近原则采购，以当地医药公司为主，外地医药公司为辅的采购渠道。同年，医院HIS系统正式运行后，药剂科各药库（房）配备微机操作终端，结束药剂人员手工划价的历史。同年，门诊设置电脑触摸查询系统，所有药品价格可在电子触摸屏上直接查询。2002年起，医院药品参与南京市卫生局组织的药品集中采购。2004年9月起，南京市卫生局药品集中招标采购实行网上采购，由江苏卫虹医药电子有限公司提供网络平台。

2006年，成立抗菌药物管理领导小组，贯彻落实卫生部颁布的《抗菌药物临床应用指导原则》及《江苏省抗菌药物临床应用管理规范》，加强医院三级抗菌药物临床使用管理，促进临床合理用药。5月起，医院药房实行集中“药房托管”，药品由江宁区卫生局集中招标采购。同年，江宁医院参与区卫生局药品器材集中招标采购，药品的采购价和零售价均明显下降，全年减少患者药费支出1600万元左右。在此基础上，医院还实行中标药品再让利5%，每月让利46万元左右。

2007年6月，医院药品由江宁区卫生局进行第二轮集中招标采购。9月，中药饮片也实行招标，纳入区卫生局药品集中招标采购范围。

【制剂、药检管理】

1982年3月，市卫生局根据《江苏省医疗单位自制制剂暂行规定》《医院制剂整顿验收标准》，对医院制剂室验收，一次性通过考评验收后，颁发“制剂许可证”，并将县医院制剂室作为南京市县级医院制剂示范室。医院制剂室于1982年独立设置，总面积500平方米，人员编制9人，其中专业药师4人、技术工人5人。设有灭菌制剂室、普通制剂室、消杀制剂室，拥有塔式蒸馏水器1台、多效蒸馏水器1台、湿热灭菌柜2台、百级净化室40平方米（注射液灌装间和配制间）及完整的灭菌制剂特别是大输液生产线，制剂品种规格达89种。1988年，药检室与制剂室同处一楼，对制剂室所有生产用原辅料、包装材料、生产工艺、中间体和成品的质量检验，对注射用水每周检测1次。设有理化实验室、动物试验室、细菌培养室，面积100平方米，编制3人，其中专业药师2人、动物饲养员1人。配有常规检验设备和电光分析天平、岛津PH酸度计、851紫外分光光度计、红外旋光仪、微生物培养箱、干热灭菌箱等精密检测仪器设备。

1997年，制剂室实行目标责任制管理，是年即完成产值108万元。2000年，产值200余万元。2001年7月13日，“制剂许可证”换证验收时，根据《中华人民共和国药品管理法》和药品生产质量管理规范（GMP）要求，制剂室生产规模缩减并转型，主要生产血液透析液、普通制剂和消杀制剂，灭菌制剂只生产手术用麻醉药，停止大输液生产。2004年，由于医院门诊综合大楼建设需要，制剂室搬迁至医院行政楼一楼，面积80平方米，主要进行消杀制剂配制和普通制剂分装。2007年，撤销制剂室编制，药检室也一并撤销。

第五节　信息管理

随着医院规模不断扩大和整体实力的逐步提高，信息化建设不断向前推进。信息管理从过去以经济管理为核心的模式，向以医疗信息管理为核心的数字化医院迈进。在信息系统建设上，启用门诊医生工作站、病区医嘱管理系统，实现病历、处方、医嘱、申请单电子化。门诊诊区及取药管理启用排队叫号系统，就诊卡系统，进一步优化门诊就诊流程。放射科科内的影像归档和通信系统（PACS）已初具规模，超声影像系统使用效果良好。同时启用电子图书馆系统，院长信息查询系统，数字化医院开始形成。

【信息管理与发展】

1975 年，沈以芳负责病案、图书的收集、整理、保管，同时负责病案、医院工作量的统计，并做月报表。后由任逸秀接管。1989 年 1 月，医院情报信息、病案、图书等由医务科管理，周正雯任病案图书管理室组长，有工作人员 4 人。

1992 年 7 月，按医院分级管理要求建立信息科，工作范围包括病案、统计、图书室，配备工作人员 5 人，并成为一级职能科室。

2000 年 12 月，医院建立 HIS 系统，应用先进的计算机网络技术，形成以医院业务流程为基础，集医疗、护理、财务、人力、物资管理等为一体的综合管理系统。2002 年 2 月，信息科更名为信息中心，隶属办公室管理的二级科室，病案室、图书室划入医务处，配有 3 名专职人员和 1 名兼职人员。

2006 年 3 月，检验科 LIS 系统建立。5 月，医院内部网络开通，主要进行信息发布，电化教学，学术探讨等。6 月，医院图书室建立电子阅览室，增添电脑 6 台。2007 年 8 月，信息中心升格为一级职能科室，图书室划入信息中心，有工作人员 5 人。

负责人更迭情况

1989 年 1 月至 1992 年 7 月，周正雯任病案图书管理室组长；1992 年 7 月至 1995 年 6 月，李家俭任信息科副科长并主持工作，周正雯任信息科副科长；1995 年 6 月至 2002 年 4 月，李家俭任信息科科长。

2002 年 4 月至 2004 年 8 月，李沪英兼任信息中心主任；2004 年 8 月至 2007 年 8 月，王琪任信息中心主任，李家俭任副主任；2007 年 8 月至 12 月，李家俭任信息中心副主任并主持工作。

2002 年 5 月至 2004 年 8 月，许向红任病案室主任；2004 年 9 月至 2007 年 12 月，谢先美任病案室主任。

【病案与统计】

1975 年前，县医院病案无专人管理，病历主要由各病区护士长负责收集保管，之后由 1 名工作人员收集，存放于后勤仓库。1975 年，由沈以芳专门负责病案、图书的收集、整理、保管，并放置简易的架子上。同时负责病案、医院工作量的统计，并做月报表。1976 年，增加 1 人负责病案、图书的收集整理工作。1980 年，开始逐步对病历进行整理、编码、归档，存放在简易自制的开放式架子上。

1989 年 1 月，情报信息、病案、图书等由医务科管理，有工作人员 4 人。1991 年 3 月 12 日，成立病案管理委员会，加强对病案质量的管理。1992 年，制定《关于加强病案、图书管理的几点意见》，并按照南京市卫生局的要求，增加《南京市医院工作报表（二）、（三）》，其内容有：诊疗总人次及急诊观察室工作情况、门急诊分科诊疗人次数、诊断质量情况、手术质量情况、医技科室工作量比较、计划生育、产科及各科手术工作量比较、医院工作量统计分析等共 143 项数据。1992—1996 年，1 人负责统计兼疾病编码，2 人负责病案管理，为便于查找病案，开始按疾病分类制作疾病卡，后来还增加按姓氏做姓名卡。

1997 年，病历实行微机化管理，1 人负责国际疾病分类 ICD–9 编码，2 人负责病案管理，全年归档病历增至 5000 份左右。2002 年 2 月，病案室划归医务处管理，病案首页信息录入工作归病案室。4 月，派出 1 人外出进修病案管理。5 月，调整病案管理委员会。2004 年，1 人专门从事 ICD–10 编码，2 人负责病案管理，1 名主管护师负责护理病历的质控，同时送出 1 人去南京市第一医院学习病案管理。6 月，安装档案保管密集架，确保病案妥善保管、存放。

2005年，增加1名副主任医师负责病案质量检查。2006年，增加主管护师1名，同时派出1人外出进修病案管理。

至2007年年底，有7名医护专业技术人员，其中1名副主任医师、2名中级职称管理员、4名主管护师，年归档病历在20000份以上，病案管理做到制度化、规范化、网络化。同时，按照南京市卫生局的统一要求，对门诊工作量、急诊工作量、病区病床使用及住院者动态等数据按月、季度、半年、全年统计，向各临床科室、职能科室反馈统计信息，并按时分别报送院部、区卫生局、市卫生局等部门。

【计算机网络管理】

根据卫生部颁布的等级医院评审标准及医院发展需要，县医院于1992年7月成立信息科。信息科成立后，强化院内统计及医学信息的利用，加强临床医学及相关信息的收集、整理、统计，为医院工作提供准确、有价值的信息。对病案做卡片索引，可用姓名或疾病进行信息查找。1994年9月，医院购买第一台计算机，用于文字处理及病案首页、出院卡的信息录入，医院各类报表的生成和工资软件的应用。

2000年，医院信息系统启动建设，购置IBM服务器2台和磁带存储备份设备。12月底，HIS系统建成并投入使用。HIS系统上线前，分4期对全院会计人员、药剂人员、护士进行计算机基础理论和应用软件操作培训。2001年5月，门诊挂号、收费、药房系统全面开通运行，挂号、收费、划价在一个窗口完成。10月，住院药房系统、住院结算系统全面开通运行。同年12月，医嘱管理系统先在产科病房和儿科病房试运行。2002年2月，病案首页归病案室进行信息录入，病人出院卡的信息录入由信息科具体负责。3月，全院所有病区开通运行。同时，医院与江宁区医保联网。2003年下半年，信息中心由门诊楼四楼迁至医疗综合楼四楼。2004年，江宁医院开设南京市医保结算窗口。2005年7月，为推进基本现代化医院建设，提高医院信息化建设水平，成立信息化建设领导小组和信息系统维护管理小组。是年，江宁医院开设省医保结算窗口。

2006年3月，LIS系统在检验科成功上线，并与HIS系统连接，病人信息得到共享。5月，医院内部网站开通，主要用于信息发布、电化教学、学术探讨等。2007年夏天，新增门诊综合楼六楼信息机房，增加IBMX365服务器2台，急诊综合楼（医疗综合楼）机房改为备份机房。至2007年12月，有服务器5台，其中电子图书服务器1台；台式计算机245台，笔记本电脑10台。构建成具有三层交换功能、主干带宽为千兆光纤的高速局域网，同时以2台IBMX365服务器、1台FAST200磁盘阵列组成的群集服务器系统（双机热备份系统）和1台30千伏不间断电源机组，保证医院信息管理系统全年不间断的运行，并为软件开发创造良好的硬件环境。

【图书馆与阅览室】

1975年，病案、图书由1人专门负责整理保管，对图书进行编码、贴标签、上架，供医务人员借阅。1985年起，县医院图书室有专职管理员1人，属医务科管理，有藏书1600余册，订阅中文期刊50种。按中图法进行编码分类。并建立借书制度，对全院每位职工发放图书证。1995年，图书室藏书2000余册，订阅中文期刊88种，报刊9种，有专职管理员1人，归信息科管理。

1995年后，因数次搬迁和借阅未还，部分图书遗失，仅存图书800多册。2004年12月，图书室搬入现在急诊综合大楼四楼。2005年5月，经规范整理正式对医院职工开放，并建立借阅制度、借书制度、图书馆管理制度等。

2006年，在原有藏书的基础上又新购医学图书80册，订阅中文期刊160种，报纸15种，装订整理期刊合订本1400余册，有专职管理员1人，属信息中心管理。6月，为满足临床和广大医务人员的需求，图书室建立电子阅览室，配备电脑6台，并购买清华同方及四川维普公司的中文期刊知识库、数据库。2007年年底，有藏书近2000册。

【收发室】

自1982年起，收发室有专人发送报纸书刊。1988年，订阅报纸7种，杂志70种。2003年10月，订阅的报纸12种，杂志110种。2007年，订阅的报纸增至20种，杂志110种。

第六节 人事管理

医院人事管理的主体是医疗、护理、放射、检验、药剂等各级各类专业卫生技术人员和行政后勤人员，这是医院人事管理的核心群体。随着人民群众对医疗保健需求的不断增长，医院工作任务逐年增加，医疗人才队伍建设不断加强，人员数量不断增长，学历层次不断提升，职称结构趋于合理，有力地促进医院的建设和发展。

1949年新中国成立后，军代表接管县医院，原医院工作人员仍留医院工作。20世纪六七十年代，通过上级人事部门分配和向社会招聘，补充一定数量的工作人员。八九十年代，县医院在人才培养方面主要采取选送医务人员外出进修深造或进行专业培训。同时，以提高医务人员的文化学历为重点，努力为低学历职工提供在职学习，提高学历层次的平台。2000年后，着力引进高层次技术人才和重视人才梯队建设。根据专科建设需要，每年有计划地引进硕士研究生、博士研究生，充分发挥高层次人才在医院建设中的作用，逐步形成良好的人才梯队结构，增强医院可持续发展能力。

【职工休假规定】

1981年，县医院为贯彻落实《国务院关于职工探亲待遇的规定》，进一步规范考核记录，考勤除记录出勤情况外，还要记录病假、事假、探亲假。1986年，省政府规定对机关、事业单位工作人员实行休假制度，并从1986年开始，按照工龄执行年休假制度。

1991年9月，为加强医院内部管理，进一步落实完善各项规章制度，根据国家、省、市、县的有关规定，结合《医院事业单位企业化管理条例》，医院将职工事假、病假、探亲假等各类假期的规定综合汇集成册下发。

1994年2月，根据国务院颁布的每周44小时工作制的规定，实行六天门诊工作制，五天半工作日。1995年5月1日，国务院颁布双休日后，开始实行双休日。1998年1月，下发《关于对休假、值班补休管理的规定》，对年休假、值班补休等作出具体规定。

2001年3月，为满足病人需求，实行每天工作7小时、每周6天工作制，并实行无假日门诊。9月，制定《医院职工各类假期及待遇的规定》，对职工的探亲假、婚、产、丧、病、事假、年休假的休假时间和待遇作出具体规定。

2005年，制定考勤制度，对考勤内容、休假要求作出具体规定。同时，对所有编制外合同工，在每月进行工作考核的基础上，也同样进行考勤。

【职工年度考核】

1990年4月14日，医院制定下发《临床、病区、门急诊、医技、护理和行政科室中层干部考核标准》。

1995年，按照南京市人事局印发《南京市事业单位工作人员考核实施办法（试行）》，全面启动机关事业单位工作人员考核工作。从1995年开始，每年根据县人事局、卫生局的统一安排，实行职工年度考核。县医院成立年度考核小组，由院领导、职能科室负责人、大科主任、党支部书记等人员组成。职工年度考核内容包括德、能、勤、绩4个方面，重点考核工作实绩，考核结果分为：优秀、合格、不合格3个等级。

1996年3月，制定《关于中层干部年度考核有关内容的规定》，要求病区主任以上的中层干部年前要进行书面述职。4月，为强化内部管理，设立1996年一次性特别奖80元，根据条例实行“一票否决制”。

1999年，对事业单位工作人员的考核结果增加“基本合格”等次。“基本合格”的认定标准为：政治表现与业务素质一般，难以适应工作要求；或缺乏工作积极性，没有完成年度工作；或因工作失误给工作造成一定损失。年度考核被确定为基本合格的，不发年度奖金，次年不得晋升职称（含专业技术职务、技术等级）；连续两年被确定为“基本合格”等次的人员，则确定为“不合格”。

【专业技术职称评审】

1956年4月，卫生部颁布《国家卫生技术人员职务名称和职务晋升暂行条例（草案）》。1978年，江苏省革命委员会卫生局颁发《江苏省卫生技术人员职务名称及晋升暂行条例（修订稿）》。县医院贯彻上级主管部门的要求，落实卫生技术人员职务晋升工作。1980年12月，江宁县卫生局发文，吴维智等12名医、技人员晋升为初级（师）职称。谢义福等28名医护技人员晋升为初级（士）职称。

1981年，江苏省卫生厅下发苏卫人〔1981〕9号《关于护士考核晋升护师的通知 》，规定定职晋升范围和定职晋升条件。同年，江宁县卫生局发文，程尚述晋升为主治医师，赵敏等5人晋升为医师，邓志听等9人晋升为护师。1986年，南京市人事局发文，吴国桐晋升为助理会计师。1987年，南京市卫生局职称改革领导小组发文，王素琴、朱烈光晋升为主治医师。1988年，周百权等4人晋升副主任医师级职称。77人晋升中级职称，其中主治医师54人、主管技师2人、主管护师16人、主管药师5人。有98人晋升为初级职称，其中医师（士）32人、护师（士）39人、技师（士）8人、药师（士）12人、检验师（士）7人。会计专业有2人晋升助理会计师，1人晋升会计员。统计专业有1人晋升助理统计师，1人晋升统计员。

1989年，有24人晋升初级职称，其中医师（士）8人、药师1人、护师（士）15人。6人晋升中级职称，其中主治医师1人、主管护师5人。2人晋升为副主任医师。1990年，医院成立职称改革领导小组，归口管理专业技术人员的职称晋升工作。同年，有38人晋升初级职称，11人晋升中级职称，3人晋升副主任医师。

1991年，江苏省下发《关于江苏省企事业单位专业技术职务评聘工作经常化的实施意见》（苏职改字〔1991〕12号）及配套文件，县医院职改工作步入正常化轨道。1992年，有39人晋升初级职称，其中医师（士）15人、药师（士）2人、护师（士）18人、助理会计师4人。

1993年10月，调整职称改革领导小组组成人员，成员周复兴、陈家栋、张建余、汤爱红、朱国梓、周百权、单慧仁等7人，组长：周复兴。同年，有2人晋升助理会计师。有58人晋升初级职称，其中医师（士）18人、药师（士）4人、护师（士）29人、检验师（士）4人、会计2人，技师1人；12人晋升中级职称，其中主治医师11人、主管护师1人;6人晋升副主任医师。1994年,有39人晋升初级职称,35人晋升中级职称,4人晋升副高级职称。

1996年，县卫生局调整县卫生技术初级职务任职资格评审委员会，评审委员会绝大多数成员由县医院各科人员组成。同年，卫技人员有3人晋升副高级职称，8人晋升中级职称，28人晋升初级职称，其他系列初级3人。1997年3月，调整职称改革领导小组成员。同年，奚华堂晋升为主任医师，有2人晋升副高级职称，24人晋升中级职称，35人晋升初级职称。1998年，有29人晋升初级职称，有34人晋升中级职称，6人晋升副主任医师。

1999年，有22人晋升初级职称，20人晋升中级职称，4人晋升副高级职称。2000年，有3人晋升副高级职称，14人晋升中级职称，13人晋升初级职称，其中检验3人、药剂3人、护理7人。

2001年，全国卫生系列初、中级技术职称晋升实行以考代评制度。根据《省卫生厅人事厅转发卫生部人事部关于卫生专业初中级技术资格考试等有关规定的通知》精神，取得临床医学、预防医学、全科医学、药学、护理，其他卫生技术等专业人员晋升初中级资格，均需参加各专业的基础知识、相关专业知识、专业实践能力4门考试。是年，有1人晋升正高级职称，6人晋升副高级职称，2人晋升中级职称。

2002年开始，实行专业技术职称评聘分离制。5月，职称改革领导小组更名专业技术职务聘任领导小组，并对组成人员进行调整，成员由卞仕云等15人组成。同年11月，由于人事变动，再次调整专业技术职务聘任领导小组。

2005年，卫生系列高级职称评审工作专业考核首次采用正高网络对话、副高人机对话的形式，申报人员的材料要求有较大变化，并增加临床实绩、工作量等考核。2006年，省卫生厅下发《关于城市医生晋升职称前到城乡基层医疗卫生机构服务的意见》（苏卫人〔2006〕12号）。要求每年准备晋升副高、中级（医类）的人员到社区卫生服务中心开展医疗服务。

职称晋升与聘任情况

高级职称晋升:2002年7人，2003年8人，2004年4人，2005年5人，2006年11人，2007年11人。6年累计聘任高级职称人员46人。

中级职称晋升:2002年,晋升中级职称1人,聘1人;2003年,晋升中级职称88人,聘58人,30人未聘;2004年,晋升中级职称55人,聘49人,有6人未聘;2005年,晋升中级职称44人,聘32人,有12人未聘;2006年,晋升中级职称40人,聘36人,有4人未聘;2007年,晋升中级职称38人,聘34人,有4人未聘。6年累计聘任中级职称人员210人，未聘56人。

初级职称晋升:2002年58人,2003年4人,2004年17人,2005年17人,2006年33人,2007年40人,6年累计聘任初级职称人员169人。

低职高聘制

2005年，江宁医院在临床医疗一线试行“低职高聘”，医院下发宁医〔2005〕第26号《关于印发医院低职高聘评审标准的通知》，制定副主任医师高聘主任医师标准、主治医师高聘副主任医师标准，经医院专业技术职务聘任领导小组严格评审，聘任李军荣、张秀伟、邓纪学为主任医师，聘任徐崇利、杨业林为副主任医师。聘任期为3年(2005年7月11日至2008年7月10日),并规定在聘任期间如有不称职者，随时解除聘约。

2006年12月，江宁医院引进心内科博士张郁青，低职高聘副主任医师，并签订聘用补充协议。2007

年年底，累计聘任低职高聘主任医师 3 人，副主任医师 3 人。

职称考核评聘分离制

2002 年开始，江宁医院实行专业技术职称评聘分离制。根据人事部、卫生部文件要求，卫生专业技术人员中初级晋升从 2001 年起实行全国统考，2002 年，实行专业技术职务评聘、考聘分离。根据（苏卫人〔2002〕2 号）《省卫生厅、省人事厅关于印发〈江苏省卫生事业单位实行专业技术资格评定与职务聘任分开的指导意见（试行）〉的通知》及宁卫人字〔2002〕第 25 号、宁人字〔2002〕第 178 号《南京市卫生事业单位实行专业技术资格评定与职务聘任分开的实施细则（试行）》文件精神，结合江宁医院实际情况，制定《专业技术人员职务聘任实施细则（试行）》。

江宁医院加强聘任管理，把考核与聘任结合起来，专业技术职务聘任实行动态聘任，聘约管理。岗位聘约与全员聘用合同相衔接，专业技术职务的聘任期限要求在全员聘用合同书的合同期内。依据岗位，工作性质等特点，确定不同的聘期，原则上一个聘期为两年。专业技术人员聘任期满后再续聘约，但必须重新签订聘约，颁发聘书并按所签聘约的岗位进行考核和管理。

技术工人考核定级

根据人事部《关于印发〈机关、事业单位工人技术等级岗位考核暂行办法〉的通知》（人薪发〔1994〕50 号）及江苏省《关于机关事业单位工人技术等级岗位考核实施意见》（苏人工考〔1995〕2 号）等文件精神，1995 年，医院驾驶员、收银员、保管员、垃圾处理工等 7 个工种共 67 名工人，参加江宁县工人等级岗位培训升级考核。

根据宁人字〔2003〕145 号文件精神，2004 年，江宁医院工人参加区技术工人继续教育培训，到 2007 年 12 月底，有驾驶员、收银员、保管员、垃圾处理工等 7 个工种共 63 人参加培训，其中初级工 46 人次、中级工 20 人次、高级工 29 人次。

2004 年，经区人事部门与区总工会职工文化补习班合作，有 15 名初中以下学历的技术工人通过文化补习方式，达到高中文化水平。

【人才队伍建设】

毕业生分配

1952 年开始，县医院每年按照上级主管部门的计划，接收由国家统一分配的高等院校及中等专业学校毕业生。

1993 年 2 月，国务院颁发《中国教育改革和发展纲要》，改革高等学校毕业生就业制度，逐步实行“双向选择，供需见面”的毕业生就业方式。2000 年 7 月，全县最后一次召开毕业生就业工作会议。自此，高、中等院校毕业生就业实行指令性安排工作的制度结束，毕业生就业全面推向市场，进行“双向选择”，实行自主择业。同年，区医院毕业生录用工作进入“双向选择，择优录用”阶段。

2001—2007 年，江宁医院每年采用参加招聘会、走进高等院校等形式进行毕业生招聘。根据专科发展需求，每年制定毕业生招聘计划，并制定录用标准，认真考核，严把录用人员质量关。

高学历、高职称人才引进

1986 年，引进第一位口腔科副主任医师薛永煜。

2000 年开始，医院根据发展需要、学科建设以及专业人才梯队配置标准，通过《健康报》招聘、各种招聘会、网络招聘等方式，引进高学历、高职称专业技术人员。同时，在内部运行机制改革中，实行对优秀人才的优惠政策，构建人才发展平台，吸引众多优秀人才加入医院。2000—2003 年，先后引进胸外科副主任医师马文革，眼科引进副主任医师王炜，呼吸科引进副主任医师张秀伟，麻醉科引进副主任医师郁万友，肿瘤科引进副主任医师何流，脑外科引进副主任医师邓纪学，骨科引进副主任医师孙福荣等优秀医学人才。

2004 年 7 月，首次招聘引进 1 名骨科硕士研究生高想，1 名泌尿外科硕士研究生吕建林。2006 年 12 月，引进心脏科博士研究生张郁青。

1950—2007年江宁医院工作人员学历和专业情况统计表

表 5-14　　单位：人

年份	总人数	卫技人数	专业				学历					职称			
			医	药	护	技	研究生	本科生	大专	中专	中专以下	高	中	师	士
1950	21	—	—	—	—	—	—	—	—	—	—	—	—	—	—
1952	44	—	—	—	—	—	—	—	—	—	—	—	—	—	—
1953	41	26	4	4	16	2	—	—	—	—	—	—	—	—	—
1954	36	22	3	2	16	1	—	—	—	—	—	—	—	—	—
1956	37	23	9	1	10	3	—	—	—	—	—	—	—	—	—
1957	39	22	8	2	10	2	—	—	—	—	—	—	—	—	—
1958	39（41）	28	10	3	13	2	—	—	—	—	—	—	—	—	—
1959	41	27	10	2	13	2	—	—	—	—	—	—	—	—	—
1960	44	30	—	—	—	—	—	—	—	—	—	—	—	—	—
1961	57	38	13	3	19	3	—	—	—	—	—	—	—	—	—
1962	52	37	16	2	17	2	—	—	—	—	—	—	—	—	—
1963	56	40	17	1	18	4	—	—	—	—	—	—	—	—	—
1964	58	42	17	2	18	5	—	—	—	—	—	—	—	—	—
1966	69	53	25	4	21	3	—	—	—	—	—	—	—	—	—
1967	70	54	26	4	20	4	—	—	—	—	—	—	—	—	—
1968	75	61	30	4	22	5	—	—	—	—	—	—	—	—	—
1969	75	61	30	4	22	5	—	—	—	—	—	—	—	—	—
1971	97	77	35	—	25	—	—	—	—	—	—	—	—	—	—
1972	159	133	51	9	27	46	—	—	—	—	—	—	—	—	—
1975	186	146	56	8	58	24	—	—	—	—	—	—	—	—	—
1976	206	190	59	12	67	52	—	—	—	—	—	—	—	—	—
1978	217	191	63	12	46	70	—	—	—	—	—	—	—	—	—
1979	225	179	58	15	63	43	—	—	—	—	—	—	—	—	—

续表

年份	总人数	卫技人数	专业				学历					职称			
			医	药	护	技	研究生	本科生	大专	中专	中专以下	高	中	师	士
1980	225	179	—	—	—	—	—	—	—	—	—	—	—	—	—
1981	267	—	—	—	—	—	—	—	—	—	—	—	—	—	—
1984	360	—	—	—	—	—	—	—	—	—	—	—	—	—	—
1986	360	—	—	—	—	—	—	—	—	—	—	—	—	—	—
1988	381	288	101	22	128	37	0	34	27	169	151	6	59	126	52
1989	392	300	102	21	139	38	0	38	30	176	148	6	62	131	65
1990	393（413）	301	101	22	140	38	0	42	32	197	122	8	65	134	72
1991	442	343	116	25	160	42	0	45	35	220	142	8	67	138	78
1992	447	343	113	26	161	43	0	40	38	237	132	7	66	166	81
1993	468	358	114	27	169	48	0	46	41	242	139	13	71	172	81
1994	488	383	114	32	182	54	0	51	48	250	139	13	82	189	89
1995	519	396	118	32	190	56	0	59	62	262	136	13	88	198	90
1995	491	370	—	—	—	—	—	—	—	—	—	13	78	—	—
1996	520	398	119	32	190	57	0	59	60	268	133	16	126	209	42
1997	539	417	131	33	198	55	0	80	91	242	126	20	152	188	38
1998	534	415	136	32	194	53	0	91	128	195	120	27	186	178	27
1999	540	421	140	30	198	53	0	117	162	143	118	32	218	151	14
2000	542	427	142	31	200	54	0	132	163	140	107	38	222	150	16
2001	544	433	147	31	200	55	0	138	163	140	103	39	223	156	18
2002	547	442	152	31	203	56	0	143	166	141	97	43	227	158	19
2003	571	465	165	31	213	56	0	160	172	142	97	43	229	174	25
2004	602	498	186	32	222	58	2	183	180	143	94	43	231	175	25
2005	637	533	200	35	238	60	9	195	229	119	85	39	268	161	32
2006	694	584	220	39	259	66	19	238	241	117	79	42	277	179	42
2007	766	665	259	41	298	67	33	263	282	118	70	60	284	201	43

说明：1951 年、1955 年、1965 年、1970 年、1973 年、1974 年、1982 年、1983 年、1985 年、1987 年资料缺失

【工资与福利】

新中国成立初期工资情况

新中国成立初期，县医院工作人员与国家机关与事业单位工作人员的待遇一样，实行供给制和薪金制。

1950 年 9 月，开始评薪，根据苏南行政公署卫生处指示，评薪标准根据才、德、资三方面具体情况综合衡量每位员工的薪金等级。1952 年，工作人员第一次评定工资等级，同时一部分干部仍实行供给制

待遇。

1954年，县医院由供给制改为包干制，按供给标准计发工资分值。1955年，国务院颁发命令，从7月起将包干制改为工资制待遇，废除工资分值计算办法，改为货币工资制。医院按照全县的统一部署实行工资制。

工资改革

新中国成立后，国家机关、事业单位工资制度先后经历1956年、1985年、1993年、2006年4次改革。

1956年，国家进行第一次工资改革。6月，国务院发布《关于工资改革的决定》，决定对企业、事业、国家机关的工资制度进行一次改革，从4月1日起实行新的工资标准。全院职工参加第一次工资改革。

1985年，医院根据国务院《关于国家机关、事业单位工作人员工资制度改革问题的通知》、江苏省政府《关于实施〈国家机关和事业单位工作人员工资制度改革方案〉中若干具体问题的规定》和江宁县有关规定进行工资改革，从7月1日起实行由基础工资、职务工资、工龄津贴和奖励工资4个部分组成的结构工资制。1989年，为鼓励护士长期从事护理职业，加发护士工龄津贴。护龄津贴，主要是按从事护理本职工作的年限计算。

1993年，根据国务院《国务院关于机关和事业单位工作人员工资制度改革问题的通知》等文件精神，医院进行第三次工资制度改革。事业单位的工资结构分为固定部分和活的部分，医院是差额拨款的事业单位，其工资构成中的固定部分和活的部分的比例为6∶4。1994年7月，全县工资改革出台，同年底，套改工作基本结束，新工资制度入轨运行。475名在职人员参加工资改革，调整面100 %，月增资总额57999.50元。同时，72名离退休人员也相应增加退休费，月增加离退休费12011.98元，人均月增离退休费166.83元。

2006年7月1日起，事业单位进行工资制度改革，实行岗位绩效工资。工作人员的收入与其岗位职责、工作表现和工作业绩相联系。岗位绩效工资包括岗位工资、薪级工资、绩效工资和津贴补贴4部分。同时对专业技术岗位、管理岗位、工勤技能岗位设置不同的岗位等级，实行“一岗一薪，岗变薪变”。

2007年3月，江宁区工资改革政策出台，同年5月底套改工作基本结束。医院695名在职人员参加套改，套改前月工资总额108万元，套改后月工资总额130万元，月增资总额22万元，人均月增资317元。同时，5名离休人员也相应增加离休费，月增加离休费2500元，人均月增离休费500元；169名退休人员也相应增加退休费，月增加退休费4万元，人均月增退休费237元。

工资调整

1956年，国家进行第一次工资调整。从1956年4月1日起实行新的工资标准。1963年8月，医院按照中央、省、市、县的统一部署，进行工资调整。这次总的升级面为职工总数的40%。

1971年，国务院下发《关于调整部分工人和工作人员工资的通知》，根据国家、省、市、县有关规定，1972年上半年，医院对部分低工资人员进行工资调整。凡1957年年底前参加工作，工资低于行政23级的均调高一级，调高一级的工资在5元以上的，按现行标准执行；在5元以下的，可以增加到5元。

1977年8月，国务院下发国发〔1977〕89号《关于调整部分职工工资的通知》，医院根据国家、省、市、县有关规定，年底前对部分职工进行工资调整。

1979年，根据中共中央、国务院批转《全国物价工作会议纪要》（中发〔1979〕70号）文件精神，从11月1日起进行一次调资。升级面占1978年年底职工人数的40%。同时，县人事局还为每个职工每月增发5元的副食品价格补贴。1980年5月，市卫生局转发《医疗卫生津贴试行办法实施细则》，规范医疗卫生单位津贴的发放范围、标准和发放办法。

1981年，国务院下发《关于1981年调整部分职工工资的通知》（国发〔1981〕144号）文件要求，从10月起，给医疗卫生单位部分职工调整工资。凡1978年年底以前参加工作的普遍晋升一级，少数工作成绩显著、贡献较大者可升二级。医院对照标准，对符合条件的人员给予调资。

1982年10月，医院对1981年年底在册、1978年年底前参加工作的职工进行调资。1984年上半年，全县对国家机关、事业单位人员进行工资调整补课工作。86名职工调整工资。1985年，国家进行第二次工资改革。1986—1987年，医院根据上级有关文件规定，分别对部分工作人员工资进行调整。1989年，根据苏人事〔1989〕12号文件，为全院护士办理工资标准提高10%的手续；根据苏人事〔1988〕28号、29号文件精神，为全院372名职工办理升级手续。

1990年，医院为375名职工办理普调和复升工资手续。1991年，为受聘的专业技术职务人员和晋升行政职务人员办理升级手续。同时对1985年前参加工作、1989年10月后只升过一级工资的人员增加工资。1992年，职工工龄津贴标准由以前的每工作一年0.5元调整为1元。

1993年，国家进行第三次工资制度改革。1995年，继续做好新工资制度入轨运行工作，为489名工作人员办理工资套改手续，开始活工资考核分配。1996年10月，全院有536人，其中有442人参加调资，月增资总额7334元，人均增资16.59元，另有94人未调；退休职工96人参加调资，月增加总额4294.70元，人均增资44.74元。同年10月，增加职务岗位津贴、基础津贴521人，月增加总额27025元，人均51.87元；退休增加职务岗位津贴、基础津贴100人，月增加总额6620元，人均66.20元。

1997年，医院为部分职工调整级别工资，部分职工调整职务工资。1999年，根据国办发〔1999〕78号文件精神，为462名工作人员调整工资标准，人均月增资135元左右。116名离退休人员相应提高离退休费。2000年10月，医院调整职岗津贴524人，月增资总额40823元，人均增77.90元。退休调整职岗津贴125人，月增资总额11105元，人均增88.84元。2001年，根据国办发〔2001〕14号文件精神，全院531名工作人员调整工资标准，人均月增资122元左右。130名离退休人员相应提高离退休费。2001年，老标调新标524人，月增资总额46350元，人均增88.45元；退休137人，月增加退休费总额11300元，人均增82.48元。2002年10月，有66人调资，月增资总额1523元。

2003年，根据国办发〔2003〕93号文件精神，547名工作人员调整工资标准，人均月增资264元左右。150多名离退休人员相应提高离退休费。2003年1月，632人调整地方岗位津贴，退休150人增加生活补贴。同年7月，调标547人，月增加总额37220元，人均增68元；退休150人，月增加总额7312.60元，人均56.25元。同年10月，调资448人，月增资总额21111元，人均增47.12元；退休150人，月增资总额3482.45元，人均增资23.22元。同年7月起，根据南京市人事局、编办、财政局宁财字〔2002〕532号、533号文件，江宁区启动机关事业单位财政统一发放工资工作，医院离退休人员进入财政工资统一发放。

2005年10月，医院调资448人，月增资总额21531元，人均增48.06元；退休164人，月增资总额3818.6元，人均增23.28元。2006年，国家进行第四次工资制度改革。2007年1月，正常晋升职务工资档次，调资448人，月增资总额15250元，人均增34.04元。

【离休与退休】

干部工人退休退职

职工退休制度在20世纪50年代已实行。当时县医院工作人员年龄普遍较低，即使到退休年龄，如身体状况能胜任工作或工作需要，仍可继续工作，并不动员退休，故申请退休者寥寥。1978 年，贯彻《国务院关于工人退休、退职的暂行办法》（国发〔1978〕104 号）文件精神，退休老职工可有一名子女顶替，且可提前病退。1979 年，开始有 4 名职工办理退休。1980 年，开始执行干部离休制度，离休干部由县委老干部局统一管理。1984 年，南京市卫生局宁卫人字〔1984〕第 21 号《关于严格执行离休、退休规定的通知》，要求严格执行离、退休制度，使应该离休、退休人员都能及时办理离休、退休手续。

1987 年后，执行上级组织、人事部门“到龄即退”的规定，凡男干部、工人年满 60 周岁，女干部年满 55 周岁，女工人年满 50 周岁，即办理离退休手续。不必个人申请，人事部门提前 1 个月通知个人，当月办理退休手续，下月执行退休工资，退休时间从其出生月的下个月起算。1979—2007 年，办理退（离）休人员 177 人，退职人员 3 人。

干部离休

医院共有 7 名离休干部，2007 年前已去世 2 人（姜代琪、王永兴），至 2007 年还有离休干部 5 人。

1979—2007年江宁医院离退休人员一览表

表 5–15

姓　名	性别	出生年月	工作时间	离退时间	离退休时职务、职称	备　注
李成芳	女	1929 年 10 月	1951 年 5 月	1979 年 5 月	中级工	退休
沈以芳	女	1926 年 12 月	1951 年 9 月	1979 年 5 月	助工	退休
刘凤英	女	1925 年 8 月	1962 年 9 月	1979 年 5 月	初级工	退休
李其洲	男	1925 年 12 月	1952 年 10 月	1979 年 6 月	中级工	退休
白世源	男	1930 年 5 月	1954 年 4 月	1980 年 10 月	中级工	退休
戴尔勤	男	1929 年 7 月	1958 年 11 月	1980 年 12 月	助工（中药士）	退休
王顺波	男	1932 年 2 月	1951 年 11 月	1982 年 1 月	副局	退休
王永兴	男	1925 年 8 月	1949 年 5 月	1982 年 9 月	正科、药士	离休，2006 年 5 月病故
王晓平	女	1935 年 2 月	1957 年 10 月	1982 年 10 月	中级工	退休
李　健	男	1923 年 8 月	1944 年 7 月	1983 年 9 月	副处、副院长	离休
王素琴	女	1926 年 3 月	1949 年 9 月	1984 年 7 月	主治医师	退休，建国前工作
吴素娟	女	1929 年 12 月	1948 年 1 月	1984 年 8 月	副处、主管检验师	离休
张佩珍	女	1931 年 1 月	1973 年 2 月	1984 年 8 月	初级工	退休
周英娣	女	1932 年 9 月	1959 年 10 月	1984 年 8 月	中级工	退休
王基胜	男	1924 年 7 月	1949 年 4 月	1984 年 8 月	高级工	退休，建国前工作
陈美清	女	1933 年 4 月	1958 年 6 月	1984 年 8 月	中级工	退休
魏兰芳	女	1930 年 12 月	1960 年 1 月	1984 年 8 月	中级工	退休
任逸秀	女	1925 年 2 月	1949 年 4 月	1984 年 9 月	老科员（五级职员）	退休，建国前工作
金殿春	女	1929 年 3 月	1950 年 10 月	1984 年 9 月	助工（检验士）	退休
周盘官	女	1932 年 10 月	1952 年 8 月	1987 年 2 月	主治医师	退休
吴秀英	女	1930 年 5 月	1951 年 8 月	1987 年 6 月	主管护师	退休
薛永煜	男	1926 年 10 月	1951 年 8 月	1987 年 6 月	副主任医师	退休

续表 5-15-1

姓 名	性别	出生年月	工作时间	离退时间	离退休时职务、职称	备 注
谭玉华	女	1936 年 3 月	1957 年 7 月	1987 年 6 月	中级工	退休
陈富娣	女	1935 年 1 月	1972 年 9 月	1987 年 6 月	初级工	退休
戎钊玉	女	1929 年 3 月	1952 年 1 月	1987 年 6 月	副主任医师	退休
刘 旺	男	1928 年 1 月	1948 年 1 月	1988 年 6 月	副处、办事员	离休
穆秀珍	女	1933 年 2 月	1951 年 4 月	1988 年 6 月	助工	退休，2005 年 9 月 26 日病故
张桂茹	女	1933 年 2 月	1953 年 8 月	1988 年 6 月	助统	退休
胡慧珍	女	1933 年 5 月	1950 年 3 月	1988 年 6 月	护师	退休
沈以树	男	1936 年 8 月	1956 年 2 月	1988 年 6 月	中级工	退休
郦搓球	女	1933 年 7 月	1952 年 8 月	1988 年 12 月	主管护师	退休
卢紫薇	女	1933 年 8 月	1951 年 9 月	1988 年 12 月	主管药师	退休
郑和礼	男	1928 年 9 月	1954 年 5 月	1988 年 12 月	高级工	退休
方丽云	女	1934 年 5 月	1953 年 1 月	1989 年 7 月	主管护师	退休
许同春	男	1929 年 6 月	1952 年 12 月	1989 年 7 月	高级工	退休，2005 年 6 月病故
杨桂芳	女	1939 年 10 月	1966 年 12 月	1989 年 12 月	中级工	退休
郭有恒	男	1930 年 1 月	1952 年 2 月	1990 年 3 月	主管药师	退休
王雪珍	女	1935 年 1 月	1956 年 5 月	1990 年 3 月	主治医师	退休
杜庆云	女	1935 年 9 月	1957 年 7 月	1990 年 10 月	主治医师	退休
吴国桐	女	1935 年 7 月	1951 年 11 月	1990 年 10 月	助会	退休
吕秀英	女	1941 年 1 月	1964 年 4 月	1991 年 1 月	主治医师	退休
邓志听	女	1936 年 1 月	1955 年 8 月	1991 年 2 月	主管护师	退休
张桂凤	女	1936 年 4 月	1960 年 8 月	1991 年 4 月	主管护师	退休
宋宝红	女	1941 年 4 月	1958 年 8 月	1991 年 8 月	高级工	退休
吴维智	男	1931 年 8 月	1953 年 11 月	1991 年 12 月	主治医师	退休
刘佩琴	女	1936 年 12 月	1954 年 4 月	1992 年 3 月	主治医师	退休，2006 年 10 月病故
浦兰芬	女	1936 年 9 月	1963 年 9 月	1992 年 3 月	主治医师	退休
殷三英	女	1940 年 5 月	1983 年 4 月	1992 年 4 月	初级工	退职
文玉屏	女	1936 年 11 月	1953 年 10 月	1992 年 5 月	主治医师	退休
奚红琴	女	1937 年 3 月	1957 年 7 月	1992 年 5 月	主治医师	退休
汪韫敏	女	1937 年 3 月	1961 年 9 月	1992 年 5 月	副主任药师	退休
韩建礼	男	1932 年 7 月	1949 年 5 月	1992 年 10 月	副处 主管检验师	离休
伍华仙	女	1942 年 11 月	1962 年 5 月	1992 年 12 月	助工（护士）	退休
姜代琪	男	1932 年 3 月	1947 年 7 月	1993 年 2 月	副院长	离休，2002 年 9 月病故
张家华	男	1933 年 2 月	1952 年 12 月	1993 年 3 月	高级工	退休

续表 5-15-2

姓 名	性别	出生年月	工作时间	离退时间	离退休时职务、职称	备 注
鲁庭桂	女	1938 年 5 月	1957 年 10 月	1993 年 6 月	主管护师	退休
陈桃英	女	1943 年 8 月	1983 年 7 月	1993 年 9 月	初级工	退休
王巧玲	女	1938 年 8 月	1957 年 8 月	1993 年 10 月	主治医师	退休
顾孟荣	女	1938 年 10 月	1957 年 10 月	1993 年 11 月	主治医师	退休
杨秀珍	女	1938 年 10 月	1956 年 12 月	1993 年 11 月	主治医师	退休
郭世安	男	1933 年 3 月	1947 年 2 月	1993 年 12 月	副主任医师　副处	离休
潘淑云	女	1943 年 12 月	1982 年 8 月	1994 年 1 月	普工	退休
蒋国英	女	1939 年 1 月	1957 年 8 月	1994 年 1 月	主治医师	退休
周景华	女	1938 年 12 月	1958 年 12 月	1994 年 3 月	主管护师	退休，全国“三八”红旗手省劳模
罗钰知	女	1939 年 7 月	1963 年 9 月	1994 年 9 月	副主任医师	退休
吕华珍	女	1939 年 7 月	1957 年 7 月	1994 年 9 月	主治医师	退休
马　敏	男	1934 年 6 月	1952 年 9 月	1994 年 9 月	主管检验师	退休
周百权	男	1934 年 7 月	1955 年 9 月	1994 年 9 月	副主任医师	退休
荆留凤	女	1939 年 9 月	1961 年 3 月	1994 年 10 月	主管护师	退休
杨馨芝	女	1939 年 11 月	1960 年 9 月	1994 年 12 月	主管护师	退休
王秀蓉	女	1944 年 12 月	1961 年 5 月	1995 年 1 月	护士	退休
许衡芳	女	1940 年 5 月	1963 年 9 月	1995 年 6 月	主治医师	退休
朱国梓	男	1935 年 8 月	1953 年 10 月	1995 年 9 月	副主任医师	退休
戴红珍	女	1945 年 9 月	1969 年 7 月	1995 年 11 月	普工	退休
刘静凤	女	1945 年 11 月	1965 年 1 月	1995 年 12 月	中级工	退休
林后仲	男	1935 年 11 月	1951 年 7 月	1995 年 12 月	副主任医师	退休
张建余	男	1936 年 1 月	1951 年 8 月	1996 年 2 月	副主任医师	退休
李新兰	女	1948 年 11 月	1975 年 9 月	1996 年 2 月	初级工	退休
陆益贵	男	1936 年 2 月	1956 年 1 月	1996 年 3 月	高级工	退休
陶正明	女	1941 年 3 月	1967 年 8 月	1996 年 4 月	主治医师	退休
张志兰	女	1941 年 4 月	1958 年 8 月	1996 年 5 月	药士	退休，回民
单际芳	女	1941 年 4 月	1959 年 8 月	1996 年 5 月	护师	退休
陈留英	女	1946 年 4 月	1980 年 10 月	1996 年 5 月	普工	退休
张序根	男	1936 年 8 月	1955 年 3 月	1996 年 9 月	主治医师	退休
赵三清	女	1941 年 10 月	1963 年 8 月	1996 年 11 月	主管护师	退休
杨　佼	女	1941 年 10 月	1962 年 12 月	1996 年 11 月	主管护师	退休
吴　禹	男	1936 年 11 月	1951 年 1 月	1996 年 12 月	医师	退休
盛广成	男	1936 年 11 月	1955 年 12 月	1996 年 12 月	高级工	退休
王春妹	女	1947 年 5 月	1971 年 1 月	1997 年 7 月	药师	退休

续表 5-15-3

姓 名	性别	出生年月	工作时间	离退时间	离退休时职务、职称	备 注
张玉珍	女	1942 年 7 月	1963 年 5 月	1997 年 9 月	主治医师	退休
曹承娥	女	1947 年 6 月	1978 年 9 月	1997 年 9 月	普工	退休
乔茂根	男	1937 年 11 月	1963 年 9 月	1997 年 12 月	副主任医师	退休
程国义	男	1937 年 11 月	1956 年 2 月	1997 年 12 月	主管药师	退休
俞玉玲	女	1947 年 12 月	1980 年 12 月	1998 年 2 月	普工	退休
卢春花	女	1942 年 5 月	1968 年 12 月	1998 年 4 月	副主任医师	退休
周正雯	女	1943 年 2 月	1962 年 10 月	1998 年 4 月	主管护师	退休
季兴伟	男	1943 年 3 月	1962 年 8 月	1998 年 4 月	主治医师	退休
崔功云	女	1952 年 6 月	1970 年 5 月	1998 年 4 月	主治医师	退休
蒋振华	男	1938 年 5 月	1963 年 9 月	1998 年 7 月	副主任医师	退休
焦 进	男	1938 年 8 月	1963 年 9 月	1998 年 9 月	副主任医师	退休
沈金玲	女	1948 年 9 月	1986 年 9 月	1998 年 10 月	初级工	退休
刘其珍	女	1948 年 10 月	1977 年 3 月	1998 年 11 月	中级工	退休
朱烈光	男	1938 年 11 月	1963 年 9 月	1998 年 12 月	副主任医师	退休
王德录	男	1938 年 12 月	1957 年 1 月	1999 年 1 月	老科员（五级职员）	退休
王素珍	女	1948 年 12 月	1965 年 1 月	1999 年 1 月	普工	退休
马顺芳	女	1948 年 12 月	1985 年 6 月	1999 年 1 月	普工	退休
杨国庆	男	1938 年 12 月	1958 年 12 月	1999 年 1 月	主管药师	退休
董彩霞	女	1944 年 3 月	1963 年 11 月	1999 年 4 月	主管护师	退休
霍内卓	女	1949 年 7 月	1979 年 3 月	1999 年 8 月	普工	退休
陈家栋	男	1939 年 10 月	1959 年 7 月	1999 年 11 月	政工师	退休
翟根娣	女	1949 年 12 月	1972 年 10 月	2000 年 1 月	普工	退休
王金芳	女	1950 年 6 月	1969 年 1 月	2000 年 8 月	中级工	退休
张瑞珍	女	1945 年 7 月	1966 年 5 月	2000 年 8 月	主治中医师	退休
李海涛	女	1945 年 8 月	1965 年 8 月	2000 年 10 月	主管护师	退休
杨维平	男	1940 年 10 月	1966 年 8 月	2000 年 11 月	副主任医师	退休，市劳模
姜月琴	女	1945 年 10 月	1967 年 8 月	2000 年 11 月	主管技师	退休
李健平	女	1945 年 9 月	1965 年 9 月	2000 年 11 月	助会	退休
张菊华	女	1950 年 9 月	1980 年 6 月	2000 年 11 月	普工	退休
戴桂珍	女	1945 年 11 月	1968 年 12 月	2000 年 12 月	主管护师	退休
张福珍	女	1945 年 12 月	1970 年 8 月	2001 年 2 月	主治医师	退休
殷珠明	女	1950 年 12 月	1968 年 12 月	2001 年 2 月	初级工	退休
罗邦玉	男	1940 年 12 月	1958 年 12 月	2001 年 2 月	主管技师	退休
孙祯刚	男	1941 年 1 月	1961 年 8 月	2001 年 4 月	医师	退休

续表 5-15-4

姓 名	性别	出生年月	工作时间	离退时间	离退休时职务、职称	备 注
任德英	女	1951 年 3 月	1986 年 9 月	2001 年 5 月	普工	退休
唐云生	男	1941 年 6 月	1963 年 9 月	2001 年 7 月	副主任医师	退休
李永祥	男	1941 年 5 月	1965 年 8 月	2001 年 7 月	副主任医师	退休
笪金娣	女	1951 年 6 月	1969 年 3 月	2001 年 7 月	初级工	退休
王和平	女	1951 年 4 月	1968 年 9 月	2001 年 7 月	中级工	退休
李仁英	女	1951 年 5 月	1969 年 12 月	2001 年 7 月	初级工	退休
黄鸿芳	女	1941 年 7 月	1964 年 8 月	2001 年 7 月	副主任药师	退休
耿建海	男	1941 年 9 月	1960 年 8 月	2001 年 10 月	六级职员	退休
孙贯新	男	1941 年 10 月	1960 年 1 月	2001 年 11 月	政工师	退休
常玉华	女	1947 年 3 月	1968 年 9 月	2002 年 4 月	统计师	退休
韩童节	女	1947 年 4 月	1966 年 8 月	2002 年 4 月	主管药师	退休
高逸峰	男	1942 年 6 月	1960 年 7 月	2002 年 7 月	主治中医师	退休
邢华琴	女	1952 年 8 月	1970 年 2 月	2002 年 8 月	初级工	退休
李和英	女	1966 年 7 月	1984 年 8 月	2002 年 8 月	六级职员	退职
蔡　洁	女	1947 年 8 月	1966 年 8 月	2002 年 9 月	主管护师	退休
姚秀珍	女	1955 年 2 月	1976 年 9 月	2002 年 11 月	主管护师	退休，病退
张继生	男	1942 年 11 月	1964 年 1 月	2002 年 12 月	高级工	退休
孙秀敏	女	1952 年 11 月	1976 年 8 月	2002 年 12 月	初级工	退休
郑　勤	女	1947 年 12 月	1967 年 8 月	2002 年 12 月	主管护师	退休
毛鑫芳	女	1943 年 2 月	1964 年 9 月	2003 年 2 月	副主任护师	退休
张秀英	女	1948 年 3 月	1970 年 6 月	2003 年 4 月	护师	退休
程静兰	女	1948 年 4 月	1964 年 5 月	2003 年 5 月	主管护师	退休
谢崇祥	男	1943 年 6 月	1963 年 12 月	2003 年 7 月	中级工	退休
单慧仁	女	1943 年 6 月	1961 年 9 月	2003 年 7 月	副主任医师	退休
佘明兰	女	1953 年 7 月	1985 年 12 月	2003 年 8 月	初级工	退休
曹桂芳	女	1953 年 9 月	1981 年 2 月	2003 年 10 月	初级工	退休
姬根海	男	1943 年 12 月	1961 年 8 月	2004 年 1 月	医师	退休
潘小妹	女	1966 年 4 月	1985 年 1 月	2004 年 2 月	初级工	退职
马忠志	男	1944 年 1 月	1969 年 12 月	2004 年 2 月	中级工	退休，回民
莫玉芝	女	1949 年 1 月	1966 年 1 月	2004 年 2 月	主管药师	退休
马瑞春	男	1954 年 1 月	1972 年 12 月	2004 年 6 月	主管药师	退休，回民、病退
殷业生	男	1944 年 6 月	1963 年 12 月	2004 年 7 月	初级工	退休
张　芬	女	1949 年 8 月	1968 年 3 月	2004 年 9 月	助会	退休

续表 5-15-5

姓 名	性别	出生年月	工作时间	离退时间	离退休时职务、职称	备 注
刘爱玲	女	1954 年 9 月	1970 年 9 月	2004 年 10 月	初级工	退休
赵冬梅	女	1954 年 10 月	1970 年 3 月	2004 年 10 月	初级工	退休
龚玉美	女	1954 年 10 月	1973 年 1 月	2004 年 10 月	初级工	退休
皇甫毓明	男	1944 年 12 月	1970 年 8 月	2005 年 1 月	主任医师	退休
周复兴	男	1945 年 8 月	1970 年 8 月	2005 年 9 月	副教授级	退休
秦翠英	女	1945 年 9 月	1968 年 2 月	2005 年 10 月	副教授级	退休
卜纪维	男	1945 年 9 月	1969 年 8 月	2005 年 10 月	副教授级	退休
骆全祥	男	1945 年 9 月	1965 年 9 月	2005 年 10 月	讲师级	退休
时家华	男	1945 年 10 月	1962 年 1 月	2005 年 11 月	讲师级	退休
倪德新	男	1945 年 11 月	1964 年 12 月	2005 年 12 月	乡科级正职	退休，2007 年 10 月去世
唐淑珍	女	1956 年 7 月	1972 年 12 月	2006 年 8 月	工人	退休
夏月仙	女	1951 年 8 月	1969 年 2 月	2006 年 9 月	讲师级	退休
郗家洪	男	1946 年 8 月	1969 年 7 月	2006 年 9 月	工人	退休
倪成香	女	1951 年 10 月	1972 年 11 月	2006 年 11 月	讲师级	退休
马在清	男	1946 年 10 月	1968 年 3 月	2006 年 11 月	工人	退休
洪常青	男	1946 年 11 月	1965 年 10 月	2006 年 12 月	讲师级	退休
朱华琴	女	1951 年 12 月	1969 年 3 月	2007 年 1 月	讲师级	退休
穆爱珍	女	1951 年 12 月	1969 年 4 月	2007 年 1 月	助理级	退休
王贤英	女	1952 年 1 月	1968 年 12 月	2007 年 2 月	讲师级	退休
蒋根凤	女	1952 年 12 月	1972 年 10 月	2007 年 3 月	助理级	退休
蒋秀凤	女	1957 年 2 月	1972 年 12 月	2007 年 3 月	工人	退休
邵传信	男	1947 年 3 月	1968 年 3 月	2007 年 4 月	工人	退休
董德功	男	1947 年 8 月	1968 年 3 月	2007 年 9 月	讲师级	退休
芮九芸	女	1957 年 9 月	1983 年 5 月	2007 年 10 月	中级工	退休
曹余芬	女	1957 年 9 月	1973 年 9 月	2007 年 10 月	高工	退休

第七节　财务管理

江宁医院贯彻执行《中华人民共和国会计法》《事业单位会计准则》《事业单位财务规则》等法律法规，全面加强财务管理，严格财务制度，强化事业经费的使用管理和审计监督，保证政府投入的事业经费使用科学、合理、规范。医院内部全面加强经营管理，严格执行物价政策和收费标准，合理组织业务收入，提高经济运行的质量效果，全面加强资产管理，强化审计监督，规范开展内部审核审计工作，保证国有和集体资产不流失，始终保持保值增值。全面加强会计队伍建设，持证上岗，努力提高全员的综合素质，有效保证财务管理工作依法、规范、科学、有序、良性运行，促进医院建设和民生事业持续发展。

【经费管理】

1987年，江宁县人民医院会计核算方法为收付实现制，以收入、支出发生的时间记账。建立总账和欠费明细账。1988年，财政部、卫生部联合下发《医院财务管理办法》，明确医院是独立核算的经济实体，强调医院要加强经济核算，规定医院的财务会计政策。修购基金、大型设备更新维修基金、医院事业发展基金、福利基金、职工奖励基金从收支结余中提取。医院实行“全额管理、差额补助、超支不补、结余留用”的财务管理办法。

1989年，实行权责发生制核算方法，改收付记账法为借贷记账法。1999年，执行新的《医院会计制度》和《医院财务制度》，明确建立总会计师制度，根据财务统管的原则，实行“核定收支，定额补助，超支不补，结余备用”的预算管理方法。

2005年10月，区卫生局成立会计核算中心，加强对全区卫生系统财务的统一管理。2006年7月，江宁医院归入区卫生局集中核算，由医院将原始凭证收集汇总，再报核算中心建账。

1971—2007年江宁医院经费收支情况统计表

表5-16　单位：万元

年份	收入合计	财政补助收入	上级补助收入	业务收入	上年结余	支出合计	医疗支出	药品支出	财政专项支出	其他支出
1971	56.93	—	20.48	19.32	17.13	56.49	—	—	—	—
1972	74.38	—	22.75	24.93	26.70	74.38	—	—	—	—
1973	81.13	—	25.60	31.31	24.22	55.98	—	—	—	—
1974	67.77	—	14.00	28.62	25.15	67.77	—	—	—	—
1975	68.54	—	9.85	34.14	24.55	43.62	—	—	—	—
1976	67.98	—	10.30	31.96	25.72	47.09	—	—	—	—
1977	66.81	—	10.40	34.92	21.49	66.82	—	—	—	—
1978	81.57	—	17.02	39.89	24.66	80.77	—	—	—	—
1979	96.19	—	13.30	47.15	35.74	70.80	—	—	—	—
1980	100.74	—	18.40	47.15	35.19	74.13	—	—	—	—
1981	112.53	—	27.85	53.36	31.32	72.27	—	—	—	—
1982	135.13	—	19.16	66.94	49.03	96.70	—	—	—	—
1983	151.50	—	23.00	83.60	44.90	119.29	—	—	—	—
1984	162.38	1.50	21.10	109.44	30.34	135.66	71.96	53.78	9.92	—
1985	176.55	5.60	24.31	116.88	29.76	141.28	82.69	48.37	10.22	—
1986	212.81	—	33.35	144.23	35.23	180.73	—	—	—	—
1987	243.35	33.46	—	179.79	31.10	201.73	—	—	—	—
1988	316.95	49.85	—	267.10	—	249.78	118.76	113.01	16.45	1.56
1989	420.62	44.00	—	376.62	—	326.88	179.94	146.94	—	—
1990	409.96	32.00	—	377.96	—	349.77	179.44	170.33	—	—

续表

年 份	收入合计	财政补助收入	上级补助收入	业务收入	上年结余	支出合计	医疗支出	药品支出	财政专项支出	其他支出
1991	579.20	55.00	—	524.20	—	361.12	190.79	170.33	—	—
1992	790.26	66.80	—	723.46	—	694.49	297.17	397.32	—	—
1993	1213.29	87.85	—	1125.44	—	1066.69	484.34	582.35	—	—
1994	1772.11	225.16	—	1546.95	—	1591.12	724.33	866.79	—	—
1995	2243.46	210.00	—	2033.46	—	2003.30	801.52	1201.78	—	—
1996	2817.25	273.15	—	2544.10	—	2757.50	1037.38	1720.12	—	—
1997	4207.45	368.40	—	3839.05	—	3654.41	1336.58	2317.83	—	—
1998	4344.15	348.14	—	3996.01	—	3924.71	1580.00	2260.72	—	83.99
1999	4596.39	408.50	—	4187.89	—	4170.87	1926.19	2238.59	—	6.09
2000	5033.94	478.02	—	4555.92	—	4532.63	2180.00	2338.99	—	13.64
2001	6310.01	613.96	—	5696.05	—	5724.93	2851.98	2782.88	61.50	28.57
2002	7802.99	676.07	—	7126.92	—	11077.38	3590.75	7471.23	—	15.40
2003	4117.36	669.00	—	3448.36	—	3357.01	1766.71	1588.30	—	2.00
2004	14529.14	933.20	—	13595.94	—	13617.82	6784.26	6615.63	135.00	82.93
2005	19217.26	1469.56	—	17747.70	—	19217.26	9695.22	8958.04	564.00	—
2006	19561.83	2272.31	—	17289.52	—	18312.42	8869.09	8266.24	1177.09	—
2007	22931.92	2463.79	—	20468.13	—	21244.49	10782.23	9327.26	1131.00	—

事业经费

江宁医院为差额拨款的全民事业单位，其收入来源：医院开展医疗活动的业务收入；区财政拨款。财政拨款主要根据全民职工数计算的定额补助，同时还有医院的大型基本建设及高档设备投入由医院向政府申请，审批后由财政专项拨款。

1971—2007年江宁医院业务收入情况统计表

表 5-17　　单位：万元

年 份	合 计	医疗收入	药品收入	其他收入	年份	合 计	医疗收入	药品收入	其他收入
1971	19.32	5.56	13.76	—	1990	377.96	148.79	220.02	9.15
1972	24.93	6.91	18.02	—	1991	524.20	191.74	317.45	15.01
1973	31.31	9.06	22.25	—	1992	723.46	289.51	423.03	10.92
1974	28.62	7.89	20.73	—	1993	1125.44	488.13	602.02	34.69
1975	34.14	—	—	0.07	1994	1546.95	575.48	902.75	68.72
1976	31.96	—	—	1.00	1995	2033.46	663.99	1270.84	98.63
1977	34.92	—	—	—	1996	2544.10	761.83	1782.27	—

续表

年 份	合 计	医疗收入	药品收入	其他收入	年份	合 计	医疗收入	药品收入	其他收入
1978	39.89	—	—	0.10	1997	3839.05	1075.89	2444.24	318.92
1979	47.15	16.23	30.80	0.12	1998	3996.01	1340.94	2408.46	246.61
1980	47.15	16.23	30.80	0.12	1999	4187.89	1455.94	2659.54	72.41
1981	53.36	19.65	33.51	0.20	2000	4555.92	1678.22	2850.24	27.46
1982	66.94	74.53	42.18	0.23	2001	5696.05	2410.92	3253.90	31.23
1983	83.60	31.19	51.75	0.66	2002	7126.92	2990.63	4099.11	37.18
1984	109.44	36.16	65.09	8.18	2003	3448.36	1469.70	1960.43	18.23
1985	116.88	47.90	59.12	9.86	2004	13595.94	5895.77	7637.18	62.99
1986	144.23	62.12	72.40	9.71	2005	17747.7	7819.4	9681.23	67.07
1987	179.79	76.32	90.16	13.31	2006	17289.52	8132.02	9074.07	83.43
1988	267.10	117.62	136.60	12.88	2007	20468.13	9613.31	10764.64	90.18
1989	376.62	167.52	194.94	14.16	—	—	—	—	—

经费支出

医院的经费支出主要分为：人员支出、商品和服务支出、对个人和家庭补助等，其中人员支出包括工资、奖金；商品和服务支出是指办公经费、能源消耗费用等；对个人和家庭补助主要包括退休金、困难职工家庭补助以及公积金、住房补贴等。1971—1980 年，业务总支出为 499.36 万元，而 1998—2007 年业务总支出为 102110.9 万元，反映江宁医院职工数量增多，各种业务支出也在不断增加。

1971—2007 年江宁医院业务支出情况统计表

表 5–18 单位：万元

年份	业务支出合计	人员支出	商品和服务	对个人和家庭补助	年份	业务支出合计	人员支出	商品和服务	对个人和家庭补助
1971	31.88	6.31	25.57	—	1990	349.77	74.11	260.94	14.72
1972	49.26	8.17	41.09	—	1991	361.12	73.59	271.30	16.23
1973	49.25	8.17	41.08	—	1992	694.49	118.05	552.98	23.46
1974	44.58	10.95	33.63	—	1993	1066.69	189.10	832.93	44.66
1975	43.62	11.65	31.97	—	1994	1591.12	210.00	1313.38	67.74
1976	47.09	12.67	34.42	—	1995	2003.30	399.00	1531.20	73.10
1977	41.66	13.12	28.54	—	1996	2757.50	494.97	2160.99	101.54
1978	47.09	12.67	34.42	—	1997	3654.41	674.43	2906.13	73.85
1979	70.80	16.17	54.63	—	1998	3924.71	781.30	2917.06	226.35
1980	74.13	20.36	53.77	—	1999	4170.87	954.44	2962.14	254.29

续表

年份	业务支出合计	人员支出	商品和服务	对个人和家庭补助	年份	业务支出合计	人员支出	商品和服务	对个人和家庭补助
1981	64.70	22.47	42.23	—	2000	4532.63	1212.03	3015.83	304.77
1982	96.70	27.40	69.31	—	2001	5663.43	1735.23	3563.77	364.43
1983	119.28	33.18	86.10	—	2002	11077.38	1932.54	8746.89	397.95
1984	125.74	33.11	91.05	1.58	2003	3357.01	1999.28	1213.24	144.49
1985	131.00	41.36	86.44	3.20	2004	13482.82	2353.94	10939.69	189.19
1986	180.73	52.75	124.62	3.36	2005	18653.26	2595.04	15778.67	279.55
1987	201.73	53.54	143.98	4.21	2006	17135.33	3034.73	13608.95	491.65
1988	233.33	62.17	160.03	11.13	2007	20113.49	3839.03	16150.97	123.49
1989	326.88	63.82	250.84	12.22	—	—	—	—	—

收费管理

1963 年 11 月，全县医疗单位实行统一收费标准，县医院属于全民所有制单位，挂号初诊费为 0.1 元，复诊费为 0.05 元，急诊 0.1 元，健康检查 0.4 元，儿童健康检查 0.2 元。住院收费：正式病床每晚 0.4 元，简易病床每晚 0.2 元。

1989 年 10 月，门诊挂号费调整为：普通挂号费 0.3 元 / 人次，急诊挂号费 0.4 元 / 人次，公费医疗病人在自费标准上加 0.1 元。住院收费调整为：每病室 4 张以上床位的，自费每天 1.50—2.00 元，公费每天 3.00—4.00 元；每病室 3 张床位的，自费每天 2.00—2.50 元，公费每天 4.00—5.00 元。12 月，为避免医疗乱收费现象，医院成立物价小组，皇甫毓明任组长，成员有郜刚、殷珠明、李健平 3 人，陈美丽任兼职物价员。1995 年 1 月，为加强医院管理，杜绝漏挂号，保证医院经济效益，门急诊实行有价处方，包括普通号处方、急诊处方、公费医疗处方 3 种。1999 年，医院执行新的《医院会计制度》和《医院财务制度》，主要加强对医院财务管理。

2000 年 12 月，HIS 系统使用后，挂号通过电脑系统录入病人基本信息，打印出处方，收费实行划价收费一体，改变病人先到药房划价，再到收费窗口交费的流程，减少病人排队次数。同时，开始实行电脑收费系统，开设门诊挂号业务，门诊收费业务，住院收费业务，手工发票只在电脑不能使用时应急使用。2003 年 2 月，为加强医疗收费管理，堵塞财务管理方面漏洞，制定并出台《关于加强医疗收费管理的规定》，确定医院的经济、医疗收入由计财处统一收取管理。各科室必须严格执行物价收费标准，不得多收、少收、漏收，不得私自收取现金。实行常规收费项目和常用药品价格公示制度，明码标价公布上墙。4 月，医院在门诊设置电脑触摸查询系统，方便病人了解医院各个科室的设置以及每个检查项目的收费情况。

2005 年 5 月，住院病房设置住院病人费用清单查询系统，为患者随时查询各项医疗收费标准和收费明细提供方便。10 月，医院执行《江苏省医疗收费标准》，采用从财政部门领用的专用收费收据，禁止乱收费、无据收费。还建立收费项目公示制，对各项医疗费用在院内电脑屏幕上滚动播放，方便病人及时了解和监督医院收费情况。2007 年，医院收费标准为：门诊挂号费为 0.8 元，急诊为 1.2 元，体检费为 8 元。住院收费：6 人床位费每晚 8 元；4 人床位费每晚 15 元；3 人床位费每晚 33 元，2 人床位费每晚 45 元。

成本管理

为加强成本管理，降低运行成本，提高经济运行效率，1989年，经县卫生局批准，县医院成立改革办公室，管理考核各病区和科室业务收入和成本支出，以此作为奖惩依据。

1992年3月，为体现多劳多得的分配原则，对部分科室实行超劳务分配。核定各病区床位和分配标准，考核出院人次，床位使用率和床位周转次数等主要数据，作为超劳务分配依据。2000年11月，经县医院职代会通过《医院实行综合目标管理考核评价办法》，依据不同科室、不同职能采用不同的评价分配方法。病区临床科室采用综合目标管理责任方法，实行成本核算，进行质量、效率、行为综合考核评价。医技采用成本核算，以收减支，提成分配方法。门急诊采用“量化指标，定额提成”的方法。行政科室采用全院平均数，按不同岗位不同系数的方法，通过考核，人财物资源得到充分利用。

2002年5月，医院制定《门急诊科室综合考评核算劳务费暂行办法》，实行以收减支，全面衡量比较，科学合理确定分配提成系数的原则。2005年2月，医院下发《关于成本核算和全成本管理的实施意见》。7月，为降低药品比率，医院完善门诊、社区考核方案，进行综合考核，包括效率考核、成本考核、服务质量考核和医德医风考核。2006年10月，医院出台《“1+4”考核方案》，增强各科室的自主管理意识，降低成本消耗。

【审计工作】

1991年3月，县医院成立审计领导小组，组长周复兴，副组长王先鸿，成员陈家栋、朱华琴、孙贯新。1998年4月，对审计领导小组进行调整。2004年8月，医院再次调整审计领导小组。

县医院依据《中华人民共和国审计法》和国家审计署《关于内部审计工作的规定》，在上级审计部门的指导下开展工作，院内完善审计制度，其目的是强化医院内部管理和监督，促进医院的健康发展。具体内容为财务审计：包括财务收支、财务决算、会计报表，执行财经法律的审计；工程预决算审计：工程承建方资格，项目合同，预算定额，竣工资料，决算报告的审计；经济合同审计：对院外签订的各项经济合同及运行情况审计；内部控制制度和各项管理制度以及实施情况的审计；包括经济效益审计即医院经济指标和大型设备投资效益审计。

1971—2007年江宁医院固定资产统计表

表5-19　　　单位：万元

年 份	总 值	年 份	总 值
1971	14.74	1990	499.17
1972	17.72	1991	606.19
1973	18.39	1992	806.41
1974	20.32	1993	1331.38
1975	25.59	1994	1393.47
1976	27.67	1995	1761.56
1977	28.32	1996	1783.42
1978	32.39	1997	1946.25

续表

年 份	总 值	年 份	总 值
1979	36.09	1998	2265.71
1980	132.77	1999	2393.32
1981	133.05	2000	2932.00
1982	140.09	2001	4294.98
1983	153.97	2002	7310.98
1984	169.16	2003	8503.80
1985	269.52	2004	14456.78
1986	294.28	2005	17065.42
1987	313.39	2006	20586.85
1988	446.83	2007	24013.52
1989	449.47	—	—

【医保工作】

医保管理

1984年12月，县财政局、县卫生局印发《关于公费医疗经费管理实行改革的报告》及《江宁县公费医疗经费管理改革试行办法》。1985年1月，县政府设立公费医疗管理委员会及其办公室。同年，县人民医院执行江宁县的规定，成立公费医疗办公室。

1991年12月，为增强医务人员公费医疗管理意识，自觉参与公费医疗管理，堵塞漏洞，减少浪费，保证干部、群众看病，抑制公费医疗经费过猛增长的势头，县医院成立公费医疗管理委员会，下设办公室和业务专家组。由奚华堂任主任委员，周复兴、朱烈光任副主任委员。1992年1月，为参与和支持公费医疗改革，发挥医院在公费医疗管理工作中的作用，经过医院公费医疗管理委员会和县公费医疗管理办公室共同协商讨论，制定《江宁县人民医院公费医疗管理细则（试行）》。

1993年，县医院被评为“江宁县公费医疗先进单位”。同年8月，被评为“南京市公费医疗管理先进单位”。

2002年，医疗保险办公室挂牌成立，有工作人员2人，隶属财务科管理的二级职能科室。实行专人专职管理，陈美丽任医疗保险办公室主任。医疗保险办公室主要职能为：组织学习医保有关政策，使医务人员正确执行、合理解释医保政策；定期到各科室、病区检查医保政策执行情况，督促医护人员合理检查用药与治疗，纠正不规范操作行为，重点在住院处审核病人出院清单，尽可能减少医疗费用中的结算差错，对开具大处方和分解处方的不规范行为的医生进行批评教育，并予以处罚；搞好医保工作的上情下达，协调好医保中心、医院、医保病人三者之间的关系等。3月，医院与区医保中心联网，通过网络对医疗、用药、危重病人救护费用进行定时动态监控，有效加强参保病人的诊疗监督。

2004年，开设南京医保结算窗口，市医保病人可持卡在门诊就诊、住院治疗，方便市医保病人就医。

2005年，开设省医保结算窗口，主要用于省离休干部的医保结算。2007年8月。贾建华兼任医疗保险办公室主任。11月，何爱娣任医疗保险办公室副主任。

职工医疗

新中国成立初期，县医院职工医药费用由医院实报实销。1952年7月，江宁县开始对部分人员实行公费医疗制度。县人民政府卫生院执行上级的规定,对全院在编在职员工实行公费医疗制度。1957年11月，江宁县出台《江宁县公费医疗预防实施管理暂行办法》，共29条。1962年，县财政局、县卫生局发布《关于进一步加强公费医疗管理的通知》，重申享受范围和参加范围。享受公费医疗人员的经费来源主要由国家财政每年按人员定额下拨。1978年前，每人每年20.5元。1978年，提高到每人每年30元，超支部分由财政弥补。享受公费人员凭“公费医疗证”就医。

1964年，江宁县开始对行政事业单位享受公费医疗人员的子女实行统筹医疗，所需经费一部分由家长交纳，一部分由家长所在单位从福利费用中提供。

1985年，县医院对年满16周岁以下的医院职工子女，实行儿童统筹医疗，凡参加儿童统筹医疗的，每人每年缴纳统筹费48元，其中独生子女由家长交12元、非独生子女由家长交24元，其余部分由单位缴纳。一并交公费医疗办统筹使用，发给“儿童统筹医疗证”，凭证就医。2002—2003年，提高到职工双方各缴纳200元，单位缴纳100元。2004—2005年，职工双方各缴纳300元，单位缴纳100元。2006年，职工双方各缴纳350元，单位缴纳100元。2007年，职工双方各缴纳450元，单位缴纳100元。

1995年，县公费医疗管委会进一步完善公费医疗费用报销个人工龄负担封顶规定：个人按工龄负担医疗费,全年合计最多不超过本人1个月标准工资或退职退休金（标准工资:事业单位为技术职务工资+津贴）。

2004年,江宁区实行社会统筹和个人账户相结合,职工持IC卡(劳动和社会保障卡)在门诊和住院就诊。卡内金额每年计入1次。虽然医保政策多次调整，但基本原则没变。

【社会保险】

社会保险包括养老保险、工伤保险、医疗保险、生育保险、失业保险。

养老保险

南京市从1987年1月1日起,全面推行社会养老保险制度改革。1996年,江苏省人民政府第69号《江苏省城镇企业职工养老保险规定》发布施行，为职工建立终身不变的养老保险个人账户。同年，县人民医院开始为在职在编的全体职工交纳社会保险。至2003年，按单位全部在职职工工资总额21%计缴，个人缴纳2%。2004年起，养老保险调整为医院缴纳29%，个人缴纳2%。2007年11月，开始为合同制员工交纳社会保险。

工伤保险

医院为职工缴纳工伤保险，缴费比例为职工工资总额的0.2%。

生育保险

医院为职工缴纳生育保险，缴费比例为职工工资总额的0.8%。

失业保险

医院按职工工资总额的2%为职工缴纳失业保险，个人缴纳1%。

医疗保险

2001年8月起区医院实行医疗保险，单位按基数8%缴纳，个人按2%缴纳。大病救助，个人每月缴纳4元。2007年调整为每月10元。大病救助基金用于解决参保人员住院或门诊特定项目发生的超过“最高支付限额”以上至20万元以内的医疗费用。对符合规定的医疗费用，大病医疗救助基金按90%支付。

【住房公积金】

根据江宁区（县）住房制度改革办公室的规定，江宁医院的住房公积金几经调整。

1993年7月1日—2001年6月30日，住房公积金＝月平均工资 ×5%，全院职工全额享受。

2001年7月1日—2003年6月30日，住房公积金=2000年月平均工资 ×（医院、个人各缴纳8%）。

2004年7月1日—2007年6月30日,住房公积金=2003年工资基数（工资基数每年都要调整）×（单位、个人各缴纳10%）。

【职工住房租金补贴】

1995年起,县医院开始为1998年12月1日之前工作的职工发放职工住房租金补贴,在每月工资中发放。发放比例为：月平均工资 ×5%。

【新进职工住房补贴】

根据县政府宁政发〔1998〕278号文件规定，为1998年12月1日之后参加工作的职工，由单位每月缴纳住房补贴，基数与公积金相同，补贴率12%。县医院从1999年1月1日起执行。

1999年1月1日—2006年6月3日，新职工住房补贴标准＝工资基数（同公积金基数）×9%。

2006年7月1日—2007年6月30日，新职工住房补贴标准=2006年平均工资（同公积金基数）×12%。

【职工房改】

1996年，县医院根据县住房制度改革办公室的文件精神，对医院职工居住的公有住房进行出售，每平方米550元，工龄算至1993年。

2006年，对离休人员出售的公有住房面积未达标的，发放购房补贴。按工龄和职称计算。

2007年，对退休、在职人员出售的公有住房面积未达标的，发放购房补贴。按工龄和职称计算。

第八节　医疗设备管理

医疗仪器设备是医院建设发展必需的基础物质条件，江宁医院重视医疗设备更新添置和管理，科学合理制定医疗设备的购置计划，逐年加大资金投入，更新购进必需、适用、先进的医疗设备，努力适用开展医疗技术服务项目的需要，有效促进医院综合服务能力、水平、质量、效率的提高，基本适应和满足病人的需求。还重视医疗设备的管理和维护保养，努力提高设备正常运行率、使用率、使用年限。成立专门管理机构设备科，配备专职管理人员和技术工程人员，加强设备的选购、验收、操作、管理各环节的工作。大、中型仪器设备基本建立卡片、清单，定期维护保养，万元以上医疗设备建立设备档案，完整收集技术资料，并开展单机效益分析，确保设备完好率和使用率，努力发挥医疗设备应用效果和综合效能及水平。

【设备采购】

1986年4月，设备科成立之后，临床所需要的仪器设备包括卫生材料，均由设备科统一负责采购供应。设备科集中各临床科室的设备购置申请，根据医疗设备使用情况以及医院的经济能力、专科建设目标、预期医疗市场发展等，编制采购计划，报医院批准后统筹安排医疗设备及卫生材料的购置。至2000年，医疗设备的添置主要采取政府调拨和自筹资金两种方式。医院自筹资金购置设备，则由县政府财政部门委派相关人员参加医院集体讨论决定采购方式。2000年3月，国务院发布《医疗器械管理条例》，设备科遵照条例规定执行。

2001年1月，国家实施招投标法规，1万元以上设备，由区政府采购中心人员参加医院公开发标方式采购，并与南京市政府采购中心网上采购协议供货方式相结合。2006年3月，区政府在区卫生局设立集中招标采购中心，对设备材料实行全面集中招标采购；对100万元以上大型医疗设备报送国际招投标公司招标采购。

为加强设备科工作管理，设备科成立初期，制定出科长职责、采购员职责以及维修人员、库房管理员等职责，要求对计划、采购、发放，特别是添置1万元以上大型进口医疗设备，必须进行严格的论证。在设备引进论证和采购执行过程中，强调社会效益和经济效益优先及重视售后服务原则，按医疗器械计划的品名、规格、型号、数量进行采购。设备科在采购过程中，会同相关科室，根据设备必需的功能参数、技术指标，坚持质量第一，价格优先，严格执行招投标法和政府各项规定。对专项材料的采购，设立新材料样品申购表，注明用途，逐级申报，严格控制供应渠道，充分利用市场招标，确保供应设备材料安全可靠。

【资金投入与效益分析】

县医院加大资金投入力度，添置较多先进的医疗设备，有效地提高医疗综合实力，实现社会和经济效益同步增长，促进医疗事业快速健康发展。1951年，医院实际拥有设备资产3万元，病床30张;1959年，拥有设备资产5万元，病床50张；到1975年，拥有设备资产200万元，病床267张。

1980—1983年，增加设备资产100万元。1985年，在县政府的支持下，县医院投资15万元，首次购进日本先进的阿洛卡280型B超设备，该设备诊断准确率高，性能稳定，为临床诊断提供保障。1989年，拥有设备资产500万元。

1992年，在创建二级甲等医院中，加大资金投入，购置设备。其中，59万元购买日本岛津1250型数字胃肠机；40万元购买荷兰全自动生化分析仪，该仪器技术水平先进，检验精确度高，速度快；50万元购买超声多普勒阿洛卡630型B超，提高对临床心脏、脑血管等疾病的诊断准确性。1993年，为提高二级甲等医院技术水平，投资近300万元，购置麻醉机、心电图机、多参数监护仪及检验、放射等科室万元医疗设备多台。

1995年，投资约355万元，申请购买美国GE公司1800I型全身计算机扫描诊断系统（CT）机，该仪器诊断分辨率高，图像清晰，速度快，提高了医疗诊断技术水平。2001年，投资500多万元，购买多台血透机、腹腔镜、高压氧舱、数字胃肠机等设备。2003年，利用以色列政府贷款2000多万元，购买8排螺旋CT、CR、DR、MR核磁、彩色B超等一批美国GE公司的设备。医疗综合大楼（现急诊综合大楼）落成启用，医院投资1000多万元添置更新一批手术室、ICU、急诊病房设备及检验设备等。

2007年，门诊综合大楼落成启用，投资1000多万元添置更新一批病房设备、检验、门诊诊疗设备等。

【设备维修】

设备科成立前，医疗设备的维修工作由行政科后勤人员负责维修，没有专职工程师，高端医疗设备由厂方维修。设备科成立后，设备维修采取由设备科人员维修、厂方人员维修相结合的方式。2000 年 8 月，维修组成立，维修人员增加，并有专职工程师。

设备维修组工作任务主要有：设备维护，主要根据大型医疗设备操作规程进行日常维护，基本采取医院内工程师维护和厂方工程师定期维护相结合的方式；设备维修，根据仪器设备损坏的程度和部位，能自修的不外出维修，无法维修的请厂方修理，直到达到出厂技术标准；购买保修，对大型高精尖医疗仪器设备，采取向厂方购买保修方式，如 CT、DR、CR、数字胃肠机、彩色 B 超机、中型 C 臂机、核磁共振机、全自动生化分析仪等，每年投入近百万元。同时，为保证大型设备的正常运行，派专人在放射科、血液净化中心上班，每日正常检修一次，确保仪器设备正常运行。

设备科维修组还配合临床医疗设备安装工作，工程技术人员现场安装维护。对于大型贵重仪器设备，设备科和各科室均有专人负责保管监控；设备科建立设备固定资产台账，定期清点、维护，并建有 1 万元以上医疗设备档案；对新购设备严格进行验收，完整收集技术资料；对淘汰和无法维修的医疗设备及时办理报废手续。随着大型医疗设备的不断添置更新，医院有 CT、核磁共振、彩超等 100 多种、数以千计的医疗设备应用于临床，医用电子仪器所涉及的范围、领域渐广，技术含量渐高，对设备维修工作提出了更高要求。设备维修人员不断学习钻研业务技能，并多次组织外出学习培训，业务水平和维修能力得到提高，保证医疗设备的正常运转。

【计量器具管理】

1987 年 2 月，国家颁布《中华人民共和国计量法》。为执行国家计量法规，按照南京市卫生局、南京市计量局及医院有关计量设备管理规定，县医院加强医疗计量器具设备的管理工作，设备科设兼职计量管理员 1 人，全院各科设有兼职计量管理人员。至 2007 年，拥有计量器具 356 台件，计量仪器设备均经过检定，合格率 100%。

在计量器具管理过程中，对血压计、心电图机、B 超诊断仪、X 射线机、检验等计量仪器设备按规定建账、建卡，定点定期检定。对新增计量器具检查有无计量合格证书，并登记入账；对报废的不合格的计量器具及时销账；对到期的计量器具，按时联系计量检定机构进行周期检定。医院所有计量器具的强制检定工作均由南京市标准计量测试所检定，所有计量仪器均须检测，并标贴合格证，在检测机构出具仪器检测报告后方能使用。

2000 年，县医院获南京市质量技术监督局"计量合格确认证书"；2005 年，通过复查确认合格。2002 年，市计量局在江宁医院设立血压计检定站，对全区血压计开展计量检定维修工作。2005 年，获"江苏省医疗卫生机构计量先进单位"称号。

【设备资产管理】

1986 年，设备科对全院固定资产进行清查，加强医疗器械设备管理工作，并有专人负责。建有 1 万元以上大型、贵重精密仪器设备档案，详细记载设备安装使用之日起有关使用、维修、变动等情况。各类设备招投标时期投标单位的投标资料建档，每年至少对固定资产进行全面清查核对一次，对淘汰和无法维修的设备仪器及时完成固定资产的报废转移工作，对全院的设备实行动态监控管理调配。

【医疗设备统计】

江宁医院逐年加大医疗设备的投入，积累较为丰厚的固定资产，通过加强管理，较好地实现资产增价增效，促进医院的建设和发展。

1951—2007年江宁医院主要医疗设备统计表

表 5-20　　　　单位：台（件）

购置年月	设备名称	数 量	规格型号（品牌）	产 地
1951 年 6 月	显微镜	2	—	德国
1951 年 6 月	血球计	2	—	美国
1951 年 6 月	手摇离心机	1	—	美国
1951 年 6 月	消毒锅	1	—	美国
1952 年	冰箱	1	315	美国
1952 年	电动离心沉淀器	1	—	美国
1958 年	X 光机	1	KE200	上海
1960 年	麻醉机	2	103	上海
1961 年	手术无影灯	1	—	上海
1962 年	X 光机	1	200 毫安	上海
1962 年	万能产床	1	—	上海
1962 年	手术无影灯	1	—	上海
1978 年	心电监护除颤仪	1	—	进口
1979 年 2 月	纤维胃内窥镜	1	奥林巴斯 G1	日本
1982 年 5 月	电热恒温水温箱	2	HH.WAJ.CU100	上海
1984 年	呼吸机	4	—	国产
1985 年	心脏体外反搏器	1	—	国产
1985 年	纤维十二指肠内窥镜	1	奥林巴斯 G2	日本
1985 年 2 月	B 超	1	SSD-280	日本阿洛卡
1988 年 4 月	恒温箱	1	BX-HDS50	上海
1988 年	麻醉机	1	—	进口
1988 年	血液细胞计数器	1	XXBY—202	南京分析仪器厂
1988 年	心电图机	1	光电—6551	日本
1988 年	酶标仪	1	DG5032	南京
1988 年	数字酸度计	1	PH—101	上海
1988 年	分光光度计	1	722	上海
1988 年	冰箱	1	明斯克—215	前苏联
1988 年	电动离心机	1	80—2	上海
1988 年	洗胃机	1	—	上海
1988 年	超声洁牙器	1	—	上海

续表 5-20-1

购置年月	设备名称	数 量	规格型号（品牌）	产 地
1988 年	急救箱	2	—	国产
1988 年	电动吸引器	1	—	国产
1988 年	“401”超声雾化器	1	—	国产
1988 年	隔水培养箱	1	GSP—115	南京
1988 年	锅炉	1	DZL1—8	山东
1988 年	打字机	1	—	国产
1988 年	餐车	2	—	国产
1989 年	B 超	1	ALOKA-280	日本
1989 年	冰箱	1	香雪海—185	苏州
1989 年	冰箱	1	香雪海—185	苏州
1989 年	冰箱	1	琴岛海尔—190	青岛
1989 年	冰箱	1	雪花—180	上海
1989 年	冰箱	1	雪花—180	上海
1989 年	显微镜	2	JN—230X	南京
1989 年	超短波理疗机	1	—	国产
1989 年	胎心音监护仪	1	—	国产
1989 年	纤维胃镜	1	奥林巴斯—XQ20	日本
1989 年	微型血红蛋白计	2	HB—210	南京
1989 年	高速牙钻机	1	—	国产
1989 年	油泵牙科椅	2	—	国产
1989 年	裂隙灯	1	—	国产
1989 年	X 光机	1	—	国产
1989 年	台式牙钻机	1	—	国产
1989 年	电动分析天平	1	—	上海
1989 年	电测听	1	—	国产
1989 年	冰箱	2	香雪海—185	苏州
1989 年	两用切片机	1	—	国产
1989 年	电泳仪	1	—	上海
1989 年	经络导平仪	1	—	国产
1989 年	监护仪	1	—	进口
1989 年	消毒锅	1	—	国产
1989 年	低压电钻	1	—	国产
1990 年 5 月	冰箱	3	香雪海	国产
1990 年 5 月	五官科超短波电疗仪	1	WCH-B	南京

续表 5-20-2

购置年月	设备名称	数 量	规格型号（品牌）	产 地
1990 年 6 月	尿液分析仪	1	MA-4210	日本京都
1990 年 7 月	半自动生化仪	1	ISP	荷兰威图
1991 年 12 月	脉动真空灭菌器	1	0.8M	连云港医疗设备厂
1992 年 1 月	肺功能仪	1	H1199	美国
1992 年 1 月	胃肠机	1	1250	日本岛津
1992 年 2 月	血氧仪	1	503	美国
1992 年 5 月	血气分析仪	1	HT-206	德国
1992 年 7 月	B 超	1	SSD-630	日本阿洛卡
1992 年 7 月	离心机	2	80-2	上海
1992 年 11 月	血氧饱和度仪	1	503	美国
1992 年 12 月	电动呼吸机	1	SC-5	上海医疗设备厂
1993 年 6 月	全自动生化仪	1	SELECRA	荷兰威图
1993 年 6 月	纤维胆道镜	1	CHF-920	日本奥林巴斯
1993 年 12 月	遥测心电监护	1	WED-8430	上海电子仪器厂
1994 年 1 月	半自动血细胞仪	1	AC-900	瑞士
1994 年 2 月	前列腺射频热疗仪	1	ZD- Ⅱ	上海西泽科技仪器厂
1994 年 3 月	胎儿心电图机	1	FECG-D	上海
1994 年 5 月	乳腺治疗仪	1	—	北京
1994 年 11 月	监护仪	1	200	进口
1995 年 2 月	脉动真空灭菌器	1	0.8M	连云港医疗设备厂
1995 年 6 月	钾钠氯分析仪	1	ESYLYTE	美国
1995 年 7 月	酶标仪	1	BIO-550	美国
1995 年 7 月	洗板机	1	BIO-1575	美国
1995 年 8 月	胎儿监护仪	1	AM66	美国先端
1995 年 11 月	CT	1	1800 i	美国 GE
1995 年 11 月	洗片机	1	M35	美国柯达
1996 年 1 月	微循环电脑分析仪	1	XDM-300	国产
1996 年 3 月	激光治疗仪	1	—	南京电子管厂
1996 年 5 月	干燥箱	1	DHG-9140	上海
1996 年 7 月	冰箱	1	澳柯玛	国产
1996 年 9 月	自动微粒分析仪	1	WF-9010	南京分析仪器厂
1996 年 12 月	冰箱	1	BCD-161F	国产
1996 年 12 月	冰箱	1	海尔—185	国产
1997 年 1 月	显微镜	1	OLYMPUS-20	日本

续表 5-20-3

购置年月	设备名称	数 量	规格型号（品牌）	产 地
1997 年 1 月	显微镜	1	CHS	日本
1997 年 1 月	显微镜	1	CH20	日本
1997 年 4 月	纤维胃镜	1	GZF-X230	日本奥林巴斯
1997 年 5 月	500MA 摄片机	1	FY513C	北京万东
1997 年 8 月	全自动生化仪	1	TBA-30FR	日本东芝
1997 年 8 月	雾化器	1	S-88E	南京
1997 年 11 月	监护仪	1	NPB-4000	无锡海鹰
1998 年 1 月	麻醉机	1	Fabius	进口
1998 年 4 月	子母灯	1	—	上海医疗设备厂
1998 年 5 月	24 小时动态心电图仪	1	S800	美国博利屋
1998 年 5 月	遥控透视机	1	NXS100Y	南京医疗器械厂
1999 年 5 月	血库冰箱	1	MBR-506D	日本三洋
1999 年 8 月	纤维胃肠镜	1	CV-E	日本
1999 年 8 月	监护仪	1	PM-9000	深圳
2000 年 1 月	中频治疗仪	1	全日康	北京
2000 年 3 月	手术显微镜	1	YZZOP	苏州
2000 年 4 月	显微镜	1	BX50	日本
2000 年 5 月	监护仪	1	PM9000	深圳
2000 年 5 月	牵引床	2	PEDLEAP	南京
2000 年 5 月	牵引床	2	HDL-1	南京
2000 年 6 月	脉氧仪	3	NONIN	深圳
2000 年 8 月	脱水机	1	—	常州
2000 年 8 月	冰箱	1	SC181	国产
2000 年 9 月	电脑治疗仪	1	J38	国产
2000 年 9 月	离心机	1	LD25-2	北京
2001 年 1 月	显微镜	1	YTZA	苏州
2001 年 2 月	高压氧舱	1	WYC0.80101	芜湖潜水装备厂
2001 年 2 月	高压氧舱	1	WYC2.0D1106A	芜湖潜水装备厂
2001 年 3 月	高压氧舱	1	1106	芜湖潜水装备厂
2001 年 3 月	水处理机	1	ZW-1500	美国
2001 年 3 月	血透机	5	AK95	瑞典
2001 年 4 月	离心机	1	80-2	上海
2001 年 4 月	血透机	2	TINA100	美国
2001 年 4 月	高倍成像分析仪	1	DZ-510	上海

续表 5-20-4

购置年月	设备名称	数 量	规格型号（品牌）	产 地
2001 年 4 月	微波治疗仪	1	YWY-2A	南京
2001 年 5 月	恒温水浴箱	1	HH-W21-60S	上海
2001 年 5 月	五分类血细胞分析仪	1	PENTRA-60	法国
2001 年 5 月	监护仪	5	M9000	深圳
2001 年 7 月	恒温水浴锅	1	HH	金坛
2001 年 7 月	电子秤	3	TCS-13	上海
2001 年 7 月	胃肠机	1	RD2000T	美国
2001 年 8 月	全自动血凝分析仪	1	CA-530	日本
2001 年 8 月	呼吸机	2	BEAR1000	美国
2002 年	离心机	1	KDL-1042	安徽
2002 年 1 月	切片机	1	LEICAR135	德国
2002 年 2 月	监护仪	10	PC-9000	深圳
2002 年 2 月	监护仪	2	MEC-1000	深圳
2002 年 3 月	包埋机	1	BMJ- Ⅲ	常州
2002 年 4 月	监护仪	2	PC-9000	深圳
2002 年 4 月	碎石机	1	—	苏州
2002 年 5 月	恒温水浴箱	1	YCE-2000	国产
2002 年 6 月	水处理机	1	TNRO	瑞典
2002 年 7 月	冰箱	2	SC-326	青岛
2002 年 9 月	激光治疗仪	1	JZ-3DCO2	北京
2002 年 12 月	十二指肠镜	1	GF-140	日本
2003 年 1 月	神灯	1	LQ-2008AH	贵阳
2003 年 1 月	眼压计	1	NIDEK	日本
2003 年 1 月	电脑验光仪	1	TOPCON	日本
2003 年 2 月	离心机	1	LDE5-2	北京
2003 年 2 月	牵引床	2	KLWA	南京
2003 年 3 月	全自动生化分析仪	1	7600-010	日本日立
2003 年 3 月	神灯	2	ZDP-10D	重庆
2003 年 4 月	超净工作站	1	SW-CJ-1FD	国产
2003 年 4 月	电动吸引器	2	YX930D	上海
2003 年 5 月	冰箱	1	BCD-170	国产
2003 年 5 月	三分类血细胞分析仪	1	MIC-60	法国
2003 年 5 月	中型 C 臂 X 线机	1	GE	美国
2003 年 6 月	免疫发光分析仪	1	E-2010	德国罗氏

续表 5-20-5

购置年月	设备名称	数 量	规格型号（品牌）	产 地
2003 年 8 月	干式生化分析仪	1	PT-60	美国强生
2003 年 8 月	输液泵	6	P-600	深圳
2003 年 8 月	冰箱	3	BC-50	国产
2003 年 8 月	心电图机	1	ECG-6951	日本
2003 年 8 月	CR	1	SP1001	美国
2003 年 8 月	DR	1	GE	美国
2003 年 8 月	八排螺旋 CT	1	LightspeedUltra8	美国 GE
2003 年 8 月	透视机	2	NS100Y	国产
2003 年 12 月	冰箱	2	BC-50	国产
2003 年 12 月	无影灯	4	2D	江阴
2003 年 12 月	冰箱	4	BCD-166TWC	青岛
2003 年 12 月	冰箱	26	海尔	青岛
2003 年 12 月	冰箱	10	容声	青岛
2003 年 12 月	冰箱	2	WANBAO	国产
2003 年 12 月	无影灯	4	MEDILAND	台湾
2003 年 12 月	手术床	2	DT-12D	上海
2003 年 12 月	无影灯	5	肯莎维	德国
2003 年 12 月	电刀	1	威力 Force Tm2	美国
2003 年 12 月	手术床	2	雅科美德	台湾
2003 年 12 月	颅钻	1	西山	国产
2003 年 12 月	无影灯	3	肯莎维	德国
2003 年 12 月	C 臂机	1	MZH-R	美国
2003 年 12 月	电刀	2	沪通	国产
2003 年 12 月	手术床	2	肯莎维	德国
2003 年 12 月	手术显微镜	1	Y220T6	国产
2003 年 12 月	手术床	2	雅科美德	台湾
2003 年 12 月	手术床	2	DT-12D	上海
2003 年 12 月	电刀	1	EB-03	上海
2003 年 12 月	无影灯	3	美的兰	台湾
2003 年 12 月	手术床	2	美的兰	台湾
2003 年 12 月	手术床	2	JT-2A	国产
2003 年 12 月	A\B 超	1	索尔	天津
2003 年 12 月	视野计	1	APS-600B	国产
2003 年 12 月	五官科综合治疗台	2	侨伟	南京

续表 5-20-6

购置年月	设备名称	数 量	规格型号（品牌）	产 地
2003 年 12 月	冰箱	2	WANBAO	国产
2003 年 12 月	监护仪	3	索尼	日本
2003 年 12 月	X 线摄影机	1	中和	南京
2004 年 1 月	血液培养仪	1	3D60	法国
2004 年 1 月	细菌鉴定分析仪	1	ATB	法国
2004 年 1 月	血透机	10	AK95S	瑞典
2004 年 1 月	中频电疗仪	1	T900-B	北京
2004 年 3 月	冰冻切片机	1	SME	英国
2004 年 3 月	冰箱	1	BC-48B	国产
2004 年 3 月	呼吸机	2	ESPRIT	美国
2004 年 4 月	组织漂烘仪	2	PHY- Ⅲ	常州
2004 年 4 月	甩温仪	2	W2R-T2001	国产
2004 年 4 月	核磁共振	1	0.35T	美国
2004 年 6 月	振荡器	8	W2R-D950	苏州
2004 年 8 月	冰箱	1	BCD-208K	青岛
2004 年 9 月	注射泵	5	WZ-50C	浙江
2004 年 9 月	监护仪	1	MEC-1000	深圳
2004 年 9 月	超短波治疗仪	3	U3W-A	南京
2004 年 9 月	呼吸机	2	AREA	美国
2004 年 12 月	神灯（特定电磁波治疗仪）	8	LQ-2008A	贵阳
2005 年	电子洗胃机	1	DXW-2	南京
2005 年 1 月	显微镜	1	CX21	日本
2005 年 4 月	牵引床	1	KLW-A	南京
2005 年 4 月	无影灯	2	537	德国
2005 年 5 月	微波治疗仪	1	MTE-200	南京
2005 年 5 月	药物导入治疗仪	1	HY-D	北京
2005 年 5 月	心电图机	1	ECG-92C	日本
2005 年 5 月	心电图机	1	ECG-1200	日本
2005 年 6 月	冰箱	2	SC-182A	青岛
2005 年 11 月	电热恒温培养箱	1	DP-50	国产
2005 年 11 月	幽门螺旋杆菌检测仪	1	RHO4	国产
2005 年 12 月	心电图活动平板	1	MARGUETTE 2000	日本
2006 年	自动细胞制片机	1	ZP2003	南京
2006 年 1 月	三分类血细胞分析仪	1	MIC-60	法国

续表 5-20-7

购置年月	设备名称	数 量	规格型号（品牌）	产 地
2006 年 2 月	治疗仪	13	G6805-1A	南京
2006 年 3 月	红外乳腺诊疗仪	1	JW-2102	国产
2006 年 3 月	心电图机	1	ECG-1200	日本
2006 年 3 月	呼吸机	2	754	国外
2006 年 4 月	血透机	4	4008S	德国
2006 年 4 月	复用机	2	CSB-2004	佛山
2006 年 4 月	复用机	2	CSB-2004	佛山
2006 年 4 月	甩温仪	4	W2R-T2001	国产
2006 年 5 月	离心机	1	TDL-60L	国产
2006 年 5 月	离心机	1	80-2	上海
2006 年 5 月	离心机	1	TDL-60L	国产
2006 年 5 月	心电监护仪	19	PM8000	深圳
2006 年 5 月	监护仪	22	PM-7000	深圳
2006 年 5 月	监护仪	3	PC-9000	深圳
2006 年 5 月	监护仪	2	P-600	深圳
2006 年 8 月	B 超	1	FDS70A	新西兰
2006 年 12 月	自动洗胃机	1	SC-Ⅱ	天津
2006 年 12 月	输液泵	11	P-60	深圳
2006 年 12 月	脑电仿生电刺激仪	1	W2R-T201	国产
2006 年 12 月	五官科综合治疗台	3	侨伟	南京
2007 年 1 月	恒温培养箱	1	PYX-DH3-X	上海
2007 年 1 月	显微镜	1	CX41	日本
2007 年 1 月	离心机	1	TDL-60L	上海
2007 年 1 月	不间断电源（UPS）	1	16KS	深圳
2007 年 1 月	除颤仪	1	WELCH ALLYN-PEC30	国产
2007 年 2 月	电子血压计	25	OUMULONG	国产
2007 年 4 月	监护仪	2	MB526	北京
2007 年 5 月	血沉仪	1	XC-40	北京
2007 年 5 月	血流变仪	1	N6COMPAC	北京
2007 年 5 月	尿液分析仪	1	H-300	国产
2007 年 5 月	半自动血凝仪	1	C-200	国产
2007 年 5 月	尿液分析仪	1	H-300	国产
2007 年 5 月	心肺复苏机	1	DEFI	德国
2007 年 5 月	高频治疗仪	1	H2-1	上海

续表 5-20-8

购置年月	设备名称	数 量	规格型号（品牌）	产 地
2007 年 6 月	洗板机	1	DEM-3	北京
2007 年 6 月	监护仪	3	DASH4000	美国
2007 年 6 月	监护仪	5	DASH3000	美国
2007 年 6 月	呼吸机	2	DRAGER	德国
2007 年 6 月	呼吸机	2	西门子	德国
2007 年 8 月	五分类血细胞分析仪	1	XT-2000I	日本
2007 年 8 月	电解质分析仪	1	PSA-16A	南京
2007 年 8 月	心电图机	1	ECG-1200	日本
2007 年 8 月	冰箱	1	BCD-208A	青岛
2007 年 11 月	雾化器	2	402	上海
2007 年 11 月	消毒器	3	KT-G100	江苏
2007 年 11 月	电子胃肠镜	1	EPK-1000	日本
2007 年 11 月	内镜清洗工作站	1	迈尔	国产
2007 年 11 月	超声波清洗机	1	迈尔	国产
2007 年 11 月	喉镜	1	EPM-3500	日本
2007 年 11 月	冰箱	1	海尔	青岛
2007 年 11 月	降温毯	1	RLJR-1	国产
2007 年 11 月	五官科综合治疗台	2	侨伟	南京
2007 年 12 月	全自动脱水机	1	ASP2003	德国
2007 年 12 月	显微镜	1	PLUS	德国
2007 年 12 月	显微镜	1	AXIOSKOP140	德国
2007 年 12 月	显微镜	1	PLUS	德国
2007 年 12 月	尿沉渣分析仪	1	UF-100I	日本
2007 年 12 月	冰箱	5	SC-329GA	青岛
2007 年 12 月	血透机	7	4008S	德国
2007 年 12 月	水处理	1	CRRT	瑞典
2007 年 12 月	血滤机	5	AK200	瑞典
2007 年 12 月	监护仪	5	PC7000	深圳
2007 年 12 月	消毒器	1	KT-G100	江苏
2007 年 12 月	联体牙科治疗机	5	FONA-F3	佛山
2007 年 12 月	监护仪	8	PM-8000	深圳
2007 年 12 月	脉氧仪	15	PM50	深圳
2007 年 12 月	微波治疗仪	1	ME-TI-TVC	南京
2007 年 12 月	电刀	—	ICC80	日本

第九节　后勤管理

医院后勤管理工作，承担着为病人、为临床、为职工服务的各项综合保障任务。在日常的后勤保障工作中，后勤服务具有琐碎繁忙、面广量大等诸多特点，后勤管理部门转变工作作风，调动后勤职工的积极性，保障病人和临床一线的需要。2000 年后，医院的各项改革措施相继出台，对后勤部门职工冲击较大，后勤管理部门抓住契机，教育引导职工珍惜岗位，增强工作责任心，努力适应新形势和岗位要求，保证医院各项改革举措顺利实施。

【后勤保障】

洗衣房（缝纫组）

1971 年前，为人工洗衣，有洗衣工 2 人。1974 年，购置 5 公斤洗衣机 1 台。1982 年，增购滚筒式洗衣机 1 台，甩干机 1 台。

1993 年，新建洗衣房 200 平方米，砖混结构两层楼，晒场在二楼有 150 平方米，设备有滚筒式洗衣机 2 台、脱水机 2 台、烘干机 1 台，洗涤用品主要是洗衣粉、口碱。

2005 年 1 月，由于门诊综合大楼建设用地，洗衣房搬迁至康复中心负一层，新建成洗衣房 670 平方米，投资 40 多万元，全部更新洗涤设备，其主要设备是 XGQ-100F 全自动洗脱机 2 台、GZZ-100C 全自动干衣机 1 台、YZII-2500A 双辊熨平机 1 台。2007 年，增添 GZZ-100C 自动干衣机 1 台。

洗衣房主要负责全院被服、医务人员工作服和其他临床各类布制品的洗涤、消毒、干燥、折叠以及小件布制品制作、缝补任务。随着内、外科住院大楼相继投入使用，病区扩大，床位增多，洗涤被服、布类用品大幅增加。2007 年，工作量达 50 万件（套）。洗衣房在工作中严格按照各类物品操作规程予以清洗、消毒，做到下收下送，当面点清，记录，分类存放，保证临床一线的需要。

2007 年年末，洗衣房有工作人员 10 人，其中正式职工 4 人、临时人员 6 人。

历任班长：李世友、刘兆强 、徐金霞、唐冬梅。

锅炉房

1971 年前，县医院只有 1 台开水炉，供应职工及病人的饮用水。1974 年，建造锅炉房，面积 280 平方米，购置 1 吨 DZL1-8 型卧式燃煤锅炉 1 台。1982 年，增添 2 吨 DZL2-8 型卧式燃煤锅炉 1 台。同时，实施水质处理。

1989 年，由于门诊楼建设用地，在原锅炉房南面新建面积 370 平方米锅炉房 1 座，在报废 1 吨锅炉的基础上，新装 4 吨 DZL4-13 型卧式燃炉 1 台，配备 2 台浮动床钠离子交换器。1992 年，保健病房楼启用后，为门诊、病房、手术室安装水暖气片 400 组，汽暖气片 200 组，由于汽暖、水暖面积增加，锅炉房人员增至 8 人，全年为洗衣房、供应室、制剂室、职工浴室、病区开水炉和各科室提供汽源，连续两年获得南京市劳动局授予的先进锅炉房称号。

2003 年 11 月，医疗综合大楼启用，锅炉房分时间段，定时为住院病人提供洗浴用水之汽源。2005 年 6 月，由于门诊综合大楼建设用地，锅炉房迁址到医院办公楼前面，重新进行新建，采用租赁的方式，租用2吨锅炉1台、4吨锅炉1台。新建后的锅炉房全部采用钢架结构，面积360平方米，投资32万元。8月，开始向医疗综合大楼制冷、采暖、消毒及洗浴用水、洗漱用水等提供汽源。

2007年12月，门诊综合大楼竣工投入使用，为满足临床需要及全院的热能供应，采用租赁的方式改造将一台2吨锅炉更换为6吨卧式燃煤锅炉，运行效果良好。锅炉房共有职工9人，其中合同工3人，冬、夏季按需要增加临时拖煤工。

锅炉房历任班长：张家华、蒋阿利 、陈国庆。

食　堂

建院初期，县医院就设有食堂，有厨房2间，炊事员2人。

20世纪50年代初，为加强对食堂的管理，改善职工生活，医院成立伙食委员会。60年代，由于住院病人较多，建造病员伙房，增加1名炊事人员。70年代，在鼓山路新址新建食堂，面积400平方米左右，人员10人左右，配备送饭车辆以及一些厨房必需的设备，并建立三级验收制度和出入库登记制度，加强成本核算，每年伙食结余部分，春节前为医院职工会餐之用。

1998年之前，因职工住宅楼建设用地，在医院医疗区东南角新建面积600平方米的砖混结构两层楼房，一楼是医院食堂，二楼建有卡拉OK厅，供职工娱乐用。2001年起，食堂首先走向社会化，对外实行承包经营。

历任食堂负责人：李其洲、白世源、唐智宝、董德功、刘旺 、许同春、郗家洪。

供　水

1973年前，县医院一直使用市政管网自来水。1973年，由于水压不够，用水量增大，医院在院内打水井1眼，同时建造60吨水塔1座，其水塔高度为30米。

1990年，因建门诊楼，水塔设施爆破拆除，同时，在县医院大门对面建地下360立方米储水池1座，配备生活泵4台、消防泵2台。保证五层楼以上用水需求。

2000年，在生活区新建500立方米储水池1座。2004年1月，在生活区储水池的西侧，又扩建储水池800立方米，为生活区配备自动变频泵4台，同时为医疗综合楼、门诊综合楼配置消防供水自动泵4台（其中消防栓2台、喷淋泵2台），为门诊、住院大楼及医院消防给水专用。

2003年12月前，各病区均配有蒸汽开水炉，由锅炉房定时送汽。2003年12月后，各病区均使用电开水炉，实行24小时供应开水。

供　电

1972年前，县医院使用供电部门变压器供电。1973年，自行建造面积50平方米配电房1座，同时配备1匹柴油发电机1台。

1982年，县医院扩建配电房，面积90平方米，配置315千伏安变压器1台。1991年，电力增容，配置1台315千伏安变压器。

2000年，由于配电房设备陈旧老化，容量不足，电压偏低以及配电设备频繁出现故障，直接影响医院正常工作。为改变这一现状，对配电房进行改造，更换老式保险、闸刀、铅芯线等，并铺设电缆，由地下到达各病区、科室。与此同时，医院所有铅芯架空线全部换成铜芯架空线，提高了安全系数。2002年，医院增加500千伏安变压器1台。

2003年11月，医疗综合大楼竣工启用，作为大楼的配套工程，在大楼的负一层重新建造配电房，并新增2台1250千伏安干式变压器，由原来的单路供电变为双路供电，双路供电线路为大桥线和岗山线。

2007年12月，由于门诊综合大楼竣工投入使用，医院在该大楼的负一层又增设1个配电房，配备2

台1250千伏安干式变压器，也采用双路供电，其供电线路为大桥线和岗山线。

配电班实行24小时值班制。历任班长：任圣银、陈国华、李文。

环境绿化

县医院环境卫生和绿化管理一直由后勤负责。1981年，医院成立绿化小组，有工作人员2人，具体负责医院绿化及道路环境卫生保洁工作，并设有花房，但花卉品种比较单一。

2002年1月，区医院将绿化工作交由南京金蒲园林公司承包，常年对医院花卉、树木进行浇灌、修剪、除草等各项工作，使医院保持清洁优美的环境。4月，为搞好医院景点建设及绿化工作，争创南京市花园式医院，成立创建花园式医院领导小组。12月，医院绿化面积11538.70平方米，花坛面积近2000平方米，花园式景点4处，水杉、香樟、雪杉等高大乔木型树木128株，花木品种60个以上，绿化覆盖率47.6%以上，医疗区已形成四季有花，四季常绿，繁花似锦，绿草如茵，郁郁葱葱的花园式医院的效果，在南京市卫生局组织的花园式医院验收中，获"花园式医院"称号。到2007年，绿化面积11811.76平方米（其中开发区分院3297.16平方米），绿化覆盖率35.18%。

养鸡场

1988年上半年，为提高职工福利，改善职工生活，县医院兴办养鸡场，安装鸡笼，鸡舍面积416平方米，年饲养肉鸡1万只左右，每年为每个职工提供肉鸡6只、鸡蛋15公斤。养鸡场有工作人员6人，其中临时人员4人，养鸡场隶属行政科管理，鸡和鸡蛋发放工作由工会负责，1996年养鸡场停办。

养鸡场负责人：马忠志。

幼儿园

1981年，为解决职工子女入托难，在食堂旁腾出2间平房，面积约50平方米，新建简易幼儿园，调入1名幼儿师范毕业生，另聘用2名幼儿师范临时人员担任幼儿教育工作，入托幼儿保持在6—10人左右。1989—1992年，入托人员到达高峰，约45名左右，分大班、小班，幼儿园老师为李和英、陈小洁、刘爱玲、胡龙珠、葛小霞5人。1993年，因入托幼儿减少，幼儿园停办。

电　话

建院初期，县医院有公务电话1门。1972年，县医院迁移新址后，有电话10门左右。1992年，新增上海产程控交换机1台，开通60门院内电话。1996年，安装上海中联产的型号为JSY-120程控交换机1台，将内线电话增至120门。

2003年，在医疗综合大楼安装1台型号为普天JSY-2000程控交换机，内线容量增至到600门，当年开通200门左右，外线电话增至60门，有中继线16条，配置密码电话100门。2007年，医院开通外线电话65门，密码电话36门，内线电话485门，中继线（总机）4条。

浴　室

1972年，县医院迁移新址后，设有职工浴室。1982年，在制剂楼西边，建成一座面积90平方米的男、女浴室。1993年，在浴室的西边，扩建一座面积为240平方米的男、女浴室，用以解决专业技术人员洗浴之用。职工浴室每周有3次对职工及家属开放，解决职工、家属、学生以及进修人员洗澡难的问题。2005年，因门诊综合楼建设用地，撤销浴室。

仓　库

建院初期，县医院设有仓库。1953年，清理库存物资及固定资产，建立正规的保管与领发制度，配备1名兼管人员。1972年，县医院迁移新址，新建平房仓库6间，计150平方米，设兼职人员2人（会计兼保管员、电工兼采购员)，负责医院办公用品、布类采购及发放工作。

20 世纪 80 年代，仓库配备专职保管员 1 人、开票员 1 人、采购员 1 人，负责医院布匹、布类成品、电工器材、五金零件、办公用品、日用品、印刷品等，实行计划供应。特殊物资的供应，需逐级审批后外购。各科室所用物资均列入成本核算。1993 年，医院在西南角新建二层砖混结构仓库，面积约 400 平方米、共有 10 间房，所有库存物资实行分类存放。1997 年，李仁英任行政仓库组长。

2005 年，仓库取消计划供应制，实行按需供应。2006 年，仓库配备仓库管理软件系统，对仓库物资实行动态管理，实现物资入库、出库、票据计算机管理。2007 年 12 月，仓库搬迁至门诊综合大楼负一层，面积 500 平方米，设 1 个办公室，4 个库房。仓库有工作人员 3 人，隶属后勤处管理。

劳动服务站

1984 年 8 月 8 日成立劳动服务站，成立之初，工会副主席董德功兼任劳动服务公司经理。工作人员有：沈勤美、盛梅峰、翟根娣、陆巧英，后桂庆浪、任桂珍、孙萍陆续调入服务公司。服务公司设立在医院大门内东侧，有两间平房，一间作为营运门面，另一间小平房作为仓库，劳动服务公司主要解决医院职工家属就业问题，人员不属于正式职工，户口粮油关系不变，工资待遇按劳动部门有关规定执行。1985 年左右，在医院大门外新盖一排简易平房提供餐饮服务。劳动服务公司为综合贸易，负责医院的后勤物资采购，对内对外经营，包括日常百货用品、副食、烟酒、水果、五金、油漆等零售，方便病人、方便职工。

1990 年，骆全祥接任并负责(法人：骆全祥)，会计印根生兼任。工作人员有：唐冬梅、成立群、易小云、雷文艺。当时劳动服务站有 6—7 间平房和小卖部。1993 年，在拆除部分简易平房后，新盖三层楼房面积约 500 平方米。后服务站逐步发展为拥有 7 个经营机构，包括康乐酒家、康乐百货、康乐副食、康乐废品收购站(1990 年)、康乐旅馆(1992 年盖楼建旅馆)、康乐冷饮、康乐综合贸易。

服务站单独核算，为独立机构。医院所需物资由服务站进货，货款和医院结算。1994 年 4 月，劳动服务站更名为康乐贸易公司。5 月，清仓盘点，房屋对外租赁。6 月，人员陆续解散。

历任负责人：董德功、骆全祥。

维　修

县医院日常维修任务一直由后勤部门负责。20 世纪 80 年代，成立维修组，有工作人员 7 人，其中木工 3 人、水电工 2 人、瓦工 1 人、油漆工 1 人，有木工房 50 平方米。1986 年，盖简易维修厂房 3 间，购进电焊机、乙炔筒、气焊机、砂轮机、台虎钳、旧机床等设备，招用临时工(电工兼钳工)1 人。1991 年，成立水电维修班(含水、电、瓦、木、油漆等)，有工作人员 8 人。

2005 年，撤销维修班，维修班所有人员转至其他岗位工作，水电安装、维修、下水和厕所疏通、木工、瓦工、装卸、搬运、油漆等一些零散杂活，均实行社会化承包。

历任维修班班长：任圣银、陈国华、李文。

污水处理站

1986 年，新建污水处理站，其中沉淀池 300 立方米，排放池 60 立方米，安装靖江产的次氯酸钠发生器 1 台，日处理污水 180 吨。经环保部门检测，污水排放达标率 100%，连年被评为市先进污水处理站。

1989 年，对污水处理站进行改造，报废靖江产的次氯酸钠发生器，选用南京钟山环保设备厂生产的次氯酸钠发生器 1 台，日处理污水 300 吨左右。

2002 年 12 月，由于医疗综合大楼将投入使用，原有的污水处理能力不能满足日常污水排放处理需要，医院投资 67 万元，对污水处理站进行改造扩建，扩建生化池和二沉池，新建调节池。在原基础上，增添

CL-1000 型次氯酸钠发生器 1 台，改造后的污水处理站，日处理污水能力 600 吨，经调试检测，污水排放符合环保要求。

2007 年 12 月，随着门诊综合大楼投入使用，原有的污水处理能力不能满足需要，根据医疗机构水污染物排放标准（GB18466-2005），对污水处理站再一次进行改造扩建，对原调节池、生化池、沉淀池进行扩容，容积达 200 立方米，配备 2 台型号为 DFLE-1000 二氧化氯发生器，日处理污水量 1500 吨，改建后的污水处理站建筑面积 500 平方米，有办公室、值班室、机房和操作间。

污水处理有工作人员 1 人，隶属后勤管理。

电　梯

1993 年，新建五层门诊楼，配置日本三菱电梯 1 部，使用至 2003 年年底报废。

2003 年，在门诊部南边一侧，新盖电梯井，配置广东中山蒂森电梯有限公司生产的 TE-E 型 1600 公斤电梯 1 部。同年 11 月，医疗综合大楼竣工投入使用，该大楼配置杭州西子奥的斯电梯有限公司生产的 STAR-H-3S 自动扶梯 2 部，XO-21RF 型 1000 公斤客梯 2 部，TWJ100/0.4-AS 型 100 公斤药梯 2 部，广东中山蒂森电梯有限公司生产的 TE-HP 型 1600 公斤医用电梯 4 部。

2007 年 12 月，门诊综合大楼建成，该大楼配置杭州西子奥的斯电梯有限公司生产 OH-B 型 1600 公斤医梯 8 部、STAR-1000-35/4.8M 型扶梯 2 部、STAR-1000-35/4.5M 型扶梯 6 部、TWJ 型 100 公斤药梯 2 部。2007 年年底，医院共有电梯 29 部，电梯操作工 12 人，实行倒班工作制，24 小时为职工及患者服务，电梯人员隶属江苏省省级机关物业管理中心管理，电梯保养维护及年检工作由后勤处负责。

中央空调

2003 年 11 月，江宁医院医疗综合大楼正式投入使用，楼内设有智能化的中央空调系统。其他科室空调设备主要由设备科负责购置，配备挂壁式空调和柜机。

医疗综合大楼中央空调主要设备有 2 台 SG-31ML 型大连三洋溴化锂机组，4 台 BLSS（Ⅱ）-3502 型中温超低噪声集水型冷却塔，1 台 30AQA-120 型 carner 热泵机组，2 台 SB-X125-100-169K 型格兰富冷冻水泵，2 台 SB-X150-125-200/192 型热水泵，2 台供暖用 SFP-K（BB）-5.11 型浮动盘管冷水热交换器。在大楼四层设备层设有 11 台 AHL 型专用净化空调机组，采用专门的 CPU 独立控制系统，恒温、恒湿独立控制，能与整个大楼中央空调系统结合使用，在中央空调停用季节，利用分体空调也能独立运行。大楼地下负一层安装 4 台容积式热水交换器，分时间段为住院病人供应洗澡水及洗漱用热水，并为六楼婴幼儿提供游泳用水。

2007 年 12 月，门诊综合大楼建成投入使用，整个大楼建有空调系统，配备 2 台型号为 YSEYEYS45CKE 约克螺杆制冷机组，2 台功率为 N=45KW 冷冻泵和 2 台功率为 N=37KW 的冷却泵，在裙楼顶层设有流量 L=360 、功率 N=7.58×21KW 的良机冷却塔，为夏季提供冷源，冬季采暖使用型号为 SFP-KCB67-7.2 的浮动盘管热水交换器，为大楼提供采暖所需的热源。此外，在地下室负二层配置 2 台容积式热交换器，为大楼 7—12 层住院病人提供洗漱用热水。

在完成门诊综合楼，急诊综合楼（医疗综合楼）冬季供暖、夏季供冷以及日常生活用热水外，空调班实行 24 小时值班制。分设 2 个班组（门诊综合楼，急诊综合楼）。班组管理制度健全，设备运行正常，未发生任何事故。

空调班隶属后勤处管理，空调班有工作人员 7 人，班长：何轩。

中心供氧、吸引

2001年，高压氧治疗中心配置氧气气体汇流排供氧装置，利用瓶装氧气开展高压氧治疗。中心的瓶装氧还供应ICU、保健病房等处用氧，月用氧量约200瓶。

2003年11月，在室外安装2台低温液体储罐，使用液态氧，采用中心供氧的方式，为住院病人提供医用氧气，年用氧量约110立方米。门诊妇科、胃镜室以及加床病人等继续使用瓶装氧气，月均用氧气约15瓶。此外，医院安装4台真空泵，将吸引系统安装在病人床头，供病人吸引用。

中心供氧、吸引班隶属后勤处。班长：蒋阿利。

消防、监控室

2003年11月，江宁医院医疗综合大楼投入使用，安装监控系统，通过安置在各个要道和重点部位的摄像头，在室内监视器上进行安全监控。用于监控的设备为显示器10台（利宁牌6台、三星牌4台），硬盘录像机4台，探头50个，矩阵1台。医疗综合大楼用于消防监控设备为火灾报警控制器1台，火灾联动设备1137个，火灾显示盘13个。

2007年12月，随着门诊综合大楼竣工投入使用，原有的消防监控室迁入门诊综合大楼内，同时添置相应的消防监控设备，其设备为美国柯士达摄像机94台，数字监控录像系统6台，日本精工SSG0812云台2台，美国AD矩阵2台，韩国响石监视器32台，感烟、感温探测器966个，JB-QG-GST5000控制器1个，J-SAP-840手动报警器按钮149个，ZF-101火灾显示盘15个等。

消防监控室，有工作人员3人，2007年12月增加1人，实行24小时值班监控。消防监控室隶属后勤处。班长：俞海莺。

停车场

2003年8月，随着医疗综合大楼完工，为缓解门前停车难、车辆运行混乱的矛盾，方便病人就医，将鼓山路北侧新医路西侧医院产权的8间门面房及原配电房等拆除，建立临时停车场，免费为到医院人员提供自行车、汽车等停车位。

2007年12月，江宁医院为改变院前及院内交通秩序和环境，出资20万元，经江宁区停车场管理办公室批准，并且取得工商营业执照，在医院内设立江宁区新医路停车场，停车场设职工停车场和陆地收费停车场。职工停车场建在门诊综合大楼负一层和负二层，负一层停车位为26个，负二层停车位为31个，职工凭医院发放的“车辆出入证”，免费为上下班职工提供车位。收费停车场建在院内，在广场及道路两侧共划设停车位120个，配备深圳捷顺生产的一卡通车辆自动管理系统，主要设备有自动道闸、压力电波防砸车装置、数字式车辆检测器、IC卡读卡系统等。经物价部门核价，对到院车辆实行计时收费，其收费标准是：小型车，白天：不足半小时不收费，半小时至2小时内3元/次，每超过1小时加收1元/次（不足1小时按1小时计算），最多每次6元。夜间：不足半小时不收费，半小时至2小时内5元/次，每超过1小时加收1元/次，最多每次10元。中型车，白天：不足半小时不收费，半小时至2小时内5元/次，每超过1小时加收1元/次（不足1小时按1小时计算），最多每次8元。夜间：不足半小时不收费，半小时至2小时内7元/次，每超过1小时加收1元/次，最多每次12元。

停车场隶属后勤处管理，停车场负责人：陈明

【基本建设】

20世纪50年代，县医院建造洋瓦房28间、草房5间、厨房2间（含门诊、病区、住院），60年代建造平房7幢47间（含门诊、病区、办公、住宅）。

1970年，经江宁县革命委员会批准，县医院异地新建，由原东方路4号迁址于新医路重建，在东山镇小里村征地2公顷，于1972年，建成二层楼门诊楼1幢，面积2220.9平方米。1975年，建成二层楼的病区、手术室楼1幢，面积2573.5平方米；职工食堂1幢，约400平方米；大礼堂约8间，约450平方米；兴建职工住宅楼三层1幢、二层1幢，平房50间。到1976年年底，实际使用房屋建筑面积5580平方米，医疗用房3900平方米，其中门诊600平方米，病房2700平方米，手术室600平方米，检验科100平方米，医疗附属用房800平方米，职工生活用房800平方米，其他用房80平方米，当年建成使用面积380平方米。

1977年年底，实际使用房屋建筑面积5860平方米，医疗用房3200平方米。其中，门诊600平方米，病房2000平方米，手术室500平方米，检验科100平方米。医疗附属用房1500平方米，行政办公用房160平方米，教学用房40平方米，学生生活用房60平方米，职工生活用房900平方米，其他用房80平方米，当年建成使用面积280平方米。同时建造二层楼1幢，供医院卫生学校教学、办公用，面积约500平方米。

1982年，建造住院病房楼三层1幢，面积约3600平方米，建造平房15间。同年，新建制剂室及药库两层楼，面积约1200平方米，投入资金80万元。1984年，建造职工住宅楼1幢三层楼18套，面积约1296平方米。1986年，建造污水处理站1座，面积约120平方米；放射科1幢二层，面积约510平方米；职工住宅楼1幢六层16套，面积约1018平方米。1988年，建平房1幢，面积约772平方米。1989年，新建锅炉房1幢，面积约370平方米；住院药房1幢，面积约125平方米。

1990年，医院为解决中级职称和护士临床一线工作人员的住宿困难，自筹资金在原址上建造2幢砖混结构房屋，面积约2272平方米，投入资金80万元，其中1幢为护士楼，五层30套，另1幢为八大套职工住宅楼，四层8套。下半年，随着医院的不断发展，病人对医院医疗技术、卫生环境的需求，由东南大学建筑设计院设计，江宁县建筑公司承建的门诊楼工程，总建筑面积3823平方米，其中地下一层、地上五层，同时，为新建门诊楼，拆除原锅炉房、浴室、洗衣房各1幢、水塔1座，启用新锅炉房。1992年年底，门诊楼土建工程竣工，1993年第三季度通过验收并投入使用，投入资金150万元。

1992年，为改善全区老干部住院难的问题，经多方集资，建造地上二层、地下一层保健病房楼，面积2682平方米，投入资金177.6万元，安装电视、洗浴间等一系列配套设施。7月，拟建集体宿舍300平方米（设计为680平方米分期施工）。1993年，新建职工住宅楼24套，面积约1800平方米，投入资金220万元；新增加职工食堂1个，在保健病房楼负一层，面积约400平方米；动物实验房100平方米，救护车库3间105平方米，投入资金约120万元。同年，为改善后勤工作环境，建造供应室楼、行政仓库楼、洗衣房、浴室等一些基础设施建设，面积约1300平方米，投资35万元。拆除新医路西侧平房5间，兴建3层约500平方米的劳动服务站楼，投资20万元。1994年，新建职工住宅楼30套，面积约2200平方米。

1998年，经县政府批准，职工集资及医院自筹资金建造60套住宅楼，投入资金312万元，面积约4800平方米，于1999年年底竣工。1999年，由于中高级职称技术人员不断增多，经县政府批准，职工集资及医院自筹资金建造3幢（96套）中高级职称住宅楼，总建造面积11440平方米，投入资金710万元，于2000年年底竣工。

2000年，在原病房楼三层基础上增加一层钢结构办公楼，面积约1200平方米，投入资金45.8万元。建造高压氧治疗中心，面积约180平方米，投资10万元。为改善病人的住院条件，8月21日，由县计划经济委员会〔2000〕宁计经投字第180号文批准立项，根据工程初步设计的概算，计划投资5500万元（政府投入1500万元、医院自筹1000万元、银行贷款3000万元），占地面积1253平方米，总建筑面积20850平方米，主楼主体15层，裙楼三层，主体高度为56米的医疗综合大楼，综合楼为一类高层建筑，框架结构，地下一层，建筑面积 1230 平方米，设置贮水箱、中央空调主机房、水泵房、热交换器、配电房、中心供氧、吸引房，一层为住院收费处，放射科、消防监控室，二层为 ICU、手术室准备处，三层为手术室、供应室，四层为净化空调机房、中心药房和药库、计算机中心，五至十三层为标准外科病区，十四层为多功能学术厅，裙楼 1–2 层为急救中心，三层为会议室。综合楼内设中央空调，中心供氧，中心吸引，双回路供电、供水，医疗监控电视，卫星电视，通讯系统，消防自动报警系统，计算机网络。有电梯 6 台，扶梯 2 台，送药梯 2 台，是一个功能合理、设施先进，具有现代化系统的智能大楼。综合大楼及裙楼位于医院的东北角，2001 年 6 月，在原址上将急诊楼、放射科、办公区域楼、手术室二层楼及医院门楼予以拆除，楼前有一个广场，楼后建设一座喷水池及绿化休闲广场，环境优雅、整洁。医疗综合大楼于 2001 年 4 月 9 日开工，2001 年 11 月 28 日封顶。综合大楼是由主体工程、外环境工程、配套工程三部分组成，决算费用 6971 万元，通过桩基验收、主体验收、消防验收、环境验收、放射验收、手术室验收、竣工验收，2003 年 11 月 28 日正式投入使用。

2002 年 12 月，医院对原址的污水处理站进行全面改扩建，工程建筑面积约 300 平方米，总投资 67 万元，日处理能力 600 吨，于 2003 年 6 月竣工并投入运行。随后，还投入资金 300 万元，改善血透中心、中心药库，投入 10 万元新建 120 急救中心车库，面积约 200 平方米，投入 10 万元重新修建新医南路。

2003 年，随着开发区建设规模的不断发展，人口密度大，原租借的开发区分院已不适应现代医疗服务水平要求，经与开发区管委会多次磋商，于 2003 年 12 月 29 日，南京市江宁经济技术开发区管理委员会（宁经管委发〔2003〕640 号）立项批复新建开发区分院。开发区分院占地 6666 平方米，总建筑面积 7233 平方米，高度 20 米，层高为五层，局部为六层，分院为二类建筑、框架结构，局部地下一层为贮水池、消防水池、污水处理站。一层为诊室、放射科、妇产科、药房、收费处、检验科，二层为诊室，三至五层为标准病区，局部六层为办公室及多功能厅。总投资 2400 万元，由单位自筹。开发区分院楼为双回路供电，设置闭路电视、消防自动报警系统、计算机网络、分体式空调、中心供氧、中心吸引、电梯等，为功能齐全，设施完备中型智能化分院。分院于 2004 年 11 月 28 日开工，2005 年 4 月 28 日主体封顶，2005 年 10 月 28 日竣工并投入使用。由主体工程、配套工程、外环境工程组成，决算费用 2640 万元，

2004 年，医院拆除锅炉房、供应室、高压氧治疗中心、制剂室、洗衣房，筹建门诊综合大楼，重新选址新建临时锅炉房，改造一批闲置房屋作为洗衣房、制剂室、高压氧治疗中心。

2005 年 7 月 19 日，由南京市江宁区发展和改革局（江宁发改投字〔2005〕124 号、〔2006〕155 号）立项批复新建门诊综合楼。门诊综合楼占地面积 4462 平方米，总建筑面积 28227 平方米，楼层为十二层，局部十三层，总高度为 57 米。其中，1 至 5 层为门诊部，建筑面积 1300 平方米，门诊四合院中央玻璃采光大厅 500 平方米；6 至 12 层为内科住院病房，建筑面积 7000 平方米。总投资 9000 万元，其中政府投入资金 2500 万元及银行贷款贴息，其余资金由银行贷款和单位自筹。门诊综合大楼设计为一类高层建筑，框架结构，地下二层设置贮水箱，热交换器，中央空调机房，人防工程及停车场，地下一层设置配电房，吸引机房，行政仓库，发热门诊及停车场。一层为放射科，检验科，门诊，住院收费处，监控总机房，注射室，咨询中心；二层为外科，中医外科，妇产科，儿科，收费处；三层为内科，内窥镜中心，功能科，针灸科，收费处，门诊办公室；四层为眼科，五官科，理疗科，中医内科，儿保科，皮肤科及收费处；五层为口腔科，体检科，住院药房，导管室，专家门诊及收费处；六层为血液净化中心；七层为肾内科、内分泌科病区；八层为消化内科、血液科病区；九层为心血管内科病区；十层为呼吸内科病区；十一、十二层为神经内科病区；十三层为多功能学术厅。门诊综合大楼内设中央空调，中心供氧，中心吸引，双回路

供水供电，医疗监控系统，卫星电视，通讯系统，消防自动报警系统，计算机网络系统。扶梯8台，电梯8台，送药梯2台。门诊综合大楼于2005年10月28日开工，2006年11月28日封顶，2007年12月16日落成并投入使用。

2007年12月，随着医院综合大楼和门诊综合大楼的启用，2003年改扩建的污水处理站已不能满足污水处理能力，经院领导研究决定，需要进一步改扩建污水处理站，改扩建后处理能力达到1500吨，建筑面积500平方米，总投资约110万元，预计2008年5月竣工并投入运行，建成后的污水处理站设备先进，达到国家排放标准。至2007年年底，医院占地面积约57276平方米，其中本部占地面积50616平方米，医疗用房建筑面积58231平方米，职工生活用房建筑面积25303平方米，开发区分院占地面积6666平方米，建筑面积约7233平方米。江宁医院共有建筑物27幢。

【大楼管理】

随着医疗综合大楼竣工投入使用，为强化对大楼的管理，2003年12月6日，江宁医院成立医疗综合大楼管理科，管理科重点对大楼的基础设施、空调系统、中心供氧、吸引系统，供水、供电、供气系统、消防系统、电梯运行、监控系统、物业保洁等方面进行管理，为保证大楼的良性运行，提供后勤保障和运行支持。

2007年12月，建成启用后的门诊综合大楼纳入大楼管理科管理。大楼管理科下属中央空调班，中心供氧、吸引班，配电房，监控室4个班组。2003年12月，有工作人员16人。2007年12月，工作人员增至25人。

大楼管理科隶属后勤处，历任科长、副科长：印根生、任桂珍、徐小平、马吉。

【治安综合管理】

1986年9月，县医院人秘科改为人保科，科长陈家栋，负责全院的人事及安全保卫工作。

1992年7月，分别成立人事科和保卫科，保卫科科长董德功。

2003年12月，江宁医院将保卫科更名为治安消防安全科，成立后的治安消防安全科，主要负责医院治安消防安全管理工作，落实各项防范措施，定期检查、巡查，加强对高危科室、区域及重点科室的防范，确保消防设施始终处于完好应急状态，防火、防盗、防雷电等各项工作取得实效，未发生重大失窃和火灾事故，保证医院、患者、职工的财产和生命安全。2006年、2007年，江宁医院分别被市公安局及区政府评为内保和安全生产先进集体。

治安消防安全科属二级科室，隶属院部管理。治安消防安全科历任科长、副科长：李鸣、董德功、桂庆浪、任桂珍、陈明。

第六章 医院改革

1988—1998年，江宁县人民医院改革主要围绕管理体制、人事制度、分配制度、药品、基建招标、奖金劳务考核、经济运行核算模式等进行，并在引进社会资金等诸多方面进行改革探索，通过不断深化与完善制度，取得较为显著的成效。

2000—2007年，江宁医院的改革重点是内部运行机制，通过进一步完善综合目标管理责任制，突出增收，降低运行成本，注重质量、效益、效率的统一，分配上拉开档次，重点向临床一线、向技术骨干倾斜。在劳动人事制度改革方面，实行干部竞争上岗，全员“双向”选择、末位转岗。推行病人选医生、病人选医疗小组的改革试点，开展层级管理，实行院、科、病区三级负责制。深化服务观念的教育引导，坚持以病人为中心，采取人性化服务举措，推动医院事业又好又快发展。

第一节 事业单位企业化管理

1988年，经县委、县政府批准，县人民医院实行院长负责制。以院长作为县人民医院的法人代表（乙方），向县卫生局（甲方）实行综合承包。双方共同协商研究制定“事业单位企业化管理”技术经济承包责任制方案（合同形式）。承包期限3年（1988年1月1日至1990年12月31日）。承包期间，医院全民事业单位性质不变，正局级级别不变。承包形式主要是实行“两包两挂”的承包责任制。“两包”：包上级下达完成的事业单位和经常性事业经费指标；包计划外创收的收入基数。“两挂”：奖金免税额与经常性事业经费削减比例挂钩；创收实绩收入与职工奖励基金提取比例挂钩。9月16日，医院举行事业单位企业化管理签字仪式。县长陈大法、县委副书记吴迪祺、副县长朱善琳，以及县人大、县政协相关领导出席签字仪式。县卫生局局长张道渭、县医院院长奚华堂，分别在县医院事业单位企业化管理技术经济承包责任制方案上签字。县委组织部、县体改委、县财政局、县税务局、县劳动局、县人事局、县审计局、县总工会等单位领导作为鉴证单位出席会议。

实行事业单位企业化管理的县人民医院，通过进一步完善职工代表大会制度，引导职工参政议政，共同参与研究制定有关配套的管理规定，主要以创建省市文明医院为总体目标，以工作量、工作质量、效率、效益、医教研新技术开发和事业发展6个方面为主要承包内容，医院内部基本指标确定。依据前3年医院实际完成基数及逐年递增比例，以卫生部和省文明医院标准（县级医院部分）规定的各项效率质量为实际承包指标。医院结合实际，研究制定《事业单位企业化管理条例》，共17章246条。研究制定全院通用、医疗、护理、行政、放射、检验、药剂、急诊急救、医德医风、后勤10个方面专业考核评分标准，以及岗位责任制考核办法，强化内部监督约束。

事业单位企业化管理运作3年，县人民医院每年向县卫生局书面报告技术经济承包评定结果，接受县卫生局综合考核认定，并按合同条款规定对干部职工实行奖惩。实行事业单位企业化管理，促进了县人民医院技术进步和经济效益逐年增长，职工人均收入逐年提高，医院综合实力显著提升。

第二节　中层干部竞争上岗

2000年7月2日，县人民医院首次引入竞争机制，推行中层干部竞岗聘任。经过个人报名、组织推荐、竞岗演讲、演讲评分、民主测评、综合评价、考察公示、组织任命等竞岗聘任操作程序，严密组织，严谨操作。党委会和院长办公会研究决定，聘用成传荣任开发区分院院长，朱玉香任妇产科行政副主任，李鸣任总务科副科长。

2001年，医院中层干部竞岗聘任工作基本进入规范化常规运作阶段。全院先后3次（1月18日、10月31日、12月8日）组织实施中层干部竞岗聘任工作。按照竞岗程序规范操作，通过公开、平等、竞争、择优选拔，分别聘用夏大珍任大内科护士长，丁爱芳任大外科护士长，许丹彦任小儿科行政副主任，冯要武任设备科副科长，杨业林任骨科行政副主任，何俊任感染科护士长，吕小勇任功能科行政副主任。

2002年1月，江宁区人民医院所有中层干部一律实行"就地卧倒"免去一切职务，全院所有干部岗位统一实施竞岗聘任。本着积极慎重的原则，医院先后研究制定《关于深化人事制度改革实施细则》《干部竞争上岗聘任实施细则》《护士长竞岗聘任实施细则》《临床医技科室干部职位竞岗聘任实施细则》《病区主任、班（组）长职位竞岗聘任实施细则》，同时印发《竞岗干部具体竞岗职位标准条件》以及《临床医技科室干部职位竞岗条件补充规定》等。严格按照先干部、后职工，先机关、后基层，先护理、再后勤的"三先一同"的原则，临床医技同步推进，分期分批组织推进各职级干部竞争上岗工作。并先后成立人事制度改革领导小组和干部竞岗聘任委员会，按照条块归口管理的原则，分别成立临床、医技、护理、机关、后勤等各系列干部竞岗聘任评议组。这次干部竞岗聘任从2002年1月10日开始到5月29日基本结束，历时4个月19天。设置干部职位88个(含班组长职位21个),有154人参加竞争上岗。2002年4月30日，医院召开全院干部大会，颁发聘任书。

2004年1月至7月19日，江宁医院实施第二轮中层干部竞岗聘任工作。这次竞岗聘任基本参照第一轮中层干部竞岗聘任操作程序和做法，继续按照医疗、护理、医技、机关、后勤和病区主任、班（组）长六大系列分期分批组织开展竞岗聘任工作。第二轮中层干部竞岗聘任共设置干部职位96个，全院有171人参加竞争，医院党政研究决定聘任96人为医院中层干部。

2007年7月18日，为优化结构，增强活力，配合院科层级管理，江宁医院进行第三轮中层干部调整聘任工作。制定下发《江宁医院干部调整聘任实施方案》和《江宁医院干部调整聘任考核规定》，成立干部调整聘任领导小组和考核小组，召开全院干部调整动员大会，明确此次干部调整聘任的原因、目的和要求。通过个人自荐、民主推荐、组织提名等形式报名，采取群众评议、民主测评、综合评价等方式，多层次、全方位考察候选人的德、能、勤、绩、廉和职工公认程度，共谈话183人次，发放测评表371张，广泛征求职工意见和建议。8月2日，医院召开党政联席会议进行集体讨论研究，作出聘任决定，并对拟聘任的干部进行为期3天的公示。此次调整涉及全院一、二级54个科室（病区）的90个干部职位，其中新设置临床专科主任、副主任职位29个。涉及全院一、二级干部73人，其中新提任26人、调整岗位14人、到龄离岗8人。学历最高的为博士，年龄最小的33岁。

第三节 人事制度改革

【职工全员聘用制】

1997年，江宁县在全县事业单位中全面推行全员聘用合同制。同年10月，县人民医院成立全员聘用合同制人事争议调解小组和全员聘用合同制领导小组。12月，根据市政府办公厅政发〔1995〕58号文《关于南京市全民所有制事业单位全员聘用合同制管理暂行办法》要求，制定《江宁县人民医院全员聘用合同制实施细则》，推行全员聘用合同制，按照“平等自愿、协商一致”的原则签订聘用合同，实行统一管理。通过签订聘用合同，建立以法律形式确定聘用关系，明确双方责、权、利的新型人事管理制度。1997年，医院与539名工作人员签订聘用合同。1997—2003年，每3年医院与全员签订一次聘用合同。1997年12月，出台《关于职工停薪留职离岗、退休、借调、辞职的暂行规定》，以规范实行全员聘用合同制后职工的停薪留职等行为。1998年8月，转发《南京市医疗机构聘用外单位离退休和外市医务人员从事诊疗活动审批暂行办法》。

2003年4月1日、2005年4月1日，在先后2次签订聘用合同书的同时，按岗位系列还与全体职工签订《综合目标管理责任书》，进一步明确目标任务，强化岗位职责，规范服务行为，提高工作质量与效率，促进医院人事制度改革稳步推进。

【临时性人员合同制】

2003年11月，随着江宁医院医疗综合大楼（现急诊综合大楼）的启用，护理人员、收费人员、中央空调操作工等部分岗位人员紧缺，为保证各项工作正常运行，医院增补护理人员、中央空调操作工、锅炉工等编制外的特殊工种人员。2005年8月，出台《江宁医院编制外特殊工种人员管理办法》，从岗位设置、招聘程序、录用条件、考试考核、体格检查、聘后管理等方面作出明确规定。聘用人员的工资和福利待遇，依据法律规定和当地标准按时发放，并依法签订劳动合同，劳动合同一年一签。为加强对聘用临时人员的规范管理，充分调动临时人员的积极性，更好地为病人服务，2005年，成立临时人员管理领导小组，主要负责对临时人员的聘用、管理、监督、协调、考评、辞退等相关工作。

【人事代理制】

2000年5月，县人民医院在推行聘用合同制的方式上，采取“新人新机制、老人老办法”的“双轨运行”机制。“新人”签订聘用合同后，实行人事代理。人事代理项目有22项，主要是人事关系、人事档案保管、人事政策咨询、毕业生就业指导、大中专毕业生转正定级、调整档案工资、代办社会保险、专业技术职称评审、申报、聘用（任）合同审核备案、企事业单位干部审批备案、出具以档案为依据的证明、办理因公因私出国政审、代办户籍迁移手续、接转党组织关系、薪酬调查、人事顾问、人才信息、人才招聘、人才引进、人才租赁、人才测评、人才培训等。2000年以后，新进人员均实行人事代理。2000—2007年，共有315人实行人事代理。其中，2000年10人，2001年7人，2002年24人，2003年28人，2004年52人，2005年49人，2006年63人，2007年82人。

【职工内退制】

2001年，区人民医院根据南京市卫生局人字〔1997〕第23号文和江宁区宁字〔2000〕178号文有关职工内部退养离岗休息的文件要求，结合医院工作实际，制定《江宁医院职工内部退养、离岗休息的暂行办法》，并于2001年9月提交职工、工会会员代表大会审议通过，以行政行文从2002年开始正式执行。暂行规定对职工内部退养离岗休息作出具体规定和要求，主要内退条件为：男干部、工人年满57周岁，女干部年满52周岁，女工人年满48周岁，工作年限满30周年。非卫生专业技术职称系列（含政工、统计、工程、财会、计算机、档案等）一律执行内部退养、离岗休息规定，主治（主管）医师以上（含主治、主管）卫生专业技术职称人员原则上不执行内部退养、离岗休息规定。暂行规定还对内退人员待遇作出明确规定。2005年2月，医院下发《职工内部退养、离岗休息规定》。

自2002年执行职工内部退养、离岗休息规定，连续6年共为32名符合条件的职工办理内退手续。其中，2002年内退11人，2003年内退3人，2004年内退2人，2005年内退7人，2006年内退5人，2007年内退4人。

【退休卫技人员返聘制】

1991年3月，根据临床科室的实际需要，在离休、退休专业技术人员中聘用具有较高业务素质和丰富临床经验的卫技人员，继续在临床一线工作。为加强对返聘的离退休人员管理，更好地发挥其作用，医院还对离退休卫技人员返聘工作作出具体规定。

2000年10月，为贯彻《中华人民共和国执业医师法》，加强对返聘和受聘于其他医疗机构的离退休人员医疗执业活动的管理，制定《江宁县人民医院离退休专业技术人员继续从事医疗执业活动管理暂行规定》（试行），要求被聘用人员不得擅自在院外从事医疗执业活动。受聘于其他医疗机构从事医疗执业活动的离退休专业技术人员，发生医疗行为和职业道德行为问题，一切后果自负，与医院无关。被聘用的离退休人员除享受离退休工资待遇外，另每月按职称定额补贴，正高职称每月定额补贴450元；副高职称每月定额补贴400元；中级职称每月定额补贴350元。

1991—2007年，医院共返聘离退休人员29人，2007年在岗的返聘离退休人员有23人。

1998年8月，医院转发《南京市医疗机构聘用外单位离退休和外市医务人员从事诊疗活动审批暂行办法》，对照文件要求，严格管理医院外聘人员。

【人才租赁使用制】

2004年，江宁医院开始实行人才租赁使用制。当年9月，有15名合同制护士，采用租赁式。医院与人才租赁单位——南京圣洁护理人才信息咨询服务部签订租赁合同。至2007年10月，医院从南京圣洁护理人才信息咨询服务部租赁护理人员32人。

2007年6月29日，《中华人民共和国劳动合同法》出台，统一规范医院合同工的使用。自2007年11月，医院所有编制外使用的特殊工种人员转到南京市江宁区人才开发有限公司，实行人才租赁使用制，医院与南京市江宁区人才开发有限公司签订人才租赁合同，租赁合同一年一签。租赁期间，南京市江宁区人才开发有限公司是用人单位，医院是用工单位。至2007年12月，医院从南京市江宁区人才开发有限公司租赁合同工79人。

【双向选择择优聘用制】

2001年10月，区人民医院在机关职能科室推行全体工作人员竞岗聘用，双向选择，择优聘用制改革。

其目的主要是为转变医院机关工作作风，牢固树立为病人、为临床服务的理念，打造一支精干、高效、素质好的机关工作人员队伍。经过 2 个多月的前期准备工作，2002 年 1 月 10 日，医院成立干部职工竞岗聘用委员会和机关工作人员竞岗聘用评议组，制定实施细则。严格按照“三定（定编、定岗、定责）”的要求，共设置 8 个常设职能机构（党政办公室、医务处、护理部、人事综合处、计财处、药剂科、设备科、后勤处）和 1 个临时性机构（基建办公室），并对各常设职能机构和临时机构的职责范围和具体工作任务作出明确规定。2 月 1 日，召开机关职能科室干部职位竞岗演讲会。共有 48 人参与双向选择，择优聘用后机关工作人员由原 33 人减到 27 人，精减 6 人。3 月 4 日，机关人事制度改革工作顺利完成。

2005 年 4 月 6 日，江宁医院根据年度目标任务的要求，推进实施定编定岗、全员双向选择择优聘用制改革。这次改革把竞争激励机制引进人才开发、培养、使用之中，使各类人才的潜能在公平、公正的竞争中得到充分发挥。医院研究制定《定编定岗全员双向选择择优聘用实施细则》，成立干部职工竞岗聘用委员会，分别成立医护技行政后勤系列考核评价领导小组和评议组等。这次医院全员“双选”共定编 650 人。其中，医护技各类专业技术人员占 86.1%，行政管理人员占 3.5%，后勤人员占 10.3%。定编后医院床位与人员之比为 1∶1.3，医生与护士之比为 1∶1.3。在定编的卫技人员中，医生 206 人、占 36.7%；护士 242 人、占 43.2%；医技人员中，药剂人员占 6.4%，检验人员占 4.3%，放射人员占 4.7%；其他技术人员占 4.9%。经过规范性操作竞争，650 名工作人员选择新的工作岗位，对 3 名落聘人员实施转岗分流再就业工程。

第四节　分配制度改革

【活工资考核】

2002 年 9 月，区人民医院制定门急诊、后勤科室人员“活工资”发放综合考核评价操作细则。2002 年 8 月 1 日起，门、急诊相关科室每人每月扣发活工资 200 元，后勤人员每人每月扣发活工资 150 元，纳入综合考核评价，作为劳务费组成部分浮动发放。活工资考核根据每人、每月实际综合考核评价结果发放；综合考核内容主要为医疗质量、医德医风、护理质量、服务质量、规章制度、操作常规的执行等。因工作期间出勤不出力、工作量小、收入少、支出多、消耗大等原因扣下的活工资由科室统一考评分配；实行成本核算的科室，因病事假扣下的活工资返回核算科室综合考评分配；没有实行成本核算的科室，不返回科室分配；由于质量、违规、违纪、差错、事故等原因，扣下的活工资不返给科室分配。

2003 年 1 月 2 日，江宁医院印发《南京市江宁医院全员活工资发放综合考核评价暂行办法》，从当年 1 月 1 日正式执行。该办法确定全院在编在职职工每人每月暂扣发 300 元作为活工资，综合考核评价后及时浮动发放。每月对每名职工进行出勤情况、服务质量、行为规范、工作效率、综合效益等方面的综合考核评价，考评结果作为每月活工资发放的重要依据。实行成本核算的科室扣下的活工资返回科室综合考评分配；急诊、医技、病区因亏损扣下的活工资不返回科室分配；没有实行成本核算的科室不返回科室分配；所有由于质量、违规、违纪、差错、事故等原因，扣下的活工资不返给科室分配。2005 年 2 月，医院下发《关于深化分配制度改革的实施意见》。

【奖金劳务费考核】

1963年6月，县人民医院为进一步加强经营管理，出台《江宁县医院、诊所经营管理暂行办法》，对医务人员在工作期间确有创模范事迹、显著贡献者，由全体成员讨论，报请上级卫生行政部门批准，可分别给予表扬记功、发放奖品或奖励，以资勉励。

20世纪80年代初，医院根据科室超劳务费发放奖金，每人每月5元。

1992年3月，为体现多劳多得的分配原则，对部分科室实行超劳务费分配计算及分配方法的规定。1993年5月，为体现技术劳务价值，门诊月奖金实行基础奖加上挂号、处方等技术劳务费的方法，同时规定技术劳务费加基础奖金要接受医院服务质量、医疗质量等有关文件的约束考核。1997年，将科室部分成本纳入奖金考核分配。

2000年3月，县医院规定对新分配毕业生到院第一年前6个月不享受劳务费，后6个月享受全院平均劳务费的50%；调入人员前3个月不享受劳务费，后3个月享受全院平均劳务费的50%；外出进修人员享受全院平均劳务费。11月，职代会讨论通过《江宁县人民医院综合目标管理考核评价办法》，依据不同科室、不同职能，采用不同的评价分配方法。临床病区、科室系统采用综合目标管理责任制方法；医技系统采用成本核算，以收减支，提成分配的方法；门急诊系统采用“量化指标，定额提成”的方法；行政科室系统采用全院平均数，按不同岗位不同系数的方法，确定各有关人员的系数；后勤总务系统积极推行社会化服务，实行定额包干，节约奖励，超支扣罚的量化指标管理，综合考核评价的方法。

2002年5月，江宁区人民医院制定《门急诊科室综合考核评价核算劳务费的暂行办法》。门诊科室计算公式为：（业务收入－业务支出）×劳务系数×综合考核。急诊科室采用计算工作量、收入总额、控制支出额、服务质量、行为规范、科室管理等综合考核评价核算的办法计发劳务费。2003年1月1日，江宁医院深化分配制度改革，主要内容有综合考核浮动发放活工资（统一确定全员合理额度的活工资额，综合考核，结合劳务费同时发放）；实行医护分开核算劳务费的办法；完善劳务费二次分配办法；实行成本核算。

2004年5月，试点实行骨科和儿科“病人选医疗小组”，将病区划为2个医疗小组和护理单元进行核算，细化分层收入和支出，并根据病床周转率达标程度进行奖惩。为加强成本核算，同年8月，医院对各病区每月库房消耗支出进行定额消耗控制（除特殊耗材外），对超支部分在劳务费中扣除，提高了职工的成本意识，杜绝浪费，堵塞漏洞。2005年2月起，扩大到对所有病区实行床位奖励，鼓励职工主动收治病人，提高病床使用率。7月，为降低药品比率，对门诊、社区完善考核方案而进行综合考核，包括效率考核（根据月人均诊疗人次得奖）、成本考核（成本占收入比）、服务质量考核和医德医风考核。

2006年2月，根据岗位职责、管理要素、责任要素、技术要素、风险要素参与分配的原则，设立岗位考核分配系数，最高系数1.5、最低系数0.5共9个档次，具备多种条件的人员，只享受最高岗位考核分配系数，不重复享受，各级管理人员、专业技术人员分配系数超过1的部分，由医院根据相应科室、病区、班组的人均劳务费补贴发放，拉开分配档次，体现各级管理人员责、权、利的统一。

第五节　单项奖励

【一次性特别奖】

1991年5月，为强化医院内部管理，提高医疗服务质量，县人民医院设立年终一次性特别奖50元，制定《年终一次性特别奖条例》，平时加强检查考核，年终依据条例逐条评定，并实行“一票否决制”。凡违反条例规定中的任何一项，取消特别奖励。考核内容主要有规章制度、首诊负责制、医德医风、病历书写、爱护公物等。1992 年 4 月，对一次性特别奖条例进行部分修改和充实。1996 年 4 月，调整一次性特别奖为每个职工 80 元，并对有关条例进行完善。

2000—2004 年，一次性特别奖标准从 80 元调整到 100 元。同时进一步强化质量、行风、服务考核，职能科室成立考核小组，全年开展定期与不定期检查，检查考核结果除与当月劳务费挂钩外，还与年终发放一次性特别奖挂钩。

【“白求恩杯”竞赛奖】

1987—2001 年，南京市卫生局组织开展“ 战百日高温、创优质服务、夺白求恩杯”竞赛活动，医院根据竞赛要求，制定考核标准，对竞赛活动中优胜科室和个人予以表彰奖励。

1993 年，县人民医院制定《1993 年“白求恩杯”百日竞赛奖励办法》，设立“白求恩杯”百日竞赛奖，奖励金额全院职工人均 60 元，夺得“白求恩杯”，全院职工人均增加 20 元；夺得最佳窗口单项奖，获奖单位人均增加 20 元。推诿病人，服务态度差，与病人吵嘴漫骂，发现一次，扣除全部奖励金额。向病人索要钱物，医德医风差，经举报或来信来访反映查实，扣除全部奖励金额。医疗质量、病历、三基训练检查考核不合格者，扣除全部金额。1994 年，制定《1994 年满意在我院“白求恩杯”百日竞赛奖励办法》，奖励金额为人均 90 元，夺得“白求恩杯”，全院职工人均增加 30 元。1996 年，奖励金额人均 120 元。1997 年，医院设立“夺杯奖”，该奖励基金划分 3 个等级：医院夺得“白求恩杯”一等奖，职工人均发放 500 元；二等奖 400 元；三等奖 300 元。受到市卫生局表扬，职工人均发放 100 元。

2000 年，结合“白求恩杯”竞赛活动要求，开展“讲文明、树新风、优质服务”竞赛活动，成立竞赛领导小组，并制定考核评分标准，全面贯彻落实“以病人为中心，全心全意为人民身心健康优质服务”为院宗旨的实际行动，取得预期效果。

2002—2007 年，江宁医院每年在高温季节开展“战高温，百日文明优质服务竞赛”活动。竞赛活动重点是：医德医风，优质服务；医疗质量，确保安全；遵纪守法，行为规范；科学管理，增强效能；效率效益，全面提升;完成中心工作，整体评价较优;转变作风，真抓实干;先进事迹，精神风貌。活动结束后，对竞赛活动中评选出的先进个人、先进集体给予表彰奖励。

【委屈奖】

2000 年 10 月，为坚持“病人第一、服务第一、质量第一、安全第一”服务宗旨，教育引导广大医务人员增强法律意识，知法、懂法、守法、用法，保障执业过程中正当权益不受侵犯，县人民医院出台《关于设立“委屈奖”的暂行规定》，对能理智对待少数病人家属故意刁难，遭到意外攻击、伤害的，受到委屈的当事人给予“委屈奖励”。评奖程序由委屈职工所在科室报院行风办调查核实后，经院长办公会研究决定予以奖励。奖励金额一次 100—200 元。2000—2007 年，分别对急诊科的 1 名医生和 1 名护士给予奖励。

【科研成果奖与优秀论文奖】

1997 年 3 月，县人民医院印发《关于设立科研成果奖和提高论文奖励标准的通知》。科研成果奖根据获奖级别一次性奖励 100—600 元；根据论文发表的刊物类别，奖励论文作者 40—150 元。

2000年10月，制定《江宁县人民医院奖惩暂行规定（试行）》，对获得科研成果奖和优秀论文奖的医务人员实施奖励。

科研成果奖励：

县级，科技成果三等奖，给予600元奖励；科技成果二等奖，给予800元奖励；科技成果一等奖，给予1000元奖励。

市级，科技成果三等奖，给予1500元奖励；科技成果二等奖，给予2500元奖励；科技成果一等奖，给予3500元奖励。

省级，科技成果三等奖，给予5000元奖励；科技成果二等奖，给予7000元奖励；科技成果一等奖，给予9000元奖励。

国家级科技成果等级奖，给予12000—16000元奖励。

发表论文奖励：在正规刊物上公开发表的论文，按刊物级别给予奖励（合作性文章只奖第一作者），正规刊物增刊减半奖励。

市级刊物，给予80—100元奖励；省级刊物，给予150—200元奖励；国家级刊物，给予300—400元奖励。

2003年1月、2005年1月，对获得各级科研成果奖励作出二次调整，并对立项的科研项目给予启动经费。科研支持经费：经科技局批准立项，并划拨专项科研经费，医院给予专项支持经费。科研支持经费以最高级别支持经费为最高额，不实行层层都补助支持。各科研项目立项期满没有评上奖的，已获得医院项目支持经费者要返还医院50%科研支持经费。

科研支持经费标准：区级科研项目支持经费2000元；市级科研项目支持经费4000元；省级科研项目支持经费8000元；国家级科研项目支持经费12000元。

科研成果奖：

区级，科技成果三等奖，给予600元奖励；科技成果二等奖，给予800元奖励；科技成果一等奖，给予1000元奖励。

市级，科技成果三等奖，给予1500元奖励；科技成果二等奖，给予2500元奖励；科技成果一等奖，给予3500元奖励。

省级，科技成果三等奖，给予5000元奖励；科技成果二等奖，给予7000元奖励；科技成果一等奖，给予9000元奖励。

国家级，科技成果三等奖，给予12000元奖励；科技成果二等奖，给予15000元奖励；科技成果一等奖，给予18000元奖励。

2004—2006年，医院共有3项科研成果获南京市卫生局2004—2006年度南京市科技进步和新技术引进奖，其中“神经生长因子颅内注射治疗颅内血肿微创清除术后高血压性脑出血的疗效评价”获二等奖；“脑保护装置下颈动脉支架置入术治疗颈动脉狭窄”和“晚期胃肠道癌时辰化疗的临床研究”获三等奖。根据奖惩规定每个奖项所获得的奖励金40%奖励第一完成人，30%奖励协作人员，30%作为科研发展经费。二等奖第一完成人李军荣和协作人员共获奖10500元，三等奖第一完成人李军荣、何流以及其协作人员分别共获得8400元奖励。

【开展新技术与新项目奖】

2003 年 1 月，江宁医院对 2002 年度应用新技术、开展新项目的个人予以表彰奖励，有 14 项新技术新项目获奖。其中，一等奖 1 名，二等奖 5 名，三等奖 8 名。

2003 年度有 25 项获得应用新技术、开展新项目奖。一等奖 1 名，二等奖 9 名，三等奖 15 名。

2004 年度有 24 项获得应用新技术、开展新项目奖。一等奖 3 名，二等奖 6 名，三等奖 15 名。

2005 年度有 40 项获得应用新技术、开展新项目奖。一等奖 4 名，二等奖 15 名，三等奖 21 名。

2006 年度有 13 项获得应用新技术、开展新项目奖。一等奖 1 名，二等奖 4 名，三等奖 8 名。

2007 年度有 14 项获得应用新技术、开展新项目奖。一等奖 3 名，二等奖 7 名，三等奖 4 名。

按照 2003 年、2005 年医院出台的《南京市江宁医院奖惩规定》，对获奖的个人根据等级给予奖励。三等奖奖励 200 元；二等奖奖励 400 元；一等奖奖励 600 元；特等奖奖励 800—1000 元。根据《南京市江宁医院奖惩规定》第十三条规定，对 2005 年度通过市级成果鉴定，创造出显著效益的“脑动脉造影及颈动脉支架置入术”科研项目课题组一次性奖励 3 万元。

【重点专科与特色专科奖】

2004 年，江宁医院实施“科技兴院、人才强院”发展战略，表彰奖励为医院业务技术建设作出突出贡献的科室，经过严格评审，神经内科、神经外科、骨科被评选为医院重点专科，泌尿外科、麻醉科、眼科、血液透析室、糖尿病专科被评为特色专科，重点专科获一次性奖励 8000 元，特色专科获一次性奖励 4000 元。

2006 年 8 月，胸外科、肿瘤科、呼吸科被评为南京市 2006—2008 年度医学重点专科，医院为促进重点专科建设，对重点专科给予表彰奖励，奖励金额每个重点专科 10000 元。

2007 年 1 月，神经内科、心血管内科、神经外科、骨科、泌尿外科、妇产科、儿科、血液透析室被区卫生局评选为区重点科室，医院对照标准给予奖励。

【名医及科技先进个人专项津贴】

2004 年，江宁医院严格按照公开、公正、科学、严谨的原则，经过科室和个人申报、大科初评、医务处初审、技术委员会评审、公示等程序，对名医、科技先进个人予以奖励。李军荣、王义兆、王炜被评为名医，张秀伟、陈霞、孙正喜、陶平、孙福荣、张安红、黄朝霞被评为科技先进个人。3 名名医每人每月享受岗位津贴 50 元，7 名科技先进个人每人每月享受岗位津贴 30 元。

2007 年 1 月，王仕国、李军荣、孙正喜、张秀伟、邓纪学、孙福荣、何流被区卫生局评选为区级名医。专项津贴由区卫生局发放给个人。

第六节　绩效考核

1990 年，县人民医院实行目标管理。中层干部由医院考核，印发《临床、病区、门急诊、医技、护理、行政科室中层干部考核标准》，并在当年试行。1991 年，根据南京市卫生工作会议精神，为进一步深化完善卫生改革，建立健全约束机制和激励机制，医院制定 1991—1993 年《综合目标管理责任书》，经医院第二届职工代表大会讨论通过，并于1991年4月上报县卫生局。县卫生局于1991年6月批复同意。

1992年6月，制定《创建二级甲等医院综合目标管理责任制考核方案》，并规定院科二级的考核结果作为评比先进、晋升、聘任的主要依据，考核结果同奖金挂钩。同时制定相关检查考核奖惩办法。1994年10月，医院第三届职工、工会代表大会审议通过1994—1996年《综合目标管理责任书》，内容包括效率、质量、行为指标和经济指标。1995年7月，制定战高温"白求恩杯"百日竞赛奖惩办法。1996年3月27日，县医院制定并下发《关于中层干部年度考核有关规定》。

1997年3月，医院下达1997年社会效益和经济效益主要指标任务，并附任务分解表，责任到人。同时下达药剂科和放射科工作目标责任书、病区综合目标管理责任书。2000年11月2日，医院下发综合目标管理医疗、护理质量、医德医风综合考核评价办法。2002年1月，在全院开展评选2001年度"综合效益最佳科室、先进科室、开展新技术项目效益最佳科室、应用新技术优秀人才"活动。9月，制定《江宁区人民医院机关职能科室干部考核评价暂行办法》《机关职能科室干部考核评价细则》，规定综合考评结果直接与干部的半年、年度劳务费、年度岗位津贴发放挂钩。

【"1+4"绩效考核分配方案】

2006年10月，为深化内部分配制度改革，完善医院绩效管理和激励体系，江宁医院制定《绩效考核分配方案》，实行院级考核管理和二次考核分配管理。各科室根据医院绩效考核分配要求，建立由科主任负责、干部职工参与的各考核单元二次考核分配小组，负责各项考核工作的组织落实。主要做法：即"1+4"，"1"指效率效益考核，效益奖以各核算单元的全成本核算或部分成本核算为基础，综合岗位性质、责任、风险、技术等要素由院部考核，考核发放到各考核单元；效率奖主要考核各单元的工作效率指标，如住院病人数、病床使用率、出院结算病人床日、平均住院日、手术病人数、门诊诊治病人数（与上年同期上升5%比较）等。"4"指4项基金考核，即医疗质量管理基金、医疗安全风险基金、文明优质服务奖励基金和重点专科发展基金。各项基金考核小组采取每月定期与不定期考核，将考核结果纳入各相关科室单项基金考核，对存在的问题提出限期整改要求和改进措施。通过改革，引入竞争、约束和激励机制，增强成本意识，主动适应医院在人力资源、规模效益、市场运作、服务理念等方面的挑战，增收节支，提高医院经济效益和社会效益。

【层级管理】

2007年8月，根据《全国医院工作条例》的有关规定，为进一步深化医院管理体制改革，理顺管理关系，创新管理手段，明晰管理职能，强化科学管理水平，提高管理效能，江宁医院特制定《层级管理责任制实施意见》。医院对院领导以下管理岗位实行层级划分，其中，一级管理层（岗）：大科及职能科室管理岗位；二级管理层（岗）：临床、医技、机关直属管理岗位；三级管理层（岗）：班组长管理岗位。层级管理以精干、高效、充分发挥效能为原则，并在分工负责、严格责任制落实的基础上，构建层级内部连续封闭的回路。大科主任和临床科主任是层级管理的核心，统一在院长、分管副院长的领导和职能科室的协调管理下工作。按照层级划分，大科主任负责管理指导系列内所有临床科室及所辖病区，大科主任是临床科主任的直接领导者，在组织结构和管理体制不变的情况下，确定为领导与被领导的关系。依据医院现行的管理体制，原则上病区主任一律由临床科主任或副主任兼任。病区主任与临床科主任是一种管理合作关系，病区主任侧重于行政管理，临床科主任侧重于业务管理，现阶段确定为职能互补的关系。班组长隶属于一、二级管理科室的领导。

医院规定，各层级的职能任务区分：

大科主任：全面负责大科临床、教学、科研、预防的行政管理工作；组织贯彻落实院部下达的各项工作任务；组织突发性、公共卫生医疗救治任务以及应对其他重大事件；协调科室间日常工作，拟定急诊、专科专家门诊、社区轮转计划，并督促实施；指导、协助临床科主任开展业务技术建设；组织跨科室间或多科室会诊讨论、疑难危重病例讨论、手术讨论等，组织有效救治团队；组织参与所辖科室考核及奖惩。

临床科主任（含主持工作的副主任）：全面负责科内医疗、教学（训练）、科研、预防及行政管理工作；设计本科发展目标和规划，制定工作计划和实施方案，申报大科签署意见，经院长或分管副院长批准后组织实施，不断协调，经常督促检查，按期总结汇报；掌握国内外专科学术动态，及时组织全科人员学习，领导科内人员的业务训练、技术考核和科研工作，构建合理、高效的人才团队；督促、检查科内人员履行各级各类人员职责，执行各项规章制度、技术操作常规，开展新技术、新业务、努力提高服务质量，严防并及时、主动正确地处理差错和事故，确保病人安全；在职能科室领导和大科协调下，组织科内对基层医疗单位实施业务技术指导，帮助基层医务人员提高业务技术水平；在职能科室领导和大科协调下，妥善安排进修、实（见）习人员培训，组织并担任临床教学任务；确定科内人员的轮换、值班、会诊、出诊等；领导科内的经济核算和分配工作，落实各项考核方案。

病区主任：参照临床科主任职能任务执行；负责病区内的行政管理、考核工作；组织协调，妥善处理病区内专科之间及病区与其他临床、医技科室的相关工作，确保医疗工作安全有效。

副主任：大科副主任及临床科副主任，必须实行分工负责，独当一面，切实做到管事、干事；应主动承担相应的工作任务，发挥其主观能动性，创造良好的工作局面；树立良好的个人形象，维护科室大局，乐于奉献，规范管理。

权利范围（含大科主任、临床科主任、病区主任）：具有自荐权、应聘（任）权、拒聘（任）权和辞职权；科室副主任、护士长人选的推荐权；全科技术人员升、降技术职务建议权；科内成员的表彰、奖励和惩罚的建议权；科室内业务、技术工作的执行权；选拔、培训科内人员的推荐权；对科内人员思想作风、工作纪律、履行职责、执行规章制度及技术水平的检查考核权和在科主任职权范围内对科内人员进行精神或物质的奖惩权；处理科室范围内的其他事务权。

创新管理：医院推行专业委员会制度，是科学化、规范化管理的延伸，是创新层级管理的举措；专业委员会是医院层级管理的重要辅助部分，也是科学管理的内涵需要，专业委员会的设置以专业管理需要为原则；专业委员会全面参与医院专业管理、现状与发展的分析、研究、监督，为管理决策提供专业性支持。

薪酬组成：医院干部职工的薪酬主要由 3 个部分组成：固定部分：档案工资，按国家工资政策规定每月按时足额发放；福利待遇，节日费、高温慰问费及其他专项福利待遇，由院长办公会研究决定发放。考核部分：单项奖励，战高温、年终综合考核奖励，获文明单位荣誉分别给予不同数额的奖励，参加重大比赛取得优秀成绩给予激励奖等；绩效考核（每月劳务分配），按院"1+4"考核方案整体推进并落实，结合层级管理，实行基本考核单元，大科、院部组织考核发放，对管理岗位分配系数工作作相应的调整；岗位任期考核奖，按照管理岗位不同职级每年一次考核发放；以上三类考核奖惩，各级各类考核管理组织有建议权，院考核管理领导小组有决定权；院级领导取消干部津贴，按照区卫生局有关规定纳入医院年终效率效益综合考核，浮动发放年终奖励。院长奖励基金：医院设立院长奖励基金，按全年业务结余的 1%—2% 提取，并转入专款专用账户，由院长批准用于奖励为医院做出突出贡献的科室和个人。

【医院内部低职高聘制】

2005年4月23日，江宁医院在临床一线试行“低职高聘”制，制定两个不同的《低职高聘标准》，其中副主任医师高聘主任医师标准：本科学历，院内正式在编在职人员；具有副主任医师资格3年以上，在临床一线岗位上的学科带头人；业务精通、行为规范，近5年内无重大医疗差错及事故；有较强科研能力，近3年（含3年）获得1项区级以上（含区级）科技成果奖；近3年内（含3年）获得两项院内应用新技术、新项目奖；积极撰写专业学术论文，近3年在省级以上（含省级）医学杂志上发表论文2篇；近两年内开展应用三级医院水平的新技术2项以上（含2项），每项诊治病人10人次以上或手术治疗5人次以上；2年内担任区以上继续教育项目课题负责人1次；5年内被医科大学聘任客座副教授。

主治医师高聘副主任医师标准：本科学历的标准是院内正式在编在职人员；获得主治医师资格3年以上，在临床医疗一线岗位上工作的专科技术骨干；业务精通、行为规范，近5年内无重大医疗差错及事故；近3年内获得1项区级以上（含区级）科技成果奖；近3年内获得医院新技术、新项目奖2项以上（含2项）；近3年内在省级以上（含省级）医学杂志上发表论文2篇；近2年内开展应用三级医院水平先进技术项目2项以上（含2项），每项诊治病人10人次以上或手术治疗5人次以上；二年内担任区级以上（含区级）继续教育项目授课人1次；3年内被医科大学授予优秀带教1次。大专学历的标准是院内正式在编在职人员；获得主治医师4年以上，并仍在临床医疗一线岗位上工作的专科带头人；近4年内获得区级以上（含区级）政府表彰的优秀科技人才；业务精通、行为规范，近5年内无重大医疗差错及事故；近3年内获得1项区级以上（含区级）科技成果奖；近3年内获得医院新技术、新项目奖2项以上（含2项）；近3年内在省级以上医学杂志上发表论文2篇；近2年内开展应用三级医院水平先进技术项目2项以上（含2项），每项诊治病人20人次以上或手术治疗10人次以上；近2年内担任区以上（含区级）继续教育项目授课人1次；近3年内被医科大学授予优秀带教老师1次。

通过严格审核基本条件，按照申报、考核、评审、公示等项程序规范操作，经医院专业技术职务聘任领导小组讨论，院长办公会研究决定：聘任副主任医师3人为主任医师；聘任主治医师2人为副主任医师。聘任期3年（2005年7月11日—2008年7月10日），聘任期间如有不称职者，随时解除聘任。2007年1月，医院引进1名博士，低职高聘为副主任医师并签订聘用补充协议。2005—2007年，江宁医院低职高聘聘任主任医师3人、副主任医师3人。

第七节　后勤社会化服务

为进一步推进江宁区卫生事业单位后勤服务社会化改革，根据中共江苏省委组织部、江苏省人事厅、江苏省卫生厅《关于深化全省卫生事业单位人事制度改革的实施意见》（苏人通〔2001〕66号）及《印发关于〈推进全省卫生事业单位后勤服务社会化改革的指导意见〉的通知》（苏卫人〔2002〕3号）文件精神，江宁医院后勤部门以社会化服务为方向，以打造和提升后勤核心能力为目标，突破自我配套的封闭模式，引进竞争机制，于2001年开始全面推进后勤服务社会化管理。

【食　堂】

2001 年，为推进医院后勤服务社会化，做好医院后勤保障工作，医院食堂对外实行承包经营，原食堂正式职工均分别转岗至其他岗位，至 2002 年 3 月，先后进行两轮承包，因多种原因，两承包人先后退出经营承包。

2002 年 3 月至 2007 年 5 月，食堂进行第三轮对外承包经营，承包方每年向医院交纳承包费 65000 元，并交纳保证金 30000 元。2004 年 8 月，江宁医院为职工增加工作餐，食堂承包人增加按工作餐月总额 5% 上缴医院费用。

2007 年 5 月，食堂更换承包人，进行第四轮对外承包经营，承包形式和上缴的费用同第三轮承包相同。

承包后的食堂，后勤处按照《中华人民共和国食品卫生法》的要求，加强监督管理，使其增加饭菜的花色品种，每天荤、素菜都在 16 种以上，并为职工提供卤菜和各种菜肴，承担医院一般招待任务，每天坚持送饭到病区。

【物业管理】

2003 年 11 月 1 日，为进一步加快推进医院后勤社会化服务的进程，规范医院后勤管理，提高后勤服务的质量和水平，江宁医院和江苏省省级机关物业管理中心签订协议，医院将卫生保洁和电梯服务工作委托其管理，凡已在医院从事卫生保洁和电梯服务的临时性工作人员全部移交给物业公司管理，共 98 人。医院采用经费总包干的办法，按平方面积和等级计算费用，包括人员、保洁、耗材、管理等各项费用，医院不再支付其他任何费用。凡涉及人员违规、违纪、劳动纠纷等矛盾，都与医院无关，均由物业管理中心全权负责和承担责任。至 2007 年 12 月，物业管理保洁和服务人员达 135 人。

【安全保卫】

2003 年 11 月，为全面加强江宁医院的保安工作，创建平安医院，江宁医院将医疗区的安全保卫、门卫和医院院前、院内车辆管理和黄龙山分院的安全保卫工作交由江宁区保安服务公司全权负责，医院成立保安队，派 16 人进驻医院执勤，保安公司实行 24 小时管理，原医院 2 名门卫工作人员交其托管。医院按每人每月 1300 元支付服务费，全年总费用 27.72 万元。2007 年 12 月，由于门诊综合大楼启用及江宁区新医路停车场（权属医院）已经投入使用，保安公司又向医院增派 4 名保安人员，使保安总人数增至 20 人。

进驻医院的保安队，全面落实治安、消防防范措施，对重点岗位、重点部位加强治安巡逻，尤其在发生医疗纠纷时，都能及时到达现场，保护医务人员的安全。与此同时，针对医院流动人员多、车辆多的特点，能及时疏导出入车辆和行人，保证职工及患者的出行和 120 急救通道的畅通。

保安队隶属医院治安消防安全科管理。

【水电维修】

2005 年起，江宁医院水电安装及日常维修任务交由南京广聚水电安装公司等单位承包，医院按工作量支付费用。

第七章　党派群团组织

江宁医院党委、纪委、工会、共青团等党群组织，依据各类组织的章程和上级要求，结合医院行业工作特点，围绕医疗工作中心，组织开展各项有益于职工和事业发展的教育引导、管理、监督、激励、保障、配合等系列活动，注重发挥各级各类组织的职能作用，促进医院各项工作不断进步，并创造出较为显著的工作业绩。

第一节　医院中共党组织

【历史沿革】

民国38年（1949年9月30日止）5月，县人民政府正式接管医院，有中共党员2人，未建立党支部。9月，医院设政治指导员，由姜自治担任。

1952年，建立中共江宁县卫生党支部，县卫生院、县卫生科合为1个党支部。1956年7月后，血吸虫病防治站（血防站）成立，县人民医院、县卫生科、血防站合为1个党支部。1957年，卫生党支部和教育局党支部合并为1个党支部，成立文卫党支部，党员总数20人，县卫生院有党员4人。

1960年5月，文卫党支部分为文教和卫生2个党支部。12月，医院单独建立党支部，有党员6人，王耀渊担任党支部书记。

1970年5月，辛超任医院党支部书记。1971年7月，辛超调离医院，徐乃荣接任医院党支部书记，有党员36人。1972年9月，医院党支部改选，支部委员会组成人员有徐乃荣、俞屏梅（女）、孙贯新、欧海云（女）、陈复新等。徐乃荣任党支部书记，俞屏梅任副书记。

1974年12月，经县委批准，成立中共江宁县人民医院党总支委员会，徐乃荣任党总支书记，俞屏梅任党总支副书记。到1975年1月，党总支下设门诊、内儿科、外妇科、技术科、后勤5个党支部，有党员36人。1976年7月，李复进调入医院任党总支副书记。有5个党支部，党员43人。1978年1月，奚华堂任医院党总支副书记。同年11月，徐乃荣、俞屏梅调离医院。县委任命柯尊涌为医院党总支书记，仍为5个党支部，党员61人。1979年7月，经县委批准，增补姜代琪、李健、李士发、王顺波为医院党总支委员会委员。同时，建立江宁县人民医院卫生学校党支部。共有6个党支部，党员60人。

1984年3月，柯尊涌调离医院。9月，经县委批准，郭世安、奚华堂、吴维智、姜代琪、王德录组成中共江宁县人民医院第一届总支委员会，郭世安任党总支书记。同月，根据县委〔1984〕15号文件精神，加强党的建设，提高工作效率，经县委研究决定，将县委直属的县人民医院党总支有关党务方面的工作，委托县卫生局党委管理（隶属关系不变）。另外，卫校党支部划为县卫生局领导。由于技术科党支部党员人数较少，将技术科党支部并入门诊党支部。12月，李复进调离医院，有4个党支部，党员总数为65人。

1987年8月，中共江宁县人民医院第二次党员大会召开，选举郭世安、奚华堂、姜代琪、吴维智、王德录等5人为第二届党总支委员会委员，郭世安任党总支书记。卫生局党委同意医院恢复技术科（医技科）党支部。此时有5个党支部，党员87人。1989年3月，姜代琪、吴维智任调研员，经县委批准，增补周复兴、施荣宝为中共江宁县人民医院总支委员会委员。12月，经卫生局党委批准，成立机关党支部和离退休人员党支部。此时共有7个党支部，党员96人。

1990年9月，医院召开第三次党员大会，选举郭世安、奚华堂、周复兴、施荣宝、骆全祥5人为第三届党总支委员会委员，郭世安任党总支书记。1991年3月，县委决定刘永惠任医院党总支副书记。是年，有党员94人。1993年10月，中共江宁县人民医院第四次党员大会召开，选举奚华堂、刘永惠、周复兴、皇甫毓明、骆全祥等5人为第四届党总支委员会委员，奚华堂任党总支书记，刘永惠任副书记。1998年10月，经县委批准医院党总支委员会升格为党委，同时成立纪委。1999年12月25日，县委提名卞仕云为党委书记。

2000年8月，县医院召开第一次党员代表大会，选举卞仕云、汤爱红、吴家庚、施荣宝、王琪为医院党委第一届委员会委员，卞仕云任党委书记，汤爱红任党委副书记、纪委书记。成立开发区分院党支部。此时共有8个党支部，党员有128人。2001年2月，中共江宁县人民医院委员会和纪律检察委员会更名为中共南京市江宁区人民医院委员会和中共南京市江宁区人民医院纪律检查委员会。2002年12月，江宁区人民医院更名为南京市江宁医院，经区委批准，原中共南京市江宁区人民医院委员会和纪律检查委员会更名为中共南京市江宁医院委员会和中共南京市江宁医院纪律检查委员会，党委、纪委领导班子组成人员不变。2003年5月5日，庞宁任院党委副书记，主持非典期间的医院工作。12月16日，成立急诊党支部。共有9个党支部，党员有142人。

2004年1月，汤爱红调出，吴家庚接任党委副书记、纪委书记。2005年12月13日，区委副书记王加法、区委组织部部长毛卫华到医院宣布区委、区政府决定：庞宁任医院党委书记、院长。2006年3月，吴家庚、施荣宝任调研员。12月，医院召开第一次党员大会，选举庞宁、李沪英、王琪、朱锋、王宗芳为党委委员，庞宁任党委书记。

至2007年年末，江宁医院党委下设9个党支部，即大内科、大外科、门诊、医技科、机关、后勤、分院、急诊、离退休人员党支部。有党小组18个，党员206人。

【党组织概况】

1974年前，县医院建有党支部1个，党员32人，隶属县直机关党委领导，1974年成立党总支。1998年10月，升格为党委。2007年年末，有9个党支部，18个党小组，206名党员。

1975—2007年江宁医院中共党组织建设情况一览表

表7–1

年度	党委数（个）	党总支数（个）	党支部数（个）	党员数（名）
1975	—	1	5	36
1976	—	1	5	43
1977	—	1	5	47
1978	—	1	5	61
1979	—	1	6	60

续表

年度	党委数（个）	党总支数（个）	党支部数（个）	党员数（名）
1980	—	1	6	60
1981	—	1	6	61
1982	—	1	6	62
1983	—	1	5	66
1984	—	1	4	65
1985	—	1	4	71
1986	—	1	4	74
1987	—	1	5	87
1988	—	1	5	93
1989	—	1	7	96
1990	—	1	7	98
1991	—	1	7	100
1992	—	1	7	103
1993	—	1	7	104
1994	—	1	7	105
1995	—	1	7	107
1996	—	1	7	109
1997	—	1	7	113
1998	—	1	7	119
1999	—	1	7	122
2000	1	—	8	128
2001	1	—	8	135
2002	1	—	8	137
2003	1	—	9	142
2004	1	—	9	162
2005	1	—	9	177
2006	1	—	9	187
2007	1	—	9	206

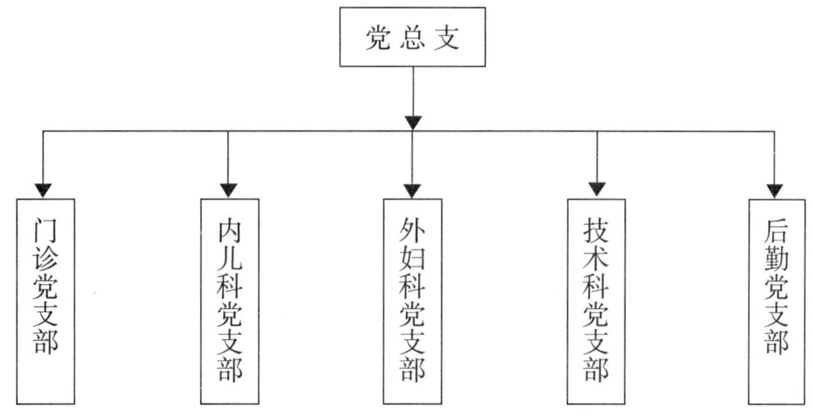

图 7–1　1975 年江宁县人民医院党总支设置示意图

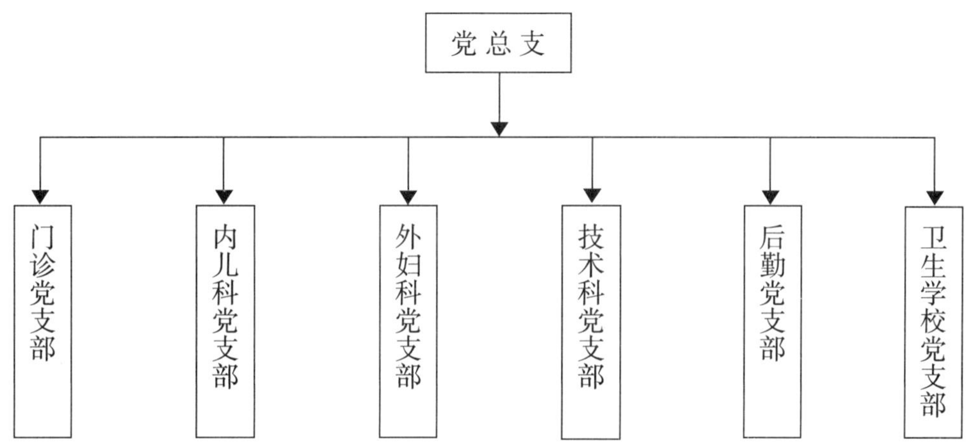

图 7–2　1979年江宁县人民医院党总支设置示意图

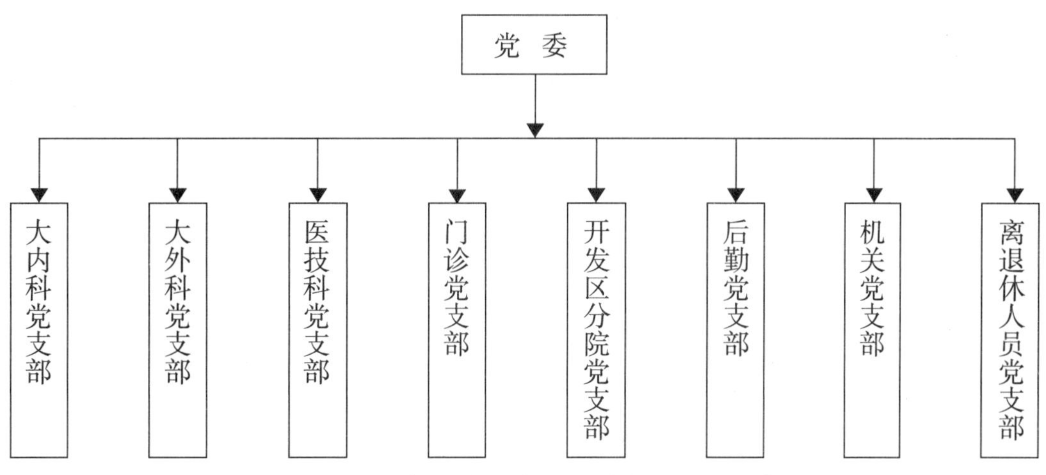

图7–3　2000年江宁县人民医院党委设置示意图

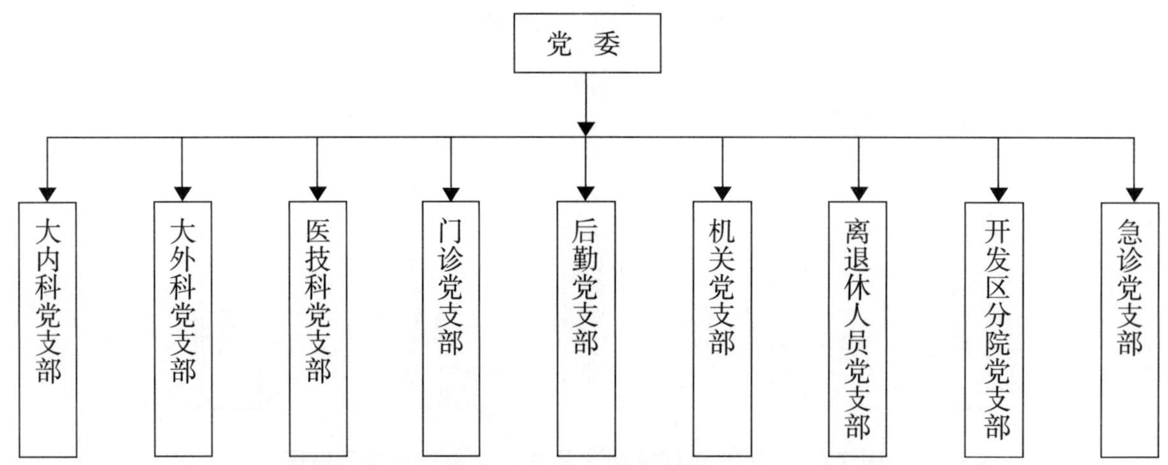

图7-4　2007年南京市江宁医院党委设置示意图

1960—2007 年江宁医院中共党组织负责人更迭表

表 7-2

	书　记	副书记	任职时间
1960—1974 年党支部负责人更迭	王耀渊		1960 年 12 月至 1970 年 5 月
	辛　超		1970 年 5 月至 1971 年 7 月
	徐乃荣		1971 年 7 月至 1974 年 12 月
		俞屏梅（女）	1972 年 9 月至 1974 年 12 月
1974—2000 年党总支负责人更迭	徐乃荣		1974 年 12 月至 1978 年 11 月
		俞屏梅（女）	1974 年 12 月至 1978 年 11 月
	柯尊涌		1978 年 11 月至 1984 年 3 月
		李复进	1976 年 7 月至 1984 年 12 月
		奚华堂	1978 年 1 月至 1984 年 5 月
	郭世安		1984 年 9 月至 1993 年 10 月
		刘永惠	1991 年 3 月至 2000 年 8 月
	奚华堂		1993 年 10 月至 2000 年 8 月
2000—2007 年党委负责人更迭	卞仕云		2000 年 8 月至 2005 年 12 月
		汤爱红（女）	2000 年 8 月至 2004 年 1 月
		吴家庚	2004 年 1 月至 2006 年 3 月
	庞　宁		2005 年 12 月至 2007 年 12 月

1975—2007 年江宁医院基层党支部负责人更迭表

表 7–3

党支部	书　记	副书记	任职时间
大内科党支部	张建余		1975 年 1 月至 1981 年 9 月
	王长友		1981 年 9 月至 1983 年 9 月
	施荣宝		1983 年 9 月至 1989 年 2 月
		刘建勋	1989 年 2 月至 1990 年 11 月
	刘建勋		1990 年 11 月至 2003 年 12 月
	张阿玲（女）		2003 年 12 月至 2007 年 8 月
	张正毅		2007 年 8 月至 2007 年 12 月
大外科党支部	奚华堂		1975 年 1 月至 1980 年 11 月
		王顺波	1976 年 5 月至 1979 年 9 月
	乔茂根		1980 年 11 月至 1997 年 8 月
		成传荣	1997 年 8 月至 2000 年 7 月
	谢义福		2000 年 11 月至 2003 年 12 月
		王义兆	2000 年 11 月至 2003 年 12 月
	王义兆		2003 年 12 月至 2007 年 12 月
门诊党支部	吴泽祥		1975 年 1 月至 1980 年 7 月
	王德禄		1980 年 7 月至 1984 年 9 月
	孙正喜		1984 年 9 月至 1987 年 9 月
	单慧仁（女）		1987 年 9 月至 2000 年 11 月
		王先鸿	1994 年 8 月至 2000 年 11 月
	笪丽萍（女）		2000 年 11 月至 2003 年 12 月
	陶　平		2003 年 12 月至 2007 年 12 月
医技科党支部	欧海云（女）	冯福盛	1975 年 1 月至 1980 年 2 月
	钱鸿章		1980 年 2 月至 1984 年 9 月
		陶美英（女）	1987 年 9 月至 1990 年 11 月
	陶美英（女）		1990 年 11 月至 2000 年 11 月
	王先鸿		2000 年 11 月至 2003 年 12 月
	成传荣		2003 年 12 月至 2007 年 8 月
	吕小勇		2007 年 8 月至 2007 年 12 月

续表

党支部	书　记	副书记	任职时间
机关党支部	陈家栋		1989年11月至2000年11月
		王先鸿	1989年11月至1994年8月
	丁义宝		2000年11月至2003年12月
	李沪英（女）		2003年12月至2007年12月
离退休人员党支部	李　健	骆全祥	1989年11月至2000年11月
	骆全祥	朱华琴（女）	2000年11月至2003年12月
	丁义宝	桂庆浪	2003年12月至2007年12月
分院党支部	成传荣		2000年9月至2003年12月
	王先鸿		2003年12月至2007年8月
	陆丹（女）		2007年8月至2007年12月
急诊党支部	张正毅		2003年12月至2007年8月
	王　赤		2007年8月至2007年12月
后勤（行政）党支部		张家旺	1975年1月至1977年12月
	赵义和		1977年12月至1979年9月
	王顺波		1979年9月至1982年2月
	董德功		1982年2月至1984年9月
	王德录		1984年9月至1992年7月
	孙贯新		1992年7月至2000年11月
	吴家庚		2000年11月至2006年3月
	陈　明		2007年8月至2007年12月
卫生学校党支部		吴泽祥	1979年7月至1983年
	张致祥		1981年9月至1983年

说明:1984年9月至1987年,门诊、技术科合并成立党支部;2000年11月至2003年12月,门诊党支部为门急诊党支部;1983年卫校划归县卫生局领导

第二节　医院中共党组织建设

20世纪50年代初期，党支部的主要工作是配合医疗行政部门制定各项诊疗制度和工作细则，参加以反对美帝国主义细菌战为主要内容的大规模爱国卫生运动。组织医护人员开展麻疹、疟疾、种牛痘疫苗等防治工作；在全县推广新法接生；开展血吸虫普查等工作。1957年，卫生党支部与教育局党支部合并，成立文卫党支部，县卫生院有4名党员。在文卫党支部领导下，组织医院党员、干部及职工学习党的八大

会议精神及其相关文件，对党员、群众进行爱国主义教育，号召共产党员在各项工作中，以身作则，全心全意为患者服务。响应毛泽东“一定要消灭血吸虫病”的号召，配合县委提出的消灭血吸虫病规划，一年消灭钉螺，两年消灭病害。医院多次抽调医护人员下乡巡回医疗，开展传染病、地方病防治工作。党组织结合形势先后开展党内整风运动和反右派斗争。特别是1957年年底开展的反右派斗争，在“左”的思想影响下，声讨所谓右派言论，错误处理了所谓“右派分子”，使医院一些敢于说真话的党员、群众受到严重伤害。

1960年，医院党员增至6名，经上级党组织批准，单独成立医院党支部。60年代早期，医院党组织响应毛泽东“向雷锋同志学习”的号召，在全院掀起学雷锋、学南京路上好八连活动，引导和教育医、护、技人员全心全意为人民服务；要求党员、干部做表率，刻苦钻研业务，干好本职工作，改善服务态度，提高服务质量。1966年“文化大革命”运动开始，医院党组织生活基本停止期间，按照毛泽东提出的“把医疗卫生工作放到农村去”的指示，组织医护人员送医送药下乡，培训赤脚医生。并下放医务人员到公社医院，指导、服务基层医疗工作，接受贫下中农再教育。这一时期有多批数十名医务人员分别到农村开展巡回医疗工作。同时，还有部分医务人员被派到江宁“五七”干校接受劳动锻炼。

70年代初期，医院党组织生活逐步恢复，对党员教育随着政治运动而开展，如批陈（陈伯达）整风、批林（林彪）批孔（孔子）等。70年代中期，党中央一举粉碎江青反革命集团，院党总支按照上级党组织部署，发动群众，从政治上、思想上、组织上拨乱反正，开展“实践是检验真理的唯一标准”的大讨论。党员、干部以及入党积极分子写学习心得，谈学习体会。特别是中共十一届三中全会召开后，院党总支紧跟形势，宣传党的解放思想、实事求是的思想路线，整顿医院工作秩序。进一步落实知识分子政策，对“文化大革命”期间受到冲击、打击和审查的人员，全部进行平反，安排工作岗位，有的还委以重用。对工作能力强、业务技术精的人员提拔到院、科领导岗位。同时，根据县卫生局要求，重新修订医院各项规章制度和操作规程。1979年年底，在医院推行“五定、一奖”（定出勤、定任务、定服务态度、定物资消耗、定质量指标;奖惩）经济责任制。

80年代初期，院党组织带领党员、干部和职工学习党中央一系列路线、方针、政策，学习中共十一届三中全会精神，总结“文化大革命”期间的经验教训，肃清“文化大革命”对医疗工作影响，教育党员、干部坚持以经济建设为中心，坚持四项基本原则，坚持改革开放。组织党员、干部及职工学习《毛泽东选集》《邓小平文选》和中共十二大文件，重点进行精神文明建设的教育，并在各党支部中开展争做优秀共产党员和创先进党支部活动，在全院职工中进行职业道德教育、“五讲四美三热爱”（“五讲”:讲文明、讲礼貌、讲卫生、讲秩序、讲道德；“四美”：心灵美、语言美、行为美、环境美；“三热爱”：热爱祖国、热爱社会主义、热爱中国共产党）教育，开展文明礼貌月活动。医院党风、院风发生了较大的变化。

1985年，组织干部群众学习、贯彻中共中央关于经济体制改革、关于科技体制改革、关于教育体制改革等三大体制改革精神和党的全国代表会议精神，配合“四有”（有理想、有道德、有文化、有纪律）教育，组织观看先进人物、英模事迹的录像；配合法纪教育、普法教育，组织法制专题辅导报告会。在全院开展以接待病人热心，检查病人细心，解释病情耐心，对病人疾苦关心，接受意见虚心为内容的“五心”“百日优质服务”竞赛活动，各党支部根据科室具体情况制定可行的竞赛计划或服务公约。一些科室还开展系列便民服务活动，受到病员欢迎。在竞赛期间收到各种表扬信80多封、锦旗2面。是年，吸收7名知识分子入党。

1986年，按照上级党组织的统一部署，从2月26日至5月底，在全院党员中开展整党学习。全院74

名党员（正式党员 69 名，预备党员 5 名），通过学习整党文件，进一步加深对整党目的、意义的认识，经受一次党纪党风的教育，增强了党性，加强了党的组织建设和思想建设。经过对照检查、党员登记、总结提高、党组织处理 4 个阶段，全院正式党员除 1 人外（“文化大革命”中犯有错误），全部给予登记。在学习教育过程中，重温党的宗旨，促进文明医院建设，改善服务态度，提高医疗质量，树立全心全意为人民服务的思想。参加省卫生厅开展的“文明医院”创建活动，在全院开展以“四声三个一样”（病人入院有迎声，询问病情有答声，收款拿药有请声，病人出院有送声；干部、群众一个样，生人、熟人一个样，闲时、忙时一个样）为中心内容的优质服务活动，制订优质服务活动计划。党总支要求党员、干部及入党积极分子积极参与，在优质服务中起先锋模范带头作用，同时在各党支部中开展“假如我是一个病人”的大讨论。通过这些活动的开展，医疗服务质量和工作效率得到提高。收到群众表扬信 98 封、锦旗 5 面。在当年整党学习总结评比中，有 18 名共产党员被评为先进个人，占全院党员总数的 42.1%。按党员发展计划，发展新党员 4 人。

1987 年，院党总支扎实开展创建文明医院工作，年初制订创文明医院的总体规划和分期实施细则及落实措施。并组织全院职工学习重温省文明医院标准，强化对创文明医院标准、内容、要求的认识。县人民医院获 1986 年度省“文明医院”称号。在年终总结表彰大会上，86 名共产党员向全体职工发出再创省文明医院的倡议书。从 5 月 1 日起，全院医、护、技、工人实行“挂牌服务”，人人佩戴胸牌，接受群众监督。7—9 月，响应市卫生局组织开展的首届“战百日高温，创优质服务”的“白求恩杯”竞赛活动。院党总支下发文件，提出要求，明确目标，各党支部积极行动，要求党员做好本职工作，提高工作效率，改善服务态度，门诊窗口单位采取各项便民措施。全年收到表扬信 40 封、感谢信 35 封、锦旗 8 面。《江宁报》登报表扬 8 次，江宁广播站广播表扬 6 次。在市卫生局年底检查评比中，县人民医院获五县四郊总分第一名，捧得“白求恩杯”。

1989 年，院党总支组织全体党员学习中共十三届四中全会精神，开展“三满意一合理”（服务态度满意、医疗质量满意、后勤保障满意，收费价格合理）竞赛活动，并结合市卫生局组织的“白求恩杯”竞赛，专题研究如何推进全院廉政建设问题，制定廉洁行医取信于民的五条规定，要求党员干部带头学习，带头改进服务态度，带头廉洁奉公，拒腐蚀永不沾，在群众中树立良好形象，并强调党员、干部要带头执行，接受群众的监督。

1990 年，为贯彻中共十三大提出的“从严治党”方针，根据中央及县委有关文件，院党总支结合具体工作实际开展民主评议党员工作，围绕党性、组织纪律等以党员八条义务衡量自己，提出评议的具体步骤、进度和方法。从该年起，每年都进行一次“民主评议党员”活动，没有发现一例不合格的党员。同时每年“七一”前夕，表彰一批先进党支部、优秀党务工作者和优秀共产党员。通过活动的开展，全体党员的党性意识和党的观念进一步增强，共产党员的先锋模范作用得到进一步发扬，广大共产党员的政治热情进一步激发。党组织的活力明显增强。是年，根据县委组织部的要求，医院党总支组织开展党的基本知识学习竞赛活动。在这次竞赛中，大外科党支部获团体第一名，门诊党支部获团体第二名，医技党支部获团体第三名。

1991 年，院党总支重视加强党的思想建设，坚持正面教育，先后举办 2 期党员及中层干部学习班，观看《焦裕禄》《世纪行》等电影和教育片，组织党员参观梅园新村、雨花台烈士陵园等爱国主义教育基地。响应上级号召，为周恩来纪念馆捐款，全院共捐款 1117.6 元，其中，67 名共产党员捐款 331 元，为此，周恩来纪念馆筹建处给县人民医院颁发纪念证书。组织全体党员收看南京市委有关部门领导所作的当前国际形势报告以及外交部部长关于形势教育的录像片，对党员进行爱国主义、集体主义、奉献在岗位教育，开展“学雷锋、学白求恩”的双学活动和争先创优活动，加强医德医风建设，制定严格的量化考评标准。当年发展1名党员。

1992年，中共十四大胜利召开，院党总支及时组织各党支部学习中共十四大精神。制订学习计划，规定学习时间，号召党员学习与本职工作结合起来，尤其是在创“二甲”工作中，党员、干部要模范带头，身先士卒，为创“二级甲等医院”建功立业。是年，医院顺利通过二级医院达标验收。

1993年，院党总支围绕医院中心工作，强化医院分级管理，围绕二级甲等医院评审活动，制定检查考核奖惩办法，规范和约束全员的创建行为。要求党员、干部及职工坚持按等级医院评审细则为标准，一着不让，确保一次评审验收通过。并以获得1991—1992年度省级“文明医院”为契机，再接再厉，掀起创建二级甲等医院活动热潮。是年11月，县人民医院通过省评审，成为江苏省首批通过评审的二级甲等医院之一。

1994年，县人民医院组织党员、干部学习中共十四届四中全会通过的《中共中央关于加强党的建设几个重大问题的决定》等文件，并举办党总支委员及院领导、班组长以上的党员干部、全体党员三个层次的学习班，提高党员、干部对党的建设重要性的认识，为深化医院改革，促进医院发展，加强医德医风建设提供政治保证。

1995年，医院党总支进一步解放思想，转变观念，巩固二级甲等医院的创建成果，将争创“爱婴医院”列入1995年度目标管理，加强领导，精心组织，严格实施。10月，医院获得“爱婴医院”称号。

1996年，医院党总支按照上级党组织的安排，精心组织年度民主评议党员工作，组织学习江泽民《领导干部一定要讲政治》等文章，邀请县委党校老师上党课，组织党员到淮安参观周恩来纪念馆。

1997年，按照上级部署，医院党总支启动第二周期职业道德建设，坚持以“以病人为中心”，明确工作重点，提出主要对策和措施等。同时对群众普遍反映的热点问题和难点问题，实行综合治理整顿。

1998年，医院党总支带领全体党员、干部和职工贯彻中共十五大精神和市委、市政府关于对市卫生系统的行风进行社会民主评议要求。同时结合“白求恩杯”竞赛，开展评选“十佳卫生工作者”“十佳文明窗口”，创建省级卫生城，创建文明卫生行业等活动。院科领导各司其职，党政工团齐抓共管，取得显著成绩。

1999年，深入开展以“讲学习、讲政治、讲正气”为主要内容的“三讲”党性党风教育，重温党的理想、信念和宗旨，提高党员、干部全心全意为人民服务的自觉性和拒腐防变的能力；组织党员观看党纪条例录像片《步步深渊》《法不容情》等，使全体党员增强党性，提高辨别是非能力。同时贯彻中央有关共产党员不得参加邪教活动的要求，全院党员积极响应，遵守和维护国家法律法令，立场坚定，旗帜鲜明。是年，发展党员2人，有10人向党组织递交入党申请书。

2000年，组织各党支部学习中共十五届四中、五中全会和中央17号文件精神；做好1999年度民主评议党员工作;开展“创建先进基层党组织，争做优秀共产党员”活动，制定创建目标和计划，突出重点，定期检查、监督、总结。以党支部为单位，实施百分制考核。同时加强制度建设，举办党风、党纪等知识竞赛活动。在全院进行“致富思源，富而思进”教育活动，通过开展各项活动，帮助增强全体党员、干部党性和素质。当年发展党员3人。

2001年，院党委学习贯彻落实江泽民“七一”重要讲话和中共十五届六中全会精神，开展“三个代表”重要思想学习教育活动、“创先争优”活动，围绕区委创建党建工作先进区的目标任务和院党委工作计划，发挥支部的战斗堡垒作用和党员的先进模范作用，调动全体党员干部职工的积极性，全面推进两个文明建设，全院整体效能明显提高。11月24日，院党委开展中心组学习制度，院党委中心组学习由院党委成员、纪委成员、院部职能科室的负责人、调研员、检查员等参加。院党委书记任中心组组长，副书记任副组长。组长是中心组学习制度的第一责任人，制定学习计划、主持集中研讨活动，院党委中心学习组每月集中学习1次，每次学习不少于2小时，每人自行安排1次自学。是年，院党委组队参加区纪委、区委组织部、区委宣传部、区广电局组织的“纪念建党80周年知识竞赛”活动，在38个参赛队伍中获团体三等奖。当年发展新党员7人，其中女性4人。每个发展对象公示一周，接受监督。

2002年，全院党员干部职工深入学习江泽民“七一”重要讲话、中共十五届六中全会精神，组织全员学习江泽民在中央党校省部级干部进修班毕业典礼（又称“5·31”）重要讲话，采取自学和集中学习相结合，利用不同形式学习，邀请区委党校教师、省卫生厅专家到医院集中辅导授课。同时，在各党支部组织开展“创先争优”“为党旗增辉”系列活动，参加区第四届“十佳公仆”、先进基层党委、先进党支部、优秀共产党员等评选活动。院党委充分利用“两机一室”（电视机、计算机，党员活动室），定期召集党员、干部和离退休的党员观看电教片，并组织讨论。组织全体党员参观梅园新村纪念馆，利用节假日参观“延安精神永放光芒”大型图片展览活动。全年发展党员6人，其中女性3人，均为大专以上学历，平均年龄33岁以下。

2003年，为进一步推动医院文明行业创建工作，提高行风建设和文明优质服务水平，提升医院综合竞争力，塑造医院良好的社会形象，院党委根据上级文明委要求，结合医院实际，开展“争一流、创品牌”活动，制定切实可行的活动方案。并与开展“医疗优质高效年”活动同布置、同推进、同检查、同评价。4月，医院党委组织“抗击非典，共产党员冲锋在前”宣誓签名活动，全院119名共产党员、入党积极分子参加，并纷纷递交请战书。6月17日，医院各级党组织开展“两个务必”的学习（务必使同志们继续地保持谦虚、谨慎、不骄、不躁的作风，务必使同志们继续地保持艰苦奋斗的作风）。12月，为加强医院急诊急救中心党的思想建设、组织建设和作风建设，充分发挥党员的先锋模范作用，增强急诊急救中心的服务功能，成立急诊党支部。同月，全院8个党支部完成换届选举工作。同时，还组织部分党员、干部到浙江南湖中共“一大”会址参观学习，使党员受到一次党史和革命传统教育。

2004年，各党支部学习贯彻中共十六大、十六届六中全会精神，深入开展“创先争优，文明优质服务”“科技兴院、人才强院”等活动，重视干部队伍建设，分别举办党务干部培训班、党员干部培训班，开展“增强纪律观念，自觉接受监督”主题教育活动。是年，发展党员6人，均为大专以上学历。

2005年年初，院党委与各党支部签订党建工作目标任务责任书，明确工作职责和制度。6月18日，医院成立保持共产党员先进性教育活动领导小组，由院党委书记、院长卞仕云任组长，院党委副书记、副院长吴家庚任副组长；领导小组下设办公室，主任李沪英，副主任曾燕、笪丽萍；同时下设督导组，组长吴家庚，副组长丁义宝。7月，按照区委统一部署和要求，开展保持共产党员先进性教育活动。党委和各党支部精心组织，周密安排，落实措施，完成学习动员和分析评议阶段每一个环节的规定动作，按时序进度保质保量地将先进性教育推向深入。全院党员参加率100%，对行动不便和患病住院的老党员实行送学上门。学习时间、读书笔记、心得体会、党性分析材料、整改措施符合上级规定的要求。通过召开座谈会、开展谈心交心、民主评议等工作取得成效。是年，举办一期党员干部培训班，全院党员、班组长以上干部、工会、团委、女工委委员等150人参加学习培训。病区主任、护士长以上干部86人进行封闭式交流，收到良好效果。当年发展党员6人。

2006年，坚持以邓小平理论和“三个代表”重要思想为指导，贯彻中央和省市区政府及卫生主管部门关于治理商业贿赂专项工作要求，党委结合医院工作实际，制定治理商业贿赂专项工作方案，突出4个工作重点，即重点岗位、重点环节、重点人员和重点活动，提出方法步骤。坚持教育、制度、监督并重，坚决遏制商业贿赂行为，严格医疗管理，提高服务水平，树立良好形象，促进医疗卫生事业健康发展。

2007年，院党委制定2007年度党建和精神文明建设工作目标，要求各党支部抓好党风廉政建设工作。党支部书记为所在支部、科室党风廉政建设第一责任人，并对支部范围内党建工作负总责。6月，开展医院第三轮中层干部竞岗聘任工作，通过个人自荐、民主推荐、组织提名等形式，对照干部任职基本条件，成立3个考察小组，采取群众评议、民主测评、综合评价、全面考察等方法，广泛征求职工意见，党政联席会议作出聘任的决定。通过开展中层干部竞岗聘任工作，医院干部队伍整体学历层次明显提高，年龄结构趋于合理，基本体现年富力强，学历最高的为博士，年龄最小的33岁。此外，院党委还加强对职业道德建设和行风工作的领导，贯彻执行法律法规、职业纪律和行为规范，强化党员教育和管理，巩固先进性教育活动成果，深入学习中央4个长效机制文件，着力提高全体党员综合素质，建设一支吃苦耐劳、自觉奉献的党员队伍，充分发挥党员的先锋模范作用。抓好全员服务行为规范执行，促进全员“文明、优质、高效、温馨、满意”服务。围绕医院中心工作，坚持“一切以病人”为中心，以“社会满意”为目标，开展文明优质服务系列活动，实现全员“文明、优质、高效、满意”服务的整体要求，树立良好的社会形象。

2000年8月县人民医院第一届党员代表大会代表、列席代表、特邀代表名录表

表7-4　（排名不分先后）

姓　名	性别	出生年月	工作时间	入党时间	职　称	职　务
王　琪	男	1962年11月	1984年8月	1997年7月	副主任医师	大内科副主任
周复兴	男	1945年8月	1970年8月	1987年7月	副主任医师	原副院长
骆全祥	男	1945年9月	1965年9月	1966年11月	政工师	原工会主席
李　健	男	1923年8月	1944年7月	1945年8月	主治医师	原副院长
奚华堂	男	1942年3月	1966年7月	1965年7月	主任医师	原院长
卞仕云	男	1948年10月	1968年4月	1969年4月	高级政工师	院党委书记、院长
刘永惠	男	1946年10月	1968年8月	1973年5月	主管药师	原院党总支副书记
施荣宝	男	1952年3月	1969年2月	1971年7月	主治医师	副院长
朱国梓	男	1935年8月	1953年10月	1981年7月	副主任医师	原大外科主任
吴家庚	男	1953年4月	1971年12月	1974年5月	—	副院长
汤爱红	女	1955年9月	1976年9月	1993年7月	主管护师	院党委副书记
周景华	女	1938年12月	1958年12月	1983年6月	主管护师	原护士长
王晓平	女	1964年7月	1982年8月	1996年5月	护师	护士长
单慧仁	女	1943年6月	1961年9月	1979年11月	副主任医师	原门诊党支部书记
欧小凤	女	1957年8月	1981年8月	1996年3月	主管护师	医院感染管理办公室主任
时鲜平	女	1953年7月	1972年12月	1976年10月	主管护师	—

续表 7-4-1

姓　名	性别	出生年月	工作时间	入党时间	职　称	职　务
黄鸿芳	女	1941年7月	1964年8月	1985年8月	副主任药师	原药剂科主任
陈　霞	女	1951年12月	1968年10月	1999年3月	副主任医师	麻醉科主任
王美珍	女	1954年10月	1971年8月	2000年1月	主治医生	儿科主任
任桂珍	女	1955年7月	1974年12月	1977年2月	政工师	总务科管理员
邓志听	女	1936年1月	1955年8月	1966年11月	主管护师	原护理部主任
李沪英	女	1963年7月	1982年8月	1998年6月	主管护师	院办公室副主任
笪丽萍	女	1954年7月	1972年12月	1985年10月	主管护师	护士长
蒋国英	女	1939年1月	1957年8月	1963年10月	主治医师	—
陶美英	女	1950年8月	1968年12月	1985年4月	副主任中药师	医技科党支部书记
王素琴	女	1926年3月	1949年9月	1953年7月	主治医师	—
丁义宝	男	1954年12月	1970年4月	1974年8月	政工师	工会主席
时家华	男	1945年10月	1962年1月	1966年12月	主治医师	原大内科副主任
任圣银	男	1949年10月	1969年2月	1970年7月	高级工	电工班长
张建余	男	1936年1月	1951年8月	1957年1月	副主任医师	原医务科科长
张国龙	男	1965年4月	1985年8月	1995年3月	主管药师	药剂科副科长
程国义	男	1937年11月	1956年2月	1959年8月	主管药师	原药房主任
吴维智	男	1931年8月	1953年11月	1956年7月	主治医师	原副院长
桂庆浪	男	1954年9月	1969年12月	1987年6月	助理经济师	人事综合处处长
孙正喜	男	1951年3月	1968年11月	1973年10月	副主任医师	口腔科主任
王先鸿	男	1952年2月	1969年2月	1970年2月	主治医师	门诊党支部副书记
郜　刚	男	1950年5月	1968年5月	1991年7月	助理会计师	财务科科长
王义兆	男	1954年4月	1972年2月	1999年3月	主治医师	大外科副主任
陈国庆	男	1958年8月	1976年12月	1976年12月	高级工	—
刘乐春	女	1963年1月	1981年2月	1991年6月	主管护师	护士长
刘萍萍	女	1970年5月	1994年8月	1992年11月	医师	团总支书记
王维顺	男	1950年6月	1969年12月	1972年4月	高级工	—
赵玉梅	女	1957年9月	1972年12月	1976年12月	主管护师	—
秦翠英	女	1945年9月	1968年2月	1969年6月	副主任医师	原妇产科主任
刘建勋	男	1955年12月	1973年12月	1976年12月	主治医师	大内科党支部书记
谢义福	男	1949年7月	1969年2月	1969年11月	主治医生	病区主任
孙贯新	男	1941年10月	1960年1月	1962年3月	政工师	原行政科副科长

续表 7-4-2

姓　名	性别	出生年月	工作时间	入党时间	职　称	职　务
倪德新	男	1945 年 11 月	1964 年 12 月	1966 年 5 月	主治医师	病区主任
华晨曦	男	1955 年 7 月	1972 年 12 月	1976 年 10 月	主治医师	—
董德功	男	1947 年 8 月	1968 年 3 月	1970 年 1 月	政工师	原总务科科长
罗邦玉	男	1940 年 12 月	1958 年 12 月	1964 年 6 月	主管技师	放射科副主任
戚晓庄	男	1954 年 7 月	1973 年 5 月	1985 年 6 月	主治医师	医务科科长
成传荣	男	1951 年 8 月	1969 年 2 月	1970 年 12 月	主治医生	分院院长
周宝根	男	1950 年 8 月	1968 年 3 月	1973 年 6 月	高级工	—
陈家栋	男	1939 年 10 月	1959 年 7 月	1962 年 2 月	政工师	原人事科科长
张　琳	男	1954 年 8 月	1972 年 12 月	1988 年 3 月	主管技师	检验科主任
杨维平	男	1940 年 10 月	1966 年 8 月	1987 年 12 月	副主任医师	原大内科主任
李家俭	男	1957 年 8 月	1975 年 7 月	1992 年 4 月	助理统计师	医务科副科长
陈　明	男	1963 年 2 月	1981 年 12 月	1986 年 12 月	政工师	分院办公室主任
潘龙英	女	1965 年 7 月	1985 年 8 月	1987 年 11 月	护师	—
何爱娣	女	1964 年 12 月	1982 年 8 月	1999 年 5 月	主管护师	护士长

2007年江宁医院中共党员名册表

表 7-5

姓　名	性　别	出生年月	入党时间	参加工作时间
鲍　岩	女	1956 年 3 月	1990 年 12 月	1972 年 12 月
卞民亮	男	1985 年 11 月	2005 年 11 月	2007 年 9 月
卞元清	男	1965 年 11 月	2003 年 6 月	1985 年 8 月
陈　靖	女	1983 年 11 月	2005 年 1 月	2007 年 8 月
陈　莉	女	1981 年 7 月	2005 年 12 月	2006 年 7 月
陈　敏	男	1966 年 1 月	1997 年 7 月	1988 年 8 月
陈　明	男	1963 年 2 月	1986 年 12 月	1981 年 12 月
陈　霞	女	1951 年 12 月	1999 年 3 月	1968 年 10 月
陈　贤	女	1971 年 2 月	2002 年 12 月	1995 年 8 月
陈　媛	女	1983 年 5 月	2005 年 6 月	2007 年 9 月
陈必新	男	1966 年 8 月	2002 年 6 月	1990 年 8 月
陈国华	男	1962 年 12 月	1985 年 4 月	1981 年 12 月
陈国庆	男	1958 年 8 月	1976 年 12 月	1976 年 12 月

续表 7–5–1

姓　名	性 别	出生年月	入党时间	参加工作时间
陈季南	男	1982 年 3 月	2003 年 7 月	2004 年 8 月
陈家栋	男	1939 年 10 月	1962 年 2 月	1959 年 7 月
陈来明	男	1977 年 3 月	2005 年 7 月	2000 年 8 月
陈双雯	女	1977 年 1 月	1997 年 1 月	2000 年 8 月
陈信浩	男	1979 年 5 月	2007 年 4 月	2002 年 9 月
成传荣	男	1951 年 8 月	1970 年 12 月	1969 年 2 月
程国义	男	1937 年 11 月	1959 年 8 月	1956 年 2 月
程顺舟	男	1971 年 2 月	1997 年 7 月	1994 年 8 月
仇　玮	女	1978 年 10 月	2001 年 12 月	2007 年 7 月
笪丽萍	女	1954 年 7 月	1985 年 10 月	1972 年 12 月
戴志勤	女	1957 年 2 月	1982 年 3 月	1972 年 12 月
单慧仁	女	1943 年 6 月	1979 年 11 月	1961 年 9 月
邓纪学	男	1952 年 7 月	1971 年 1 月	1968 年 1 月
邓志听	女	1936 年 1 月	1966 年 11 月	1955 年 8 月
丁爱华	女	1963 年 8 月	2004 年 12 月	1983 年 9 月
丁义宝	男	1954 年 12 月	1976 年 4 月	1970 年 4 月
董德功	男	1947 年 8 月	1970 年 1 月	1968 年 3 月
董桂茹	女	1954 年 8 月	2001 年 11 月	1972 年 12 月
冯要武	女	1969 年 4 月	2002 年 6 月	1988 年 8 月
高海燕	女	1978 年 11 月	2005 年 6 月	2007 年 7 月
高　想	男	1973 年 10 月	2003 年 7 月	1996 年 8 月
耿建海	男	1941 年 9 月	1964 年 3 月	1960 年 8 月
龚　敏	女	1975 年 10 月	1999 年 5 月	1999 年 8 月
桂庆浪	男	1954 年 9 月	1987 年 6 月	1969 年 12 月
郭世安	男	1933 年 3 月	1950 年 1 月	1947 年 2 月
韩永钊	男	1972 年 12 月	2006 年 6 月	1996 年 11 月
杭德新	男	1949 年 10 月	1970 年 6 月	1968 年 3 月
何　俊	女	1964 年 7 月	2003 年 6 月	1980 年 1 月
何　香	女	1984 年 4 月	2006 年 6 月	2007 年 8 月
何爱娣	女	1964 年 12 月	1999 年 5 月	1982 年 8 月

续表 7-5-2

姓　名	性 别	出生年月	入党时间	参加工作时间
何秀芬	女	1955 年 1 月	1985 年 1 月	1971 年 4 月
洪常青	男	1946 年 11 月	1969 年 1 月	1965 年 10 月
华晨曦	男	1955 年 7 月	1976 年 10 月	1972 年 12 月
皇甫毓明	男	1944 年 12 月	1989 年 11 月	1970 年 8 月
黄　兰	女	1964 年 11 月	2005 年 7 月	1981 年 12 月
黄鸿芳	女	1941 年 7 月	1985 年 8 月	1964 年 8 月
贾春萍	女	1969 年 2 月	2007 年 6 月	1988 年 8 月
贾建华	男	1971 年 9 月	2007 年 1 月	1992 年 8 月
蒋国英	女	1939 年 1 月	1963 年 10 月	1957 年 8 月
蒋苏宁	女	1978 年 4 月	2005 年 7 月	1996 年 8 月
居　蓉	女	1974 年 10 月	1996 年 12 月	1997 年 8 月
康　璇	女	1982 年 5 月	2004 年 5 月	2005 年 8 月
孔维林	男	1973 年 2 月	2002 年 6 月	1995 年 5 月
李　健	男	1923 年 8 月	1945 年 8 月	1944 年 7 月
李　鸣	男	1957 年 7 月	2004 年 12 月	1975 年 11 月
李东林	男	1967 年 6 月	1985 年 9 月	1990 年 7 月
李红梅	女	1967 年 7 月	2001 年 7 月	1989 年 7 月
李沪英	女	1963 年 7 月	1998 年 6 月	1982 年 8 月
李家俭	男	1957 年 8 月	1992 年 4 月	1975 年 7 月
李军荣	男	1966 年 11 月	2001 年 6 月	1989 年 8 月
李永祥	男	1941 年 5 月	1974 年 11 月	1965 年 8 月
李智祥	男	1963 年 5 月	1984 年 3 月	1980 年 11 月
凌　玲	女	1981 年 12 月	2004 年 3 月	2007 年 7 月
刘　旺	男	1928 年 1 月	1949 年 3 月	1948 年 1 月
刘　伟	男	1982 年 9 月	2004 年 12 月	2006 年 8 月
刘建勋	男	1955 年 12 月	1976 年 12 月	1973 年 12 月
刘金保	男	1966 年 10 月	2004 年 6 月	1990 年 8 月
刘乐春	女	1963 年 1 月	1991 年 6 月	1981 年 2 月
刘萍萍	女	1970 年 5 月	1992 年 11 月	1994 年 8 月
刘先瑞	男	1972 年 11 月	1994 年 7 月	2007 年 11 月

续表 7–5–3

姓　名	性 别	出生年月	入党时间	参加工作时间
刘秀芳	女	1957 年 3 月	1996 年 3 月	1975 年 9 月
柳发德	男	1976 年 10 月	1999 年 12 月	1999 年 8 月
卢　丹	女	1976 年 3 月	2004 年 6 月	1994 年 9 月
卢　云	女	1980 年 12 月	2002 年 12 月	2004 年 6 月
卢春花	女	1942 年 5 月	1984 年 7 月	1968 年 12 月
鲁庭桂	女	1938 年 5 月	1985 年 12 月	1957 年 10 月
陆　丹	女	1962 年 6 月	2004 年 6 月	1981 年 2 月
路玉宇	女	1981 年 8 月	2005 年 1 月	2005 年 8 月
吕华珍	女	1939 年 7 月	1984 年 4 月	1957 年 7 月
吕小勇	男	1973 年 3 月	2002 年 6 月	1992 年 8 月
吕秀英	女	1941 年 1 月	1980 年 7 月	1964 年 4 月
罗　卫	女	1961 年 7 月	1994 年 1 月	1979 年 3 月
罗邦玉	男	1940 年 12 月	1964 年 6 月	1958 年 12 月
骆全祥	男	1945 年 9 月	1966 年 11 月	1965 年 9 月
马　宁	男	1982 年 2 月	2003 年 6 月	2004 年 8 月
马翠华	女	1949 年 4 月	1974 年 7 月	1968 年 11 月
马庆宏	男	1984 年 11 月	2006 年 12 月	2007 年 8 月
毛　荣	女	1963 年 11 月	2001 年 5 月	1982 年 8 月
倪　娜	女	1977 年 9 月	1999 年 12 月	2000 年 8 月
欧小凤	女	1957 年 8 月	1996 年 3 月	1981 年 8 月
潘龙英	女	1965 年 7 月	1987 年 11 月	1985 年 8 月
彭启松	男	1973 年 7 月	2004 年 6 月	1996 年 8 月
浦兰芬	女	1936 年 9 月	1985 年 5 月	1963 年 9 月
戚晓庄	男	1954 年 7 月	1985 年 6 月	1973 年 5 月
乔茂根	男	1937 年 11 月	1976 年 9 月	1963 年 9 月
秦翠英	女	1945 年 9 月	1969 年 6 月	1968 年 2 月
任桂珍	女	1955 年 7 月	1977 年 2 月	1974 年 12 月
任圣银	男	1949 年 10 月	1970 年 7 月	1969 年 2 月
戎钊玉	女	1929 年 3 月	1986 年 11 月	1952 年 1 月
佘维斌	男	1969 年 1 月	2003 年 12 月	1991 年 8 月

续表 7–5–4

姓　名	性 别	出生年月	入党时间	参加工作时间
沈　鑫	男	1975 年 10 月	2001 年 12 月	1997 年 8 月
盛广成	男	1936 年 11 月	1957 年 11 月	1955 年 12 月
施　进	男	1959 年 12 月	1985 年 7 月	2003 年 9 月
施荣宝	男	1952 年 3 月	1971 年 7 月	1969 年 2 月
时家华	男	1945 年 10 月	1966 年 12 月	1962 年 1 月
时鲜平	女	1953 年 7 月	1976 年 10 月	1972 年 12 月
孙贯新	男	1941 年 10 月	1962 年 3 月	1960 年 1 月
孙小伟	男	1968 年 8 月	2006 年 7 月	1987 年 8 月
孙正喜	男	1951 年 3 月	1973 年 10 月	1968 年 11 月
邰　刚	男	1950 年 5 月	1991 年 7 月	1968 年 5 月
邰新苗	女	1983 年 10 月	2005 年 6 月	2007 年 7 月
谭玉华	女	1936 年 3 月	1966 年 4 月	1957 年 7 月
唐志宝	男	1952 年 10 月	1970 年 4 月	1968 年 8 月
陶　平	男	1961 年 2 月	1985 年 7 月	1977 年 12 月
陶美英	女	1950 年 8 月	1985 年 4 月	1968 年 12 月
田　甜	女	1982 年 10 月	2004 年 12 月	2005 年 8 月
屠　强	男	1979 年 11 月	2001 年 6 月	2002 年 9 月
汪　伟	男	1985 年 6 月	2005 年 6 月	2007 年 8 月
王　斌	男	1982 年 10 月	2002 年 1 月	2005 年 7 月
王　剑	男	1967 年 7 月	2003 年 6 月	1990 年 8 月
王　琳	女	1961 年 11 月	1995 年 6 月	1980 年 12 月
王　琦	女	1977 年 4 月	1999 年 6 月	2000 年 8 月
王　琪	男	1962 年 11 月	1997 年 7 月	1984 年 8 月
王德录	男	1938 年 12 月	1964 年 4 月	1957 年 1 月
王美珍	女	1954 年 10 月	2000 年 1 月	1971 年 8 月
王素琴	女	1926 年 3 月	1953 年 7 月	1949 年 9 月
王维顺	男	1950 年 6 月	1972 年 4 月	1969 年 12 月
王文平	女	1979 年 10 月	2001 年 12 月	2002 年 9 月
王先鸿	男	1952 年 2 月	1970 年 2 月	1969 年 2 月
王晓平	女	1964 年 7 月	1996 年 5 月	1982 年 8 月

续表 7–5–5

姓　名	性 别	出生年月	入党时间	参加工作时间
王义兆	男	1954 年 4 月	1999 年 3 月	1972 年 2 月
王玉忠	男	1963 年 2 月	2003 年 6 月	1982 年 2 月
王宗芳	女	1963 年 3 月	2001 年 6 月	1982 年 3 月
魏　敏	女	1983 年 1 月	2007 年 6 月	2007 年 8 月
温苏虹	女	1962 年 5 月	1998 年 6 月	1984 年 8 月
文玉屏	女	1936 年 11 月	1980 年 3 月	1953 年 10 月
吴　敏	女	1963 年 12 月	2004 年 6 月	1981 年 12 月
吴水勤	女	1981 年 7 月	2003 年 6 月	2004 年 8 月
吴维智	男	1931 年 8 月	1956 年 7 月	1953 年 11 月
郗家洪	男	1946 年 8 月	1967 年 1 月	1969 年 7 月
奚红琴	女	1937 年 3 月	1962 年 6 月	1957 年 7 月
奚华堂	男	1942 年 3 月	1965 年 7 月	1966 年 7 月
夏大珍	女	1964 年 11 月	2002 年 6 月	1982 年 8 月
谢崇祥	男	1943 年 6 月	1966 年 11 月	1963 年 12 月
谢义福	男	1949 年 7 月	1969 年 11 月	1969 年 2 月
熊银华	女	1954 年 7 月	1980 年 12 月	1976 年 9 月
徐必华	女	1964 年 8 月	1999 年 12 月	1982 年 8 月
徐小平	男	1962 年 4 月	2006 年 7 月	1980 年 9 月
许祥林	女	1956 年 12 月	1975 年 7 月	1977 年 9 月
羊文娟	女	1976 年 11 月	2007 年 6 月	2000 年 8 月
杨　佼	女	1941 年 10 月	1993 年 6 月	1962 年 12 月
杨　涟	女	1970 年 9 月	2007 年 6 月	1995 年 8 月
杨　旸	男	1982 年 4 月	2003 年 7 月	2005 年 8 月
杨道文	男	1982 年 10 月	2005 年 9 月	2006 年 7 月
杨恩发	男	1952 年 9 月	1976 年 9 月	1972 年 10 月
杨宛颖	女	1982 年 9 月	2006 年 12 月	2007 年 7 月
杨维平	男	1940 年 10 月	1987 年 12 月	1966 年 8 月
杨秀珍	女	1938 年 10 月	1974 年 11 月	1956 年 12 月
杨业林	男	1964 年 5 月	2003 年 6 月	1986 年 8 月
易美红	女	1978 年 9 月	2006 年 6 月	1997 年 9 月

续表 7–5–6

姓　名	性 别	出生年月	入党时间	参加工作时间
印根生	男	1963 年 7 月	2003 年 6 月	1986 年 7 月
余艳秋	女	1982 年 10 月	2002 年 6 月	2007 年 7 月
袁慧红	女	1957 年 11 月	2003 年 6 月	1975 年 12 月
曾　燕	女	1973 年 3 月	2002 年 6 月	1995 年 8 月
张　亮	男	1981 年 5 月	2006 年 6 月	2007 年 7 月
张　琳	男	1954 年 8 月	1988 年 3 月	1972 年 12 月
张　薇	女	1980 年 6 月	2005 年 12 月	2006 年 8 月
张　祥	男	1982 年 2 月	2003 年 6 月	2005 年 8 月
张阿玲	女	1958 年 9 月	1987 年 12 月	1977 年 6 月
张安红	女	1966 年 11 月	2006 年 1 月	1988 年 8 月
张春香	女	1973 年 2 月	1995 年 5 月	1997 年 8 月
张国龙	男	1965 年 4 月	1995 年 3 月	1985 年 8 月
张继生	男	1942 年 11 月	1966 年 6 月	1964 年 1 月
张建余	男	1936 年 1 月	1957 年 1 月	1951 年 8 月
张京平	男	1965 年 11 月	1998 年 12 月	1988 年 7 月
张丽英	女	1964 年 8 月	2005 年 7 月	1982 年 8 月
张启德	男	1970 年 2 月	1996 年 1 月	1990 年 3 月
张薇莉	女	1970 年 5 月	1991 年 9 月	1987 年 11 月
张序根	男	1936 年 8 月	1956 年 5 月	1955 年 3 月
张正毅	男	1956 年 12 月	1985 年 7 月	1974 年 12 月
张致辉	男	1960 年 1 月	1990 年 1 月	1977 年 10 月
赵丹青	女	1984 年 5 月	2005 年 12 月	2007 年 7 月
赵国平	男	1982 年 8 月	2006 年 6 月	2007 年 9 月
赵家泉	男	1964 年 5 月	2005 年 7 月	1986 年 7 月
赵三清	女	1941 年 10 月	1988 年 1 月	1963 年 8 月
赵玉梅	女	1957 年 9 月	1976 年 12 月	1972 年 12 月
周　纲	男	1978 年 3 月	2002 年 11 月	2000 年 10 月
周　堃	男	1975 年 1 月	1995 年 7 月	1996 年 9 月
周宝根	男	1950 年 8 月	1973 年 6 月	1968 年 3 月
周本军	男	1983 年 9 月	2006 年 3 月	2006 年 8 月

续表 7-5-7

姓　名	性 别	出生年月	入党时间	参加工作时间
周复兴	男	1945 年 8 月	1987 年 7 月	1970 年 8 月
周建设	女	1954 年 11 月	1988 年 7 月	1972 年 12 月
周京民	男	1955 年 10 月	2001 年 11 月	1972 年 12 月
周景华	女	1938 年 12 月	1983 年 6 月	1958 年 12 月
周盘官	女	1932 年 10 月	1976 年 7 月	1952 年 8 月
周荣平	男	1968 年 10 月	2000 年 5 月	1991 年 8 月
朱　锋	男	1971 年 11 月	1999 年 6 月	1989 年 8 月
朱　颖	女	1979 年 8 月	2000 年 12 月	2002 年 9 月
朱国梓	男	1935 年 8 月	1981 年 7 月	1953 年 10 月
朱厚荣	男	1966 年 10 月	1990 年 12 月	1985 年 9 月
朱华琴	女	1951 年 12 月	1984 年 4 月	1969 年 3 月
朱烈光	男	1938 年 11 月	1976 年 5 月	1963 年 9 月
朱玉香	女	1963 年 2 月	2001 年 6 月	1985 年 7 月

第三节　中共江宁医院纪委

【历史沿革】

1998 年 10 月，经县委批准，中共江宁县人民医院党总支委员会升格为党委，同时成立江宁县人民医院纪律检查委员会。

2000 年 8 月 12 日，中共江宁县人民医院第一次党员代表大会召开，选举汤爱红、李沪英、桂庆浪为纪委委员，汤爱红任党委副书记、纪委书记。

2001 年 2 月，经区委批准，中共江宁县人民医院纪律检查委员会更名为中共南京市江宁区人民医院纪律检查委员会。

2002 年 12 月，江宁区人民医院更名为南京市江宁医院，经区委批准，中共南京市江宁区人民医院纪律检查委员会更名为中共南京市江宁医院纪律检查委员会，更名后纪委领导班子组成人员不变。

2004 年 1 月，汤爱红调离医院到区卫生局工作，吴家庚任党委副书记、纪委书记。

2006 年 12 月 30 日，中共南京市江宁医院第一次党员大会召开，选举李沪英、张阿玲、王玉忠为医院纪律检查委员会委员，李沪英任纪委书记。

【主要职能】

根据《中国共产党章程》和上级纪委的规定，江宁医院纪委履行主要职能是：主管医院党的纪律检查工作，负责贯彻落实中央及省、市、区党委关于加强党风廉政建设的决定，维护党的章程和其他党内法规，检查党的路线、方针、政策的执行情况，负责全院的党风廉政建设和反腐败的组织协调工作，协助党委对干部工作情况进行检查考核；检查和处理党员干部违反党的章程及其他党内法规的案件，决定或取消对这些案件中的党员干部的处分；受理对医院党员干部违纪违规行为的控告、检举，受理党员干部对所受处分不服的申诉；负责作出关于维护党的决定，制定党风党纪教育计划，做好党的纪律检查和法律法规的宣传工作，教育党员干部和全院工作人员遵纪守法，清正廉洁；会同党委对医院干部任免实施考察监督；承办上级纪委、院党委授权和党办的其他事宜。

【主要工作】

2000年10月，根据县纪委的安排和要求，在全院党员干部中开展学习理论和党纪政纪条规知识测试活动。

2001年7月，汤爱红与各党支部签订中共南京市江宁区人民医院委员会党风廉政建设责任书。10月，为全面加强医院职业道德建设和行风建设，更好地接受社会监督，促进全员文明优质服务，提高行风建设的成效，医院在社会各界聘请20名行风监督员。

2002年4月，为全面贯彻中共十五大确立的反腐败领导机制和工作机制，进一步增强党政领导班子和领导干部抓好党风廉政建设和反腐败工作的责任感和自觉性，促进医院的改革与发展，院党委副书记、纪委书记汤爱红与各党支部签订中共南京市江宁区人民医院委员会党风廉政建设责任书。8月，院纪委转发市卫生局关于《加强作风建设十大措施》，强化行为约束，全心全意为人民身心健康服务。10月，贯彻落实市卫生局《行风建设十大措施》的各项要求，为实现作风建设根本性好转的工作目标，院纪委出台《关于进一步加强行风建设意见》。

2003年3月，根据市文明建设指导委员会的要求，开展“争一流、创品牌”活动。活动历时1年，分为总体发动、组织实施、总结提高3个阶段。9月，医院开展以“文明、优质、高效、满意”为主题的“行风建设在我身边，行风建设从我做起”的行业作风创建活动。

2004年1月26日，医院召开全面加强行风建设巩固文明成果动员大会，院党委书记卞仕云作《求真务实，优质服务，全力推进行风建设与医院健康持续发展》的讲话。5月17日，医院召开会议，传达胡锦涛总书记在江宁考察时的讲话精神。5月，根据国务院廉政会议和卫生部八项行业纪律及省市区有关行业专项治理工作的要求，为巩固创建省级文明单位新成果，确保各项工作在较高平台上实现跨越发展，切实严肃执业纪律，规范全员服务行为，强化监督约束机制，医院纪委制定严肃执业纪律，强化行为约束的十条规定即禁止医务人员在医疗执业活动中收受患者及亲友的红包和索要礼品、礼金及宴请；禁止医院工作人员收受药品、器械、设备、建材、物资等各种名义的促销费、宣传费、回扣和各类医学检查开单提成费；禁止药品采购人员单独及非药品管理人员接触医药营销代表洽谈业务，索取不正当利益；杜绝使用假劣药品；禁止各类紧急会诊、手术、抢救病人和突发事情处理有请不到，影响正常及时救治；禁止大处方、滥检查、乱收费、私自收费和擅自提高收费标准；禁止推诿、拒收、拒查、拒治病人，随意擅自介绍病人转诊、转查收取回扣或提成，延误病人救治或增加病人负担；禁止医护技及行政后勤人员对患者生冷硬顶，与患者及亲友发生争吵、冲突、打斗；禁止医护技及行政后勤人员擅自外出从事诊疗和设备仪器维修活动，获取利益；禁止科室及医务人员利用执业之便向患者及亲友推销药品、仪器设备和其他挂靠经营的商品；禁止正常当班、值班人员喝酒和酒后诊治病人及保障工作。

2005年5月3日，为全面贯彻落实中共十六届三中全会和中纪委五次全会精神及中央年初制定并发布《建立健全教育、制度、监督并重的惩治和预防腐败体系实施纲要》，医院纪委紧密联系行风建设和廉政文化建设工作实际，出台《全面加强行风建设和廉政文化建设的意见》。6月15日，医院组织党员干部到南京监狱进行预防职务犯罪警示教育。7月，根据南京市卫生局的统一部署和要求，依据市卫生系统民主评议行风工作的实施意见，结合医院行风建设的工作实际，组织开展行风评议工作。8月16日，医院组织党员干部到金陵监狱进行警示教育。11月15日，根据省卫生厅与有关部门《关于行风专项治理第三阶段工作的指导意见》的要求。医院纪委印发《南京市江宁医院党风廉政建设责任制》工作方案，全面加强医院行风建设，强化制度建设，确保行风专项治理工作取得实效。

2006年3月，在全院开展行风专项整治，通过大会动员、个别谈心、重点帮助、匿名上交等方式，教育引导医务人员主动上缴“红包”“回扣”和好处费等不正当收益。6月，在治理商业贿赂工作中，院党委召开全院大会，传达学习上级下发的有关卫生系统治理商业贿赂专项工作方案等文件，部署医院治理商业贿赂工作，各党支部组织党员、干部及职工开展“我看红包、回扣”大讨论。9月起，开展以“八荣八耻”为主要内容的社会主义荣辱观教育和反腐倡廉教育，倡导“以廉为荣，以贪为耻”的职业理念。

2007年2月，纪委与各党支部签署2007年党建和精神文明建设工作目标责任书，要求各支部强化医德医风建设，坚持职业道德和职业纪律，抓好党风廉政建设工作，继续深入推进治理商业贿赂专项工作。6月，医院开展第三轮中层干部竞岗聘任工作，成立3个考察小组，纪委重点对竞岗干部的职业道德、党风廉洁等方面民主测评、全面考察，再进行综合评价，并向医院党委和行政提出评价意见。

2000—2007年江宁医院纪委负责人更迭表

表7-6

姓　名	职　务	任职时间
汤爱红（女）	纪委书记	2000年8月至2003年12月
吴家庚	纪委书记	2004年1月至2006年3月
李沪英（女）	纪委书记	2006年12月至2007年12月

第四节　医院民主党派

【中国农工民主党】

医院有农工民主党党员8人：王仕国、丁爱芳、丁成果、蔡伟、何流、孙福荣、吕建宁、李圣华。

2006年6月，王仕国任农工民主党江宁综合支部主任，丁爱芳任农工民主党江宁综合支部宣传委员。

2006年12月，王仕国任农工民主党南京市委员会委员。

【中国民主同盟】

2007年11月10日，周兴祝加入中国民主同盟。江宁医院有中国民主同盟盟员1人。

【中国国民党革命委员会】

2007年8月，翟启智加入中国国民党革命委员会。江宁医院有民革党员1人。

第五节　医院工会

【历史沿革】

1950年9月，医院成立工会组织，为江宁县人民政府卫生院工会，有工会委员21人。1956年6月，县卫生院更名为江宁县人民医院，县卫生院工会更名为江宁县人民医院工会，有工会委员40余人。1957年10月，院长王耀渊兼任工会主席。

20世纪50年代，医院规模较小，工会组织不健全，工会的主要工作一般是抓食堂伙食，关心职工的生活福利及职工住房等。60年代初期，医院工会配合行政参与浮肿病、血吸虫病、疟疾等治疗工作；组织职工参加医学会各类学术活动；开展优质服务活动，引导医护人员改善服务态度，提高服务质量。中后期，由于受“文化大革命”的影响，工会组织基本处于涣散，工作停滞状态。70年代，工会组织得到恢复，鼓励职工为现代化建设作贡献，尤其是恢复高考后，组织部分在职职工参加高考复习。

1972年6月，俞屏梅兼任工会主席。全院有工会会员159人。1976年8月，李复进兼任工会主席，钱鸿章、王德禄任工会副主席。

1984年4月，县医院召开职工代表大会，总结上届工会工作，选举产生新的工会领导班子，由姜代琪、朱国梓、陶美英、刘旺、张序根5名委员组成，姜代琪兼任工会主席，朱国梓、陶美英任副主席。7月，董德功任工会副主席。1986年7月，增补骆全祥为工会委员会委员、工会副主席。1988年9月6日，县医院首次召开有工会会员代表与职工代表参加的大会，到会正式代表47人，列席代表7人，特邀代表11人。选举产生医院工会委员会，并成立分房委员会、提案委员会和女工委员会。骆全祥任工会副主席，主持工作。

1991年4月12日，召开第二届职工、工会会员代表大会，到会正式代表47人，列席代表15人，特邀代表2人。审议并通过实行事业单位企业化管理，技术经济综合承包第一轮（1988—1990年）3年工作总结和第二个为期3年（1991—1993年）综合目标管理责任书。大会采取无记名投票方式，选举产生第二届工会委员会，成立提案落实委员会、分房委员会，改选女工委员会。骆全祥为医院工会副主席，主持工作。

1994年10月29日，召开第三届职工、工会会员代表大会，到会正式代表52人。会议审议通过《1994—1996年度综合目标管理责任书》《加强对青年医务人员培养教育与管理的几项规定》等文件，选举产生第三届工会委员会、女工委员会、分房委员会等。骆全祥当选为工会主席。

2001年9月8日，召开第一届职工、工会会员代表大会（因党总支升格为党委，统一冠名第一届），到会正式代表65人，列席代表7人，特邀代表9人。选举产生医院第一届工会委员会、女工委员会、经济审查委员会、分房委员会。选举丁义宝为工会主席，欧小凤为工会副主席。2002年12月21日，召开第一届职工、工会委员代表大会第二次会议。到会正式代表65人，列席代表29人。会议一致通过医院新制定的《江宁医院奖惩规定》《医院待岗管理规定》《医院深化分配制度改革实施意见》《医院全员活工资发放综合考核评价暂行办法》。2004年12月29日，召开第一届职工、工会委员代表大会第三次会议。到会正式代表65人，列席代表31人。会议通过院歌、院徽、医院精神和《江宁医院成本核算和全成本管理的实施意见》《江宁医院深化分配制度改革的实施意见》《江宁医院职工内部退养、离岗休息规定》《江宁医院奖惩规定》等。2006年12月26日，召开第一届职工、工会会员代表大会第四次会议。到会正式代表65人，列席代表46人。会议通过《医院事业发展第十一个五年规划（2006—2010）》，并将"建成三级医院、基本现代化医院、南京医科大学附属江宁医院"，确立为医院新一轮发展的新目标，以"质量立院，科技强院，服务兴院"为新一轮发展战略。

至2007年，江宁医院工会下属大内科、大外科、门急诊、医技科、分院、后勤、机关等7个基层工会组织，有工会会员766人。

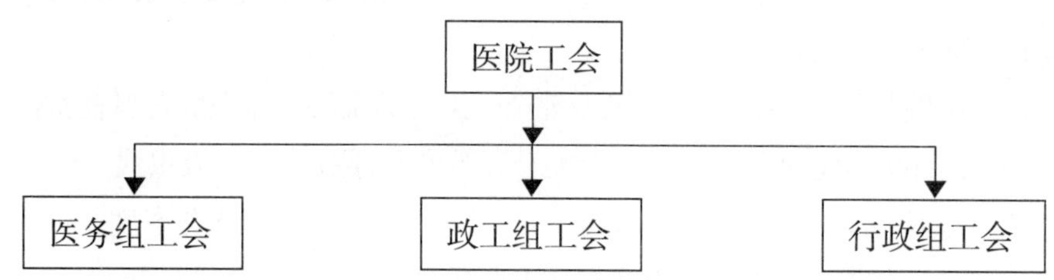

图7-5 1960年江宁县人民医院工会组织示意图

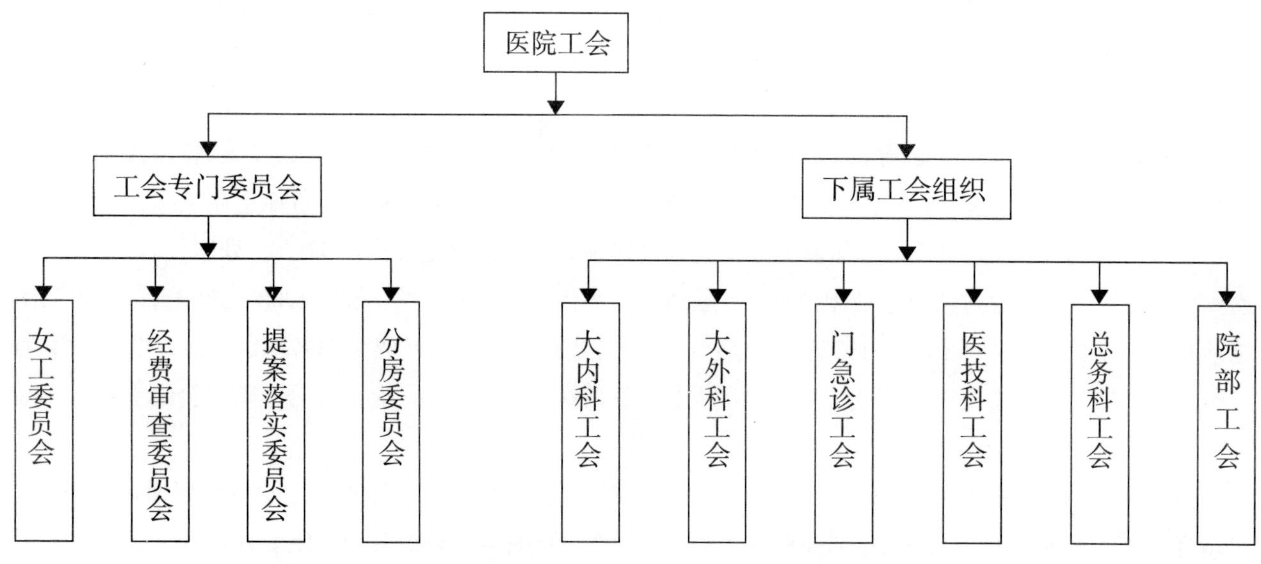

图7-6 1988年江宁县人民医院工会组织示意图

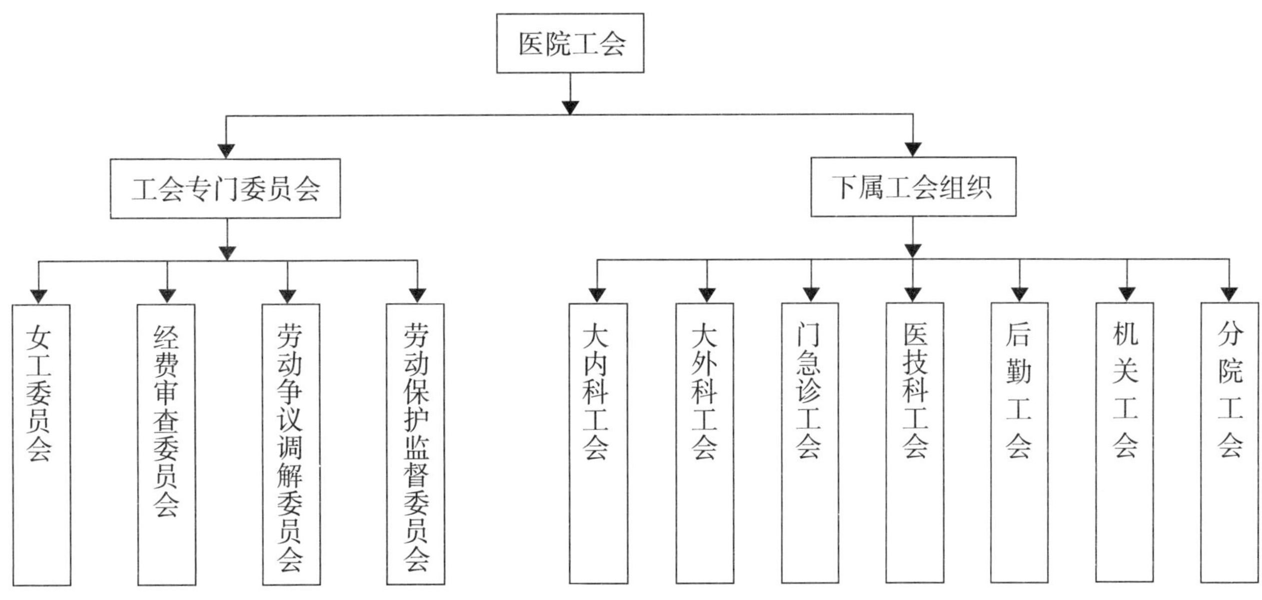

图7-7　2007年南京市江宁医院工会组织示意图

1957—2007年江宁医院工会负责人更迭表

表 7-7

姓　名	职　务	任职时间
王耀渊	主席（兼）	1957 年 10 月至 1972 年 5 月
俞屏梅（女）	主席（兼）	1972 年 6 月至 1976 年 7 月
李复进	主席（兼）	1976 年 8 月至 1984 年 4 月
姜代琪	主席（兼）	1984 年 4 月至 1988 年 9 月
骆全祥	副主席 主　席	1988 年 10 月至 1994 年 10 月 1994 年 10 月至 2001 年 9 月
丁义宝	主　席	2001 年 9 月至 2007 年 12 月
欧小凤（女）	副主席	2001 年 9 月至 2007 年 12 月

【主要活动】

工会作为医院和职工之间的桥梁和纽带，不断发挥组织职能作用，激发职工工作活力，团结带领全院职工为医院建设发展建功立业，广大会员积极参与和支持医院改革，为推进医院各项工作全面进步作贡献。

参与民主管理

县医院从 1984 年逐步建立起以职代会为基本形式的民主管理制度。定期筹备和组织召开职工、会员代表大会，凡医院重大决策诸如医院发展规划、年度奋斗目标、工作总结、财务预决算和涉及职工切身利益的奖金分配制度改革、人事干部制度改革等重要举措都要经过职代会讨论审议，在职工代表全程监督下组织实施。每次召开职代会前按照规范程序操作，重大决策文稿形成后，提前 10 天以上发给全体代表，3

天为一循环周期，集中代表智慧，充实完善制度，体现职工意愿。

1996年开始，每3年由工会牵头与行政签订一份集体合同和女职工劳动保护专项协议，职工利益及工资增长比例全部列入合同文本，每年一次邀请职工代表参与共同对合同和协议履行情况进行对照分析，切实维护好职工的切身利益。1999年，成立院务公开工作领导小组，同时制定《关于推行院务公开工作的实施意见》，历届医院工会主席都参加院务委员会，代表工会职工参与医院发展规划以及医院重大问题的决策等。在每年制定院务公开工作计划时，医院工会配合行政利用院务公开栏、医院信息公开公示，有时还利用班组长以上的干部会、职工大会公示告知，保证职工享有知情权、发言权和监督权，使广大职工能够通过正常渠道参政议政，促进医院事业健康发展。

2000年后，工会参与干部聘用、竞争上岗工作，配合党政组织进行干部考察各项工作。2001年，区总工会提出创建市模范职工之家，广大会员响应，医院党政领导支持，建家工作纳入年度目标管理，实施同部署、同考核、同奖惩。2003年，获南京市“模范职工之家”称号，并连续4年获得江宁区“模范职工之家”称号。2004年，结合建家工作启动会员评家，评议工会主席、副主席活动，每年组织安排2次，会员参与率50%以上。

改善职工福利

20世纪80年代，县医院自筹资金开办职工幼儿园、浴室、餐馆，成立服务站。从1988年到1999年的10多年间，克服困难，自筹资金，加快步伐解决职工住房困难，累计新建职工住宅9幢256套，有效改善职工住房条件。这些住房绝大部分是工会分房委员会按照职代会讨论通过的分房方案再经过细致的调查了解，充分听取职工的意见和要求，采取公正、公开的方法，进行分配和调整。1991年，县医院自己动手利用闲置场地和有养鸡技术的人员，办起养鸡场，当年职工受益，免费供应活鸡、鸡蛋、香肠、猪肉等副食品。

工会加强劳动保护工作，按照国家文件规定和要求，凡是涉及职工劳动保护的条款内容，全部落实到位。职工每两年安排一次健康体检，特种岗位劳动保护工作更为扎实，职工比较满意。院领导及工会干部在每年高温季节以及春节慰问在岗职工，逢传统节日，提前安排好职工福利。日常工作中，工会情系职工冷暖，全力为职工排忧解难。职工家庭邻里发生纠纷，工会主动深入做细致的思想工作，化解矛盾，增进团结。职工生病住院，工会干部会同党政领导亲自探望慰问。每年春节工会邀请离退休职工召开座谈会或进行走访慰问。工会还建立困难职工档案，开展扶贫济困活动，特殊困难家庭享受党政和工会的补助，一旦职工家庭发生特发事件时给予临时性经济困难救助，以体现医院大家庭的温暖。组织参加上级工会每年组织的“慈善一日捐”活动及突发自然灾害的捐款活动。从80年代开始，在县（区）总工会安排下，每年分期分批组织职工外出疗养或旅游。

组织文体活动

工会着力强化医院文化建设，动员广大职工参与“创建学习型工会，争做知识性职工”活动。成立学习型活动领导小组，广泛征集职工个人意见，制定具体条件和要求，广大职工学知识、学业务、强责任，表现出良好的求知欲望。20世纪90年代初期，县医院工会及行政为丰富职工文化生活，自筹资金，先后在医院职工食堂、保健病房楼建立起职工之家，设立职工活动室，有多功能厅、卡拉OK厅，职工利用休息日自娱自乐。建立图书室，有藏书1000余册，各种书刊160余种，报纸10余种。县医院工会多次获得县总工会颁发的“职工之家”合格证。

2005年，江宁医院联合南医大开办研究生提高班，45名在职职工参加学习，有4人通过全日制考试取得硕士学位。神经内科被南京市总工会评为“学习型科室”，呼吸科被区总工会表彰为“工人先锋号”。

为丰富职工业余文化生活，陶冶职工的情操，每年“三八”妇女节、“5·12”护士节、“五一”劳动节、国庆节、春节等重大节日，医院工会都要举办职工运动会、趣味运动会等形式多样的活动，如大合唱、舞会、健美操、演讲会、自编自演文艺节目等，组织拔河、跳绳、自行车慢骑、定点投篮、八十分比赛、象棋、围棋比赛、乒乓球比赛，对获得名次者给予奖励，并组队参加江宁区运动会，组织职工参加一年一度的健身长跑以及中国象棋等比赛。江宁医院足球队连续16年参加区总工会组织的职工足球比赛，每年都能取得名次。

参加医院活动

1950年，工会建立后，工会组织不断发挥自身广泛联系群众的优势，主动配合党政开展一些适应职工特点的有益活动，促进医院各项工作全面进步，同时也展示职工队伍的整体素质。

从20世纪70年代开始，工会始终倡导和坚持把白求恩精神作为会员思想教育的主旋律，把白求恩对技术精益求精作为每个医务工作者的毕生追求。每年组织医疗、护理系列开展群众性的技术练兵活动，参加市、县（区）比武比赛，年年榜上有名。

1985年，工会与护理部共同组织青年护士护理知识竞赛活动，在全市30多家医院参赛中获得团体第三名。80年代中后期,工会自行组织在职工中开展“四自”（自尊、自信、自立、自强）和“四有”（有理想、有道德、有文化、有纪律）系列专题教育活动，以及女职工素质达标活动。广大会员利用自身联系群众广泛的优势，畅通诉求渠道，不间断地开展会员合理化建议征集活动，每年都有一些比较好的合理化建议被党政领导采纳。

1991年，“5·12”护士节，配合护理部组织护士进行“白衣天使奉献在岗位”演讲；在县卫生局组织的全县护理技术比赛，包揽团体一、二、三等奖；代表全县护理人员参加南京市护理技术操作比赛，获得铺床二等奖、心肺复苏三等奖。在创建二级甲等医院以及爱婴医院工作中，院工会始终参与，配合职能科室开展业务学习，组织“三基”（基础理论，基本知识，基本技能）理论考试，技能操作比赛等。在创建文明医院活动中，院科两级工会组织更是走在前面，带领全院职工脚踏实地做好各项日常工作，着力抓医疗、护理质量两大主体建设。医院连续10年参加南京市卫生系统“战高温白求恩杯百日竞赛”，10年综合评比获第三名。

2007年，担任医院中高层行政职务的会员，每人向院长提交一份书面的合理化建议，为医院建设发展献计献策。在长期的工作实践中，广大会员特别是高年资、高学历、中青年技术骨干主动结合临床工作开展新技术、新项目、新疗法的引进和开发。据统计资料记载，从1995年开始连续10年，每年保持引进开发新技术项目20项。工会牵头整理前3年医院获得的所有科研成果和新技术项目一、二、三等奖，在院内和向社会公示，并且推荐3项获奖科技成果，制成展板，在全区工会系统宣传展览。

【女职工委员会】

江宁医院女职工占多数，党政组织始终重视妇女工作。1984年前，女职工的工作及计划生育、权益保障和生活福利等工作主要由工会负责。

1985年，设立女职工委员会，同时成立内科、外科、门急诊、医技、后勤基层女工委员会。具体由陶美英负责该项工作。1988年9月6日，医院首次召开有工会会员代表与职工代表参加的大会，陶美英任女工委员会主任。

1989 年 4 月 1 日，根据国务院〔1988〕第 9 号令和南京市计生委〔1988〕第 7 号文件精神，做好女工劳动保护工作，县医院以宁医〔1989〕第 15 号文件形式明确保证女职工在孕期、产期以及哺乳期等的合法权益。

1991 年 9 月 21 日，成立计划生育委员会，加强医院计划生育管理和各项工作的落实。有 9 名成员，主任委员：刘永惠，副主任委员：骆全祥、陶美英。这一年江宁县遭受百年未遇的洪涝灾害，院女工委组织医院 283 名女职工，共捐献 489 双鞋垫给参加救灾的人民解放军。

2001 年 5 月，医院成立新一届女职工委员会。主任欧小凤（院工会副主席兼任），副主任陶美英，成员有夏大珍、刘乐春、毛荣、任桂珍、陆丹。同时进一步明确女职工委员会的主要职责：宣传男女平等基本国策；维护女职工合法权益和特殊利益；团结、动员女职工积极投身医院的改革与建设；教育、引导广大女职工发扬自尊、自信、自立、自强的精神，提高综合素质。

每年“三八”妇女节、“5·12”护士节举办演讲会、联欢会等文艺和体育活动，为女职工办实事，做好事。按照南京市计划生育有关规定发放独生子女奖励费，子女入托、入园、入学或医疗等费用按有关规定给予报销。每年免费对女职工（含退休女职工）进行一次妇女病检查及健康体检等。计划生育工作落到实处，计划生育率、一胎率、节育率、晚婚率等均达 100%，没有发生一例计划外生育，多次获得东山地区计划生育先进单位称号。

2001 年起，医院连续多年开展“巾帼建功”、创建“五好文明家庭”活动，得到全院职工、院领导肯定，受到上级部门表彰。同时，开展丰富多彩的文体活动，促进女职工的身心健康。2002 年 12 月，女工委获南京市总工会“先进女职工委员会”称号。2003 年 3 月，女工委被区妇联表彰为“三八”红旗集体，获江宁区总工会“爱心捐助先进集体”称号。

2006 年 4 月 1 日，女职工委员会正式与医院签订《女职工权益保护专项协议》，为维护和保障女职工的合法权益和特殊利益，更好地发挥女职工的积极性、创造性。2007 年 3 月，女工委被区总工会表彰为“女职工权益保护专项协议”签订先进集体。

第六节　医院团委

【历史沿革】

1952 年，医院建立共产主义青年团组织。1962 年，医院团员人数占全院总人数的 20% 左右。1966 年，“文化大革命”开始，医院团组织工作瘫痪，各项活动停止。

1972—1979 年，共青团组织活动逐步恢复。医院团支部由王玉蓉任支部书记，韩震任支部副书记，根据党支部要求及院领导指定孙贯新分管团支部工作。1979 年，医院团支部升格为团总支，孙正喜任团总支书记。团组织逐步建立起比较完善的组织系统。团总支下设 2 个团支部，即医院团支部和江宁卫校团支部。韩震任医院团支部书记，黄一平任卫校团支部书记，夏大珍任卫校团支部组织委员。

1982 年，团总支换届选举，李明任团总支书记，王建宁任团总支副书记，刘乐春、陆丹任团总支委员。1987 年 2 月，团总支换届，李明任团总支书记，刘乐春、王建宁任团总支副书记，陆丹、胡晓梅、王祝新、宫元庆任团总支委员。1988 年，因李明借调，由华晨曦主持团总支工作。

1990年12月，医院团总支换届选举，何秀芬任团总支书记，陈明、刘乐春任团总支副书记，陆丹任组织委员，李军荣任宣传委员，胡晓梅任文体委员。团支部增至3个：门诊医技团支部、大外科团支部、大内科团支部。因卫校归县卫生局管理，团支部独立，不再隶属医院团总支。张国龙任门诊医技科团支部书记，王仕国任大外科团支部书记，冯要武任大内科团支部书记。

1995年6月，团总支换届选举，刘萍萍任团总支书记，王仕国任团总支副书记，赵德琴任大外科团支部书记，冯要武任大内科团支部书记，任连祥任门诊医技团支部书记。

2001年2月，医院团总支升格为团委，同时召开团员代表大会，选举产生共青团南京市江宁区人民医院第一届委员会，由刘萍萍、曾燕、陈双雯、沈志力、邱昊、彭启松、龚玲7人组成。刘萍萍任团委书记，曾燕、陈双雯任团委副书记。团支部5个，分别为大内科、大外科、医技、门急诊、机关后勤团支部。

2007年8月，医院召开团员代表大会，选举产生共青团南京市江宁医院第一届委员会，陈信浩、李愈、杨旸、朱卉、薛青梅、张明义、冷文婷7人组成。陈信浩任团委书记，李愈、杨旸任团委副书记。院团委下设支部6个，分别为大内科团支部、大外科团支部、医技团支部、机关后勤团支部、门诊分院团支部、急诊团支部。

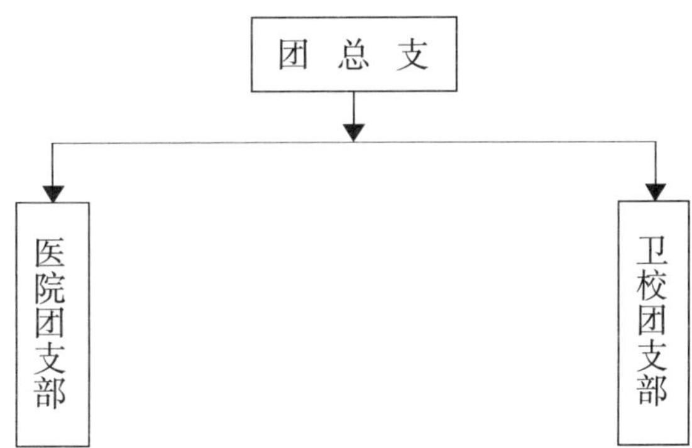

图7-8　1979年江宁县人民医院团组织示意图

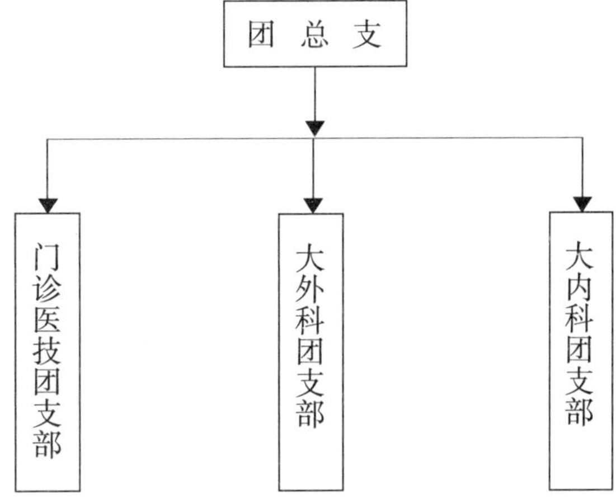

图7-9　1990年江宁县人民医院团组织示意图

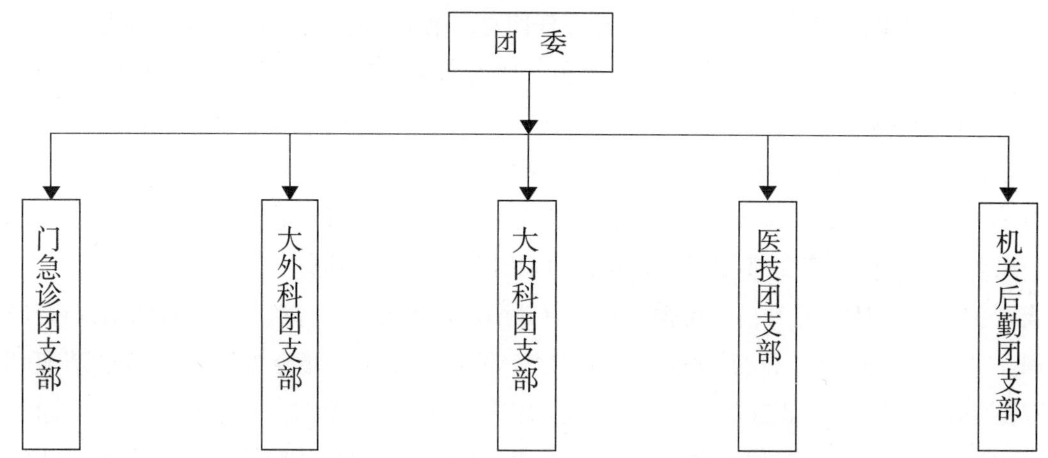

图7-10　2001年江宁区人民医院团组织示意图

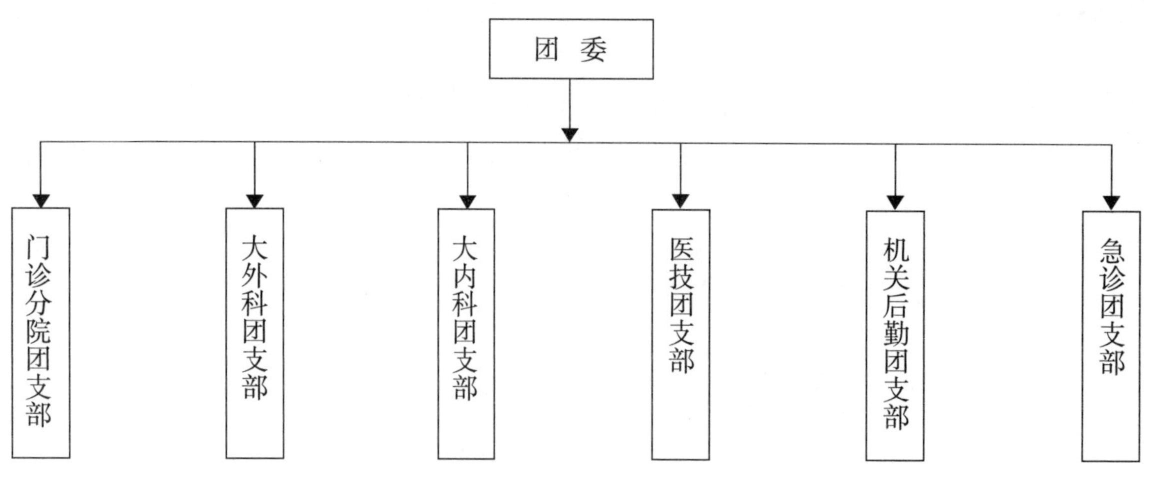

图7-11　2007年南京市江宁医院团组织示意图

【医院团代会】

共青团南京市江宁区人民医院第一次团员代表大会　2001年2月28日，共青团南京市江宁区人民医院第一次代表大会召开，选举产生共青团江宁区人民医院第一届委员会，由刘萍萍、曾燕、陈双雯、沈志力、邱昊、彭启松、龚玲等7人组成。刘萍萍当选为书记，曾燕、陈双雯当选为副书记。团区委副书记缪秀梅到会讲话。

共青团南京市江宁医院第一次团员代表大会　2007年8月，共青团南京市江宁医院团员代表大会召开，院团委书记刘萍萍作《解放思想、凝心聚力，为建成基本现代化医院作出贡献》的工作报告。选举产生新一届共青团南京市江宁医院委员会。陈信浩、李愈、杨旸、薛青梅、朱卉、张明义、冷文婷当选为院团委委员，陈信浩当选为院团委书记，李愈、杨旸当选为副书记。团区委副书记宋洋到会祝贺。

【主要活动】

1972—1979年，医院团的工作主要是配合党总支开展政治活动，每周六组织政治学习。经常开展义务劳动，如在新医路两旁植树，医院建自来水塔挖土方等，配合医疗队下乡卫生支农。江宁卫校团支部组织团员、学生参加新建校舍义务劳动，男生去南京三岔河、土城头拖运木材，女生帮助工人搬运砖头。

1979—1982年，团的活动主要是协助党组织开展政治活动、贯彻党的方针政策；在团县委领导下开展丰富多彩的文体活动。发动机关团员到戴家塘挑塘泥，参加医院建设沼气池开挖工程。

1982—1985年，每年“五四”青年节，组织团员参加团的活动，清明节到雨花台扫墓，平时逢年过节组织文体活动，如舞会、春游、猜灯谜、表演节目。还组织吉他爱好者在一起切磋学习，组织团员游览镇江金山寺。经常组织未婚青年男女参加企业、学校的联谊会，广交朋友。

1986年，共青团与工会一起合作组织活动，组织职工去庐山、黄山、青岛、泰山、扬州和宜兴等地疗养和旅游。在县总工会组织的法律常识竞赛和卫生局组织的首届乒乓球比赛中均获得名次。共青团还组织法律常识智力竞赛活动，获得优秀组织奖。

1991年3月5日，按照团县委开展学雷锋活动，在“学在岗位、学在人生、学在社会”的“三学”活动中，团总支组织团员上街为民服务，开展测血压、血型检测、健康咨询等活动。是年，全县发生百年未遇的特大洪灾，院团总支配合院党总支和行政派出救灾医疗队，深入洪灾第一线，防病治病。

2002年3月16日，院团委—湖熟镇团委希望工程助学仪式启动，帮助湖熟镇19名孤儿完成九年制义务教育。2005年11月2日，为超龄离团人员召开座谈会。11月28日，院团委召开增强共青团员意识主题教育活动动员大会。2006年9月6日，院团委书记、儿科副主任刘萍萍当选为南京市党代表。2007年5月，院团委在团区委统一部署和安排下，开展庆“六一”游园活动。是年，急诊中心护理组创建成区“青年文明号”。

2001—2007年，院团委被表彰为“南京市优秀志愿服务集体”，有4名团员青年被表彰为“南京市优秀青年志愿者”，有1名医生和1名护士先后被评为“江宁区新长征突击手”，有11名优秀团员青年加入中国共产党，涌现出区级“青年文明号”6个，南京市优秀青年岗位能手2人。院团委被表彰为市级“五四红旗团委”。

第七节　社会卫生团体

民国24—37年（1935—1948），江宁县曾成立西医师公会。新中国成立后，先后成立卫生工作者协会、红十字会、医学会，均为政府机构出面组织的带有医药卫生专门性质的社会团体。

【西医师公会】

民国35年（1946），东山镇裕康国药店驻诊医生江济良和在南京行医的张德培、湖熟行医的冯某等人联合组织“医药研究社”，并在县政府秘书王鼎参与和帮助下，出版《医药研究月刊》。月刊出版后，驻南京的全国中医师公会联合会，提出与江济良合作办刊物。江济良聘请该会会长，郑曼青和秘书长覃勤为副董事长，并请民国中央国医馆馆长焦易堂介绍名医施今墨为董事长。另外，聘请各地名医陈有仁、丁济方、张简斋、赖少魂、叶桂泉、伍应秋等20余人为董事，医药研究社阵容加强。同时，中央国医馆和全国中医师公会联合向各省市县医药界推荐《医药研究月刊》，使该月刊成为当时热销刊物，每期印刷数量由3000份上升到8000份，长期订户月刊有3400余份。

民国 36 年（1947）7 月，江宁县西医师公会举行成立大会。公会共有会员 22 人。会议讨论通过《江宁县医师公会章程》，选举理事会，马龙瑞、戴鸿奎、曹锋、蔡功甫、张忠连 5 人为理事，赵君实、丁贵志 2 人为候补理事，戴鸿奎为理事长。西医师公会的宗旨是：研究科学医术，维护国民健康，协助政府推行有关防疫保健等政令并保障会员职业。西医师公会规定会员的资格是：公立或经教育部立案或承认之国内外专科以上学校修医学并经实习成绩优良得有毕业证书领有卫生部（或前卫生署）发给医师证书者；在外国政府领医师证书经卫生部或前卫生署认可者；曾在国内各公私立医院或公立卫生训练机关学习医疗卫生技术修业期满持有证件具有 3 年以上之经验并有地方行政机关之书面证明之一者。

江宁县西医公会内部设总务、财务、研究、调查 4 个股，协助政府及卫生部门推进各项卫生工作。1949 年新中国成立前夕解体。

【卫生工作者协会】

1950 年 6 月，江宁县人民政府卫生院组织成立各区医务工作者协会。当年 11 月，正式成立江宁县医务工作者协会，并制定《江宁县医务工作者协会章程》。章程规定：协会以加强会员团结，提高政治及技术水平，全心全意服务人民为宗旨。协会的任务是：有帮助会员解决业务上的困难，加强互助及举办各种福利之任务；对会员业务上的纠纷，有调查研究及解释之任务；有协助政府推行公共卫生，办理政府主管机关委托咨询及辅助推行医药法令之任务。章程还对会员的权利与义务、委员的产生、职责与任期等作了具体规定。1951 年，更名为江宁县卫生工作者协会。1952 年 9 月，已发展各类卫生人员 296 人入会，基本上将江宁县卫生工作者全部组织起来，统一进行工作和学习。至 1952 年，公立卫生组织较薄弱，全县 200 多名卫生工作者多数是未经组织和正在组织的社会医药人员，县卫生工作者协会在组织会员开展各项防疫保健工作上发挥重要作用。抗美援朝时期，卫生工作者协会组织发动会员增产捐献，优待烈军属及订立爱国公约活动。

1950—1955 年，每年召开一次卫生工作者协会会员代表大会，总结一年内全体会员在各项工作中获得的成绩，找出存在问题，制订新的工作计划。1963 年，卫生工作者协会发展新会员 58 人，全县有会员 481 人，占医务人员总数的 80%；当年协会组织 150 名会员，成立 19 个学习小组，进行业务学习，印发 3 期讲义。救济会员 49 人，计 1031 元。

1964 年 2 月，江宁县卫生工作者协会第二届第一次会员代表大会和江宁县红十字会代表会议召开，贯彻“调整、巩固、充实、提高”八字方针和上级有关指示，布置当年除害灭病任务。1966 年“文化大革命”开始，江宁县卫生工作者协会解体。

第八章　精神文明建设

精神文明建设包括思想道德建设和科学文化建设。20 世纪 50—70 年代，开展政治思想教育、向雷锋学习、百日服务良好活动。80 年代，特别是改革开放以后，加强医德医风教育，创建省、市级“文明医院”，向身边的先进人物学习。抓职工理想信念、道德规范、法制意识、服务意识、党纪政纪教育。深入开展行风专项治理和民主评议行风活动。为活跃职工文化生活，每年重大节日进行文体活动，如院歌比赛、自编自导自演文艺节目、各类球赛、棋牌赛以及趣味体育竞赛等，激励全院职工奋发向上的工作精神，提高凝聚力。2000 年后，医院创作院歌、院徽、医院精神，营造医院文化氛围。注重医院宣传，利用电视台、报纸等报道先进人物事迹，介绍科室特色等，全方位宣传江宁医院。

第一节　职业道德与行风建设

民国 38 年（1949 年 9 月 30 日止）5 月，江宁县人民医院仅有 18 名工作人员。医院组织职工做好本职工作，开展爱国卫生运动，坚持为病人服务，不分平诊或急诊，只要病人需要，当班医务人员毫不犹豫接诊。抗美援朝期间，医务人员响应国家号召，捐款捐物。

1958—1963 年，县人民医院开展以增产节约为纲的“五好”运动（服务态度好、扩大预防好、团结协作好、学习钻研好、增产节约好），执行各项工作制度（三班门诊制），设立简易病床、家庭病床，下厂、下乡、下工地巡回医疗。组织医务人员开展预防保健和防病治病工作，为方便病人就诊，对病人随到随治疗，询问病情，百问不烦，工作不急躁，急病能出诊，随请随去，农忙期间组织医疗队上田头诊疗。

“文化大革命”期间，县医院响应毛泽东“把医疗卫生工作的重点放到农村去”的号召，选派医护人员到农村巡回医疗，指导基层医院的救治工作。

1976 年，实行开门办院，为解决病人住院难，走出医院大门，送医送药，为减轻农民负担，不开大处方，参加各种预防工作和支农，仅当年参加支农劳动和院内义务劳动 3500 多人次。1977 年，建立健全以岗位责任制为中心的规章制度，明确医护人员职责，为减少医疗费用，不开重复药方或重复检查，方便病人就诊，不受节假日限制，进一步改进服务态度，提高医疗工作质量。1978 年，医院开展“百日服务良好活动”，形成比、学、赶、帮、超的热潮，医务人员思想觉悟得到提高，服务态度得到改进。全院评出 7 个先进集体，16 名先进个人。1979 年，狠抓思想教育，加强医院管理，恢复和健全规章制度。由于服务态度好，多次收到表扬信，服务对象对医护人员工作热情给予充分肯定。

1980—1983 年，加强医德医风教育，提高为人民服务的自觉性，开展创建“文明医院”“示范病区”和“五讲、四美、三热爱”（讲文明、讲礼貌、讲卫生、讲秩序、讲道德，心灵美、语言美、行为美、环境美，热爱祖国、热爱社会主义、热爱中国共产党）活动，学习模范军医吕世才，组织工作人员开展“假如我是一个病人”的大讨论，掀起“为病人做一件好事”活动。开展“文明礼貌月”和“一学三优”活动（即学雷锋，优质服务、优良秩序、优美环境），同时，江宁县医院与江浦县医院，院内科室与科室进行挂钩竞赛。门诊部修订“文明礼貌公约”，病区提出礼貌语言十二条，并设立利民橱窗，备有针线、信封、邮票、茶杯、锅等日用品。代为病人买车票、买物品，代写书信、代寄检验报告单等。给病人理发、梳头、洗澡、剪指甲等生活护理。1983年9月，外科护士长周景华获全国妇联授予的全国“三八”红旗手称号，县医院举行多场优秀护士长周景华“一片爱心三十年”的先进事迹报告会，以身边典型为素材进行医德医风教育。通过一系列活动，促进风气好转，使职工的精神面貌、服务态度、医疗质量、院容院貌有较大的改善和提高。同年12月，四病区被评为南京市“优秀示范病区”。

1984—1985年，继续开展创建“示范病区”和“争创文明医院”活动，严格对照文明医院标准，结合医院具体情况，制定具体计划、要求、措施，倡导文明行医，礼貌待人。加强对职工进行法制教育，医德教育，组织全院性的医学伦理学习及专题讲座。召开病员座谈会，广泛征求意见。

1986—1988年，院科两级分别成立医德医风建设领导小组，建立健全医德医风行为标准和考核办法，对高度负责、文明优质服务、医德医风好的科室给予表彰，树立医德高尚的先进典型。开展“争先创优”“创建文明单位”“白求恩杯”百日优质服务竞赛活动，实行“挂牌”服务，修订创建“文明医院”规划。严格执行各项规章制度，缩短候诊时间，减少病人排长队现象。开展以文明礼貌为主要内容的医德医风竞赛评比活动。医院获得1986年度省卫生厅授予的“文明医院”称号,在1987年市卫生局组织的“白求恩杯”竞赛年终评比中，获得五县四郊总分第一，夺得“白求恩杯”。1988年，医院被市卫生局授予“文明医院”称号。1989年，进一步加强医德医风教育，弘扬医德好、医风正的好人好事，狠刹歪风邪气，制止医德滑坡现象。医院制定“廉洁行医、取信于民”五项规定。7—10月，开展“战百日高温，创优质服务，夺白求恩杯”竞赛活动。医院获得1988—1989年度南京市“文明单位”称号。

1990年，开展“全程优质系列服务”，主要内容包括：病房服务7环节相配套，门诊服务8窗口一条龙，后勤为病人服务、为临床服务9主动等。开展医德医风和医疗质量自我评价和社会评价，院领导轮流值班接待群众来信来访，全年接待群众来访8人次，先后11次检查服务态度和医疗质量，在门诊和病区发放“病员意见征求卡”，医德医风和服务态度好占97.5%。贯彻省市县有关清理整顿医疗收费，严格执行物价纪律的文件精神，将门诊、住院主要医疗收费项目明码标价并张贴，接收群众监督。7—10月，组织开展学习雷锋、白求恩百日文明优质服务竞赛活动，内科团支部为帮助“急性粒细胞白血病”患者筹集医疗费，开展“捐上一元钱，献上一片爱”的募捐活动，自愿捐款计464元。同时为支援灾区，全院有388人共捐款1843.50元，捐粮票面值131.50公斤。

1991年，医院转发并组织学习南京市卫生局《关于纠正行业不正之风几个问题的暂行处理办法的意见》，制定《关于加强医德医风建设，纠正行业不正之风的意见》，开展“双学三爱”（学雷锋、学白求恩，爱单位、爱岗位、爱病人）“白求恩杯”百日竞赛活动。为抗洪救灾提供医疗救护服务，对受灾群众免费治病送温暖。组织开展“救死扶伤、实行革命的人道主义”题词发表50周年纪念活动，召开干部职工座谈会，将纪念活动与进一步加强医德医风建设、纠正行业不正之风结合起来，进行“假如我是一个病人”“假如我是一个院长”的讨论。医院获得1990—1991年度南京市“文明单位”。

1992年，转发南京市卫生局《关于加强医德医风建设，纠正行业不正之风的意见》。医院制定《医德医风建设实施方案》，成立医德医风考评委员会，科室成立考核小组，建立医德医风个人档案，职工人手一册，每年一次展开医德评价。并在创建二甲医院的实践中，始终把提高社会满意度当作医德医风的重要内容，常抓不懈。并实施“满意在我院风险抵押金”，从院长到职工每人交纳200—50元不等的抵押金，制定奖惩办法，量化考核。先后向合同单位、门诊、住院病人发放调查问卷1000多份，院领导经常深入服务区域征求意见，科室每月、院部每季度召开1次工休座谈会。聘请院外行风监督员，每半年召开1次座谈会。设立意见箱、意见簿，公布监督电话，专人接待来信来访，把医务人员服务态度和水平置于服务对象监督之下。全年收到表扬信15封，锦旗8面，镜匾4个，并被江苏省卫生厅授予“1991—1992年度文明医院”称号，在战高温夺“白求恩杯”百日竞赛中，急诊科夺得南京市最佳服务窗口奖。

1993—1996年，县医院编印《试论医德医风的重要性》《浅谈医德语言》《掌握手术病人的心理、陶冶医德情操》《护士与语言美》《红包现象剖析及对策探讨》等医德医风学习教材。利用学习日制度，采取灵活多样的方法，请进来，走出去，组织职工外出参观考察，听录音、看录像等，系统进行全心全意为人民服务宗旨教育，以及职业道德、职业纪律、职业责任、医德规范和廉洁自律的教育。先后开展学白求恩、学雷锋、学赵雪芬、学孔繁森等系列活动，联系实际开展向南京鼓楼医院外科、第一医院药剂科、精神病院主任医师鲁龙光等单位和个人学习的活动，以及卫生部推荐的“学习席忠义，拒收礼金3600元”的事迹。1993年，急诊科、放射科获得南京市卫生局授予的最佳窗口单位。从1994年起，每年的3月，开展“学雷锋、学白求恩”活动；4月，开展“医疗安全月”活动；5月，开展“社会主义劳动竞赛月”活动。1995年，被省卫生厅评为卫生行风先进集体。1996年7月23日，县医院成立整治药品回扣工作领导小组。同年，县医院代表南京市卫生系统接受省卫生厅行风建设抽查，检查组对医院正面教育的做法基本肯定，并在全省通报中给予表扬。

1996—1997年，被县精神文明建设指导委员会评为“文明单位”。1997年，全院有32人拒收红包共47000余元，收到锦旗12面，感谢信8封，还受到南京日报、江宁报点名表扬6人次。手术室获县“巾帼文明标兵岗”。

1997年，新年伊始，院领导《致全院职工一封信》及医院1号文《关于加强医院管理的通知》先后下发后，全院各科室迅速行动，围绕精神文明建设、医疗服务质量、职业道德建设、医德医风，采取有力措施真抓实干。医技科室率先行动，放射科、检验科、药剂科和功能科结合科内实际，向临床科室及病人作出服务承诺，规范服务用语，急诊检查两小时出报告，同时检验科将生化检验时间由每周3次改为每天进行，并于当日下午发报告等。同时开展第二周期职业道德建设，围绕“以病人为中心”，强化服务意识，制定《十项服务标准》并上墙，《十大窗口文明用语》《禁忌语》《护士语言规范》等人手一份，公布窗口工作人员照片及工号、监督电话，设置意见箱和意见簿。

1997—1998年，连续两年开展“白求恩杯”竞赛，分别获南京市卫生系统二等奖、三等奖和10年综合评比三等奖。经过坚持不懈的努力探索，基本上形成一整套监督约束机制。医护人员挂牌上岗。候诊大厅、主要窗口地带公开各种检查费、治疗费以及主要药品价格标准，提高收费工作的透明度，并且医院向社会公开承诺，做到合理检查、合理用药、合理收费，指定专职物价监督员，每月定期检查医疗收费情况。在门、急诊设立咨询服务台，帮助病人解决一些就医难题。医院连续4年被市委、市政府授予“文明单位”荣誉称号。1998年，调整和充实行风建设领导小组，形成行风建设院科二级网络体系。

1999年6月，成立职业道德继续教育领导小组。开展民主评议行风活动，实行医德医风自我评价和社会评价。加强十大窗口、重点科室、重点岗位、重点人员的教育。在门急诊安装病人休息座椅，增设分诊台、咨询服务台，为病人提供开水、轮椅、免费邮寄检验单等便民服务；放射科、B超室等科室，取消病人预约检查时间，符合影像检查要求的，及时安排检查；检验科改变过去上午10点半后不抽血检测肝功能的规定等。该年度医院被评为“南京市十佳医院”。

2000年，开展“双思”（致富思源、富而思进）和“法纪”教育，“讲文明、树新风、优质服务竞赛”活动。2月、5月和9月，分别召开优质服务竞赛活动动员大会、全面推进行风建设大会和为人民身心健康优质服务、树医疗卫生行业文明新风大会。开展“市场经济与医疗行为”“市场经济与白衣天使”“我与医院发展”的大讨论。全年收到表扬信、感谢信36封，锦旗8面，外科护理组获县“巾帼文明标兵岗”。

2001年，调整充实行风建设领导小组。强化宗旨教育，组织开展职业道德教育讲座2次。共青团围绕医院中心工作，开展争创区级“青年文明号”活动，受到团区委表彰。5月12日，医院召开“庆祝护士节暨行风建设动员大会”。年内办理患者建议或意见61条，处理来电10余次，来信4封，收到锦旗14面，感谢信8封，登报表扬13次。急诊科被区妇联、区精神文明建设委员会办公室授予“巾帼文明模范岗位”。当年，医院在党员干部中开展“三个代表”重要思想学习教育活动。

2002年，组织“学雷锋、白求恩、吴登云”文明优质服务百日竞赛，开展“战高温，百日文明优质服务竞赛”双百日竞赛活动。组织医务人员参加卫生支农，前往丹阳、横溪等地送医送药。5月，开展“文明规范服务优胜组”和“护理质量最佳组”评选活动。青年团员利用业余时间，开展“志愿者服务活动”，在门诊为患者提供导医、咨询、陪同检查、取药等服务，医院制定窗口“文明服务规范和便民措施”。当年，医院收到锦旗42面，表扬信16封，各类报纸表扬45次，获2001—2002年度“江苏省文明单位”称号。

2003年，医院制定印发《关于调整加强行风建设领导小组的通知》《关于全面加强行风建设，创建文明优质服务单位的实施意见》《关于进一步全面加强行风建设的意见》和《关于实施“行风一票否决”暂行规定》等文件，加大组织管理力度，促进医院行风建设和职业道德建设。组织全员参与“三学月”“安全月”“劳动竞赛月”“职业道德教育月”等主题活动。开展“战高温、文明优质服务百日竞赛”和“创建省级文明单位”活动。1月，被南京市卫生局授予2002年“五大工程”“白求恩杯竞赛”考核（区县组）三等奖。4月，被江宁区卫生局授予“最佳服务单位”。在抗击“非典”的工作中，各级领导干部带领广大职工坚守岗位，迎难而上，全体党员参加“抗击非典，共产党员冲锋在前”宣誓签名活动，广大职工纷纷写请战书，主动要求到抗非一线工作。7月，江宁医院被评为江宁区卫生系统“非典”防治工作先进集体。

2004年，贯彻国务院廉政工作会议精神和卫生部严肃执业纪律的各项规定，开展行风专项治理整顿工作。开展“如何实践‘三个代表’重要思想”的讨论，以医德医风、服务态度、服务质量、合理收费等为重点内容，通过发放满意度调查表等形式，接受社会的评议和监督。先后开展“学雷锋、学白求恩、学李元龙文明优质服务百日竞赛”“战高温文明优质服务百日竞赛”活动。是年，江宁医院被评为“江苏省文明单位”“江宁区卫生系统文明单位”。

2005年2月，召开全面加强行风建设暨“医疗管理年”动员大会，有序开展“行为规范教育月”“先进事迹学习月”“职业道德促进月”“岗位奉献月”等主题月活动，以弘扬白求恩、雷锋精神为主题的“双学”和文明优质服务竞赛等系列活动，行风专项治理和行风评议活动，制定27项有关加强行风建设的制度，及时调整、重新公示院内行风监督电话，24小时接受服务对象和社会的投诉和监督。当年获江宁区“文明单位”、南京市卫生局“医院管理工作先进单位”称号。

2006年，重点进行职业道德教育，纠正行业不正之风系列行动，开展治理商业贿赂专项工作。组织医务人员参加江宁区卫生系统职业道德报告会和治理商业贿赂千人签名仪式。当年，医院获得南京市2005—2006年度红十字工作先进集体和江宁区文明单位称号。

2007年，江宁医院把职业道德建设和行风建设作为工作重要抓手，调整院内行风建设领导小组和行风监督小组，组织学习中共十六大、十七大精神，进行以“八荣八耻”为主要内容的社会主义荣辱观教育。开展以白求恩精神为主题的“战高温、文明优质服务百日竞赛”“创建人民满意医院”“温馨服务示范病区”等活动，举办窗口人员服务礼仪、职业道德培训，规范服务行为。医院获南京市医疗保险定点医疗机构诚信单位称号，急诊中心护理抢救组获2001年度江宁区“青年文明号”称号，有1名医务人员被评为省卫生行风建设先进个人。

第二节　医院文化建设

建院初期，医院文化坚持以“医乃仁术”——中国医学道德的基本原则，作为医务人员从医的信条。

新中国成立后，医院贯彻执行党的“面向工农兵，预防为主，团结中西医，卫生工作与群众运动相结合”的卫生工作方针，以“救死扶伤，实行革命的人道主义，全心全意为人民服务”以及“毫不利己、专门利人”的白求恩精神，作为医务人员的基本道德原则。

1973年，县人民医院创办《战地黄花》小报，编辑及出刊工作由韩震、陈南群负责，一月一刊，小报16开 ×2，正反两页，刊登内容为院况报道、时事评论、学习心得、好人好事等，每期刊印二三十份。1983—1984年，医院增设宣传画廊，绘制医院示意图和路标。

1990年，《卫生简报》第3期，以“病房里的百灵鸟”为题，介绍护士戴来娣的先进事迹。同年，《卫生简报》第5期，以“白衣战士的风范”为题，介绍内科医师、大内科党支部副书记刘建勋的先进事迹。同年国庆期间，县人民医院参加县卫生局举办的全县卫生系统文艺会演，包揽一、二、三等奖。一等奖：健身舞；二等奖：歌舞《我的祖国》、舞蹈《化蝶》；三等奖：诙谐剧《如此销售》。医生杜庆云的京剧清唱，获得特别奖。同时，获得组织奖。

1991年7月15日，为纪念毛泽东“救死扶伤、实行革命的人道主义”题词发表50周年，医院专门制作一期宣传专栏，组织一次义务医疗服务。1992年，为迎接江苏省首批二级甲等医院验收，录制电视专题片《发展中的江宁县人民医院》，全方位反映医院建院57年所取得的丰硕成果。

1996年，县医院通过多种形式进行学习贯彻落实新时期卫生工作方针“以农村为重点，预防为主，中西医并重，依靠科技与教育，动员全社会参与，为人民健康服务，为社会主义现代化建设服务”，并制作成展板在医院主要服务窗口公示。1997年10月，南京市卫生局为庆祝建国48周年，展现卫生系统精神风貌，在全市卫生系统举办医院院歌比赛，江宁县人民医院邀请学校老师作词、谱曲，创作院歌，由20人组成合唱队参加比赛，在五县四郊组中获得第二名。12月，贯彻中共十五大精神、弘扬“团结奋进、敬业爱岗、求实奉献、救死扶伤”的医院精神，丰富职工文化生活，医院举行院歌合唱比赛以及乒乓球、象棋比赛。院歌合唱比赛以各党支部为参赛单位，乒乓球、象棋比赛以各科工会为参赛单位，并评出一、二、三等奖和组织奖。1999年，庆祝新中国成立50周年前夕，以党支部为单位，组织各科室编排文艺节目，选拔优秀节目，参加县卫生系统会演，以展示50年卫生事业发展成果。医院参赛的大合唱《保卫黄河》获得第一名，舞蹈《走进新时代》获得第二名，同时获得优秀组织奖。

2000年，确定以“团结奉献、科学文明、敬业创新、优质高效”为医院精神。2002年2月18日，医院深入开展学习“白求恩、雷锋、吴登云”文明优质百日竞赛活动。2004年3月1日—6月1日，江宁医院开展“学雷锋、学白求恩、学李元龙文明优质服务百日竞赛”活动，视病人利益无小事，一切以病人为中心，以社会满意为目的，竞赛期间好人好事、先进事迹大量涌现、形成人人争先创优、个个力行其职，奉献在岗位的氛围。同年，为庆祝江宁医院建院70周年，在《江宁报》上刊登征集启示和院内征集启示两种形式，征集院歌、院徽，最后确定由著名词作家卢咏椿作词，著名音乐家雷羽作曲创作院歌，由神艺广告公司创作院徽。初稿完成后，医院召开党支部书记、大科主任及职能科室负责人座谈会广泛征求意见，12月29日，经医院第一届职代会第三次会议讨论通过，确立江宁医院院歌《生命的绿洲》和江宁医院院徽。随后，组织全院医务人员学唱院歌。2005年3月，在“三八”妇女节文艺活动中，以各党支部为单位开展院歌比赛。通过下发文件、组织学习等形式，让全员充分理解院徽主要含义是由“二级甲等医院”迈向“三级医院”的奋斗目标。是年“5·12”护士节，区卫生局组织举办“天使颂”专场文艺演出，护理部牵头，积极参与，医务人员自编自演歌舞，获得演出奖。2005年10月28日，江宁医院举办建院70周年庆典活动，医院拍摄电视短片《跨越》，设计制作《走向辉煌》宣传画册，发行江宁医院建院70周年纪念邮票，制作纪念手表，在《扬子晚报》和《今日商报·江宁版》上发行院庆专刊《开拓创新促发展，与时俱进创辉煌——腾飞的南京市江宁医院》，从多个层面展示建院70周年取得的优异成就，塑造良好的医院形象。

2006年年初，提出“质量立院、科技强院、服务兴院”的办院方针。4月16日，成立“江宁肾友会”。为充分发挥肾友会的作用，促进肾友们相互交流、鼓励，共同面对疾病，特创办双月刊《江宁肾友会会刊》，以“传播健康知识，弘扬杏林文化”为办刊宗旨。

2007年7月21日，在全区卫生系统承办的“和谐江宁大舞台”卫生专场文艺演出中，江宁医院获得文艺演出一等奖。8月，医院开展征集“院景”“医院精神”活动。12月，医院借助门诊综合大楼的启用，通过门诊大厅南面二、三、四、五层4个墙面，分别从72周年发展历程、优势技术、优质服务、优良设备4个方面充分展示医院辉煌的发展历程和整体技术服务实力。院长庞宁为4个主题题词：“流金岁月、大医精诚、医为仁术、博医惠民”，以彰显文化底蕴，从多视角、全方位诠释医院医务人员72年顽强拼搏的艰苦历程、办院理念和取得的优异成绩。各专科和功能科室的简介，既方便病人就医，又展示专科实力。门诊大厅中央悬挂的蓝白相间的DNA形状的大型雕塑，命名为“生命柱”，而大厅一楼南面墙的金色树木，命名为“健康树”，两相辉映，寓意人人都应该“珍爱生命、关爱健康”，从而营造出优美、温馨、人性化和富有生命力的院内环境。

【医院精神】

20世纪八九十年代，江宁县人民医院精神是“团结奋进、敬业爱岗、求实奉献、救死扶伤”。

2000年，江宁县人民医院精神是“团结奉献、科学文明、敬业创新、优质高效”。

【医院院徽及院徽释义】

院徽释义：以“行徽”“江宁”缩写字母、由“二级甲等医院”创建“三级医院”奋进的脚步及“生命运动轨迹”组成南京市江宁医院院徽。以红、绿两色为基调，反映南京市江宁医院全体医务人员在行业中以热情的服务、精湛的医术呵护生命的精神风貌。标识整体而言，行业性、地域性、级别性较为明显，构成时尚；隐喻南京市江宁医院不断探索、不断实践、勇争第一的现代化特色医院。

【江宁医院院歌《生命的绿洲》】

生命的绿洲

——江宁医院院歌

1=♭E（或E）4/4

卢咏椿 词
雷　羽 曲

♩=112　轻快，富有朝气

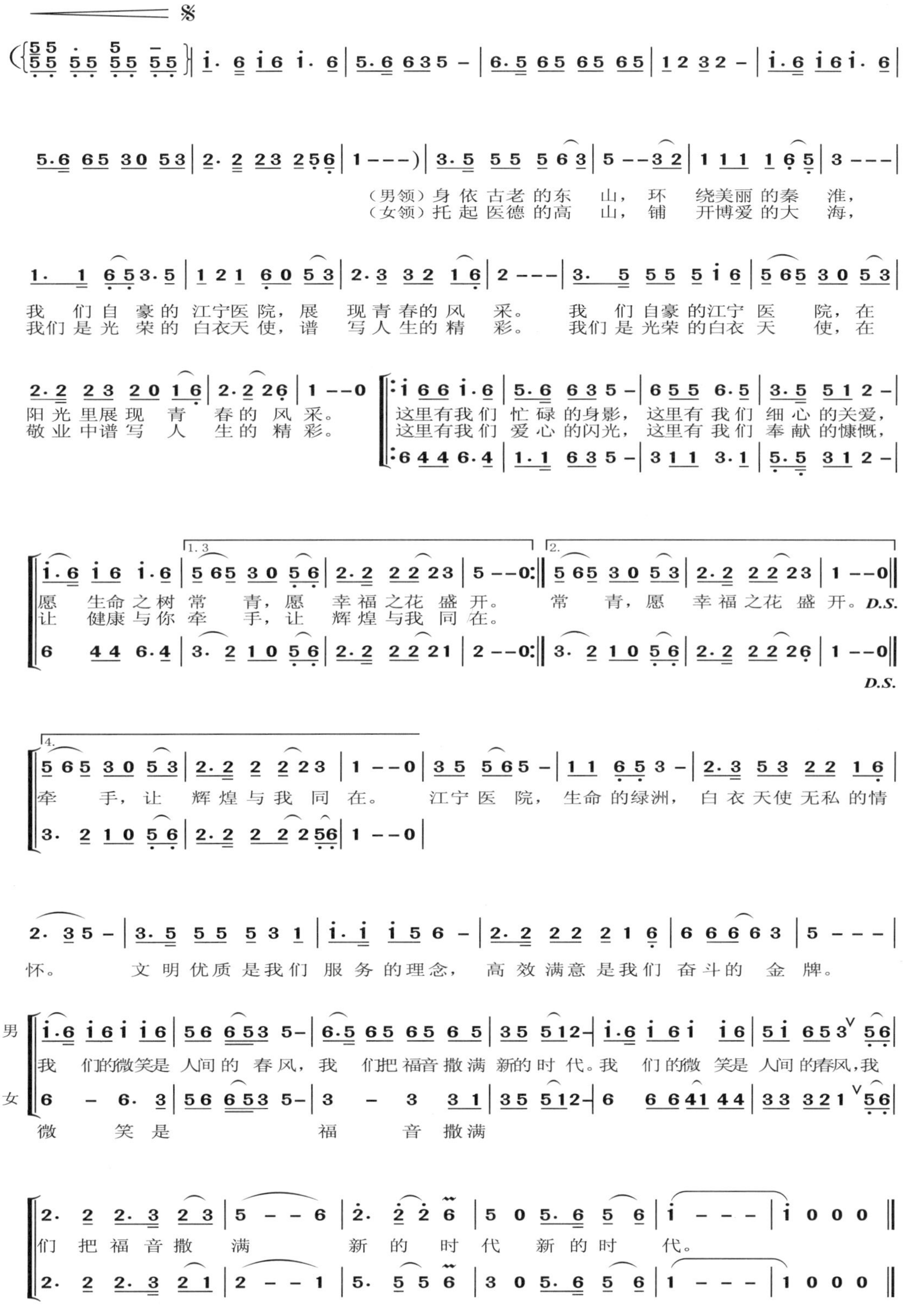

（男领）身依古老的东山，环绕美丽的秦淮，
（女领）托起医德的高山，铺开博爱的大海，

我们自豪的江宁医院，展现青春的风采。我们自豪的江宁医院，在
我们是光荣的白衣天使，谱写人生的精彩。我们是光荣的白衣天使，在

阳光里展现青春的风采。
敬业中谱写人生的精彩。

这里有我们忙碌的身影，这里有我们细心的关爱，
这里有我们爱心的闪光，这里有我们奉献的慷慨，

愿生命之树常青，愿幸福之花盛开。常青，愿幸福之花盛开。D.S.
让健康与你牵手，让辉煌与我同在。

牵手，让辉煌与我同在。江宁医院，生命的绿洲，白衣天使无私的情

怀。文明优质是我们服务的理念，高效满意是我们奋斗的金牌。

男 我们的微笑是人间的春风，我们把福音撒满新的时代。我们的微笑是人间的春风，我
女 微笑是福音撒满

们把福音撒满新的时代新的时代。

第三节 职工文体活动

江宁医院发挥群团组织作用，利用庆“三八”妇女节、“五四”青年节、“5·12”护士节、“七一”党的生日、国庆节、新年联欢等节日和各种纪念活动，开展文艺演出、趣味体育竞赛、健身操表演及棋类比赛等丰富多彩的文体活动。

新中国成立初期，医务人员文体活动比较活跃，县委、县政府在县大礼堂、小礼堂召开会议，一般都有唱歌、跳舞（国标舞）等文娱表演，医务人员积极参与。每逢“五一”、国庆、春节，工会、团支部常以科室为单位进行演出和各类体育比赛。

20世纪80年代中期，县医院举办乒乓球比赛、篮球比赛，组织足球队参加区（县）各类赛事，还与江浦、南化医院足球队进行友谊联赛。1985年开始，以各大科为单位，经常开展乒乓球、象棋比赛。1989年国庆期间，医院举办国庆40周年文娱联欢晚会，医院工会还连续两年组织开展职工乒乓球比赛，分为科室及个人赛。1990年10月，医院排练歌舞、小品等文艺节目，参加江宁县卫生系统国庆文艺会演，门诊部理疗科杜庆云医生的京剧清唱《赵氏孤儿》（选段）获得特别奖，《健身舞》获得一等奖，舞蹈《化蝶》获得二等奖，放射科医生李鸣的诙谐剧《如此销售》获得三等奖，医院同时获得组织奖。这年春节，医院举办春节联欢晚会，各科精心准备，自编自导，节目丰富多彩。

90年代初，医院举办3届象棋比赛、1届扑克牌80分比赛、3届各科室歌咏比赛。医院参加南京市卫生系统歌咏比赛，获得二等奖。医院团总支还经常举办舞会，丰富青年职工业余文化生活。

1992年元旦，在保健康复中心负一楼食堂举行联欢晚会，组织医院幼儿园小朋友参加表演“拔萝卜”等儿童节目。1994—1995年，连续两年代表全县卫生系统参加南京市卫生局组织的在脑科医院礼堂进行的歌咏比赛。1997年10月8日，医院组成代表队参加南京市卫生系统院歌比赛，取得好名次。1998年春节，组织人员由县卫生局统一安排，参加县政府组织的健身操比赛。同年4月9日，医院组织人员在县体育馆参加县级机关第八套广播体操比赛。

2000年3月，新世纪第一个“三八”节，在江宁体育馆操场，开展自行车慢骑、拔河、跳绳等趣味体育竞赛。之后，医院女工委每年都在“三八”妇女节期间组织女职工，开展运乒乓球、踢毽、拔河、自行车慢骑等各类趣味健身体育比赛和举办文艺联欢会等文体活动，同时邀请男职工参加。

2001年元旦，与江宁卫校联合在江宁体育馆举办“迎接新世纪”文艺会演，区四套班子领导、市县卫生局领导、医院职工、江宁卫校师生一同观看演出。同年6月，区人民医院选拔3名年轻党员，同时组成20人的后援方队在江宁电视台参加江宁区纪念建党80周年党史知识竞赛活动，获得较好名次。2002年“三八”节，参加区政府在东山休闲广场举办的“走进新时代”舞蹈演出。“5·12”护士节，在江宁卫校小礼堂组织1台庆“5·12”护士节文艺会演。2003年1月18日，在区文化局小礼堂，举办2002年度工作总结大会暨文艺会演，邀请市卫生局老干部合唱团同台演出。11月13日，院工会以各科工会小组为单位组织扑克牌80分、象棋比赛。

2004年，举办庆“三八”妇女节歌咏比赛。这年护士节，举办庆祝“5·12”护士节文艺会演。2005年3月7日，医院举行庆“三八”节院歌比赛。4月29日，选派一名选手参加区总工会举办的“江宁区劳动者之歌”大赛，并进入决赛。5月，排练歌舞节目，参加“江宁之春”和江宁区卫生系统“天使情”文艺晚会演出。2006年4月16日，“江宁肾友会”成立，邀请南京市肾友演出团到院演出。

2007年，医务处、科教处及院团委组织中青年医护人员、在院进修生、实习生，分别于6月2日、9月23日、11月11日3次到基地开展拓展训练，培养团队精神和挑战极限能力。6月29日，排练快板、舞蹈，参加江宁区卫生系统“天使情”文艺演出。7月21日晚，在东山休闲广场，江宁医院编排的快板、舞蹈等节目，参加区卫生局组织的“江宁区和谐大舞台”专场文艺演出。

第四节 医院形象宣传

20世纪90年代开始，江宁县人民医院注重新闻报道工作。1992年，为迎接二级甲等医院验收，通过橱窗、展板和宣传册，展示医院各项工作取得的成绩。1994年8月开始，医院不定期编印《医院简讯》，重点围绕医疗动态、医疗服务、战高温等重大典型事件报道，弘扬先进，塑造典型。1995年，医院创建“爱婴医院”，通过室外橱窗宣传爱婴知识，发放母乳喂养宣传手册和张贴宣传单。2000年1月5日，《新华日报》C4版时代风采栏目，整版刊登《陶冶医德情操，迎来满院春色——访江宁县人民医院》的采访报道。重点报道医院狠抓医德医风，加强行风建设，特别是对热点问题如医疗收费、“红包”、药品回扣的专项治理整顿工作等做法和经验。

2000年7月，医院与江宁报社协议合作宣传医院，基本做到每周刊登一篇医院稿件，直到2004年12月《江宁日报》停刊。同年7月，医院与江宁电视台协议合办《卫生与健康》专题节目，每周一期，专家们根据季节变化介绍常见病、多发病，并介绍医院各专科开展的技术项目及技术水平，方便老百姓就医。直到2005年年底《卫生与健康》栏目停办。同时，江宁电视台《江宁新闻》节目也加大对医院重大活动、重要事件的新闻报道。2003年起，江宁医院还与江宁新闻中心合作，在《南京新闻》专题之《区县之窗》栏目时常报道医院新闻，主要有2004年庆“三八”歌咏比赛、2005年10月医院70周年院庆活动等内容。2006、2007年，《江南时报》与医院合作，及时宣传医院的技术、服务等。

此外，还对技术水平提升较快的神经内科新技术新项目给予跟踪报道。2000年年初，《南京日报》《江南时报》及《健康导报》连续刊登文章，报道神经内科李军荣及其开展的脑出血微创颅内血肿清除术等新技术新项目进展。2003年2月，《南京江宁医院微创治疗重度脑室出血》稿件在卫生部主管的《健康报》头版上刊登。2007年，《南京日报》刊登《他敢给88岁的老人撑支架》一文，介绍神经内科学科带头人李军荣及脑动脉介入技术。

2000年8月，医院创刊《医院信息》，成立院内信息联络员组织，医院办公室配备一名相对专职人员从事医院宣传工作。《医院信息》具体负责人徐必华。至2007年12月，已刊出《医院信息》233期。《医院信息》主要报道医教研等各项工作成绩、医院建设发展动态、重大突发事件抢救、重大活动医疗保障及精神文明建设等。还编印多期《医院信息》特刊，如2001年12月对中层干部参观苏南多家医院后心得体会选登、专题开展《华为的冬天》一文学习、2003年“非典”防治工作、2005年下半年保持共产党员先进性教育活动、2005年建院70周年院庆活动等内容。

在专题报道方面，注重开展院外媒体、院内载体等多种形式的宣传报道。如围绕医疗综合大楼建设使用，从民心工程、形象工程和江宁卫生事业发展的角度给予大力宣传，树立“大卫生”的办院理念。2001年4月9日，医院举行医疗综合大楼奠基开工仪式，邀请市区领导、区各部委办局领导、市区卫生局领导参加，并邀请市区电视台、报社记者到院，给予全面报道。同年11月26日，医疗综合大楼主体封顶，区四套班子领导到场为大楼挥锹封顶。在《江宁日报》上给予专版宣传，扩大医院影响力。重新规划制作院内南北大道上的橱窗，将医疗设备、专科建设、开展项目等内容进行全面的展示。2003年11月28日，医疗综合大楼落成正式启用，举行简短的启用仪式，邀请江宁电视台、江宁报社记者到院采访报道。

2005年10月28日，围绕建院70周年院庆活动，进行医院形象塑造。建院70周年、门诊综合楼开工建设、医疗综合大楼落成启用、开发区分院竣工四喜同庆，医院及开发区分院内，拱门、彩球、彩旗、宣传条幅、鲜花烘托出喜庆气氛。市区领导、市区卫生局领导、南京市各大医院院长、区各级医疗机构负责人、南京医科大学等高校校长等，均出席了庆典仪式。围绕庆典活动，拍摄电视宣传短片《跨越》、制作宣传画册《走向辉煌》、发行纪念邮票，并在《扬子晚报》《今日商报·江宁报》上制作特刊，全方位宣传江宁医院，多角度展示医院建院70周年所取得的丰硕成果。

2007年12月，为充分展示门诊综合大楼启用的意义，及时组稿将全院干部职工在大楼搬迁过程中的吃苦精神和好的做法，以及大楼落成启用在医院建设发展史上的意义，写成以《服务引领品质保障　凝心聚力实现跨越》为题的大楼搬迁工作总结，在《医院信息》上刊登，引起较大反响。

第九章　创建活动

等级医院评审是对医院功能、医院管理水平和技术水平进行综合评价的专业技术性活动，围绕“安全、质量、服务、管理、绩效”的核心要求，加强质量管理与改进，为患者提供良好的医疗服务和就医环境。爱婴医院创建是根据世界卫生组织（WHO）和联合国儿童基金会（UNICEF）向全球发起的创建爱婴医院的行动计划，通过爱婴医院的创建，规范产儿科的管理，实行母乳喂养，提高母乳喂养率。而基本现代化医院的创建，是适应社会发展的新形势，进一步强化“率先意识”和“现代化意识”，提出的工作目标是不断增强医院综合实力，提高医疗服务质量与水平，更好地满足人民群众的卫生保健需求。通过以评促建，以评促改，评建并举，强化医疗服务质量，提高医院科学管理水平，与时俱进地促进医院标准化、规范化、科学化和现代化建设与发展。

第一节　二级甲等医院创建

1992 年，按照卫生部关于医院实行等级管理的有关文件精神和江苏省卫生厅《关于确定 15 所医院为医院分级管理第一批二、三级医院试点单位的通知》《江苏省二级医院评审细则基本标准评审细则》和《分等标准评审细则》要求，江宁县人民医院被确定为全省 11 个市区（县）级医院二级甲等医院创建首批试点单位。为此，开展为期两年多的创建“二级甲等医院”工作。

【建立创建组织、制定考核方案】

1992 年 2 月 28 日，医院制定下发《创建二甲医院实施方案》。3 月 2 日，医院成立创建二级甲等医院委员会，委员会由奚华堂、郭世安、周复兴、刘永惠、施荣宝、皇甫毓明、骆全祥、朱国梓、周百权、高逸峰、黄鸿芳、丁义宝、张建余、汤爱红、王德禄组成。奚华堂任主任委员，郭世安、周复兴任副主任委员。委员会设办公室，周复兴兼任主任。下设医德医风、医疗、护理、医技信息、行政总务等 5 个专业组，刘永惠任医德医风组组长，张建余任医疗组组长，邓志听任护理组组长，皇甫毓明任医技信息组组长，施荣宝任行政总务组组长。4 月，根据《江苏省二级医院评审细则基本标准评审细则》规定，制定创建二甲质量管理目标分解图，按照部颁标准，制定措施，安排进度，落实具体执行人。5 月下旬，组织中层干部分三批前往江阴、常熟、泰兴等医院参观学习。6 月，先后举办两期由科主任、党支部书记、护士长、班组长以及职能科室、共青团、工会负责人参加的医院分级管理学习班，6 月 15 日至 17 日，举办第一批医院分组管理学习班，6 月 18 日至 20 日，医院举办第二批医院分组管理学习班；召开创建二级甲等医院动员大会，院科签订创“二甲”责任书，制定《创建二级甲等医院实施方案》和《创建二级甲等医院综合目标管理责任制考核实施方案》。

【安排工作进度、配齐基础设备】

创建工作分3个阶段实施：1992年4月1日至6月30日，为建立组织、思想发动、材料准备阶段；7月1日至11月30日，为达标建设阶段；12月1日以后，为申报验收阶段。在实施过程中，对照标准自查，明确薄弱环节，重点抓基础管理、基础质量、基础设施和医德医风建设，取得成效：规章制度得以完善，基础管理得以加强。先后建立制定各种规章制度89项，各级人员职责60余项，医疗护理常规和操作规程100多项，卫生部《全国医院工作条例》和江苏省卫生厅“八个医政规范”分门别类整理成3本小册子，做到《人员职责》人手一册，《操作规程》《规章制度》每个岗位一册。基础质量得以提高，整体功能得以完善。院科建立健全各类质量管理组织，调整充实4个必备委员会，发挥在质量管理中的作用。每份住院病历后附《病历质量检查评分表》，实行自查、科查和院查相结合。制定《病历、处方、申请报告单检查评定奖惩意见》，不断提高内涵质量。严格“三基”训练，基本素质得以增强。购买医疗、护理、医技质量标准书籍，人手一册；医疗护理技术操作常规分类组合，明确训练重点，人人过“三基”关，不断采取分批考试和随机抽考相结合的办法，训练医、护、技人员的基本功。全院共组织“三基”考试和训练151场次，参训2513人次，考核达标率为96%，促进全员基本素质提高。反复进行自我评价，不断完善软件资料。院、科对照评审标准，在规章制度、医疗质量、岗位职责、病历质量、服务水平等方面进行多次自查自评，并邀请南京市卫生局专家到院进行检查和模拟评审，不断完善各种资料，改进不足。注重基本建设，必备基础设备配齐。医院投入资金178万元，更新必备常用设备和先进大型医疗设备12件，包括日本岛津1250型500毫安遥控X线电视系统、阿洛卡630B型超声波（带多普勒和超声穿刺探头）、全自动生化分析仪、血气分析仪、脑电图机、肺功能测定仪、全自动呼吸机、心电监护仪、奥林巴斯纤维胃镜等进口设备及床单元必备设施。加强医德医风建设，社会满意度得以提高。按照卫生部职业道德规范要求，结合医院实际，组织职工观看电教片《求实》，建立医德医风档案，参加南京市卫生系统白求恩杯百日竞赛，实施“满意在我院风险金抵押”。科室每月、院部每季召开病员工休座谈会；聘请院外行风监督员，每半年召开一次座谈会，设立意见箱、意见簿，公布监督电话，专人接待群众来信来访。

是年9月，江苏省医院分级管理检查评审团对江宁县人民医院进行为期3天的等级医院评审，评审团经过认真细致的检查后，确认江宁县人民医院已达到二级医院标准，成为江苏省11家县区级二级医院首批试点单位之一。

【细化分等标准、申报验收达标】

1993年2月，按照《分等标准评审细则》的要求，制定《分等标准项目分解实施方案》，从科室设置、人员配备、管理水平、技术水平、信息管理、教学科研、医疗设备、各项统计指标、护理分等标准等9个方面提出具体要求，各科严格按照分等标准要求逐一落实，投入分等标准创建工作。3月，制定《实施分等标准重点项目内容提示》，从管理水平、医疗技术水平、门诊、急诊、预防保健工作、科研教学工作、医技科室重点内容、护理工作等7个方面将实施分等标准重点项目内容作细化提示。4月，制定下发《分等标准达标建设进度要求》，根据进度要求，各科进一步明确分工，全院126项达标任务落实到人，并作出5月底完成达标的规定。同时完善申报项目达标建设的一切资料。6月起，各检查考核组依据分等标准对各科达标建设进展情况，每月进行1次考核，对存在的不足或缺陷限期整改，并组织学习《分等标准》和院部下发的3个文件，提出下一步创建工作的打算。7月，印发《二级医院分等标准评审资料索引》，要求各部门（科）计划分两步走，8月底前，首先必须保证所有资料要有，9月底前，必须完善所规定的资料要齐全、真实，能反映整个医院的管理水平和技术水平，要分门别类整理好资料。同时各科要对照分等标准抓落实。10 月，申报验收。

1993 年 11 月，省等级医院评审团一行 10 余人，由省卫生厅副厅长朱朱、医政处处长郑必先带队，对医院进行为期 3 天的评审，评审团专家按照江苏省二级医院《分等标准评审细则》进行全面评审。在总结通报会上，厅领导宣布江宁县人民医院首批通过二级甲等医院评审。是日，由南京市卫生局组织在江宁县人民医院召开二级甲等医院创建工作经验介绍现场会，南京市和县（区）级医院领导参加会议，院长奚华堂会上详细介绍在创建二级甲等医院过程中的做法以及风险抵押金等经验。省卫生厅副厅长朱朱、南京市卫生局局长薛桂华等领导出席会议。

1994 年 12 月 30 日，江苏省卫生厅正式发文，江宁县人民医院被认定为二级甲等医院，并颁发医院评审证书（编号：省医评字第 041 号）和牌匾。

第二节 爱婴医院创建

1995 年，根据卫生部的部署和要求，江宁县人民医院被省卫生厅确定为“爱婴医院”试点单位，率先全面开展创建“爱婴医院”工作。按照创建要求，1995 年 6 月 24 日，医院成立创建爱婴医院领导小组，组长周复兴，副组长张建余、汤爱红。7 月 30 日，医院成立创建爱婴医院技术指导组，组长汤爱红，副组长秦翠英、王美珍。同时，制订创建工作计划，明确创建工作基本程序，研究制定创建中相关工作规定，召开全院创建“爱婴医院”动员大会。

【培训专业人员】

医院举办 1 期创建“爱婴医院”母乳喂养专业知识专题培训班，所有工作人员进行初步培训，确保妇产科、儿科、护士等重点人员培训不少于 18 小时，一般人员培训不少于 6 小时。要求人人参加培训、个个考核过关，重点科室、重点人员均能熟练掌握母乳喂养技巧，母乳喂养常见问题的处理。

【改善硬件软件条件】

在创建“爱婴医院”过程中，重视硬件建设投入，为创建目标实现提供保障。年内投入 50 余万元，改善妇产科硬件条件，建立母婴同室床位 29 张，儿科母婴同室床位 3 张，建立婴儿沐浴室 2 间，添置热水器 4 台，每间母婴室均有空调等冷暖设施。还为妇产科增添新生儿抢救台、婴儿光疗暖箱、胎儿监护仪、多普勒胎心监护仪、婴儿洗衣用小型洗衣机等仪器设备。统一规范相关账册，妇产科、儿科分别对每项“爱婴医院”的创建资料进行整理、分类、归档，促进信息资料规范化，并实施初始的档案化管理。全年母乳喂养率 98%。

【开展宣传教育】

妇产科、儿科向产妇和家属发放宣传画 400 套，《母乳喂养好》宣传册 1000 本，“母乳喂养好”宣传单数万张，配发“创建爱婴医院三十条措施”统一装镜，悬挂在病房、过道等醒目处，公布母乳喂养热线电话，24 小时为民服务。妇产科、儿科分别建立宣教室，不间断地播放录像，指导、宣传母乳喂养的好处；在医院内所有孕妇可能经过的地方都张贴有关母乳喂养的宣传材料，对孕妇和住院产妇面对面开展宣传教育、讲授母乳喂养知识、指导母乳喂养技巧，医院还专门印发《致孕产妇及家属的一封公开信》，营造浓厚的创建氛围。

1995 年 10 月，医院经省卫生厅组织的专家组评审，一次性通过评估验收，成为南京市首批“爱婴医院”。

1997 年，为巩固医院“爱婴医院”长效管理，省市卫生部门先后 2 次对江宁县人民医院“爱婴医院”进行走访、评估、考核、审查、督促，医院全面达到标准和规范要求。

第三节　基本现代化医院创建

2006 年，根据省卫生厅、市卫生局的统一部署，江宁医院全面启动创建基本现代化建设的各项工作。按照《江苏省基本现代化医院实施细则（试行）》标准的要求，分解目标任务，定期召开创建进度碰头会，明确责任，落实分工，有条不紊地开展创建基本现代化医院活动。

【建立创建组织】

2006 年 7 月，医院成立创建基本现代化医院领导小组，组长庞宁，副组长王琪、王仕国，有委员 17 人。下设创建办公室，主任丁义宝，有成员 5 人。同时，按照《江苏省基本现代化医院实施细则（试行）》考核要求，成立医院管理、医院信息、医疗技术、人才队伍、医疗设备、医疗服务、护理服务、基础设施等 8 个创建基本现代化医院工作小组，统一实施，分工负责，各司其职。

【制定创建计划】

2006 年 7 月，医院制订创建基本现代化医院工作计划和实施方案，第一阶段：准备阶段，2006 年 4 月 1 日至 6 月 30 日；第二阶段，达标建设阶段：2006 年 7 月至 2007 年 6 月；第三阶段：自查自纠自评阶段，2007 年 6 月至 9 月；第四阶段：迎接评审阶段，2007 年 10 月至 12 月。

【落实创建举措】

医院着力抓 5 个方面的工作。

转变服务理念。按照医学模式转变的要求，贯彻“以人为本”的理念，实行分散挂号、分科候诊；履行首问、首诊负责制，及时为患者排忧解难；按照服务“敬语、禁语”要求文明用语；简化诊疗、检查流程，方便病人；履行告知义务，保护病人隐私；坚持廉洁行医，接受群众监督。做到全心全意为病人服务，真正确立以病人为中心的服务思想，为病人提供良好的医疗环境和生活服务，满足病人的医疗需求。

提高医疗技术。加快医学新技术、新项目的引进、消化和吸收。每年开发引进新技术、新项目 20 项以上，腔镜、微创、血透、碎石、高压氧治疗、脑血管介入、冠脉介入、肿瘤综合治疗等多项技术广泛应用，全面提升医院整体医疗技术水平。

强化医疗队伍建设。制定和完善医院中长期人才发展规划，临床专业原有人员期内必须达到医学本科水平，新进人员必须为硕士以上学历，护理专业人员必须达到大专以上学历水平。加快学科带头人和业务技术骨干的培养，每年专科进修学习人员 10 人以上，建设一支整体素质高、学科带头人结构合理、后备力量年轻有为的医疗队伍。

推进基础设施建设。医院申请的以色列政府 260 万美元贷款，全部用于购置大型设备，医院有千元以上医疗设备 342 台套，万元以上医疗设备 275 台套，并按国际标准建设净化手术室。医疗综合大楼 21994 平方米，投资 7073 万元，于 2003 年建成投入使用。新建门诊综合大楼 28277 平方米，投入概算资金 9000 万元，于 2005 年 10 月 28 日正式开工建设，2007 年 12 月投入使用。

加强管理信息化建设。实行医院管理信息化，建设大型数据库等先进计算机技术平台和开放式医院信息系统，投入资金 900 余万元。培养一支掌握现代管理知识的职业管理队伍，学习和运用现代化科学管理手段，加快信息化、数字化建设，构建区域卫生平台，适时更新医院信息管理系统（HIS）平台，搭建医学影像系统（PACS、RIS）、社区卫生服务平台和公共信息系统平台，提高医院现代化管理的水平。

由于一些客观原因，省卫生厅对江宁医院基本现代化医院评审工作推迟到 2007 年之后进行。

第十章　人物　荣誉

几十年中，江宁医院的医务人员通过自身的努力、医院的培养，涌现出许多知名度和信誉度较高的医务人员。其中,有中医名家,有市区名医,有取得高级职称的卫生技术人员,有优秀医务工作者当选市县(区)党代表、人大代表、政协委员，也有许多医务人员获得国家、省、市级劳动模范，以及各级行政部门授予的先进集体和先进个人称号，还有一些护理人员获得卫生部授予的护理工作30年以上的荣誉称号等。收录排列的顺序，人物按出生年月顺序，荣誉按获奖时间顺序排列。

第一节　人物传略

【邹德民】

邹德民(1905—1986),男,汉族,江苏江宁人。1979年6月退休。民国时期学医于上海,民国18年(1929),参加由上海特别市卫生局组织的中医士考试合格并取得中医士执照，在上海法租界南陽桥敏慎坊私人行医。民国24年（1935），出版医书《吐血新论》，民国36年（1947）3月，参加卫生部考试院中医师资格考试合格（证书为“医中检字3P03”），同年9月，领取考试院中医师考试合格证书（卫生部中医师证书中字2134）。由于上海时局不稳，而回江宁老家（湖熟东张塘村）继续行医。当时乡村缺医少药，百姓深受其害，邹德民挽救了不少危重病人的生命。高尚的医德医风，精湛的岐黄之术，赢得当地群众的信赖和赞誉，称为“大先生”。

1956年9月,江宁县人民医院成立中医科而调至医院,为中医科创建人。从医50余年,擅长内科、妇科,中医理论娴熟，临床经验丰富，诊病精细入微，理法方药，辨析翔实。1961—1965年，县医院举办一期中医学徒班，任负责人并亲自授课。对各种血症（吐血、尿血、便血、崩漏），心悸，眩晕，盗汗，失眠，各种脾胃症的调理，支气管哮喘，肝硬化，腹水，胆道蛔虫，皮肤过敏性疾病，妇科月经不调，不孕症以及一些发热性疾病，重于含脉辩证，善用经方验方治疗，取得较好的疗效。

1986年逝世。

【龙步云】

龙步云(1910—1997),男,汉族,江苏南京人,跟班学徒。民国22年(1933),个人行医。1956年7月,从横岭联合诊所调至江宁县卫生防疫站,用中草药治疗血吸虫病。1961年1月,调至江宁县人民医院工作,1984年9月，退休后留用。1989年，被评为“南京市名老中医”。1961—1965年，县医院举办一期中医学徒班，兼任教师，负责临床带教，为江宁县培养一批中医事业接班人，在县内外知名度较高。应用中草药、中成药和中医技术治疗内科、妇科、小儿科常见病、多发病、地方病，采用传统的中药煎制内服、熏蒸、灌肠等方法,为当地人民群众解决病痛,受到病人的称赞。擅长治疗原因不明的长时间咳嗽、慢性胃病、胃溃疡、消化不良、失寐、盗汗、眩晕症、妇女月经不调、未婚女性痛经、白带异常、男性遗精、小儿哮喘、营养不良、腹泻等多种疾病,慕名求医者甚多。从事中医中药临床工作60多年,积累了丰富的临床工作经验,运用中医中药辨证理论,治愈不少疑难杂症。组方严谨,用药精炼,品味不多,剂量不大,疗效显著,具有妙手巧夺、以少取胜、以精对症、不伤元气等特色,深受病人的欢迎和信任。

1997年2月逝世。

第二节 人物简介

1956年,国家第一次在卫生系统中实行卫生技术专业职称评定,1966年“文化大革命”期间职称评定趋于停顿。1979年,根据卫生部《卫生技术人员职称晋升条例(试行)》的规定,以及省卫生厅《关于贯彻卫生部(卫生技术人员)职称及晋升条例(试行)的意见》精神,医院卫生技术人员职称评审进入规范化程序,各级各类卫生专业技术人员按照文件精神的要求,认真进行各种材料的准备,进行基础或专业理论、外文或古典医学知识考试,撰写论文或科研工作总结,组织初步的考评计分,审核上报送审材料,程序和手续较为完备,符合规定和要求。

至2007年年底,江宁医院具有正高级专业技术职称8人、副高级专业技术职称77人以及护理专业副高级技术职称8人,依次先后按照录入人物出生年月顺序排列。此项收录仅介绍录入者个人信息与医疗技术密切相关的内容,其他方面的信息资料均未列入介绍内容。

正高级专业技术职称

【奚华堂】

奚华堂,男,生于1942年3月,汉族,江苏扬中人。1966年,毕业于南京医学院(现南京医科大学),同年7月参加工作,本科学历,中共党员。南京市江宁医院胸外科主任医师、客座副教授、特约研究员。2002年退休。从事胸外科、普外科临床工作,擅长全肺、肺叶、肺段切除术、食管癌和贲门癌根治术,先天性心脏病—未闭动脉导管结扎术,二尖瓣左、右径交界分离术,缩乍性心包炎,心包切除术等较为复杂的胸外科的手术治疗,以及胰腺癌,乳腺癌,甲状腺癌根治术,左、右半肝切除术等。发表《食管癌贲门癌343例外科手术小结》《闭式二尖瓣分离术23例》《非开胸食管内翻拨脱术治疗贲门癌18例报告》等论文17篇。历任江宁县人民医院院长、江宁县卫生局局长兼县医院院长、江宁卫校校长等职。获江苏省劳动模范、南京市劳动模范,江苏省县级医院优秀院长,中国医师协会名医等称号。获南京市政府科技进步三等奖2项,获南京市科委优秀论文一等奖等。被评为“江苏省第四届优秀科技工作者”“南京市首届中青年拔尖人才”。曾当选南京市政协第六届、第七届委员,中共南京市第五次、第九次党代表,中共江宁县第七、八、九届县委委员,江宁县第十、十一、十二届人大代表,江宁县科学技术委员会副主席,省、市医学会理事,南京市医院管理学会常务理事,南京市专业技术职称高级评审委员会委员,江苏省专业技术职称高级评审委员会专家库成员,南京市医疗事故技术鉴定专家库成员。

【皇甫毓明】

皇甫毓明，男，生于1944年12月，汉族，江苏涟水人。1970年7月，毕业于南通医学院，同年8月参加工作，本科学历，中共党员。曾任江宁县人民医院副院长、五官科主任医师。2005年1月退休。长期从事耳鼻咽喉科临床工作，擅长扁桃体、鼻息肉摘除术、鼻中隔矫正术、乳突单纯凿开与根治术、上颌窦根治术、直达喉镜、食道镜检查和异物取出术等，对耳鼻咽喉科疑难杂症的诊断和处理具有丰富经验。发表《扁桃体切除术对镰形细胞性贫血患者的疗效观察》《27例鼻咽癌误诊分析》《下鼻甲骨部分折断移位术治疗鼻慢性疾病82例》等论文9篇。1997年，担任中国第十七期赴桑给巴尔医疗队副队长，出色完成两年援外任务。曾当选中华医学会南京分会耳鼻咽喉科学会委员等。

【孙正喜】

孙正喜，男，生于1951年3月，汉族，江苏南京人。1968年11月，参加工作。1978年1月，毕业于江苏新医学院（现南京医科大学），大学学历，中共党员。南京市江宁医院口腔科主任医师，2007年，被评为“江宁区名医”。从事口腔专业工作30余年，擅长口腔内科牙体疾病的诊治工作，对口腔粘膜病研究有独到之处。发表《复合树脂，热凝塑料混合修复牙列缺失的体会》《复方藻朊凝胶治疗口腔扁平苔癣临床观察》《光触媒加消炎痛治疗光化性唇炎临床观察》等论文20余篇，并有论文被评为南京科技学术年会二等奖和期刊优秀论文。

【何　流】

何流，男，生于1963年7月，汉族，江苏连云港人。1984年7月，毕业于扬州医学院。同年8月参加工作，本科学历，中国农工民主党党员。南京市江宁医院肿瘤内科主任医师，兼职副教授。2007年，被评为“江宁区名医”。具有丰富的肿瘤诊治临床经验，擅长应用化疗、生物治疗、分子靶向等综合性措施，治疗食管、胃肠等消化道肿瘤，以及肺癌、乳腺癌、卵巢癌、淋巴癌、白血病等。具有较强的临床教学和科研能力。发表《晚期胃肠道癌应用Melodie泵时辰化疗的临床研究》等论文20余篇，多次获市、区优秀论文奖；曾参加编写《肺癌综合诊疗学》。获省卫生厅新技术二等奖、市政府科技进步三等奖、市新技术二等奖、区政府科技进步二等奖各1项。曾当选江苏省抗癌协会化疗专业委员会委员、南京医学会肿瘤专科分会委员。

【王　炜】

王炜，男，生于1963年12月，汉族，江苏射阳人。本科学历，中共党员。1985年7月，参加工作。南京市江宁医院眼科主任医师、研究员、硕士生导师、兼职教授。发表《基层医院白内障人工晶体植入术的方法探讨》《中西医结合治疗视网膜中央动脉阻塞》《手术显微镜下小梁切除术在基层医院中的应用》等论文15篇，参加编写《现代眼屈光手术学》。获市级科学技术进步二、三、四等奖各1项。曾当选江苏省中西医结合学会眼科分会常务委员、《中华现代眼科学杂志》专家编委会常务编委等。2007年调离江宁医院。

【王仕国】

王仕国，男，生于1965年12月，汉族，江苏南京人。1987年7月，毕业于镇江医学院（现江苏大学医学院）。同年8月参加工作，本科学历。2006年5月，加入农工民主党，南京市江宁医院副院长、神经外科主任医师、客座教授。任江宁区第十五届人大常委会副主任。2007 年，被评为“江宁区名医”。对颅脑损伤等神经外科病人的抢救诊治方面具有丰富的临床经验，擅长脑内蛛网膜囊肿、脑膜瘤、垂体瘤、胶原细胞瘤等手术治疗，具有神经外科复杂疾病诊疗能力和水平。发表《糖水平对大鼠脑挫裂伤后伤灶周围神经细胞中 Bcl-2 和 Bax mRNA 表达水平的影响》等论文 8 篇，获区政府科技进步二等奖 1 项。

【张秀伟】

张秀伟，女，生于 1966 年 5 月，汉族，山东宁阳人。1989 年 7 月，毕业于泰山医学院。同年 7 月参加工作，本科学历。南京市江宁医院呼吸科主任医师，2007 年，被评为“江宁区名医”。熟悉哮喘、COPD 和肺癌等国内外进展并指导临床诊治；能熟练进行纤维支气管镜下活检、摘取异物、肺泡灌洗、瘤体注射化疗等多项操作，以及经皮肺穿刺、胸膜活检术等。发表《面罩双水平气道正压救治老年呼衰急性发作 35 例》《镜下局部注射化疗治疗原发支气管癌临床研究》《引导经皮肺活检对老年肺周围占位性病变的诊断价值》论文 10 余篇，参与《呼吸系统疾病介入治疗学》《实用临床疾病诊疗》专著编写。曾当选江苏省中西医学会呼吸专业委员会常务委员、江苏省呼吸专业委员会感染学组和肺癌学组成员、南京医学会结核与呼吸系统疾病专科分会委员，被聘为南京医学会医疗事故技术鉴定专家库成员等。

【李军荣】

李军荣，男，生于 1966 年 11 月，汉族，江苏南京人。1989 年 7 月，毕业于镇江医学院（现江苏大学医学院）。同年 8 月，参加工作，本科学历，中共党员。南京市江宁医院神经内科主任医师，兼职副教授，2007 年，被评为“江宁区名医”。擅长内科常见病及脑血管疾病的诊断和治疗，尤其擅长微创治疗脑出血、脑室出血及缺血性脑血管病的介入治疗（脑血管支架置入术）。发表《微创颅内血肿清除术加纳络酮治疗高血压性脑出血》《微创双侧脑室引流术加腰大池引流术治疗重度脑室出血》《颈动脉支架置入术治疗颈动脉狭窄》等论文 10 篇。获省卫生厅新技术奖 2 项，市、区政府科技奖 6 项，南京市卫生局新技术奖 2 项。被评为南京市中青年行业学科带头人。曾当选江苏省医学会神经病学会委员、江苏省中西结合学会脑病专业常务委员、南京医学会神经精神学会委员等。

副高级专业技术职称

【薛永煜】

薛永煜，男，生于 1926 年 10 月，汉族，江苏江宁人。1953 年 9 月，毕业于第五军医大学（现第四军医大学）口腔专业，本科学历，副主任医师。1987 年 6 月退休。技术专长：口腔及颌面外科各种疾病的诊治和手术。曾任口腔科主任。

【戎钊玉】

戎钊玉，女，生于 1929 年 3 月，汉族，江苏江宁人。1952 年 1 月，参加工作。1957 年 7 月，毕业于江苏省卫生干部进修学校内科医师进修班，大专学历，副主任医师。1987 年 6 月退休。技术专长：心衰、心律失常、心包穿刺、除颤治疗。熟练开展气胸抽气、胸膜活检、骨髓穿刺、肝穿刺、肾囊封闭治疗哮喘，中药秘方治疗眩晕症。与省中医院合作治疗流行性出血热 64 例，治愈率 100%，参与食道调搏，临时起搏器等操作。曾担任病区主任，南京市第七届政协委员，1985—1987 年，任南京市卫生技术中级职称评审委员会评委。在省级以上期刊发表论文 3 篇。多次被评为医院先进工作者。

【郭世安】

郭世安，男，生于 1933 年 3 月，汉族，山东陵县人。1947 年 2 月，参加工作。1963 年，毕业于南京军区军医学校医疗系，大专学历，中共党员，副主任医师。1993 年 12 月离休。曾任中共江宁县人民医院党总支书记。技术专长：消化内科，胃肠道多发病的诊治。共发表论文 4 篇。

【周百权】

周百权，男，生于 1934 年 7 月，汉族，江苏苏州人。大专学历，副主任医师、客座副教授。曾任大内科主任。1994 年 9 月退休。技术专长：传染病及有机磷农药中毒抢救与诊治。发表论文 14 篇，参与内科科研项目 1 项，并通过市科委鉴定。

【朱国梓】

朱国梓，男，生于 1935 年 8 月，汉族，江苏靖江人。1967 年 9 月，毕业于江苏省卫生干部进修学院，本科学历，副主任医师。1992—2000 年，任中华医学会江宁分会副会长，曾任大外科主任、客座副教授。1995 年 9 月退休。技术专长：胸外科、普外科疾病各种手术治疗，肿瘤综合治疗。共发表学术论文 3 篇。

【林后仲】

林后仲，男，生于 1935 年 11 月，汉族，湖北武汉人。1955 年 11 月，毕业于第四军医大学医疗系，本科学历，副主任医师，曾任外科主任，客座副教授。1995 年 12 月退休。技术专长：普外科常见病、多发病、疑难病的诊治。共发表论文 3 篇，省级以上期刊 1 篇。

【张建余】

张建余，男，生于 1936 年 1 月，汉族，江苏江宁人。1951 年 8 月，参加工作。1955 年 12 月，毕业于南京铁道医学院（现东南大学医学院），大专学历，中共党员，副主任医师、客座副教授。曾任江宁县医院大内科党支部书记，医务科科长兼干部保健病房科主任。中华医学会江宁分会常务理事，县政协第六届、第七届委员，江宁二院临床医学顾问。1996 年 2 月退休。技术专长：心血管内科及老年疾病，如高血压、冠心病、心肌病、心律失常、心功能不全、脑血管病，高血脂等代谢性疾病的诊断与治疗。并担任江宁卫校内科学理论授课和临床带教工作。共发表论文 20 篇，其中核心期刊 8 篇，省级以上期刊 9 篇。获市级科研三等奖 1 项，区级科研二等奖 2 项。

【汪韫敏】

汪韫敏，女，生于 1937 年 3 月，汉族，安徽歙县人。1961 年 7 月，毕业于南京药学院药学专业（现中国药科大学），本科学历，副主任药师。曾任药剂科主任。1992 年 5 月退休。技术专长：药物制剂、调剂。

【乔茂根】

乔茂根，男，生于 1937 年 11 月，汉族，江苏江宁人。1963 年 8 月，毕业于苏州医学院（现苏州大学医学院）医疗系，本科学历，副主任医师，客座副教授。曾任大外科副主任，大外科党支部书记。1997年12月退休。擅长普外科常见病，胃肠、肝、胆、胰疾病手术。发表论文4篇，其中核心刊物2篇，省级刊物2篇。

【蒋振华】

蒋振华，男，生于1938年5月，汉族，江苏张家港人。1963年8月，毕业于苏州医学院（现苏州大学医学院）医疗系，本科学历，副主任医师，客座副教授，曾任病区负责人。1998年7月退休。擅长普外科，肝胆外科疾病的诊治。获得区科技成果一等奖，共发表论文4篇。

【焦 进】

焦进，男，生于1938年8月，汉族，江苏扬州人。1963年8月，毕业于苏州医学院（现苏州大学医学院）医疗系，本科学历，副主任医师，客座副教授，曾任病区负责人，急诊科主任。曾在历次的水利建设会战中进行医疗救治，曾任上海9424工程、江宁民兵团医务室负责人。1998年9月退休。技术专长：血液系统疾病、急诊疑难杂症等疾病的诊治。发表论文2篇。

【朱烈光】

朱烈光，男，生于1938年11月，汉族，湖南湘乡人。1963年8月，毕业于苏州医学院（现苏州大学医学院）医疗系，本科学历，副主任医师，客座副教授。1998年12月退休。曾任门诊及内科主任。技术专长：老年病，消化道疾病的诊治。发表学术论文3篇。

【罗钰知】

罗钰知，女，生于1939年7月，汉族，湖北武汉人。1963年，毕业于贵阳医学院医疗系，本科学历，副主任医师。1994年9月退休。曾任妇产科主任，江宁县职称评委会委员，江宁县医学会妇产专业常任理事。技术专长：妇产科各种疑难杂症的诊治。共发表论文2篇，省级期刊2篇。

【杨维平】

杨维平，男，生于1940年10月，汉族，江苏江宁人。1966年7月，毕业于南京医学院（现南京医科大学），本科学历，副主任医师，客座副教授，曾任大内科主任。1998年2月，担任南京中西结合学会心血管专科学会委员。南京市劳动模范，2000年11月退休。技术专长：高血压，冠心病，心律失常等诊治。共发表论文4篇，其中核心期刊1篇、省级以上期刊3篇。

【李永祥】

李永祥，男，生于1941年5月，汉族，江苏南京人。1965年7月，毕业于南京医学院（现南京医科大学）医疗系，本科学历，副主任医师，客座副教授。曾任病区主任。2001年7月退休。技术专长：脑外科、普外科的常见疾病的诊治，中西医结合治疗肝脾系统，泌尿系统结石等，脑外伤致颅内血肿清除术，腹部外科手术，甲状腺肿瘤切除手术等。共发表论文6篇，其中核心期刊3篇、省级期刊3篇，获论文三等奖1篇。

【唐云生】

唐云生，男，生于 1941 年 6 月，汉族，江苏南京人。1963 年，毕业于苏州医学院（现苏州大学医学院）医疗系，本科学历，副主任医师，客座副教授。曾任江宁县医院放射科副主任，江宁县医学会放射专业理事。2001 年 7 月退休。技术专长：熟知普放各系统常见病、多发病的基础理论、X 线征象和诊断，熟练掌握 CT 诊断技术。共发表论文 8 篇，省级以上期刊 2 篇。

【黄鸿芳】

黄鸿芳，女，生于 1941 年 7 月，汉族，广东开平人。1964 年 7 月，毕业于南京药学院（现中国药科大学）药学专业，本科学历，副主任药师，客座副教授。曾任医务科副科长、药剂科主任、设备科科长。2001 年 7 月退休。技术专长：药物制剂、调剂、仓储管理，承担中专、大专的药理学教学。发表论文 2 篇。

【卢春花】

卢春花，女，生于 1942 年 5 月，汉族，江苏江宁人。1968 年 12 月，毕业于南京医学院（现南京医科大学）医疗系，本科学历，副主任医师。曾任五官科负责人。1998 年 4 月退休。技术专长：眼科常见病、多发病的诊断与治疗，眼科常见手术：青光眼、白内障、泪囊摘除、球内异物取出（前房异物）、角巩膜缝合术等其他的治疗，共发表论文 2 篇。

【单慧仁】

单慧仁，女，生于 1943 年 6 月，汉族，浙江杭州人。1961 年 9 月，毕业于浙江杭州市卫校医士班，副主任医师。曾任功能科主任、门诊党支部书记，江宁县十二届人大代表，医院功能科创建人之一，曾从事内儿科医疗工作。曾获得江宁县卫生局先进个人、江宁县委优秀共产党员、卫生系统优秀共产党员等称号。是江宁医院第一个取得卫生部彩超上岗证的医生。2003 年 7 月退休。技术专长：能熟练操作心电图机和 B 超诊断仪，并能对心脏、肝、胆、胰、脾、肾、子宫、前列腺等脏器的超声常见病、疑难病做出诊断，对心电图图形做出正确判断。共发表论文 8 篇，其中核心期刊 1 篇、省级以上期刊 1 篇。

【周复兴】

周复兴，男，生于 1945 年 8 月，汉族，湖南长沙人。1970 年 7 月，毕业于南京医学院（现南京医科大学）医疗系，本科学历，副主任医师。曾任江宁县人民医院副院长，南京医学会急诊分会委员，南京医学会医疗事故技术鉴定专家。多次获南京市红十字会先进会员。2005 年 9 月退休。技术专长：泌尿科常见病、多发病的诊治，如感染、结核、结石、肿瘤、畸形等疾病。对男性生殖系统疾病诊断及治疗有丰富的临床经验。共发表论文 3 篇，其中核心期刊 1 篇、省级期刊 2 篇。

【秦翠英】

秦翠英，女，生于 1945 年 9 月，汉族，江苏江宁人。1968 年 2 月，参加工作。1975 年 7 月，毕业于江苏新医学院（现南京医科大学）医疗系，本科学历，副主任医师，曾任妇产科主任。2005 年 10 月退休。技术专长：妇产科各种疑难杂症及外阴瘙痒症的中西医结合治疗，尤其不孕不育的诊治。共发表学术论文 2 篇，省级以上期刊 1 篇。

【卜纪维】

卜纪维，男，生于 1945 年 9 月，汉族，江苏溧水人。1969 年，毕业于南通医学院医疗系，本科学历，副主任医师，曾任骨科主任。2005 年 10 月退休。技术专长：骨科多种疾病的诊治，能熟练开展四肢骨折的手法固定和切开复位内固定术及对腰腿痛，骨关节疾病，颈椎疾病的诊断和治疗。共发表论文 5 篇，其中省级期刊 3 篇。

【马　骏】

马骏，男，生于 1948 年 6 月，汉族，江苏江宁人。1978 年 1 月，毕业于江苏新医学院（现南京医科大学）医学系医学专业，本科学历，副主任医师。技术专长：骨科常见病的诊断和手术。共发表论文 3 篇，均在省级刊物发表。

【卞仕云】

卞仕云，男，生于 1948 年 10 月，汉族，江苏江宁人。1968 年 4 月参加工作，1977 年 2 月，毕业于江苏新医学院（现南京医科大学）医疗系。1995 年 12 月中央党校本科党政管理专业毕业。2005 年 6 月，美国国际东西方大学授予医院管理方向工商管理硕士学位（HEMBA），本科学历，高级政工师。曾任南京市江宁医院院长。技术专长：医疗卫生事业管理。发表《江宁发展合作医疗的实践》《科学利用外资，加快配优建设》等论文 5 篇，其中核心期刊 1 篇、省级期刊 2 篇、市科协优秀论文奖 1 篇，获区科技进步奖二等奖 2 项。曾当选中国农村卫生协会理事、江苏省卫生协会理事、江苏省医院管理学会理事、南京市卫生协会副会长、江宁区科协副主席、江宁县（区）卫生协会会长。

【马翠华】

马翠华，女，生于 1949 年 4 月，回族，江苏江宁人。1978 年 1 月，毕业于江苏新医学院（现南京医科大学）医疗系，本科学历，副主任医师。曾任南京市江宁卫生继续教育中心培训科副科长，南京市江宁卫生职工中等专业学校工会主席。曾获得过江宁县人民政府优秀教师、先进教师称号，国家教育委员会、国家民族事务委员会、中央统战部、西藏自治区内地西藏班优秀工作者。技术专长：内科常见病、多发病、疑难病的诊治。共发表论文 3 篇，均在省级刊物发表。

【谢义福】

谢义福，男，生于 1949 年 7 月，汉族，江苏江宁人。1971 年，毕业于南京军区医学队医疗班，中专学历，副主任医师。技术专长：肝胆胰脾、胃肠、甲状腺各类普外科疾病的诊治及手术，尤其对腹部外伤和各类急腹症的诊断、鉴别诊断及救治。任江宁医院工会委员，曾任病区主任，大外科党支部书记，市医学会普外科分会委员。获南京市计划生育先进个人称号。共发表论文 4 篇，均在省级刊物发表，其中获一等奖论文 2 篇。

【杭德新】

杭德新，男，生于 1949 年 10 月，汉族，江苏江宁人。1973 年 7 月，毕业于沈阳医学院医疗系，本科学历，副主任医师。技术专长：普内科和神经内科常见病的诊断和治疗。共发表论文 5 篇，其中核心期刊 2 篇、省级以上期刊 3 篇。

【陶美英】

陶美英，女，生于1950年8月，汉族，江苏江宁人。1978年1月，毕业于江苏新医学院（现南京中医药大学）中药学专业，本科学历，副主任中药师。曾任医技科党支部书记、女工委主任。技术专长：中药材的鉴定、加工炮制及功效。共发表论文6篇，省级以上期刊2篇。

【郭乃英】

郭乃英，女，生于1951年4月，汉族，江苏南京人。1968年12月，参加工作。1976年8月，毕业于南京卫生学校妇产专业，中专学历，副主任医师，曾任妇产科主任助理。技术专长：熟练掌握妇产科疾病的诊治。开展妇科常规手术、妇科肿瘤手术以及妇科危重病人的救治；擅长产科的各种手术以及新式剖宫产术和计划生育术。共发表论文3篇，其中省级以上期刊2篇。

【成传荣】

成传荣，男，生于1951年8月，汉族，江苏江宁人。1976年8月，毕业于南京卫生学校，中专学历，副主任医师。曾任开发区分院院长，医技科党支部书记。技术专长：肝、胆、胰、脾、胃肠、甲状腺、乳房等疾病及周围血管病的诊断及手术治疗。共发表论文3篇。

【陈　霞】

陈霞，女，生于1951年12月，汉族，安徽颍上人。1973年10月，毕业于安徽蚌埠医学院医疗系，本科学历，副主任医师。技术专长:各类手术的麻醉技术及危重病急救、无痛人流、无痛胃肠镜麻醉技术。任麻醉科主任。共发表论文5篇，其中核心期刊2篇、省级期刊1篇。

【邓纪学】

邓纪学,男,生于1952年7月,汉族,湖南邵阳人。1980年,毕业于南京铁道医学院(现东南大学医学院)。同年7月，参加工作，大学学历，中共党员。南京市江宁医院神经外科副主任医师、兼职副教授，2004年，被评为“南京市十佳医生”，2007年，被评为“江宁区名医”。曾当选世界神经外科联合会（WFNS）会员。从事临床医疗工作28年，擅长垂体肿瘤、脑星形细胞瘤、脑膜瘤等脑部肿瘤手术治疗、脑积水的V-P分流等神经外科手术，以及脑外科疑难复杂病例诊治。曾在同济医科大学参加裟罗子皂苷抗脑水肿的临床研究。发表《TY双向式导流在重症颅脑外伤开颅术中应用的临床研究》《显微镜下切除横窦区脑膜瘤32例分析》《32例额叶挫裂伤术后水钠紊乱的临床分析》等论文12篇,曾参加编写《诊疗常规神经外科分册》《颅脑损伤诊治基本问题与进展》。

【王义兆】

王义兆，男，生于1954年4月，汉族，江苏江宁人。1972年2月参加工作。1981年1月，毕业于镇江医学专科学校（现江苏大学医学院），大专学历，副主任医师。任泌尿外科主任，大外科党支部书记，江宁区医学会理事。曾任大外科主任。获区科技进步奖二等奖1项。获得江宁区工会科技先进个人，江宁医院名医的称号。技术专长：普外，泌尿系结石，肿瘤，感染、畸形和前列腺疾病，男性不育，性传播疾病的诊断及治疗。

【陆新兰】

陆新兰，女，生于 1954 年 6 月，汉族，江苏江宁人。1972 年 12 月，参加工作。1980 年 2 月，毕业于南京医学院（现南京医科大学）医学系，本科学历，副主任医师，曾任五官科负责人。技术专长：鼻中隔矫正术，扁桃体切除术，食道镜检查及咽喉异物取出术。共发表学术论文 4 篇，其中核心期刊 1 篇、省级以上期刊 3 篇。

【王美珍】

王美珍，女，生于 1954 年 10 月，汉族，江苏江宁人。1971 年 8 月，参加工作，1982 年 7 月，毕业于江宁卫校医士班，2003 年 7 月，毕业于江苏职工医科大学临床专业，大专学历，副主任医师，曾任儿科主任。技术专长：儿科常见病，多发病的诊治，尤其是新生儿常见疾病。共发表论文 3 篇，均在核心刊物发表。

【丁义宝】

丁义宝，男，生于 1954 年 12 月，汉族，江苏江宁人。大专学历，高级政工师。1968 年，参加工作，在部队和医院主要从事思想政治工作，并被评为集团军优秀政工干部，荣立三等功 3 次。在工作实践中，总结撰写较多的工作经验和理论性探讨文章，被《新华社内参》采用，并在《解放军报》发表，曾执笔参与编写的《组织工作问答 100 例丛书》被组织部门指定为基层组织干部工具书。在省级以上刊物发表论文 8 篇以上，国家级 3 篇，专业性学术会议上交流论文 6 篇以上，其中有 2 篇论文分别被收录在《党政干部论文大全》和国家科学技术《年度获奖论文集》。

【陶　平】

陶平，男，生于 1961 年 2 月，汉族，江苏江宁人。1983 年，毕业于南京军区军医学校医疗班，本科学历，副主任医师，门诊外科主任，门诊党支部书记。技术专长：普外科及急腹症等诊治。曾任急诊科副主任，门诊部副主任。共发表论文 8 篇，两次获得区科技进步二等奖。

【王建宁】

王建宁，男，生于 1961 年 12 月，汉族，江苏南京人。1982 年 1 月，毕业于徐州医学院医疗系。2007 年 1 月，南京医科大学研究生班结业。副主任医师，门诊部主任，门诊内科主任，内镜中心主任，南京医学会消化内镜专科分会委员，江宁区医学会消化内科专业组理事。技术专长：内科常见病，多发病及疑难病的诊断治疗。尤其擅长胃、肠道疾病、胆道疾病的诊治，熟练开展胃镜、肠镜的检查及镜下治疗工作。共发表学术论文 3 篇。

【王小桦】

王小桦，女，生于 1962 年 3 月，汉族，江苏丹阳人。1983 年 8 月，毕业于华山冶金医学专科学校，大专学历，副主任医师，南京市围产医学会委员。技术专长：妇产科各种常见病，疑难杂症，尤其是妇幼内分泌疾病的诊治，阴道镜，宫腔镜，腹腔镜手术及诊断治疗。共发表论文 3 篇，均在省级刊物发表。

【温苏虹】

温苏虹，女，生于1962年5月，汉族，广东梅县人。1984年7月，毕业于广西右江民族医学院医疗系，本科学历，副主任医师，感染科副主任。技术专长：普通内科，各种肝病及其他感染性疾病的诊断和治疗。共发表学术论文4篇，其中省级以上期刊2篇。

【庞　宁】

庞宁，男，生于1962年10月，汉族，江苏江宁人。1984年8月，毕业于南京中医药大学中医系，本科学历，医学学士，副主任中医师。任南京市江宁医院院长，院党委书记，江宁区卫生局副局长，曾任江宁区中医院院长。技术专长：内科常见疾病诊治，擅长治疗心脑血管疾病。共发表论文4篇，其中核心期刊2篇、省级以上期刊2篇。

【王　琪】

王琪，男，生于1962年11月，汉族，江苏南京人。1984年7月，毕业于南京医学院（现南京医科大学），1984年8月，参加工作，本科学历，中共党员，副主任医师。任南京市江宁医院副院长，南京医科大学兼职副教授，被评为江宁县首批中青年拔尖人才。从事临床、教学科研工作20余年，技术专长：高血压、冠心病、心律失常、代谢综合症等疾病的诊治，有较高的理论知识和丰富的临床经验，熟练掌握冠脉造影和心脏起搏器植入术。参与中华医学会心血管病分会和中国乔治中心合作开展的“中国急性冠脉综合征临床路径二期研究（CPACS-2）”，主持参与的“同一患者冠状动脉血管内植入不同类型药物涂层支架的疗效和随访”获省卫生厅科研项目课题立项，“活动平板运动实验与冠脉造影对比分析”“心血管疾病危险因素综合干预研究”获区科技局立项。共发表学术论文5篇，均在核心期刊。曾当选南京医学会心血管分会委员、江苏省卫生法学会委员。

【陈　明】

陈明，男，生于1963年2月，汉族，江苏江宁人。1991年，毕业于中央党校函授学院党政专业，大专学历，高级政工师。任后勤处党支部书记，副处长。发表论文3篇，均在省级刊物发表。

【王玉忠】

王玉忠，男，生于1963年2月，汉族，江苏江宁人。1982年2月，参加工作。1987年7月，毕业于徐州医学院医疗专业，本科学历，副主任医师。任大内科副主任，康复保健科主任，曾任医务处副处长。获“南京地区抗击‘非典’先进个人”称号。技术专长：呼吸系统常见病，多发病的诊治，尤其是肺部感染，支气管哮喘的诊治。共发表论文3篇，其中核心期刊1篇、省级以上期刊2篇。

【朱玉香】

朱玉香，女，生于1963年2月，汉族，江苏丹阳人。1985年7月，毕业于吉林医学院医学系医学专业，本科学历，副主任医师，妇产科主任。中华医学会南京分会计划生育专科分会委员，南京赛而金生物医学有限公司客座教授，第二军医大学南京军医学院客座教授。技术专长：妇产科各种疑难杂症的诊治，尤其是妇科肿瘤诊断、手术化疗，子宫脱垂，膀胱膨出，直肠膨出，盆底组织重建手术，治疗妇科绝经后骨质疏松症，中西医结合治疗盆腔疼痛，宫腔镜，腹腔镜检查治疗子宫内膜病变，子宫肌瘤，卵巢囊肿，宫外孕，不孕症等。共发表论文 4 篇。其中省级以上期刊 2 篇。通过区级科研成果 1 项。

【臧晓祥】

臧晓祥，男，生于 1963 年 3 月，汉族，江苏高邮人。1988 年 7 月，毕业于南京医学院（现南京医科大学）医疗系，本科学历，副主任医师。任医务处处长，重症监护病房（ICU）主任，中华医学会心血管分会会员，中华医学会危重病学南京分会委员。曾任大内科副主任。技术专长：内科常见病、疑难病的诊断及鉴别诊断，尤其擅长心脏内科、高血压、冠心病、风湿性心脏病、心律失常等疾病的诊断及规范化治疗，在危重病的抢救及治疗、心肺脑复苏、生命支持治疗等方面有丰富的临床经验。发表学术论文 6 篇，其中核心刊物 2 篇、省级刊物 4 篇。

【杨业林】

杨业林，男，生于 1964 年 5 月，汉族，江苏江宁人。1986 年 8 月，参加工作。1993 年 6 月，毕业于南京医学院（现南京医科大学），本科学历，院聘副主任医师。技术专长：骨科多发伤、骨盆骨折、髋臼骨折、近关节周围骨折，熟练开展人工关节置换、脊柱手术、腰椎间盘摘取手术。任骨科主任，外八病区主任，曾担任骨科副主任。获区“新长征突击手”称号。共发表论文 3 篇，其中一篇获区优秀论文三等奖。

【孙福荣】

孙福荣，男，生于 1965 年 1 月，汉族，安徽无为人。1990 年 7 月，毕业于南京铁道医学院（现东南大学医学院），本科学历，研究生结业。同年 7 月，参加工作。1998 年，加入农工民主党，南京市江宁医院骨科副主任医师。2007 年，被评为“江宁区名医”。能熟练开展全髋、肩关节置换术，椎间盘突出症髓核摘除、腰椎滑脱椎管狭窄症的手术治疗，并开展多例断指断拇再植，神经、血管吻合术。对颈椎病、腰腿痛、神经卡压性疾病诊治经验丰富。发表《高龄粗隆间非稳定性骨折人工髋关节置换术》《椎弓根钉内固定 360 度植骨融合治疗腰椎滑脱症》《联合入路治疗复杂骨盆髋臼骨折》《F 内固定治疗胸腰椎骨折》等论文 6 篇。获南京市卫生局新技术引进奖二等奖 1 项，江宁医院新技术奖多项。

【胡建平】

胡建平，男，生于 1965 年 3 月，汉族，江苏江宁人。1989 年 7 月，毕业于南京医学院（现南京医科大学）医疗系，本科学历，副主任医师。任大外科副主任，普外科主任。技术专长：擅长肝胆、胃肠、甲状腺及乳房疾病的诊断及治疗，能熟练掌握腹腔镜技术。共发表论文 5 篇，其中核心期刊 1 篇、省级期刊 4 篇。

【张国龙】

张国龙，男，生于 1965 年 4 月，汉族，江苏江宁人。1985 年 7 月，毕业于启东卫生学校药剂专业。2003 年，毕业于中国药科大学，本科学历，学士学位。药学工作 23 年。任江宁区卫生系统招标采购中心主任，南京市卫生系统药品集中招标专家库成员，江苏省药理学会委员，曾任江宁医院药剂科主任，开发区分院院长。共发表论文 5 篇，其中核心期刊 2 篇、省级以上期刊 2 篇，1 篇获南京市科协优秀论文。获江苏省优秀药师。

【丁成果】

丁成果，男，生于1965年1月，汉族，江苏江宁人。1988年，毕业于南京医学院（现南京医科大学）临床医学系，本科学历，副主任医师。技术专长：擅长肝胆、肿瘤疾病的诊治及手术，熟练开展微创外科手术治疗。共发表论文3篇。

【孙友发】

孙友发，男，生于1965年6月，汉族，江苏江宁人。1992年7月，毕业于中国药科大学药学专业，2004年7月，取得学士学位，副主任药师。技术专长：医院制剂及制剂检验。任强院药店主任，曾任药剂科副主任。共发表论文4篇，其中核心期刊3篇、省级以上期刊1篇。市科协优秀论文奖1篇，区级科技进步二等奖1项。

【陈　敏】

陈敏，男，生于1966年1月，汉族，江苏溧水人。1988年7月，毕业于中国药科大学药学系，本科学历，副主任药师。任药剂科科长、医技管理办副主任。曾获区共青团优秀岗位能手、区级优秀教师、省药学会优秀教师等称号。技术专长：药品管理，药学教育。共发表论文7篇，其中核心期刊2篇、省级以上期刊5篇。其中1篇获江宁区第三届学术年会三等奖。

【顾金林】

顾金林，男，生于1966年2月，汉族，江苏江宁人。1994年，毕业于协和医科大学基础医学专业，本科学历，副主任医师。任放射科主任。技术专长：中枢神经系统MRI诊断、胸部CT诊断、骨与关节的影像诊断。共发表论文2篇，均在省级刊物发表。其中有1篇获南京市优秀论文三等奖。

【陈必新】

陈必新，男，生于1966年8月，汉族，江苏江宁人。1990年7月，毕业于南京医学院（现南京医科大学）口腔系，本科学历，副主任医师。口腔科主任，区牙防所副所长，门诊部副主任，南京医学会口腔医学分会委员。技术专长：少年错颌畸形矫正、全口义齿、复杂托牙的修复及口腔颌面部各类手术。共发表学术论文3篇，其中核心期刊1篇、省级以上期刊2篇。

【郁万友】

郁万友，男，生于1966年9月，汉族，安徽五河人。1990年7月，毕业于安徽蚌埠医学院医疗系，本科学历，副主任医师，麻醉科主任。技术专长：临床麻醉、疼痛的治疗及危重急救技术。共发表论文9篇，其中核心期刊2篇、省级期刊7篇。

【刘金保】

刘金保，男，生于1966年10月，汉族，江苏江宁人。1990年7月，毕业于南京医学院（现南京医科大学）医疗系，本科学历，副主任医师，儿科主任。技术专长：小儿哮喘，肺炎，肠炎，过敏性紫癜等，儿科常见病和多发病诊治。共发表论文2篇，其中核心期刊1篇、省级以上期刊1篇。

【朱厚荣】

朱厚荣，男，生于1966年10月，汉族，江苏江宁人。1985年9月，参加工作。1991年7月，毕业于第二军医大学医疗系，本科学历，副主任医师，高压氧治疗中心主任，南京市医学会高压氧专科分会委员。技术专长：脑血管疾病，脑外伤，突发性耳聋，冠心病，糖尿病，各种有害气体中毒的高压氧治疗。共发表学术论文6篇。

【许丹彦】

许丹彦，女，生于1967年2月，汉族，江苏江宁人。1989年7月，毕业于南京医学院（现南京医科大学）临床专业，本科学历，副主任医师，曾任儿科副主任。技术专长：小儿呼吸道，消化道疾病的诊治，小儿亚健康，营养不良及疑难杂症。共发表论文2篇，其中核心期刊1篇。

【李圣华】

李圣华，男，生于1967年2月，汉族，江苏江宁人。1990年7月，毕业于镇江医学院(现江苏大学医学院）医疗系，本科学历。2003年，研究生结业，副主任医师，神经科副主任，南京医科大学兼职副教授。曾任医务处副处长。2003年被评为区“抗击非典”先进个人。技术专长；神经内科常见病、疑难病的诊治，尤其是脑血管造影及血管成形支架置入术，面肌痉挛，A型肉毒素注射治疗及忧虑抑郁、失眠的诊治，具有丰富的临床经验。共发表论文10篇，其中核心期刊5篇、省级以上期刊5篇。获论文三等奖1篇。获市级科研二等奖1项。

【周兴祝】

周兴祝，男，生于1967年3月，汉族，江苏江宁人。1990年7月，毕业于南京医学院（现南京医科大学），本科学历，副主任医师。技术专长：泌尿系结石，肿瘤，尿道畸形，感染，男性不育，性传播疾病的诊断及治疗，以及泌尿科腔镜的诊治。共发表学术论文2篇。

【王　剑】

王剑，男，生于1967年7月，汉族，江苏江宁人。1990年7月，毕业于南京医学院（现南京医科大学）医疗系，本科学历，副主任医师，胸外科主任。技术专长：各种肺癌、食管癌、贲门癌、乳腺癌根治切除，复杂胸外科抢救诊治，微创胸腔镜下肺大疱切除术，早期食管癌、肺癌根治切除，顽固胸水诊断治疗，并开展肿瘤术后胸腔灌注，化疗等综合治疗。获区科技进步二等奖1项，共发表学术论文5篇，其中核心期刊4篇、省级以上期刊1篇。

【李红梅】

李红梅，女，生于1967年7月，汉族，江苏江宁人。1989年，毕业于牡丹江医学院影像系。2001年，取得本科学历，副主任医师，任功能科副主任。技术专长：胸部、腹盆腔脏器及小器官的彩色多普勒超声诊断；先天性、后天性心脏疾病的超声诊断；妇产科疾病的彩色多普勒超声诊断及产前检查。共发表论文

11篇，其中省级以上期刊8篇，获区级科研成果1项。

【蔡　伟】

蔡伟，男，生于1967年12月，汉族，江苏江宁人。1992年7月，毕业于南京医学院（现南京医科大学）临床医学，本科学历，副主任医师。技术专长：肝胆、胃肠、甲状腺、乳房疾病及周围血管病的诊治手术及腹腔镜微创手术。共发表论文3篇，其中核心刊物2篇。

【管国平】

管国平，男，生于1968年7月，汉族，江苏阜宁人。1990年10月，参加工作。2005年9月，毕业于南通大学骨外科学，硕士学位，副主任医师。技术专长：创伤骨科、脊柱疾患的诊治。共发表论文4篇，其中核心期刊2篇、省级期刊2篇。获区级科研成果1项。

【吕建林】

吕建林，男，生于1968年10月，汉族，江苏南通人。1991年7月，毕业于南通医学院，2004年，毕业于南京中医药大学泌尿外科专业，硕士研究生，南京大学外科学博士在读，副主任医师。技术专长：中西医结合治疗泌尿系结石，前列腺炎，前列腺增生症，男性不育，性传播疾病及泌尿科腔镜的诊治。共发表论文12篇。获省级科研成果1项，区级科研立项项目3项，通过市级科研成果鉴定1项。

【周荣平】

周荣平，男，生于1968年10月，汉族，江苏江宁人。1991年7月，毕业于南通医学院，本科学历，副主任医师，大外科主任。技术专长：各种恶性肿瘤的综合治疗，尤其对胃癌，大肠癌，甲状腺癌，乳腺癌等恶性肿瘤的根治手术以及术后辅助化疗有独到的见解，对晚期肿瘤的姑息化疗，热化疗，射频消融术及体内伽玛刀的治疗有较深研究。共发表论文5篇，其中核心期刊3篇。获区级科学技术进步奖二等奖1项，市级新技术引进二等奖1项。

【葛广勇】

葛广勇，男，生于1969年1月，汉族，山东平邑人。1991年，毕业于青岛医学院（现青岛大学医学院）临床医学专业。2006年7月，毕业于第一军医大学（现南方医科大学）骨外科学，骨科学硕士，副主任医师。曾任骨科副主任。技术专长：熟练掌握人工髋关节置换、人工肩关节置换、胸腰椎骨折钉棒系统内固定等中大手术，擅长骨关节疾病及脊柱四肢创伤的诊治。共发表论文10篇，其中核心期刊9篇、省级期刊1篇。

【业晓青】

业晓青，女，生于1969年4月，汉族，江苏江宁人。1992年7月，毕业于南京医学院（现南京医科大学）医疗系，本科学历，副主任医师。技术专长：小儿哮喘，贫血，儿科呼吸道，消化道常见疾病及其急、危重症的诊治。共发表论文3篇，均在核心期刊发表，获优秀论文三等奖1篇。

【张克修】

张克修，男，生于 1969 年 5 月，汉族，山东陵县人。1993 年 7 月，毕业于贵州遵义医学院临床医学系，本科学历，副主任医师。曾任江宁区眼病防治所副所长。技术专长：白内障、青光眼的诊治。共发表论文 5 篇，均在省级以上期刊发表。

【黄朝霞】

黄朝霞，女，生于 1969 年 6 月，汉族，江苏靖江人。1991 年 7 月，毕业于贵州遵义医学院医疗系，本科学历，副主任医师，江宁区妇幼保健所所长。曾任江宁县人民医院妇产科副主任。技术专长：妇科常见病、多发病的诊治，熟练开展子宫肌瘤的手术治疗，妇科良性肿瘤的手术及妇科内窥镜手术。共发表论文 7 篇，均在核心期刊发表。

【徐崇利】

徐崇利，男，生于 1969 年 12 月，汉族，黑龙江大庆人。1994 年 7 月，毕业于南京医学院（现南京医科大学），本科学历，院聘副主任医师。心血管内科主任，南京市中西医结合心血管分会委员。技术专长：冠心病及其介入治疗，起搏器植入术，高血压，心律失常，瓣膜病，心衰等疾病的诊治。共发表论文 4 篇，均在核心期刊发表。

【吕　洁】

吕洁，女，生于 1970 年 4 月，汉族，安徽宿松人。1995 年，毕业于新疆石河子医学院（现新疆石河子大学）临床医学专业，本科学历，副主任医师，麻醉科副主任。技术专长：临床麻醉、疼痛的治疗及危重急救技术。共发表论文 3 篇，其中核心期刊 2 篇，获优秀论文二等奖 1 篇。

【侯传勇】

侯传勇，男，生于 1970 年 7 月，汉族，江苏江宁人。1993 年 7 月，毕业于扬州医学院临床医学系，本科学历，副主任医师，现任大外科教研室教学秘书。技术专长：常见骨病、骨肿瘤疾病的诊治，关节、脊柱外科病及四肢骨折的诊治，人工关节置换术。共发表学术论文 2 篇，其中核心期刊 1 篇、省级以上期刊 1 篇。

【刘巧玲】

刘巧玲，女，生于 1970 年 10 月，汉族，重庆人。1994 年 7 月，毕业于新疆石河子医学院（现新疆石河子大学）医疗系。本科学历，副主任医师。技术专长：妇产科常见病的诊断和治疗，妇科肿瘤的诊治，腹腔镜手术及治疗。共发表学术论文 2 篇，其中核心期刊 2 篇。

【朱　江】

朱江，男，生于 1970 年 11 月，汉族，江苏江宁人。1993 年 7 月，毕业于贵州遵义医学院临床医学系，本科学历，副主任医师，肾脏科副主任。技术专长：急慢性肾小球肾炎、肾病综合征等常见肾病疾病的诊断及治疗，尤其是慢性肾功能不全，血液透析治疗技术。共发表论文 6 篇，其中核心期刊 4 篇、省级以上期刊 2 篇。

【张郁青】

张郁青，男，生于1971年5月，汉族，江苏泗洪人。1993年7月，毕业于徐州医学院，医学博士，副主任医师。心血管内科副主任。技术专长：心血管病的临床诊治和介入治疗。共发表学术论文4篇，获市科技三等奖1项。

副高级护理专业技术职称

【毛鑫芳】

毛鑫芳，女，生于1943年2月，汉族，江苏常州人。1964年，毕业于江苏常州卫校护理专业，中专学历，副主任护师，曾担任大内科护士长，1995年曾获江宁县优秀护士称号。2003年2月退休。技术专长：内科护理，共发表论文4篇，其中省级以上4篇。

【陶素珍】

陶素珍，女，生于1963年7月，汉族，江苏江宁人。1982年2月，毕业于南京二卫校（现南京卫校）。2005年12月，毕业于南京医科大学护理专业，本科学历。副主任护师。曾任儿科护士长，普外科护士长。技术专长：小儿常见病临床护理（尤其是心理辅导），普外科常见病（肝胆胰腺疾病）的临床护理。任大外科护士长，共发表论文4篇，其中省级以上期刊3篇。

【唐　玫】

唐玫，女，生于1963年10月，汉族，安徽亳州人。1981年9月，毕业于淮阴卫校。2005年12月，毕业于南京医科大学护理专业，本科学历，副主任护师。曾任淮安市第一人民医院血液透析室护士长。技术专长：普通透析、血液滤过、血液灌注、血浆置换、床边连续血液净化技术，深静脉置管等专科护理。共发表论文3篇，其中核心期刊1篇，省级以上期刊2篇。

【秦立慧】

秦立慧，女，生于1964年2月，汉族，江苏江宁人。1984年7月，毕业于常州卫生学校。2006年6月，毕业于南京医科大学护理专业，本科学历，副主任护师。一直从事临床护理工作，能熟练掌握各科的护理常规及护理技术。在核心期刊发表论文3篇。

【郑明香】

郑明香，女，生于1964年4月，汉族，江苏江宁人。1982年7月，毕业于江宁卫校。2006年12月，毕业于南京医科大学护理专业，本科学历，副主任护师。任骨科病区护士长，曾任心内科、ICU护士长。曾获区级抗击非典先进个人。技术专长：各科病人的护理常规及各项护理技术操作。共发表论文5篇，其中核心期刊3篇、省级以上5篇。有3篇获优秀论文奖。

【陆琪琳】

陆琪琳，女，生于1964年4月，汉族，江苏句容人。1982年7月，毕业于江宁卫校。2004年12月，毕业于南京医科大学护理学专业，本科学历，副主任护师。任病区护士长。具有深厚扎实的临床护理专业理论和各项护理操作技术，有着丰富的临床经验，熟练掌握计算机操作和远程医疗会诊技术。共发表论文6篇，均在省级以上期刊发表，其中优秀论文2篇。

【夏大珍】

夏大珍，女，生于1964年11月，汉族，安徽马鞍山人。1982年7月，毕业于江宁卫校。2006年12月，毕业于南京医科大学护理专业，本科学历，副主任护师，任护理部主任。曾获得南京市健康教育先进个人，江宁地区非典型肺炎防治工作先进个人。擅长妇产科、内科护理。共发表论文8篇，其中省级以上7篇。

【梁维萍】

梁维萍，女，生于1969年5月，汉族，江苏江宁人。1988年7月，毕业于江宁卫校。2006年12月，毕业于南京医科大学护理专业，本科学历，副主任护师。擅长全科护理及专科（高压氧）护理。共发表论文3篇，其中核心期刊3篇、省级以上期刊3篇。

第三节 医院集体荣誉

江宁医院的各项工作年年进步，标杆作用基本显现，在行业竞赛和评比工作中，取得较好较多名次，争得较佳较优荣誉。先后荣获卫生部“二级甲等医院”、江苏省文明单位，连续4年被南京市委市政府授予文明单位、南京市花园式医院、南京市先进财务管理单位、南京市健康教育综合评比第一名、南京市思想政治工作专业职务评定十年先进集体、南京市“五大工程”白求恩杯百日竞赛第二名和第三名、南京市先进职工之家、江宁区文明单位、工会工作先进集体、集体合同先进单位等，创造了医院历史上的辉煌业绩。医院取得的各级各类荣誉均收录在本章节，基本区分为集体荣誉和职工个人荣誉，收录的顺序主要是按获得荣誉的级别和时间排序。

1994—2004年间江宁医院获国家级荣誉表

表10–1

获奖时间	荣 誉 称 号	授 奖 单 位
1994年	二级甲等医院	卫生部
1995年	爱婴医院	卫生部、联合国儿童基金会、世界卫生组织
2002年	卫生部推广项目颅内血肿微创清除术协作医院	卫生部颅内血肿微创清除技术全国研究与推广协作组

1987—2005年间江宁医院获省级荣誉表

表 10-2

获奖时间	荣 誉 称 号	授 奖 单 位
1987 年 3 月	1986 年度江苏省文明医院	江苏省卫生厅
1993 年 4 月	1991—1992 年度江苏省文明医院	江苏省卫生厅
1993 年 12 月	老干部医疗保健工作先进集体（保健病房）	江苏省卫生厅 中共江苏省委老干部局 江苏省干部保健委员会
2003 年 12 月	2001—2002 年度江苏省文明单位	江苏省精神文明建设指导委员会
2005 年 11 月	江苏省医疗卫生机构计量工作先进单位	江苏省质量技术监督局

1988—2007年间江宁医院获市级荣誉表

表 10-3

获奖时间	荣 誉 称 号	授 奖 单 位
1988 年 3 月	1987 年度文明医院	南京市卫生局
1989 年 2 月	1987 年度征兵工作先进单位	南京市人民政府 中国人民解放军江苏省南京军分区
1993 年	南京市卫生系统 1992 年度“满意在我院”白求恩杯竞赛最佳急诊室	南京市卫生局
1993 年 3 月	南京市文明医院	南京市卫生局
1993 年 8 月	公费医疗管理先进单位	南京市财政局 南京市卫生局 南京市公费医疗管理委员会
1993 年 9 月	1992 年度文明医院	南京市卫生局
1993 年 10 月	1993 年度“满意在我院”白求恩杯竞赛最佳放射科	南京市卫生局
1997 年 12 月	1997 年度招生体检工作先进单位（江宁县人民医院招生体检组）	南京市卫生局
1998 年 1 月	1998 年度“白求恩杯”急救知识竞赛鼓励奖	南京市卫生局
1998 年 3 月	市创建爱婴医院（区）工作先进集体	南京市创建爱婴医院领导小组
1998 年	医院感染管理先进集体	南京市卫生局
1998 年	优胜干部病区（保健病房）	南京市卫生局 中共南京市委老干部局
1998 年	“创建文明卫生行业”知识竞赛县属组团体第一名（曹金凤、曾燕、李芳）	南京市卫生局
1999 年 1 月	1998 年度“白求恩杯”竞赛县属组第三名	中共南京市卫生局委员会 南京市卫生局
1999 年 1 月	优胜干部病区（干部保健病房）	南京市卫生局 中共南京市委老干部局

续表

获奖时间	荣誉称号	授奖单位
1999 年 1 月	南京市 1998 年度招生体检三等奖	南京市卫生局
2000 年 1 月	南京市“十佳医院”	南京市卫生局
2000 年 1 月	1999 年度“白求恩杯”竞赛先进单位	中共南京市卫生局委员会 南京市卫生局
2000 年 1 月	健康教育工作第二名（江宁县医院）	南京市卫生局 南京市健康教育协会
2000 年 12 月	第六届中国艺术节工作中作出突出贡献的医疗单位	南京市卫生局
2001 年 1 月	2000 年度白求恩杯竞赛县属组第三名	中共南京市卫生局委员会 南京市卫生局
2002 年 1 月	2001 年度招生体检先进单位（江宁县人民医院体检组）	南京市卫生局
2002 年 1 月	2001 年度“白求恩杯”竞赛县属组第二名	南京市卫生局
2002 年 4 月	2000—2001 年度南京市健康教育先进单位第一名	南京市卫生局 南京市健康教育协会
2003 年 1 月	南京市先进女职工委员会	南京市总工会
2003 年	医院感染管理先进集体	南京市卫生局
2004 年 1 月	2003 年度南京市医院感染监控工作先进单位	南京市卫生局
2004 年 1 月	2002—2003 年度南京市健康教育先进单位第一名	南京市卫生局 南京市健康教育协会
2005 年 11 月	十运会南京赛区医疗卫生保障工作先进集体	南京市卫生局
2006 年 1 月	2004—2005 年度健康教育工作二等奖	南京市卫生局 南京市健康教育协会
2006 年 1 月	先进行风示范点	南京市卫生局
2006 年 2 月	2005 年度医院管理工作先进单位	南京市卫生局
2006 年 12 月	2006 年度网络分站车辆管理先进单位（市急救中心江宁医院分站）	南京市卫生局
2006 年	医院感染管理工作先进单位	南京市卫生局
2006 年	2006 年度市内安保先进单位	南京市公安局
2007 年 1 月	南京市 2006 年度文保系统保卫组织先进集体（保卫科）	南京市公安局
2007 年 2 月	2005—2006 年度学习型科室（神经内科）	南京市总工会
2007 年 3 月	南京市医疗保险定点医疗机构诚信单位	南京市劳动和社会保障局
2007 年 5 月	南京市 2005—2006 年度红十字工作先进集体	南京市红十字会
2007 年 12 月	2007 年度急救网络分站技能竞赛二等奖	南京市急救中心
2007 年 12 月	2007 年度院前急救网络分站车辆管理先进分站	南京市急救中心

1980—2007年间江宁医院获区（县）、局级荣誉表

表 10-4

获奖时间	荣誉称号	授奖单位
1980 年 3 月	1979 年度先进集体（外妇科）	江宁县人民政府
1983 年 3 月	1983 年度先进集体（外科四病区）	江宁县人民政府
1985 年 2 月	1984 年度先进集体	江宁县人民政府
1989 年 2 月	1987 年征兵工作先进单位	江宁县人民政府 江宁县人民武装部
1989 年 11 月	江宁县老干部工作先进集体	中共江宁县委
1989 年 12 月	战高温、开展百日文明优质服务竞赛优胜单位	江宁县卫生局
1990 年 10 月	卫生系统国庆文艺会演一等奖（健身舞）	中共江宁县卫生局委员会
1990 年 10 月	卫生系统国庆文艺会演二等奖（歌舞《我的祖国》）	中共江宁县卫生局委员会
1990 年 10 月	卫生系统国庆文艺会演二等奖（舞蹈《化蝶》）	中共江宁县卫生局委员会
1990 年 10 月	卫生系统国庆文艺会演三等奖（诙谐剧《如此销售》）	中共江宁县卫生局委员会
1990 年 10 月	卫生系统国庆文艺会演组织奖	中共江宁县卫生局委员会
1990 年 11 月	1990 年春季征兵工作先进单位	江宁县人民政府 江宁县人民武装部
1991 年 2 月	绿化合格单位	江宁县绿化委员会
1991 年 5 月	1990 年度公费医疗管理先进单位	江宁县公费医疗管理委员会
1991 年 6 月	江宁卫生系统 1990 年度先进党支部（门诊党支部）	中共江宁县卫生局委员会
1992 年 10 月	1991 年度冬季征兵工作先进单位	江宁县人民政府 江宁县人民武装部
1992 年 10 月	江宁县 1991 年度先进党支部（门诊党支部）	中共江宁县委
1993 年 5 月	1992 年度公费医疗定点医院考核县级医院一等奖	江宁县公费医疗办公室
1993 年 6 月	1992 年度先进党支部（门诊部党支部）	中共江宁县卫生局委员会
1994 年 4 月	1993 年度创建卫生城镇先进单位	江宁县人民政府
1995 年	1994 年度先进党支部（门诊党支部）	中共江宁县卫生局委员会
1995 年 10 月	江宁县老干部工作先进集体	中共江宁县委
1995 年 10 月	1994 年度征兵工作先进单位	江宁县人民政府 江宁县人民武装部
1996 年 6 月	1995 年度先进党支部（门诊党支部）	中共江宁县卫生局委员会
1997 年 10 月	1996 年度征兵工作先进单位	江宁县人民政府
1998 年 4 月	江宁县 1996—1997 年度文明单位	江宁县精神文明建设委员会
1998 年 6 月	1997 年度先进党支部（大内科党支部）	中共江宁县卫生局委员会
1999 年 6 月	1998 年度先进党组织（医技党支部）	中共江宁县委

续表 10-4-1

获奖时间	荣誉称号	授奖单位
1999 年 12 月	国庆文艺会演表演一等奖（大合唱《保卫黄河》）	江宁县卫生局
1999 年 12 月	国庆文艺会演表演二等奖（舞蹈《走进新时代》）	江宁县卫生局
1999 年 12 月	国庆文艺会演优秀组织奖	江宁县卫生局
2000 年 6 月	1999 年度先进基层党组织（大外科党支部）	中共江宁县委
2000 年 9 月	1999 年度征兵工作先进单位	江宁县人民政府 江宁县人民武装部
2001 年	巾帼文明模范岗位（急诊室）	南京市江宁区妇联 南京市江宁区精神文明建设委员会
2001 年 9 月	2000 年度征兵工作先进单位	南京市江宁区人民政府 南京市江宁区人民武装部
2002 年 4 月	2001 年度工会工作先进集体（工会）	南京市江宁区总工会
2002 年 4 月	2001 年度集体合同工作先进集体（工会）	南京市江宁区总工会
2002 年 6 月	先进基层党委	中共南京市江宁区委
2002 年 6 月	2001 年度先进基层党组织（大内科党支部）	中共南京市江宁区委
2003 年	“三八”红旗集体（女工委）	南京市江宁区妇联
2003 年	爱心捐助先进集体（女工委）	南京市江宁区总工会
2003 年 1 月	全区文化科技卫生“三下乡”工作优秀组织单位	中共南京市江宁区委 南京市江宁区人民政府
2003 年 2 月	2002 年度劳动和社会保障工作先进集体	南京市江宁区人民政府
2003 年 3 月	江宁区党员电化教育先进点（大内科党支部）	中共南京市江宁区委组织部
2003 年 4 月	全区卫生系统十佳服务单位（门诊部）	南京市江宁区卫生局
2003 年 4 月	全区卫生系统十佳文明窗口（西药房）	南京市江宁区卫生局
2003 年 6 月	2002 年度先进基层党组织（医技科党支部、大外科党支部）	中共南京市江宁区委
2003 年 7 月	江宁地区非典型肺炎防治工作先进集体（感染科）	中共南京市江宁区委 南京市江宁区人民政府
2003 年 12 月	2002—2003 年度全区老干部工作先进集体	中共南京市江宁区委 南京市江宁区人民政府
2004 年 4 月	2003 年度劳动和社会保障工作先进集体	南京市江宁区人民政府
2004 年 6 月	“五个好”基层党委	中共南京市江宁区委
2004 年 6 月	“五个好”基层党支部（医技党支部、大内科党支部）	中共南京市江宁区委
2005 年 9 月	2004—2005 年度老干部工作先进集体	中共南京市江宁区委
2006 年	2004—2005 年度文明单位	中共南京市江宁区委 南京市江宁区人民政府

续表 10-4-2

获奖时间	荣誉称号	授奖单位
2006年	女职工权益保护专项协议先进集体（女工委）	南京市江宁区总工会
2006年1月	2005年度文明单位	南京市江宁区卫生局
2006年4月18日	江宁区卫生系统2006年度护理技术操作竞赛团体一等奖(江宁医院第4组)	南京市江宁区卫生局
2006年4月18日	江宁区卫生系统2006年度护理技术操作竞赛团体二等奖(江宁医院第1组)	南京市江宁区卫生局
2007年	江宁区重点科室（神系内科、心血管内科、脑外科、骨科、泌尿外科、妇产科、儿科、血液透析科）	南京市江宁区卫生局
2007年1月	2006年度文明单位	南京市江宁区卫生局
2007年1月	2006年度劳动和社会保障工作先进集体	南京市江宁区人民政府
2007年4月	模范职工之家（院工会）	南京市江宁区总工会
2007年4月	经济技术创新工程优秀组织奖	南京市江宁区总工会
2007年12月	江宁区劳动保护合格企业	南京市江宁区总工会
2008年1月	2007年度安全生产先进单位	南京市江宁区人民政府
2008年1月	全区卫生系统和谐大舞台文艺演出一等奖	南京市江宁区卫生局
2008年2月	2007年度民主法治单位	南京市江宁区依法治区领导小组
2008年3月	女职工工作先进集体（院女工委）	南京市江宁区总工会

第四节　职工个人荣誉

江宁医院广大职工在各自的工作岗位上积极进取，努力拼搏，创造出优良的工作业绩，涌现出一批又一批先进人物代表。其中有省、市劳动模范，有受到国家、省、市、区级党委政府以及各级卫生行政部门表彰的先进个人，还有市、县（区）党代表、人大代表以及政协委员，现收录如下。

1978—2005年间江宁医院获国家省市劳模人物表

表 10-5

姓　名	性别	出生年月	受奖时间	受奖称号	授奖单位
奚华堂	男	1942年3月	1978年4月	江苏省卫生工作先进工作者	江苏省人民政府
周景华	女	1938年12月	1982年6月 1985年4月	江苏省劳动模范	江苏省人民政府
周景华	女	1938年12月	1983年9月	全国“三八”红旗手	全国妇女联合会

续表

姓　名	性别	出生年月	受奖时间	受奖称号	授奖单位
周景华	女	1938年12月	1982年5月 1983年4月 1985年4月	南京市劳动模范	南京市人民政府
奚华堂	男	1942年3月	1983年4月 1987年8月	南京市劳动模范	南京市人民政府
杨维平	男	1940年10月	1997年4月	南京市劳动模范	南京市人民政府
庞　宁	男	1962年10月	2003年5月	南京市劳动模范	南京市人民政府
庞　宁	男	1962年10月	2005年5月	江苏省劳动模范	江苏省人民政府

1956—2006年间江宁医院获国家表彰的先进个人表

表10-6

姓　名	性别	出生年月	受奖时间	受奖称号	授奖单位
张建余	男	1936年1月	1956年	龙栖铁路改线工程卫生技术工作模范工作者	铁道部
卞仕云	男	1948年10月	1992年	1991年抗洪救灾先进个人	中国红十字总会
马翠华	女	1949年4月	1994年	内地西藏班优秀教育工作者	国家教育委员会 国家民族事务委员会等
奚华堂	男	1942年3月	2002年	中国医师协会名医	中国医师协会
王仕国	男	1965年12月	2006年	十运会医疗卫生保障工作 先进个人	卫生部

1989—2007年间江宁医院获省级表彰的先进个人表

表10-7

姓　名	性别	出生年月	受奖时间	受奖称号	授奖单位
奚华堂	男	1942年3月	1989年	江苏省优秀科协工作者	江苏省科协
奚华堂	男	1942年3月	1991年	江苏省县级医院优秀院长	江苏省卫生厅
奚华堂	男	1942年3月	1992年12月	江苏省县级医院优秀院长	江苏省卫生厅
朱烈光	男	1938年11月	1993年	老干部医疗保健工作先进个人	江苏省卫生厅 中共江苏省委老干部局
奚华堂	男	1942年3月	2000年	江苏省第四届优秀科技工作者	江苏省科学技术委员会
汤爱红	女	1955年9月	2000年	江苏省十佳好警嫂	江苏省公安厅
陈　敏	男	1966年1月	2004年	优秀药师	江苏省药学会
丁义宝	男	1954年12月	2005年	政治工作优秀学员	江苏省委宣传部
欧小凤	女	1957年8月	2006年	五一巾帼标兵	江苏省总工会
卞仕云	男	1948年10月	2006年2月	江苏省医院管理学会优秀学会工作者	江苏省医院管理学会
王义兆	男	1954年4月	2007年	全省卫生行风先进个人	江苏省卫生厅

1960—2007年间江宁医院获市级表彰的先进个人表

表 10-8

姓　名	性别	出生年月	受奖时间	受奖称号	授奖单位
张建余	男	1936 年 1 月	1960 年	南京市社会主义建设先进工作者	南京市人民政府
刘秀芳	女	1957 年 11 月	1982 年	南京市先进护士	南京市卫生局
周景华	女	1938 年 12 月	1982 年 5 月	南京市优秀护士	南京市人民政府
奚华堂	男	1942 年 3 月	1983 年 3 月	南京市科技战线先进工作者	南京市人民政府
朱烈光	男	1938 年 11 月	1983 年 8 月	1983 年防汛抗旱先进个人	南京市人民政府防汛抗旱指挥部
何爱娣	女	1964 年 12 月	1985 年 5 月	南京市青年标兵	南京市人民政府
周景华	女	1938 年 12 月	1987 年 3 月	1986 年度文明标兵	南京市人民政府
周景华	女	1938 年 12 月	1990 年 11 月	1990 年“双学、三爱”白求恩杯竞赛先进个人	南京市卫生局
奚华堂	男	1942 年 3 月	1992 年	南京市首届中青年拔尖人才	南京市人民政府
杨维平	男	1940 年 10 月	1996 年 10 月	南京市卫生系统第十届“白求恩杯”竞赛先进个人	南京市卫生局
戴小凤	女	1963 年 11 月	1996 年 10 月	南京市卫生系统第十届“白求恩杯”竞赛先进个人	南京市卫生局
奚华堂	男	1942 年 3 月	1996 年	优秀科技工作者	南京市科协
丁爱芳	女	1964 年 11 月	1997 年	南京市“三八”红旗手	南京市人民政府
吴家庚	男	1953 年 4 月	1997 年 12 月	南京市卫生系统十佳管理干部	南京市卫生局
郑明香	女	1964 年 4 月	1998 年 12 月	1998 年抗洪抢险救灾防病先进个人	南京市卫生局
卞仕云	男	1948 年 10 月	1998 年 12 月	1998 年抗洪抢险救灾防病先进个人	南京市卫生局
张正毅	男	1956 年 12 月	1998 年	南京市卫生系统“白求恩杯”竞赛先进工作者	南京市卫生局
王维顺	男	1950 年 6 月	1998 年	南京市卫生系统后勤工作先进个人	南京市卫生局
周久胜	男	1970 年 4 月	1998 年	南京市卫生系统后勤工作先进个人	南京市卫生局
郑明香	女	1964 年 3 月	1999 年 1 月	1998 年度“白求恩杯”急救知识竞赛护理技术操作能手	南京市卫生局
郭方军	男	1968 年 8 月	1999 年 1 月	1998 年度“白求恩杯”急救知识竞赛医疗技术操作能手	南京市卫生局
孙正喜	男	1948 年 10 月	1999 年 12 月	南京市牙病防治先进个人	南京市卫生局
卞仕云	男	1948 年 10 月	1999 年 12 月	南京市牙病防治先进个人	南京市卫生局
冯要武	女	1969 年 4 月	2000 年 1 月	1999 年度“白求恩杯”竞赛先进工作者	中共南京市卫生局委员会 南京市卫生局
刘萍萍	女	1970 年 5 月	2001 年	优秀团干部	共青团南京市委员会
刘乐春	女	1963 年 1 月	2002 年	南京市卫生系统护理先进个人	南京市卫生局
王仕国	男	1965 年 12 月	2002 年 1 月	2001 年度“白求恩杯”先进个人	中共南京市卫生局委员会 南京市卫生局

续表 10-8-1

姓　名	性别	出生年月	受奖时间	受奖称号	授奖单位
夏大珍	女	1964 年 11 月	2002 年	南京市卫生系统健康教育先进个人	南京市卫生局
王宗芳	女	1963 年 3 月	2002 年 4 月	2000—2001 年度南京市健康教育先进个人	南京市卫生局 南京市健康教育协会
刘建勋	男	1955 年 12 月	2003 年	抗击“非典”先进个人	南京市卫生局
丁爱芳	女	1964 年 11 月	2003 年	抗击“非典”先进个人	南京市卫生局
陈信浩	男	1979 年 5 月	2003 年	南京市优秀团员	共青团南京市委员会
袁慧红	女	1957 年 11 月	2003 年	学生体检先进个人	南京市卫生局
邓纪学	男	1952 年 7 月	2003 年	南京市十佳医师	南京市卫生局
端木丽	女	1982 年 3 月	2003 年 3 月	南京市优秀志愿者	共青团南京市委员会 南京市青年志愿者协会
彭启松	男	1973 年 7 月	2003 年 7 月	南京市抗击非典志愿者	共青团南京市委员会
夏大珍	女	1964 年 11 月	2004 年 1 月	2002—2003 年度南京市健康教育先进个人	南京市卫生局 南京市健康教育协会
卞仕云	男	1948 年 10 月	2004 年 12 月	2003—2004 年度南京市优秀院长	南京医院管理学会
王宗芳	女	1963 年 3 月	2004 年	巾帼岗位明星	南京市总工会
端木丽	女	1982 年 3 月	2004 年	我心中的红十字演讲比赛优秀奖	南京市红十字会
吴　敏	女	1963 年 12 月	2005 年	政工专业先进工作者	中共南京市委宣传部
余维斌	男	1969 年 1 月	2005 年	2003—2004 年度南京市红十字优秀会员	南京市红十字会
卞仕云	男	1948 年 10 月	2005 年 11 月	十运会南京赛区医疗卫生保障工作先进个人	南京市卫生局
唐志宝	男	1952 年 10 月	2005 年 11 月	十运会南京赛区医疗卫生保障工作先进个人	南京市卫生局
陶象娣	女	1969 年 11 月	2005 年 11 月	十运会南京赛区医疗卫生保障工作先进个人	南京市卫生局
朱　锋	男	1971 年 11 月	2005 年 11 月	南京市第二批党员先进性教育活动优秀共产党员	中共南京市委
王玉忠	男	1963 年 2 月	2005 年 11 月	十运会南京赛区医疗卫生保障工作先进个人	南京市卫生局
李军荣	男	1966 年 11 月	2005 年 12 月	南京市卫生系统“白求恩杯”卫生工作者	南京市卫生局
卞仕云	男	1948 年 10 月	2005 年 12 月	优秀院长	南京市医院管理学会
李沪英	女	1963 年 7 月	2005 年 12 月	南京市优秀党支部书记	中共南京市委
欧小凤	女	1957 年 8 月	2006 年 1 月	2005 年度南京市医院感染监控工作先进个人	南京市医院感染监测中心
李军荣	男	1966 年 11 月	2006 年	优秀共产党员	中共南京市委
袁慧红	女	1957 年 11 月	2006 年	学生体检先进个人	南京市卫生局
唐志宝	男	1952 年 10 月	2006 年	2006 年度网络分站先进个人	南京市卫生局
欧小凤	女	1957 年 8 月	2006 年	巾帼岗位明星	南京市妇联
王晓平	女	1964 年 7 月	2006 年 8 月	优秀护士长	南京市卫生局
龚　玲	女	1976 年 1 月	2007 年 1 月	南京市青年岗位能手	共青团南京市委员会
侯祥燕	女	1974 年 3 月	2007 年 1 月	南京市青年岗位能手	共青团南京市委员会
王宗芳	女	1963 年 3 月	2007 年	南京市卫生系统思想政治工作先进个人	南京市卫生局

续表 10-8-2

姓　名	性别	出生年月	受奖时间	受奖称号	授奖单位
李沪英	女	1963 年 7 月	2007 年 5 月	2005—2006 年度市红十字工作先进个人	南京市红十字会
徐　红	女	1963 年 12 月	2007 年 5 月	2005—2006 年度市红十字工作优秀会员	南京市红十字会
李军荣	男	1966 年 11 月	2007 年 12 月	南京市中青年行业技术学科带头人	南京市科学技术局
陈周宏	男	1973 年 3 月	2007 年 12 月	“2007 年度院前急救网络分站”先进工作者	南京市急救中心

1982—2007年间江宁医院获区级表彰的先进个人表

表 10-9

姓　名	性别	出生年月	受奖时间	受奖称号	授奖单位
周景华	女	1938 年 12 月	1982 年	江宁县劳动模范	江宁县人民政府
周盘官	女	1932 年 10 月	1982 年 7 月	1982 年度优秀共产党员	中共江宁县委
吴维智	男	1931 年 8 月	1984 年 3 月	江宁县 1983 年度先进工作者	江宁县人民政府
周盘官	女	1932 年 10 月	1984 年 3 月	江宁县“三八”红旗手	江宁县妇女联合会
刘乐春	女	1963 年 1 月	1984 年 5 月	新长征突击手	共青团江宁县委员会
高逸峰	男	1942 年 6 月	1985 年 1 月	江宁县 1984 年度先进工作者	江宁县人民政府
邓志听	女	1936 年 1 月	1986 年 6 月 27 日	1985 年度优秀共产党员	中共江宁县委
笪丽萍	女	1954 年 7 月	1988 年 6 月 27 日	江宁县优秀共产党员	中共江宁县委
张阿玲	女	1958 年 9 月	1989 年	江宁区公费医疗管理工作先进个人	江宁县公费医疗管理委员会
陶美英	女	1950 年 8 月	1989 年 3 月 8 日	文教卫生战线十佳妇女	江宁县妇联
单际芳	女	1941 年 4 月	1989 年 11 月 14 日	江宁县老干部工作先进个人	中共江宁县委
蒋国英	女	1939 年 1 月	1990 年 6 月 25 日	1990 年度优秀共产党员	中共江宁县委
刘乐春	女	1963 年 1 月	1991 年	“五四奖”优秀团干部	共青团江宁县卫生局委员会
邓志听	女	1936 年 1 月	1991 年 3 月	好婆婆	江宁县妇联 江宁县总工会女工委员会
朱国梓	男	1935 年 8 月	1991 年 5 月 6 日	1990 年度公费医疗管理先进个人	江宁县公费医疗管理委员会
莫玉芝	女	1949 年 1 月	1991 年 5 月 6 日	1990 年度公费医疗管理先进个人	江宁县公费医疗管理委员会
郃　刚	男	1950 年 5 月	1991 年 5 月 6 日	1990 年度公费医疗管理先进个人	江宁县公费医疗管理委员会
时家华	男	1945 年 10 月	1991 年 5 月 6 日	1990 年度公费医疗管理先进个人	江宁县公费医疗管理委员会
邹文虎	男	1950 年 5 月	1991 年 5 月 6 日	1990 年度获区级医疗管理先进个人	江宁县公费医疗管理委员会
何　俊	女	1964 年 7 月	1991 年	县卫生系统优秀护士	江宁县卫生局
蒋国英	女	1939 年 1 月	1991 年 6 月 29 日	1990 年度优秀共产党员	中共江宁县卫生局委员会
时家华	男	1945 年 10 月	1991 年 6 月 29 日	1990 年度优秀共产党员	中共江宁县卫生局委员会
单慧仁	女	1943 年 6 月	1991 年 6 月 29 日	1990 年度优秀党务工作者	中共江宁县卫生局委员会
蒋国英	女	1939 年 1 月	1992 年 6 月 29 日	1991 年度优秀共产党员	中共江宁县卫生局委员会
张　琳	男	1954 年 8 月	1992 年 6 月 29 日	1991 年度优秀共产党员	中共江宁县卫生局委员会

续表 10-9-1

姓　名	性别	出生年月	受奖时间	受奖称号	授奖单位
盛广成	男	1936 年 11 月	1992 年 6 月 29 日	1991 年度优秀共产党员	中共江宁县卫生局委员会
单慧仁	女	1943 年 6 月	1992 年 6 月 29 日	1991 年度优秀党务工作者	中共江宁县卫生局委员会
张建余	男	1936 年 1 月	1993 年 6 月 16 日	1992 年度优秀共产党员	中共江宁县卫生局委员会
周景华	女	1938 年 12 月	1993 年 6 月 16 日	1992 年度优秀共产党员	中共江宁县卫生局委员会
张　琳	男	1954 年 8 月	1993 年 6 月 16 日	1992 年度优秀共产党员	中共江宁县卫生局委员会
杨秀珍	女	1938 年 10 月	1993 年 6 月 16 日	1992 年度优秀共产党员	中共江宁县卫生局委员会
陆益贵	男	1936 年 2 月	1993 年 6 月 16 日	1992 年度优秀共产党员	中共江宁县卫生局委员会
单慧仁	女	1943 年 6 月	1993 年 6 月 16 日	1992 年度优秀共产党员	中共江宁县卫生局委员会
奚华堂	男	1942 年 3 月	1993 年 6 月 25 日	优秀共产党员	中共江宁县委
毛鑫芳	女	1943 年 2 月	1995 年	优秀护士	江宁县卫生局
周明珠	女	1972 年 9 月	1995 年	优秀护士	江宁县卫生局
王宗芳	女	1963 年 3 月	1995 年	优秀护士	江宁县卫生局
夏巧花	女	1970 年 6 月	1995 年	优秀护士	江宁县卫生局
郑　勤	女	1947 年 12 月	1995 年	优秀护士	江宁县卫生局
刘秀莲	女	1965 年 9 月	1995 年	优秀护士	江宁县卫生局
金远霞	女	1965 年 7 月	1995 年	优秀护士	江宁县卫生局
张见美	女	1964 年 1 月	1995 年	优秀护士	江宁县卫生局
张阿玲	女	1958 年 9 月	1995 年	优秀护士	江宁县卫生局
杜国华	女	1969 年 12 月	1995 年	优秀护士	江宁县卫生局
陆益贵	男	1936 年 2 月	1995 年 4 月 9 日	1994 年度创建卫生城镇先进个人	江宁县人民政府
乔茂根	男	1937 年 11 月	1995 年 6 月 28 日	优秀共产党员	中共江宁县卫生局委员会
单慧仁	女	1943 年 6 月	1995 年 6 月 28 日	优秀共产党员	中共江宁县卫生局委员会
杨维平	男	1940 年 10 月	1995 年 6 月 28 日	优秀共产党员	中共江宁县卫生局委员会
姬根海	男	1943 年 12 月	1995 年 6 月 28 日	优秀共产党员	中共江宁县卫生局委员会
李家俭	男	1957 年 8 月	1995 年 6 月 28 日	优秀共产党员	中共江宁县卫生局委员会
陈家栋	男	1939 年 10 月	1995 年 6 月 28 日	优秀共产党员	中共江宁县卫生局委员会
罗邦玉	男	1940 年 12 月	1995 年 6 月 28 日	优秀共产党员	中共江宁县卫生局委员会
杨维平	男	1940 年 10 月	1995 年 7 月	优秀共产党员	中共江宁县卫生局委员会
朱烈光	男	1938 年 11 月	1995 年 10 月 30 日	老干部工作先进个人	中共江宁县委
刘建勋	男	1955 年 12 月	1996 年 6 月	优秀共产党员	中共江宁县卫生局委员会
周建设	女	1954 年 11 月	1996 年 6 月	优秀共产党员	中共江宁县卫生局委员会
陶美英	女	1950 年 8 月	1996 年 6 月	优秀共产党员	中共江宁县卫生局委员会
乔茂根	男	1937 年 11 月	1996 年 6 月	优秀共产党员	中共江宁县卫生局委员会
汤爱红	女	1955 年 9 月	1996 年 6 月	优秀共产党员	中共江宁县卫生局委员会

续表 10-9-2

姓　名	性别	出生年月	受奖时间	受奖称号	授奖单位
秦翠英	女	1945 年 9 月	1996 年 6 月	优秀共产党员	中共江宁县卫生局委员会
李家俭	男	1957 年 8 月	1996 年 6 月	优秀共产党员	中共江宁县卫生局委员会
任圣银	男	1949 年 10 月	1996 年 6 月	优秀共产党员	中共江宁县卫生局委员会
张阿玲	女	1958 年 9 月	1996 年	江宁县优秀护士	江宁县卫生局
郜　刚	男	1950 年 5 月	1997 年 3 月 24 日	县财会工作先进个人	江宁县人民政府
钱　静	女	1971 年 2 月	1997 年 4 月 30 日	江宁县优秀护士	江宁县卫生局
刘乐春	女	1963 年 1 月	1997 年 4 月 30 日	江宁县优秀护士	江宁县卫生局
赵春梅	女	1970 年 7 月	1997 年 4 月 30 日	江宁县优秀护士	江宁县卫生局
王晓平	女	1964 年 7 月	1997 年 4 月 30 日	江宁县优秀护士	江宁县卫生局
王顺英	女	1964 年 9 月	1997 年 4 月 30 日	江宁县优秀护士	江宁县卫生局
马和娣	女	1969 年 2 月	1997 年 4 月 30 日	江宁县优秀护士	江宁县卫生局
范军民	女	1965 年 2 月	1997 年 4 月 30 日	江宁县优秀护士	江宁县卫生局
毛　荣	女	1963 年 11 月	1997 年 4 月 30 日	江宁县优秀护士	江宁县卫生局
唐珊珊	女	1964 年 9 月	1997 年 4 月 30 日	江宁县优秀护士	江宁县卫生局
张阿玲	女	1958 年 9 月	1997 年 4 月 30 日	江宁县优秀护士	江宁县卫生局
朱元娣	女	1969 年 2 月	1997 年 4 月 30 日	江宁县优秀护士	江宁县卫生局
陶　菲	女	1962 年 9 月	1997 年 4 月 30 日	江宁县优秀护士	江宁县卫生局
夏大珍	女	1964 年 11 月	1997 年 4 月 30 日	江宁县优秀护士	江宁县卫生局
何爱娣	女	1964 年 12 月	1998 年 4 月	江宁县文明职工	江宁区总工会
毛　荣	女	1963 年 11 月	1998 年 4 月 30 日	1997 年度优秀护士	江宁县卫生局
李昌娣	女	1972 年 2 月	1998 年 4 月 30 日	1997 年度优秀护士	江宁县卫生局
许　静	女	1977 年 2 月	1998 年 4 月 30 日	1997 年度优秀护士	江宁县卫生局
张金妹	女	1964 年 11 月	1998 年 4 月 30 日	1997 年度优秀护士	江宁县卫生局
陶　菲	女	1962 年 9 月	1998 年 4 月 30 日	1997 年度优秀护士	江宁县卫生局
夏大珍	女	1964 年 11 月	1998 年 4 月 30 日	1997 年度优秀护士	江宁县卫生局
徐必华	女	1964 年 8 月	1998 年 4 月 30 日	1997 年度优秀护士	江宁县卫生局
龚道平	女	1975 年 12 月	1998 年 4 月 30 日	1997 年度优秀护士	江宁县卫生局
秦翠英	女	1945 年 9 月	1998 年 6 月 26 日	1997 年度优秀共产党员	中共江宁县卫生局委员会
时家华	男	1945 年 10 月	1998 年 6 年 26 日	1997 年度优秀共产党员	中共江宁县卫生局委员会
张正毅	男	1956 年 12 月	1998 年 6 月 26 日	1997 年度优秀共产党员	中共江宁县卫生局委员会
王维顺	男	1950 年 6 月	1998 年 6 月 26 日	1997 年度优秀共产党员	中共江宁县卫生局委员会
孙正喜	男	1951 年 3 月	1998 年 6 月 26 日	1997 年度优秀共产党员	中共江宁县卫生局委员会
华晨曦	男	1955 年 7 月	1998 年 6 月 26 日	1997 年度优秀共产党员	中共江宁县卫生局委员会
欧小凤	女	1957 年 8 月	1998 年 6 月 26 日	1997 年度优秀共产党员	中共江宁县卫生局委员会

续表 10-9-3

姓　名	性别	出生年月	受奖时间	受奖称号	授奖单位
卞仕云	男	1948 年 10 月	1998 年 7 月	1997 年度优秀共产党员	中共江宁县委
杨维平	男	1940 年 10 月	1998 年 12 月	十佳管理干部	江宁县卫生局
李　鸣	男	1957 年 7 月	1999 年 6 月 23 日	1998 年度优秀共产党员	中共江宁县委
成传荣	男	1951 年 8 月	1999 年 6 月 23 日	1998 年度优秀共产党员	中共江宁县委
宫元庆	男	1963 年 8 月	1999 年 9 月 9 日	江宁县 1999 年防汛防洪先进个人	中共江宁县委 江宁县人民政府
汤爱红	女	1955 年 9 月	1999 年 9 月 9 日	江宁县 1999 年防汛防洪先进个人	中共江宁县委 江宁县人民政府
陈家栋	男	1939 年 10 月	1999 年 10 月 13 日	1998—1999 年度江宁县老干部工作先进个人	中共江宁县委
张阿玲	女	1958 年 9 月	2000 年 5 月 5 日	2000 年度江宁县优秀护士	江宁县卫生局
潘龙英	女	1965 年 7 月	2000 年 5 月 5 日	2000 年度江宁县优秀护士	江宁县卫生局
冯慧娟	女	1971 年 3 月	2000 年 5 月 5 日	2000 年度江宁县优秀护士	江宁县卫生局
顾晓莹	女	1957 年 12 月	2000 年 5 月 5 日	2000 年度江宁县优秀护士	江宁县卫生局
冯要武	女	1969 年 4 月	2000 年	优秀团干部	共青团江宁县委员会
王　琪	男	1962 年 11 月	2000 年 11 月 15 日	江宁县首批中青年拔尖人才	中共江宁县委 江宁县人民政府
陶美英	女	1950 年 8 月	2001 年	先进女职工	南京市江宁区总工会
桂庆浪	男	1954 年 9 月	2001 年 3 月 13 日	江宁区 2000 年度优秀宣传干部	中共南京市江宁区委宣传部
张正毅	男	1956 年 12 月	2001 年 6 月 27 日	2000 年度优秀共产党员	中共南京市江宁区委
卞仕云	男	1948 年 10 月	2001 年 6 月 27 日	2000 年度优秀党务工作者	中共南京市江宁区委
毛　荣	女	1963 年 11 月	2002 年	2001 年度岗位女明星	南京市江宁区总工会
端木丽	女	1982 年 3 月	2002 年 4 月	2001 年度优秀共青团员	共青团南京市江宁区委员会
王义兆	男	1954 年 4 月	2002 年 3 月	区工会 2001 年度群众性经济技术创新活动先进个人	南京市江宁区总工会
李军荣	男	1966 年 11 月	2002 年 3 月	区工会 2001 年度群众性经济技术创新活动先进个人	南京市江宁区总工会
易　芳	女	1972 年 1 月	2002 年 5 月 8 日	江宁区优秀护士	南京市江宁区卫生局
夏　俊	女	1979 年 3 月	2002 年 5 月 8 日	江宁区优秀护士	南京市江宁区卫生局
王桂华	女	1965 年 4 月	2002 年 5 月 8 日	江宁区优秀护士	南京市江宁区卫生局
卞元清	男	1965 年 11 月	2002 年 5 月 21 日	2000—2001 年度江宁区精神文明创建工作先进个人	南京市江宁区精神文明建设指导委员会
朱玉香	女	1963 年 2 月	2002 年	先进女职工工作者	南京市江宁区总工会
黄湘蓉	女	1971 年 5 月	2002 年	文明新风家庭	南京市江宁区总工会
欧小凤	女	1957 年 8 月	2002 年	征文大赛三等奖	南京市江宁区总工会

续表 10-9-4

姓　名	性别	出生年月	受奖时间	受奖称号	授奖单位
卞仕云	男	1948 年 10 月	2002 年 6 月 25 日	江宁区第四届十佳公仆	中共南京市江宁区委 南京市江宁区人民政府
成传荣	男	1951 年 8 月	2002 年 6 月 26 日	2001 年度优秀党务工作者	中共南京市江宁区委
王义兆	男	1954 年 4 月	2002 年 6 月 26 日	2001 年度优秀共产党员	中共南京市江宁区委
杨业林	男	1964 年 5 月	2002 年	江宁区新长征突击手	南京市江宁区人民政府
刘萍萍	女	1970 年 5 月	2003 年	优秀团干部	共青团南京市江宁区委员会
李军荣	男	1966 年 11 月	2003 年 4 月 1 日	全区卫生系统十佳医生	南京市江宁区卫生局
周建设	女	1954 年 11 月	2003 年 4 月 1 日	全区卫生系统十佳护士	南京市江宁区卫生局
何　俊	女	1964 年 7 月	2003 年 4 月 1 日	全区卫生系统十佳护士	南京市江宁区卫生局
张　琳	男	1954 年 8 月	2003 年 4 月 1 日	全区卫生系统十佳医技人员	南京市江宁区卫生局
张国龙	男	1965 年 4 月	2003 年 4 月 1 日	全区卫生系统十佳行政人员	南京市江宁区卫生局
刘兆祥	男	1962 年 3 月	2003 年 4 月 1 日	全区卫生系统十佳后勤人员	南京市江宁区卫生局
欧小凤	女	1957 年 8 月	2003 年	创新创优先进个人	南京市江宁区总工会
陈美丽	女	1953 年 4 月	2003 年 2 月 17 日	2002 年度劳动和社会保障工作先进个人	南京市江宁区人民政府
王维顺	男	1950 年 6 月	2003 年 4 月 10 日	2002 年度“江宁市容环卫杯”竞赛先进个人	南京市江宁区人民政府
刘建勋	男	1955 年 12 月	2003 年 6 月 25 日	2002 年度优秀共产党员	中共南京市江宁区委
陶　平	男	1961 年 2 月	2003 年 6 月 25 日	2002 年度优秀共产党员	中共南京市江宁区委
居　蓉	女	1974 年 10 月	2003 年 6 月 25 日	2002 年度优秀共产党员	中共南京市江宁区委
谢义福	男	1949 年 7 月	2003 年 6 月 25 日	2002 年度优秀党务工作者	中共南京市江宁区委
郑明香	女	1964 年 4 月	2003 年 7 月	抗击“非典”先进个人	南京市江宁区卫生局
孙小伟	男	1968 年 8 月	2003 年 7 月	抗击“非典”先进个人	南京市江宁区卫生局
杨恩发	男	1952 年 9 月	2003 年 7 月	抗击“非典”先进个人	南京市江宁区卫生局
奚华堂	男	1942 年 3 月	2003 年 7 月 21 日	江宁地区非典型肺炎防治工作先进个人	中共南京市江宁区委 南京市江宁区人民政府
汤爱红	女	1955 年 9 月	2003 年 7 月 21 日	江宁地区非典型肺炎防治工作先进个人	中共南京市江宁区委 南京市江宁区人民政府
何明琴	女	1967 年 6 月	2003 年 7 月 21 日	江宁地区非典型肺炎防治工作先进个人	中共南京市江宁区委 南京市江宁区人民政府
夏大珍	女	1964 年 11 月	2003 年 7 月 21 日	江宁地区非典型肺炎防治工作先进个人	中共南京市江宁区委 南京市江宁区人民政府
何　俊	女	1964 年 7 月	2003 年 7 月 21 日	江宁地区非典型肺炎防治工作先进个人	中共南京市江宁区委 南京市江宁区人民政府
杨维平	男	1940 年 10 月	2003 年 7 月 21 日	江宁地区非典型肺炎防治工作先进个人	中共南京市江宁区委 南京市江宁区人民政府

续表 10-9-5

姓　名	性别	出生年月	受奖时间	受奖称号	授奖单位
李军荣	男	1966 年 11 月	2003 年 10 月 28 日	江宁区首届科技进步“技术创新奖”	中共南京市江宁区委 南京市江宁区人民政府
汤爱红	女	1955 年 9 月	2003 年 12 月 9 日	2002—2003 年度全区老干部工作先进个人	中共南京市江宁区委 南京市江宁区人民政府
丁爱芳	女	1964 年 11 月	2004 年 1 月 13 日	2002—2003 年度全区政法系统“十佳贤内助”	中共南京市江宁区委
李沪英	女	1963 年 7 月	2004 年 3 月 10 日	2003 年度全区宣传思想工作先进个人	中共南京市江宁区委
徐洁艳	女	1981 年 10 月	2004 年 5 月	江宁区优秀团员	共青团南京市江宁区委员会
刘建勋	男	1955 年 12 月	2004 年 6 月 15 日	江宁区体育工作先进个人	南京市江宁区人民政府
居　蓉	女	1974 年 10 月	2004 年	优秀共产党员	中共南京市江宁区委
纪　娟	女	1981 年 10 月	2004 年	优秀共青团员	共青团南京市江宁区委员会
陈信浩	男	1979 年 5 月	2004 年	优秀共青团员	共青团南京市江宁区委员会
刘乐春	女	1963 年 1 月	2005 年 12 月	优秀共产党员	中共南京市江宁区委保持共产党员先进性教育活动领导小组
陈信浩	男	1979 年 5 月	2006 年	江宁区卫生系统 2006 年度临床医师技术操作竞赛一等奖（心电图检查）	南京市江宁区卫生局
周　纲	男	1978 年 3 月	2006 年	江宁区卫生系统 2006 年度临床医师技术操作竞赛二等奖(心肺复苏)	南京市江宁区卫生局
曹金凤	女	1972 年 3 月	2006 年	江宁区新长征突击手	南京市江宁区人民政府
李沪英	女	1963 年 7 月	2006 年	区优秀党务工作者	中共南京市江宁区委
易　芳	女	1972 年 1 月	2006 年 4 月 18 日	江宁区卫生系统 2006 年度护理技术操作竞赛一等奖（铺备用床）	南京市江宁区卫生局
陈维芳	女	1977 年 1 月	2006 年 4 月 18 日	江宁区卫生系统 2006 年度护理技术操作竞赛二等奖（铺备用床）	南京市江宁区卫生局
李昌娣	女	1972 年 2 月	2006 年 4 月 18 日	江宁区卫生系统 2006 年度护理技术操作竞赛一等奖（皮内注射）	南京市江宁区卫生局
魏芳玲	女	1979 年 5 月	2006 年 4 月 18 日	江宁区卫生系统 2006 年度护理技术操作竞赛一等奖(无菌技术操作)	南京市江宁区卫生局
龚　玲	女	1976 年 1 月	2006 年 4 月 18 日	江宁区卫生系统 2006 年度护理技术操作竞赛二等奖(无菌技术操作)	南京市江宁区卫生局
纪　娟	女	1981 年 9 月	2006 年 4 月 18	江宁区卫生系统 2006 年度护理技术操作竞赛二等奖（静脉输液）	南京市江宁区卫生局
王仕国	男	1965 年 12 月	2007 年 1 月	江宁区名医	南京市江宁区卫生局
李军荣	男	1966 年 11 月	2007 年 1 月	江宁区名医	南京市江宁区卫生局

续表 10-9-6

姓　名	性别	出生年月	受奖时间	受奖称号	授奖单位
孙正喜	男	1951 年 3 月	2007 年 1 月	江宁区名医	南京市江宁区卫生局
张秀伟	女	1966 年 5 月	2007 年 1 月	江宁区名医	南京市江宁区卫生局
邓纪学	男	1952 年 7 月	2007 年 1 月	江宁区名医	南京市江宁区卫生局
孙福荣	男	1965 年 1 月	2007 年 1 月	江宁区名医	南京市江宁区卫生局
何　流	男	1963 年 7 月	2007 年 1 月	江宁区名医	南京市江宁区卫生局
庞　宁	男	1962 年 10 月	2007 年 2 月	2006 年度三个文明建设先进个人	中共南京市江宁区委 南京市江宁区人民政府
李军荣	男	1966 年 11 月	2007 年 4 月	经济技术创新能手	南京市江宁区总工会
孔维林	男	1973 年 2 月	2007 年 12 月	工会财务工作先进个人	南京市江宁区总工会

1987—2006年间江宁医院区（县）级以上党员代表大会代表

表 10-10

时　间	届　次	姓　名
1987 年 9 月	中共江宁县第七次党员代表大会代表	奚华堂
1990 年 9 月	中共江宁县第八次党员代表大会代表	奚华堂
1994 年 8 月	中共江宁县第九次党员代表大会代表	奚华堂
1999 年 7 月	中共江宁县第十次党员代表大会代表	汤爱红
2004 年 12 月	中共江宁区第十一次党员代表大会代表	卞仕云
2006 年 10 月	中共南京市第十二次党员代表大会代表	刘萍萍

1978—2007年间江宁医院区（县）级以上人民代表大会代表

表 10-11

时　间	届　次	姓　名
1978 年 12 月	南京市第七届人民代表大会代表	王素琴
1980 年 12 月	南京市第八届人民代表大会代表	王素琴
1983 年 4 月 1988 年 1 月	南京市第九届人民代表大会代表 南京市第十届人民代表大会代表	周景华
1993 年 3 月	南京市第十一届人民代表大会代表	唐云生
2003 年 3 月	南京市第十三届人民代表大会代表	胡建平

续表

时 间	届 次	姓 名
1980 年 9 月	江宁县第八届人民代表大会代表	朱国梓
1987 年 4 月	江宁县第十届人民代表大会代表	奚华堂
1990 年 4 月	江宁县第十一届人民代表大会代表	奚华堂 蒋国英 何 俊
1993 年 2 月	江宁县第十二届人民代表大会代表	奚华堂 蒋国英 单慧仁
1998 年 1 月	江宁县第十三届人民代表大会代表	常 娟
2003 年 1 月	江宁区第十四届人民代表大会代表	朱玉香
2007 年 12 月	江宁区第十五届人民代表大会代表	朱玉香 王仕国

1983—2007年间江宁医院区（县）级以上政治协商会议委员

表 10-12

时 间	届 次	姓 名
1980 年 12 月	南京市政协第六届委员	奚华堂
1983 年 4 月	南京市政协第七届委员	奚华堂 戎钊玉
1987 年 4 月	江宁县政协第五届委员	吴维智 林后仲 高逸峰
1990 年 4 月	江宁县政协第六届委员	吴维智 林后仲 浦兰芬 朱烈光 张建余
1993 年 2 月	江宁县政协第七届委员	张建余 林后仲 高逸峰 杨 姣
1998 年 1 月	江宁县政协第八届委员	奚华堂 高逸峰 卞仕云 陈 霞
2003 年 1 月	江宁区政协第九届委员	王仕国 庞 宁
2007 年 12 月	江宁区政协第十届委员	丁爱芳

【护龄 30 年人员】

1985 年，卫生部为表彰长期从事护理工作的人员，提高她们的社会地位，鼓励她们长期从事并热爱本专业，更好地为人民服务，决定对建国以来从事护理工作达 30 年以上的护士颁发“荣誉证书”和“奖章”。1987 年 3 月 31 日，卫生部再下发通知，从 1987 年起每隔 3 年颁发一次荣誉证书和奖章，颁发时间为“5·12”护士节。江宁医院先后有 40 名护理工作人员，获得卫生部颁发的护理 30 年荣誉证书和证章。

江宁医院获得卫生部颁发护理工作30年荣誉人员名录表

表 10-13 （排名不分先后）

姓　名	出生年月	职　称	参加工作年月	护理工作年限
吴秀英	1930 年 5 月	主管护师	1951 年 8 月	36
胡慧珍	1933 年 5 月	护师	1950 年 3 月	38
郦搓球	1933 年 7 月	主管护师	1952 年 8 月	36
方丽云	1934 年 5 月	主管护师	1953 年 1 月	36
邓志听	1936 年 1 月	主管护师	1955 年 8 月	36
张桂凤	1936 年 4 月	主管护师	1960 年 8 月	31
肖健云	1938 年 1 月	主管护师	1958 年 12 月	36
鲁庭桂	1938 年 5 月	主管护师	1957 年 10 月	36
周景华	1938 年 12 月	主管护师	1958 年 12 月	36
宣美芳	1939 年 7 月	主管护师	1958 年 12 月	37
荆留凤	1939 年 9 月	主管护师	1961 年 3 月	33
杨馨芝	1939 年 11 月	主管护师	1960 年 9 月	34
单际芳	1941 年 4 月	护师	1959 年 8 月	37
赵三清	1941 年 10 月	主管护师	1963 年 8 月	33
杨　佼	1941 年 10 月	主管护师	1962 年 12 月	34
毛鑫芳	1943 年 2 月	副主任护师	1964 年 9 月	39
周正雯	1943 年 2 月	主管护师	1962 年 10 月	36
董彩霞	1944 年 3 月	主管护师	1963 年 11 月	36
李海涛	1945 年 8 月	主管护师	1965 年 8 月	35
戴桂珍	1945 年 11 月	主管护师	1968 年 12 月	31
蔡　洁	1947 年 8 月	主管护师	1966 年 8 月	36
郑　勤	1947 年 12 月	主管护师	1967 年 8 月	35
张秀英	1948 年 3 月	护师	1970 年 6 月	33
程静兰	1948 年 4 月	主管护师	1964 年 5 月	39

续表

姓　名	出生年月	职　称	参加工作年月	护理工作年限
夏月仙	1951 年 8 月	主管护师	1969 年 2 月	37
时鲜平	1953 年 7 月	主管护师	1972 年 12 月	35
徐顺兰	1954 年 4 月	护师	1972 年 12 月	35
王美华	1954 年 4 月	主管护师	1972 年 12 月	35
笪丽萍	1954 年 7 月	主管护师	1972 年 12 月	35
徐爱银	1954 年 8 月	主管护师	1972 年 3 月	35
尚来美	1954 年 10 月	主管护师	1972 年 12 月	35
陈天晓	1954 年 10 月	主管护师	1972 年 12 月	35
翟光华	1954 年 10 月	主管护师	1972 年 12 月	35
周建设	1954 年 11 月	主管护师	1972 年 12 月	35
洪爱珍	1955 年 9 月	主管护师	1971 年 4 月	36
王培梅	1956 年 6 月	主管护师	1972 年 12 月	35
戴志勤	1957 年 2 月	主管护师	1972 年 12 月	35
赵玉梅	1957 年 9 月	主管护师	1972 年 12 月	35
顾晓莹	1957 年 12 月	主管护师	1972 年 12 月	35
张　平	1958 年 1 月	主管护师	1974 年 1 月	33

附 录

对外交往

一、援外医疗

根据卫生部指令性安排，1997年年初，由江苏省卫生厅负责组建，在全省多家医院的外科、内科、妇产科、小儿科、五官科、口腔科、中医科、药剂科等科室抽调26名技术专家，组成中国第十七期派遣东非的医疗队，江宁县医院副院长皇甫毓明（五官科专家）被任命为医疗队副队长。1997年5月底至1999年6月初，医疗队在桑给巴尔国土上工作，每天每位专家诊疗病人30人次以上，因需开展手术治疗，培养医疗护理骨干。医疗队第一季度工作总结被卫生部刊载在援外通讯上。皇甫毓明在援外医疗队工作期间，先后开展甲状腺手术、乳突根治手术、上颌窦根治手术、腮腺混合瘤手术、扁桃体手术、外耳道异物、气管异物、咽部异物取出等手术，受到当地人民群众称赞。1998年，省卫生厅和市卫生局领导专程到医疗队驻地探访慰问。卫生部部长陈敏章也亲临医疗队慰问，并与全体队员合影留念。1999年，坦桑尼亚联合共和国总统和夫人亲切接见医疗队全体成员，并合影留念。医疗队归国临行前，全体成员受到桑给巴尔总统和夫人在官邸的亲切接见，并共进晚餐。中国驻坦桑尼亚大使对医疗队工作高度赞扬，提前一年给医疗队成员晋升一级工资。在卫生部召开的援外30年表彰大会上，该期医疗队被评为先进集体，队员获精神和物质奖励。

二、对外交流

改革开放之后，江宁县医院先后接待外国同行以及政府官员数批，通过交流、交往，开阔视野，为医院的发展拓宽思路。由于历史记录不完整，仅列举一二。

20世纪80年代末，90年代初日本爱知县卫生部长，澳大利亚麦肯林医院院长，摩洛哥卫生大臣，联合国卫生组织代表团等先后到江宁县医院考察参观。

2004年10月，日本九州医疗器械团体联合会代表团到江宁医院考察参观。

2006年3月28日，澳大利亚乔治国际卫生研究中心、卒中协会安德森教授一行3人到江宁医院访问，考察合作开展有关脑卒中治疗方面的工作情况，中澳卫生合作中心、上海瑞金医院等有关专家陪同访问。

三、出国考察

澳大利亚参观学习

1995年11月17日—12月5日，由江苏省职工医科大学副校长金安娜带队，董亚萍主任兼翻译。江宁县人民医院院长奚华堂及同行另3位（徐州煤矿医院院长，常州市第二人民医院医务处处长，无锡市第一卫生院院长），受维多利亚州医学会主席潘契医院会长勃拉德（prade）邀请。受邀条件：系江苏职工医科大学卫生事业管理大专班（二年制）（该班属江苏省——维多利亚州卫生事业管理培训中心）学员，且毕业考试成绩前四名。免费考察学习。

参观学习的医院有：潘契医院、皇家墨尔本医院、皇家墨尔本妇产医院、儿科中心、沃斯汀医院、老年康复中心、社区卫生服务中心。

参观学习了解的内容：医院先进设备配置及管理，医院科室设置及学科建设。病人就诊及急诊抢救流程。医院信息化管理，医患关系及医疗纠纷和医疗事故的处置，补偿机制及办法。老年康复中心建设及城镇家庭化模式等。

美国考察培训

1997 年 9 月 20 日—10 月 10 日，由国家外事局分配选派赴美国芝加哥考察培训二十一世纪人才。来自全国卫生系统共 23 人。分配给江苏省 3 人（江宁县人民医院院长奚华堂、高淳县卫生局 1 人、南京市妇幼保健院 1 人），解放军总医院（301 医院）科教处处长，中国肿瘤病防治院副院长，北京医院老年病研究所主任，中国人民解放军总参装备局局长，浙江省 5 人，新疆维吾尔自治区 5 人，内蒙古自治区 3 人，解放军第一军医大学 1 人，解放军第三军医大学 2 人。由中国肿瘤病防治院副院长任团长带队。

芝加哥大学医学院终生教授陈津渡等负责组织接待安排参观、培训。由陈津渡及相关医疗卫生单位领导专家进行理论授课。

安排参观考察单位：芝加哥大学医学院及其附属医院临床及医技科室、核医学科，库克郡医院（公立医院、规模相当我国东部地区县级医院）、伊利诺州医院、威斯康辛州心血管医院、西北大学、芝加哥市高能核物理中心、费米实验室。观看电子对撞，参观芝加哥市医疗卫生信息管理中心。

这次主要考察学习医院现代化管理，医疗卫生事业的管理信息化、网络化，医院设备现代化、科学化（如 PT—CT，手术机器人等），医院人才队伍建设，教学与科研管理等。同时，统一组织分组讨论、谈体会、谈收获、交流心得。

最后，组织进行考试、考核；举办结业典礼大会，发放结业证书。

文件辑存

南京市卫生局关于同意南京市江宁区人民医院更名为南京市江宁医院的批复文件复印件

南京市卫生局文件

宁卫医字[2002]第95号

关于同意南京市江宁区人民医院更名为南京市江宁医院的批复

江宁区卫生局:

你局《关于将南京市江宁区人民医院更名为南京市江宁医院的请示》已收悉。

根据《医疗机构管理条例》，经研究，同意将南京市江宁区人民医院更名为南京市江宁医院，特此批复。

二〇〇二年七月九日

抄报：省卫生厅

抄送：江宁区人民医院

南京市江宁区人民政府关于同意江宁区人民医院更名为南京市江宁医院的批复文件复印件

南京市江宁区人民政府（批复）

江宁政复（2002）47号

关于同意江宁区人民医院更名为南京市江宁医院的批复

南京市江宁区人民医院:

你单位《关于江宁区人民医院更名为南京市江宁医院的请示》收悉，经研究，同意“江宁区人民医院”更名为“南京市江宁医院”。

希望你单位加强内部管理，优化服务质量，为江宁经济和社会事业发展作出新的贡献。

此复

南京市江宁区人民政府

二00二年十二月五日

主题词：卫生　医院　更名　批复

抄　送：区卫生局

江宁医院“1+4”绩效考核分配方案

宁医〔2006〕44号

根据卫生部2006年继续开展“医院管理年”活动，“建立按岗取酬、按工作量取酬、按服务质量和工作绩效取酬分配机制”的要求，围绕江宁医院发展目标，进一步深化内部分配制度改革，进一步建立和完善医院绩效管理和激励体系，引入竞争、约束和激励机制，提高广大职工的积极性和创造性，主动适应当前医院在人力资源、规模效益、市场运作、服务理念等方面的挑战，使医院的医、教、研、管理等各方面工作不断上台阶，快速提高社会效益和经济效益。特制定本绩效考核分配方案。

一、指导思想

以“三个代表”重要思想为指导，坚持一切以病人为中心，坚持改革发展不动摇。结合医院“十一五”规划的发展目标，建立健全医院绩效管理体系，科学制定绩效评价指标，做到绩效管理有计划、有步骤、有措施、有控制、有激励。进一步加强院科两级负责制，严格按照医疗技术、服务质量、成本效益、管理规范等标准，通过采取“1+4”综合考核模式（“1”指效率效益考核；“4”指服务、技术、质量和安全考核），强化医院基础管理，提升医院现代管理水平，促进医院管理科学规范、严谨细致，充分体现医院的各项工作以质量安全为核心、以优质服务为重点、以效益效率为保证，全面提高医疗技术质量水平和效率效益，增强医院整体服务功能，树立良好的社会形象，促进医院健康、良性、高效和可持续发展。

二、基本原则

1. 医院绩效管理目标要与医院发展目标相一致；
2. 科室、个人的发展目标要与医院发展目标相一致；
3. 强化科室目标责任制，科主任责、权、利相一致；
4. 考评标准具体、客观、可量化，与规定标准相一致；
5. 评价、反馈准确、及时，与绩效管理改进提升相一致；
6. 考核与激励、制约相结合，与职工贡献相一致。

三、组织落实

成立由院长领导，分管副院长主管，各职能部门负责人参与组成的医院绩效考核领导小组及各单项考核管理组织，负责医院绩效管理制度、考评指标的制定和对科室进行绩效评价、反馈与指导等工作。各科室根据医院绩效考核分配要求，建立由科主任负责，科室干部职工参与的各考核单元二次考核分配小组，负责各项考核工作的组织落实，确保医院绩效考核分配方案稳步推进、有效贯彻。

四、综合管理

（一）院级考核管理

1. 效率效益考核管理

⑴每月10日前，由计财处、物资仓库、信息中心将各考核单元上个月的收入、成本支出、工作效率等信息报人事综合处；

⑵人事综合处根据各相关科室提供的信息对各考核单元进行全成本核算；

⑶人事综合处依据各考核单元的成本收益和工作效率的考核结果发放相应的效率效益奖。

2. 四项基金的考核管理

⑴考核范围

文明优质服务奖励基金：全院职工，每人每月200元；医疗质量管理基金：临床医、护、技岗位人员，其中临床医生每人每月300元；护、技人员每人每月100元；医疗安全风险基金：临床医、护、技岗位人员，其中临床医生每人每月150元；护、技人员每人每月50元；重点专科发展基金：南京市卫生局、江宁区卫生局和医院确定的重点专科。

⑵除“重点专科发展基金”以外，其他各单项基金采取每月定期与不定期考核，考核结果与单项基金奖励挂钩。上级主管部门随即检查的结果纳入各相关科室单项基金考核。各单项基金考核小组针对考核单元存在的问题，提出限期整改要求。对整改不明显或长期不予整改的问题，要追究其主要和连带责任，并加大考核处罚力度。

⑶院各单项基金考核小组要坚持客观、公平、公正的原则，从指导监督、解决问题和促进工作出发，切实做好各项考核评价。每季度要对考核评价工作进行分析、归纳和总结，并提出改进措施，促进各项考核工作不断完善。

⑷医院每半年将采取领导、职工综合测评的方式，对院级各单项考核小组、各单元考核小组的工作组织落实和成效进行测评，测评结果与干部业绩考核挂钩。

3. “1+4”绩效考核奖的发放

人事综合处每月根据各单项考核结果和考核分配要求，将审核计算各项奖金发至各考核单元，各考核单元应将二次分配的意见及时上报至院人事综合处，经审核后由计财处统一发放给职工。

（二）二次考核分配管理

1. 组织管理

各考核单元成立二次分配考核小组，结合本科室岗位责任、工作任务和工作质量标准制定相应的考核标准和分配意见，经职工讨论通过，上报院部审核后实施。

2. 二次考核与院级考核相一致

二次考核的内容、标准和时限应与院级考核相一致。

3. 二次考核分配要求

各考核单元要建立二次考核分配机制，针对“效率效益奖和四项基金”的考核标准，结合本单元的特点，进一步细化量化分配办法。应严格考核制度和纪律，拉大分配档次，切实推进工作。各考核单元在进行二次考核分配时，每月效率效益奖和专项基金考核奖必须全额考核发放给职工，不得截留。对于消极考核、掩盖问题和平均分配现象，医院将严肃追究考核管理组织的责任。

五、其他

1. 病区住院病人在住院期间转科的，按转科的时点把收入归集给相应的病区；因专科病区床位紧张而跨科收治在其他病区病人的住院费及其成本消耗、工作效率，根据实际住院时间按比例归集到专科病区和收治病区，其病人诊治和管理由专科病区医生和收治病区护理人员负责，收治病区医生按岗位职责配合。

2. 病区部分医生在专科专家门诊产生的收入和成本纳入相应的科室核算。门诊导医护士（内、外、妇、儿、口腔、眼科）纳入病区成本核算和分配。门诊内、外科导医护士其成本由内、外科病区共同承担。

3. 门诊人员实行属地化管理。与病区一体化管理的门诊科室，其职工的效率效益奖由所属病区二次考核发放；专项基金考核奖由门诊部二次考核发放。没有设立病区的门诊科室，其效率效益奖和各项基金奖都由门诊部二次考核后发放到诊室。门诊部管理人员效率效益奖享受所在门诊科室人员的平均奖。

4. 岗位系数。医院根据各岗位工作性质，结合岗位技术含量、责任风险、辛苦程度，在效率效益奖励中设立岗位系数，其增加的部分奖金由院部补贴发放到科室，科室应纳入二次考核分配。

5. 本方案在实施过程中如遇政策性调整，可作相应调整和适当修订，并在实施中不断补充完善，更趋于科学合理。

附件 1：科室成本核算办法和效率效益奖考核办法
附件 2：医疗质量管理基金考核分配方案
附件 3：医疗安全风险基金考核分配方案
附件 4：文明优质服务奖励基金考核分配方案
附件 5：重点专科发展基金管理办法
附件 6：院 1+4 绩效考核分配领导小组

南京市江宁医院
二〇〇六年十一月

事业发展第十一个五年（2006—2010）规划

宁医〔2007〕2号

医院事业发展是全面建设小康社会的重要评价指标，是认真贯彻落实科学发展观，构建和谐社会的基本内容，是建设社会主义新农村，实现社会经济协调发展的重要方面。根据区委、区政府“十一五”期间全力推进产业化、数字化、信息化、生态化，实现富民强区“两个率先”的整体要求，依据市、区卫生事业第十一个五年规划精神，为了加快推进医院改革与发展，特制定江宁医院事业发展第十一个五年规划。

一、指导思想

高举邓小平理论和“三个代表”重要思想伟大旗帜，全面贯彻落实党的十六大和十六届三中、四中、五中、六中全会精神，坚持以科学发展观为指导，坚持发展是硬道路和发展是第一要务，坚持医院工作与社会经济同步发展的原则，坚持区域内领先发展的原则，坚持科学合理稳步推进和可持续发展的原则。坚持用改革的办法解决前进中的问题，坚持创新发展和节约发展并重，坚持优先发展先进重点专科、兼顾特色医疗和技术优势形成，坚持以人为本和以病人为中心，坚持以建设三级医院、基本现代化医院、南京医科大学附属医院为主题，继续整体推进“人才、硬件、形象、管理、党建”五大工程，转变发展观念，创新发展模式，提高发展质量，始终突出医疗技术创新，基础设施配套，医疗设备配优配强，全面实施“文明、优质、高效、满意”服务，深入实施科技兴院、专科建设、特色医疗、拓展市场和整合资源要素，加大力度推进信息化、数字化、网络化建设，努力实现节约发展、安全发展、和谐发展、科学发展、全面发展、可持续发展，基本达到医院规模与综合功能相适应，人才结构与特色医疗相适应，设备配套与竞争优势相适应，服务质量水平与人民群众医疗需求相适应，高技术、高效率、高质量、高效益，低成本良行运行，实现新的跨越提高，为把医院做强、做优、做出特色，为保障江宁人民身心健康，为江宁实现“两个率先”，加快推进小康社会和建设社会主义新农村，构建和谐江宁作出新贡献。

二、主要目标任务

根据区委、区政府提出的江宁未来发展目标定位，医院“十一五”期间整体奋斗目标是：以建设三级医院、基本现代化医院、南京医科大学附属医院为基本框架，以人才引进、技术发展、专科优势、特色医疗为抓手，以管理科学规范、医院环境优美、设施配套齐全、技术水平先进、医疗设备一流、服务功能完备为主导的新一轮发展思路，基本形成布局合理和功能定位的优化格局，基本形成应对医疗市场竞争、和人民群众基本医疗需求相适应的运行机制，基本形成特色医疗优势为主的可持续发展的竞争优势，基本形成依靠科技进步与创新推动社会、技术、经济效益同步持续的增长方式，确保医院在高平台上实现新的跨越发展提升，基本建成三级医院、基本现代化医院、南京医科大学附属医院。

1．规模功能

(1) 服务人口120万—150万，设置病床850张，现有病床560张，“十一五”期间新增病床260—300张，期末达到850张以上。其中医院本部760张，开发区分院80—100张。

(2) 承担“以医疗服务保障为主，兼顾预防保健和康复医疗服务，并承担一定教学和科研”任务，增强分院、社区医疗保健服务整体功能。

(3) 根据医院规模、功能、任务，合理确定各类卫生专业技术人员比例，力求达到优化结构，精干高效的要求。

(4) 努力发挥江宁医疗集团龙头医院的作用，积极主动联合协作开展双向转诊和技术支持，实施资源共享，提高市场占有份额。

(5) “十一五”期间，基本建成三级医院、基本现代化医院、南京医科大学附属医院。

2．科室建设

(1) 科学合理设置科室，健全常规科室，完善整体功能，拓展服务内涵，基本满足人民群众的医疗需求。

(2) 加强临床重点专科建设，培育特色医疗，合理配置人员，形成较佳的人才梯队，不断提高重点专科和特色医疗的诊疗技术水平。

(3) 努力开展新技术、新项目、新疗法，确保五年内主要技术项目达到三级医院水平，每年区级以上科研立项课题 2 项。

(4) 积极扶持，加快推进微创技术、腔镜手术、显微外科和眼科手术，整合资源优势，大力发展创伤外科，强化专业协作发展介入手术治疗、人工支架置入手术，发挥现有设备、人才、技术优势，打造微创、创伤品牌。

(5) 科学论证，适时新增医学美容保健科，功能锻炼理疗康复科、老年康复医学科、小儿外科，开设心理咨询和临终关怀服务，扩大服务范围。

(6) 全面加强放射科、检验科、功能科、药剂科、病理科等医技科室建设，增强服务项目，扩大服务功能，开展特色服务，适应特需病人需求，提升综合效率效益。

(7) 全力推进急诊急救中心建设，进一步整合资源要素，实施流程再造，完善绿色通道，提高应急能力，增强服务功能，强化观察病房建设，完善急诊清创和多科协作，加快发展急诊急救水平。

(8) “十一五”期末，建成 5—8 个市级临床重点专科，10 个以上区级、院级特色专科，优先发展专科技术，不断增强核心竞争力。

(9) 全面加强门诊一体化建设，内科、外科、妇产科、儿科全力推进专家、专科、专病诊治，努力提高眼科、五官、口腔、内镜中心专业化技术水平，尽快形成专科、专病特色的门诊优势，依法推进传染病防治，大力发展体检科，真正满足不同人群的健康需求。

(10) 全面加强开发区、天地新城、老干部门诊部、滨江分院建设，拓展社区医疗服务，发挥现有资源优势，相对稳定、配套、配强、配优人员，保障必备设备，适度放大功能，找准市场定位，形成具有分院、社区特色的医疗康复、专科专病治疗中心，实现效能效益最大化。

3．人才培养

(1) 加快推进实施“科技兴院、人才强院”发展战略，进一步强化人才培养、引进、使用和管理，优化人才梯队建设，合理改善结构，努力营造出有利于人才辈出，人尽其才的医院环境。

(2) 全方位、多渠道、面向全国公开招聘，择优聘用高层次、高学历、高水平医学专业优秀拔尖人才，促进新的人才技术优势形成，为医院发展提供新的技术支撑。

(3) 有计划地择优聘用本科以上医疗、护理、医技、财会、计算机等专业的应届毕业生，形成合理的人才梯队结构。

(4) 特别重视学科带头人和医疗技术骨干的培养及其作用的发挥，加大中青年骨干培养力度，有计划地选送发展潜力大的同志到国内知名大医院或出国进修深造，着力解决制约医院发展的瓶颈问题，优化人才储备，适应医疗发展和技术竞争。

(5) 加强教学工作，提高教学水平。成立内、外、妇、儿教研组，强化继续医学教育和住院医师规范化培训，发挥南京医科大学康达学院附属医院的功能，努力完成教学任务，每年接受东南大学、江苏大学等医学院校实习生任务。

(6) 努力办好研究生提高班和护理本科班，五年内 45 岁以下的临床医师本科以上学历达 100%，护理岗位人员本科以上学历达 40% 以上。

(7) 五年内培养出区级名医 8—10 名，院级名医 10 名以上，力争市级人才库榜上有名。

4. 医院改革

(1) 认真贯彻落实省、市、区有关卫生改革的各种文件规定，联系医院实际，积极推进深化医院改革，用改革的方法解决发展进程中的各种困难和矛盾。

(2) 进一步推进和完善人事制度改革，干部竞争上岗任期目标责任制，职工双向选择合同制，职称评聘双轨制，纳入常规运作和良性循环，充分调动职工积极性，形成人力资源新优势。

(3) 全力推进实施“1+4”绩效考核分配方案，强化基础管理，努力提高医疗技术质量水平和效率效益，增强医院整体服务功能，促进医教研等各项工作全面进步。

(4) 进一步完善综合目标管理责任制，激活内部运行机制，优化调整劳务费分配方案，整体推进“总量控制，综合考核、缺陷重罚、效率优先、下不保低，实绩计酬”浮动发放劳务费的方法，调动一切积极因素，促进医院发展。

(5) 全力推进硬化实绩考核，实行自我约束和监督控制相结合，始终坚持劳务分配向临床一线倾斜，向医生倾斜，在兼顾公平的原则上，确保优质优酬。

(6) 全面实施成本核算和全成本管理，全员强化经营管理，全力推进节约发展，实施严格的成本控制和消耗管理，增收节支、开源节流，各类物品统一实施定额、定量消耗，严管严控，坚决杜绝一切浪费行为，最大限度地降低成本，努力提高人均创收价值，维护好医院利益。

(7) 积极稳妥选择性地推进绩效工资报酬制，试行年薪制和特殊贡献奖励制，加大力度推进低职高聘和高职低聘聘期目标责任制，切实有效地稳定人才队伍。

(8) 进一步推进完善药品、设备、后勤物资、维修改造、建设工程项目的招标工作，严格执行上级有关招标工作的规定，公开透明，规范操作，确保取得满意效果。

5. 医院管理

(1) 全面加快推进医院基本现代化建设，全员努力明确导向，突出管理、技术、改革、设施、服务、信息、队伍建设，积极创造条件，总体规划，分布实施，强化内涵建设，确保 2007 年初步建成基本现代化医院。

(2) 全力加强医院信息化建设，建成 PACS 系统、LIS 系统、OA 系统、实现信息技术的相互交流和资源共享，全面提高信息化、数字化、网络化的应用水平。

(3) 全面强化基础管理、科学管理，严格执行医院各类管理制度、规定、规章、常规、职责，逐级履行管理职能，分级负责，发挥全体管理者的作用，提高管理水平，确保医院管理始终处于可控状态下良性运行。

(4) 严格执行医疗法律法规，强化依法治院、依法行医、按章办事，推进法制化管理进程，切实开展自律维权，保护好广大医务人员的合法权益。

(5) 强化质量控制管理，定期开展质量评价和总结反馈，实施动态监督，特别较真开展质量检查，实施质量一票否决，确保医疗等各项工作在较高的质量水准上良行运行。

(6) 严肃认真执行财经纪律和物价政策，主要收费项目明码标价，公开透明，接受病人咨询监督，全面推进创收创益和民主理财，拖欠费用与相关科室，人员挂钩，努力提高经济运行质量效果。

(7) 加大违规，违纪、不规范、不作为行为的处罚力度，严肃执业纪律，强化约束，强行入规，确保医院各项工作，各个环节始终处于可控约束状态。

(8) 积极探索后勤服务社会化新思路，整体推进监督完善后勤服务社会化考核约束措施，努力强化物业、保安管理，提高社会化服务的质量水平，确保让社会满意，让病人满意。

6．设备更新

(1) 每年正常投入资金 300 万元以上，用于必备常规仪器设备的更新配套，基本满足临床需要。

(2) 集中财力，分步实施，继续大力引进急需、实用、高精尖大型先进的医疗设备，特别对临床重点专科加大设备投入，确保专科建设优先发展，形成品牌优势。

(3) 筹措资金 600 万元以上，用于门诊综合大楼内部基本的医疗设施、配套，确保大楼竣工后正常运行。

(4) 加强现有仪器设备的养护和管理，提高设备完好率，逐步推行单机效益分析，提高设备使用率，缩短投资回笼周期。

7．基础建设

(1) 完成新建门诊综合大楼 28000 平方米，概算投入资金 8000 万—9000 万元，确保 2006 年完成大楼主体工程，2007 年 9 月底竣工，2007 年底前正式投入使用。

(2) 完成建设地下公用停车场，满足院前人流、车流、物流，维护医院整体秩序。

(3) 进一步配套完善建设花园式医院，打造主要景观点及园林绿化带、草坪、花坛等，绿化、美化、亮化医院环境，提高品位档次。

(4) 改建、扩建污水处理站，新增 800—1000 吨日处置污水设施，推进节约发展和环保发展。

(5) 拆除行政仓库，改建燃油或燃气锅炉房，新增 4—5 吨锅炉各一台，努力满足医疗需求。

(6) 拆除原老病房楼，改建办公综合楼，整体推进医院基础设施建设提升档次。

(7) 整体规划征用医院门诊楼西侧的居民住宅用地，作为医院今后发展用地，解决医疗用地不足和发展受到一定限制的问题。

8．思想政治工作

(1) 加强对思想政治工作的组织领导，明确各阶段思想政治工作任务，加强政工队伍建设。

(2) 发挥思想政治工作优势，把解决思想问题同解决实际问题结合起来，把职工的积极性调动好，保护好。

(3) 紧紧围绕医院的中心工作，有效地发挥思想政治工作的保证作用，为医院改革发展创造出更好的环境。

9．医院文化

(1) 全面加强对医院文化建设的组织领导，联系医院实际，加大文化建设的投入，发挥先进文化的导向功能。

(2) 进一步推进创建学习型医院的各项工作，精心组织有效开展各类学术活动和业务讲座，努力促进形成全员学习、自觉学习、终身学习的好风气。

(3) 加强医院文化阵地建设，开展形式多样的文化体育活动，陶冶职工情操，提高职工整体素质。

(4) 开展诚信服务，研究诚信内涵，满足病人需求，全员“文明、优质、高效、满意”服务，打造诚信医院。

(5) 弘扬医院精神，大力宣传院歌、院徽，活跃职工业余文化生活，提高医院的向心力和凝聚力，形成积极向上的文化氛围。

(6) 大力加强职业道德建设，文明优质服务，规范医疗行为，塑造良好的医院形象。

(7) 社会、病人对医院工作的整体满意度 90% 以上。

(8) 构建和谐医院、建设平安医院，提高医院文化内涵。

10．职工福利

(1) 从政治上关心每一位职工的成长进步，为职工施展才华创造一个良好的用武之地。

(2) 按照国家政策规定，职工正常工资、养老保险、医疗保险、住房基金补贴给予保证，并力求逐年提高收入水平。

(3) 依法签订“集体合同”保障职工群体的合法权利，强化落实女职工劳动保护条例，执行计划生育政策。

(4) 精心组织、周密安排好部分职工、劳动模范和先进分子外出疗养，力求获得满意效果。

(5) 科学合理安排好职工福利，调动全员积极性。

(6) 关心困难职工，建立困难职工档案，开展扶贫济困，关心患病职工，为职工办实事，办好事。

(7) 积极努力做好离退休职工保障服务工作。

三、主要指标

1．工作量指标：

(1) 门急诊工作量，以 45 万诊疗人次为基数，每年递增 10% 以上，“十一五”期末，达 60 万人次以上。

(2) 收治住院病人，以 18000 人次为基数，每年递增 6% 以上。“十一五”期末，达 24000 人次以上。

2．质量指标：

(1) 入院诊断与出院诊断符合率≥ 95%

(2) 手术前后诊断符合率≥ 90%

(3) 急诊危重病人抢救成功率≥ 80%

(4) 病房危重病人抢救成功率≥ 84%

(5) 门诊病历书写合格率≥ 95%

(6) 甲级病案率（无丙级病历）≥ 95%

(7) 病床使用 85% 以上

(8) 卫生技术人员“三基”考核合格率 100%

(9) 护理技术操作合格率 100%

(10) 急诊急救物品完好率 100%

3．经济指标

业务收入以 1.70 亿元为基数，每年递增 5%—10% 以上，“十一五”期末，业务收入 2.2—2.6 亿元。

4．固定资产总额

“十一五”期末，固定资产总值达 2.0 亿元以上，五年内固定资产净增值 1 亿元。

四、主要对策措施

“十一五”规划确定了医院未来五年发展的大政方针，紧紧围绕今后五年发展目标，夯实基础，在狠抓落实上下功夫，高质量、高水平完成年度性阶段性各项工作任务，全面推进落实整体目标，实现整体水平提高，创新创业，再创辉煌。主要对策措施如下。

（一）转变观念，凝聚人心，全员增强加快发展的意识，形成推进发展的合力。

1. 全院广大干部职工要根据党的十六届五中、六中全会精神，按照“三个代表”重要思想的要求，进一步解放思想、更新观念、拓宽视野、抢抓机遇、真抓实干，全力营造出推进“十一五”规划的大好局面。

2. 正确分析形势，进一步认清“十一五”规划的指导性、前瞻性、重要性，增强责任感、紧迫感、使命感，全员鼓舞斗志，激发热情，开拓进取，为全面推进实施“十一五”规划创造出新的发展优势。

3. 振奋精神，开拓进取。全院广大干部职工要树立起良好的责任意识、危机意识、竞争意识和发展意识，以高度的政治责任心，以饱满的精神状态，以更高的立意和更丰富的内涵做好各项工作，为全面实现“十一五”规划创造出更好的保障条件。

（二）深化医院内部改革，推动医院事业可持续发展。

1. 把握改革机遇，乘势而上，走成本核算、经营管理、自我约束、自我完善的新路子。

2. 引入竞争机制，改革分配制度。坚持按劳分配，效益优先，公开向临床一线倾斜，向业务技术、职业道德“双优”倾斜，向高效率、高质量、高效益、贡献大、风险大的岗位倾斜，按岗定酬、岗变酬变，真正体现“一流人才、一流业绩、一流技术、一流质量、一流报酬”的分配原则。

3. 建立科学合理，以实绩为主要内容的考核评价机制，使考核工作规范化、制度化。采用领导与群众相结合，定期与随机相结合，定时与定量相结合的方法，力求使考核工作客观、公正、准确，并把考核结果与聘用、培养、晋升、奖惩有机结合起来，真正到达相互促进，整体提高之目的。

4. 不断研究改革中出现的新情况，解决新问题，加强引导，锁定目标，努力探索，全面推进。力求做到方案周密，措施得力，搞好配套，逐步到位，顺利完成改革的攻坚任务。

（三）实施人才工程，推进科技兴院、技术创新，全面提高整体水平。

1. 树立新的人才观。真正确立人才是最宝贵的资源，是科技进步最重要的资源，是第一资源的观点，切实做到爱才、惜才、重用人才。形成有利于人才辈出，人尽其用的环境，使每一位名医、名人都有一个用武之地，并能留得住、引得来各类优秀人才。

2. 加快学科带头人的培养和作用发挥，优化人才梯队结构，快出名医名科，打造品牌医院。

3. 全院干部职工一定要树立创新意识，共同营造创新氛围，注意把握创新方向，全面加强创新工作的管理。

4. 充分认识创新的必要性和紧迫性，全面推进技术创新，不失时机把握创新机遇，用创新成果迎接竞争与挑战，不断提高社会、技术、经济效益。

5. 全员强化实现自我价值意识，大力扩展每个人的能力，努力提高创新工作的整体水平。

6. 坚持需要性、可行性、先进性、科学性、效能性统一的创新原则，最大限度的减少风险性，提高成功率。

（四）突出重点，整体推进，确保各项工作协调发展，达到最佳效果。

1. 狠抓业务技术建设，瞄准新的目标定位，加大开发力度，不断引进和发展新的技术项目，快出特色，形成“拳头”“名科”优势。

2. 加快速度培养人才，引进“名医”，外树形象，内练“硬功”，打出自己的品牌优势，扩展名医名科效应。

3. 强化医疗法律法规、执业纪律教育，规范医疗行为，文明优质、高效、满意服务，树立良好的医院形象，让病人满意，让社会满意。

4. 加强医疗设备配置，更新配套部分高精尖并能产生良好效益医院又急需的医疗设备，保证重点专科、新技术新项目的开展，狠抓必备必需的常规设备的配套，提高品位档次和利用效能。

5. 全面加强经济运行质量效果与经营管理控制，较快速度、较大幅度提高经济效益。特别要抓住新建门诊综合大楼和开发区分院落成使用契机，全面提升医院整体实力水平，形成新的经济增长点，营造出高平台跨越发展的综合优势。

（五）优质服务，优良信誉，始终把医疗服务质量控制在较高的水平上。

1. 继续加强“文明、优质、高效、满意”服务的思想教育，增强全体职工事业心和责任感，增强对病人的感情，树立起敬业、爱岗、奉献精神，提高思想道德水准。每一位职工都要了解掌握本岗位服务规范，严格按规范程序严谨操作，不断改进服务态度，提高服务质量，力求做好每一项服务工作。

2. 坚持以人为本和以病人为中心，认真落实方便病人的新举措，全方位地为病人提供优质服务。全院职工要切实把以“病人为中心，一切为了病人，为了病人一切”贯穿于各项工作的全过程，认真落实便民、利民措施，保证病人在接诊、检查、治疗、交费、取药、住院、手术等环节上安全、快捷、有效、质优，使每一位病人都满意。

3. 坚持以质量为核心，丰富优质服务的内涵，扩展以临床疗效为主的多元性质量要素控制，满足病人在诊疗过程中生理与心理需要。一是保证门诊质量，提高急救水平。二是狠抓与质量相关的规章制度、规定、规程严格执行，确保医疗安全、有效、规范。三是科学开展质量效果监督评价、动态管理，使医疗服务质量始终处于可控的最佳运行状态。

（六）实行科学管理，树立竞争意识，提高效率效益。

1. 整体发展精心策划，狠抓落实。全面推进实施“十一五”规划，全院必须步伐一致，服从于医院大局，并在医院“十一五”规划整体框架下，根据条块归口的原则，制定较为具体的相应的发展计划，全院上下一致，形成全面推进“十一五”规划的合力。

2. 实施综合管理，形成良性运行。坚持把思想教育、内外监督和严格奖惩有机结合起来，加大违章、违纪行为处罚力度，实施行风、质量一票否决，把个人利益与工作业绩挂钩，不断强化自律意识，增强自身约束能力。

3. 加强经济管理，增强自我发展能力。全员必须形成共识，提高人力资源和物力资源使用率，降低成本，使资源发挥最大效益，必须把质量、高效、低耗管理模式进一步引向深入，特别强调对业务收入实行全程管理，切实做到事前预测、事中控制、事后分析评价，提高经济运行质量效果。

4. 加强成本核算和全成本管理，努力降低成本消耗。控制药品在业务收入中的比重，提高业务收入的含金量。压缩物资库存，抓住购销流程，完善领用手续，减少人为的增加成本和消耗。加强水、电、汽管理。按成本和全成本核算办法，加强对科室、病区医疗活动中的投入、消耗与产出、效益量的评估分析，找出管理中的差距，分析原因，拿出对策，确保科室病区各项工作始终纳入优质、高效的运行轨道。

（七）大力加强精神文明建设，形成推进发展的整体合力。

1. 大力加强思想政治工作。组织全员深入系统地学习邓小平理论和“三个代表”重要思想，党的十六届三中、四中、五中、六中全会精神，按照科学发展观的要求，特别重视提高人的素质，坚持不懈地进行“三个代表”重要思想的学习教育，以及爱国主义、集体主义、社会主义教育，提倡敬业精神、爱岗奉献精神，提高全员政治素质。

2. 坚持以法治院，强化普法教育，形成良好的以法治院氛围。全员知法、懂法、用法、守法，广大干部职工必须了解各种医疗法律法规，规章制度和执业纪律，增强发展意识，依法办事，还要教育引导干部职工依法维护自身合法权益，促进医院沿着法制轨道健康发展。

3. 重视医院文化建设，营造健康向上的文化氛围。大力开展群众性的各类文明行业创建活动，以创建学习型医院为抓手，充分发挥医院文化激励人、引导人、塑造人、培养人、教育人的导向作用。

4. 强化医德医风建设，始终坚持制度建设不放松，完善约束监督机制。坚持系统的职业道德、职业纪律、职业责任、医疗规范和廉洁自律教育，倡导社会公德、职业道德和家庭美德。阶段性热点难点问题，及时进行治理整顿和评议，切实努力解决好存在的薄弱环节，规范医疗行为，努力构建适应社会主义市场经济发展和医疗市场竞争的思想道德体系。

（八）加大综合宣传力度，塑造医院良好形象。

1. 坚持以正面宣传为主，把握正确的舆论导向，发挥医院内部主阵地作用，特别重视宣传医疗行业的事业性质、方针、政策，宣传医院技术水平、名医、名人、特色医疗，营造良好的舆论氛围，把医院融入社会，引起大众共鸣，争取得到社会的理解和支持。

2. 抓住时机，搞好策划，提高医院宣传工作主动性。全院干部职工在提供医疗服务的同时要兼顾医院宣传，扩大服务内涵，及时帮助病人了解医药进展、技术进步、综合实力、优质服务、行为效果，利用大众口碑，产生连锁效应，有利于提高医院知名度，扩大医院影响力。

3. 宣传医院自身的优势，把动态宣传和形象宣传结合起来，树立身边的典型，展示医院先进的医疗设备，过硬的技术水平，力求形成长效的宣传周期和最佳的宣传效果。

4. 借助新闻媒体，拓展宣传阵地。联系医院实际开辟科技含量高的医疗急救、大型手术、专家专病系列导医报道，宣传技术、设备、治疗效果、技术动态、业务进展、医疗特色，进行科普讲座，解答群众关心的热点问题，把医疗健康服务送到千家万户，吸引更多的人流、物流、资金流、信息流、为医院发展奠定基础。

（九）积极主动争取政府关心支持，给予优惠政策扶持，医院依靠自身力量，吸引院外资金联合发展。

1. 全面贯彻落实省、市、区有关体制、机制改革的一系列配套文件精神，力争确保随着全区经济整体增长，逐步增加医院的投入，以适应经济增长与人民群众医疗保健需求同步增长，更好地发挥公立性非营利医院职能。

2. 积极主动向区委、区政府、区人大、区政协汇报医院的大事，请示邀请区领导经常来院视察、调研、指导，促成区领导关心医院建设，关心医院发展，关心对医院的投入，帮助医院解决一些实际性问题，促进医院良性发展。

3. 及时主动研究适用医疗保险制度和医药降价的配套措施，化解矛盾，降低风险，并在政策允许范围内，优化医疗收费结构，强化内部审计监督管理，开展有偿服务，促进医院收入结构合理化，增强自身经济实力，推动医院事业蓬勃发展。

4. 多渠道、全方位吸引资金，形成社会助医促进医院发展。主要是采取部门、企业投资、单位自筹、银行贷款、社团捐赠、引进外资、建立基金等多种形式，筹集社会资金用于医院建设，促进医院可持续发展。

（十）加强党的建设，充分发挥党组织的战斗堡垒作用。

1. 按照保持共产党员先进性长效管理机制的要求，切实加强党的思想、组织、作风、纪律建设，充分发挥党组织的战斗堡垒作用和党员先锋模范作用。

2. 全面加强干部队伍建设。常规推行干部竞争上岗聘任和任期目标责任制，全面加强干部教育、管理监督、综合评价，整体提高干部科学管理能力与水平。全院干部必须进一步振奋起来，想大局、干实事，乐于奉献，不怕吃苦，勇挑重担，奋发有为，争创一流。

3. 坚持和完善职工代表大会制度，发挥职代会参政议政的职能作用。强化主人翁意识，依靠职工办医院、医院是职工的家。引导职工积极参与医院改革，共谋医院发展大计，实行民主管理、民主监督、行使民主权利，同心同德推进医院建设发展。

4. 发挥群团组织的作用，引导群团组织积极探索体现“十一五”特点的工作方法和工作手段，切实增强群团组织的主动性、针对性和实效性，进一步发挥群团组织的桥梁和纽带作用，协调方方面面的力量，调动一切积极因素，切实把职工的积极性引导好，保护好，形成共同推进“建成三级医院、基本现代化医院、南京医科大学附属医院”目标实现的整体合力。

南京市江宁医院

二〇〇七年一月九日

廉洁行医规定

1. 不收礼品，不受吃请。
2. 不要红包，不拿回扣。
3. 不开人情处方、人情假条。
4. 不售医疗保健商品。
5. 不用语言伤人。
6. 不要求和接受病人家属为自己办私事。
7. 不准在工作时间外出行医，业余兼服务需经医院批准。
8. 不许利用医院设备、仪器、材料为个人行医谋利。
9. 不得在病人名下为自己开药。
10. 不准巧立名目乱收费、乱涨价。

引于1992年9月16日江宁县人民医院文件

南京市江宁医院规章制度目录（2005 年 7 月）

第一册

1. 南京市江宁医院奖惩规定
2. 南京市江宁医院待岗管理规定
3. 关于进一步严肃执业纪律强化行为约束的十条规定
4. 关于实施“行风一票否决”暂行规定
5. 关于设立“委屈奖”的暂行规定
6. 医院职工内部退养、离岗休息规定
7. 医院职工独生子女福利待遇的暂行规定
8. 医院职工短期疗养的暂行规定
9. 医院职工各类假期及待遇的规定
10. 医院全员活工资发放综合考核评价暂行办法
11. 关于全面加强医疗收费管理的规定
12. 关于加强疾病鉴定管理的暂行规定
13. 关于深化分配制度改革的实施意见
14. 关于成本核算和全成本管理的实施意见
15. 医院 2003—2005 年目标任务
16. 医院三年（2005—2007）主要工作目标任务
17. 院长工作制度
18. 党委工作制度
19. 纪律检查工作制度
20. 党政办公室工作制度
21. 行风办公室工作制度
22. 行政监督工作制度
23. 职工代表大会工作制度
24. 工会工作制度
25. 共青团委员会工作制度
26. 宣传工作制度
27. 政治学习制度
28. 统战工作制度
29. 党支部工作制度
30. 计划生育工作制度
31. 老龄工作制度
32. 信访工作制度
33. 参观接待工作制度
34. 组织工作制度
35. 外事工作制度
36. 赔偿工作制度
37. 医院领导干部深入科室制度
38. 会议制度
39. 办事制度
40. 文印工作制度
41. 文件审批制度
42. 催办制度
43. 干部请假审批制度
44. 院总值班制度
45. 请示报告制度
46. 考勤制度
47. 考核管理工作制度
48. 请销假制度
49. 人事调配制度
50. 劳动工资管理制度
51. 职工生活福利费管理制度
52. 职工奖惩制度
53. 人事档案管理制度
54. 职工外出进修学习管理制度
55. 职工在职教育管理制度
56. 专业技术职称聘任管理制度
57. 职工出国管理制度
58. 聘用临时人员、离退休人员制度
59. 职工死亡善后处理制度
60. 车辆管理使用制度
61. 救护车（120）管理制度

62. 医院行政查房制度
63. 社会监督制度
64. 职工纠纷调解工作制度
65. 医疗文件档案保密制度
66. 卫生宣传工作管理制度
67. 离退休职工管理制度
68. 审计管理制度
69. 印章使用管理制度
70. 档案管理制度
71. 卫生工作制度
72. 计算机使用管理规定
73. 计算机管理制度
74. 信息统计工作制度
75. 计算机操作工作制度
76. 计算机中心机房管理制度
77. 计算机机房安全管理制度
78. 计算机网络安全管理制度
79. 人事工作制度
80. 职工岗前教育制度
81. 院长岗位职责
82. 党委书记岗位职责
83. 业务副院长岗位职责
84. 行政副院长岗位职责
85. 纪委书记岗位职责
86. 办公室主任岗位职责
87. 工会主席岗位职责
88. 共青团委书记岗位职责
89. 党支部书记岗位职责
90. 人事综合处处长岗位职责
91. 纪检人员岗位职责
92. 职能科室秘书、科员岗位职责
93. 信息中心主任岗位职责
94. 信息中心工作人员岗位职责
95. 医疗统计人员岗位职责
96. 急救分站（120）站长岗位职责
97. 急救分站（120）值班医务人员岗位职责
98. 医院驾驶员岗位职责
99. 后勤处工作制度
100. 后勤处综合考核制度
101. 后勤保障优质服务规定
102. 工作服管理制度
103. 后勤物资采购招标制度
104. 后勤财产物资管理制度
105. 安全保卫制度
106. 后勤设备维护、保养、管理制度
107. 后勤班组交接班管理制度
108. 防火安全制度
109. 安全用电管理制度
110. 电话费用管理制度
111. 车辆使用加油 IC 充值卡制度
112. 集体宿舍管理制度
113. 绿化管理制度
114. 消防保卫科制度
115. 管理科工作制度
116. 库房质量管理制度
117. 后勤物资请领制度
118. 洗衣房工作制度
119. 配电房工作制度
120. 水、电维修班工作制度
121. 污水处理站工作制度
122. 锅炉房工作制度
123. 中央空调班工作制度
124. 监控室工作制度
125. 供氧班工作制度
126. 贮气瓶（罐）间管理制度
127. 职工浴室管理制度
128. 物业管理工作制度
129. 电梯管理制度
130. 保安人员管理制度
131. 食堂管理制度
132. 太平间管理制度
133. 后勤处长职责
134. 后勤处管理员、办事员职责
135. 管理科科长职责

136. 采购员职责
137. 库房会计员职责
138. 库房保管员职责
139. 洗衣房工作人员岗位职责
140. 缝纫工职责
141. 电工职责
142. 污水处理人员岗位职责
143. 司炉工职责
144. 中央空调操作工职责
145. 监控室操作员职责
146. 供氧班操作工职责
147. 浴室工人职责
148. 保洁工职责
149. 水工职责

第二册

1. 医务处工作制度
2. 质控科工作制度
3. 医疗质量管理制度
4. 医疗质量评价制度
5. 医疗质量管理委员会工作制度
6. 科室医疗质量管理小组工作制度
7. 医务工作管理制度
8. 三级医师负责制度
9. 查房制度
10. 医疗行政查房制度
11. 值班、交接班制度
12. 请示报告制度
13. 医疗工作中的保密注意事项
14. 保护性医疗制度
15. 病历书写制度
16. 医嘱制度
17. 诊断报告书写制度
18. 病案质量管理制度
19. 病案质量控制措施
20. 病房医疗护理文件管理制度
21. 查对制度
22. 转院、转科制度
23. 会诊制度
24. 病例讨论制度
25. 手术管理制度
26. 手术前讨论制度
27. 危重病人抢救报告制度
28. 死亡病例报告制度
29. 死亡病例讨论制度
30. 差错事故登记报告处理制度
31. 入、出院工作制度
32. 病房管理制度
33. 卫生宣传工作管理制度
34. 病人管理制度
35. 急诊室工作制度
36. 抢救室工作制度
37. 急诊观察室制度
38. 门诊部工作制度
39. 专科、专家门诊管理制度
40. 首诊科室与首诊医生负责制度
41. 门诊手术制度
42. 门诊职工岗位责任制
43. 社区卫生服务工作制度
44. 健康教育科工作制度
45. 预防保健科工作制度
46. 计划免疫工作制度
47. 传染病管理疫情报告制度
48. 腹泻病门诊工作制度
49. 隔离消毒制度
50. 中医科工作制度
51. 理疗科工作制度
52. 针灸科工作制度
53. 手术室工作制度
54. 麻醉科工作制度
55. 麻醉前讨论制度
56. 麻醉前小结制度

57. 麻醉前准备制度
58. 麻醉管理制度
59. 麻醉事故预防和报告制度
60. 麻醉后随访制度
61. 麻醉科会诊制度
62. ICU 病房管理制度
63. 业务学习制度
64. 医教管理工作制度
65. 教研室工作制度
66. 临床实习带教工作制度
67. 实习生管理制度
68. 教学查房制度
69. 专题病例讨论制度
70. 业务讲座制度
71. 病例收集制度
72. 进修工作制度
73. 应用新技术、新项目管理制度
74. 病案室工作制度
75. 病历质量控制制度
76. 病案管理制度
77. 病案借阅制度
78. 图书馆管理制度
79. 图书借阅制度
80. 病案管理委员会职责
81. 医务处处长职责
82. 门诊部主任职责
83. 急诊中心主任职责
84. 临床科主任职责
85. 临床主任医师职责
86. 临床主治医师职责
87. 总住院医师职责
88. 临床住院医师（士）职责
89. 麻醉科主任职责
90. 麻醉科主任医师职责
91. 麻醉科主治医师职责
92. 麻醉科总住院医师职责
93. 麻醉科医师（士）职责
94. 医院各科室工作人员控制感染工作职责
95. 病案管理员职责
96. 图书管理员职责
97. 分管教学工作副院长岗位职责
98. 医教管理处长岗位职责
99. 教学管理处长岗位职责
100. 教学管理秘书岗位职责
101. 教研室主任（副主任）岗位职责
102. 教研室秘书岗位职责
103. 实习带教老师岗位职责
104. 医院抗感染药物使用管理规范（试行）
105. 卫生部处方（试行）办法
106. 突发公共卫生事件预案
107. 省卫生厅关于加强医患沟通，全面提升医院服务水平的指导意见
108. 中华人民共和国执业医师法
109. 江苏省医院手术分级管理规范（暂行）
110. 职责

医院感染管理委员会的职责
医院感染管理科的职责
医院感染管理小组的职责
医务管理部门的职责
护理管理部门的职责
总务后勤科的职责
药剂科的职责
检验科的职责
医务人员的职责

111. 制度

医院感染管理工作制度
传染病登记报告制度
医院感染病例登记报告制度
医院感染病例监测制度
医院职工感染管理制度
医院感染教育制度
监督检查考评制度
医院感染流行暴发报告制度
消毒隔离制度

一般消毒隔离制度

门诊消毒隔离制度

普通病房消毒隔离制度

传染病房（或隔离室）消毒隔离制度

病员衣物用品污物清洗消毒制度

治疗室、处置室、换药室、注射室医院感染管理制度

产房、母婴同室、新生儿病房医院感染管理制度

重症监护病房（ICU）医院感染管理制度

手术室医院感染管理制度

血液净化室医院感染管理制度

内镜室医院感染管理制度

检验科医院感染管理制度

口腔科感染管理制度

口腔科消毒隔离管理制度

介入性诊疗操作室的感染管理制度

介入性诊疗操作室的消毒隔离制度

肠道门诊消毒制度

供应室的医院感染管理制度

供应室医院感染管理监测制度

供应室清洁卫生制度

供应室工作人员防护制度

供应室一次性使用无菌医疗用品管理制度

医院感染管理科医疗废物处理工作制度

医院污物管理制度

医院污物存放中心消毒处理制度

医疗废物交接登记制度

医院污水管理制度

污水处理工作制度

污水消毒处理制度

洗衣房消毒管理制度

太平间消毒制度

一次性使用无菌医疗用品管理制度

一次性医疗用品使用后销毁制度

抗感染药物合理应用的原则

第三册

1．临床药学室主任岗位职责

2．ADR 岗位职责

3．情报资料岗位职责

4．药物咨询岗位职责

5．临床药师岗位职责

6．药事档案管理岗位职责

7．药品调剂室主任（组长）岗位职责

8．药品调剂室配方岗位职责

9．药品调剂室核发岗位职责

10．药品调剂室值班岗位职责

11．药品调剂室领药岗位职责

12．药品调剂室会计岗位职责

13．制剂室主任岗位职责

14．普通制剂配制岗位职责

15．普通制剂分装岗位职责

16．普通制剂贴签、包装岗位职责

17．药品检验员岗位职责

18．药品检验室化学分析岗位职责

19．药品检验室仪器分析岗位职责

20．药品检验室微粒检查岗位职责

21．药品检验室微生物检查岗位职责

22．药品检验室热源检查岗位职责

23．药品检验室水处理岗位职责

24．药品检验室资料保管岗位职责

25．药库主任岗位职责

26．药库采购岗位职责

27．药库保管岗位职责

28．药库物价员岗位职责

29．药库会计岗位职责

30．药库计算机管理岗位职责

31．药剂科主任职责

32．医院药事管理委员会工作制度

33．药剂科行政管理制度

34. 药剂科工作制度
35. 药剂科经济核算工作制度
36. 药学信息资料室工作制度
37. 药库管理制度
38. 药品采购工作制度
39. 药品入库工作制度
40. 药品保管工作制度
41. 药品发放工作制度
42. 药品统计工作制度
43. 药品超短、耗损、报废处理制度
44. 药库安全制度
45. 中药库房工作制度
46. 调剂室（中、西、急诊药房及住院药房）工作制度
47. 处方调配制度
48. 处方制度
49. 急诊药房值班工作制度
50. 调剂室安全工作制度
51. 住院（中心）药房摆药工作制度
52. 领药及核查工作制度
53. 特殊药品管理制度
54. 特殊药品管理交接班制度
55. 门诊中药房工作制度
56. 制剂室工作制度
57. 制剂人员培训及考核制度
58. 制剂室个人卫生及体检制度
59. 洁净室工作制度
60. 净化系统机房工作制度
61. 设备、仪器状态标志使用和管理制度
62. 原、辅料管理制度
63. 标签及使用说明管理制度
64. 包装材料管理制度
65. 制剂成品库管理制度
66. 制剂室卫生工作制度
67. 制剂室安全工作制度
68. 清场工作制度
69. 制剂室洁具管理制度
70. 药检室管理制度
71. 普通制剂检测制度
72. 药检室安全工作制度
73. 临床药学室工作制度
74. 退药制度
75. 主任（中、西）药师职责
76. 主管（中、西）药师职责
77. （中、西）药师职责
78. （中、西）药剂士职责
79. 设备科科长职责
80. 采购员职责
81. 医疗设备、器材管理规定
82. 医疗器械维修组工作制度
83. 库房管理规章制度
84. 计量管理制度
85. 医疗仪器设备申购制度
86. 医疗仪器设备采购制度
87. 医疗仪器设备验收制度
88. 医疗仪器设备使用制度
89. 医疗仪器设备维修保养制度
90. 医疗仪器设备报废制度
91. 医疗仪器设备损坏赔偿制度
92. 医用器材采购制度
93. 医用器材入库制度
94. 医用器材领用制度
95. 放射科工作制度
96. 放射科医疗工作制度
97. 放射科质量管理制度
98. 放射科技术管理制度
99. 放射科人员职责
100. 开展放射性治疗工作制度
101. 安全管理制度
102. 检验报告单签发制度
103. 参与临床会诊病例讨论制度
104. 标本管理制度
105. 查对制度
106. 差错事故登记制度

107. 废弃物处理制度
108. 防止医院内感染制度
109. 检验科工作制度
110. 不合格标本的拒检制度
111. 急诊值班制度
112. 科主任职责
113. 检验师职责
114. 主管检验师职责
115. 检验技师职责
116. 检验质量管理制度
117. 教育培训制度
118. 配血室工作制度
119. 实验室消毒防护制度
120. 室间质量评价工作制度
121. 试剂管理制度
122. 消毒隔离制度
123. 信息反馈制度
124. 检验人员行为道德守则
125. 仪器管理制度
126. 心电图室工作制度
127. 脑电图室工作制度
128. 超声室工作制度
129. 功能科安全制度
130. 仪器设备日常维护和保养制度
131. 消毒隔离制度
132. 值班、交接班制度
133. 查对制度
134. 功能科人员职责
135. 技术室制片制度
136. 病理科工作制度
137. 病理科医生职责
138. 病理科技术员职责
139. 病理诊断制度
140. 病理标本、资料管理制度
141. 病理室质量管理办法
142. 高压氧治疗中心工作制度
143. 高压氧舱（加压舱）安全操作规程
144. 高压氧治疗常规
145. 高压氧舱的操作责任制
146. 高压氧舱防火安全规定
147. 高压氧舱应急情况处理规定
148. 高压氧舱室管理制度
149. 进舱病员（及陪舱员）须知
150. 空气压缩机和储气罐房工作制度
151. 机房管理制度
152. 氧气储气瓶（罐）间管理制度
153. 高压氧舱消毒隔离制度
154. 高压氧治疗中心工作人员职责

2007年江宁医院在职职工名册

姓　名	性别	出生年月	工作时间	工龄	职称、专业
赵大亮	男	1949年8月	1965年6月	42	中工
邓纪学	男	1952年7月	1968年1月	40	副主任医师
杭德新	男	1949年10月	1968年3月	40	副主任医师
李善德	男	1948年10月	1968年3月	40	主治医师
周宝根	男	1950年8月	1968年3月	40	高工
邵安礼	男	1948年11月	1968年3月	38	高工
邵传信	男	1947年3月	1968年3月	38	高工
董德功	男	1947年8月	1968年3月	40	政工师
郜　刚	男	1950年5月	1968年5月	39	政工师
唐志宝	男	1952年10月	1968年8月	40	高工
马　骏	男	1948年6月	1968年10月	40	副主任医师
陈　霞	女	1951年12月	1968年10月	40	副主任医师
孙正喜	男	1951年3月	1968年11月	40	主任医师
马翠华	女	1949年4月	1968年11月	40	副主任医师
陶美英	女	1950年8月	1968年12月	40	副主任药师
王贤英	女	1952年1月	1968年12月	40	主治医师
郭乃英	女	1951年4月	1968年12月	40	副主任医师
肖慧玲	女	1953年1月	1969年1月	39	主治医师
王先鸿	男	1952年2月	1969年2月	39	主治医师
成传荣	男	1951年8月	1969年2月	36	副主任医师
谢义福	男	1949年7月	1969年2月	39	副主任医师
任圣银	男	1949年10月	1969年2月	39	高工
施荣宝	男	1952年3月	1969年2月	37	主治医师
陶绪成	男	1952年12月	1969年4月	39	高工
桂庆浪	男	1954年9月	1969年12月	39	助理经济师
王维顺	男	1950年6月	1969年12月	38	中工
王吉宝	男	1953年12月	1970年2月	38	主治医师
韩康生	女	1955年10月	1970年3月	38	药师
丁义宝	男	1954年12月	1970年4月	38	高级政工师

续表 1

姓　名	性别	出生年月	工作时间	工龄	职称、专业
陈美丽	女	1953 年 4 月	1970 年 8 月	38	政工师
蒋阿利	男	1954 年 3 月	1970 年 11 月	38	高工
洪爱珍	女	1955 年 9 月	1971 年 4 月	37	主管护师
何秀芬	女	1955 年 1 月	1971 年 4 月	37	政工师
王美珍	女	1954 年 10 月	1971 年 8 月	37	副主任医师
纪象菁	女	1955 年 3 月	1971 年 11 月	37	主治中医师
戴国树	男	1955 年 1 月	1971 年 12 月	37	主治中医师
王义兆	男	1954 年 4 月	1972 年 2 月	33	副主任医师
徐爱银	女	1954 年 8 月	1972 年 3 月	34	主管护师
杨恩发	男	1952 年 9 月	1972 年 10 月	36	主治医师
蒋根凤	女	1952 年 2 月	1972 年 10 月	36	助理会计师
陆新兰	女	1954 年 6 月	1972 年 12 月	36	副主任医师
张　琳	男	1954 年 8 月	1972 年 12 月	36	主管技师
徐余祥	男	1956 年 2 月	1972 年 12 月	36	主管技师
邹文虎	男	1950 年 5 月	1972 年 12 月	36	主治中医师
陈南群	男	1955 年 10 月	1972 年 12 月	36	主管技师
华晨曦	男	1955 年 7 月	1972 年 12 月	36	主治医师
董桂茹	女	1954 年 8 月	1972 年 12 月	36	主治医师
鲍　岩	女	1956 年 3 月	1972 年 12 月	36	主管技师
陈挹江	男	1954 年 4 月	1972 年 12 月	36	主管技师
周京民	男	1955 年 10 月	1972 年 12 月	36	主治医师
许卫平	男	1956 年 6 月	1972 年 12 月	36	主治医师
谢立强	男	1954 年 9 月	1972 年 12 月	36	主管技师
毛丽芳	女	1956 年 2 月	1972 年 12 月	36	主管技师
时鲜平	女	1953 年 7 月	1972 年 12 月	36	主管护师
戴志勤	女	1957 年 2 月	1972 年 12 月	36	主管护师
顾晓莹	女	1957 年 12 月	1972 年 12 月	36	主管护师
周建设	女	1954 年 11 月	1972 年 12 月	36	主管护师
笪丽萍	女	1954 年 7 月	1972 年 12 月	36	主管护师
尚来美	女	1954 年 10 月	1972 年 12 月	36	主管护师

续表 2

姓　名	性别	出生年月	工作时间	工龄	职称、专业
翟光华	女	1956 年 11 月	1972 年 12 月	36	主管护师
赵玉梅	女	1957 年 9 月	1972 年 12 月	36	主管护师
陈天晓	女	1954 年 10 月	1972 年 12 月	36	主管护师
徐顺兰	女	1954 年 4 月	1972 年 12 月	36	护师
王美华	女	1954 年 11 月	1972 年 12 月	36	主管护师
王培梅	女	1956 年 6 月	1972 年 12 月	36	主管护师
蒋秀凤	女	1957 年 2 月	1972 年 12 月	35	高工
戚晓庄	男	1954 年 7 月	1973 年 5 月	34	主治医师
曹余芬	女	1957 年 9 月	1973 年 9 月	34	中工
刘建勋	男	1955 年 12 月	1973 年 12 月	35	主治医师
张　平	女	1958 年 1 月	1974 年 1 月	34	主管护师
葛小霞	女	1958 年 5 月	1974 年 5 月	33	中工
张正毅	男	1956 年 12 月	1974 年 12 月	34	主治医师
徐金霞	女	1958 年 12 月	1974 年 12 月	33	中工
任桂珍	女	1955 年 7 月	1974 年 12 月	33	政工师
李家俭	男	1957 年 8 月	1975 年 7 月	33	助理统计师
刘秀芳	女	1957 年 3 月	1975 年 9 月	31	主治医师
谢国荣	男	1958 年 10 月	1975 年 10 月	33	助理工程师
辛凯玲	女	1958 年 5 月	1975 年 11 月	33	主治医师
李　鸣	男	1957 年 7 月	1975 年 11 月	33	主治医师
时其苗	男	1956 年 4 月	1975 年 11 月	33	中工
许向红	女	1958 年 4 月	1975 年 11 月	33	馆员
袁慧红	女	1957 年 11 月	1975 年 12 月	30	主管护师
曹伟建	男	1957 年 2 月	1976 年 9 月	32	主治医师
熊银华	女	1954 年 7 月	1976 年 9 月	32	主管护师
陈玉兰	女	1954 年 3 月	1976 年 9 月	32	主管护师
陈国庆	男	1958 年 8 月	1976 年 12 月	27	中工
王　赤	男	1958 年 9 月	1977 年 2 月	31	主治医师
王　强	女	1961 年 3 月	1977 年 2 月	31	中工
张阿玲	女	1958 年 9 月	1977 年 6 月	29	主管护师

续表 3

姓　名	性别	出生年月	工作时间	工龄	职称、专业
时玉梅	女	1955 年 6 月	1977 年 7 月	31	主治医师
陈云蓉	女	1959 年 10 月	1977 年 7 月	31	主管护师
张顺香	女	1960 年 12 月	1977 年 8 月	31	医师
刘爱华	女	1959 年 12 月	1977 年 9 月	31	检验师
许祥林	女	1956 年 12 月	1977 年 9 月	31	主管医师
张致辉	男	1960 年 1 月	1977 年 10 月	28	主治医师
钱继跃	男	1959 年 10 月	1977 年 10 月	31	主治医师
陶　平	男	1961 年 2 月	1977 年 12 月	31	副主任医师
张三顺	男	1957 年 8 月	1977 年 12 月	31	中工
刘　彬	女	1962 年 8 月	1978 年 1 月	30	助理会计师
曹　俭	男	1960 年 1 月	1978 年 3 月	30	主治医师
常　娟	女	1960 年 10 月	1978 年 8 月	30	主治医师
王　琦	女	1960 年 6 月	1978 年 8 月	30	医师
李　洁	女	1960 年 4 月	1978 年 9 月	30	护师
任　鸣	女	1958 年 1 月	1978 年 11 月	30	主治医师
闵　辉	女	1959 年 4 月	1978 年 11 月	30	护师
李月荷	女	1953 年 6 月	1979 年 2 月	29	主管药师
罗　卫	女	1961 年 7 月	1979 年 3 月	29	主管医师
吴　静	女	1958 年 6 月	1979 年 6 月	29	护师
李世友	男	1954 年 6 月	1979 年 6 月	29	中工
业衍根	男	1962 年 12 月	1979 年 6 月	29	高工
姜　平	女	1962 年 10 月	1979 年 10 月	29	助馆
张有成	男	1962 年 3 月	1979 年 12 月	29	主治医师
许志祥	男	1963 年 3 月	1979 年 12 月	29	高工
何　俊	女	1964 年 7 月	1980 年 1 月	25	主管护师
祝爱美	女	1959 年 3 月	1980 年 2 月	28	主管护师
陶　菲	女	1962 年 9 月	1980 年 2 月	28	主管护师
陶敬芬	女	1961 年 11 月	1980 年 2 月	28	护士
杨杰辉	女	1961 年 10 月	1980 年 2 月	25	主管护师
冯祥荣	女	1962 年 3 月	1980 年 4 月	28	—

续表 4

姓　名	性别	出生年月	工作时间	工龄	职称、专业
徐小平	男	1962 年 4 月	1980 年 9 月	28	中工
雷明凤	女	1956 年 12 月	1980 年 9 月	28	—
白太荣	男	1965 年 10 月	1980 年 10 月	28	中工
李智祥	男	1963 年 5 月	1980 年 11 月	28	主治医师
戴宜静	女	1963 年 12 月	1980 年 12 月	28	药士
柯　琳	女	1963 年 10 月	1980 年 12 月	28	检验师
王　琳	女	1961 年 11 月	1980 年 12 月	28	高工
刘乐春	女	1963 年 1 月	1981 年 2 月	27	主管护师
李秀琴	女	1964 年 2 月	1981 年 2 月	27	主管护师
马国莉	女	1963 年 12 月	1981 年 2 月	27	护师
刘　霞	女	1964 年 10 月	1981 年 2 月	27	主管护师
陆　丹	女	1962 年 6 月	1981 年 2 月	27	主管护师
徐　红	女	1963 年 12 月	1981 年 2 月	27	主管护师
沈晓凤	女	1962 年 10 月	1981 年 2 月	27	主管护师
张　萍	女	1963 年 9 月	1981 年 2 月	27	主管护师
胡晓梅	女	1965 年 12 月	1981 年 3 月	27	主管技师
王　华	男	1963 年 11 月	1981 年 3 月	27	医师
吴明明	女	1962 年 11 月	1981 年 7 月	27	主管护师
焦爱玲	女	1956 年 1 月	1981 年 8 月	27	主管护师
顾凤珍	女	1958 年 12 月	1981 年 8 月	27	主管护师
王道珍	女	1961 年 12 月	1981 年 8 月	27	主管护师
欧小凤	女	1957 年 8 月	1981 年 8 月	27	主管护师
李述花	女	1964 年 2 月	1981 年 8 月	27	主管护师
张贤香	女	1962 年 9 月	1981 年 8 月	27	主管护师
江　水	女	1961 年 8 月	1981 年 8 月	27	主管护师
丁爱芳	女	1964 年 11 月	1981 年 8 月	27	主管护师
王顺英	女	1964 年 9 月	1981 年 8 月	27	主管护师
唐　枚	女	1963 年 10 月	1981 年 10 月	27	副主任护师
袁秋敏	女	1960 年 10 月	1981 年 11 月	27	—
肖　东	男	1959 年 5 月	1981 年 11 月	27	高工

续表 5

姓　名	性别	出生年月	工作时间	工龄	职称、专业
张　红	女	1963 年 11 月	1981 年 12 月	27	主治医师
王　进	男	1963 年 10 月	1981 年 12 月	27	主治中医师
林　红	女	1965 年 4 月	1981 年 12 月	27	主管药师
姚海燕	女	1963 年 9 月	1981 年 12 月	27	主管药师
黄　兰	女	1964 年 11 月	1981 年 12 月	27	主治医师
陈国华	男	1962 年 12 月	1981 年 12 月	27	中工
陈　明	男	1963 年 2 月	1981 年 12 月	27	高级政工师
乔斌慧	女	1964 年 4 月	1981 年 12 月	27	馆员
吴　敏	女	1963 年 12 月	1981 年 12 月	27	政工师
王建宁	男	1961 年 12 月	1982 年 2 月	26	副主任医师
王玉忠	男	1963 年 2 月	1982 年 2 月	26	副主任医师
王宗芳	女	1963 年 3 月	1982 年 3 月	26	主管护师
朱　鸣	女	1962 年 12 月	1982 年 3 月	26	主管护师
陶素珍	女	1963 年 7 月	1982 年 3 月	26	副主任护师
戴来娣	女	1965 年 1 月	1982 年 8 月	26	主管护师
侯　铭	女	1965 年 3 月	1982 年 8 月	26	主管护师
张见美	女	1964 年 1 月	1982 年 8 月	26	主管护师
李沪英	女	1963 年 7 月	1982 年 8 月	26	主管护师
戴晓凤	女	1963 年 11 月	1982 年 8 月	26	主管护师
张连香	女	1963 年 11 月	1982 年 8 月	26	主管护师
张丽英	女	1964 年 8 月	1982 年 8 月	26	主管护师
范军民	女	1965 年 2 月	1982 年 8 月	26	主管护师
徐必华	女	1964 年 8 月	1982 年 8 月	26	政工师
郑明香	女	1964 年 4 月	1982 年 8 月	26	副主任护师
毛　荣	女	1963 年 11 月	1982 年 8 月	26	主管护师
王晓平	女	1964 年 7 月	1982 年 8 月	26	主管护师
陈金莲	女	1965 年 11 月	1982 年 8 月	26	主管护师
李菊香	女	1964 年 11 月	1982 年 8 月	26	主管护师
巫玉红	女	1964 年 1 月	1982 年 8 月	26	主管护师
陈　洁	女	1964 年 1 月	1982 年 8 月	26	主管护师

续表 6

姓　名	性别	出生年月	工作时间	工龄	职称、专业
夏大珍	女	1964 年 11 月	1982 年 8 月	26	副主任护师
何爱娣	女	1964 年 12 月	1982 年 8 月	26	主管护师
陆琪琳	女	1964 年 4 月	1982 年 8 月	26	副主任护师
唐珊珊	女	1964 年 9 月	1982 年 8 月	26	主管护师
王桂华	女	1965 年 4 月	1982 年 8 月	26	主管护师
姚月静	女	1964 年 5 月	1982 年 8 月	26	主管护师
周　虹	女	1964 年 8 月	1982 年 8 月	26	主管护师
吴其华	女	1964 年 3 月	1982 年 9 月	26	主管护师
陈双蕾	女	1966 年 2 月	1982 年 10 月	26	药师
王　琳	女	1967 年 2 月	1982 年 10 月	26	检验师
彭　刚	男	1965 年 5 月	1982 年 11 月	26	医师
芮九芸	女	1957 年 9 月	1983 年 5 月	25	中工
吴庆玲	女	1962 年 4 月	1983 年 6 月	25	检验士
陈桂红	女	1964 年 10 月	1983 年 7 月	25	主管护师
张晓岚	女	1965 年 1 月	1983 年 8 月	25	主管护师
谢先美	女	1962 年 10 月	1983 年 8 月	25	主管护师
王广银	女	1966 年 1 月	1983 年 8 月	25	护师
丁爱华	女	1963 年 8 月	1983 年 9 月	25	主管护师
葛　红	女	1965 年 4 月	1983 年 9 月	25	药师
王小桦	女	1962 年 3 月	1983 年 10 月	25	副主任医师
盛梅峰	女	1966 年 12 月	1984 年 4 月	24	会计员
陆巧英	女	1960 年 9 月	1984 年 4 月	24	中工
宫元庆	男	1963 年 8 月	1984 年 7 月	24	主管药师
王　琪	男	1962 年 11 月	1984 年 8 月	24	副主任医师
温苏虹	女	1962 年 5 月	1984 年 8 月	24	副主任医师
陈秀兰	女	1964 年 7 月	1984 年 8 月	24	主管护师
秦立慧	女	1964 年 2 月	1984 年 8 月	24	副主任护师
纪椅红	女	1963 年 12 月	1984 年 8 月	24	主管护师
何　流	男	1963 年 7 月	1984 年 8 月	24	副主任医师
肖明华	男	1962 年 7 月	1984 年 9 月	24	主治医师

续表 7

姓　名	性别	出生年月	工作时间	工龄	职称、专业
沈勤美	女	1968 年 5 月	1984 年 10 月	24	中工
雷文艺	男	1966 年 1 月	1985 年 1 月	23	—
易志兰	女	1965 年 8 月	1985 年 1 月	23	中工
朱玉香	女	1963 年 2 月	1985 年 7 月	23	副主任医师
周梅芳	女	1963 年 5 月	1985 年 7 月	23	主管技师
冯　岩	女	1966 年 9 月	1985 年 7 月	23	主管护师
张国龙	男	1965 年 4 月	1985 年 8 月	23	副主任药师
卞元清	男	1965 年 11 月	1985 年 8 月	23	主管药师
杨莉莉	女	1965 年 6 月	1985 年 8 月	23	主管护师
唐玉霞	女	1964 年 1 月	1985 年 8 月	23	主管护师
张延兰	女	1964 年 12 月	1985 年 8 月	23	主管护师
黄　燕	女	1963 年 9 月	1985 年 8 月	23	主管护师
黄　莺	女	1965 年 8 月	1985 年 8 月	23	主管护师
潘龙英	女	1965 年 7 月	1985 年 8 月	23	主管护师
朱厚荣	男	1966 年 10 月	1985 年 9 月	23	副主任医师
薛文丽	女	1965 年 4 月	1985 年 10 月	23	护师
李　文	男	1967 年 12 月	1985 年 12 月	23	中工
赵家泉	男	1964 年 5 月	1986 年 7 月	22	主治医师
苏国霞	女	1964 年 6 月	1986 年 7 月	22	护师
张金妹	女	1964 年 11 月	1986 年 7 月	22	主管护师
金远霞	女	1965 年 7 月	1986 年 7 月	22	主管护师
丁秀琴	女	1964 年 1 月	1986 年 7 月	22	护师
耿　旭	女	1964 年 10 月	1986 年 7 月	22	护师
孙友发	男	1965 年 6 月	1986 年 7 月	22	副主任药师
印根生	男	1963 年 7 月	1986 年 7 月	22	政工师
杨业林	男	1964 年 5 月	1986 年 8 月	22	主治医师
高立兵	男	1965 年 8 月	1986 年 8 月	22	主治医师
方思月	男	1966 年 1 月	1986 年 8 月	22	主治医师
马晓春	女	1965 年 2 月	1986 年 8 月	22	主管技师
郗绍斌	男	1968 年 12 月	1987 年 3 月	21	中工

续表 8

姓　名	性别	出生年月	工作时间	工龄	职称、专业
王仕国	男	1965 年 12 月	1987 年 8 月	21	主任医师
张　虹	女	1968 年 10 月	1987 年 8 月	21	主治医师
孙小伟	男	1968 年 8 月	1987 年 8 月	21	主治医师
陈慧琳	男	1965 年 10 月	1987 年 8 月	21	主管技师
杨智平	男	1966 年 1 月	1987 年 8 月	21	主管药师
骆　娟	女	1968 年 12 月	1987 年 8 月	21	主治医师
乔　红	女	1968 年 10 月	1987 年 8 月	21	主治医师
樊文红	女	1969 年 3 月	1987 年 8 月	21	主治医师
奚冬红	女	1965 年 12 月	1987 年 8 月	21	主治医师
张　萍	女	1968 年 10 月	1987 年 8 月	21	主治医师
张文霞	女	1968 年 8 月	1987 年 8 月	21	主管护师
张爱玲	女	1968 年 8 月	1987 年 8 月	21	主管护师
刘秀莲	女	1965 年 9 月	1987 年 8 月	21	主管护师
王广香	女	1965 年 9 月	1987 年 8 月	21	主管护师
赵　红	女	1966 年 3 月	1987 年 8 月	21	主管护师
史兴凤	女	1966 年 5 月	1987 年 8 月	21	主管护师
何明琴	女	1967 年 6 月	1987 年 8 月	21	主管护师
聂芳英	女	1965 年 10 月	1987 年 8 月	21	主治医师
顾金林	男	1966 年 2 月	1987 年 8 月	21	副主任医师
吕建林	男	1968 年 10 月	1987 年 8 月	21	副主任医师
吴　锐	女	1970 年 3 月	1987 年 8 月	21	主管护师
张薇莉	女	1970 年 5 月	1987 年 11 月	20	药师
张京平	男	1965 年 11 月	1988 年 7 月	20	中工
李志梅	女	1970 年 7 月	1988 年 7 月	20	主管护师
赵春梅	女	1970 年 7 月	1988 年 7 月	20	护师
张安红	女	1966 年 11 月	1988 年 8 月	20	主治医师
丁成果	男	1965 年 1 月	1988 年 8 月	20	副主任医师
梁维萍	女	1969 年 5 月	1988 年 8 月	20	副主任护师
孙兴凤	女	1969 年 3 月	1988 年 8 月	20	护师
赵德琴	女	1970 年 6 月	1988 年 8 月	20	主管护师

续表 9

姓　名	性别	出生年月	工作时间	工龄	职称、专业
冯要武	女	1969 年 4 月	1988 年 8 月	20	主管护师
陈红娣	女	1969 年 11 月	1988 年 8 月	20	护师
马和娣	女	1969 年 2 月	1988 年 8 月	20	主管护师
黄　静	女	1970 年 10 月	1988 年 8 月	20	主管护师
赵章美	女	1969 年 12 月	1988 年 8 月	20	主管护师
朱元娣	女	1969 年 2 月	1988 年 8 月	20	主管护师
刘　静	女	1970 年 3 月	1988 年 8 月	20	主管护师
朱月蓉	女	1969 年 5 月	1988 年 8 月	20	主管护师
张　颖	女	1969 年 1 月	1988 年 8 月	20	主管护师
贾春萍	女	1969 年 2 月	1988 年 8 月	20	主管护师
张红梅	女	1970 年 3 月	1988 年 8 月	20	主管技师
林　梅	女	1970 年 5 月	1988 年 8 月	20	护师
毛勇勤	女	1970 年 10 月	1988 年 8 月	20	主管护师
陈　敏	男	1966 年 1 月	1988 年 8 月	20	副主任药师
臧晓祥	男	1963 年 3 月	1988 年 10 月	20	副主任医师
马　吉	男	1970 年 2 月	1988 年 12 月	18	技术员
成立群	女	1960 年 3 月	1989 年 5 月	19	中工
孙迁祥	男	1965 年 6 月	1989 年 5 月	19	中工
易春燕	女	1965 年 2 月	1989 年 5 月	19	助理会计师
易志兰	女	1961 年 9 月	1989 年 5 月	19	—
易晓芸	女	1964 年 10 月	1989 年 5 月	19	中工
刘兆祥	男	1962 年 3 月	1989 年 5 月	19	中工
孙迁萍	女	1962 年 4 月	1989 年 5 月	19	中工
王琳萍	女	1965 年 9 月	1989 年 5 月	19	中工
陶兴芳	女	1964 年 11 月	1989 年 5 月	19	中工
胡龙珠	女	1965 年 9 月	1989 年 5 月	19	助理会计师
唐冬梅	女	1964 年 10 月	1989 年 5 月	19	中工
虞玉芳	女	1961 年 12 月	1989 年 5 月	19	中工
张秀伟	女	1966 年 5 月	1989 年 7 月	19	副主任医师
李红梅	女	1967 年 7 月	1989 年 7 月	19	副主任医师

续表 10

姓　名	性别	出生年月	工作时间	工龄	职称、专业
李军荣	男	1966 年 11 月	1989 年 8 月	19	副主任医师
胡建平	男	1965 年 3 月	1989 年 8 月	19	副主任医师
许丹彦	女	1967 年 2 月	1989 年 8 月	19	副主任医师
佘厚平	男	1969 年 11 月	1989 年 8 月	19	药师
任连祥	男	1971 年 7 月	1989 年 8 月	19	检验师
袁燕美	女	1969 年 9 月	1989 年 8 月	19	护师
杜国华	女	1969 年 12 月	1989 年 8 月	19	护师
徐红梅	女	1969 年 5 月	1989 年 8 月	19	护师
夏巧花	女	1970 年 6 月	1989 年 8 月	19	主管护师
俞可秀	女	1970 年 12 月	1989 年 8 月	19	护师
黄爱红	女	1970 年 3 月	1989 年 8 月	19	护师
高　琴	女	1969 年 3 月	1989 年 8 月	19	护师
王桂兰	女	1971 年 4 月	1989 年 8 月	19	护师
陶象娣	女	1969 年 11 月	1989 年 8 月	19	主管护师
朱　锋	男	1971 年 11 月	1989 年 8 月	19	主管技师
张启德	男	1970 年 2 月	1990 年 3 月	18	医师
郁万友	男	1966 年 9 月	1990 年 7 月	18	副主任医师
李东林	男	1967 年 6 月	1990 年 7 月	18	主治医师
王　俊	女	1968 年 5 月	1990 年 7 月	18	主治医师
陈必新	男	1966 年 8 月	1990 年 8 月	18	副主任医师
纪应宏	男	1968 年 11 月	1990 年 8 月	18	主管技师
朱　强	男	1973 年 4 月	1990 年 8 月	18	中医师
李圣华	男	1967 年 2 月	1990 年 8 月	18	副主任医师
刘金保	男	1966 年 10 月	1990 年 8 月	18	副主任医师
周兴祝	男	1967 年 3 月	1990 年 8 月	18	副主任医师
郭方军	男	1968 年 8 月	1990 年 8 月	18	主治医师
王　剑	男	1967 年 7 月	1990 年 8 月	18	副主任医师
石有生	男	1971 年 1 月	1990 年 8 月	18	主治医师
陈　磊	男	1973 年 1 月	1990 年 8 月	18	主管药师
曹剑琴	女	1971 年 4 月	1990 年 8 月	18	护师

续表 11

姓　名	性别	出生年月	工作时间	工龄	职称、专业
曹金凤	女	1972 年 3 月	1990 年 8 月	18	主管护师
李昌娣	女	1972 年 2 月	1990 年 8 月	18	主管护师
耿志桃	女	1970 年 9 月	1990 年 8 月	18	护师
易　芳	女	1972 年 1 月	1990 年 8 月	18	主管护师
余小云	女	1971 年 2 月	1990 年 8 月	18	主管护师
严　平	女	1972 年 8 月	1990 年 8 月	18	主管护师
孙福荣	男	1965 年 1 月	1990 年 8 月	18	副主任医师
陈明霞	女	1970 年 10 月	1990 年 8 月	18	主管护师
冯慧娟	女	1971 年 3 月	1990 年 8 月	18	护师
盛祥文	女	1972 年 3 月	1990 年 8 月	18	主管护师
管国平	男	1968 年 7 月	1990 年 10 月	15	主治医师
周明珠	女	1972 年 9 月	1990 年 10 月	18	护师
周荣平	男	1968 年 10 月	1991 年 8 月	17	副主任医师
佘维斌	男	1969 年 1 月	1991 年 8 月	17	主治医师
陶跃进	男	1970 年 6 月	1991 年 8 月	17	主治医师
胡晓燕	女	1969 年 8 月	1991 年 8 月	17	主治医师
戴培林	男	1971 年 2 月	1991 年 8 月	17	医师
陈　庆	男	1972 年 3 月	1991 年 8 月	17	医师
徐康荣	男	1972 年 2 月	1991 年 8 月	17	医师
李　芳	女	1973 年 8 月	1991 年 8 月	17	药师
王建芳	女	1972 年 8 月	1991 年 8 月	17	护师
张美蓉	女	1973 年 10 月	1991 年 8 月	17	护师
徐明冬	女	1974 年 4 月	1991 年 8 月	17	护师
白晓娟	女	1973 年 2 月	1991 年 8 月	17	护师
朱长虹	女	1972 年 2 月	1991 年 8 月	17	护师
蔡茂兰	女	1972 年 6 月	1991 年 8 月	17	护师
陈　芳	女	1972 年 7 月	1991 年 8 月	17	护师
管银芳	女	1972 年 12 月	1991 年 8 月	17	护师
刘蓉蓉	女	1971 年 12 月	1991 年 8 月	17	主管护师
王　进	女	1972 年 12 月	1991 年 8 月	17	医师

续表 12

姓　名	性别	出生年月	工作时间	工龄	职称、专业
孙　瑾	女	1970 年 10 月	1991 年 9 月	17	主治医师
葛广勇	男	1969 年 1 月	1991 年 9 月	14	副主任医师
张　琼	女	1973 年 12 月	1991 年 9 月	17	医士
孙远红	女	1970 年 6 月	1991 年 12 月	17	助理会计师
张　冲	男	1969 年 11 月	1992 年 8 月	16	主治医师
蔡　伟	男	1967 年 12 月	1992 年 8 月	16	主治医师
业晓青	女	1969 年 4 月	1992 年 8 月	16	副主任医师
黄湘蓉	女	1971 年 5 月	1992 年 8 月	16	统计师
吕小勇	男	1973 年 3 月	1992 年 8 月	16	医师
范永春	男	1972 年 12 月	1992 年 8 月	16	医师
刘　梅	女	1974 年 4 月	1992 年 8 月	16	药师
诸明宝	男	1971 年 11 月	1992 年 8 月	16	药师
荣小勇	男	1973 年 2 月	1992 年 8 月	16	会计员
贾建华	男	1971 年 9 月	1992 年 8 月	16	助理会计师
侯祥燕	女	1974 年 3 月	1992 年 8 月	16	护师
范孝美	女	1972 年 9 月	1992 年 8 月	16	护师
董福霞	女	1972 年 8 月	1992 年 8 月	16	护师
李　玲	女	1974 年 4 月	1992 年 8 月	16	护师
邵　瑾	女	1973 年 6 月	1992 年 8 月	16	护师
南兴建	女	1973 年 7 月	1992 年 8 月	16	主管护师
陈广胜	男	1969 年 9 月	1992 年 8 月	12	主治医师
侯传勇	男	1970 年 7 月	1993 年 8 月	15	副主任医师
朱　江	男	1970 年 11 月	1993 年 8 月	15	副主任医师
张克修	男	1969 年 5 月	1993 年 8 月	15	副主任医师
杨　健	男	1971 年 3 月	1993 年 8 月	15	主治医师
胡光太	男	1971 年 10 月	1993 年 8 月	15	医师
李　艳	女	1975 年 3 月	1993 年 8 月	15	检验师
张宝琴	女	1973 年 8 月	1993 年 8 月	15	护师
庞晓荣	女	1973 年 8 月	1993 年 8 月	15	护师
陈小红	女	1974 年 3 月	1993 年 8 月	15	护师

续表 13

姓　名	性别	出生年月	工作时间	工龄	职称、专业
叶珊珊	女	1975 年 12 月	1993 年 8 月	15	护师
吉春花	女	1972 年 4 月	1993 年 8 月	15	药师
张郁青	男	1971 年 5 月	1993 年 8 月	12	主治医师
徐崇利	男	1969 年 12 月	1993 年 12 月	15	主治医师
刘巧玲	女	1970 年 10 月	1994 年 8 月	14	副主任医师
刘萍萍	女	1970 年 5 月	1994 年 8 月	14	主治医师
翟启智	男	1972 年 12 月	1994 年 8 月	14	主治医师
何泽民	男	1973 年 1 月	1994 年 8 月	14	主治医师
陈民宁	男	1973 年 10 月	1994 年 8 月	14	医士
陈颖鑫	女	1977 年 4 月	1994 年 8 月	14	护师
许　静	女	1977 年 2 月	1994 年 8 月	14	护师
严　萍	女	1975 年 1 月	1994 年 8 月	14	护师
龚　玲	女	1976 年 1 月	1994 年 8 月	14	护师
夏　翔	女	1977 年 11 月	1994 年 8 月	14	护师
程顺舟	男	1971 年 2 月	1994 年 8 月	14	主治医师
何　轩	男	1972 年 10 月	1994 年 8 月	14	工程师
叶长虹	女	1977 年 9 月	1994 年 9 月	14	护士
卢　丹	女	1976 年 3 月	1994 年 9 月	14	护师
秦康华	女	1975 年 12 月	1995 年 5 月	13	中工
张　玲	女	1973 年 8 月	1995 年 5 月	13	中工
孔维林	男	1973 年 2 月	1995 年 5 月	13	中工
孙淑蓉	女	1976 年 9 月	1995 年 6 月	13	护师
李学平	男	1969 年 8 月	1995 年 8 月	13	主治医师
杨　涟	女	1970 年 9 月	1995 年 8 月	13	主治医师
曹志扬	男	1971 年 12 月	1995 年 8 月	13	主治医师
戴学东	男	1971 年 3 月	1995 年 8 月	13	主治医师
曾　燕	女	1973 年 3 月	1995 年 8 月	13	政工师
李素娟	女	1976 年 7 月	1995 年 8 月	13	护师
张海霞	女	1975 年 11 月	1995 年 8 月	13	护师
张华丽	女	1976 年 9 月	1995 年 8 月	13	护师

续表 14

姓 名	性别	出生年月	工作时间	工龄	职称、专业
朱海霞	女	1977 年 12 月	1995 年 8 月	13	护师
冯爱琴	女	1978 年 11 月	1995 年 8 月	13	护师
陈维芳	女	1977 年 1 月	1995 年 8 月	13	护师
陈启凤	女	1977 年 11 月	1995 年 8 月	13	护师
潘彤莉	女	1977 年 8 月	1995 年 8 月	13	护师
蒋声海	男	1977 年 11 月	1995 年 8 月	13	药师
许 敏	女	1977 年 10 月	1995 年 8 月	13	护师
尹道亮	男	1976 年 10 月	1995 年 8 月	13	药师
张 宏	男	1975 年 11 月	1995 年 8 月	13	医师
董志强	男	1977 年 11 月	1995 年 8 月	13	药师
王庆芳	女	1977 年 8 月	1995 年 8 月	13	护师
王小燕	女	1975 年 12 月	1995 年 8 月	13	检验师
许金凤	女	1978 年 2 月	1995 年 8 月	13	会计师
夏福庆	男	1975 年 12 月	1995 年 8 月	13	检验师
吕 洁	女	1970 年 4 月	1995 年 8 月	13	副主任医师
龚道平	女	1975 年 12 月	1995 年 8 月	13	护师
陈 贤	女	1971 年 2 月	1995 年 8 月	13	主管护师
黄林义	男	1970 年 9 月	1995 年 8 月	9	医师
端木传云	女	1977 年 7 月	1995 年 9 月	13	药师
王兴顺	男	1976 年 9 月	1995 年 11 月	13	技师
朱祖明	男	1969 年 10 月	1996 年 1 月	9	主治医师
江 群	女	1976 年 7 月	1996 年 1 月	12	护师
彭启松	男	1973 年 7 月	1996 年 8 月	12	主管技师
张 华	女	1978 年 11 月	1996 年 8 月	12	护师
王丽萍	女	1977 年 12 月	1996 年 8 月	12	药师
李 艳	女	1978 年 6 月	1996 年 8 月	12	护师
王 静	女	1978 年 7 月	1996 年 8 月	12	护师
余 娣	女	1977 年 11 月	1996 年 8 月	12	护师
夏 俊	女	1979 年 3 月	1996 年 8 月	12	护师
吴静波	女	1979 年 12 月	1996 年 8 月	12	护师

续表 15

姓　名	性别	出生年月	工作时间	工龄	职称、专业
蒋苏宁	女	1978 年 4 月	1996 年 8 月	12	药师
卞存霞	女	1977 年 12 月	1996 年 8 月	12	护师
王世恒	男	1977 年 10 月	1996 年 8 月	12	药师
李东儒	男	1972 年 6 月	1996 年 8 月	12	主治医师
顾　群	女	1976 年 9 月	1996 年 8 月	12	护师
谢菲菲	女	1977 年 12 月	1996 年 8 月	12	助理经济师
高　想	男	1973 年 10 月	1996 年 8 月	9	医师
徐　燕	女	1973 年 9 月	1996 年 8 月	12	会计师
严静静	女	1976 年 6 月	1996 年 8 月	12	主治医师
葛卫星	男	1970 年 1 月	1996 年 9 月	12	主治医师
周　堃	男	1975 年 1 月	1996 年 9 月	12	医师
韩永钊	男	1972 年 12 月	1996 年 11 月	12	主治医师
陈洪亮	男	1972 年 10 月	1996 年 12 月	12	中工
张玉凤	女	1960 年 10 月	1996 年 12 月	12	中工
李　慧	女	1978 年 7 月	1997 年 8 月	11	医士
吴春花	女	1978 年 3 月	1997 年 8 月	11	医士
林　涛	男	1973 年 3 月	1997 年 8 月	11	主治医师
吴　虹	女	1979 年 1 月	1997 年 8 月	11	护士
吴学薇	女	1980 年 7 月	1997 年 8 月	11	护师
嵇家燕	女	1978 年 10 月	1997 年 8 月	11	医师
成金华	女	1978 年 11 月	1997 年 8 月	11	护师
谢宝强	男	1972 年 9 月	1997 年 8 月	11	主治医师
陈　玲	女	1970 年 2 月	1997 年 8 月	11	主治医师
李　琴	女	1979 年 1 月	1997 年 8 月	11	护师
熊进霞	女	1975 年 9 月	1997 年 8 月	11	助理工程师
居　蓉	女	1974 年 10 月	1997 年 8 月	11	主治医师
杭方荣	男	1972 年 2 月	1997 年 8 月	11	主治医师
董　艳	女	1979 年 5 月	1997 年 8 月	11	护师
余艳华	女	1972 年 12 月	1997 年 8 月	11	主治医师
王国兰	女	1977 年 6 月	1997 年 8 月	11	护师

续表 16

姓　名	性别	出生年月	工作时间	工龄	职称、专业
沈　鑫	男	1975 年 10 月	1997 年 8 月	11	医师
张春香	女	1973 年 2 月	1997 年 8 月	8	药剂士
王　川	男	1977 年 11 月	1997 年 8 月	11	医师
徐　勇	男	1976 年 9 月	1997 年 9 月	11	检验师
张　红	女	1978 年 6 月	1997 年 9 月	11	助理工程师
易美红	女	1978 年 9 月	1997 年 9 月	11	药剂师
顾向进	男	1977 年 10 月	1997 年 9 月	8	医师
李小玲	女	1977 年 5 月	1997 年 9 月	11	护师
王　蓓	女	1977 年 5 月	1998 年 8 月	10	护师
周美兰	女	1973 年 7 月	1998 年 11 月	10	主治医师
师锦宁	女	1974 年 8 月	1998 年 11 月	10	主治医师
袁自静	男	1974 年 5 月	1998 年 11 月	10	主治医师
李　茹	女	1980 年 10 月	1998 年 11 月	10	药士
储小飞	男	1978 年 12 月	1998 年 11 月	10	技士
徐　珺	女	1980 年 10 月	1998 年 11 月	10	护师
陈　超	女	1980 年 6 月	1998 年 11 月	10	护师
胡传凤	女	1979 年 10 月	1998 年 11 月	10	护师
毛　翎	女	1980 年 12 月	1998 年 11 月	10	护师
俞海波	男	1979 年 1 月	1999 年 7 月	9	初工
朱　娜	女	1976 年 1 月	1999 年 7 月	—	主治医师
张党林	男	1974 年 1 月	1999 年 8 月	9	主治医师
向　飞	男	1974 年 2 月	1999 年 8 月	9	医师
柳发德	男	1976 年 10 月	1999 年 8 月	9	主治医师
龚　敏	女	1975 年 10 月	1999 年 8 月	9	主治医师
徐少华	男	1974 年 10 月	1999 年 9 月	9	医师
徐洁艳	女	1981 年 10 月	1999 年 9 月	9	护师
江恩志	男	1978 年 1 月	1999 年 12 月	9	助理会计师
丰谢华	女	1981 年 1 月	1999 年 12 月	9	护士
端木丽	女	1982 年 3 月	1999 年 12 月	9	护士
时琴霞	女	1981 年 5 月	1999 年 12 月	9	护士

续表 17

姓　名	性别	出生年月	工作时间	工龄	职称、专业
张　涛	男	1979 年 10 月	1999 年 12 月	9	药士
陈永娟	女	1976 年 4 月	1999 年 12 月	9	助理会计师
陈双雯	女	1977 年 1 月	2000 年 8 月	8	医师
李凌云	男	1977 年 7 月	2000 年 8 月	8	医师
倪　娜	女	1977 年 9 月	2000 年 8 月	8	医师
沈志力	男	1978 年 3 月	2000 年 8 月	8	医师
王　琦	女	1977 年 4 月	2000 年 8 月	8	医师
荣海芹	女	1977 年 11 月	2000 年 8 月	8	医师
羊文娟	女	1976 年 11 月	2000 年 8 月	8	医师
陈来明	男	1977 年 3 月	2000 年 8 月	8	医师
邱　昊	男	1978 年 3 月	2000 年 9 月	8	医师
王　芬	女	1977 年 7 月	2000 年 9 月	8	医师
张小兰	女	1977 年 3 月	2000 年 9 月	8	医师
周　纲	男	1978 年 3 月	2000 年 10 月	8	医师
易　魁	男	1978 年 10 月	2001 年 8 月	7	医师
周义兵	男	1978 年 1 月	2001 年 8 月	7	医师
庞智睿	男	1978 年 10 月	2001 年 8 月	7	检验师
姚　驹	男	1978 年 0 月	2001 年 8 月	7	医师
梁彩虹	女	1978 年 6 月	2001 年 8 月	7	医师
魏　勇	男	1977 年 11 月	2001 年 8 月	7	医师
严金霞	女	1978 年 11 月	2001 年 8 月	7	医师
俞海莺	男	1981 年 8 月	2001 年 8 月	5	技术员
屠　强	男	1979 年 11 月	2002 年 9 月	6	检验师
俞晓蓉	女	1979 年 10 月	2002 年 9 月	6	医师
王文平	女	1979 年 10 月	2002 年 9 月	6	医师
朱　颖	女	1979 年 8 月	2002 年 9 月	6	医师
李圣平	男	1979 年 7 月	2002 年 9 月	6	医师
张翠兰	女	1979 年 12 月	2002 年 9 月	6	医师
韦　伟	男	1978 年 6 月	2002 年 9 月	6	医师
张　辉	男	1979 年 12 月	2002 年 9 月	6	医师

续表 18

姓 名	性别	出生年月	工作时间	工龄	职称、专业
李 俊	男	1979 年 10 月	2002 年 9 月	6	医师
范晓莉	女	1978 年 11 月	2002 年 9 月	6	医师
柏文霞	女	1979 年 2 月	2002 年 9 月	6	医师
陈信浩	男	1979 年 5 月	2002 年 9 月	6	医师
王 婕	女	1977 年 5 月	2002 年 9 月	6	助理工程师
陈白云	女	1981 年 6 月	2002 年 11 月	6	助理会计师
秦 燕	女	1979 年 9 月	2002 年 11 月	6	护士
庞 霞	女	1983 年 9 月	2002 年 12 月	6	护士
孙尊鹏	男	1979 年 3 月	2002 年 12 月	6	见习医师
芋文青	女	1980 年 5 月	2003 年 8 月	5	护师
李 玲	女	1979 年 2 月	2003 年 8 月	5	医士
易 进	男	1980 年 11 月	2003 年 9 月	5	医师
严 明	男	1979 年 5 月	2003 年 9 月	5	医师
蒋美华	女	1979 年 3 月	2003 年 9 月	5	医师
吴洪勋	男	1979 年 9 月	2003 年 9 月	5	医师
唐慧雅	女	1980 年 8 月	2003 年 9 月	5	医师
武良权	男	1981 年 2 月	2003 年 9 月	5	医师
纪 娟	女	1981 年 9 月	2003 年 9 月	5	护士
丁 芸	女	1979 年 6 月	2003 年 9 月	5	见习护师
张文琴	女	1979 年 1 月	2003 年 9 月	5	医师
李 爱	女	1982 年 1 月	2003 年 10 月	5	护士
姜于志	男	1979 年 2 月	2003 年 10 月	5	医师
刘 亮	男	1981 年 5 月	2003 年 11 月	5	医师
杨 杰	男	1979 年 6 月	2003 年 11 月	5	见习医师
梅 嘉	男	1983 年 3 月	2003 年 11 月	5	见习医士
闵 霞	女	1979 年 11 月	2003 年 11 月	5	护士
张 蕾	女	1981 年 10 月	2003 年 11 月	5	护士
严绮绮	女	1982 年 6 月	2003 年 12 月	5	护士
余秋苑	女	1982 年 2 月	2003 年 12 月	5	护士
卢 云	女	1980 年 12 月	2004 年 6 月	4	医师

续表 19

姓　名	性别	出生年月	工作时间	工龄	职称、专业
黄　丹	女	1977 年 4 月	2004 年 7 月	4	见习医师
马国华	男	1981 年 1 月	2004 年 7 月	4	医师
雷　凡	女	1982 年 4 月	2004 年 7 月	4	医师
周委委	女	1982 年 10 月	2004 年 7 月	4	技士
庆晓峰	男	1981 年 4 月	2004 年 7 月	4	医师
赵剑峰	男	1981 年 11 月	2004 年 7 月	4	药师
陈　爽	男	1982 年 10 月	2004 年 7 月	4	检验师
陈梅梅	女	1980 年 10 月	2004 年 7 月	4	护师
马　妮	女	1981 年 8 月	2004 年 7 月	4	管理员
秦　泳	男	1980 年 4 月	2004 年 7 月	4	技术员
王春平	男	1981 年 3 月	2004 年 7 月	4	技术员
孙志浩	男	1980 年 6 月	2004 年 7 月	4	技术员
华　旋	男	1981 年 10 月	2004 年 7 月	4	技术员
陈　悦	女	1981 年 7 月	2004 年 7 月	4	会计员
曹　静	女	1982 年 3 月	2004 年 7 月	4	会计员
陈　君	男	1981 年 10 月	2004 年 8 月	4	医师
马　宁	男	1982 年 2 月	2004 年 8 月	4	医师
王卉卉	女	1980 年 10 月	2004 年 8 月	4	医师
蔡　婕	女	1981 年 2 月	2004 年 8 月	4	见习医师
朱文艳	女	1981 年 2 月	2004 年 8 月	4	医师
侯维玲	女	1983 年 2 月	2004 年 8 月	4	医师
沈　青	女	1982 年 3 月	2004 年 8 月	4	见习医师
陈季南	男	1982 年 3 月	2004 年 8 月	4	医师
周红梅	女	1979 年 2 月	2004 年 8 月	4	医师
李　愈	男	1982 年 8 月	2004 年 8 月	4	技术员
吴水勤	女	1981 年 7 月	2004 年 8 月	4	见习护师
刘长菊	女	1978 年 12 月	2004 年 8 月	4	护师
周翠翠	女	1982 年 9 月	2004 年 8 月	4	护士
笪咏萍	女	1982 年 2 月	2004 年 8 月	4	护士
傅陈玲	女	1982 年 2 月	2004 年 8 月	4	护士

续表 20

姓　名	性别	出生年月	工作时间	工龄	职称、专业
吕桂华	女	1982 年 6 月	2004 年 8 月	4	护士
丁仕文	女	1982 年 10 月	2004 年 8 月	4	护士
薛青梅	女	1982 年 6 月	2004 年 8 月	4	护士
程晓霞	女	1978 年 11 月	2004 年 8 月	4	护士
郭新跃	男	1978 年 2 月	2004 年 9 月	4	中医师
张　工	男	1982 年 2 月	2004 年 9 月	4	医师
陈　绮	女	1983 年 1 月	2004 年 9 月	4	护士
陈　芸	女	1983 年 3 月	2004 年 9 月	4	护士
张　巧	女	1979 年 12 月	2004 年 10 月	4	护士
王　斌	男	1982 年 10 月	2005 年 7 月	3	医师
郁　荣	女	1984 年 10 月	2005 年 7 月	3	护士
李伟娟	女	1977 年 2 月	2005 年 8 月	3	医师
赵　婧	女	1979 年 8 月	2005 年 8 月	3	医师
范德森	男	1982 年 2 月	2005 年 8 月	3	见习医师
施心怡	女	1981 年 8 月	2005 年 8 月	3	医师
杨　斌	男	1981 年 7 月	2005 年 8 月	3	医师
康　璇	女	1982 年 5 月	2005 年 8 月	3	医师
田　甜	女	1982 年 10 月	2005 年 8 月	3	医师
王丽娟	女	1981 年 11 月	2005 年 8 月	3	医师
郑　伟	女	1982 年 5 月	2005 年 8 月	3	见习医师
杨　旸	男	1982 年 4 月	2005 年 8 月	3	医师
张露露	女	1982 年 9 月	2005 年 8 月	3	见习医师
李　健	男	1981 年 10 月	2005 年 8 月	3	见习医师
张　祥	男	1982 年 2 月	2005 年 8 月	3	医师
路玉宇	女	1981 年 8 月	2005 年 8 月	3	医师
张玲玲	女	1982 年 11 月	2005 年 8 月	3	见习医师
蔡文炬	男	1980 年 9 月	2005 年 8 月	3	见习医师
金刘琴	女	1984 年 5 月	2005 年 8 月	3	见习医师
夏永亮	男	1983 年 11 月	2005 年 8 月	3	见习药士
高丽清	女	1982 年 8 月	2005 年 8 月	3	药师

续表 21

姓　名	性别	出生年月	工作时间	工龄	职称、专业
刘　娟	女	1982年1月	2005年8月	3	护士
徐苏洪	女	1983年8月	2005年8月	3	护士
匡世芳	女	1982年3月	2005年8月	3	护师
葛凌霞	女	1983年6月	2005年8月	3	护士
张金娥	女	1981年6月	2005年8月	3	护士
姚　芳	女	1981年7月	2005年8月	3	护士
叶　华	女	1980年9月	2005年8月	3	护士
沈岩岩	女	1979年2月	2005年8月	3	护士
崔春燕	女	1983年4月	2005年8月	3	护士
余玉盛	男	1982年7月	2005年8月	3	见习医师
邵　川	男	1984年1月	2005年9月	3	见习药师
冷文婷	女	1982年9月	2005年9月	3	护士
徐　婷	女	1985年10月	2005年10月	3	见习护士
刘丽香	女	1982年9月	2005年11月	3	护士
俞　韩	男	1982年12月	2005年12月	3	见习医师
徐　燕	女	1981年12月	2005年12月	3	见习护士
倪娟娟	女	1983年12月	2006年6月	2	护理
余　燕	女	1982年10月	2006年6月	2	护理
王　丽	女	1982年7月	2006年6月	2	护理
徐炜炜	女	1980年11月	2006年6月	2	助理会计师
黄　伸	男	1980年3月	2006年7月	2	医师
马亚军	男	1981年11月	2006年7月	2	医师
王梅芳	女	1979年11月	2006年7月	2	见习医师
徐华美	女	1980年1月	2006年7月	2	医师
李加虎	男	1981年8月	2006年7月	2	见习医师
汪　弢	男	1983年1月	2006年7月	2	见习医师
项　俊	男	1980年10月	2006年7月	2	见习医师
杨道文	男	1982年10月	2006年7月	2	见习药师
沈洪涛	男	1984年6月	2006年7月	2	见习药师
张明义	男	1981年12月	2006年7月	2	见习检验师

续表 22

姓　名	性别	出生年月	工作时间	工龄	职称、专业
陈　莉	女	1981 年 7 月	2006 年 7 月	2	见习检验师
刘　娟	女	1983 年 3 月	2006 年 7 月	2	护理
朱巧敏	女	1982 年 8 月	2006 年 7 月	2	护理
高　玲	女	1982 年 7 月	2006 年 7 月	2	护理
王　敏	女	1985 年 10 月	2006 年 7 月	2	护理
侯婷婷	女	1985 年 4 月	2006 年 7 月	2	护理
杨志超	女	1985 年 1 月	2006 年 7 月	2	护理
赵　丹	女	1984 年 8 月	2006 年 7 月	2	护理
朱　卉	女	1986 年 9 月	2006 年 7 月	2	护理
章　枪	男	1984 年 1 月	2006 年 7 月	2	技术员
杨佳佳	女	1984 年 1 月	2006 年 7 月	2	技术员
谢宁林	女	1983 年 10 月	2006 年 7 月	2	会计员
张　薇	女	1980 年 6 月	2006 年 8 月	2	医师
王长峰	男	1981 年 7 月	2006 年 8 月	2	见习医师
朱得鑫	男	1983 年 5 月	2006 年 8 月	2	见习医师
周本军	男	1983 年 9 月	2006 年 8 月	2	见习医师
高志华	男	1980 年 12 月	2006 年 8 月	2	见习医师
徐晨辉	男	1982 年 11 月	2006 年 8 月	2	见习医师
陈　霁	男	1983 年 3 月	2006 年 8 月	2	见习医师
徐洁莲	女	1983 年 6 月	2006 年 8 月	2	见习医师
刘　伟	男	1982 年 9 月	2006 年 8 月	2	见习医师
周　景	女	1983 年 3 月	2006 年 8 月	2	见习药师
张晓妹	女	1985 年 4 月	2006 年 8 月	2	技师
刘　晨	男	1983 年 8 月	2006 年 8 月	2	见习检验师
陈　婷	女	1985 年 4 月	2006 年 8 月	2	护理
吴玲玲	女	1983 年 4 月	2006 年 8 月	2	护理
毛娟娟	女	1985 年 9 月	2006 年 8 月	2	护理
马跃玲	女	1985 年 6 月	2006 年 8 月	2	护理
田翠芳	女	1985 年 7 月	2006 年 8 月	2	护理
陈露萍	女	1985 年 6 月	2006 年 8 月	2	护理

续表 23

姓　名	性别	出生年月	工作时间	工龄	职称、专业
尹　波	女	1985 年 8 月	2006 年 8 月	2	护理
于　芳	女	1982 年 10 月	2006 年 8 月	2	见习护师
黄　静	女	1982 年 11 月	2006 年 8 月	2	助工
陈　惠	女	1982 年 10 月	2006 年 8 月	2	会计员
刘　猛	男	1979 年 2 月	2006 年 9 月	2	医师
孙　超	男	1982 年 1 月	2006 年 9 月	2	医师
周　欣	男	1983 年 2 月	2006 年 9 月	2	见习医师
严泽林	男	1983 年 5 月	2006 年 9 月	2	见习医师
王　蓓	女	1982 年 8 月	2006 年 9 月	2	护理
张　玲	女	1981 年 11 月	2007 年 4 月	1	见习护士
凌　玲	女	1981 年 12 月	2007 年 7 月	—	医疗
张　亮	男	1981 年 5 月	2007 年 7 月	—	医疗
高海燕	女	1978 年 11 月	2007 年 7 月	—	医师
余艳秋	女	1982 年 10 月	2007 年 7 月	—	医疗
曹士奇	男	1970 年 10 月	2007 年 7 月	—	主治医师
王华梅	女	1977 年 10 月	2007 年 7 月	—	医师
张海龙	男	1980 年 9 月	2007 年 7 月	—	医疗
欧阳波	男	1978 年 6 月	2007 年 7 月	—	医师
文昱婷	女	1981 年 11 月	2007 年 7 月	—	医疗
仇　玮	女	1978 年 10 月	2007 年 7 月	—	医师
陈　刚	男	1979 年 9 月	2007 年 7 月	—	医师
孔雪倩	女	1982 年 2 月	2007 年 7 月	—	医疗
赵丹青	女	1984 年 5 月	2007 年 7 月	—	医疗
尹春风	男	1983 年 1 月	2007 年 7 月	—	医疗
葛　鑫	男	1984 年 1 月	2007 年 7 月	—	医疗
杨宛颖	女	1982 年 9 月	2007 年 7 月	—	医疗
王　剑	男	1986 年 6 月	2007 年 7 月	—	医疗
邰新苗	女	1983 年 10 月	2007 年 7 月	—	检验
符玉梅	女	1984 年 5 月	2007 年 7 月	—	药学
孙京美	女	1984 年 11 月	2007 年 7 月	—	护理

续表 24

姓　名	性别	出生年月	工作时间	工龄	职称、专业
朱小芹	女	1979 年 12 月	2007 年 7 月	—	护理
杨　阳	女	1985 年 4 月	2007 年 7 月	—	护理
刘　巧	女	1987 年 8 月	2007 年 7 月	—	护理
郭　颖	女	1985 年 6 月	2007 年 7 月	—	护理
王佳佳	女	1986 年 8 月	2007 年 7 月	—	护理
王　蓉	女	1985 年 7 月	2007 年 7 月	—	护理
史其贤	女	1985 年 10 月	2007 年 7 月	—	护理
史荣芬	女	1982 年 6 月	2007 年 7 月	—	护理
查子娟	女	1982 年 10 月	2007 年 7 月	—	护理
褚正慧	女	1983 年 9 月	2007 年 7 月	—	护理
汤　莉	女	1985 年 9 月	2007 年 7 月	—	护理
窦立敏	男	1976 年 9 月	2007 年 8 月	—	医士
潘航程	男	1984 年 8 月	2007 年 8 月	—	医疗
陈　靖	女	1983 年 11 月	2007 年 8 月	—	医疗
马庆宏	男	1984 年 11 月	2007 年 8 月	—	医疗
魏　敏	女	1983 年 1 月	2007 年 8 月	—	医疗
史培青	男	1983 年 2 月	2007 年 8 月	—	医疗
金孟滨	男	1984 年 4 月	2007 年 8 月	—	医疗
何　香	女	1984 年 4 月	2007 年 8 月	—	医疗
张　婷	女	1983 年 7 月	2007 年 8 月	—	医疗
徐　华	女	1983 年 12 月	2007 年 8 月	—	医疗
汪　伟	男	1985 年 6 月	2007 年 8 月	—	医疗
邵　军	男	1983 年 1 月	2007 年 8 月	—	医疗
顾爱燕	女	1985 年 12 月	2007 年 8 月	—	医疗
刘　慧	女	1986 年 7 月	2007 年 8 月	—	护理
李雯娟	女	1986 年 10 月	2007 年 8 月	—	护理
卢翠翠	女	1986 年 6 月	2007 年 8 月	—	护理
葛　慧	女	1986 年 12 月	2007 年 8 月	—	护理
杨剑峰	女	1987 年 1 月	2007 年 8 月	—	护理
秦　芳	女	1986 年 12 月	2007 年 8 月	—	护理

续表 25

姓　名	性别	出生年月	工作时间	工龄	职称、专业
芮同霞	女	1986 年 7 月	2007 年 8 月	—	护理
焦洁云	女	1986 年 3 月	2007 年 8 月	—	护理
谈秋香	女	1986 年 9 月	2007 年 8 月	—	护理
庞文燕	女	1986 年 8 月	2007 年 8 月	—	护理
张婷婷	女	1986 年 10 月	2007 年 8 月	—	护理
王　月	女	1988 年 1 月	2007 年 8 月	—	护理
李　慧	女	1986 年 5 月	2007 年 8 月	—	护理
杨　雪	女	1986 年 11 月	2007 年 8 月	—	护理
陶冰冰	女	1986 年 10 月	2007 年 8 月	—	护理
孙　莹	女	1985 年 5 月	2007 年 8 月	—	护理
谢世雅	女	1986 年 10 月	2007 年 8 月	—	护理
葛　莲	女	1986 年 5 月	2007 年 8 月	—	护理
胡曼斐	女	1987 年 1 月	2007 年 8 月	—	护理
李佳佳	女	1987 年 2 月	2007 年 8 月	—	护理
庄甜甜	女	1986 年 8 月	2007 年 8 月	—	护理
刘盼盼	女	1985 年 7 月	2007 年 8 月	—	护理
常　玮	女	1987 年 10 月	2007 年 8 月	—	护理
秦　雪	女	1986 年 12 月	2007 年 8 月	—	护理
陆丹丹	女	1981 年 8 月	2007 年 8 月	—	护理
陶　琴	女	1980 年 11 月	2007 年 9 月	—	医疗
赵国平	男	1982 年 8 月	2007 年 9 月	—	医疗
卞民亮	男	1985 年 11 月	2007 年 9 月	—	药学
陈　媛	女	1983 年 5 月	2007 年 9 月	—	护理
俞　燕	女	1979 年 3 月	2007 年 9 月	—	护理

索　引

说　明

一、本索引依照国家标准《索引编制规则（总则）》GB/T22466-2008 的相关规则进行编制。

二、本索引分为条目索引、表格索引、卷首彩页索引和文中图片索引。

三、条目索引按标引词第一个字的汉语拼音字母顺序排列（同音按声调），音调相同的按其在《新华字典》中的先后顺序排列。表格索引、卷首彩页索引和文中图片索引均按表格和图片在文中先后顺序排列。

条目索引

A

B

C

D

E

F

G

H

J

K

W

X

Y

Z

表格索引

卷首彩页索引

文中图片索引

编后记

初冬时节，层林尽染。在这个美好的季节，《南京市江宁医院志》这部 80 余万字的志书终于付梓成书。

此时此刻，几多忐忑，几多期许，唯有感谢、感恩和感动。感谢所有为院志作出贡献的各级领导、老领导、老同志、全院职工。感恩医院几代人的艰苦创业和追求卓越，院志才会有付诸笔端的可点可圈。感动几茬修志人的不辞辛劳、前赴后继，更感动各位老领导、老同志和全院各科室人员认真搜集提供资料，院志才编纂成书。

一切仿佛就在昨天，其实已经历了十年。根据江宁区地方志办公室的统一部署，2007 年 11 月，医院启动院志编纂工作，成立院志编纂委员会，下设办公室，编修工作正式开始。其间由于人员、场地等原因，2009 年—2013 年 6 月暂停了这项工作。2013 年 7 月，医院重启院志编纂工作。十年间，编修人员悄然变化，编写要求几经调整，导致编纂难度加大，但矢志早日完成院志的目标一刻不敢忘怀。

曾记得修志之初，医院举办修志培训会，组织编修人员前往外院学习取经，实施编目分工，责任到人，并确定各科室联系人，随后开始搜集资料。在发动全院各科室提供资料的同时，根据不同主题，院志办多次组织召开老同志座谈会、走访老同志和电话采访。组织编写人员前往江宁区档案局及江宁区志办复印、摘抄、借阅档案资料。编写人员按任务分工对资料进行汇总、整理，历经三轮的补充完善，于 2009 年 1 月完成院志第三轮文稿。

2013 年 7 月，院志工作重新启动后，院志办对各科室缺项或不完善内容逐一提出具体要求，印发到各科室进行补充完善。由于医院历史档案匮乏，资料缺口很大，为使志书内容“横不缺要项，竖不断主线”，编写人员再次遍阅医院现存文书档案，先后赴南京市档案馆、镇江市档案馆、江宁区档案馆和中国第二历史档案馆等单位查阅复印资料，并多次走访、多方查询、去伪存真，最终理清了诸多重大历史事件的脉络。经过多次补充和整理完善，院志初稿于2015年10月完成。初稿发至各科室、区志办及我院离退休老领导、老同志审阅修改后，编写人员根据大家提出的意见进行整理修订，于2016年12月完成院志校对稿并印发，进行再完善、再校对。

2017年5月10日，江宁区志办召开《南京市江宁医院志》终审会，对院志提出终审意见。终审会召开后，院志编修工作又掀起了新一轮的热潮。为尽量少留遗憾，编修人员设法再度完善资料，通卷审阅，反复推敲，并打磨文字，确保内容准确，语言规范。

回顾修志历程和悄然更替的编纂人员，不禁感慨万千。修志工作艰巨繁重，烦难之处不一而足。最可贵之处在于力求使口述之事能够找到可证依据，编纂人员在医院领导的大力支持下，广辟蹊径，兼听旁证，拾遗补缺。医院的悠久历史、辉煌业绩，几代医务工作者坚韧不拔的创业精神和高度的使命感、责任心，始终激励和鼓舞着全院上下不畏艰辛，勇担重任，通力完成志书。

全书虽数易其稿，然而限于编纂人员水平，难免挂一漏万或有所偏差，敬请各级领导、老领导、老同志、全院职工及读者见谅和批评斧正。

编者

2017年12月

图书在版编目（CIP）数据

南京市江宁医院志 / 南京市江宁医院志编纂委员会编 .
-- 北京：方志出版社，2017.12

ISBN 978-7-5144-2511-6

Ⅰ . ①南… Ⅱ . ①南… Ⅲ . ①医院—概况—江宁区
Ⅳ . ① R199.2

中国版本图书馆 CIP 数据核字（2017）第 220326 号

南京市江宁医院志

编　　者： 南京市江宁医院志编纂委员会
责任编辑： 刘方圆

出 版 人： 冀祥德
出 版 者： 方志出版社
地址　北京市朝阳区潘家园东里9号（国家方志馆4层）
邮编　100021
网址　http://www.fzph.org
发　　行： 方志出版社图书经销中心
电话（010）67110500
经　　销： 各地新华书店
印　　刷： 南京鸿图印务有限公司

开　　本： 889 × 1194　1/16
印　　张： 31
字　　数： 795千字
版　　次： 2017年12月第1版　2017年12月第1次印刷
印　　数： 0001~1000册

ISBN 978-7-5144-2511-6　**定价：** 168.00元